国家卫生健康委员会
"十四五"规划新形态教材

全国高等学校教材

供临床、预防、口腔、护理、检验、影像

U0599520

妇产科学

第 5 版

主　　编	王建六　漆洪波	
副 主 编	王沂峰　乔　宠　韩世超	

编　　者
（以姓氏笔画为序）

王志坚	广州医科大学附属第三医院	张　瑜	中南大学湘雅医院
王沂峰	南方医科大学珠江医院	张松灵	吉林大学第一医院
		陈晓军	上海市第十人民医院
王建六	北京大学人民医院	郑明明	安徽省妇女儿童医学中心
乔　宠	中国医科大学附属盛京医院	赵　峻	北京协和医院
任琛琛	郑州大学第三附属医院	胡元晶	天津市中心妇产科医院
刘　青	甘肃省妇幼保健院（甘肃省中心医院）	胡琳莉	郑州大学第一附属医院
刘　斌	中山大学附属第一医院	贺　芳	广州医科大学附属第三医院
孙秀丽	北京大学人民医院	黄　薇	四川大学华西第二医院
时春艳	北京大学第一医院		
何国琳	四川大学华西第二医院	崔保霞	山东大学齐鲁医院
应　豪	同济大学附属妇产科医院	鹿　群	首都医科大学附属北京朝阳医院
辛　虹	河北医科大学第二医院	韩世超	大连医科大学附属第二医院
汪宏波	华中科技大学同济医学院附属协和医院	程晓东	浙江大学医学院附属妇产科医院
		漆洪波	重庆医科大学附属第一医院
张　华	重庆医科大学附属第一医院	颜建英	福建省妇幼保健院
张　果	北京大学人民医院	薛凤霞	天津医科大学总医院

编写秘书	王益勤	北京大学人民医院
	张雪梅	重庆医科大学附属第一医院
数字秘书	王　颖	南方医科大学珠江医院

人民卫生出版社
·北京·

图书在版编目（CIP）数据

妇产科学 / 王建六，漆洪波主编 . -- 5 版 . -- 北京：
人民卫生出版社，2024. 12. --（全国高等学历继续教育
"十四五"规划教材）. -- ISBN 978-7-117-36429-4

I. R71

中国国家版本馆 CIP 数据核字第 2024HM5912 号

妇产科学
Fuchankexue
第 5 版

主　　编	王建六　漆洪波
出版发行	人民卫生出版社（中继线 010-59780011）
地　　址	北京市朝阳区潘家园南里 19 号
邮　　编	100021
E – mail	pmph @ pmph.com
购书热线	010-59787592　010-59787584　010-65264830
印　　刷	北京市艺辉印刷有限公司
经　　销	新华书店
开　　本	787×1092　1/16　　印张：36
字　　数	847 千字
版　　次	2001 年 9 月第 1 版　　2024 年 12 月第 5 版
印　　次	2025 年 2 月第 1 次印刷
标准书号	ISBN 978-7-117-36429-4
定　　价	88.00 元

打击盗版举报电话　010-59787491　　E-mail　WQ @ pmph.com
质量问题联系电话　010-59787234　　E-mail　zhiliang @ pmph.com
数字融合服务电话　4001118166　　E-mail　zengzhi @ pmph.com

出版说明

　　为了深入贯彻党的二十大和二十届三中全会精神，实施科教兴国战略、人才强国战略、创新驱动发展战略，落实《教育部办公厅关于加强高等学历继续教育教材建设与管理的通知》《教育部关于推进新时代普通高等学校学历继续教育改革的实施意见》等相关文件精神，充分发挥教育、科技、人才在推进中国式现代化中的基础性、战略性支撑作用，加强系列化、多样化和立体化教材建设，在对上版教材深入调研和充分论证的基础上，人民卫生出版社组织全国相关领域专家对"全国高等学历继续教育规划教材"进行第五轮修订，包含临床医学专业和护理学专业（专科起点升本科）。

　　本套教材自1999年出版以来，为促进高等教育大众化、普及化和教育公平，推动经济社会发展和学习型社会建设作出了重要贡献。根据国家教材委员会发布的《关于首届全国教材建设奖奖励的决定》，教材在第四轮修订中有12种获得"职业教育与继续教育类"教材建设奖（1种荣获"全国优秀教材特等奖"，3种荣获"全国优秀教材一等奖"，8种荣获"全国优秀教材二等奖"），从众多参评教材中脱颖而出，得到了专家的广泛认可。

　　本轮修订和编写的特点如下：

　　1. 坚持国家级规划教材顶层设计、全程规划、全程质控和"三基、五性、三特定"的编写原则。

　　2. 教材体现了高等学历继续教育的专业培养目标和专业特点。坚持了高等学历继续教育的非零起点性、学历需求性、职业需求性、模式多样性的特点，贴近了高等学历继续教育的教学实际，适应了高等学历继续教育的社会需要，满足了高等学历继续教育的岗位胜任力需求，达到了教师好教、学生好学、实践好用的"三好"教材目标。

　　3. 贯彻落实教育部提出的以"课程思政"为目标的课堂教学改革号召，结合各学科专业的特色和优势，生动有效地融入相应思政元素，把思想政治教育贯穿人才培养体系。

　　4. 将"学习目标"分类细化，学习重点更加明确；章末新增"选择题"，与本章重点难点高度契合，引导读者与时俱进，不断提升个人技能，助力通过结业考试。

　　5. 服务教育强国建设，贯彻教育数字化的精神，落实教育部新形态教材建设的要求，配备在线课程等数字内容。以实用性、应用型课程为主，支持自学自测、随学随练，满足交互式学习需求，服务多种教学模式。同时，为提高移动阅读体验，特赠阅电子教材。

　　本轮修订是在构建服务全民终身学习教育体系、培养和建设一支满足人民群众健康需求和适应新时代医疗要求的医护队伍的背景下组织编写的，力求把握新发展阶段，贯彻新发展理念，服务构建新发展格局，为党育人，为国育才，落实立德树人根本任务，遵循医学继续教育规律，适应在职学习特点，推动高等学历医学继续教育规范、有序、健康发展，为促进经济社会发展和人的全面发展提供有力支撑。

新形态教材简介

　　本套教材是利用现代信息技术及二维码，将纸书内容与数字资源进行深度融合的新形态教材，每本教材均配有数字资源和电子教材，读者可以扫描书中二维码获取。

　　1. 数字资源包含但不限于PPT课件、在线课程、自测题等。

　　2. 电子教材是纸质教材的电子阅读版本，其内容及排版与纸质教材保持一致，支持多终端浏览，具有目录导航、全文检索功能，方便与纸质教材配合使用，可实现随时随地阅读。

获取数字资源与电子教材的步骤

❶ 扫描封底**红标**二维码，获取图书"使用说明"。

❷ 揭开红标，扫描**绿标**激活码，注册/登录人卫账号获取数字资源与电子教材。

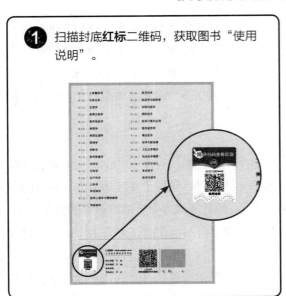

❸ 扫描书内二维码或封底绿标激活码随时查看数字资源和电子教材。

电子教材
操作演示

❹ 登录 zengzhi.ipmph.com 或下载应用体验更多功能和服务。

扫描下载应用

客户服务热线 400-111-8166

前　言

高等学历继续教育是我国医学教育的重要组成部分。根据《关于推进新时代普通高等学校学历继续教育改革的实施意见》《关于加强高等学历继续教育教材建设与管理的通知》的要求，对高等学历继续教育规划教材进行修订，以进一步满足已取得医学专科学历的人员接受继续教育的需求，使他们通过该套教材的学习，达到本科水平，获得学士学位，并为通过执业医师资格考试打下基础。

根据高等学历继续教育的特点，即非零起点性、学历需求性、职业需求性及模式多样性，本版教材修订要求为：严格落实"三基"（基本理论、基本知识、基本技能）、"五性"（思想性、科学性、启发性、先进性、适用性）和"三特定"（特定的对象、特定的要求、特定的限制）的编写要求；加强思政教育；学习目标细化；章末复习参考题增加选择题，方便读者在学习完相应内容后进行自测。

为了启发读者阅读和提高思维分析能力，本版教材数字内容配套有课件、自测题和在线课程，还包括部分知识拓展的内容，扫描二维码即可查看。

本版教材的编者来自全国多所高等医学院校，均活跃在妇产科医疗、教学、科研的第一线，原则上遵照第4版教材的基本内容，补充和修订部分内容，特别是一些新知识、新进展，力求编排合理，详略有度。

衷心感谢本教材第1~4版编写人员出色的工作为本次修订打下的良好基础，感谢第5版全体编写人员认真撰写，按时完成编写任务。

本版教材修订力求"稳中有改，改中有新"，但由于编写人员水平有限，难免有不足之处，恳请广大师生和妇产科同道们批评指正。

王建六　漆洪波
2024年10月

目　录

第一章 绪论

妇产科学（obstetrics and gynecology）是研究女性特有的生理、病理和生殖调控的一门学科，在临床医学中独立性较强且涉及面较广，与内科学、外科学、儿科学一起成为医学生必修的主干课程。

一、妇产科学的研究范畴及发展简史

一般将妇产科学分为产科学、妇科学、生育规划和生殖医学。产科学（obstetrics）专门研究与女性妊娠有关的生理和病理，即研究女性在妊娠、分娩和产褥三个时期的生理现象和心理、病理改变，以及胎儿的生理和病理改变。产科学又分为普通产科学、母体医学及胎儿医学。妇科学（gynecology）是专门研究女性非妊娠期生殖系统的生理与病理的学科，包括女性生殖系统解剖与生理、生殖道炎症、女性生殖器肿瘤、生殖内分泌、女性生殖器损伤和盆底功能障碍、女性生殖器畸形及其他疾病等。生育规划和生殖医学（reproductive medicine）主要研究女性生育调节，包括避孕、绝育、优生和助孕等。

妇产科学是在医学发展过程中逐步形成的，最早可追溯到公元前数千年。产科学可能是医学中最古老的学科，起源于原始部落的妇女在"接生"过程中的经验积累，人们真正传授助产知识和技术开始于12世纪医学堂的建立。17世纪发明的产钳成功地挽救了许多难产孕妇和新生儿。18世纪发现了母亲和胎儿血液循环的关系，总结了产褥热的发病原因，提出了产科无菌手术和无菌接生。虽然据称最早的剖宫产术始于公元前600年，但真正应用于临床并成为处理难产的有效方法开始于19世纪，同时助产士逐渐替代接生婆，产科学逐渐成为一门医学。随着13~16世纪解剖学的创立和发展，明确了子宫、输卵管和卵巢的结构，也逐渐开始了各种手术。一般认为，19世纪以前的妇产科学属于单纯的医术阶段，而真正科学意义上近代妇产科学的开始以Roonhyze于1912—1924年所著的《现代妇产科学》为标志。

我国在清代以前一直推行中医学，最早可追溯到公元前12~前13世纪，由甲骨文记载。现存最古老的医书《黄帝内经》已有女子发育、衰老、妊娠及其诊治的描述。公元2世纪问世的《金匮要略》为中医学的第一部妇产科专著。公元8世纪中叶出现第一部产科专著《产宝》，妇产科与内科也自此分立。此后，大量妇产科专著陆续问世，推动了中医妇产科学的不断发展。19世纪末，西医妇产科开始传入我国，但由于受封建礼教和当时社会制度的影响，妇产科学在我国的发展较为缓慢。直至1949年中华人民共和国成立，我国的妇产科学才开始迅速地发展，特别是改革开放以来，注重学科发展，加强对外交流，妇产科学科发生巨大变化，一些领域已经达到国际先进水平。

> **相关链接** | **大医之魂·林巧稚**
>
> 　　林巧稚是中国妇产科学的主要开拓者和奠基人之一，是北京协和医院第一位中国籍妇产科主任，是中国科学院首届学部委员（院士）中唯一的女性。她用一生践行了医者仁心。她终身未婚，却有最赤诚的爱。她没有子女，却是最伟大的母亲。她在产房里度过了半个多世纪，亲手迎接5万多个新生命，被尊称为"万婴之母""生命天使""中国医学圣母"。她说，作为一个医生，既然病人把生命交给了你，你就要尽心尽力，负责到底。

二、近代妇产科学的重要进展

随着基础学科的发展，妇产科学在近50年取得了许多重要的进展。新理论的提出和新技术的发明，促进了学科间的交叉与渗透，同时也产生了一些新兴学科和交叉学科。

1. 产科学进展　最初的产科学是以接生为中心的普通产科，主要内容是助产和处理难产。近代出现的一系列产前诊断和宫内监护技术，如超声诊断胎儿畸形和评估胎儿发育状况，电子胎儿监护技术监测胎儿宫内状况等，不仅显著降低了母婴死亡率和出生缺陷发生率，而且改变了早年以母亲为中心的产科学体系即母体医学（maternal medicine），提出了母胎同等重要并统一管理的体系即母胎医学（maternal-fetal medicine），并产生了专门研究分娩前后母婴安全与健康的交叉学科，即围产医学（perinatology）。

20世纪末开始，细胞和分子遗传学、血清学筛查技术、分子诊断新技术等的发展和渗透，给产科学领域带来了革命性的飞跃，特别是"胎儿也是人"的概念的确立和逐渐被接受，胎儿医学（fetal medicine）从母胎医学中独立出来，成为一门亚专科且发展迅速。其中，产前诊断技术更是突飞猛进，如超声引导下的各种胎儿取样技术、胎儿非侵入性影像技术（如磁共振成像）、单核苷酸多态性（single nucleotide polymorphism，SNP）芯片、微阵列比较基因组杂交（array-based comparative genomic hybridization，array-CGH）、基于高通量测序的无创产前检测（non-invasive prenatal testing，NIPT）；介入性宫内手术（如胎儿镜手术、射频消融减胎技术等）逐渐被应用于临床，使产科医师在深入地了解妊娠生理学和病理生理学的基础上，处理产前复杂的胎儿问题成为可能。纵观而论，母体医学主要研究妊娠合并症和并发症（即高危妊娠）的处理；胎儿医学主要研究产前诊断和胎儿内外科情况的处理；围产医学的研究重点是围产期并发症，如早产、胎儿缺氧和新生儿窒息复苏等。

2. 妇科学进展　基础学科的发展同样也促进了妇科学的迅速发展，并形成了一些新的学科。如生殖内分泌学，其诞生和发展又促进了各种助孕技术的发展，其中最令人瞩目的是体外受精-胚胎移植技术的问世。助孕技术的进展不仅解决了妇女不孕的难题，而且促进了生殖生理的发展，进而提高了优生优育技术水平。手术方法的改进及各种新的化疗药物的出现和应用，使得一些妇科肿瘤的预后有了很大的改善，其中突出的成就是滋养细胞肿瘤成为第一个经化疗可以治愈的妇科恶性肿瘤。另外，更加注重妇科肿瘤患者保留生理和生殖功能及改善生活质量。在普通妇科方面，以宫腔镜、腹腔镜为代表的微创手术已使妇科手术发生了革命性的变化，许多以前需要开腹方能完成的手术，现在可以通过微创方式完成。随着人类平均寿命的延长和生活品质的提升，近年来对女性盆底功能障碍性疾病的诊治引起了广大妇产科医师的关注，新的理论、诊断方法和治疗手段不断用于临床，又形成了一门新兴的交叉学科，即妇科泌尿学（urogynecology），又称盆底医学（pelvic medicine）。

3. 妇女保健学进展 妇女保健学是根据女性生殖生理的特点，以保健为中心，以群体为对象的一门学科，主要研究女性一生各个时期的生理和心理特点、病理变化、社会适应能力及其保健要求。妇女保健学的建立和发展，对妇女的身心健康起到了重要的作用。

4. 生育调节进展 在节育、绝育和助孕、优生优育方面，我国积累了丰富的经验，特别是近年来生殖医学的快速发展，新的科学技术不断用于辅助生殖领域，解决了广大不孕不育患者的疾苦，推动了学科发展，有助于构建和谐社会。

三、妇产科学的特点及学习要点

古希腊医学家希波克拉底认为，医生有三件法宝，即语言、药物和手术刀。其中语言就是提醒医生要关爱患者，"偶尔治愈，常常帮助，总是安慰"昭示了医学的本质——以人为本。妇产科学是以女性生理和病理为基础的学科，因此，在学习过程中，要培养良好的医德医风和高度的责任心，要有"爱伤"观念和关爱女性的理念。产科学与妇女的妊娠有关，关系到母亲和孩子的安危与健康，甚至关系到人口素质和国家及民族的兴亡，因此在学习产科学内容时，要注重妊娠生理变化，重视病理妊娠的及时诊治和相关并发症的防治，保障母婴安全。妇科学主要解决女性生殖系统的疾病，其特殊之处是较其他人体系统的疾病具有更多的隐私，因此，妇科患者更需要得到理解、关心和爱护，所以要特别尊重和关心患者，要更有同情心，并注意保护患者的隐私。另外，虽然妇产科学分为产科学、妇科学、生育规划和生殖医学，但各部分之间相互关联，许多疾病具有共同的病因及病理生理基础，或互为因果，所以妇产科学的学习一定要有系统观念，要完整理解妇产科学的理论体系。

虽然妇产科学发展至今已成为一门独立的二级学科，但女性生殖系统作为人体的一部分，与身体其他系统不可分割，许多疾病或病理生理状况相互影响。另外，妇产科学与许多基础学科，甚至社会科学关系密切，在学习时一定要思路开阔，融会贯通。

妇产科学不仅是临床医学，同时也是预防医学。许多妇产科疾病可通过一些预防措施来避免发生，如做好妊娠期保健和产前检查可预防许多不良产科结局的发生。所以学习妇产科学一定要强调临床医学的实践性，掌握诊治技能，还要熟悉各种预防知识和措施，贯彻"预防为主"的方针。

总之，妇产科学是一门重要的临床医学主干课程，与内科学、外科学及儿科学等其他学科一样，应通过系统的课程学习掌握基本理论和基本知识，并通过临床实践掌握基本技能。学好妇产科学是成为一名合格临床医生的必要前提。

（王建六　漆洪波）

第二章

女性生殖系统解剖

学习目标	
掌握	女性内外生殖器和邻近器官的解剖特点。
熟悉	女性骨盆特征。
了解	女性骨盆底解剖特征及血管、淋巴和神经分布。

第一节 骨盆

骨盆（pelvis）是躯干和下肢之间的骨性连接桥梁，具有支持躯干和保护盆腔脏器的重要作用。女性骨盆还是胎儿娩出的骨性产道，其大小、形状与妊娠及分娩密切相关。

一、骨盆组成

（一）骨盆的骨骼

骨盆由左右两侧的髋骨（hip bone）、后方的骶骨（sacrum）及尾骨（coccyx）构成。每块髋骨又由髂骨（ilium）、坐骨（ischium）及耻骨（pubis）融合而成；骶骨由5~6块骶椎合成，形似三角，前面呈凹形，上缘向前方突出，形成骶岬（sacral promontory），为骨盆内测量对角径的重要标志；尾骨由4~5块尾椎合成（图2-1）。

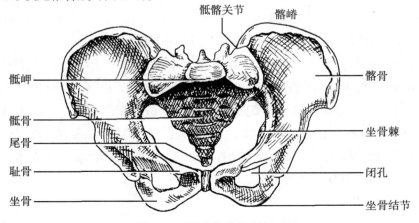

▲ 图2-1 正常女性骨盆（前上观）

（二）骨盆的关节

骨盆的关节有耻骨联合（pubic symphysis）、骶髂关节（sacroiliac joint）和骶尾关节（sacrococcygeal joint）。骨盆前方两耻骨之间有纤维软骨，形成耻骨联合。骶髂关节由骶骨和髂骨的耳状面嵌合而成，位于骨盆侧后方。骶尾关节为骶骨与尾骨的联合处，有一定活动度。骶尾关节活动度受限或尾骨骨折可影响阴道分娩。

（三）骨盆的韧带

连接骨盆各部之间的韧带中有两对非常重要：一对是骶、尾骨与坐骨结节之间的骶结节韧带（sacrotuberous ligament），较强韧，呈扇状；另一对是骶、尾骨与坐骨棘之间的骶棘韧带（sacrospinous ligament），呈三角形（图2-2）。两者与坐骨大、小切迹分别围成坐骨大孔和坐骨小孔，内有血管、肌肉和神经通过。骶棘韧带宽度即坐骨切迹宽度，是判断中骨盆是否狭窄的重要指标。妊娠期受性激素影响，韧带较为松

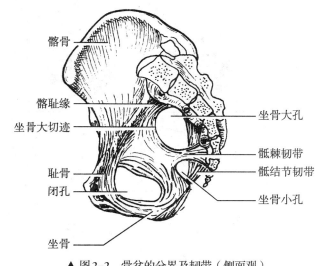

▲ 图2-2　骨盆的分界及韧带（侧面观）

弛，各关节的活动性略增加，有利于分娩时胎儿通过骨产道。骶棘韧带还是女性盆底重建手术的重要解剖结构。

二、骨盆的分界

骶岬、弓状线、耻骨梳、耻骨结节、耻骨嵴和耻骨联合上缘共同连成一条环状界线，为骨盆上口（superior pelvic aperture），又称骨盆入口（pelvic inlet），将骨盆分为假骨盆和真骨盆两部分（图2-2）。上方为假骨盆（又称大骨盆），为腹腔的一部分，其前为腹壁下部，两侧为髂骨翼，后为第5腰椎。假骨盆某些径线的长短关系到真骨盆的大小，测量这些径线可间接了解真骨盆的情况。下方为真骨盆（又称小骨盆），是胎儿娩出的骨产道（bony birth canal）。真骨盆下界为骨盆下口（inferior pelvic aperture），呈漏斗形，又称骨盆出口（pelvic outlet），即会阴的菱形周界。真骨盆形成骨盆腔（pelvic cavity），其前壁为耻骨、耻骨支和耻骨联合，后壁为凹陷的骶尾关节前面，两侧壁为髂骨、坐骨、骶结节韧带及骶棘韧带，前外侧有闭孔，其周缘附着一层结缔组织膜，仅前上方留有一管状裂隙的闭孔膜。闭孔是经盆底网片植入手术和经闭孔女性压力性尿失禁手术的重要解剖结构。坐骨棘位于真骨盆中部，肛诊或阴道诊均可触及，是分娩过程中衡量胎先露部下降程度的重要标志，也是盆底重建手术的重要解剖标志点。耻骨两降支的前部相连构成耻骨弓，其角度大小影响分娩。骨盆腔呈前浅后深的形态，其中轴为骨盆轴，分娩时胎儿循此轴娩出。

三、骨盆的类型

依据骨盆形状（按Caldwell与Moloy分类）将骨盆分为四种类型（图2-3）。

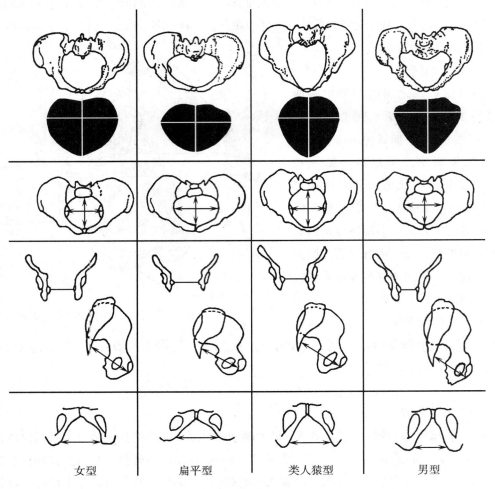

| 女型 | 扁平型 | 类人猿型 | 男型 |

▲ 图2-3　骨盆的四种基本类型

1. 女型（gynecoid type）　骨盆入口横径较前后径稍长，呈横椭圆形，髂骨翼宽而浅，耻骨弓较宽，两侧坐骨棘间径≥10cm。该型最常见，为女性正常骨盆。在我国妇女中占52.0%~58.9%。

2. 扁平型（platypelloid type）　骨盆入口前后径短而横径长，呈扁椭圆形。耻骨弓角度大，骶骨失去正常弯度，向后翘或呈深弧形，故骶骨短而骨盆浅。在我国妇女中较常见，占23.2%~29.0%。

3. 类人猿型（anthropoid type）　骨盆入口呈长椭圆形，横径较短，前后径略长。坐骨切迹较宽，两侧壁稍内聚，坐骨棘较突出，耻骨弓较窄，骶骨后倾，故骨盆前窄而后宽，且较其他类型深。在我国妇女中占14.2%~18.0%。

4. 男型（android type）　常导致难产。该型较少见，在我国妇女中仅占1.0%~3.7%。

骨盆的形态、大小除种族差异外，还受遗传、营养与性激素的影响。上述四种骨盆形态为基本类型，临床多见为混合型骨盆。

（刘青）

第二节　骨盆底

骨盆底（pelvic floor）由多层肌肉及筋膜构成。盆膈封闭骨盆出口的大部分，仅在其前方两侧肛提肌的内侧缘之间有盆膈裂孔并由尿生殖膈封闭。骨盆底承托盆腔脏器，若结构或功能异常，可影响盆腔脏器位置及功能。分娩时若处理不当，可损伤骨盆底。

骨盆底前方为耻骨联合下缘，后方为尾骨尖，两侧为耻骨降支、坐骨升支及坐骨结节。两侧坐骨结节前缘的连线将骨盆底分为尿生殖三角和肛门三角两部分。前者有尿道和阴道通过；后者有肛管穿过。骨盆底分为三层：

1. 外层在外生殖器、会阴皮肤及皮下组织下面，由会阴浅筋膜及深面的三对肌肉和一对括约肌组成，包括球海绵体肌（又称阴道括约肌）、坐骨海绵体肌、会阴浅横肌及肛门外括约肌，其肌腱汇合于阴道外口与肛门之间，形成中心腱。

2. 中层即尿生殖膈（urogenital diaphragm），由上下两层坚韧筋膜、会阴深横肌及围绕尿道周围的尿道括约肌组成。

3. 内层即盆膈（pelvic diaphragm），为骨盆底最内层的坚韧层，由肛提肌、尾骨肌及其内、外面的筋膜组成。肛提肌（又称肛提肌复合体）是骨盆底的重要支撑力量，由耻骨阴道肌、耻骨直肠肌、耻尾肌、髂尾肌四部分组成，呈扇形分布，向下汇合形成中心腱，向骨盆两侧上方附着于盆筋膜腱弓（arcus tendineus fasciae pelvis，ATFP）。其间有尿道、阴道及直肠穿过。肛提肌在静息状态下会紧张性收缩，从而关闭生殖裂孔。尾骨肌位于肛提肌后方，紧贴骶棘韧带呈三角形（图2-4）。

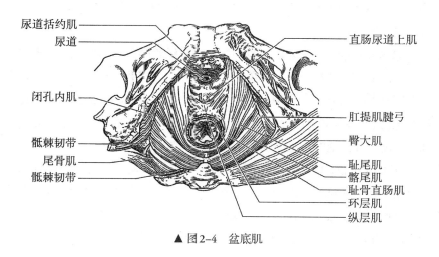

▲ 图2-4　盆底肌

会阴（perineum）：广义的会阴是指盆膈以下封闭骨盆出口的所有软组织。狭义的会阴是指阴道口与肛门之间的软组织，厚3~4cm，由外向内逐渐变窄呈楔形，表面为皮肤及皮下脂肪，内层为会阴中心腱，又称会阴体（perineal body）。妊娠期会阴组织变软有利于分娩。分娩时要正确保护此区，以免造成会阴裂伤。

第三节　外生殖器

女性外生殖器又称外阴，是指生殖器官外露的部分，位于两股内侧，前面为耻骨联合，后面以会阴为界（图2-5）。

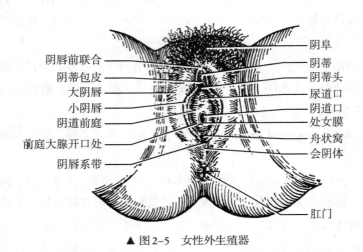

阴唇前联合
阴蒂包皮
大阴唇
小阴唇
阴道前庭
前庭大腺开口处
阴唇系带

阴阜
阴蒂
阴蒂头
尿道口
阴道口
处女膜
舟状窝
会阴体

肛门

▲ 图2-5　女性外生殖器

1. 阴阜（mons pubis） 指耻骨联合前面隆起的脂肪垫。青春期开始生长卷曲的阴毛，呈尖端向下的三角形分布，两侧向下延伸至大阴唇外侧面，为女性的主要第二性征之一。阴毛的粗细、疏密与色泽因人或种族而异。

2. 大阴唇（labium majus） 为邻近两股内侧的一对纵长隆起的皮肤皱襞。前端起于阴阜，后端在会阴体前融合形成大阴唇后联合。其外侧与皮肤相同，多数妇女此处有色素沉着，内有皮脂腺和汗腺，青春期开始长出阴毛；内侧面湿润似黏膜。大阴唇有较厚的皮下脂肪组织，内有丰富的血管、神经及淋巴管，局部钝性外伤时易形成血肿。未婚妇女的两侧大阴唇自然合拢，经产妇由于阴道分娩向两侧分开，绝经后呈萎缩状，阴毛稀少、脱落。

3. 小阴唇（labium minus） 位于大阴唇内侧的一对薄皱襞。小阴唇表面湿润，为褐色，无毛，富含神经末梢，故非常敏感，其大小、形状因人而异。两侧小阴唇的前端互相融合，再分为两叶包绕阴蒂，前叶形成阴蒂包皮，后叶形成阴蒂系带。小阴唇后端与大阴唇后端相融合，在正中线形成阴唇系带（frenulum of pudendal labia），经产妇受分娩影响已不明显。

4. 阴蒂（clitoris） 位于两侧小阴唇顶端联合处的海绵体组织，为阴茎的同源器官，具有勃起性。由阴蒂头、阴蒂体及一对阴蒂脚三部分组成。阴蒂头直径6~8mm，显露于外阴，富含神经末梢，是最敏感的性器官。两阴蒂脚各附于两侧耻骨支。

5. 阴道前庭（vaginal vestibule） 为两侧小阴唇之间的菱形区域，前为阴蒂，后为阴唇系带。该区域内有尿道口、阴道口。阴道口与阴唇系带之间的浅窝称舟状窝（又称阴道前庭窝），经产妇受分娩影响，此窝消失。在此区内尚有以下解剖结构：

（1）前庭球（vestibular bulb）：位于前庭两侧，由具有勃起性的静脉丛构成，表面被覆球海绵体肌，又称球海绵体。其前接阴蒂，后邻前庭大腺。

（2）前庭大腺（greater vestibular gland）：位于大阴唇后部，左右各一，也被球海绵体肌覆盖，如黄豆大小，又称巴氏腺（Bartholin gland）。其腺管细长1~2cm，向内侧开口于前庭后方小阴唇与处女膜之间的沟内，性兴奋时分泌黏液，起润滑作用。正常情况下不易触及，若腺管口阻塞或感染，可形成囊肿或脓肿。

（3）尿道口（uretheal orifice）：位于阴蒂头后下方的前庭前部，略呈圆形。在其后壁两侧有一对并列腺体，称为尿道旁腺（paraurethral gland），其分泌物有润滑尿道口的作用。

（4）阴道口（vaginal orifice）及处女膜（hymen）：阴道口位于前庭后部尿道口的后方。其周缘的一层有孔薄膜称处女膜。膜的两面均由鳞状上皮覆盖，中间为结缔组织、血管与神经末梢。处女膜孔多在中央，其形状、大小及膜的厚薄、质地因人而异。初次性交或剧烈运动可使处女膜破裂，分娩后仅留有处女膜痕。极少数处女膜组织坚韧，需手术切开。

（刘青）

第四节　内生殖器

女性内生殖器包括阴道、子宫、输卵管及卵巢，后两者合称为子宫附件（uterine adnexa）（图2-6）。此外，盆腔腹膜在保持内生殖器的位置和功能、妇产科手术方面也有重要作用。

一、阴道

阴道（vagina）为性交器官，也是经血排出及胎儿娩出的通道。阴道位于真骨盆下部中央，是一上宽下窄的管道，前壁长7~9cm，与膀胱和尿道相邻；后壁长10~12cm，与直肠贴近。上端包绕宫颈，下端开口于阴道前庭后部。环绕宫颈周围的阴道部分称阴道穹隆（vaginal fornix）。按其位置分为前、后、左、右四部分。其中后穹隆最深，它与处于盆腔最低部位的直肠子宫陷凹紧密相邻，临床上可经此处穿刺、引流或插入腹腔镜，用于某些疾病的诊断与治疗。

阴道壁由黏膜、肌层和纤维组织构成，表面有很多横纹皱襞，具有较大伸展性。黏膜呈淡红色，由复层鳞状上皮细胞覆盖，无腺体，受性激素影响而有周期性变化。肌层由外纵、内环的两

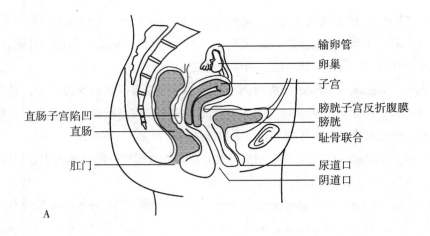

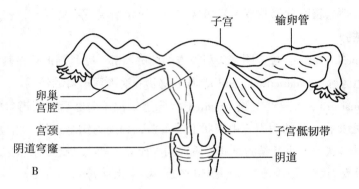

▲ 图2-6　女性内生殖器
A.矢状断面观；B.后面观。

层平滑肌构成，被覆纤维组织膜，含多量弹力纤维。阴道壁有丰富的静脉丛，局部损伤后易出血或形成血肿。

二、子宫

（一）位置和形态

子宫（uterus）是一个以平滑肌为主的中空器官，为胚胎着床、发育、生长及产生月经之处。

子宫位于盆腔中央，在膀胱与直肠之间，下接阴道，两侧有输卵管和卵巢。正常位置呈轻度前倾前屈位。子宫的形状上宽下窄，前面扁平后面略凸。可分为大小不同的上下两部：上部呈三角形，即子宫体（uterine body，corpus uteri）；下部呈圆桶形或梭形，即子宫颈（cervix）。子宫体与子宫颈连接的部分较窄称为子宫峡部（isthmus uteri）。子宫体的顶部是子宫体最宽的部分，称为子宫底部（fundus of uterus，fundus uteri）。子宫底部的两侧称为子宫角，与输卵管相通。

子宫的大小和形状随着女性年龄和产次可有较大的差别，成年子宫长7~9cm，宽4.5~6cm，厚2.5~3.5cm，未产妇与经产妇的子宫重量也有很大差别，前者为45~70g，后者约为80g或更重。在不同年龄阶段，子宫体与子宫颈长度的比例也有很大差别，在婴儿期为1∶2；青春期为1∶1；

生育期为2：1；老年期又为1：1。

子宫腔（uterine cavity）为上宽下窄的三角形，尖端朝下通宫颈管，两侧通输卵管。子宫峡部上端因解剖上较狭窄，称解剖学内口（anatomical internal os），下端因黏膜组织在此处由子宫内膜转变成宫颈黏膜，称组织学内口（histological internal os）。子宫峡部于非孕期长约1cm，妊娠中期以后逐渐扩展变长、变薄，临产时可达7~11cm，形成子宫下段。子宫颈内腔呈梭形称子宫颈管（cervical canal），成年未育妇女长2.5~3.0cm，其下端称宫颈外口（图2-7）。未产妇的子宫颈外口呈圆形，经阴道分娩的部分产妇因受分娩影响，子宫颈出现横裂，而分为子宫颈前唇和后唇。

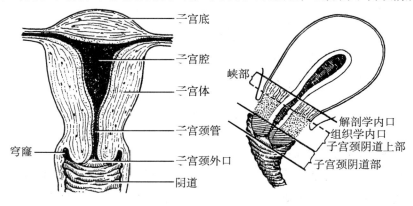

▲ 图2-7　子宫各部

（二）组织结构

子宫体壁由三层组织构成，由内向外分别为子宫内膜层、肌层和浆膜层（脏腹膜）。

子宫内膜为粉红色黏膜组织，可分为三层：致密层、海绵层及基底层。致密层与海绵层对性激素敏感，自青春期开始发生周期性变化，又称功能层；基底层紧贴肌层，无周期性变化。

子宫肌层较厚，由平滑肌束、弹力纤维及胶原纤维组成。可分为三层：① 外层，为纵行，较薄，是子宫收缩的起点；② 中层，较厚，交织排列，在血管周围形成"8"字形；③ 内层，为环行，痉挛收缩可形成子宫收缩环。肌层内有血管穿行，肌纤维收缩时压迫血管，能有效地制止子宫出血。

子宫浆膜层为覆盖宫体底部及前后面的脏腹膜，与肌层紧贴，但在子宫前面近子宫峡部处与子宫体壁结合较疏松，在子宫后面，腹膜沿子宫壁向下，覆盖子宫颈后方及阴道后穹隆。

子宫颈壁由黏膜、肌层和外膜组成。外膜是由结缔组织构成的纤维膜；子宫颈肌层的平滑肌数量较少，主要由致密的纤维结缔组织构成。子宫颈阴道上部的平滑肌与子宫体纵行肌相延续，向下逐渐减少，子宫颈阴道部缺乏平滑肌组织。子宫颈阴道部由非角化型复层鳞状上皮覆盖，子宫颈管内膜由单层高柱状上皮覆盖，受性激素影响发生周期性变化；上皮内陷形成腺体，腺体分泌碱性黏液，形成子宫颈管内黏液栓，起保护作用。子宫颈管内膜的柱状上皮在子宫颈外口处与子宫颈阴道部的复层鳞状上皮相交接，称为鳞柱交界处。鳞柱交界处是宫颈癌的好发部位。

（三）子宫韧带

子宫主要靠四对韧带来维持其正常位置。此外子宫借助盆膈、尿生殖膈及其周围结缔组织来固定（图2-8）。

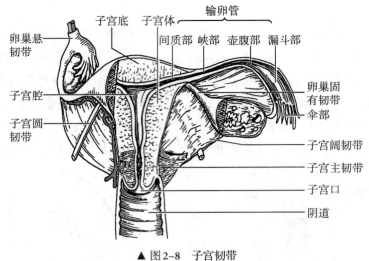

子宫底　子宫体　输卵管

卵巢悬
韧带

间质部　峡部　壶腹部　漏斗部

子宫腔

子宫圆
韧带

卵巢固
有韧带

伞部

子宫阔韧带

子宫主韧带

子宫口

阴道

▲ 图2-8　子宫韧带

1. 子宫圆韧带（round ligament of uterus） 呈圆索状，由结缔组织和平滑肌组成，长12~14cm。起自宫角的前面，输卵管近端的下方，穿行于子宫阔韧带间，向前外侧伸展达两侧骨盆壁，再穿过腹股沟管止于大阴唇前端。子宫圆韧带是维持子宫前屈的主要结构。

2. 子宫阔韧带（broad ligament of uterus） 位于子宫两侧的双层腹膜皱襞，呈翼状，由覆盖子宫前后壁的腹膜自子宫侧缘向两侧延伸达盆壁而成；由前后两叶及其间的结缔组织构成，疏松，易分离。子宫阔韧带上缘游离，内2/3部包裹输卵管（伞部无腹膜遮盖），输卵管和卵巢附着处之间的阔韧带称输卵管系膜；外1/3部移行为骨盆漏斗韧带（infundibulopelvic ligament）或称卵巢悬韧带（suspensory ligament of ovary），内有卵巢动静脉穿行。在输卵管以下、卵巢附着处以上的子宫阔韧带称输卵管系膜，卵巢与子宫阔韧带后叶间的双层腹膜皱襞称卵巢系膜，内有进出卵巢的血管、淋巴管和神经。卵巢与子宫相连的部分称为卵巢固有韧带，其内有来自子宫动脉上行支供应卵巢的血管（子宫动脉卵巢支）和结缔组织。子宫阔韧带内有丰富的血管、神经、淋巴管及疏松结缔组织，统称为宫旁组织。子宫动静脉和输尿管均从子宫阔韧带基底部穿过。

3. 子宫主韧带（cardinal ligament of uterus） 又称宫颈横韧带，为一对坚韧的平滑肌与结缔组织纤维束。在子宫阔韧带的下部，呈扇形横行于宫颈两侧和骨盆侧壁之间。子宫主韧带起固定宫颈于盆腔中央部位的作用。

4. 子宫骶韧带（uterosacral ligament） 从宫颈后面的上侧方（相当于组织学内口水平），向两侧绕过直肠止于第二、三骶椎前面的筋膜。由结缔组织及平滑肌组成，外有腹膜遮盖。其将宫颈向后向上牵引，维持子宫处于前倾位置，是使子宫保持正常位置的重要韧带。子宫骶韧带缺陷是子宫脱垂的重要原因。

三、输卵管

输卵管（fallopian tube, oviduct）是精子与卵子结合受精的场所，也是向子宫腔运送受精卵的通道。

输卵管位于子宫阔韧带的上缘内，为一对细长而弯曲的肌性管道，长 8~14cm，内侧与宫角相通，外端游离，与卵巢接近。根据形态不同，由内向外分为四部分：① 间质部（interstitial portion），潜行于子宫壁内的部分，短而狭窄，长约 1cm；② 峡部（isthmus portion），在间质部外侧，长 2~3cm，管腔较窄，为输卵管结扎术的部位；③ 壶腹部（ampulla portion），在峡部外侧，长 5~8cm，管腔较宽大；④ 伞部（fimbrial portion），为输卵管的末端，开口于腹腔，有许多细长的指状突起，称输卵管伞（图 2-9）。伞部长短不一，常为 1~1.5cm，有"拾卵"作用。

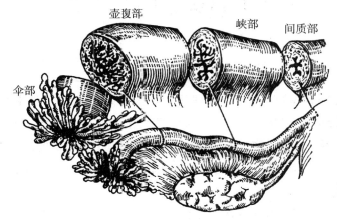

▲ 图 2-9　输卵管各部及其横断面

输卵管壁由三层构成：① 内层为黏膜层，由单层高柱状上皮组成，分为纤毛细胞、无纤毛细胞、楔状细胞及未分化细胞四种。纤毛细胞的纤毛向子宫方向摆动有助于输送卵子。② 中层为平滑肌层，分外纵、内环两层，常有节律地收缩，能引起输卵管由远端向近端蠕动。③ 外层为浆膜层。输卵管肌肉的收缩和黏膜上皮细胞的形态、分泌及纤毛摆动受性激素影响发生周期性变化。双侧输卵管管腔阻塞常引起女性不孕，狭窄或输卵管蠕动功能异常常引起异位妊娠。

四、卵巢

卵巢（ovary）是产生与排出卵子，并分泌甾体激素的器官。

卵巢呈扁椭圆形，位于输卵管的后下方。卵巢系膜与阔韧带后叶相连接的部位称卵巢门（hilum of ovary），卵巢血管与神经由此出入卵巢。卵巢内侧由卵巢固有韧带与子宫相连，外侧由卵巢悬韧带（骨盆漏斗韧带）与盆壁相连。卵巢的大小、形状随年龄而异。青春期前卵巢表面光滑，青春期排卵后，表面逐渐凹凸不平，呈灰白色。成年妇女的卵巢大小约 4cm×3cm×1cm，重 5~6g，绝经后逐渐萎缩变小、变硬。

卵巢表面无腹膜，覆盖的单层立方上皮称生发上皮（germinal epithelium）。其深面有一层致密纤维组织，称卵巢白膜。白膜下为卵巢实质，分皮质与髓质（图 2-10）。外层为皮质，内有数以万计的原始卵泡及致密结缔组织；髓质在中央，无卵泡，含有疏松结缔组织及丰富的血管、淋巴管、神经，以及少量与卵巢悬韧带相连续的平滑肌纤维。

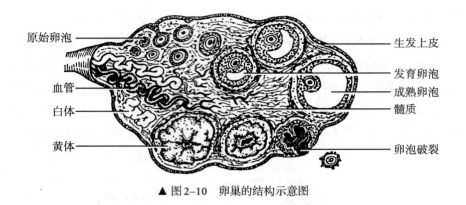

图中标注（左侧，从上到下）：原始卵泡、血管、白体、黄体

图中标注（右侧，从上到下）：生发上皮、发育卵泡、成熟卵泡、髓质、卵泡破裂

▲ 图2-10 卵巢的结构示意图

五、盆腔腹膜

盆腔内的腹膜是腹部腹膜的延续。女性盆腔腹膜自腹前壁向下，覆盖膀胱体的上方及两侧壁，其向后在阴道上部子宫颈处转折向上形成膀胱子宫陷凹（vesicouterine pouch），继而覆盖全子宫，下达阴道上段后壁。再向上转折覆盖直肠中部的前壁，直肠上部的前、侧壁形成直肠子宫陷凹（rectouterine pouch），亦称道格拉斯陷凹（Douglas pouch），为女性腹膜腔最低位置。继而向上包绕乙状结肠并形成乙状结肠系膜。

盆腔腹膜虽然不是器官，但在各脏器间起到屏障作用，是妇产科及盆腔肿瘤手术的重要解剖结构。

（刘青）

第五节　血管、淋巴及神经

一、动脉

女性内外生殖器的血液供应主要来自卵巢动脉、子宫动脉、阴道动脉及阴部内动脉（图2-11）。

1. 卵巢动脉　是腹主动脉的分支，沿腰大肌前下行至盆腔，越过输尿管与髂总动脉下段，经骨盆漏斗韧带向内横行，再经卵巢系膜进入卵巢门。进入卵巢门前分出若干分支供应输卵管，其末梢在宫角旁与子宫动脉的卵巢支相吻合。

2. 子宫动脉　为髂内动脉前干的主要分支，沿骨盆侧壁向下向前走行，经子宫阔韧带基底部的宫旁组织到达子宫外侧（相当于子宫峡部水平）约2cm处横跨输尿管至子宫侧缘，之后分为上、下两支：上支较粗，称子宫体支，沿子宫侧缘迂曲上行，至子宫角处又分为子宫底支、卵巢支（与卵巢动脉末梢吻合）及输卵管支；下支较细，称子宫颈–阴道支，分布于子宫颈及阴道上段。

3. 阴道动脉　为髂内动脉前干分支，有许多小分支分布于阴道中下段的前后壁及膀胱顶、膀胱颈。阴道动脉与子宫动脉阴道支和阴部内动脉分支相吻合。阴道上段由子宫颈–阴道支供应，

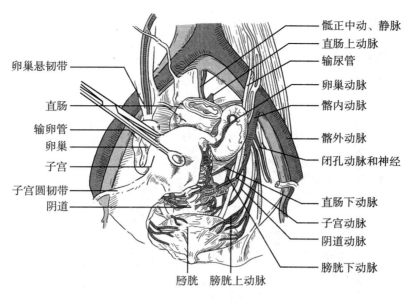

卵巢悬韧带

直肠
输卵管
卵巢
子宫
子宫圆韧带
阴道

骶正中动、静脉
直肠上动脉
输尿管
卵巢动脉
髂内动脉
髂外动脉
闭孔动脉和神经
直肠下动脉
子宫动脉
阴道动脉
膀胱下动脉

膀胱　膀胱上动脉

▲ 图2-11　女性盆腔动脉

中段由阴道动脉供应，下段主要由阴部内动脉和痔中动脉供应。

4. 阴部内动脉　为髂内动脉前干终支，经坐骨大孔的梨状肌下孔出骨盆腔，绕过坐骨棘，再经坐骨小孔到达坐骨肛门窝，分为四支：痔下动脉、会阴动脉、阴唇动脉、阴蒂动脉。

二、静脉

盆腔静脉均与同名动脉伴行，并在相应器官及其周围形成静脉丛，且互相吻合，故盆腔静脉感染易蔓延。子宫静脉汇入髂内静脉，输卵管静脉向外侧汇入卵巢静脉，向内侧汇入子宫静脉，右侧卵巢静脉血汇入下腔静脉，左卵巢静脉汇入左肾静脉。

三、淋巴

女性生殖器官和盆腔组织具有丰富的淋巴系统。淋巴结一般沿相应的血管排列，其数目、大小和位置多不恒定，主要分为外生殖器淋巴结与盆腔淋巴结两组（图2-12）。

1. 外生殖器淋巴结　分深、浅两部分。

（1）腹股沟浅淋巴结：分上、下两组。上组沿腹股沟韧带下方排列，收纳外生殖器、会阴、阴道下段及肛门部的淋巴液；下组沿大隐静脉末端纵行排列，收纳会阴及下肢的淋巴液。输出管大部分汇入腹股沟深淋巴结，少部分汇入髂外淋巴结。两侧通过外阴部的淋巴管吻合。

（2）腹股沟深淋巴结：位于腹股沟管内股静脉内侧，收纳阴蒂、股静脉区及腹股沟浅淋巴液，汇入闭孔、髂内、髂外等淋巴结。

2. 盆腔淋巴结　分为三组：① 髂淋巴组，由髂内、髂外及髂总淋巴结组成，沿相应动脉排列；② 骶前淋巴组，位于骶骨前面；③ 腹主动脉旁淋巴组，位于腹主动脉和下腔静脉周围。

阴道下段淋巴主要汇入腹股沟浅淋巴结。阴道上段、子宫颈和子宫体下部的淋巴可沿子宫血

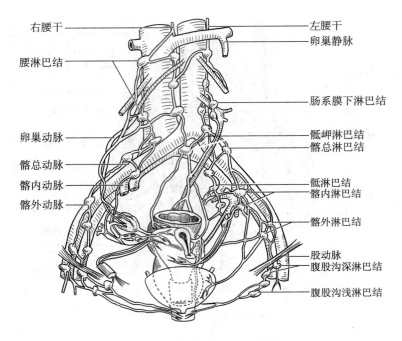

右腰干　　　　　　　　　　　　　　　　　左腰干
　　　　　　　　　　　　　　　　　　　　卵巢静脉
腰淋巴结

　　　　　　　　　　　　　　　　　　　肠系膜下淋巴结

卵巢动脉　　　　　　　　　　　　　　　　骶岬淋巴结
　　　　　　　　　　　　　　　　　　　　髂总淋巴结
髂总动脉
　　　　　　　　　　　　　　　　　　　　骶淋巴结
髂内动脉　　　　　　　　　　　　　　　　髂内淋巴结
髂外动脉
　　　　　　　　　　　　　　　　　　　　髂外淋巴结

　　　　　　　　　　　　　　　　　　　　股动脉
　　　　　　　　　　　　　　　　　　　　腹股沟深淋巴结

　　　　　　　　　　　　　　　　　　　　腹股沟浅淋巴结

▲ 图2-12　女性生殖器的淋巴引流

管方向注入髂内、髂外淋巴结，也可经子宫主韧带注入闭孔淋巴结，或沿子宫骶韧带向后注入骶前淋巴结或髂总淋巴结。子宫体上部和子宫底的淋巴与输卵管、卵巢淋巴汇合后，经卵巢悬韧带汇入腹主动脉旁靠近肾血管的腰淋巴结。阴道中段淋巴汇入腹股沟、髂内、髂外淋巴结。当内外生殖器发生感染或恶性肿瘤时，往往沿该部回流的淋巴管转移，导致相应淋巴结肿大。原发肿瘤区域淋巴引流发生转移必经的第一站淋巴结称为前哨淋巴结（sentinel lymph node），在内外生殖器恶性肿瘤手术治疗中进行前哨淋巴结活检（sentinel lymph node biopsy）时予以单独切除，不再切除其余淋巴结。

四、神经

1. **外生殖器的神经支配**　外阴部主要由阴部神经支配。由第2~4骶神经的分支组成，含感觉和运动神经纤维。沿阴部内动脉走行，在坐骨结节内侧下方分为三支：会阴神经、阴蒂背神经及肛门神经（又称痔下神经），分布于会阴、阴唇、阴蒂及肛门周围。

2. **内生殖器的神经支配**　主要由交感神经与副交感神经支配。交感神经自腹主动脉前神经丛发出，向下延续下行入盆腔，分为卵巢神经丛和骶前神经丛。盆神经丛中有来自第2~4骶神经的副交感神经纤维，并含有向心传导的感觉神经纤维（图2-13）。子宫平滑肌有自律活动，完全切除其神经后子宫仍能有节律地收缩，还能完成分娩活动，临床上可见下半身截瘫的孕妇仍能自然分娩。支配内生殖器的神经与支配膀胱、直肠的神经融合或联系，故在进行宫颈癌手术时应注意保留子宫深静脉下方的盆腔内脏神经以保护膀胱、直肠功能。

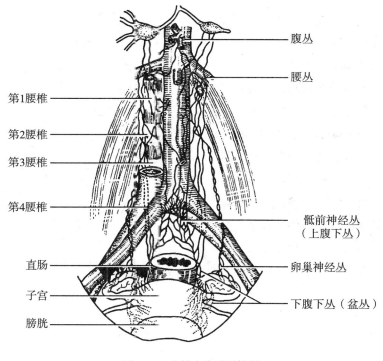

腹丛

腰丛

第1腰椎

第2腰椎

第3腰椎

第4腰椎

骶前神经丛
（上腹下丛）

卵巢神经丛

下腹下丛（盆丛）

直肠

子宫

膀胱

▲ 图2-13　女性内生殖器神经

（刘青）

第六节　邻近器官

1. 尿道（urethra） 为一肌性管道，位于阴道前方，与阴道前壁相贴，长 3~4cm，直径约 0.6cm。起于膀胱三角尖端，穿过尿生殖膈，终止于阴道前庭部的尿道外口。尿道开口于阴蒂的下方约 2.5cm 处。尿道内括约肌为不随意肌，外括约肌为随意肌，与会阴深横肌紧密相连。女性尿道短而直，接近阴道，易引发泌尿系统逆行性感染；盆底支撑组织受损可引发压力性尿失禁。

2. 膀胱（urinary bladder） 为一囊状肌性器官，排空时呈锥形，位于耻骨联合和子宫之间。膀胱的大小、形状可因其盈虚及邻近器官的情况而变化。前腹壁下部腹膜覆盖膀胱顶，向后移行达子宫前壁，两者之间形成膀胱子宫陷凹。膀胱后壁以较疏松组织与宫颈、阴道前壁相邻，正常情况下易分离。由于膀胱充盈会影响到子宫及阴道，故妇科检查及手术前须排空膀胱。

3. 输尿管（ureter） 为一对肌性圆索状管道，起自肾盂，开口于膀胱，长约 30cm，粗细不一。输尿管在腹膜后沿腰大肌前面下行（腰段），于骶髂关节处跨越髂外动脉起点的前方进入盆腔（盆段）；继续下行，达阔韧带基底部转向前内方，距子宫峡部外侧约 2cm 处，在子宫动脉下方与之交叉，进入膀胱（壁内段）。在施行盆腔手术时，要注意避免损伤输尿管（图2-14）。

4. 直肠（rectum） 位于盆腔后部，全长 15~20cm，上接乙状结肠，下续肛管，前为子宫及阴道，后为骶骨。直肠上段腹膜覆盖其前面及两侧面；中段仅前面被腹膜覆盖；下段全部位于腹膜外。中段腹膜折向前上方延至宫颈及子宫后壁，形成直肠子宫陷凹。

5. **肛管**（anal canal） 长2~3cm，周围有肛门内、外括约肌及肛提肌。分娩处理及妇科手术时应避免损伤肛管、直肠。

6. **阑尾**（vermiform appendix） 通常位于右髂窝内，其根部连于盲肠的后内侧壁，远端游离，长7~9cm。其位置、长短、粗细变化较大，有时下端可到达右侧输卵管及卵巢处。妊娠期阑尾的位置可随妊娠月份增加而逐渐向外上方移位。妇女患阑尾炎时有可能累及子宫附件，应仔细鉴别诊断。

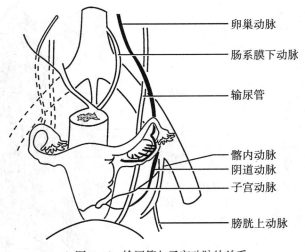

▲ 图2-14 输尿管与子宫动脉的关系

卵巢动脉
肠系膜下动脉
输尿管
髂内动脉
阴道动脉
子宫动脉
膀胱上动脉

学习小结

女性外生殖器包括阴阜、大阴唇、小阴唇、阴蒂和阴道前庭。在青春期，阴阜开始生长卷曲的阴毛，为女性主要第二性征之一。大阴唇内有丰富的血管、神经及淋巴管，局部外伤时易形成血肿。小阴唇神经末梢丰富，阴蒂是阴茎的同源器官，具有勃起性，是最敏感的性器官。阴道前庭为两侧小阴唇之间的菱形区域，该区域内有尿道口、阴道口、前庭球、前庭大腺。

女性内生殖器包括阴道、子宫、输卵管及卵巢。阴道为性交器官，也是经血排出及胎儿娩出的通道。子宫是孕育胚胎、胎儿和产生月经的器官。输卵管是精子与卵子结合受精的场所，也是向宫腔运送受精卵的通道。卵巢是产生与排出卵子，并分泌甾体激素的性腺器官。盆腔内的腹膜组织是妇产科手术的重要解剖结构。

血管、淋巴和神经与女性生殖系统各个器官功能密切相关，子宫血管与卵巢、阴道血管相互吻合形成血管网。下肢、外阴和阴道下段淋巴汇集至腹股沟淋巴结，阴道上段、宫颈和子宫的淋巴汇入盆腔淋巴结，宫体上部和宫底的淋巴与输卵管、卵巢淋巴汇合后，汇入腹主动脉旁淋巴结。

盆腔邻近器官包括尿道、膀胱、输尿管、直肠和阑尾。女性尿道短而直，接近阴道。膀胱大小、形状可因其盈虚及邻近器官的情况而变化，膀胱后壁以较疏松组织与子宫颈、阴道前壁相邻，正常情况下易分离。输尿管在盆腔走行很重要，在施行盆腔手术时，要注意避免损伤输尿管。直肠与阴道后壁密切相邻，分娩处理及妇科手术时应注意避免损伤肛管、直肠。阑尾在妊娠期的位置可随妊娠月份增加而逐渐向外上方移位。

（刘青）

复习参考题

一、选择题

1. 不属于骨盆肌外层的肌肉是
   - A. 坐骨海绵体肌
   - B. 会阴深横肌
   - C. 会阴浅横肌
   - D. 肛门外括约肌
   - E. 球海绵体肌

2. 30岁初产妇分娩时需要行会阴侧切术助娩，此时切断的肌肉包括
   - A. 会阴浅横肌、会阴深横肌及部分肛提肌
   - B. 球海绵体肌、会阴浅横肌、会阴深横肌及部分肛提肌
   - C. 坐骨海绵体肌、会阴浅横肌、会阴深横肌及部分肛提肌
   - D. 坐骨海绵体肌、会阴深横肌及部分肛提肌
   - E. 球海绵体肌及部分肛提肌

3. 关于女性外生殖器，正确的是
   - A. 阴蒂是海绵体组织，其内不含有神经末梢
   - B. 处女膜只有在性交时才破裂
   - C. 前庭大腺只有在发生囊肿或脓肿时才能触及
   - D. 大阴唇外侧与皮肤相同故不易形成血肿
   - E. 阴毛分布形成正三角形

4. 有关输卵管结构正确的是
   - A. 平滑肌蠕动方向是自内向外
   - B. 内膜上皮为低柱状上皮，有纤毛
   - C. 壶腹部是管腔的最狭窄部分
   - D. 间质部是管壁最厚的部位
   - E. 由浆膜层、肌层、黏膜下层及黏膜层四层构成

5. 女性盆腔淋巴分组不包括
   - A. 髂外淋巴结
   - B. 髂内淋巴结
   - C. 骶前淋巴组
   - D. 腹股沟淋巴组
   - E. 腹主动脉淋巴组

   答案：1. B；2. B；3. C；4. D；5. D

二、简答题

1. 女性骨盆有哪些重要的解剖学结构？
2. 盆底支撑组织损伤会引发哪类疾病？
3. 女性外生殖器包括哪些器官？具有哪些功能？
4. 女性内生殖器包括哪些器官？具有哪些功能？
5. 女性盆腔器官邻近器官有哪些？有何临床意义？

第三章

女性生殖系统生理

030

学习目标	
掌握	卵巢功能及周期性变化，子宫内膜周期性变化，下丘脑-垂体-卵巢轴对月经周期的调节。
熟悉	女性一生各阶段的生理特点。
了解	月经周期中其他生殖器官的周期性变化和其他内分泌腺对生殖系统的影响。

妇女一生各阶段具有不同的生理特点，其中以生殖系统的变化最为显著。女性生殖系统生理变化与其他系统的功能息息相关、相互影响。

第一节 女性一生各阶段的生理特点

女性从胎儿形成到衰老是一个渐进的过程，体现了下丘脑-垂体-卵巢轴发育、功能成熟和衰退的生理过程。女性一生根据其生理特点可分为七个阶段，但并无截然界限，可因遗传、环境、营养等因素而有个体差异。

一、胎儿期

在胎儿期（fetal period），受精卵由父系和母系来源的各23对染色体组成，其中性染色体在性发育中起决定作用。胚胎第4周末形成生殖嵴，卵黄囊内胚层衍生的原始生殖细胞迁徙至生殖嵴，5~6周形成原始生殖腺。因无Y染色体的睾丸决定因子作用，女性胚胎的性腺分化为卵巢，中肾管退化，两条副中肾管发育成为输卵管、子宫和阴道上段。

二、新生儿期

出生后4周内称新生儿期（neonatal period）。女性胎儿由于受胎盘及母体性腺产生的性激素影响，外阴较丰满，乳房略隆起或少许泌乳。胎儿出生后脱离母体环境，血中性激素水平迅速下降，可出现少量阴道流血。这些生理现象短期内可自然消退。

三、儿童期

从出生4周到12岁左右称儿童期（childhood）。该期女孩体格快速增长、发育，但生殖器官发育缓慢。儿童早期（8岁之前）下丘脑-垂体-卵巢轴功能处于抑制状态。生殖器呈幼稚型：外阴和阴道上皮很薄，阴道狭长，无皱襞，细胞内缺乏糖原，阴道酸度低，抵抗力弱；宫体小，宫颈较长，宫体与宫颈长度的比例为1:2，子宫肌层较薄；输卵管弯曲细长；卵巢呈窄长形，卵泡可自主生长，但发育到一定阶段即萎缩、退化。儿童期后期（约8岁起）下丘脑促性腺激素释放激素（gonadotropin releasing hormone，GnRH）抑制状态解除，垂体开始分泌促性腺激素，卵泡在促性腺激素作用下发育并分泌性激素，但不能到成熟阶段；卵巢形态逐步变为扁卵圆形，皮下脂肪在胸、髋、肩部及外阴部堆积，乳房开始发育，初显女性特征。

四、青春期

由儿童期向性成熟期过渡的时期，是内分泌、生殖、体格、心理等逐渐发育成熟的过程。世界卫生组织（World Health Organization，WHO）规定青春期（adolescence，puberty）为10~19岁。

青春期第一性征的变化包括生殖器从幼稚型变为成人型：阴阜隆起，大、小阴唇变肥厚并有皱褶形成，阴蒂增大；阴道长度及宽度增加，阴道黏膜变厚并出现皱襞；子宫增大，尤其宫体明显增大；输卵管变粗，弯曲度减小，黏膜出现许多皱襞和纤毛；卵巢增大，皮质内有不同发育阶段的卵泡，致使卵巢表面稍呈凹凸不平。此时虽已初步具有生育能力，但整个生殖系统的功能尚未完善。

除生殖器官以外，出现女性特有的性征即第二性征（secondary sexual characteristics），包括音调变高，乳房发育，出现阴毛及腋毛，骨盆横径发育大于前后径，胸部、肩部皮下脂肪增多等，形成女性特有体态。

青春期按照时间顺序经历以下四个阶段，各阶段有重叠，需大约4.5年的时间。

1. 乳房萌发（thelarche） 是女性第二性征的最初特征，一般女孩接近10岁时乳房开始发育，经过大约3.5年发育为成熟型。

2. 肾上腺功能初现（adrenarche） 青春期肾上腺分泌雄激素增加，引起阴毛和腋毛的生长，称肾上腺功能初现。该阶段肾上腺皮质功能开始增强，血液循环中雄烯二酮、脱氢表雄酮（dehydroepiandrosterone，DHEA）及硫酸脱氢表雄酮（dehydroepiandrosterone sulfate，DHEAS）升高。

3. 生长加速（growth spurt） 11~12岁青春期少女体格生长呈直线加速，平均每年增高9cm，月经初潮后生长减缓。除了身体生长加速，体型也发生变化。女孩骨盆横径增宽，大于前后径。

4. 月经初潮（menarche） 第一次月经来潮称月经初潮，为青春期的重要标志。月经初潮通常发生于乳房发育2.5年后。月经来潮提示卵巢产生的雌激素能刺激子宫内膜增殖，当雌激素达到一定水平且有明显波动时，引起子宫内膜脱落，出现月经。此时由于中枢神经系统对雌激素的正反馈机制尚未成熟，即使卵泡发育成熟却不能排卵，故月经周期常不规律。

此外，青春期女孩心理活动发生较大变化：产生性意识，结识异性伙伴兴趣增加，情绪和智力发生明显变化，容易激动，想象力和判断力明显增强。

五、性成熟期

性成熟期（sexual maturity period）又称生育期，是妇女生育功能最为旺盛的时期。一般自18岁左右开始，历时约30年。此期卵巢功能成熟，有规律性地排卵；生殖器官及乳房在卵巢分泌的性激素作用下发生周期性变化。

六、绝经过渡期

绝经过渡期（menopausal transition period）是卵巢功能开始衰退至最后一次月经的时期。可始于40岁，历时短至1~2年，长达10余年。此期卵巢功能逐渐衰退，卵泡不能成熟及排卵，因而月经不规律，常为无排卵性月经。最终卵巢内卵泡自然耗竭，对垂体促性腺激素丧失反应，月经永久性停止，称绝经。WHO推荐采用"围绝经期（perimenopausal period）"概念，是指从卵巢功能开始衰退直至绝经后1年。由于围绝经期雌激素水平降低，出现血管舒缩功能障碍和精神神经症状，可出现潮热、出汗、失眠、抑郁或烦躁等，称为绝经综合征。

七、绝经后期

绝经后期（postmenopausal period）指绝经后的生命时期。在早期阶段，虽然卵泡耗竭，停止分泌雌激素，但卵巢间质仍能分泌少量雄激素。雄激素在外周组织转化为雌酮，成为循环中的主要雌激素。妇女60岁以后进入老年期（senility）。此期卵巢功能已完全衰竭，除整个机体发生衰老改变外，生殖器官亦进一步萎缩老化，表现为雌激素水平低下，易发生老年性阴道炎；骨代谢失常引起骨质疏松，易发生骨折等。

（鹿群）

第二节　卵巢功能及周期性变化

一、卵巢功能

卵巢有两大功能：① 生殖功能，即产生成熟卵子；② 内分泌功能，即产生女性激素和多肽激素等。

二、卵巢的周期性变化

卵泡自形成后即进入自主发育和闭锁轨道，其具体机制尚不清楚。胚胎6~8周时，原始生殖细胞快速地进行有丝分裂，数量增加至约60万个，称为卵原细胞（oogonium）。自胚胎12周起，卵原细胞进入第一次减数分裂，并静止于前期双线期，称为初级卵母细胞（primary oocyte）。胚胎16~20周时，生殖细胞数目达高峰，两侧卵巢共有600万~700万个（卵原细胞占1/3，初级卵母细胞占2/3）。胚胎18~20周后，停滞于减数分裂双线期的初级卵母细胞被单层前颗粒细胞围绕，形成原始卵泡

（primordial follicle），又称始基卵泡，这是女性的基本生殖单位。卵泡自形成后即进入自主发育和闭锁的轨道，出生时卵泡约剩200万个，儿童期多数卵泡退化，至青春期只剩下约30万个卵泡。

从青春期开始到绝经前，卵巢在形态和功能上发生周期性变化，称为卵巢周期（ovarian cycle）（图3-1）。以下将按卵泡的发育及成熟、排卵、黄体形成及退化的顺序进行分述：

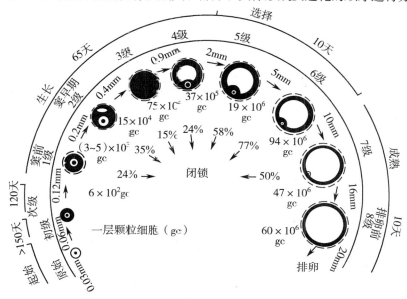

▲ 图3-1　成人卵巢内卵泡生长发育和各级卵泡的比例

1. 卵泡发育及成熟　进入青春期后，卵泡由自主发育推进至依赖促性腺激素刺激的发育成熟。在生育期，每月都会有一批卵泡（每批3~11个）发育，经过募集、选择，一般只有一个优势卵泡成熟，并排出卵子。其余的卵泡通过细胞凋亡机制而自行退化，称卵泡闭锁。女性一生中一般有400~500个卵泡发育成熟并排卵。

卵泡的发育始于原始卵泡到初级卵泡的转化，原始卵泡可以在卵巢内处于休眠状态数十年。从原始卵泡发育至窦前卵泡需9个月以上（图3-1）；从窦前卵泡发育到成熟卵泡经历了持续生长期（1~4级卵泡）和指数生长期（5~8级卵泡），需85日，实际上跨越了3个月经周期。卵泡生长的最后阶段约需15日，这是月经周期的卵泡期（图3-2）。

根据卵泡的形态、大小、生长速度和组织学特征，可将其生长过程分为以下几个阶段（图3-3）：

（1）原始卵泡：直径50μm。由初级卵母细胞和单层梭形前颗粒细胞组成。

（2）窦前卵泡（preantral follicle）：直径200μm。原始卵泡的梭形前颗粒细胞分化为单层立方形细胞后，称为初级卵泡（primary follicle）。此时，颗粒细胞合成和分泌黏多糖，在卵子周围形成一个透明环形区，称透明带（zona pellucida）。颗粒细胞进一步增生，细胞的层数增至6~8层；外围的间质细胞包绕形成两层卵泡膜，即卵泡内膜和卵泡外膜；并在颗粒细胞与卵泡膜细胞间出现基膜层，此时称为次级卵泡（secondary follicle）。此阶段颗粒细胞上出现卵泡刺激素（follicle-stimulating hormone，FSH）、雌激素（estrogen）和雄激素（androgen）三种受体，具备了对上述激素的反应性。卵泡内膜细胞上出现黄体生成素（luteinizing hormone，LH）受体，具备了合成甾体

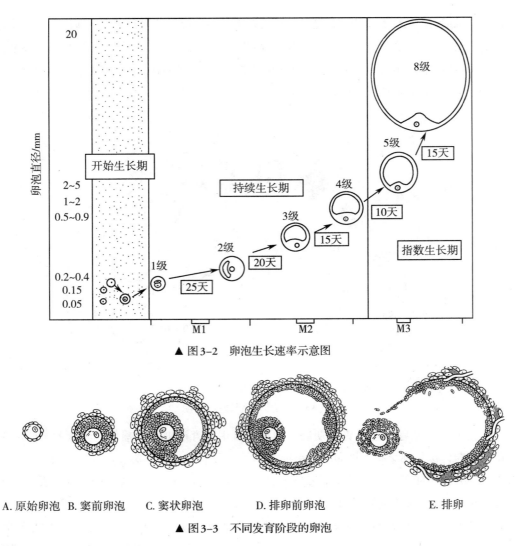

▲ 图3-2　卵泡生长速率示意图

A. 原始卵泡　B. 窦前卵泡　　C. 窦状卵泡　　　D. 排卵前卵泡　　　E. 排卵

▲ 图3-3　不同发育阶段的卵泡

激素的能力。

（3）窦状卵泡（antral follicle）：直径增至500μm。在雌激素和FSH的协同作用下，颗粒细胞间积聚的卵泡液增加，最后融合形成卵泡腔，称为窦状卵泡。窦状卵泡发育的后期是前一个卵巢周期的黄体晚期或本周期卵泡早期。随着血清FSH水平增高，卵巢内有一组窦状卵泡群进入了"生长发育轨道"，称为募集。约在月经周期第7日，被募集的卵泡群中有一个卵泡优先发育成为优势卵泡，其余的卵泡退化闭锁，这一过程称为选择。月经周期第11~13日，优势卵泡增大至18mm左右，分泌雌激素量增多，使血清雌激素量达到300pg/ml左右。同时在FSH刺激下，颗粒细胞上又出现了LH受体，具备了对LH的反应性。此时便形成了排卵前卵泡。

（4）排卵前卵泡（preovulatory follicle）：为卵泡发育的最后阶段，亦称赫拉夫卵泡（Graafian follicle）。卵泡液急骤增加，卵泡腔增大，卵泡体积显著增大，直径可达18~23mm，卵泡向卵巢表面突出，其结构从外到内依次为：

1）卵泡外膜：为致密的卵巢间质组织，与卵巢间质无明显界限。

2）卵泡内膜：从卵巢皮质层间质细胞衍化而来，细胞呈多边形，较颗粒细胞大。此层含丰富的血管。

3）颗粒细胞：呈立方形，细胞间无血管，营养来自外周的卵泡内膜。

4）卵泡腔：腔内充满大量清澈的卵泡液和雌激素。

5）卵丘：呈丘状突出于卵泡腔，卵细胞深藏其中。

6）放射冠：直接围绕卵细胞的一层颗粒细胞，呈放射状排列。

7）透明带：在放射冠与卵细胞之间有一层很薄的透明膜。

2. 排卵（ovulation） 卵母细胞及包绕它的卵丘颗粒细胞一起排出的过程称排卵（图3-4）。排卵前，由于循环中成熟卵泡分泌的雌二醇（≥200pg/ml）达到刺激下丘脑正反馈的水平，并持续48小时以上，可促使下丘脑GnRH大量释放，继而引起垂体释放LH迅速增加，形成LH峰。LH峰是即将排卵的标志，出现36小时后卵泡破裂。LH峰使初级卵母细胞完成第一次减数分裂，排出第一极体，成为次级卵母细胞。次级卵母细胞随即进行第二次减数分裂，并停滞于第二次减数分裂中期（metaphase Ⅱ，M Ⅱ），称为成熟卵子。在LH峰作用下，排卵前卵泡黄素化，产生少量孕酮。LH峰与孕酮协同作用，激活卵泡液内蛋白溶酶活性，使卵泡壁隆起尖端部分的胶原消化形成小孔，称排卵孔。排卵前卵泡液中前列腺素显著增加，排卵时达高峰。前列腺素可促进卵泡壁释放蛋白溶酶，促使卵巢内平滑肌收缩，有助于排卵。排卵多发生在下次月经来潮前14日左右。卵子排出后，经输卵管伞部捡拾、输卵管壁蠕动及输卵管黏膜纤毛活动等协同作用，卵子到达输卵管壶腹部，等待精子受精。

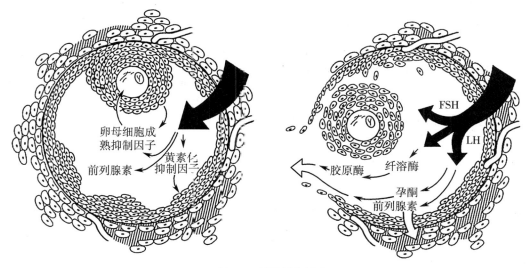

▲ 图3-4　卵泡排卵活动

3. 黄体形成及退化 排卵后卵泡液流出，卵泡腔内压下降，卵泡壁塌陷，形成许多皱襞；卵泡壁的卵泡颗粒细胞和卵泡内膜细胞向内侵入，周围由结缔组织的卵泡外膜包围，共同形成黄体（corpus luteum）。卵泡颗粒细胞和卵泡内膜细胞在LH峰的作用下进一步黄素化，形成颗粒黄体细胞及卵泡膜黄体细胞。在血管内皮生长因子的作用下，血管侵入颗粒细胞层。排卵后7~8日（相当于月经周期第22日左右）黄体体积和功能达到高峰，直径1~2cm，外观呈黄色。

若卵子受精，在胚胎滋养细胞分泌的人绒毛膜促性腺激素（human chorionic gonadotropin，hCG）作用下，黄体增大转变为妊娠黄体，至妊娠3个月末退化。此后胎盘形成并分泌甾体激素维持妊娠。

若卵子未受精，黄体在排卵后9~10日开始退化，黄体寿命为14日左右。黄体退化时，黄体细胞逐渐萎缩变小，周围的结缔组织及成纤维细胞侵入黄体，逐渐由结缔组织所代替，组织纤维化，外观色白，称白体（corpus albicans）。黄体衰退后月经来潮，卵巢中又有新的卵泡发育，开始新的月经周期。

三、卵巢分泌的甾体激素

主要为雌激素（estrogen）、孕激素（progesterone）及少量雄激素（androgen）。

1. 甾体激素的结构、合成及代谢　甾体激素属类固醇激素，基本化学结构为环戊烷多氢菲环。按碳原子数目分为三组：① 21-碳类固醇，包括孕酮，基本结构是孕烷核；② 19-碳类固醇，包括所有雄激素，基本结构是雄烷核；③ 18-碳类固醇，包括雌二醇、雌酮、雌三醇，基本结构为雌烷核。

卵巢甾体激素合成需要多种羟化酶及芳香化酶的作用，它们都属于细胞色素P450超基因家族。在LH的刺激下，卵泡膜细胞内胆固醇经线粒体内细胞色素P450侧链裂解酶催化，形成孕烯醇酮，这是性激素合成的限速步骤。孕烯醇酮合成雄烯二酮有 Δ^4 和 Δ^5 两条途径。在排卵前以 Δ^5 途径合成雌激素，排卵后可通过 Δ^4 和 Δ^5 两条途径合成雌激素。孕酮的合成是通过 Δ^4 途径（图3-5）。雌激素的合成是由卵泡膜细胞与颗粒细胞在FSH与LH的共同作用下完成的：LH与卵泡膜细胞LH受体结合后可使胆固醇形成睾酮和雄烯二酮，后两者进入颗粒细胞内成为雌激素的前体；FSH与颗粒细胞上FSH受体结合后激活芳香化酶，将睾酮和雄烯二酮分别转化为雌二醇和雌酮，进入血液循环和卵泡液中。这就是Falck（1959年）提出的雌激素合成的两细胞-两促性腺激素学说（图3-6）。

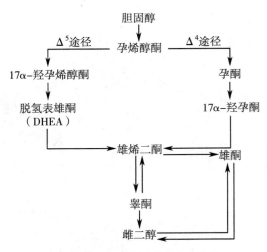

▲ 图3-5　性激素的生物合成途径

甾体激素主要在肝脏内代谢。雌二醇的代谢产物为雌酮及其硫酸盐、雌三醇、2-羟雌酮等，主要经肾脏排出；有一部分经胆汁排入肠内，可再吸收入肝，即肝肠循环。孕激素主要代谢为孕二醇，经肾脏排出。睾酮代谢为雄酮、原胆烷醇酮，主要以葡萄糖醛酸盐的形式经肾脏排出。

2. 卵巢性激素分泌的周期性变化

（1）雌激素：卵泡开始发育时，分泌少量雌激素；至月经第7日，随着卵泡生长，分泌雌激

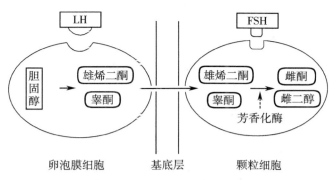

▲ 图3-6　雌激素合成的两细胞-两促性腺激素学说示意图

素量迅速增加，于排卵前达高峰，排卵后雌激素稍降低。在排卵后1~2日，黄体开始分泌雌激素。在排卵后7~8日即黄体成熟时，形成雌激素第二高峰，但是低于排卵前第一高峰。此后，黄体萎缩，雌激素水平急剧下降，于月经期前达最低水平。

（2）孕激素：卵泡期早期不合成孕酮，排卵前成熟卵泡的颗粒细胞在LH峰的作用下黄素化，开始分泌少量的孕酮；排卵后黄体分泌孕酮逐渐增加，至排卵后7~8日即黄体成熟时，分泌量达最高峰，以后逐渐下降，到月经来潮时降至卵泡期水平。

（3）雄激素：女性雄激素主要来自肾上腺；卵巢也能分泌部分雄激素，包括睾酮、雄烯二酮和脱氢表雄酮。排卵前循环中雄激素升高，一方面可促进非优势卵泡闭锁，另一方面可提高性欲。

3. 卵巢性激素的生理作用

（1）雌激素的生理作用

1）生殖系统：促进子宫平滑肌细胞增生、肥大，使肌层增厚；增加子宫的血供，促进和维持子宫发育；增加子宫平滑肌对缩宫素的敏感性。促进子宫内膜腺体和间质增生、修复。使宫颈口松弛、扩张；宫颈黏液分泌增多，性状变稀薄，富有弹性，易拉成丝状，有利于精子的通过。促进输卵管肌层发育及上皮的分泌活动，加强输卵管肌层节律性收缩的振幅。促进阴道上皮细胞增生和角化，黏膜增厚，细胞内糖原增加，维持阴道的酸性环境。促进大、小阴唇色素沉着及脂肪沉积。另外，雌激素通过对下丘脑和垂体的正、负反馈双重影响，调节促性腺激素的分泌；并与促性腺激素协同作用，促进卵母细胞的发育、成熟。

2）第二性征：促进乳腺腺管增生，乳头、乳晕着色。促进其他第二性征发育。

3）代谢：促进水钠潴留；促进肝脏高密度脂蛋白合成，抑制低密度脂蛋白合成，降低循环中胆固醇水平。维持和促进骨基质代谢；对肠道钙的吸收、肾脏钙的重吸收及钙和磷盐在骨质中的沉积具有促进作用，以维持正常骨质。

（2）孕激素的生理作用

1）生殖系统：使增生期子宫内膜转化为分泌期内膜，为受精卵着床及其后的胚胎发育做好准备。降低子宫平滑肌兴奋性及其对缩宫素的敏感性，抑制子宫收缩，有利于胚胎、胎儿生长发育。使宫颈口闭合，黏液变稠，形成黏液栓，阻止精子及微生物进入。抑制输卵管肌层节律性收缩的振幅，抑制上皮纤毛生长，调节孕卵运行。加快阴道上皮脱落。此外，在月经中期低浓度的孕激素增强雌激素的正反馈作用；在黄体期对下丘脑有负反馈作用，抑制促性腺激素分泌。

2）乳腺：促进乳腺腺泡发育。

3）代谢：促进水钠排泄。

4）体温：对体温调节中枢具有兴奋作用，可使基础体温（basal body temperature，BBT）在排卵后升高0.3~0.5℃。临床上可将其作为判断是否排卵、确定排卵日期及黄体功能的标志之一。

（3）孕激素与雌激素的协同和拮抗作用：雌激素促使女性生殖器官和乳房的发育，而孕激素则在雌激素作用的基础上，进一步促使它们发育，为妊娠做准备，二者有协同作用。两者的拮抗作用表现为雌激素促进子宫内膜增生及修复，而孕激素限制子宫内膜增生，并使其转化为分泌期。其他拮抗作用表现在子宫收缩、输卵管蠕动、宫颈黏液变化、阴道上皮细胞角化和脱落，以及水钠潴留与排泄等方面。

（4）雄激素的生理作用

1）对生殖系统的影响：青春期肾上腺功能初现，肾上腺分泌雄激素增加，促使阴蒂、阴唇的发育，促进阴毛、腋毛的生长。雄激素过多会拮抗雌激素的作用，可减缓子宫及其内膜的生长和增生，抑制阴道上皮的增生和角化。雄激素还与性欲有关。

2）对机体代谢功能的影响：雄激素可促进蛋白合成，促进肌肉生长，并刺激骨髓中红细胞的增生。在性成熟期前，促进长骨骨基质生长和钙的保留；性成熟后可导致骨骺的关闭，使生长停止。

四、卵巢分泌的多肽激素

1. 抑制素（inhibin）、激活素（activin）、卵泡抑制素（follistatin） 这些多肽激素对垂体FSH的合成和分泌具有反馈调节作用，并在卵巢局部调节卵泡膜细胞和颗粒细胞对促性腺激素的反应性，影响卵泡的生长发育。

2. 细胞因子和生长因子 白细胞介素–1、肿瘤坏死因子–α、胰岛素样生长因子、血管内皮细胞生长因子、表皮生长因子、成纤维细胞生长因子、转化生长因子、血小板衍生生长因子等细胞因子和生长因子通过自分泌或旁分泌形式参与卵泡生长发育的调节。

3. 抗米勒管激素（anti–Müllerian hormone，AMH） 是转化生长因子–β家族的成员之一，在窦前卵泡和小窦状卵泡中表达最强，随着卵泡的增大，AMH表达逐渐减少。AMH通过抑制原始卵泡发育和降低窦状卵泡对FSH的敏感性而调节卵泡发育。

（庞群）

第三节　子宫内膜的周期性变化及月经

卵巢周期使整个生殖系统呈周期性变化，其中子宫内膜的周期性变化最为显著。

一、子宫内膜的周期性变化

1. 子宫内膜的组织学变化　子宫内膜从形态学上可分为功能层（致密层和海绵层）和基底层。功能层是胚胎植入的部位，受卵巢激素的调节，呈周期性增生、分泌和脱落的变化；基底层在月经后再生并修复子宫内膜创面，重新形成子宫内膜功能层。根据子宫内膜的组织学变化将月经周期分为三个阶段（以一个正常月经周期28日为例）：

（1）增生期（proliferative phase）：月经周期第5~14日。与卵巢周期中的卵泡发育、成熟阶段相对应。在雌激素作用下，内膜表面上皮、腺体、间质、血管均呈增生性变化，称增生期。该期子宫内膜厚度自0.5mm增生至3~5mm。增生期可分三期：

1）增生早期：月经周期第5~7日。此期内膜薄，仅为1~2mm。腺体短、直、细且稀疏，腺上皮细胞呈立方形或低柱状；间质致密，间质细胞呈星形，间质中的螺旋小动脉较直、壁薄。

2）增生中期：月经周期第8~10日。此期内膜腺体数增多、伸长并稍有弯曲；腺上皮细胞增生活跃，细胞呈柱状，开始有分裂象；间质水肿在此期最为明显，螺旋小动脉增生，管壁变厚。

3）增生晚期：月经周期第11~14日。此期内膜进一步增厚，达3~5mm，表面高低不平，略呈波浪形；腺上皮变为高柱状，增殖为假复层上皮，核分裂象增多，腺体更长，形成弯曲状；间质细胞呈星状，并相互结合成网状；组织内水肿明显，螺旋小动脉增生，管腔增大，呈弯曲状。

（2）分泌期（secretory phase）：月经周期第15~28日，与卵巢周期中的黄体期相对应。黄体分泌的孕激素、雌激素使增生期内膜继续增厚，腺体更增长弯曲，出现分泌现象；血管迅速增加，更加弯曲；间质疏松并水肿。此时内膜厚且松软，含有丰富的营养物质，有利于受精卵着床发育。整个分泌期分为三期：

1）分泌早期：月经周期第15~19日。此期内膜腺体更长，弯曲更明显，腺上皮细胞开始出现含糖原的核下空泡，为该期的组织学特征；间质水肿，螺旋小动脉继续增生、弯曲。

2）分泌中期：月经周期第20~23日。子宫内膜较前更厚，呈锯齿状。腺体内的分泌上皮细胞顶端胞膜破裂，细胞内的糖原溢入腺体，称顶浆分泌。内膜的分泌还包括血浆渗出，血液中许多重要的免疫球蛋白与上皮细胞分泌的结合蛋白结合，进入子宫内膜。子宫内膜的分泌活动在LH峰（LH在月经周期中的高峰）后第7日达到高峰，恰与囊胚植入同步。此期间质更加疏松、水肿，螺旋小动脉进一步增生并卷曲。

3）分泌晚期：月经周期第24~28日。此期为月经来潮前期，相当于黄体退化阶段。该期子宫内膜呈海绵状，内膜腺体开口面向宫腔，有糖原等分泌物溢出，间质更疏松、水肿。表面上皮细胞下的间质分化为肥大的蜕膜样细胞和小圆形的有分叶核及玫瑰红颗粒的内膜颗粒细胞；螺旋小动脉迅速增长，超出内膜厚度，更加弯曲，血管管腔也扩张。

（3）月经期：月经周期第1~4日。子宫内膜海绵状功能层从基底层崩解脱落，这是黄体退化、孕酮和雌激素骤降的最后结果。经前24小时，内膜螺旋小动脉节律性收缩及舒张，继而出现逐渐加强的血管痉挛性收缩，导致远端血管壁及组织缺血坏死、剥脱，脱落的内膜碎片及血液一起从阴道流出，即月经来潮。

2. 子宫内膜的生物化学研究

（1）甾体激素和蛋白激素受体

1）甾体激素受体：增生期子宫内膜腺细胞和间质细胞富含雌、孕激素受体。雌激素受体在增生期子宫内膜含量最高，排卵后明显减少。孕激素受体在排卵时达高峰，随后腺上皮孕激素受体逐渐减少，而间质细胞孕激素受体含量相对增加。子宫内膜螺旋小动脉的平滑肌细胞也含有雌、孕激素受体，且呈周期性变化，以黄体期两种受体含量最高，提示子宫血流可能受甾体激素影响。

2）蛋白激素受体：子宫内膜上皮和腺上皮存在hCG/LH受体的表达，功能尚不清楚。子宫内膜中亦存在生长激素受体/生长激素结合蛋白的表达，可能对子宫内膜发育有一定影响。

（2）酸性黏多糖：在雌激素作用下，子宫内膜间质细胞能产生酸性黏多糖（acid mucopolysaccharide，AMPS）。雌激素能促使AMPS在间质中浓缩聚合，成为内膜间质的基础物质，对增生期子宫内膜的生长起支架作用。排卵后，孕激素抑制AMPS的生成和聚合，促使其降解，致使子宫内膜黏稠的基质减少，血管壁的通透性增加，有利于营养及代谢产物的交换，并为受精卵着床和发育做好准备。

（3）各种酶类：一些组织水解酶如酸性磷酸酶、β-葡萄糖醛酸酶等能使蛋白质、核酸和黏多糖分解。这些酶类平时被限制在溶酶体内，不具有活性。排卵后若卵子未受精，黄体萎缩，雌、孕激素水平下降，溶酶体膜的通透性增加，多种水解酶释放入组织，影响子宫内膜的代谢，对组织有破坏作用，从而造成内膜的剥脱和出血。

基质金属蛋白酶（matrix metalloproteinase，MMP）/组织金属蛋白酶抑制物（tissue inhibitor of metalloproteinases，TIMP）系统、组织型纤溶酶原激活物（tissue-type plasminogen activator，tPA）/纤溶酶原激活抑制物系统等也参与子宫内膜的剥脱过程。

（4）血管收缩因子：月经来潮前24小时子宫内膜缺血坏死，释放前列腺素$F_{2\alpha}$和内皮素-1等，使月经期血管收缩因子达最高水平。另外，血小板凝集产生的血栓素A_2（thromboxane A_2，TXA_2）也具有血管收缩作用，从而引起子宫血管和肌层节律性收缩，并且整个经期血管的收缩呈进行性加强，导致内膜功能层迅速缺血坏死、崩解脱落。

二、月经

月经（menstruation）指随着卵巢周期性排卵及分泌雌、孕激素的变化而出现的子宫内膜周期性脱落及出血。规律月经的建立是生殖功能成熟的主要标志。月经初潮年龄多在13~14岁，受营养、遗传、体质状况等因素的影响。近年来，月经初潮年龄有提前的趋势。如16岁后月经尚未来潮应寻找原因。

1. 经血特征 经血呈暗红色，除了血液外，还有子宫内膜碎片、宫颈黏液和脱落的阴道上皮细胞。经血含有前列腺素及大量纤溶酶，纤溶酶使纤维蛋白溶解，经血不凝；前列腺素促进子宫收缩，有利于经血排出。只有在出血多的情况下，经血才出现凝血块。

2. 正常月经的临床表现 正常月经具有周期性。出血的第1日为月经周期的开始，两次月经第1日的间隔时间称一个月经周期（menstrual cycle）。一般为21~35日，平均28日。每次月经持续时间称经期，一般为2~7日。月经血量为一次月经的总失血量。正常月经血量为20~60ml，超过80ml为月经过多。月经属生理现象，月经期一般无特殊症状。由于前列腺素的作用，有些妇女下腹及腰骶部可有下坠不适或子宫收缩痛，并可出现腹泻等胃肠功能紊乱症状。少数妇女可有头痛及轻度神经系统不稳定症状。

（鹿群）

第四节　其他生殖器官的周期性变化

在卵巢性激素的周期性作用下，阴道黏膜、宫颈黏液、输卵管及乳房也发生相应的变化。

一、阴道黏膜的周期性变化

月经周期中阴道黏膜上皮呈周期性变化，以阴道上段最为明显。排卵前，阴道黏膜上皮在雌激素的作用下，底层细胞增生，逐渐演变成中层与表层细胞，使阴道黏膜增厚；表层细胞角化程度增高，排卵期达最高；细胞内糖原含量增多，经阴道内的乳杆菌分解成乳酸，使阴道内保持酸性环境，从而抑制了病原体的繁殖。排卵后在孕激素作用下，阴道表层细胞脱落。临床上可借助阴道脱落细胞的变化了解体内雌激素水平和有无排卵。

二、宫颈黏液的周期性变化

宫颈黏膜腺细胞的分泌功能受雌、孕激素的调节，呈周期性改变。月经来潮后，体内雌激素水平低，宫颈管分泌的黏液量很少。随着雌激素水平升高，黏液分泌量不断增加，至排卵期达高峰，黏液稀薄、透明，拉丝度可达10cm以上。宫颈黏液涂片检查，可见羊齿植物叶状结晶。这种结晶在月经周期第6~7日即可出现，到排卵期时结晶形状最清晰且典型。排卵后受孕激素影响，黏液分泌量逐渐减少，质地变黏稠而浑浊，拉丝度差，易断裂。宫颈黏液涂片检查可发现结晶逐渐模糊，至月经周期第22日左右完全消失，而代之以排列成行的椭圆体。临床上可以根据宫颈黏液的变化来了解卵巢的功能状态。

宫颈黏液是含有糖蛋白、血浆蛋白、氯化钠和水分的水凝胶。在月经前后，氯化钠含量仅占黏液干重的2%~20%，而排卵期则为40%~70%。由于黏液是等渗的，宫颈黏液氯化钠比例的增加使其水分亦相应增加，故排卵期的宫颈黏液稀薄且量多。宫颈黏液中的糖蛋白排列成网状。近排卵时，在雌激素影响下网眼变大，以利于精子通过。雌、孕激素的作用使宫颈在月经周期中对精子穿透发挥生物阀的作用。

三、输卵管的周期性变化

输卵管形态及功能呈周期性变化。在雌激素的作用下，输卵管黏膜上皮纤毛细胞生长，体积增大；非纤毛细胞分泌增加，为卵子提供运输和种植前的营养物质。雌激素还促进输卵管的发育并加强输卵管肌层节律性收缩的振幅。孕激素则抑制输卵管肌层节律性收缩的振幅，减少输卵管的收缩频率，并可抑制输卵管黏膜上皮纤毛细胞的生长，降低分泌细胞分泌黏液的功能。在雌、孕激素的协同作用下，受精卵才能通过输卵管到达宫腔。

四、乳房的周期性变化

雌激素促进乳腺管增生，而孕激素则促进乳腺小叶及腺泡生长。一些女性在经前期有乳房肿胀和疼痛感，可能是由于乳腺管的扩张、充血及乳房间质水肿所致。由于雌、孕激素撤退，月经来潮后上述症状大多消退。

（鹿群）

第五节　月经周期的调节

月经周期的调节是一个复杂的过程，主要涉及下丘脑、垂体和卵巢。下丘脑分泌促性腺激素释放激素，通过调节垂体促性腺激素的分泌来调控卵巢功能。卵巢分泌的性激素对下丘脑-垂体又有反馈调节作用。下丘脑、垂体与卵巢之间相互调节，形成一个完整而协调的神经内分泌系统，称为下丘脑-垂体-卵巢轴（hypothalamic-pituitary-ovarian axis，HPO）（图3-7）。除此以外，HPO的神经内分泌活动还受到大脑高级神经中枢的调控，其他内分泌腺也与月经有关系。

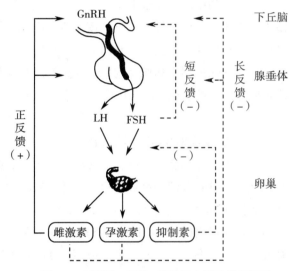

▲ 图3-7　下丘脑-垂体-卵巢轴之间的相互关系

一、下丘脑促性腺激素释放激素

下丘脑弓状核神经细胞合成和分泌的GnRH是一种十肽激素，通过垂体门脉循环输送到腺垂体，调节垂体促性腺激素的合成和分泌。其分泌特征呈脉冲式释放，脉冲频率为60~120次/min，与月经周期时相相关。月经周期的生理功能和病理变化均伴有GnRH脉冲式分泌模式变化，GnRH脉冲式释放调节LH/FSH的比值。脉冲频率减慢时，血中FSH水平升高，LH降低，使LH/FSH比值降低；频率增加时，LH/FSH比值升高。

下丘脑是HPO的启动中心，GnRH的分泌受垂体促性腺激素和卵巢性激素的反馈调节，包括起促进作用的正反馈和起抑制作用的负反馈调节。反馈调节包括长反馈、短反馈和超短反馈三种。长反馈指卵巢分泌到循环中的性激素对下丘脑的反馈作用；短反馈是指垂体激素对下丘脑GnRH分泌的负反馈作用；超短反馈是指GnRH对其本身合成的负反馈作用。这些激素反馈信号和来自高级神经系统中枢的神经信号一样，通过多种神经递质，包括去甲肾上腺素、多巴胺、内啡肽、5-羟色胺和褪黑素等调节 GnRH 的分泌。其中，去甲肾上腺素促进 GnRH 的释放，内源性阿片肽抑制 GnRH 的释放，多巴胺对 GnRH 的释放则具有促进和抑制双重作用。

二、垂体生殖激素

腺垂体分泌的生殖激素有促性腺激素和催乳素。

1. 促性腺激素　腺垂体的促性腺激素细胞在 GnRH 脉冲式刺激下呈脉冲式分泌 FSH 和 LH。FSH 和 LH 均为糖蛋白激素，均由 α 与 β 两个亚基肽链以共价键结合而成。它们的 α 亚基结构相同，但 β 亚基结构不同。β 亚基是决定激素抗原特异性和功能特异性的部分，但必须与 α 亚基结合成完整分子才具有生物活性。

FSH 是卵泡发育必需的激素，主要生理作用是直接促进窦前卵泡及窦状卵泡生长发育，在窦状卵泡的募集、优势卵泡的选择与非优势卵泡的闭锁退化中起重要作用；促进颗粒细胞增殖与分化，激活颗粒细胞芳香化酶，合成与分泌雌二醇；在卵泡期晚期与雌激素协同，诱导颗粒细胞生成 LH 受体，为排卵及黄素化做准备。LH 的生理作用包括在卵泡期刺激卵泡膜细胞合成雄激素，主要是雄烯二酮，为雌二醇的合成提供底物；排卵前促使卵母细胞最终成熟及排卵；在黄体期维持黄体功能，促进孕激素、雌二醇和抑制素 A 的合成与分泌。

2. 催乳素（prolactin，PRL）　是由腺垂体的催乳细胞分泌的由 198 个氨基酸组成的多肽激素，具有促进乳汁合成功能。其分泌主要受下丘脑释放进入门脉循环的多巴胺（PRL 抑制因子）抑制调节。促甲状腺激素释放激素（thyrotropin releasing hormone，TRH）亦能刺激 PRL 的分泌，所以一些甲状腺功能减退妇女出现泌乳现象。

三、卵巢性激素的反馈调节

卵巢分泌的雌、孕激素对下丘脑-垂体具有反馈调节作用。

1. 雌激素　雌激素对下丘脑产生负反馈和正反馈两种调节。在卵泡期早期，低水平的雌激素对下丘脑产生负反馈作用，抑制 GnRH 释放，并降低垂体对 GnRH 的反应性，从而实现对垂体促性腺激素分泌的抑制。在卵泡期晚期，当雌激素水平达到阈值（≥200pg/ml）并维持 48 小时以上时，雌激素即发挥正反馈作用，刺激 LH 分泌，形成 LH 峰。在黄体期，协同孕激素对下丘脑有负反馈作用。

2. 孕激素　在排卵前，低水平的孕激素增强雌激素对促性腺激素的正反馈作用。在黄体期，高水平的孕激素对促性腺激素的分泌产生负反馈抑制作用。

四、月经周期的调节机制

1. 卵泡期　月经周期的长短主要取决于卵泡生长发育的速率，即卵泡期的长短。在上一个月经周期的黄体萎缩后，雌、孕激素水平降至最低，解除对下丘脑和垂体的抑制。下丘脑又开始分泌 GnRH，使垂体 FSH 分泌增加，促进卵泡发育。卵泡分泌雌激素，一方面使子宫内膜发生增生期变化；另一方面发挥对下丘脑的负反馈作用，抑制下丘脑 GnRH 的分泌，使垂体 FSH 分泌减少，从而实现优势卵泡的选择。随着优势卵泡逐渐发育成熟，雌激素分泌达到高峰，对下丘脑产生正反馈作用，促使垂体释放大量LH，形成LH峰，同时FSH亦形成一个较低峰，在大量LH和FSH协同作用下，使卵泡成熟、排卵。

2. 黄体期　排卵后，循环中LH和FSH均急剧下降，在少量LH和FSH作用下，黄体形成并逐渐发育成熟。黄体分泌的孕激素使子宫内膜转变为分泌期。排卵后第7~8日循环中孕激素达到高峰，雌激素亦达到第二高峰。二者均发挥负反馈作用，使垂体分泌的LH和FSH减少，黄体开始萎缩。待黄体萎缩后，循环中雌、孕激素水平降至最低点，月经来潮。雌、孕激素的减少解除了对下丘脑、垂体的负反馈作用，继而重新开始下一个月经周期，如此周而复始（图3-8）。

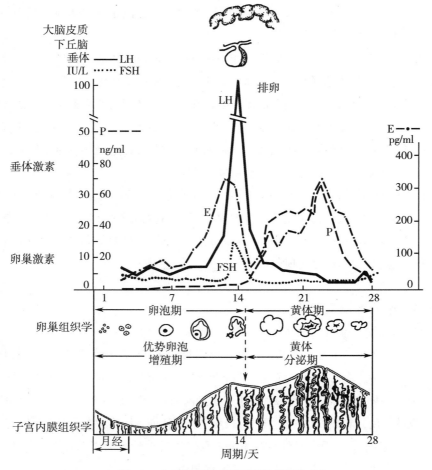

▲ 图3-8　生殖激素及其靶器官的周期性变化

（庞群）

第六节　其他内分泌腺对月经周期的调节

HPO也受其他内分泌腺的影响，以甲状腺和肾上腺最为明显，两者异常可导致月经失调，甚至闭经。

一、甲状腺

甲状腺分泌的甲状腺素（thyroxine，T_4）和三碘甲状腺原氨酸（triiodothyronine，T_3）不仅参与机体各种物质的新陈代谢，还对性腺的发育成熟、维持正常月经和生殖功能具有重要影响。如甲状腺功能减退发生在青春期之前，可出现性发育障碍，使青春期延迟；如发生在生育期，则表现为月经过少、稀发，甚至闭经，多合并不孕、自然流产和胎儿畸形发生率增加。甲状腺功能轻度亢进时，甾体激素分泌与释放增加，子宫内膜过度增生，临床表现为月经过多、过频，甚至发生异常子宫出血。当甲状腺功能亢进进一步加重时，甾体激素的分泌、释放及代谢等过程均受到抑制，临床表现为月经稀发、月经量少，甚至闭经。

二、肾上腺

肾上腺不仅合成和分泌盐皮质激素、糖皮质激素，还合成和分泌少量雄激素及极微量雌、孕激素。肾上腺皮质是女性雄激素的主要来源。少量雄激素是正常妇女的阴毛、腋毛、肌肉和全身发育所必需的。若雄激素分泌过多，可抑制下丘脑分泌GnRH，并对抗雌激素，使卵巢功能受到抑制而出现闭经，甚至多毛、痤疮等男性化表现。先天性肾上腺皮质增生症（congenital adrenal hyperplasia，CAH）是由于21-羟化酶缺陷，导致皮质激素合成不足，引起促肾上腺皮质激素代偿性增加，促使肾上腺皮质网状带雄激素分泌过多，临床上导致女性假两性畸形或女性男性化表现。

三、胰腺

胰岛素不仅参与糖代谢，而且对维持正常的卵巢功能有重要作用。胰岛素依赖型糖尿病患者常伴有卵巢功能低下。在胰岛素抵抗的高胰岛素血症情况下，过多胰岛素将促进卵巢产生过多雄激素，从而发生高雄激素血症，导致月经失调，甚至闭经。

学习小结

根据年龄和生理特点将女性一生分为七个时期，这是一个渐进性的生理过程，其中生殖系统的变化较为显著。卵巢作为女性的性腺，具有生殖和内分泌双重功能。从青春期开始到绝经前，卵巢在形态和功能上发生周期性变化，每个卵巢周期都有一批卵泡发育，但只有一个卵泡发育成熟并排卵。随着卵泡发育成熟、排卵，卵巢周期性合成和分泌雌、孕激素，子宫内膜也随之出现周期性变化。子宫内膜经历增生期、分泌期，出现周期性剥脱出血，形成月经。月经周期主要受HPO的神经内分泌调控，其他内分泌腺体也对月经周期产生影响。

（庞群）

复习参考题

一、选择题

1. 不是青春期发育阶段的是
   - A. 乳房萌发
   - B. 肾上腺功能初现
   - C. 生长加速
   - D. 月经初潮
   - E. 规律排卵

2. 卵巢的功能是
   - A. 生殖功能
   - B. 内分泌功能
   - C. 产生成熟卵子
   - D. 产生女性激素和多肽激素
   - E. 生殖功能和内分泌功能

3. 关于雌激素生理作用，说法错误的是
   - A. 促进子宫平滑肌细胞增生、肥大，使肌层增厚
   - B. 宫颈黏液分泌增多，性状变稀薄，富有弹性，易拉成丝状
   - C. 雌激素对下丘脑和垂体有正、负反馈双重调节
   - D. 促进肝脏低密度脂蛋白合成
   - E. 促进水钠潴留

4. 关于排卵，描述错误的是
   - A. 循环中成熟卵泡分泌的雌二醇 ≥200pg/ml，刺激下丘脑正反馈
   - B. 出现LH峰
   - C. LH峰使初级卵母细胞完成第一次减数分裂
   - D. 前列腺素可促进卵泡壁释放蛋白溶酶，促使卵巢内平滑肌收缩，有助于排卵
   - E. 孕激素不参与排卵

5. 关于子宫内膜描述错误的是
   - A. 分为功能层和基底层
   - B. 损伤基底层对内膜生长无影响
   - C. 在增生晚期，腺上皮变为高柱状，增殖为假复层上皮，核分裂象增多，腺体更长，形成弯曲状
   - D. 核下空泡是分泌早期的组织学特征
   - E. 顶浆分泌出现在分泌中期

   答案：1. E；2. E；3. D；4. E；5. B

二、简答题

1. 在月经周期中，卵巢和子宫内膜组织学有哪些周期性变化？

2. 下丘脑-垂体-卵巢轴通过哪些机制调节正常月经周期？

正常妊娠

学习目标	
掌握	妊娠期母体生理变化、胎儿生理及发育特点、胎儿附属物的功能；妊娠分期、早期妊娠和中晚期妊娠的诊断；围产期的概念、产前检查的时间与内容、胎儿宫内状况的监护、妊娠期用药的基本原则。
熟悉	胎姿势、胎产式、胎先露、胎方位；胎儿肺成熟度检查、药物的妊娠分类、妊娠期常见症状及处理。
了解	受精及受精卵发育、输送与着床；妊娠期营养与体重管理、常见药物对胎儿的影响等。

第一节 妊娠生理

妊娠是非常复杂而且变化极为协调的生理过程，其中包括胎儿及其附属物的形成与母体各系统的适应性改变。

一、受精及受精卵发育、输送与着床

（一）受精

获能的精子与次级卵母细胞于输卵管相遇，两者结合形成受精卵的过程称为受精（fertilization）。

1. 精子获能　精液射入阴道内，经宫颈管、宫腔进入输卵管腔，生殖道分泌物中的α、β淀粉酶将精子顶体表面的糖蛋白降解，同时顶体膜结构中胆固醇与磷脂比率和膜电位发生变化，降低顶体膜的稳定性，此过程称精子获能（sperm capacitation）。

2. 受精过程　卵子从卵巢排出经输卵管伞部进入输卵管内等待受精。精子与卵子相遇，精子顶体外膜破裂释放出顶体酶，溶解卵子外围的放射冠和透明带，称顶体反应（acrosome reaction）。借助酶的作用，精子穿过放射冠和透明带。在精子头部与卵子表面接触时即开始受精过程，其他精子不能再进入。已获能的精子穿过次级卵母细胞透明带为受精的开始，卵原核与精原核融合形成二倍体的受精卵为受精的完成。

（二）受精卵输送

受精后30小时，受精卵借助输卵管蠕动和输卵管上皮纤毛推动向宫腔方向移动，同时不断进行卵裂（cleavage），形成多个子细胞，称为卵裂球（blastomere）。受透明带限制，子细胞虽增多，但并不增大，适应在狭窄的输卵管腔中移动。受精后约50小时为8个细胞的细胞团，至受精后72小时分裂为16个细胞的实心细胞团，称为桑葚胚（morula），随后早期囊胚（early blastocyst）形成。受精后第4日早期囊胚进入宫腔。受精后第5~6日早期囊胚的透明带消失，总体积迅速增大，继续分裂发育，晚期囊胚（late blastocyst）形成。

（三）受精卵着床

晚期囊胚种植于子宫内膜的过程称为受精卵着床（implantation）。受精卵着床需经过定位（apposition）、黏附（adhesion）和侵入（invasion）三个过程：① 定位，即透明带消失，晚期囊胚以其内细胞团端接触子宫内膜；② 黏附，即晚期囊胚黏附在子宫内膜，囊胚表面滋养细胞分化为两层，外层为合体滋养细胞，内层为细胞滋养细胞；③ 侵入，即滋养细胞穿透侵入子宫内膜囊胚完全埋入子宫内膜中且被内膜覆盖。

受精卵着床必须具备的条件有：① 透明带消失；② 囊胚分化为合体滋养细胞和细胞滋养细胞；③ 囊胚和子宫内膜同步发育并功能协调；④ 孕妇体内有足够量的雌激素和孕酮。子宫有一个极短的敏感期允许受精卵着床（图4-1）。

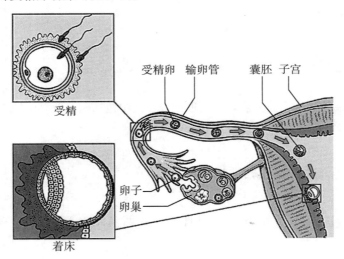

▲ 图4-1 受精及受精卵发育、输送与着床

二、胚胎、胎儿发育及胎儿生理特点

通常孕周从末次月经第1日开始计算，称为月经龄，通常为40周，比排卵或受精时间提前2周，比着床提前3周；妊娠全过程约为280日。受精后2周内称为胚前期，受精后第3周至受精后第8周的人胚称胚胎，是器官完成分化的时期。自妊娠11周（受精第9周）起称胎儿，是各器官生长、成熟的时期。

（一）胚胎、胎儿发育的特征

以4周（一个妊娠月）为一个孕龄单位，描述胎儿发育的特征。

妊娠4周末：为胚前期，可以辨认胚盘与体蒂。

妊娠8周末：胚胎初具人形，头大，占整个胎体一半。能分辨出眼、耳、鼻、口。四肢已具雏形。妊娠12周末：胎儿身长约9cm，顶臀长6~7cm，体重约20g。外生殖器已发生，可初辨性别。胎儿四肢可活动，肠管已有蠕动，指/趾已分辨清楚，指/趾甲形成。采用多普勒胎心仪可听到胎心音。

妊娠16周末：胎儿身长约16cm，体重约110g。从外生殖器可确定胎儿性别。头皮已长出毛发，胎儿已开始出现呼吸运动。部分经产妇已能自觉胎动。

妊娠20周末：胎儿身长约25cm，体重约320g。皮肤暗红，全身覆有胎脂并有毳毛，开始具有吞咽、排尿功能。

妊娠24周末：胎儿身长约30cm，体重约630g。各脏器均已发育，皮下脂肪开始沉积，因量不多故皮肤仍呈皱缩状，出现睫毛及眉毛。

妊娠28周末：胎儿身长约35cm，体重约1 200g。皮下脂肪沉积不多。皮肤粉红，有胎脂，可以有呼吸运动，但Ⅱ型肺泡细胞产生的表面活性物质含量较少。出生后易患呼吸窘迫综合征。

妊娠32周末：胎儿身长约40cm，体重约1 700g。皮肤深红，面部毳毛已脱落。

妊娠36周末：胎儿身长约45cm，体重约2 500g。皮下脂肪较多，毳毛明显减少，面部皱褶消失。指/趾甲已达指/趾端。

妊娠40周末：胎儿身长约50cm，体重约3 400g。发育成熟，外观体形丰满，足底皮肤有纹理，男性胎儿睾丸已降至阴囊内，女性胎儿大小阴唇发育良好。出生后哭声响亮，吸吮能力强。

（二）胎儿的生理特点

1. 循环系统　胎儿循环不同于生后，营养供给和代谢产物排出均需由脐血管经过胎盘由母体来完成。

（1）胎儿血液循环特点：① 来自胎盘的含氧丰富的血液经脐静脉沿胎儿腹前壁进入体内分为三支：一支直接入肝，一支与门静脉汇合入肝，此两支的血液经肝静脉入下腔静脉；另一支为静脉导管直接入下腔静脉。进入右心房的下腔静脉血是混合血，有来自脐静脉含氧量较高、营养较丰富的血液，也有来自胎儿身体下半部含氧量较低的血液。② 卵圆孔位于左右心房之间，由于卵圆孔开口处正对着下腔静脉入口，从下腔静脉进入右心房的含氧量较高的血液绝大部分经卵圆孔进入左心房，连同从肺静脉进入左心房的血液进入左心室，射入主动脉，大部分供应冠状动脉、头颈部及上肢，少部分进入降主动脉。而绝大部分含氧量低的上腔静脉血液连同少部分含氧量丰富的下腔静脉血和冠状窦血进入右心房后流向右心室，随后进入肺动脉。③ 由于肺循环阻力较大，肺动脉血液大部分经动脉导管流入降主动脉，供应下部躯干、腹腔脏器、下肢。仅少部分（约10%）进入双肺。降主动脉血液流至全身后，经腹下动脉再经脐动脉进入胎盘，与母血进行交换。

胎儿体内无纯动脉血，而是动静脉混合血，各部位血氧含量只有程度上的差异。进入肝、心、头部及上肢的血液含氧量较高且营养较丰富以适应需要。注入肺及身体下半部的血液含氧量及营养较少（图4-2）。

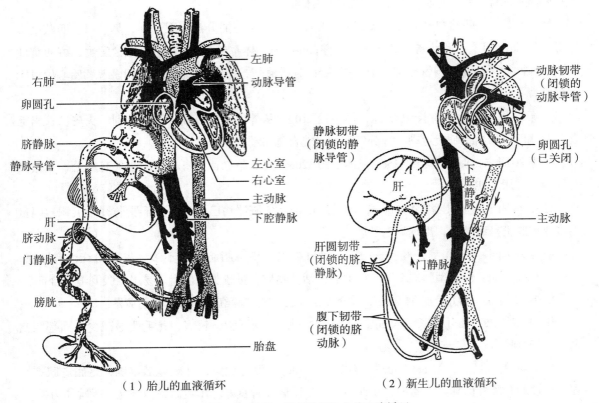

（1）胎儿的血液循环　　　　　　　　　（2）新生儿的血液循环

▲ 图4-2　胎盘、胎儿及新生儿的血液循环

（2）新生儿血液循环特点：新生儿出生后，胎盘脐带循环停止，肺开始呼吸，肺循环阻力降低，新生儿血液循环逐渐发生改变。① 脐静脉闭锁成肝圆韧带，脐静脉的末支静脉导管闭锁成静脉韧带；② 脐动脉闭锁，与相连的闭锁的腹下动脉形成腹下韧带；③ 动脉导管位于肺动脉及主动脉弓之间，出生后2~3个月完全闭锁为动脉韧带；④ 因左心房压力增高卵圆孔开始关闭，多在出生后6个月完全关闭。

2. 血液系统　① 红细胞生成：受精第3周卵黄囊开始造血，妊娠10周肝脏是红细胞生成的主要器官。随后骨髓、脾逐渐具有造血功能，妊娠足月时，骨髓产生90%的红细胞。② 血红蛋白生成：妊娠前半期均为胎儿血红蛋白，妊娠最后4~6周成人血红蛋白增多，至临产时胎儿血红蛋白仅占25%。含胎儿血红蛋白的红细胞，对氧有较高的亲和力，这与红细胞膜通透性增加有关。③ 白细胞生成：妊娠8周以后胎儿血液循环出现粒细胞。于妊娠12周胸腺、脾产生淋巴细胞，成为体内抗体的主要来源。

3. 呼吸系统　胎儿期通过胎盘完成气体交换。但胎儿出生前完成了呼吸系统的发育，妊娠13~25周肺泡逐渐形成。最早在妊娠11周通过超声检查可以观察到胎儿的胸壁运动，妊娠16周时出现能使羊水进出呼吸道的呼吸运动。

4. 神经系统　受精后第3~4周，脊髓形成，第4~5周（受精后30日内）神经管闭合，胚胎的脑部已出现前、中、后三个脑泡。受精后6~7周两侧大脑半球基本分开。颅内结构迅速发育。受精后8周末大脑各结构的原基基本已经形成。之后胎儿大脑随妊娠进展逐渐发育长大。胎儿神经系统的发育贯穿整个妊娠过程。

5. 消化系统　妊娠11周时小肠已有蠕动，至妊娠16周胃肠功能基本建立，胎儿吞咽羊水，吸收水分。胎儿胃肠吸收脂肪功能较差。肝内缺乏许多酶，不能结合因红细胞破坏产生的大量游离胆红素，胆红素在小肠内被氧化为胆绿素，胆绿素的降解产物导致胎粪呈黑绿色，妊娠中期时肠内已有胎粪存在。

6. 泌尿系统　妊娠11~14周时胎儿肾已有排尿功能，于妊娠14周胎儿膀胱内已有尿液，并通过排尿参与羊水循环。

7. 内分泌系统　胎儿甲状腺于妊娠第6周开始发育。在妊娠10~12周已能合成甲状腺激素。肾上腺于妊娠4周时开始发育，妊娠7周时可合成肾上腺素，妊娠20周时肾上腺皮质增宽，主要由胎儿带组成，与胎盘组成胎儿-胎盘单位，产生大量甾体激素。

8. 生殖系统　① 男性胎儿睾丸于妊娠第9周开始分化发育，多种激素和酶促使中肾管发育、副中肾管退化。外生殖器向男性分化发育。男性胎儿睾丸于分娩前才降至阴囊内，右侧睾丸高于左侧且下降较迟。② 女性胎儿卵巢于妊娠11~12周开始分化发育，副中肾管发育形成阴道、子宫、输卵管。外生殖器向女性分化发育。

三、胎儿附属物的形成及功能

胎儿附属物指胎儿以外的组织，包括胎盘、胎膜、脐带和羊水。

（一）胎盘

胎盘（placenta）是母体与胎儿间进行物质交换的器官，由羊膜（amnion）、叶状绒毛膜（chorion frondosum）和底蜕膜（decidua basalis）构成。

1. 胎盘的形成与结构

（1）羊膜：构成胎盘的胎儿部分，是胎盘最内层。羊膜是附着在绒毛膜板表面的半透明薄膜。羊膜光滑，无血管、神经及淋巴，具有一定的弹性。正常羊膜厚0.02~0.05mm，自内向外由单层无纤毛立方上皮细胞层、基膜、致密层、成纤维细胞层和海绵层组成。电镜见上皮细胞表面有微绒毛，可使羊水与羊膜间进行物质交换。

（2）叶状（丛密）绒毛膜：构成胎盘的胎儿部分，占胎盘的主要部分。囊胚着床后，滋养层迅速分裂增生。内层为细胞滋养细胞，是分裂生长的细胞；外层为合体滋养细胞，是执行功能的细胞，由细胞滋养细胞分化而来。在滋养层内面有一层细胞称胚外中胚层，与滋养层共同组成绒毛膜。胚胎发育至13~21日时，为绒毛膜发育分化最旺盛的时期。此时胎盘的主要结构——绒毛逐渐形成。绒毛形成历经三个阶段：① 一级绒毛，指绒毛膜周围长出不规则突起的合体滋养细胞小梁，逐渐呈放射状排列，绒毛膜深部增生活跃的细胞滋养细胞也伸入进去，形成合体滋养细胞小梁的细胞中心索，此时又称初级绒毛，初具绒毛形态；② 次级绒毛，指初级绒毛继续增长，其细胞中心索伸展至合体滋养细胞的内层，且胚外中胚层也长入细胞中心索，形成间质中心索；③三级绒毛，指胚胎血管长入间质中心索。约在受精后第3周末，当绒毛内血管形成时，建立起胎儿–胎盘循环。

与底蜕膜相接触的绒毛因营养丰富，发育良好，称叶状绒毛膜。从绒毛膜板伸出的绒毛干逐渐分支形成初级绒毛干、次级绒毛干和三级绒毛干，向绒毛间隙伸展，形成终末绒毛网。悬浮于充满母血的绒毛间隙中的绒毛末端称游离绒毛（free villus），长入底蜕膜中的绒毛称为固定绒毛（anchoring villus）。一个初级绒毛干及其分支形成一个胎儿叶（fetal leaf），一个次级绒毛干及其分支形成一个胎儿小叶。一个胎儿叶包括几个胎儿小叶。绒毛干之间的间隙称绒毛间隙。在滋养层细胞的侵蚀过程中，子宫螺旋动脉和子宫静脉破裂，直接开口于绒毛间隙，绒毛间隙充满母血，母血以每分钟500ml的流速进入绒毛间隙，每个绒毛干中均有脐动脉和脐静脉细小分支，最终成为毛细血管进入绒毛末端，胎儿血液也以每分钟500ml的流速流经胎盘，但胎儿血和母血不直接相通，母胎间物质交换在悬浮于母血的绒毛处进行（图4-3）。

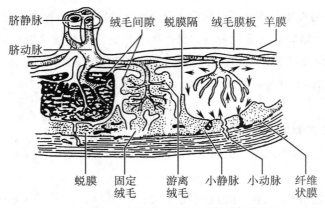

▲ 图4-3 胎盘结构与胎儿–胎盘循环模式图

绒毛组织结构：妊娠足月胎盘的绒毛表面积达12~14m²，相当于成人肠道总面积。绒毛直径随妊娠进展变小，绒毛内胎儿毛细血管所占空间增加，绒毛滋养层主要由合体滋养细胞组成。细胞滋养细胞仅散在可见，数目极少。胎儿血和母血不直接相通，之间隔有绒毛毛细血管壁、绒毛间质及绒毛滋养层细胞，构成母胎界面（maternal–fetal interface），有胎盘屏障（placental barrier）作用。

（3）底蜕膜：构成胎盘的母体部分，占胎盘很少部分。底蜕膜表面覆盖一层来自固定绒毛的滋养层细胞与底蜕膜共同形成绒毛间隙的底，称为蜕膜板。从蜕膜板向绒毛膜方向伸出一些蜕膜间隔，一般不超过胎盘全层厚度的2/3，将胎盘母体面分成肉眼可见的20个左右的母体叶。

妊娠足月胎盘呈盘状，多为圆形或椭圆形，重450~650g，厚2~3cm，中央厚，边缘薄。胎盘分为胎儿面和母体面。胎儿面被覆羊膜，呈灰白色，光滑半透明，脐带动静脉从附着处分支向四周呈放射状分布，直达胎盘边缘，其分支穿过绒毛膜板，进入绒毛干及其分支。母体面呈暗红色，蜕膜间隔形成若干浅沟，分成胎盘小叶。

2. 胎盘功能 胎盘是维持胎儿宫内营养发育的重要器官，功能极复杂，主要包括气体交换、营养物质供应、排出胎儿代谢产物、防御功能、合成功能及免疫功能等。

（1）气体交换：维持胎儿生命最重要的物质是O_2。在母体与胎儿之间，O_2及CO_2以简单扩散方式进行交换，相当于出生后呼吸系统的功能。母体子宫动脉血氧分压（PO_2）为95~100mmHg（1mmHg=0.133kPa），绒毛间隙中的血PO_2为40~50mmHg，而胎儿脐动脉血PO_2于交换前为20mmHg，加之胎儿血红蛋白对O_2的亲和力强，故O_2由母体通过绒毛膜间隙向胎儿扩散。CO_2的扩散速度是O_2的20倍，CO_2容易自胎儿通过绒毛间隙直接向母体扩散。

（2）营养物质供应：葡萄糖是胎儿能量的主要来源，以易化扩散方式通过胎盘。胎儿体内的葡萄糖均来自母体。游离脂肪酸、水、钾、钠、镁和维生素A、D、E、K等脂溶性维生素以简单扩散方式通过胎盘。氨基酸、钙、磷、碘、铁和维生素C、B以主动运输方式通过胎盘。

（3）排出胎儿代谢产物：胎儿代谢产物如尿素、尿酸、肌酐、肌酸等，经胎盘送入母血，由母体排出体外，相当于出生后肾的功能。

（4）防御功能：胎儿血与母血之间由胎盘屏障相隔，对胎儿具有保护功能，但胎盘的屏障作用有限。各种病毒（如风疹病毒、巨细胞病毒等）、分子量小且对胎儿有害的药物，均可通过胎盘引起胎儿畸形甚至死亡。细菌、弓形虫、衣原体、支原体、螺旋体等可在胎盘部位形成病灶，破坏绒毛结构，进入胎体感染胎儿。母血中免疫抗体如IgG能通过胎盘，胎儿从母体得到抗体，使其在生后短时间内获得被动免疫力。

（5）合成功能：胎盘具有活跃的合成物质的能力，可合成多种激素、酶和细胞因子，对维持正常妊娠具有重要作用。

1）人绒毛膜促性腺激素（human chorionic gonadotropin，hCG）：是由合体滋养细胞合成的一种糖蛋白激素。由α、β亚基组成，α亚基的结构与垂体分泌的卵泡刺激素（follicle-stimulating hormone，FSH）、黄体生成素（luteinizing hormone，LH）、促甲状腺激素（thyroid stimulating hormone，TSH）基本相似，而β亚基的上述激素的结构不同，临床可用β亚基的特异性抗体用于诊断。约在受精后第6日受精卵滋养层形成时，hCG开始微量分泌。着床后用特异性β-hCG抗体能在母血中测出β-hCG。hCG在妊娠早期分泌量增加很快，至妊娠8~10周血清浓度达最高峰，为50~100kU/L，以后迅速下降，妊娠中晚期血清浓度仅为峰值的10%，持续至分娩。分娩后若无胎盘残留，hCG约于产后2周内消失。hCG的测定可用于妊娠的诊断等。

hCG的功能有：① 延长妊娠黄体，使月经黄体增大成为妊娠黄体，增加甾体激素的分泌以维持妊娠；② 促进雄激素芳香化转化为雌激素，同时能刺激孕酮的形成；③ 免疫抑制作用，hCG能吸附于滋养细胞表面，以免胚胎滋养层被母体淋巴细胞攻击；④ 刺激胎儿睾丸分泌睾酮，促进男胎性分化；⑤ 能与母体甲状腺细胞TSH受体结合，刺激甲状腺分泌游离甲状腺激素，抑制TSH分泌。

2）人胎盘催乳素（human placental lactogen，hPL）：由合体滋养细胞合成。hPL是不含糖分子的单链多肽激素。于妊娠5~6周用放射免疫法可在母血中测出hPL，随妊娠进展和胎盘逐渐增大，其分泌量持续增加，至妊娠39~40周达高峰，并维持至分娩。hPL于产后迅速下降，约在产后7小时即测不出。

hPL的主要功能有：① 乳腺发育和催乳作用，即与胰岛素、肾上腺皮质激素协同作用于乳腺腺泡，促进腺泡发育，刺激乳腺上皮细胞合成乳清蛋白、乳酪蛋白、乳珠蛋白，为产后泌乳做好准备；② 促生长作用，即通过促进胰岛素生成，使母血胰岛素水平增高，增加蛋白质合成；③ 代谢调节作用，即通过脂解作用提高游离脂肪酸、甘油浓度，以游离脂肪酸作为能源，抑制对葡萄糖的摄取，使多余葡萄糖运送给胎儿，成为胎儿的主要能源。

3）雌激素：为甾体激素。妊娠期间雌激素明显增高，主要来自胎盘及卵巢。妊娠早期，雌激素主要由卵巢妊娠黄体产生；妊娠10周后，由胎儿-胎盘单位合成；至妊娠末期，雌三醇为非孕妇女的1 000倍，雌二醇及雌酮为非孕妇女的100倍。雌激素的测定可用于检测胎盘的功能。雌激素的作用有：影响子宫平滑肌的张力；调节母体、子宫/胎盘血流；促进乳腺等发育等。

雌激素生成的过程：母体内的胆固醇在胎盘内转变为孕烯醇酮后，经胎儿肾上腺胎儿带转化为硫酸脱氢表雄酮，再经胎儿肝内16α-羟化酶作用形成16α-羟基硫酸脱氢表雄酮（16α-OH-DHEA），接着经胎盘合体滋养细胞在硫酸酯酶的作用下，去硫酸根成为16α-OH-DHA，随后经胎盘芳香化酶作用成为16α-羟基雄烯二酮，最后形成游离雌三醇。因此，雌激素由胎儿、胎盘共同产生，故称为"胎儿-胎盘单位"。

4）孕激素：为甾体激素。妊娠早期由卵巢妊娠黄体产生，妊娠8~10周后胎盘合体滋养细胞开始产生孕激素。随妊娠进展，母血中孕酮逐渐增高，其代谢产物为孕二醇。孕激素和雌激素共同参与妊娠期母体各系统的生理变化。孕激素的主要作用有：维持子宫静止状态、维持宫颈的黏液栓；防御阴道微生物上行到宫腔；免疫调节作用。

（6）免疫功能：胎儿是半异体移植物。正常妊娠母体能容受、不排斥胎儿，具体机制不清，可能与早期胚胎组织无抗原性、母胎界面的免疫耐受及妊娠期母体免疫力低下有关。

（二）胎膜

胎膜（fetal membranes）由绒毛膜（chorion）和羊膜（amnion）组成。囊胚表面非着床部位的绒毛膜在发育过程中缺乏营养供应而逐渐退化萎缩成为平滑绒毛膜（chorion laeve）。胎膜内层为羊膜，与覆盖胎盘、脐带的羊膜层相连。胎膜含有甾体激素代谢所需的多种酶，含大量花生四烯酸（前列腺素前身物质）的磷脂，且含有能催化磷脂生成游离花生四烯酸的溶酶体，在分娩发动上有一定作用。

（三）脐带

脐带（umbilical cord）是连接胎儿与胎盘的条索状结构。脐带一端连于胎儿腹壁脐轮，另一端附着于胎盘胎儿面。妊娠足月胎儿的脐带长30~100cm，平均约55cm，直径0.8~2.0cm，脐带断面中央有一条管腔较大、管壁较薄的脐静脉；两侧有两条管腔较小、管壁较厚的脐动脉。血管周围为含水量丰富、来自胚外中胚层的胶样胚胎结缔组织，称华通胶（Wharton jelly），有保护脐血管的作用。脐带是母体与胎儿气体交换、营养物质供应和代谢产物排出的重要通道。若脐带受压致使血流受阻，可致胎儿窘迫，甚至危及胎儿生命。

（四）羊水

在羊膜腔内充满的液体称羊水（amniotic fluid）。妊娠不同时期的羊水来源、容量及组成均有明显变化。

1. 羊水的来源　妊娠早期的羊水，主要是母体血清经胎膜进入羊膜腔的透析液。妊娠中期以后，胎儿尿液是羊水的主要来源。妊娠晚期胎儿肺也参与羊水的生成；羊膜、脐带华通胶及胎儿皮肤的少量渗出也是羊水的一部分。

2. 羊水的吸收　羊水的吸收主要有三条途径：胎儿吞咽羊水、胎儿体表吸收、胎盘和脐带表面的羊膜上皮吸收。

3. 母体、胎儿、羊水三者间的液体平衡　羊水在羊膜腔内不断进行液体交换，以保持羊水量的相对恒定。母胎间的液体交换主要通过胎盘，每小时约3 600ml。母体与羊水的交换主要通过胎膜，每小时约400ml。羊水与胎儿的交换主要通过胎儿消化管、呼吸道、泌尿道及角化前皮肤等，但交换量较少。

4. 羊水量、性状及成分

（1）羊水量：妊娠8周5~10ml，妊娠10周约30ml，妊娠20周约400ml，妊娠38周800~1 000ml，此后羊水量逐渐减少。妊娠晚期羊水量<300ml为羊水过少，羊水量>2 000ml为羊水过多。过期妊娠羊水量明显减少。

（2）羊水性状及成分：妊娠早期羊水为无色澄清液体。妊娠足月时羊水略混浊，不透明，羊水内常含有小片状物，包括胎脂、胎儿脱落上皮细胞、毳毛、毛发、少量白细胞、白蛋白、尿酸盐等。足月妊娠时羊水比重为1.007~1.025，呈中性或弱碱性，pH约为7.20，内含98%~99%的水分，1%~2%为无机盐及有机物质。羊水中含大量激素和酶，羊水中酶含量明显高于母体血清中的含量。

5. 羊水的作用

（1）保护胎儿：胎儿在羊水中自由活动，不致受到挤压，防止胎体畸形及胎肢粘连；保持羊膜腔内恒温；适量羊水可避免子宫肌壁或胎儿对脐带直接压迫所致的胎儿窘迫；临产子宫收缩时，尤其在第一产程初期，羊水能使子宫收缩的压力均匀分布，避免胎儿局部受压。

（2）保护母体：减少妊娠期因胎动所致的不适感；临产后前羊水囊扩张宫颈口及阴道；胎膜破裂后羊水冲洗阴道，减少感染机会。

四、妊娠期母体的变化

由于胚胎、胎儿生长发育的需要，在胎盘产生的激素的参与下，在神经内分泌的影响下，孕妇体内各系统发生一系列适应性的解剖和生理变化。

（一）生殖系统的变化

1. 子宫

（1）子宫体：逐渐增大变软，宫腔容量非孕时为5~10ml，至妊娠足月约5 000ml。子宫重量非孕时约50g，至妊娠足月约1 000g，主要是子宫肌细胞肥大，细胞质内充满具有收缩活性的肌动蛋白和肌球蛋白，为临产后子宫收缩提供物质基础。子宫肌壁逐渐增厚，于妊娠中期逐渐增厚达2.0~2.5cm，妊娠晚期逐渐变薄，妊娠足月时厚度为1.0~1.5cm。子宫增大最初受内分泌激素的影响，以后的子宫增大则因宫腔内压力的增加。子宫各部的增长速度不一致：宫底部于妊娠后期增长最快，宫体部含肌纤维最多，子宫下段次之，宫颈最少。随着孕周增长，子宫不断增大，12周后出盆腔，妊娠晚期出现不同程度的右旋，与盆腔的左侧有乙状结肠有关。自妊娠12~14周起，子宫出现不规则无痛性收缩，可由腹部检查时触知，孕妇有时自己也能感觉到，特点为稀发和不对称，尽管其强度及频率随妊娠进展而逐渐增加，但子宫收缩时宫腔内压力不超过1.3~2.0kPa（5~25mmHg），故无疼痛感觉，不伴宫颈的扩张，这种生理性无痛子宫收缩称为Braxton Hicks收缩。子宫动脉由非孕时屈曲至妊娠足月时变直，以适应胎盘内绒毛间隙血流量增加的需要。妊娠足月时子宫血流量为450~650ml/min，80%~85%供给胎盘。

（2）子宫内膜：受精卵着床后，子宫内膜迅速发生蜕膜变。按蜕膜与囊胚的部位关系，将蜕膜（decidua）分为三部分：① 底蜕膜（decidua basalis），是囊胚着床部位的子宫内膜，以后发育成为胎盘的母体部分；② 包蜕膜（capsular decidua），是覆盖在囊胚表面的蜕膜；③ 真蜕膜（true decidua），是底蜕膜及包蜕膜以外覆盖子宫腔的蜕膜（图4-4）。

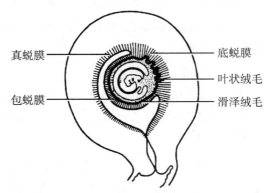

▲ 图4-4 早期妊娠子宫蜕膜与绒毛的关系

（3）子宫峡部：位于宫体与宫颈之间最狭窄部位。非孕时长约1cm，随着妊娠进展子宫峡部逐渐伸展拉长变薄，扩展成为宫腔的一部分，临产后可伸展至7~10cm，称为子宫下段。

（4）宫颈：妊娠早期，黏膜充血及组织水肿，外观肥大、呈紫蓝色并变软。宫颈管内腺体肥大，宫颈黏液增多，形成黏液栓，保护宫腔免受外来感染侵袭。接近临产时，宫颈管变短并出现轻度扩张，宫颈鳞柱交界部外移，宫颈柱状上皮覆盖于宫颈表面。

2. 卵巢 妊娠期略增大，停止排卵。一侧卵巢可见妊娠黄体。妊娠黄体于妊娠10周前产生雌激素及孕激素。黄体功能于妊娠10周后由胎盘取代。黄体在妊娠3~4个月时开始萎缩。

3. 输卵管 妊娠期输卵管伸长，但肌层并不增厚。有时黏膜呈蜕膜样改变。

4. 阴道 妊娠期黏膜变软，充血水肿呈紫蓝色。皱襞增多，伸展性增加。阴道脱落细胞增加，分泌物增多，常呈白色糊状。阴道上皮细胞含糖原增加，乳酸含量增多，使阴道分泌物pH降低，有利于感染预防。

5. 外阴 妊娠期外阴部充血，皮肤增厚，大小阴唇色素沉着，大阴唇内血管增多及结缔组织变松软，故伸展性增加。小阴唇皮脂腺分泌增多。

（二）乳房的变化

乳房于妊娠早期开始增大，充血明显。孕妇自觉乳房发胀或偶有刺痛，浅静脉明显可见。腺泡增生使乳房较硬韧，乳头增大变黑，易勃起。乳晕变黑，乳晕外围的皮脂腺肥大，形成散在的结节状小隆起，称蒙氏结节。妊娠期间胎盘分泌大量雌激素刺激乳腺腺管发育，分泌大量孕激素刺激乳腺腺泡发育。乳腺发育完善还需垂体催乳素、胎盘催乳素及胰岛素、皮质醇、甲状腺激素等的参与。妊娠末期，尤其在接近分娩期挤压乳房时，可有少量泌乳。

（三）循环系统的变化

1. 心脏　妊娠后期因膈肌升高，心脏向左、向上、向前移位，更贴近胸壁，心浊音界稍扩大，会有少量心包积液。心脏移位使大血管轻度扭曲，加之血流量增加及血流速度加快，多数孕妇在心尖区可听到收缩期的生理性杂音。产后逐渐消失。心脏容量从妊娠早期至妊娠末期约增加10%，心率于妊娠晚期每分钟增加10~15次。因心脏左移心电图出现电轴左偏。

2. 心排出量　心排出量增加对维持胎儿生长发育极为重要。心排出量约自妊娠10周开始增加，至妊娠32~34周达高峰，左侧卧位测量心排出量较未孕时约增加30%，每次心排出量平均约为80ml，持续至分娩。临产后，特别在第二产程期间，心排出量显著增加。

3. 血压　妊娠早期及中期血压偏低，妊娠晚期血压轻度升高。一般收缩压无变化。舒张压因外周血管扩张、血液稀释及胎盘形成动静脉短路而轻度降低，使脉压稍增大。孕妇体位影响血压，坐位高于仰卧位。

（四）血液的改变

1. 血容量　循环血容量于妊娠6~8周开始增加，至妊娠32~34周达高峰，增加40%~45%，平均约增加1 450ml，维持此水平直至分娩。其中血浆约增加1 000ml，红细胞约增加450ml，出现血液稀释。

2. 血液成分　①红细胞：妊娠期骨髓不断产生红细胞，网织红细胞轻度增多。由于血液稀释，红细胞计数约为3.6×10^{12}/L（非孕妇女约为4.2×10^{12}/L），血红蛋白约为110g/L（非孕妇女约为130g/L），血细胞比容降至0.31~0.34（非孕妇女为0.38~0.47）。②白细胞：从妊娠7~8周开始轻度增加，至妊娠30周达高峰，为（5~12）$\times 10^9$/L，有时可达15×10^9/L，主要为中性粒细胞增多。③凝血因子：妊娠期血液处于高凝状态。凝血因子Ⅱ、Ⅴ、Ⅶ、Ⅷ、Ⅸ、Ⅹ增加，仅凝血因子Ⅺ、ⅩⅢ减少。血小板计数无明显改变。妊娠晚期凝血酶原时间及部分孕妇凝血活酶时间轻度缩短，凝血时间无明显改变。血浆纤维蛋白原含量比非孕妇女约增加50%，于妊娠末期可达4~6g/L（非孕妇女2~4g/L），改变红细胞表面负电荷，出现红细胞线串样反应，故红细胞沉降率加快，可高达100mm/h。妊娠期纤溶酶原显著增加，优球蛋白溶解时间延长，表明妊娠期间纤溶活性降低。④血浆蛋白：由于血液稀释，从妊娠早期开始降低，至妊娠中期血浆蛋白为60~65g/L，主要是白蛋白减少，约为35g/L，以后持续此水平直至分娩。

（五）泌尿系统的变化

1. 肾脏　由于孕妇及胎儿代谢产物增多，肾脏负担加重。妊娠期肾脏略增大，肾血流量比非孕时约增加35%，肾小球滤过率约增加50%。两者均受体位影响，孕妇仰卧位尿量增加，故夜尿量多于日尿量。代谢产物尿素、尿酸、肌酸、肌酐等排泄增多，其血中浓度则低于非孕妇女。当肾小球滤过超过肾小管吸收能力时，可有少量葡萄糖排出，称为妊娠生理性糖尿。

2. 输尿管　受孕激素影响，输尿管增粗及蠕动减弱，尿流缓慢，且右侧输尿管受右旋妊娠子宫压迫，加之输尿管有尿液逆流现象，孕妇易患急性肾盂肾炎，以右侧多见。

（六）呼吸系统的变化

孕妇胸廓周径加大，妊娠中期有过度通气现象，妊娠晚期以胸式呼吸为主。肺活量无明显改变，肺泡换气量和通气量增加，但呼吸道抵抗力降低，容易感染。

（七）消化系统的变化

受大量雌激素影响，牙龈肥厚，易患牙龈炎致牙龈出血。牙齿易松动及出现龋齿。妊娠期胃肠道平滑肌张力降低，贲门括约肌松弛，胃内酸性内容物可反流至食管下部产生"烧心"感。胃酸及胃蛋白酶分泌量减少。胃排空时间延长，容易出现上腹部饱满感。肠蠕动减弱，粪便在大肠停留时间延长出现便秘，常引起痔疮或使原有痔疮加重。胆囊排空时间延长，胆道平滑肌松弛，胆汁黏稠使胆汁淤积，易诱发胆石症。

（八）皮肤的变化

妊娠期垂体分泌促黑素细胞激素增加，加之雌、孕激素大量增加，使黑色素增加，导致孕妇乳头、乳晕、腹白线、外阴等处出现色素沉着。面颊部出现蝶状褐色斑，称妊娠黄褐斑。妊娠期间肾上腺皮质分泌的糖皮质激素增多，该激素分解弹力纤维蛋白，使弹力纤维变性，加之子宫增大使孕妇腹壁皮肤张力加大，皮肤弹力纤维断裂，多呈紫色或淡红色不规则平行的条纹状萎缩斑，称妊娠纹，见于初产妇。既往妊娠留下的妊娠纹呈银白色，见于经产妇。

（九）内分泌系统的变化

1. **垂体**　妊娠期腺垂体增生肥大明显。嗜酸性细胞肥大增多，称"妊娠细胞"。此细胞可分泌 PRL，PRL 从妊娠 7 周开始增多，随妊娠进展逐渐增量，妊娠足月分娩前达高峰，约 $150\mu g/L$，PRL 有促进乳腺发育的作用，为产后泌乳做准备。垂体分泌的其他激素如促肾上腺皮质激素、促甲状腺素等都会相应增加。

2. **肾上腺皮质**　妊娠期因雌激素大量增加，使肾上腺中层束状带分泌的皮质醇增多 3 倍，但其中 90% 与蛋白结合，血中游离皮质醇不多，故孕妇无肾上腺皮质功能亢进表现；外层球状带分泌的醛固酮于妊娠期增加 4 倍，但仅有 30%~40% 为起活性作用的游离醛固酮，故不至于引起过多水钠潴留。内层网状带分泌的睾酮略有增加，表现为孕妇阴毛及腋毛增多、增粗。

3. **甲状腺**　妊娠期甲状腺呈均匀增大，在妊娠 8~10 周，血清 hCG 水平增加达高峰，促甲状腺素水平降低，在妊娠 8~14 周，平均降低 20%~30%，此阶段游离甲状腺激素较非妊娠期增加 10%~15%。12 周后 TSH 逐渐升高，FT_4 逐渐下降。

（十）新陈代谢的变化

1. **基础代谢率**　于妊娠早期稍下降，妊娠中期逐渐增高，至妊娠晚期可增高 15%~20%。

2. **体重**　妊娠期体重增加主要来自子宫及内容物、乳房、增加的血容量、组织间隙及少量母体脂肪和蛋白贮存。妊娠期平均体重增长约 12.5kg。

3. **糖类代谢**　妊娠期由于雌、孕激素和胎盘催乳素的作用，胰岛功能旺盛，分泌胰岛素增多，使血液循环中的胰岛素增加，故正常妊娠的特点是孕妇空腹血糖略低，餐后血糖略高和高胰岛素血症，这有利于胎儿葡萄糖的供给。但是另一方面，由于妊娠晚期胰岛素的敏感性降低，妊娠期容易发生糖代谢的异常。

4. 脂肪代谢　妊娠期由于雌、孕激素的作用，血脂增高，脂肪存积多。当遇能量消耗过多时，体内动用大量脂肪，易发生酮血症。

5. 蛋白质代谢　孕妇对蛋白质的需要量增加，呈正氮平衡状态。孕妇体内储备的氮除供给胎儿生长发育及子宫、乳房增大的需要外，还为分娩期消耗做准备。

6. 水代谢　妊娠期水潴留增加，水量平均增加6.5L。其中胎儿、胎盘羊水约占3.5L，其他为血容量和组织间液的增加。至妊娠晚期，组织间液可增加1~2L，可致水肿。

7. 矿物质代谢　妊娠期母胎需要大量钙、磷、铁，故应补充钙、维生素D和铁以满足需要。

（十一）骨骼、关节及韧带的变化

妊娠期子宫圆韧带、主韧带及漏斗韧带增长，肥大变粗。骶髂关节及耻骨联合松弛，有轻度伸展性，严重时可发生耻骨联合分离。骶尾关节松弛有一定活动性，有利于分娩。

（时春艳）

第二节　妊娠诊断

妊娠期从末次月经的第1日开始计算，孕龄为280日，即40周。临床分为三个时期：妊娠未达14周称早期妊娠（first trimester of pregnancy）；第14~27[+6]周称中期妊娠（second trimester of pregnancy）；第28周及其后称晚期妊娠（third trimester of pregnancy）。

一、早期妊娠的诊断

（一）症状与体征

1. 停经　生育年龄有性生活史，平时月经周期规则，一旦月经延后10日或以上，应疑为妊娠。若停经已达8周，妊娠的可能性更大。且需要与内分泌紊乱、哺乳期、口服避孕药引起的闭经相鉴别。

2. 早孕反应　约半数妇女于停经6周出现畏寒、头晕、乏力、嗜睡、流涎、食欲缺乏、喜食酸物或厌油腻、恶心、晨起呕吐等症状，称早孕反应。多于妊娠12周左右自行消失。

3. 尿频　妊娠早期出现，是增大的前倾子宫在盆腔内压迫膀胱所致。约在妊娠12周以后，当增大的子宫进入腹腔不再压迫膀胱时，尿频症状自然消失。

4. 乳房的变化　自妊娠8周起，受增高的雌激素及孕激素影响，乳腺腺泡及乳腺小叶增生发育，使乳房逐渐增大。孕妇自觉乳房轻度胀痛及乳头疼痛。检查见乳头及其周围皮肤（乳晕）着色加深，乳晕周围有蒙氏结节显现。

5. 妇科检查　阴道壁及宫颈阴道部充血，呈紫蓝色。于妊娠6~8周时，双合诊检查发现宫颈变软，子宫峡部极软，感觉宫颈与宫体似不相连，称黑加征（Hegar sign）。随妊娠进展，宫体增大变软。至妊娠8周宫体约为非孕宫体的2倍，妊娠12周时约为非孕宫体的3倍。当宫底超出骨盆腔时，可在耻骨联合上方触及。

6. 其他 部分患者出现雌激素增多的表现，如蜘蛛痣、肝掌、皮肤色素沉着（面部、腹白线、乳晕等）。部分患者出现不伴有子宫出血的子宫收缩痛或不适，以及腹胀、便秘等不适。

（二）辅助检查

超声检查和妊娠试验是诊断早期妊娠的主要方法。

1. 妊娠试验 孕妇尿液及血液中含有hCG，用免疫学方法检测。临床多用试纸法检测受检者尿液，若为阳性，在白色显示区上下呈现两条红色线，表明受检者尿中含hCG，可协助诊断早期妊娠。

2. 超声检查 妊娠早期超声检查的主要目的是确定宫内妊娠，排除异位妊娠和滋养细胞疾病，估计孕龄，排除盆腔肿块或子宫异常；若为多胎，可根据胚囊的数目和形态判断绒毛膜性。停经35日时，宫腔内见到圆形或椭圆形孕囊（gestational sac，GS）；妊娠6周时，可见到胚芽和原始心管搏动。停经11~13^{+6}周，测量胎儿顶臀长（crown-rump length，CRL）能较准确地估计孕周，校正预产期。停经9~13^{+6}周B型超声检查可以排除严重的胎儿畸形，如无脑儿。B型超声测量指标有胎儿颈后透明层厚度（nuchal translucency，NT）和胎儿鼻骨等，可作为妊娠早期染色体疾病筛查的指标。彩色多普勒超声可见胎儿心脏区彩色血流，可以确诊为早期妊娠，胎儿存活。

3. 宫颈黏液检查 宫颈黏液量少、质稠，涂片干燥后光镜下见到排列成行的珠豆状椭圆体，这种结晶见于黄体期，也可见于妊娠期。若黄体期宫颈黏液稀薄，涂片干燥后光镜下出现羊齿植物叶状结晶，基本能排除早期妊娠。

4. 基础体温测定 双相型体温的妇女，高温相持续18日不见下降，早期妊娠的可能性大。高温相持续3周以上，早孕的可能性更大。

二、中、晚期妊娠的诊断

中、晚期妊娠是胎儿生长和各器官发育成熟的重要时期，主要的妊娠诊断是判断胎儿生长发育情况、宫内状况和发现胎儿畸形。

（一）病史与体征

有早期妊娠的经过，并逐渐感到腹部增大和自觉胎动。

1. 子宫增大 子宫随妊娠进展逐渐增大。检查腹部时，根据手测宫底高度及软尺测量子宫长度（耻骨联合上缘至宫底的距离），可以判断妊娠周数（表4-1）。宫底高度因孕妇脐耻之间距离、胎儿发育情况、羊水量、单胎或多胎等而有差异。

2. 胎动 胎儿在子宫内的活动称胎动（fetal movement，FM）。胎动是胎儿情况良好的表现。孕妇于妊娠18~20周开始自觉胎动，胎动每小时3~5次。胎动随着妊娠进展逐渐增强，至妊娠32~34周达高峰，妊娠38周以后逐渐减少。

妊娠周数	手测宫底高度	尺测耻上子宫长度/cm
12周末	耻骨联合上2~3横指	
16周末	脐耻之间	
20周末	脐下1横指	18（15.3~21.4）
24周末	脐上1横指	24（22.0~25.1）
28周末	脐上3横指	26（22.4~29.0）
32周末	脐与剑突之间	29（25.3~32.0）
36周末	剑突下2横指	32（29.8~34.5）
40周末	脐与剑突之间或略高	33（30.0~35.3）

3. 胎心音　于妊娠12周可用多普勒胎心仪经孕妇腹壁听及胎儿心音。妊娠18~20周用一般听诊器经孕妇腹壁能够听到胎心音。胎心音呈双音，正常时110~160次/min。胎心音应与脐带杂音、子宫杂音、腹主动脉音相鉴别。

4. 胎体　于妊娠20周以后，经腹壁可触到子宫内的胎体。于妊娠24周以后，触诊时已能区分胎头、胎背、胎臀和胎儿肢体。

（二）辅助检查

1. 超声检查　不仅能显示胎儿数目、胎产式、胎先露、胎方位，有无胎心搏动，而且能测量胎头双顶径等多条径线，评估胎儿体重，并可观察有无胎儿体表畸形；还能观察胎盘位置及其与宫颈内口的关系，评估羊水量。多普勒超声能探出胎心音、脐带血流音及胎盘血流音。

2. 彩色多普勒超声　可以检测子宫动脉、脐动脉和胎儿动脉的血流速度和波形。妊娠中期子宫动脉血流舒张期早期切迹（diastclic notching）可以预测子痫前期的风险。妊娠晚期的脐动脉搏动指数（pulsatile index，PI）和阻力指数（resistance index，RI）可以评估胎盘血流，胎儿大脑中动脉（middle cerebral artery，MCA）的收缩期峰值可以判断胎儿贫血的程度。

三、胎姿势、胎产式、胎先露、胎方位

1. 胎姿势　正常胎姿势为胎头俯屈，颏部贴近胸壁脊柱略前弯，四肢屈曲交叉于胸腹前，胎儿体积及体表面积均明显缩小，整个胎体成为头端小、臀端大的椭圆形。妊娠28周以前，由于羊水较多、胎体较小，胎儿在子宫内的活动范围大，胎姿势容易改变。妊娠32周以后，由于胎儿生长迅速、羊水相对减少，胎儿与子宫壁贴近，胎姿势相对固定。

2. 胎产式　胎体纵轴与母体纵轴的关系称胎产式（fetal lie）。两纵轴平行者称纵产式，占妊娠足月分娩总数的99.75%；两纵轴垂直者称横产式，仅占妊娠足月分娩总数的0.25%；两纵轴交叉呈角度者称斜产式，为暂时性的，在分娩过程中多数转为纵产式，偶尔转成横产式（图4-5）。

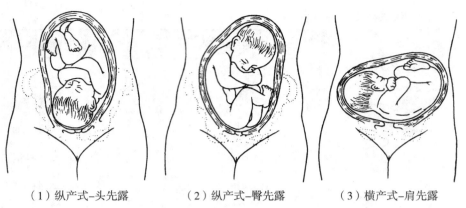

（1）纵产式-头先露　　　　　（2）纵产式-臀先露　　　　　（3）横产式-肩先露

▲ 图4-5　胎产式

3. 胎先露　最先进入骨盆入口的胎儿部分称胎先露（fetal presentation）。纵产式有头先露及臀先露，横产式为肩先露。头先露因胎头屈伸程度又分为枕先露、前囟先露、额先露、面先露（图4-6）。臀先露因入盆的先露部分不同，又分为混合臀先露、单臀先露、单足先露和双足先露（图4-7）。偶尔头先露或臀先露与胎手或胎足同时入盆，称复合先露（图4-8）。

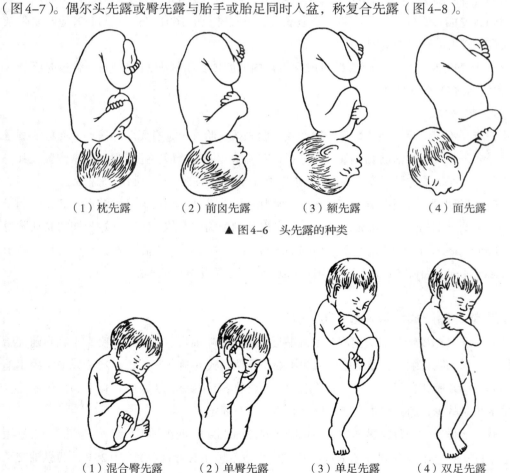

（1）枕先露　　　　（2）前囟先露　　　　（3）额先露　　　　（4）面先露

▲ 图4-6　头先露的种类

（1）混合臀先露　　　（2）单臀先露　　　（3）单足先露　　　（4）双足先露

▲ 图4-7　臀先露的种类

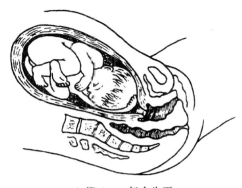

▲ 图 4-8　复合先露

4. 胎方位　胎儿先露部的指示点与母体骨盆的关系称胎方位（fetal position）。枕先露以枕骨、面先露以颏骨、臀先露以骶骨、肩先露以肩胛骨为指示点。根据指示点与母体骨盆前、后、左、右、横的关系可有不同的胎方位（表4-2）。

▼ 表4-2　胎产式、胎先露和胎方位的关系及种类

纵产式（99.75%）	头先露（95.75%~97.75%）	枕先露（95.55%~97.55%）	枕左前（LOA） 枕右前（ROA）	枕左横（LOT） 枕右横（ROT）	枕左后（LOP） 枕右后（ROP）
		面先露（0.2%）	颏左前（LMA） 颏右前（RMA）	颏左横（LMT） 颏右横（RMT）	颏左后（LMP） 颏右后（RMP）
	臀先露（2%~4%）		骶左前（LSA） 骶右前（RSA）	骶左横（LST） 骶右横（RST）	骶左后（LSP） 骶右后（RSP）
横产式（0.25%）	肩先露（0.25%）		肩左前（LSCA） 肩右前（RSCA）	肩左后（LSCP） 肩右后（RSCP）	

（刘斌）

第三节　产前检查与孕期保健

产前检查（prenatal examination）与孕期保健是降低孕产妇和围产儿并发症发生率及死亡率、减少出生缺陷的重要措施。通过规范的产前检查、围孕期监护和健康宣教，能够及早防治妊娠期并发症或合并症，及时发现胎儿异常，评估孕妇及胎儿的安危，确定分娩时机和分娩方式，保障母婴安全。

围产期（perinatal period）是指产前、产时和产后的一段时期。围产期的定义有四种：① 围产期Ⅰ，从妊娠28周至产后1周；② 围产期Ⅱ：从妊娠20周至产后4周；③ 围产期Ⅲ，从妊娠28周至

产后4周；④ 围产期Ⅳ，从胚胎形成至产后1周。国内采用围产期Ⅰ来计算围产期相关统计指标。

一、产前检查的方案及内容

1. 产前检查的时间、次数及孕周　合理的产前检查时间及次数不仅能保证孕期保健的质量，也能节省医疗卫生资源。根据目前我国孕期保健的现状和产前检查项目的需要，推荐产前检查孕周分别为妊娠6~13周、14~19周、20~24周、25~28周、29~32周、33~36周、37~41周。有高危因素者，酌情增加次数。

2. 产前检查的内容　包括详细询问病史、全面体格检查、产科检查、骨盆测量及必要的辅助检查和健康教育指导。

（1）病史

1）年龄：<18岁或≥35岁为妊娠的高危因素，达到预产期时年龄≥35岁妊娠者为高龄孕妇。

2）职业：从事接触有毒物质或放射线等工作的孕妇，其母儿不良结局风险升高，建议计划妊娠前或妊娠后调换工作岗位。

3）推算及核对预产期：推算方法是按末次月经（last menstrual period，LMP）第一日算起，月份减3或加9，日数加7。若孕妇仅记住农历末次月经第一日，应由医师为其换算成公历，再推算预产期。有条件者应根据妊娠早期的超声报告核对预产期，尤其对记不清末次月经日期或在哺乳期无月经来潮而受孕者。若根据末次月经推算的孕周与妊娠早期超声检查推算的孕周时间间隔超过5日，需要根据妊娠早期超声结果校正预产期。妊娠早期超声检测胎儿头臀长（crown-rump length，CRL）是估算孕周最准确的指标。辅助生殖技术受孕者，可通过胚胎植入日期推算预产期。

4）月经史及既往孕产史：询问初潮年龄、月经周期。孕产史（特别是不良孕产史如流产、早产、死胎、死产史），有无胎儿畸形或幼儿智力低下，经产妇应了解有无难产史、分娩方式、新生儿情况及有无产后出血史，了解末次分娩或流产的时间及转归。

5）既往史及手术史：了解有无高血压、心脏病、结核病、糖尿病、血液病、肝肾疾病等，注意发病时间及治疗情况，并了解做过何种手术。

6）本次妊娠过程：了解妊娠早期有无早孕反应、病毒感染及用药史；胎动开始时间；有无阴道流血、头痛、心悸、气短、下肢水肿等症状。

7）家族史：询问家族有无结核病、高血压、糖尿病、双胎妊娠及其他与遗传相关的疾病或情况。

8）丈夫健康状况：着重询问有无遗传性疾病等。

（2）体格检查：观察发育、营养及精神状态；注意步态及身高，身材矮小（<145cm）者常伴有骨盆狭窄；注意检查心脏有无病变；检查脊柱及下肢有无畸形；检查乳房发育情况、乳头大小及有无凹陷；测量血压、身高和体重，计算体重指数（body mass index，BMI），$BMI = \dfrac{体重（kg）}{身高（m）^2}$。注意有无水肿。

（3）产科检查：注意保护孕妇隐私。孕妇排尿后仰卧，头部稍垫高，露出腹部，双腿略屈曲稍分开，使腹肌放松。检查者站在孕妇右侧进行检查。

1）视诊：注意腹形及大小。腹部有无妊娠纹、手术瘢痕及水肿等。

2）触诊：妊娠中晚期，用四步触诊法（four maneuvers of Leopold）检查子宫大小、胎产式、胎先露、胎方位及胎先露部是否衔接（图4-9）。在做前3步手法时，检查者面向孕妇头侧，做第4步手法时，检查者则应面向孕妇足端。软尺测量宫高（耻骨联合上缘至宫底的距离）。绘制妊娠图，宫高异常者，需进一步检查，如重新核对预产期、超声等。腹部向下悬垂（悬垂腹），要考虑可能伴有骨盆狭窄。

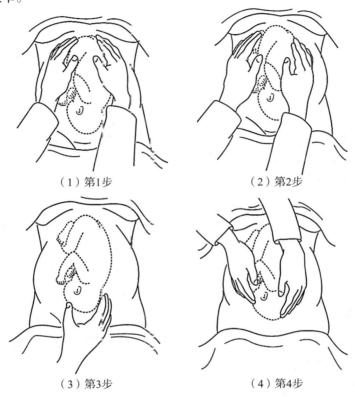

（1）第1步　　　　　　　　　　（2）第2步

（3）第3步　　　　　　　　　　（4）第4步

▲ 图4-9　胎位检查四步触诊法

第1步手法：检查者两手置于子宫底部，了解子宫外形并测得宫底高度，估计胎儿大小与妊娠周数是否相符。然后以两手指腹相对轻推，判断宫底部的胎儿部分，胎头硬而圆且有浮球感，胎臀软而宽且形状不规则。

第2步手法：检查者左右手分别置于腹部左右侧，一手固定，另一手轻轻深按检查，触及平坦饱满者为胎背，可变形的高低不平部分是胎儿肢体，有时感到胎儿肢体活动。

第3步手法：检查者右手拇指与其余4指分开，置于耻骨联合上方握住胎先露部，进一步查清是胎头还是胎臀，左右推动以确定是否衔接。若胎先露部仍浮动，表示尚未入盆。若已衔接，则胎先露部不能推动。

第4步手法：检查者左右手分别置于胎先露部的两侧，向骨盆入口方向向下深按，再次核对胎先露部的诊断是否正确，并确定胎先露部入盆的程度。

3）听诊：胎心音在靠近胎背上方的孕妇腹壁上听得最清楚。枕先露时，胎心音在脐右（左）

下方；臀先露时，胎心音在脐右（左）上方；肩先露时，胎心音在靠近脐部下方听得最清楚（图4-10）。

（4）骨盆测量

1）骨盆外测量：传统产科检查需测量骨盆的髂棘间径、髂嵴间径、骶耻外径、坐骨结节间径或称出口横径、出口后矢状径、耻骨弓角度等。已有充分的证据表明骨盆外测量并不能预测产时头盆不称，故临床上不推荐常规行骨盆外测量。对于有阴道分娩条件的孕妇，妊娠晚期可测定骨盆出口径线。

2）骨盆内测量

① 对角径（diagonal conjugate，DC）：耻骨联合下缘至骶岬前缘中点的距离。正常值为12.5~13cm，此值减去1.5~2.0cm为骨盆入口前后径长度，又称真结合径（conjugate vera）。检查者将一手的示指、中指伸入阴道，用中指尖触到骶岬上缘中

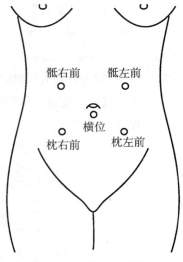

▲ 图4-10　不同胎方位胎心音听诊部位

点，示指上缘紧贴耻骨联合下缘，另一手示指固定标记此接触点，抽出阴道内的手指，测量中指尖到此接触点的距离即为对角径（图4-11）。

② 坐骨棘间径（interspinous diameter）：测量两坐骨棘间的距离，正常值约为10cm。测量方法是一手示指、中指放入阴道内，分别触及两侧坐骨棘，估计其间的距离（图4-12）。

③ 坐骨切迹（incisura ischiadica）宽度：代表中骨盆后矢状径，其宽度为坐骨棘与骶骨下部间的距离，即骶棘韧带宽度。将阴道内的示指置于韧带上移动，若能容纳3横指（5.5~6cm）为正常，否则属中骨盆狭窄（图4-13）。

④ 出口后矢状径（posterior sagittal diameter of outlet）：为坐骨结节间径中点至骶骨尖端的长度，正常值为8~9cm。将示指伸入孕妇肛门向骶骨方向，拇指置于孕妇体外骶尾部，两指共同找到骶骨尖端。使用骨盆出口测量器一端放在坐骨结节间径中点，另一端放在骶骨尖端，测量器标出的数字即为出口后矢状径（图4-14）。

（5）辅助检查及健康教育　详见表4-3。

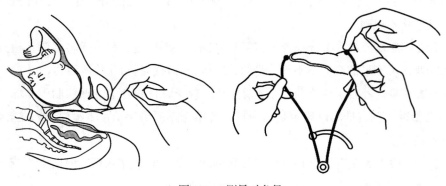

▲ 图4-11　测量对角径

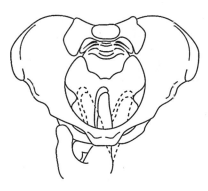

▲ 图 4–12　测量坐骨棘间径

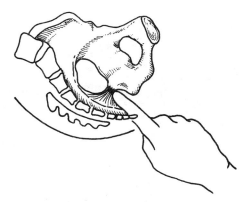

▲ 图 4–13　测量坐骨切迹宽度

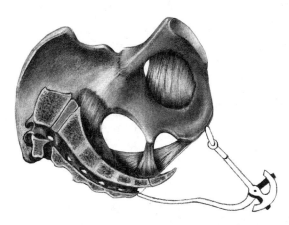

▲ 图 4–14　测量出口后矢状径

▼ 表 4–3　产前检查的方案及内容

内容	孕前保健 （妊娠前 3 个月）	第 1 次检查 （妊娠 6~13 周）	第 2 次检查 （妊娠 14~19 周）
常规保健内容	1. 评估孕前高危因素 2. 全身体格检查 3. 血压、体重与体重指数 4. 妇科检查	1. 建立孕期保健手册 2. 确定孕周、推算预产期 3. 评估妊娠期高危因素 4. 血压、体重与体重指数 5. 妇科检查 6. 胎心率（妊娠 12 周左右）	1. 分析首次产前检查结果 2. 血压、体重 3. 宫底高度 4. 胎心率
必查项目	1. 血常规 2. 尿常规 3. 血型（ABO 和 Rh 血型） 4. 空腹血糖 5. 肝功能 6. 肾功能 7. 乙型肝炎表面抗原筛查 8. 梅毒血清抗体筛查 9. HIV 筛查	1. 血常规 2. 尿常规 3. 血型（ABO 和 Rh 血型） 4. 空腹血糖 5. 肝功能 6. 肾功能 7. 乙型肝炎表面抗原筛查 8. 梅毒血清抗体筛查 9. HIV 筛查	无

内容	孕前保健 （妊娠前3个月）	第1次检查 （妊娠6~13周）	第2次检查 （妊娠14~19周）
必查 项目	10. 地中海贫血筛查（广东、广西、海南、湖南、湖北、四川、重庆等地区）	10. 地中海贫血筛查（广东、广西、海南、湖南、湖北、四川、重庆等地区） 11. 妊娠早期超声检查（确定宫内妊娠和孕周）	
备查 项目	1. 宫颈细胞学检查 2. TORCH筛查 3. 宫颈阴道分泌物检测淋球菌和沙眼衣原体 4. 甲状腺功能筛查 5. 75g OGTT（高危妇女） 6. 血脂检查 7. 妇科超声 8. 心电图 9. 胸部X线	1. HCV筛查 2. 抗D滴度（Rh血型阴性者） 3. 75g OGTT（高危妇女） 4. 甲状腺功能筛查 5. 血清铁蛋白（血红蛋白<110g/L者） 6. 结核菌素（PPD）试验 7. 宫颈细胞学检查（妊娠前12个月未检查者） 8. 子宫颈分泌物检测淋球菌和沙眼衣原体 9. 细菌性阴道病的检测 10. 妊娠早期非整倍体母体血清学筛查（妊娠10~13^{+6}周） 11. 妊娠11~13^{+6}周超声检查（测量胎儿颈后透明层厚度） 12. 妊娠10~13^{+6}周绒毛活检 13. 心电图	1. NIPT（妊娠12~22周） 2. 妊娠中期非整倍体母体血清学筛查（妊娠15~20周） 3. 羊膜腔穿刺检查胎儿染色体（妊娠16~22周）
健康教育及指导	1. 合理营养，控制体重 2. 有遗传病、慢性疾病和传染病而准备怀孕的妇女，应予以评估并指导 3. 合理用药 4. 避免接触有毒有害物质和宠物 5. 改变不良生活方式；避免高强度的工作、高噪声环境和家庭暴力 6. 保持心理健康 7. 合理选择运动方式 8. 补充叶酸0.4~0.8mg/d或经循证医学验证的含叶酸的复合维生素	1. 流产的认识和预防 2. 营养和生活方式的指导 3. 避免接触有毒有害物质和宠物 4. 慎用药物 5. 改变不良生活方式；避免高强度的工作、高噪声环境和家庭暴力 6. 保持心理健康 7. 继续补充叶酸0.4~0.8mg/d至妊娠3个月，有条件者可继续服用含叶酸的复合维生素	1. 流产的认识和预防 2. 妊娠生理知识 3. 营养和生活方式的指导 4. 妊娠中期胎儿非整倍体筛查的意义 5. 非贫血孕妇，如血清铁蛋白<30μg/L，开始常规补充元素铁60mg/d；诊断明确的缺铁性贫血孕妇，应补充元素铁100~120mg/d 6. 开始常规补充钙剂0.6~1.5g/d

内容	第3次检查 （妊娠20~24周）	第4次检查 （妊娠25~28周）	第5次检查 （妊娠29~32周）	第6次检查 （妊娠33~36周）	第7~11次检查 （妊娠37~41周）
常规保健内容	1. 血压、体重 2. 宫底高度 3. 胎心率	1. 血压、体重 2. 宫底高度 3. 胎心率	1. 血压、体重 2. 宫底高度 3. 胎心率 4. 胎位	1. 血压、体重 2. 宫底高度 3. 胎心率 4. 胎位	1. 血压、体重 2. 宫底高度 3. 胎心率 4. 胎位
必查 项目	1. 胎儿系统超声筛查（妊娠20~23^{+6}周） 2. 血常规 3. 尿常规	1. 75g OGTT 2. 血常规 3. 尿常规	1. 产科超声检查 2. 血常规 3. 尿常规	尿常规	1. 产科超声检查 2. NST检查（每周1次）

内容	第3次检查 （妊娠20~24周）	第4次检查 （妊娠25~28周）	第5次检查 （妊娠29~32周）	第6次检查 （妊娠33~36周）	第7~11次检查 （妊娠37~41周）
备查 项目	阴道超声测量宫颈长度（早产高危者）	1. 抗D滴度复查（Rh血型阴性者） 2. 宫颈阴道分泌物fFN检测（子宫颈长度为20~30mm者）	无	1. GBS筛查（妊娠35~37周） 2. 肝功能、血清胆汁酸检测（妊娠32~34周，怀疑肝内胆汁淤积症孕妇） 3. NST检查（妊娠32~34孕周后开始监护） 4. 心电图复查（高危者）	子宫颈检查（Bishop评分）
健康教育及指导	1. 早产的认识和预防 2. 营养和生活方式的指导 3. 胎儿系统超声筛查的意义	1. 早产的认识和预防 2. 营养和生活方式的指导 3. 妊娠期糖尿病筛查的意义	1. 分娩方式指导 2. 开始注意胎动 3. 母乳喂养指导 4. 新生儿护理指导	1. 分娩前生活方式的指导 2. 分娩相关知识 3. 新生儿疾病筛查 4. 抑郁症的预防	1. 分娩相关知识 2. 新生儿免疫接种 3. 产褥期指导 4. 胎儿宫内情况的监护 5. 超过41周，住院并引产

注：OGTT，口服葡萄糖耐量试验；HCV，丙型肝炎病毒；NT，颈后透明层厚度；NIPT，无创产前基因检测；fFN，胎儿纤连蛋白；GBS，乙型溶血性链球菌；ICP，妊娠期肝内胆汁淤积症；NST，无应激试验。

二、评估胎儿健康的技术

1. 胎儿宫内状况的监测

（1）妊娠早期行妇科检查确定子宫大小及是否与妊娠周数相符；超声检查最早在妊娠第6周即可见孕囊和原始心管搏动。

（2）妊娠中期行产前检查测量宫底高度，协助判断胎儿大小及是否与妊娠周数相符；每次产前检查时都需听取胎心率；超声检查胎儿大小及各器官有无发育异常。

（3）妊娠晚期

1）测量宫底高度，胎动计数，听胎心音。

2）进行超声检查：不仅能测得胎儿生长指标，而且能判定胎位及胎盘位置、胎盘成熟度。

2. 电子胎心监护（electronic fetal monitoring，EFM） 近年来，EFM在产前和产时的应用越来越广泛，已经成为产科医生不可缺少的辅助检查手段。其优点是能连续观察并记录胎心率（fetal heart rate，FHR）的动态变化，同时描记子宫收缩和胎动情况，反映三者间的关系。

（1）产前EFM的指征和频率：对低危孕妇（无合并症及并发症）可于妊娠34周开始进行EFM。但是，当低危孕妇出现胎动异常、羊水过多或过少、脐血流异常等情况时，应及时行EFM，以便进一步评估胎儿情况。合并母体因素（如妊娠期高血压疾病、糖尿病、免疫性疾病、胎死宫内等不良孕产史）或胎儿因素（如双胎妊娠、胎儿生长受限、羊水偏少、胎动减少等）的高危孕妇，可从妊娠32周开始进行EFM。但具体开始时间及监护频率需要根据孕妇情况及病情进行个体化应用。如病情需要，最早可以从妊娠28周开始进行EFM监护。

EFM的评价指标见表4-4，其中基线变异是最重要的评价指标。

▼ 表4-4　电子胎心监护的评价指标

名称	定义
基线	在10分钟内胎心率波动范围在5次/min内的平均胎心率，并除外胎心加速、减速和显著变异的部分。基线是在任何10分钟内持续2分钟以上的图形，该图形可以是不连续的 正常胎心率基线：110~160次/min 胎儿心动过速：胎心率基线>160次/min，持续≥10分钟 胎儿心动过缓：胎心率基线<110次/min，持续≥10分钟。
基线变异	指每分钟胎心率自波峰到波谷的振幅改变，是可直观定量的 变异缺失：指振幅波动消失 微小变异：指振幅波动≤5次/min 正常变异：指振幅波动6~25次/min 显著变异：指振幅波动>25次/min 短变异：指每次胎心搏动至下一次胎心搏动瞬时的胎心率改变，即每一搏胎心率数值与下一搏胎心率数值之差，这种变异估测的是2次心脏收缩时间的间隔 长变异：指1分钟内胎心率基线肉眼可见的上下摆动的波形，此波形由振幅和频率组成。振幅是波形上下摆动的高度，以"次/min"表示，频率指1分钟内肉眼可见的波动的频数，以"周期/min"表示，正常波形的频率为3~5周期/min
加速	指基线胎心率突然显著增加，开始到波峰时间<30秒。从胎心率开始加速至恢复到基线胎心率水平的时间为加速时间 ≥32周胎心率加速标准：胎心率加速≥15次/min，持续时间>15秒，但≤2分钟 <32周胎心率加速标准：胎心率加速≥10次/min，持续时间>10秒，但≤2分钟 延长加速：胎心率加速持续2~10分钟。胎心率加速≥10分钟则考虑胎心率基线变化
早期减速	指伴随子宫收缩出现的胎心率减速，通常是对称性地、缓慢地下降到最低点再恢复到基线。开始到胎心率最低点的时间≥30秒，减速的最低点常与子宫收缩的峰值同时出现；一般来说，减速的开始、最低值及恢复与子宫收缩的起始、峰值及结束同步。见图4-15
晚期减速	指伴随子宫收缩出现的减速，通常是对称性地、缓慢地下降到最低点再恢复到基线。开始到胎心率最低点的时间≥30秒，减速的最低点通常延迟于子宫收缩峰值；一般来说，减速的开始、最低值及恢复分别落后于子宫收缩的起始、峰值及结束。见图4-16
变异减速	指突发的显著的胎心率急速下降。开始到最低点的时间<30秒，胎心率下降≥15/min，持续时间≥15秒，但<2分钟。当变异减速伴随子宫收缩时，减速的起始、深度和持续时间与子宫收缩之间无规律。典型的变异减速是先有一个初始加速的肩峰，紧接一个快速的减速，之后快速恢复到正常基线伴有一个继发性加速（双肩峰），常与部分或完全脐带受压有关。见图4-17。非典型的变异减速往往有以下一个或几个特点：肩峰消失、肩峰过宽或过于突出、延迟恢复、减速期间没有变异、双减速波等
延长减速	指明显的低于基线的胎心率下降。减速≥15次/min，从开始至恢复到基线持续≥2分钟，但≤10分钟，胎心率减速≥10分钟则考虑胎心率基线变化
反复性减速	指20分钟观察时间内≥50%的子宫收缩伴发减速
间歇性减速	指20分钟观察时间内<50%的子宫收缩伴发减速
正弦波形	明显可见的、平滑的、类似正弦波的图形，长变异3~5次/min，持续≥20分钟
子宫收缩	正常子宫收缩：观察30分钟，10分钟内有5次或5次以下子宫收缩 子宫收缩过频：观察30分钟，10分钟内有5次以上子宫收缩。当子宫收缩过频时应记录有无伴随胎心率变化

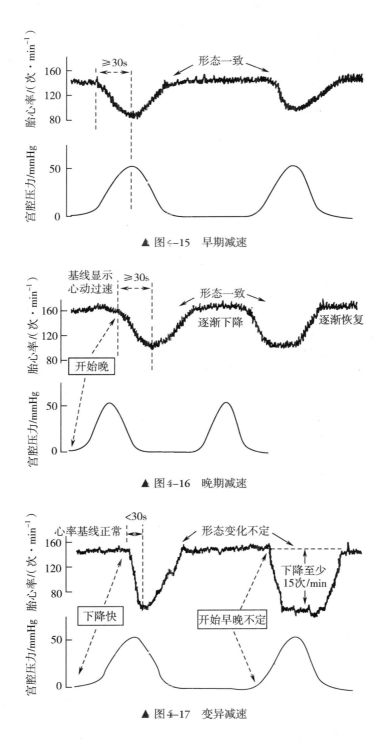

▲ 图4-15 早期减速

▲ 图4-16 晚期减速

▲ 图4-17 变异减速

（2）预测胎儿储备能力：① 无应激试验（non stress test，NST），用于产前监护。② 宫缩应激试验（contraction stress test，CST）包括自然临产后所做的CST（用于产时监护）和缩宫素激惹试验（oxytocin challenge test，OCT），OCT的原理为用缩宫素诱导子宫收缩并用电子胎心监护仪记录胎心率的变化。OCT可用于产前监护及引产时胎盘功能的评价。宫缩应激试验图形的判读主要基于是否出现晚期减速：① 阴性，为没有晚期减速或明显的变异减速；② 阳性，为≥50%的子宫收缩伴晚期减速（即使子宫收缩频率＜3次/10min）；③ 可疑阳性，是间断出现晚期减速或明显的变异减速；④ 可疑过度刺激，是在子宫收缩过频（＞5次/10min）或每次子宫收缩时间＞90秒时出现胎心减速；⑤ 不满意的CST，是子宫收缩频率＜3次/10min或出现无法解释的图形。

（3）NST的判读：参照2007年加拿大妇产科医师学会（Society of Obstetricians and Gynaecologists of Canada，SOGC）指南，见表4-5。

▼ 表4-5 无应激试验（NST）的结果判读及处理

参数	正常NST（以前的"有反应型"）	不典型NST（以前的"可疑型"）	异常NST（以前的"无反应型"）
基线	110~160次/min	100~110次/min＞160次/min，＜30分钟	胎心率过缓，＜100次/min胎心率过速，＞160次/min，超过30分钟
变异	6~25次/min（中度变异）≤5次/min（变异缺失及微小变异），持续＜40分钟	40~80分钟内，≤5次/min（变异缺失及微小变异）	≤5次/min，持续≥80分钟≥25次/min，持续＞10分钟正弦波形
减速	无减速或偶发变异减速，持续＜30秒	变异减速，持续30~60秒	变异减速，持续时间超过60秒晚期减速
加速（≥32周）	40分钟内两次或者两次以上加速超过15次/min，持续15秒	40~80分钟内两次以下加速超过15次/min，持续15秒	大于80分钟两次以下加速超过15次/min，持续15秒
加速（＜32周）	40分钟内两次或两次以上加速超过10次/min，持续10秒	40~80分钟内两次以下加速超过10次/min，持续10秒	大于80分钟两次以下加速超过10次/min，持续10秒
处理	观察或进一步评估	需要进一步评估	复查全面评估胎儿状况生物物理评分及时终止妊娠

（4）产时电子胎心监护的三级评价系统：参照2015年中华医学会围产医学分会制定的《电子胎心监护应用专家共识》，见表4-6。

▼ 表4-6 产时电子胎心监护三级评价系统

结果判读	胎心监护特征描述	临床意义
Ⅰ级胎心监护	同时满足以下条件：基线：110~160次/min变异：中度变异（6~25次/min）加速：有或无减速：有或无晚期或变异减速：无	正常的胎心监护图形，提示在监护期内胎儿酸碱平衡状态良好。后续的观察可按照产科情况常规处理，不需要特殊干预

结果判读	胎心监护特征描述	临床意义
Ⅱ级胎心监护	除Ⅰ级或Ⅲ级以外的其他图形	可疑的胎心监护图形。既不能提示胎儿宫内有异常的酸碱平衡状况，也没有充分证据证明是Ⅰ级或Ⅲ级胎心监护图形。Ⅱ级胎心监护图形需要持续监护和再评估。评估时需充分考虑产程、孕周，必要时实施宫内复苏措施。如无胎心率加速伴基线微小变异或变异缺失，应行宫内复苏；如宫内复苏后胎心监护图形仍无改善或发展为Ⅲ级监护图形，应立即分娩
Ⅲ级胎心监护	出现以下任何一项： 胎心基线变异缺失伴下列任何一种情况： 　　反复性晚期减速 　　反复性变异减速 　　胎儿心动过缓 　　正弦波形	异常的胎心监护图形，提示在监护期内胎儿出现异常的酸碱平衡状态，必须立即宫内复苏，同时尽快终止妊娠

3. 胎儿生物物理评分（biophysical profile，BPP） 是综合电子胎心监护及超声检查所示某些生理活动，以判断胎儿有无急、慢性缺氧的一种产前监护方法，可供临床参考。常用的是 Manning 评分法（表4-7）。但由于 BPP 较费时，且受者多主观因素的影响，故临床应用日趋减少。

▼ 表4-7　Manning 评分法

指标	2分（正常）	0分（异常）
NST（20分钟）	≥2次胎动，胎心率加速，振幅≥15次/min，持续≥15秒	<2次胎动，胎心率加速，振幅<15次/min，持续<15秒
FBM（30分钟）	≥1次，持续≥30秒	无或持续<30秒
FM（30分钟）	≥3次躯干和肢体活动（连续出现计1次）	≤2次躯干和肢体活动
FT	≥1次躯干伸展后恢复到屈曲，手指摊开合拢	无活动，肢体完全伸展，伸展缓慢，部分恢复到屈曲
AFV	AFV>2cm	无或AFV≤2cm

注：NST，无应激试验；FBM，胎儿呼吸运动；FM，胎动；FT，胎儿张力；AFV，羊水最大暗区垂直深度。

4. 彩色多普勒超声血流监测　应用该技术监测胎儿血流动力学，可以对有高危因素的胎儿状况作出客观判断，为临床选择适宜的终止妊娠时机提供有力的证据。常用的指标包括脐动脉和胎儿大脑中动脉的收缩期峰值流速（S）/舒张末期流速（D）（S/D比值）、阻力指数（RI）、搏动指数（PI）、脐静脉和静脉导管的血流波形等。其中RI为（S-D）/S，PI为（S-D）/平均流速。不同孕周的S/D、PI和RI不同。较公认的判断异常的标准为：① 脐动脉血流指数大于各孕周的第95百分位数或超过平均值2个标准差，预示胎儿宫内状况不佳；② 脐动脉的舒张末期血流频谱消失或倒置，提示胎儿在宫内处于缺氧缺血的高危状态；③ 当胎儿大脑中动脉的S/D比值降低时，提示血流在胎儿体内重新分布，提示胎儿宫内缺氧；④ 出现脐静脉、静脉导管搏动或a波反流时提示胎儿处于濒死状态。

三、妊娠期营养和体重管理

1. 妊娠期营养的重要性 妇女怀孕以后，每日摄入的食物除了维持自身机体代谢所需要的营养物质外，还要供给体内胎儿生长发育。营养作为最重要的环境因素，对母亲与子代的近期和远期健康都将产生至关重要的影响。妊娠期营养不良不仅与流产、早产、难产、死胎、畸胎、低出生体重、巨大胎儿、妊娠期贫血、子痫前期、妊娠期糖尿病、产后出血等相关，也会对子代远期健康造成影响，导致儿童心脏、免疫、神经认知等功能发育不良。因此，指导孕妇合理摄入蛋白质、脂肪、碳水化合物、维生素和矿物质、摄入由多样化食物组成的营养均衡膳食是确保母婴健康的重要环节。

2. 妊娠期的营养需要

（1）热能：妊娠期总热能的需要量增加，包括提供胎儿生长、胎盘、母体组织的增长、蛋白质、脂肪的贮存及增加代谢所需要的热能。妊娠早期不需要额外增加能量，妊娠4个月后至分娩，在原基础上每日增加能量200kcal（1kcal＝4.186kJ）。我国居民的主要热能来源是主食，孕妇每天应摄入主食200~450g。

（2）蛋白质：妊娠早期不需要额外增加蛋白质，妊娠中晚期胎儿生长加速，妊娠中期开始增加蛋白质15g/d。蛋白质的主要来源是动物性食品如鱼、禽、蛋、瘦肉、奶制品等。

（3）碳水化合物：碳水化合物是提供能量的主要物质，宜占总热量的50%~60%。妊娠中晚期每日增加大约35g的主粮类即可。

（4）脂肪：脂肪占总能量的25%~30%，过多摄入会导致超重，易引起妊娠并发症；但长链不饱和脂肪酸已经证实对胎儿的脑部和眼睛的发育有帮助，所以适当多吃鱼类水产品尤其是海鱼类、核桃等食物有一定的好处。

（5）维生素：维生素是调节身体代谢及维持多种生理功能所必需的，也是胎儿生长发育所必需的，尤其在胚胎发育的早期，供给不足或过量都有导致胎儿畸形的风险，妊娠中晚期胎儿快速成长需要的维生素也增加，因此整个妊娠期都需要增加维生素的摄入。

（6）无机盐和微量元素：无机盐中的钙、镁，微量元素如铁、锌、碘等是胎儿生长发育所必需的营养物质，缺乏易导致胎儿发育不良，早期缺乏还易发生畸形。妊娠期血容量增大，较容易发生生理性贫血，因此在整个妊娠期微量元素也必须增加摄入。

（7）膳食纤维：膳食纤维虽然不被人体吸收，但其可降低糖、脂肪的吸收和减缓血糖的升高，预防和改善便秘和肠道功能，妊娠期应多吃含膳食纤维丰富的食物如蔬菜、低糖水果、粗粮类。

3. 妊娠期的膳食指南及膳食宝塔

（1）妊娠早期

1）膳食清淡、适口：易于消化，并有利于降低怀孕早期的妊娠反应的食物，包括各种新鲜蔬菜和水果、大豆制品、鱼、禽、蛋以及各种谷类制品。

2）少食多餐：进食的餐次、数量、种类及时间应根据孕妇的食欲和妊娠反应的轻重及时进行调整，少食多餐，保证进食量。

3）保证摄入足量富含碳水化合物的食物：妊娠早期必须保证每日摄入不低于130g的碳水化

合物，因妊娠反应严重而不能正常进食足够碳水化合物的孕妇应及时就医，避免妊娠早期酮症酸中毒对胎儿神经系统发育的不良影响。

4）多摄入富含叶酸的食物并补充叶酸：妊娠早期叶酸缺乏可增加胎儿发生神经管畸形及早产的危险。妊娠期叶酸的摄入应达到每日600μg膳食叶酸当量（dietary folate equivalence，DFE），除常吃含叶酸丰富的食物如动物肝脏、绿叶蔬菜等外，还应补充叶酸400μg/d。

5）戒烟、禁酒：烟草中的尼古丁和烟雾中的氰化物、一氧化碳可导致胎儿缺氧和营养不良、发育迟缓。酒精亦可通过胎盘进入胎儿体内造成胎儿宫内发育不良、中枢神经系统发育异常等。

（2）妊娠中期和晚期

1）适当增加鱼、禽、蛋、瘦肉等优质蛋白质的来源。妊娠中期增加动物性食物（鱼、禽、蛋、瘦肉）50g/d，妊娠晚期需再增加75g左右（合计增加125g/d），以满足对优质蛋白质、维生素A、钙、铁等营养素和能量增加的需要。鱼类尤其是深海鱼类含有较多二十二碳六烯酸（docosahexoenoic acid，DHA），对胎儿大脑和视网膜发育有益，联合国粮食及农业组织（Food and Agriculture Organization of the United Nations，FAO）专家委员会和国际围产医学会专家委员会建议孕妇每日摄入DHA不少于200mg，深海鱼类富含DHA，每周最好食用2~3次深海鱼类。

2）适当增加奶类的摄入及补钙：奶类富含蛋白质，也是钙的良好来源。妊娠中期开始，奶的总摄入量需达到500g/d。对于普通孕妇，推荐从妊娠中期开始每日补充钙剂至少600mg直至分娩，膳食钙摄入仍需增加200mg/d，使总量达到1 000mg/d。

3）常吃含铁丰富的食物：孕妇是缺铁性贫血的高发人群。妊娠中期和晚期每日增加20~50g红肉，每周摄入1~2次动物血和肝脏，每次20~50g，基本可以满足妊娠期增加的铁营养需要。有指征时可在医生指导下额外补充铁剂。

4）适当增加碘的摄入：WHO推荐妊娠期妇女碘推荐摄入量为250mg/d。如每日吃含碘盐，妊娠期不用额外补充碘剂。

5）适量身体活动：维持体重的适宜增长，每日进行不少于30分钟的中等强度的身体活动，如快走、游泳、孕妇瑜伽等，有利于体重适宜增长和自然分娩。

6）禁烟、戒酒：烟草、酒精对胚胎发育的各个阶段有明显的毒性作用，因此必需禁烟、戒酒，也应尽量避免浓茶、咖啡，同样，尽量少吃刺激性食物。

4. 体重管理

（1）妊娠期体重增长：妊娠期体重增长可以影响母胎的近远期健康。近年来超重与肥胖孕妇的数量逐渐增加，妊娠期体重增长过多增加了大于胎龄儿、难产、产伤、妊娠期糖尿病等不良妊娠结局的风险；妊娠期体重增长不足与胎儿生长受限、早产儿、低出生体重等不良妊娠结局有关，因此要重视妊娠期体重管理。2009年美国医学研究所发表了基于不同体重指数的妊娠期体重增长建议（表4-8），应当在第一次产检时确定BMI，提供个体化的妊娠期增重、饮食和运动指导。

（2）运动指导：妊娠期运动是体重管理的另一项措施。通过运动能增加肌肉力量和促进机体新陈代谢；促进血液循环和胃肠蠕动，减少便秘；增强腹肌、腰背肌、盆底肌的能力；锻炼心肺

▼ 表4-8　2009年美国医学研究所的妊娠期体重增长建议

孕前体重分类	体重指数/（kg·m⁻²）	妊娠期总增重范围/kg	妊娠中晚期 每周体重增长及范围/kg
低体重	<18.5	12.5~18	0.51（0.44~0.58）
正常体重	18.5~24.9	11.5~16	0.42（0.35~0.50）
超重	25.0~29.9	7~11.5	0.28（0.23~0.33）
肥胖	≥30	5~9	0.22（0.17~0.27）

功能，释放压力，促进睡眠。根据个人喜好可选择一般的家务劳动、散步、慢步跳舞、步行上班、孕妇体操、游泳、骑车、瑜伽和凯格尔（Kegel）运动等形式。但妊娠期不适宜开展跳跃、震动、球类、登高（海拔2 500m以上）、长途旅行、长时间站立、潜水、滑雪、骑马等具有一定风险的运动。

四、产科合理用药

在20世纪中期之前，大多数医生认为胎盘是天然屏障，并像盾牌一样抵挡外界不良环境对胎儿影响，妊娠期使用药物不会通过胎盘危及胎儿。但20世纪50年代，发生了新药反应停事件（肢体缺陷），促进了美国1962年药物条例的颁布。根据这项条例，每种药物必须在说明书上标明其使用的安全性和有效性及使用指征的相关研究情况。

胎儿处于发育过程中，各器官发育尚未完善，孕妇用药可直接或间接地影响胎儿，大多数药物可通过胎盘直接作用于胎儿，因此妊娠期用药要十分慎重。妊娠期如用药不当，对孕妇、胎儿、新生儿可能产生不良影响，妊娠期尽量减少药物应用。临床应遵循"妊娠期没有特殊原因不要用药"的原则，尤其在妊娠早期。生育年龄准备怀孕的妇女用药应慎重；另外，孕妇健康有利于胎儿的正常生长发育，患有急、慢性疾病者应在孕前进行治疗。

如孕妇已用了某种可能致畸的药物，应根据用药种类、用药时的胎龄、时间长度和暴露剂量等因素综合考虑处理方案。在对药物暴露的妊娠期和哺乳期妇女进行咨询或选择药物时需要同时考虑动物实验和人体试验的结果。

1. 孕妇用药的基本原则　①用药必须有明确的指征，避免不必要的用药；②根据病情在医生指导下选用有效且对胎儿相对安全的药物；③应选择单独用药而避免联合用药；④选用妊娠期应用结论比较肯定的药物，避免使用比较新的但不确定对胎儿影响的药物；⑤严格掌握剂量和用药持续时间，注意及时停药；⑥妊娠早期若病情允许，尽量推迟到妊娠中晚期再用药。

2. 药物的妊娠分类　1979年，美国食品药物监督管理局（Food and Drug Administration，FDA）根据药物对动物和人类具有不同程度的致畸危险，将其分为A、B、C、D、X五类。但由于该分类方法存在一定局限性，FDA摒弃了这种药物妊娠分类法，于2015年制定了新的妊娠/哺乳期用药规则（pregnancy and lactation labeling rule，PLLR）。新规则要求药品生产商需在其药品说明书中提供妊娠期、哺乳期妇女药物风险及获益的详细相关信息，包括：

第一部分，又称为"风险总结"：详细描述药物对胎儿的影响，如果存在风险，需说明这些关于风险的信息是来自动物实验还是人体试验。

第二部分，又称为"临床考虑"：包括药物的作用，特别是在不知道自己怀孕的妇女中使用此种药物的信息，还包括剂量、并发症等信息。

第三部分，又称为"数据"：更详细地描述相关的动物实验或人体试验方面的数据，也就是第一部分的论据。

同时，新规定指出药品说明书还应加入"备孕的男性与女性"条目，注明药物对妊娠测试、避孕及生育影响的相关信息。

3. 用药时间　用药时胎龄与损害性质有密切关系。受精后 2 周内，孕卵着床前后，药物对胚胎影响是"全"或"无"。"全"表现为胚胎早期死亡导致流产；"无"则为胚胎继续发育，不出现异常。受精后 3~8 周内，胚胎器官分化发育阶段，胚胎开始定向发育，受到有害药物作用后，即可产生形态上的异常而形成畸形，称为致畸高度敏感期，如神经组织于受精后 15~25 日，心脏于 20~40 日，肢体于 24~46 日易受药物影响。受精后 9 周至足月是胎儿生长、器官发育、功能完善阶段，仅有神经系统、生殖器官和牙齿仍在继续分化，特别是神经系统分化、发育和增生是在妊娠晚期和新生儿期达最高峰。在此期间受到药物作用后，由于肝酶结合功能差及血脑屏障通透性高，易使胎儿受损，对中枢神经系统的损害还可表现为胎儿生长受限、低出生体重和功能行为异常，早产率亦有所增加。

五、妊娠期常见症状及其处理

1. 消化系统症状　于妊娠早期出现恶心、晨起呕吐者，可给予维生素 B$_6$ 10~20mg，每日 3 次口服。若已属妊娠剧吐，则按该病处理。

2. 贫血　妊娠期最常见的贫血类型为缺铁性贫血。孕妇于妊娠后半期对铁需求量增多，仅靠饮食补充明显不足，应适时补充铁剂，非贫血孕妇，若血清铁蛋白 <30μg/L，应补充元素铁 60mg/d；诊断明确的缺铁性贫血孕妇，应补充元素铁 100~200mg/d。维生素 B$_{12}$ 和/或叶酸缺乏可导致巨幼细胞性贫血。

3. 腰背痛　妊娠期间由于关节韧带松弛，增大的子宫向前突使躯体重心后移，腰椎向前突使背伸肌处于持续紧张状态，常出现轻微腰背痛。若腰背痛明显，应及时查找原因，按病因治疗。必要时卧床休息、局部热敷及服止痛片。

4. 下肢及外阴静脉曲张　妊娠末期应尽量避免长时间站立，可穿有压力梯度的弹力袜，晚间睡眠时应适当垫高下肢以利静脉回流。分娩时应防止外阴部曲张的静脉破裂。

5. 下肢肌肉痉挛　可能是孕妇缺钙表现。应补充钙剂，600~1 500mg/d。

6. 下肢水肿　孕妇于妊娠后期常有踝部及小腿下半部轻度水肿，经休息后消退，属正常现象。若下肢水肿明显，经休息后不消退，应想到妊娠期高血压疾病、合并肾脏疾病或其他合并症，应查明病因后及时给予治疗。

7. 痔疮　于妊娠晚期多见或明显加重，因增大的妊娠子宫压迫和腹压增高，使痔静脉回流受阻和压力增高导致痔静脉曲张。应多吃蔬菜，少吃辛辣食物，必要时服缓泻剂软化大便，纠正便秘。

8. 便秘　妊娠期间肠蠕动及肠张力减弱，加之孕妇运动量减少，容易发生便秘。应养成每日按时排便的良好习惯，并多吃纤维素含量高的新鲜蔬菜和水果，必要时口服缓泻剂，睡前口服果导片1~2片，或用开塞露、甘油栓，使大便滑润容易排出，但禁用硫酸镁，也不应灌肠，以免引起流产或早产。

9. 仰卧位低血压　于妊娠末期，孕妇若较长时间取仰卧姿势，由于增大的妊娠子宫压迫下腔静脉，使回心血量及心排出量减少，出现低血压。此时若改为侧卧姿势，使下腔静脉血流通畅，血压迅即恢复正常。

学习小结

受精过程需精子获能并发生顶体反应。囊胚表面滋养细胞和子宫内膜同步发育且功能协调是受精卵着床的重要条件。受精卵形成并着床是胚胎早期发育的两个重要过程。

妊娠24周后出生的胎儿可能存活，但生存力极差；28周后生存力逐渐增加；妊娠37~42周为足月儿。胎儿体内无纯动脉血，来自胎盘的血液进入右心房后绝大部分经卵圆孔进入左心房。胎儿肺循环阻力较大，肺动脉血液绝大部分经动脉导管流入主动脉。肺表面活性物质的形成决定肺的成熟度。

胎儿-胎盘循环的建立为母胎之间物质交换的基础；胎盘还合成多种激素、酶和细胞因子等，以维持正常妊娠，但胎盘的屏障作用有限。胎膜保持羊膜腔的完整性，对胎儿起保护作用。脐带内的脐动脉、脐静脉是母胎之间物质交换通道。羊水对胎儿和母体有保护作用，通过羊膜腔内母胎间液体交换，保持量的相对恒定。

早期妊娠主要临床表现为停经、早孕反应、乳房和生殖系统的变化。血、尿hCG升高是确定妊娠的主要指标。妊娠早期超声检查是确定宫内妊娠的金指标。妊娠中晚期主要的临床表现有子宫增大和胎动。听到胎心音能确诊妊娠且为活胎。超声可检测胎儿生长发育并在妊娠18~24周筛查胎儿结构畸形；彩色多普勒超声可了解子宫和胎儿动脉血流。

产前检查推荐的检查孕周分别是妊娠6~13周、14~19周、20~24周、25~28周、29~32周、33~36周、37~41周。有高危因素者，酌情增加产检次数。评估胎儿健康的技术有多种，其中电子胎心监护和超声多普勒血流监测是判断胎儿宫内状况的重要监测手段。妊娠期合理营养对胎儿正常生长发育和改善母儿结局非常重要。妊娠期用药要遵循孕妇用药的基本原则。

（刘斌）

复习参考题

一、选择题

1. 对于妊娠期母体的变化，恰当的是
   - A. 妊娠后肺活量减小，动脉血 PO_2 降低
   - B. 因受孕激素影响，输尿管增粗，蠕动减弱，尿流缓慢，加上子宫压迫，易发生肾盂肾炎
   - C. 垂体前叶增多，致促性腺激素分泌增多
   - D. 妊娠初期动脉血压增加，脉压减小
   - E. 孕妇心搏量随妊娠的进展而不断增加，到妊娠末期达峰值

2. 对于脐带 不恰当的是
   - A. 脐带表面有羊膜包围
   - B. 脐静脉的氧分压低于脐动脉
   - C. 妊娠足月（40周末），脐带一般长度为50cm
   - D. 脐带杂音的速率与胎心率相同
   - E. 脐带有两根脐动脉和一根脐静脉

3. 正常早期妊娠诊断最准确的依据为
   - A. 尿妊娠试验阳性
   - B. 出现早孕反应
   - C. 尿频
   - D. 自觉乳房轻度胀痛
   - E. 超声见孕囊及胎心搏动

4. 四步触诊法第二步的目的为
   - A. 判断宫底部的胎儿部分
   - B. 判断耻骨联合上方的胎儿部分
   - C. 判断胎背及胎儿肢体的位置
   - D. 判断胎先露部是否入盆
   - E. 判断胎先露部入盆程度

5. 最易受外界不良因素影响而引起畸形的胎龄为
   - A. 0~4周
   - B. 4~8周
   - C. 12~16周
   - D. 16~20周
   - E. 20~24周

   答案：1. B；2. B；3. E；4. C；5. B

二、简答题

1. 受精卵着床的前提条件及过程是什么？
2. 胎盘的构成是什么？有哪些功能？
3. 胎儿循环的特点有哪些？
4. 简述羊水的来源和功能是什么？
5. 早期妊娠的主要症状和体征是什么？
6. 早孕诊断的常用辅助检查方法有哪些？
7. 妊娠中晚期的主要体征是什么？
8. 胎姿势、胎产式、胎先露、胎方位的定义是什么？
9. 产前检查的内容有哪些？
10. OCT有哪些结果？如何判读？

第五章

病理妊娠

学习目标		
掌握		不同类型流产的临床表现、诊断方法和治疗原则；异位妊娠的定义、临床表现、诊断、鉴别诊断和治疗方法；妊娠剧吐的鉴别诊断及治疗原则；妊娠期高血压疾病的分类、诊断、鉴别诊断和治疗；HELLP综合征的临床表现及治疗；前置胎盘临床分型、临床表现、诊断和治疗；胎盘早剥病理和临床分型、临床表现、诊断和治疗；早产的定义、分类、临床表现和诊断；过期妊娠的定义、过期妊娠对母儿的影响及过期妊娠的治疗与预防措施；羊水过多的定义、临床表现、诊断及鉴别诊断；羊水过少的概念、病因、临床表现和诊断要点；胎膜早破的定义、病因、诊断、对母儿的影响及处理原则；胎儿窘迫的临床表现、诊断及处理原则。
熟悉		异位妊娠的常见发生部位；妊娠剧吐的临床表现；子痫前期的高危因素、病因学说、基本病理生理变化及对母儿的影响；前置胎盘的病因和高危因素；胎盘早剥的病因；早产的处理；过期妊娠的诊断要点；羊水过多的病因；羊水过少对母儿的影响及处理原则；胎膜早破的高危因素；胎儿窘迫可能的病因。
了解		流产的病因和不同类型流产的预后；异位妊娠的病因和病理；妊娠期高血压疾病的概念；早产的鉴别诊断、高危因素、预测和预防；过期妊娠的病因及病理表现；羊水过多对母儿的影响及处理原则；胎膜早破的预防。

第一节 自然流产

妊娠不足28周、胎儿体重不足1 000g而终止妊娠称为流产（abortion）。妊娠12周前终止者称早期流产（early abortion），妊娠12周至不足28周终止称晚期流产（late abortion）。流产又分为自然流产（spontaneous abortion）和人工流产（induced abortion）两大类。自然流产的发病率占全部妊娠的10%~15%，其中80%以上为早期流产，在早期流产中，约2/3为隐性流产（clinically silent miscarriages），即发生在月经期前的流产，也称为生化妊娠（biochemical pregnancy）。

一、病因

1. 胚胎因素　胚胎或胎儿染色体异常是早期流产的最常见原因，占50%~60%。染色体异常包括：① 数目异常，多见三体（triscme）、X单体（monosomy X，45X）、三倍体及四倍体等；② 结构异常，多为易位、倒置、缺失、重叠和嵌合体等。染色体异常的胚胎即使少数妊娠至足月，出生后仍可能会发生畸形或功能缺陷。

2. 母体因素

（1）内分泌异常：黄体功能不全、高催乳素血症、多囊卵巢综合征、甲状腺功能异常、糖尿病血糖控制不佳等均可导致流产。

（2）生殖器官异常：子宫畸形、子宫肌瘤、子宫腺肌病、宫腔粘连等均可影响胚胎着床发育引起流产。宫颈重度裂伤、宫颈内口松弛、宫颈部分或全部切除术后、宫颈机能不全等可导致宫颈口自然扩张而引起晚期流产。

（3）全身性疾病：严重的全身性感染、高热、TORCH感染，孕妇患心力衰竭、高血压、慢性肾炎、严重贫血及严重营养不良等缺血缺氧性疾病亦可导致流产，妊娠期维生素缺乏将影响受精卵发育也可导致流产。

（4）免疫功能异常：免疫功能异常引起的流产可分为自身免疫和同种免疫两种类型。自身免疫型如抗心磷脂抗体、抗β_2糖蛋白抗体、抗核抗体、抗甲状腺抗体阳性等。同种免疫型如父方人白细胞抗原、胎儿抗原、血型抗原等。

（5）其他因素：孕妇不良嗜好如过量吸烟、酗酒、吸毒等，外伤、过劳、手术、性交、精神创伤等均可引起流产。

3. 环境因素　砷、铅、苯、甲醛等化学物质接触过多，放射线等辐射，噪声及高温等可直接或间接损害胚胎或胎儿引起流产。

二、病理

妊娠8周以前的流产多为胚胎先死亡，随后底蜕膜出血并与胚胎绒毛分离，分离后的胚胎组织如同异物，刺激子宫收缩，此时绒毛发育不成熟，与子宫蜕膜联系不牢固，胚胎绒毛易与底蜕膜分离，所以常先有阴道流血后有腹痛，出血不多。

妊娠8~12周时，胎盘绒毛发育旺盛，与底蜕膜联系较坚固，流产的妊娠物常不易被完整排出，部分妊娠物滞留在宫腔内，影响子宫收缩，导致阴道流血较多。

妊娠12周以后的流产，因胎盘已形成，流产前先有腹痛，然后排出胎儿、胎盘。

三、临床表现

1. 停经　大部分自然流产患者有明显的停经史。一部分流产是妇女未知已孕就发生受精卵死亡和流产。对这些患者，要根据病史、血和尿人绒毛膜促性腺激素（hCG）及超声检查结果综合判断。

2. 阴道流血和腹痛　早期流产的临床过程表现为先出现阴道流血，后出现腹痛。晚期流产的临床过程表现为先出现腹痛，后发生阴道流血。

四、临床类型

按自然流产发展的不同阶段，分为以下临床类型。

1. 先兆流产（threatened abortion） 停经后出现少量阴道流血，常为暗红色或血性分泌物，可出现阵发性下腹痛或腰骶部痛，无妊娠物排出。妇科检查：宫颈口未开，子宫大小与停经时间相符。

2. 难免流产（inevitable abortion） 一般由先兆流产发展而来，此时流产已不可避免。阴道流血量增多，阵发性下腹痛加剧，若胎膜破裂可见阴道排液。妇科检查：宫颈口已扩张，有时可见胎囊膨出或胚胎组织堵塞于宫颈口内，子宫大小与停经时间相符或略小。

3. 不全流产（incomplete abortion） 难免流产继续发展，部分妊娠物排出宫腔，部分仍残留在子宫腔内或嵌顿于宫颈口处，或胎儿排出后胎盘滞留宫腔或嵌顿于宫颈口，影响子宫收缩，表现为反复间歇性阴道流血或持续阴道流血，甚至发生失血性休克。妇科检查：宫颈口扩张，宫颈口有妊娠物堵塞及持续性血液流出，子宫大小小于停经时间。

4. 完全流产（complete abortion） 妊娠物已全部排出，阴道流血很少或已停止，腹痛逐渐消失。妇科检查：宫颈口已关闭，子宫接近正常大小。

流产的临床过程如下：

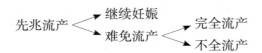

此外，流产有以下 3 种特殊情况。

1. 稽留流产（missed abortion） 又称过期流产，指宫内胚胎或胎儿死亡后未及时排出者。表现为早孕反应消失，有先兆流产的症状或无任何症状，子宫不再增大或反而缩小。妇科检查：宫颈口未开，子宫小于停经月份，质地不软。

2. 复发性流产（recurrent spontaneous abortion，RSA） 指同一性伴侣连续自然流产 2 次或 2 次以上者。RSA 大多数为早期流产，少数为晚期流产。早期 RSA 常见原因为胚胎染色体异常、免疫功能异常、黄体功能不全、甲状腺功能减退等，随着流产次数增加，胚胎染色体异常的发生率下降。晚期 RSA 常见原因为子宫解剖异常、自身免疫异常、血栓前状态等。

3. 流产合并感染 阴道流血时间较长、不全流产或不洁流产时，有可能引起宫腔感染，常为需氧菌及厌氧菌混合感染，严重时引起盆腔炎、腹膜炎、脓毒症及脓毒性休克等。

五、诊断

1. 病史 询问有无停经史、流产史、早孕反应；有无阴道流血、流液，流血与流液的量和持续时间；有无妊娠物排出；有无腹痛及腹痛的部位、性质、程度。了解有无发热、阴道分泌物性状及有无臭味可协助诊断流产合并感染。

2. **体格检查** 测量体温、脉搏、呼吸、血压，注意有无贫血及感染征象。外阴消毒后妇科检查，注意宫颈口是否扩张、有无羊膜囊膨出或妊娠物堵塞宫口；子宫大小与停经时间是否相符、有无压痛；双侧附件区有无压痛、增厚或肿块。操作应轻柔。

3. **辅助检查**

（1）超声检查：明确孕囊的位置、大小、形态、有无胎儿心管搏动。若孕囊形态异常或位置下移，则预后不良。稽留流产、不全流产及异位妊娠均可借助超声检查协助诊断。妊娠8周前经阴道超声检查更准确。

（2）血、尿hCG测定：胶体金hCG检测试纸检测尿液，可快速明确是否妊娠。动态监测血hCG变化，有助于妊娠预后判断。必要时1~2周检查一次血hCG。

（3）其他检查：血常规检查以判断出血程度，白细胞计数尤其是中性粒细胞比例、C反应蛋白及降钙素原（PCT）可判断有无感染存在。复发性流产患者可行夫妻双方染色体核型分析、女方免疫因素、宫颈功能、内分泌功能等检查。

六、鉴别诊断

首先鉴别流产类型，见表5-1。其次需与异位妊娠、葡萄胎、功能失调性子宫出血、盆腔炎及急性阑尾炎等疾病进行鉴别。

▼ 表5-1　各型流产的鉴别诊断

类型	临床表现			妇科检查	
	出血量	下腹痛	组织排出	宫颈口	子宫大小
先兆流产	少	无或轻	无	关闭	与孕周相符
难免流产	增多	加重	无	松弛或扩张	相符或略小
不全流产	多	减轻	部分排出	扩张或有组织物堵塞	略小
完全流产	少或无	无	全部排出	关闭	基本正常

七、处理

1. **先兆流产** 注意休息，禁止性生活，加强营养，保持情绪稳定。黄体功能不全者可给予补充黄体酮，甲状腺功能减退者可给予甲状腺素片。如阴道流血停止、腹痛消失、超声检查证实胚胎存活，可继续妊娠。若临床症状加重，超声检查发现胚胎发育不良，hCG持续不升或下降，表明流产不可避免，应终止妊娠。

2. **难免流产** 一旦确诊，应尽快排出胚胎及胎盘组织，对排出物应仔细检查，并送病理检查。早期流产应及时行清宫术，绒毛染色体核型分析对明确流产原因有帮助。晚期流产时，子宫较大，出血较多，可用子宫收缩药，促进子宫收缩，必要时行刮宫术以清除宫内组织。术后可行超声检查，了解有无妊娠物残留，并给予抗生素预防感染。

3. 不全流产　一旦确诊，应尽快行刮宫术或钳刮术，清除宫腔内残留组织。阴道大量流血伴休克者，应同时输血输液，并给予抗生素预防感染。

4. 完全流产　流产症状消失，超声检查宫腔内无残留物，如无感染，不需特殊处理。

5. 稽留流产　处理前应先行血常规、凝血功能检查，并做好输血准备。如凝血功能正常，可先口服米非司酮3日，提高子宫肌对缩宫药物敏感性。子宫大小<12周者，可行刮宫术，术中肌内注射缩宫素。子宫大小≥12周者，可使用米非司酮加米索前列醇或静脉滴注缩宫素，促进胚胎、胎儿、胎盘排出。宫腔内容物排出不完全者可行清宫术。如凝血功能障碍，应先纠正凝血功能，再行流产术。

6. 复发性流产　建议对有复发性流产史的夫妻孕前进行外周血染色体核型检测，并进行遗传咨询。检查孕妇是否有内外科疾病或为血栓前状态、内分泌异常、免疫异常。明确孕妇有无生殖道畸形、肿瘤、宫腔粘连等。孕前确诊子宫颈机能不全者可于妊娠12~14周行预防性宫颈环扎术。抗磷脂抗体阳性者，可在妊娠期使用低分子量肝素和/或小剂量阿司匹林。甲状腺功能减退者应在孕前及整个妊娠期补充甲状腺素。黄体功能不全者，妊娠12周前给予黄体酮补充。

7. 流产合并感染　积极控制感染，尽快清除宫腔内残留物。阴道流血不多者，可用广谱抗生素控制感染后再行清宫术。若阴道流血量多，在静脉应用抗生素和输血的同时进行清宫，清宫时可用卵圆钳夹出宫腔内残留组织，使出血减少。忌用刮匙全面搔刮宫腔以免感染扩散，待感染控制后再彻底刮宫。感染严重或盆腔脓肿形成时应手术引流，必要时切除子宫。

（王志坚）

第二节　异位妊娠

【临床病例5-1】

患者，女，30岁，孕1产0。3小时前突发右下腹疼痛，肛门坠胀，晕厥一次，伴恶心、呕吐，遂收入院。既往月经规律，末次月经45日前，量如平时。2年前妊娠8周行人工流产术，术后发热、腹痛，诊断为盆腔炎性疾病，抗感染治疗后好转。查体：神志尚清，面色苍白，心率120次/min，血压60/30mmHg；腹部移动性浊音阳性。妇科检查：阴道少量流血，后穹隆饱满、触痛，宫颈举痛；子宫体稍大、软、活动好，有漂浮感，压痛不明显；右侧附件区压痛，可扪及界限不清肿块。该患者的初步诊断是什么？为进一步明确诊断应做哪些辅助检查？

受精卵在子宫体腔以外着床称异位妊娠（ectopic pregnancy），习惯称宫外孕（extrauterine pregnancy）。异位妊娠根据受精卵在子宫体腔外种植部位不同而分为输卵管妊娠、卵巢妊娠、腹腔妊娠、宫颈妊娠、剖宫产瘢痕妊娠和阔韧带妊娠（图5-1）。

异位妊娠是妇产科常见的急腹症之一，发生率为2%~3%，并有逐年升高的趋势，是早期妊

娠相关疾病死亡的最主要原因。其中以输卵
管妊娠最为常见，约占异位妊娠的95%。

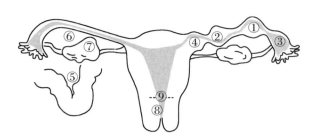

① 输卵管壶腹部妊娠；② 输卵管峡部妊娠；③ 输卵管伞部妊娠；④ 输卵管间质部妊娠；⑤ 腹腔妊娠；⑥ 阔韧带妊娠；⑦ 卵巢妊娠；⑧ 宫颈妊娠；⑨ 剖宫产瘢痕妊娠。

▲ 图5-1 异位妊娠的发生部位

一、输卵管妊娠

输卵管妊娠（tubal pregnancy）指受精卵在输卵管的某一部位着床并发育。受精卵可以着床在输卵管的任何部位，其中壶腹部最多见，约占70%，其次为峡部、伞部、间质部妊娠。

（一）病因

任何促使受精卵运行延迟、干扰受精卵的发育、阻碍受精卵及时进入宫腔的因素均可导致输卵管妊娠。

1. 输卵管异常 包括结构和功能上的异常。

（1）输卵管炎：是引起异位妊娠的主要原因。可分为输卵管黏膜炎和输卵管周围炎。输卵管黏膜炎轻者可引起输卵管管腔狭窄，呈通而不畅的状态，纤毛功能受损，影响受精卵的正常运行，使受精卵在输卵管内着床，重者输卵管完全堵塞导致不孕；输卵管周围炎常造成输卵管周围粘连，管腔扭曲和狭窄，蠕动减弱影响受精卵运行。反复的衣原体感染及淋病奈瑟球菌感染常引起输卵管黏膜炎，增加输卵管妊娠的发生率。

（2）输卵管妊娠史或手术史：既往发生过输卵管妊娠的患者，经药物或保守性手术治疗，再次妊娠时异位妊娠的可能性高达10%。输卵管绝育术、输卵管整形术、输卵管吻合术等会造成输卵管管腔狭窄、阻塞或输卵管周围粘连，均可引起输卵管妊娠。此外，腹腔镜下电凝输卵管，可因形成输卵管瘘导致输卵管妊娠。

（3）输卵管发育异常：输卵管过长、过细、肌层发育不良、黏膜纤毛缺乏、双输卵管、输卵管憩室、副伞等均可影响受精卵运送过程及着床，造成输卵管妊娠。

（4）其他因素：输卵管周围病变如子宫肌瘤、卵巢肿瘤压迫输卵管，会影响输卵管蠕动，造成输卵管妊娠。

2. 避孕失败

（1）宫内节育器：目前大多数学者的观点认为，使用宫内节育器大大降低了妊娠率，但避孕失败后发生异位妊娠的概率较大，约为17.8%。

（2）口服避孕药：孕激素避孕药影响输卵管的蠕动，可能引起输卵管妊娠。应用大剂量孕激素的事后避孕，如果避孕失败，输卵管妊娠的可能性增加。

3. 辅助生殖技术 辅助生殖技术如人工受精、促排卵药物的应用、体外受精-胚胎移植、配子输卵管移植等应用后，输卵管妊娠的发生率增加。辅助生殖中新鲜周期胚胎比冷冻周期胚胎发生输卵管妊娠的概率更大。

4. 其他 内分泌异常、精神紧张、吸烟等也可导致输卵管蠕动异常或痉挛而发生输卵管妊娠。

（二）病理

1. 输卵管妊娠的特点　输卵管管腔狭小，管壁薄且缺乏黏膜下组织，黏膜的蜕膜样变不全，胚胎绒毛常直接侵蚀输卵管肌层，不利于胚胎组织的生长发育，常产生以下结局。

（1）输卵管妊娠流产：多见于妊娠8~12周输卵管壶腹部妊娠。受精卵逐渐长大向管腔膨出，以发育不良的蜕膜组织为主形成的包膜难以承受胚胎的膨胀张力，胚胎及绒毛自管壁附着处分离，落入管腔。由于比较接近伞端，通过逆蠕动挤入腹腔，则为输卵管妊娠完全流产，出血往往不多。如受精卵仅有部分剥离排出，部分绒毛仍残留管腔内，形成输卵管妊娠不全流产，残留的绒毛组织继续侵蚀输卵管管壁，而管壁的肌肉收缩力差，不易止血，持续或反复出血量较多时，积聚在输卵管内形成输卵管积血，也可经伞端流出，沉积于直肠子宫陷凹形成盆腔积血，甚至流向腹腔。

（2）输卵管妊娠破裂：多见于输卵管峡部妊娠，少数发生于输卵管间质部妊娠。输卵管峡部管腔狭窄，故发病时间较早，多在妊娠6周左右。绒毛侵蚀输卵管后穿破管壁，胚胎由裂口流出，输卵管肌层血管丰富，因此输卵管妊娠破裂的内出血较输卵管妊娠流产者严重。若管壁裂伤处有较大血管出血活跃，短时间内大量血液流入腹腔，可致休克，亦可反复出血，在阔韧带、盆腔和腹腔内形成较大的血肿。输卵管间质部局部肌肉组织较厚，妊娠达12~16周才发生输卵管破裂。间质部妊娠虽不多见，但此处血管丰富，一旦破裂出血会极为严重，短时间内即可出现低血容量休克，危及生命。

（3）陈旧性异位妊娠：输卵管妊娠流产或破裂患者中，部分患者未能及时治疗，由于反复腹腔内出血，形成血肿，胚胎死亡后，内出血停止，血肿机化变硬，与周围组织粘连，临床上称"陈旧性宫外孕"。

（4）继发性腹腔妊娠：无论输卵管妊娠流产还是破裂，胚胎从输卵管排入腹腔内或阔韧带内，多数死亡，偶尔也有存活者。若存活胚胎的绒毛组织附着于原位或排至腹腔后重新种植而获取营养，可继续生长发育，形成继发性腹腔妊娠。

（5）输卵管妊娠胚胎停止发育并吸收：少数异位妊娠胚胎停止发育被机体吸收。需要结合超声检查及检测血hCG进行诊断。

2. 子宫的变化

（1）子宫体：增大、变软，但小于正常宫内妊娠月份的子宫。

（2）子宫内膜：其改变与正常妊娠相似，滋养细胞产生的hCG使得子宫内膜发生蜕膜反应，可呈增殖期改变或Arias-Stella（A-S）反应，即镜下可见腺上皮细胞增大，核深染，突入腺腔，细胞质富含空泡。随着输卵管妊娠流产或破裂的发生，胚胎死亡，hCG水平下降，蜕膜发生退行性变或坏死，部分患者蜕膜完整地自宫腔剥离，随阴道血液排出，呈三角形外观，称为蜕膜管型（decidual cast）；部分患者内膜小片状脱落而出现不规则阴道流血。子宫内膜可分别呈A-S反应、月经期或增殖期改变、分泌期反应。

（三）临床表现

输卵管妊娠的临床表现与病变部位、有无流产或破裂、发病缓急及病程长短有关。

1. 症状 典型临床表现包括停经、腹痛及阴道流血。

（1）停经：除输卵管间质部妊娠停经时间较长外，多数停经6~8周，少数仅月经延迟数日，20%~30%的患者无明显停经史，而将异位妊娠时出现的不规则阴道流血误认为月经，或由于月经过期仅数日而不认为是停经。

（2）腹痛：为本病就诊患者的主要症状，占95%。输卵管妊娠未发生流产或破裂前由于胚胎生长使输卵管膨胀而产生一侧下腹部隐痛或胀痛。当发生输卵管妊娠流产或破裂时，突感一侧下腹部撕裂样疼痛，常伴有恶心、呕吐。若内出血积聚在直肠子宫陷凹，刺激直肠产生肛门坠胀感，且进行性加重。随着病情的发展，疼痛可扩展至整个下腹部，甚至引起胃部疼痛或肩部放射性疼痛。

（3）阴道流血：占60%~70%。多为不规则点滴状流血，量较月经少，色暗红，少数患者阴道流血量较多。流血可发生在腹痛出现前，也可发生在其后。一般在异位妊娠病灶去除后流血才能停止。

（4）妊娠相关症状：少数患者出现畏寒、头晕、乏力、嗜睡、缺乏食欲、恶心、晨起呕吐等早孕症状。

（5）晕厥与休克：由于骤然内出血及剧烈腹痛，患者常感头晕眼花、恶心、呕吐、心慌，并出现面色苍白、四肢发冷乃至晕厥，诊治不及时将发生失血性休克而死亡。休克发生与内出血的速度和量有关，但程度与阴道流血量不成正比。内出血越多越快，症状出现越迅速越严重。

2. 体征

（1）一般情况：内出血较多者呈贫血貌。大量出血时脉搏细速，血压下降。体温一般正常，休克患者体温略低。病程长、腹腔内血液吸收时可有低热。如合并感染，则体温可升高。

（2）腹部检查：一旦发生内出血，腹部多有明显压痛及反跳痛，尤以下腹患侧最为显著，但腹肌紧张较轻。内出血多时，腹部叩诊移动性浊音阳性。

（3）盆腔检查：阴道内可有来自宫腔的少许血液，患者子宫变软，但增大不明显，部分患者可触及膨胀的输卵管，伴有轻压痛。一旦输卵管妊娠流产或破裂发生内出血，有明显的宫颈举痛或摇摆痛，此为输卵管妊娠的主要体征之一，是因出血加重对腹膜的刺激所致。内出血多时后穹隆饱满、触痛，子宫有漂浮感。血肿多位于子宫后侧方或直肠子宫陷凹处，边界不清。病程较长时血肿与周围组织粘连形成包块，机化变硬。输卵管间质部妊娠时，子宫大小与停经月份基本符合，但子宫不对称，一侧子宫角部突出，破裂所致的征象与子宫破裂极为相似。

（四）诊断

根据上述临床表现，有典型破裂症状和体征的患者的诊断并不困难，无内出血或症状不典型者则容易被忽略或误诊。

1. 妊娠试验 血hCG测定是早期诊断异位妊娠的重要方法。异位妊娠时，患者体内的hCG水平较宫内妊娠低，连续监测血hCG，若倍增时间大于正常妊娠的倍增时间，则有异位妊娠的可能。

2. 超声检查 已成为诊断输卵管妊娠的重要方法之一。经阴道超声检查较经腹部超声检查的准确性高。输卵管妊娠的声像图特点：① 子宫内不见孕囊，内膜增厚；② 宫旁一侧见边界不清、回声不均匀的混合性包块，有时可见宫旁包块内有孕囊、胚芽及原始心管搏动，为输卵管妊娠的直接证据；③ 直肠子宫陷凹处有积液。由于子宫内有时可见假孕囊，易误诊为宫内妊娠。

诊断异位妊娠时，若能将hCG测定与超声相结合，则对确诊帮助很大。当hCG≥3 500U/L时，若阴道超声未见宫内孕囊，则应高度怀疑异位妊娠。

3. 腹腔镜检查 腹腔镜下可见患侧输卵管肿大，表面呈紫蓝色或有破口，腹腔内可有出血。但有3%~4%的患者因孕囊过小而被漏诊，也有极少部分患者因输卵管扩张、充血等改变而误诊为异位妊娠。腹腔镜检查联合妊娠试验或超声检查可协助诊断，大大降低误诊率。

4. 经阴道后穹隆穿刺 适用于疑有腹腔内出血的患者。由于直肠子宫陷凹是盆腔的最低点，少量出血即可积聚于此，当疑有内出血时，可用穿刺针经阴道后穹隆抽吸直肠子宫陷凹，若抽出物为陈旧性血液或暗红色血液，放置10分钟左右仍不凝固，则内出血诊断较明确。当内出血量少，血肿位置较高，直肠子宫陷凹有粘连时，可能抽不出血，故穿刺阴性不能否定输卵管妊娠的存在。

5. 诊断性刮宫 目前很少依靠诊断性刮宫协助诊断异位妊娠，仅用于阴道流血较多需排除宫内妊娠者。病理切片中见到绒毛，可诊断为宫内妊娠，仅见蜕膜未见绒毛有助于诊断异位妊娠。

（五）鉴别诊断

输卵管妊娠应与流产、急性输卵管炎、急性阑尾炎、黄体破裂、卵巢囊肿蒂扭转等引发急性下腹痛的疾病相鉴别（表5-2）。

▼ 表5-2　异位妊娠的鉴别诊断

疾病	停经	血hCG	阴道流血	休克	体温	经阴道后穹隆穿刺	妇科B型超声
输卵管妊娠	多有	多为阳性	少量暗红色，可伴蜕膜管型	程度与外出血不成正比	正常或低热	抽出不凝血	患侧附件低回声区，含孕囊
流产	有	多为阳性	由少到多可伴绒毛	程度与外出血成正比	正常	阴性	宫内可见孕囊
急性输卵管炎	无	阴性	无	无	升高	可抽出渗出液或脓液	附件低回声区
急性阑尾炎	无	阴性	无	无	升高	阴性	无明显异常
黄体破裂	多无	阴性	无或有如月经量	多无或轻度	正常	可抽出血液	患侧附件低回声区
卵巢肿瘤蒂扭转	无	阴性	无	无	正常或低热	阴性	患侧附件低回声区，边缘清晰

（六）处理

输卵管妊娠的治疗方法有手术治疗和非手术治疗。

1. 手术治疗　分为保守手术和输卵管切除手术。

（1）保守手术：手术仅清除妊娠物而保留患侧输卵管。适用于血流动力学稳定、年轻且有生育要求，特别是对侧输卵管缺如或有明显病变的患者。一般根据病变累及部位及其损伤程度选择术式，伞部妊娠可挤压妊娠物自伞端排出；壶腹部妊娠可切开输卵管取出胚胎后缝合管壁；峡部妊娠则可切除病灶后再行断端吻合输卵管。

输卵管妊娠行保守手术后，残余滋养细胞有可能继续生长，再次发生出血，引起腹痛等，称为持续性异位妊娠（persistent ectopic pregnancy，PEP）。术后应密切监测血清hCG水平，如术后hCG升高、术后1日血hCG下降<50%，或术后12日血hCG未下降至术前值的10%以下，即可诊断为PEP，应及时给予甲氨蝶呤（methotrexate，MTX）治疗，必要时再次手术。

（2）输卵管切除术：适用于无生育要求、内出血并发休克的急症患者。应尽量缩短手术时间，入腹后迅速钳夹患侧输卵管找到出血点，钳夹止血，再进行患侧输卵管切除术，保留卵巢。输卵管间质部妊娠手术应争取在破裂之前手术，做子宫角部楔形切除及患侧输卵管切除，必要时切除子宫。

手术可开腹或在腹腔镜下进行，目前，腹腔镜手术是治疗异位妊娠的主要方法。

2. 非手术治疗　包括药物治疗和期待疗法。

（1）药物治疗：目前用于治疗异位妊娠的药物以MTX为首选。主要适用于早期输卵管妊娠、要求保留生育能力的年轻患者。

适应证：① 无药物治疗禁忌证；② 输卵管妊娠未发生破裂；③ 输卵管妊娠包块直径≤4cm、未见胎心搏动；④ 血hCG<2 000U/L；⑤ 无明显内出血；⑥ 有随访条件。

治疗方案：① 单次给药，MTX剂量为50mg/m²，肌内注射1次；② 分次给药，MTX 0.4mg/（kg·d），肌内注射，5日为1个疗程。局部用药是将药物在腹腔镜或超声引导下注入输卵管的孕囊内。

在MTX治疗期间应采用超声和对hCG进行严密监护，注意病情变化和药物毒副作用，如口腔炎、骨髓抑制或肝肾损害。若hCG持续不下降，伴盆腔包块明显增大，或出现输卵管破裂征象，有内出血情况，应立即手术治疗。

（2）期待疗法（随访观察）：少数输卵管妊娠可能发生自然流产或溶解吸收自然消退，症状较轻，无须手术或药物治疗。适应证：① 无临床症状或症状轻微；② 随诊可靠；③ 输卵管妊娠包块直径<3cm且无胎心搏动；④ 血hCG<1000U/L，且持续下降；⑤ 无腹腔内出血。随访观察期间也应严密监护，若血hCG下降不明显或出现腹腔内出血征象，应及早进行药物或手术治疗。随访观察需向患者说明病情并征得同意。

二、其他部位异位妊娠

（一）剖宫产瘢痕妊娠

剖宫产瘢痕妊娠（cesarean scar pregnancy）是指胚胎着床于子宫下段剖宫产瘢痕部位的肌层，是剖宫产的远期并发症之一。近年来由于剖宫产率居高不下，该病的发生率明显上升。

经阴道超声是诊断剖宫产瘢痕妊娠的主要手段，其声像图为：① 宫腔及颈管内无孕囊；② 子宫峡部前壁瘢痕处可见孕囊；③ 超声下可见原始心管搏动或仅见混合性回声包块；④ 膀胱壁和孕囊之间缺少正常的肌层。彩色多普勒超声可显示妊娠物内部及周边血流丰富。三维超声及磁共振成像（magnetic resonance imaging，MRI）检查可显著提高诊断的准确性，但一般不作为常规检查方法，仅在特殊疑难病例，诊断困难时应用。

剖宫产瘢痕妊娠目前缺乏标准的治疗方式，应根据患者年龄、病情、超声显像、血 hCG 水平及对生育的要求等，采用不同的治疗方法。常用的治疗方法包括：① 清宫术，如超声引导下清宫术、宫腔镜下妊娠物清除术、MTX 治疗后清宫术、子宫动脉栓塞后清宫术；② 腹腔镜或开腹妊娠物切除，即直接切除病灶，同时行子宫瘢痕修补术，子宫动脉栓塞术可做辅助治疗；③ 子宫切除术，在短时间大出血，情况危急时为挽救患者生命可切除子宫。

（二）腹腔妊娠

腹腔妊娠（abdominal pregnancy）指位于输卵管、卵巢、阔韧带以外的腹腔内妊娠，发病率为1/15 000，母体死亡率约为 5%，胎儿存活率仅为 1‰。

腹腔妊娠分为原发性和继发性两类。继发性腹腔妊娠可继发于输卵管妊娠破裂或流产、宫内妊娠子宫破裂和卵巢妊娠破裂。原发性腹腔妊娠更为少见，诊断原发性腹腔妊娠的条件为：① 两侧输卵管和卵巢无近期妊娠的证据；② 无子宫腹膜瘘形成；③ 妊娠只存在于腹腔。超声检查子宫内无胎儿或胎儿位于子宫外。

腹腔妊娠确诊后，应立即经腹取出胎儿，术前需做好输血准备，术后应用抗生素预防感染。胎盘去留的时机和方式视其附着部位、胎儿死亡时间而定。

（三）卵巢妊娠

卵巢妊娠（ovarian pregnancy）极为少见，是受精卵在卵巢内着床和发育形成。原发性卵巢妊娠的诊断必须满足以下四点：① 双侧输卵管完整；② 囊胚位于卵巢组织内；③ 卵巢与囊胚是以卵巢固有韧带与子宫相连；④ 囊胚壁上有卵巢组织。卵巢妊娠的临床表现与输卵管妊娠相似，术前很难明确诊断卵巢妊娠，腹腔镜检查诊断意义很大，但仍需病理检查才能确诊。多数卵巢妊娠有内出血和休克，手术时应根据病灶范围行卵巢部分切除术，原则上尽量保留正常的卵巢组织和输卵管。

（四）宫颈妊娠

宫颈妊娠（cervical pregnancy）指受精卵在宫颈管内着床和发育的妊娠，罕见而危险，临床上易误诊为难免流产。患者停经后阴道流血时间较早，流血量逐渐增多或间歇性大量流血，不伴腹痛是其特点。超声显示宫腔空虚、宫颈内口紧闭、宫颈管内见孕囊，可确诊。处理原则是在有效止血措施的保障下终止妊娠。出血不多时首选 MTX 全身用药或经宫颈局部注射入囊胚内，药物使用方法及剂量同输卵管妊娠非手术治疗，条件允许可先行双侧子宫动脉栓塞，同时注入 MTX。出血量多时行刮宫术。术前做好输血准备，预备填塞宫颈管止血纱布条；刮除妊娠产物后常需使用纱布条压迫宫颈管填塞止血，手术医生应具有子宫全切术的经验；若保守治疗无法控制子宫出血，需及时行子宫切除术。近年来随着微创技术的发展，有条件者可选用在宫腔镜下吸取胚胎组织和子宫动脉栓塞术。

（胡元晶）

第三节　妊娠剧吐

妊娠剧吐（hyperemesis gravidarum）是发生于妊娠早期，以严重恶心、呕吐为主要症状的一组综合征，可导致孕妇脱水、电解质紊乱和酸中毒。诊治不当患者可因营养失调、代谢性酸中毒、电解质紊乱、肝肾衰竭危及生命，发病率为0.5%~2%。

一、病因

尚不明确。妊娠剧吐好发于精神紧张、情绪不稳定及经济状况较差的孕妇。妊娠剧吐与血hCG水平升高、妊娠期一过性甲状腺功能亢进及感染幽门螺杆菌有关。

二、临床表现

多见于年轻初孕妇，妊娠5~10周出现恶心、呕吐，开始以晨间、餐后为重，逐渐发展为频繁呕吐，呕吐物除食物、胆汁外，严重者可含血液，呈咖啡渣样。不能进食和严重呕吐导致孕妇脱水、电解质紊乱、尿比重增加、尿酮体阳性，甚至酸中毒。机体动用脂肪供能，体重减轻超过5%，脂肪代谢的中间产物丙酮增多引起代谢性酸中毒。孕妇肝肾功能受损时可出现黄疸，血转氨酶、肌酐和尿素氮升高，尿中出现蛋白和管型。

孕妇体重下降，出现明显消瘦、极度疲乏、皮肤干燥、眼球凹陷、口唇干裂及尿量减少等体征。严重者可因维生素B_1缺乏引发韦尼克（Wernicke）脑病，维生素K缺乏导致凝血功能障碍。

三、诊断与鉴别诊断

妊娠剧吐为排除性诊断。首先应通过超声确定是否为正常妊娠，行血常规、尿常规、动脉血气、电解质及肝肾功能等检查了解尿酮体、电解质及酸碱平衡情况，评估病情严重程度。妊娠剧吐者常有尿酮体阳性。心电图检查可发现血钾异常。眼底检查可了解有无视网膜出血。根据病史及临床表现，妊娠剧吐主要与葡萄胎及消化道疾病（如病毒性肝炎、胃肠炎、胆囊炎等）鉴别。

四、并发症

1. 甲状腺功能亢进　60%~70%的妊娠剧吐孕妇可出现短暂的甲状腺功能亢进，表现为TSH水平下降或游离T_4水平升高。原因在于妊娠期hCG水平升高，hCG与TSH的β亚单位化学结构相似，hCG水平升高刺激甲状腺分泌甲状腺激素，反馈性地抑制TSH水平。常为暂时性的，多数不严重，一般无须使用抗甲状腺素药物。甲状腺功能在妊娠20周时会恢复正常。

2. 韦尼克脑病　一般在妊娠剧吐持续3周后发病，为严重呕吐引起维生素B_1极度缺乏所致。患者表现为眼球震颤、视力障碍、步态和站立姿势受影响，少数患者可发生木僵或昏迷，经治疗者的死亡率为10%，未治疗者的死亡率高达50%。

五、治疗

1. 一般处理及心理支持治疗 对精神、情绪不稳定的患者给予心理治疗。应尽量避免接触容易诱发呕吐的气味、食品等。经治疗后病情好转，可鼓励患者进少量流食，少食多餐，逐渐增加进食量。

2. 止吐治疗 止吐药物包括维生素B_6、甲氧氯普胺（商品名：胃复安）、昂丹司琼（商品名：恩丹西酮）等。对于顽固性妊娠剧吐，可以考虑使用糖皮质激素，但应尽量避免妊娠10周前使用。

3. 纠正水、电解质紊乱及酮症酸中毒 每日静脉补液量3 000ml左右，补充维生素B_6、维生素C及维生素B_1等，维持每日尿量≥1 000ml。根据血电解质浓度、血气分析结果调整碳酸氢钠用量并确定是否补钾。恶心、呕吐者可考虑肠外营养。多数患者经上述治疗2~3日后病情好转。

4. 预防血栓栓塞性疾病 妊娠期孕妇存在血栓栓塞性疾病的风险，而妊娠剧吐可能会增加该风险。妊娠期孕妇的血液处于高凝状态，妊娠剧吐的患者因严重呕吐和恶心导致身体脱水、体力活动减少和卧床时间延长，这些因素都增加了血栓栓塞性疾病发生的风险。对于住院治疗的妊娠剧吐患者，应进行血栓栓塞性疾病的预防宣教，并使用预防剂量的低分子量肝素直至妊娠剧吐临床症状明显缓解。

5. 并发症治疗 少数患者经积极治疗后，出现持续黄疸或蛋白尿；体温持续高于38℃；休息时心率超过120次/min；出现多发性神经炎及神经性体征；有颅内或眼底出血经治疗不好转；伴发韦尼克脑病时应考虑终止妊娠。

（应豪）

第四节　妊娠期高血压疾病

【临床病例5-2】

患者，女，28岁，已婚，孕1产0。因"停经29周，发现血压升高伴头痛1周"入院。体格检查：血压160/110mmHg。产科检查：宫高24cm，腹围95cm，先露头，胎方位左枕前（left occiput anterior，LOA），先露浮，胎心率136次/min，无子宫收缩。尿常规：尿蛋白（+++）。该患者应诊断为何种疾病？如何处理？

妊娠期高血压疾病（hypertensive disorder of pregnancy）是妊娠与血压升高并存的一组疾病，发病率5%~10%。该组疾病严重影响母婴健康，是孕产妇和围产儿病死率升高的主要原因，包括妊娠期高血压（gestational hypertension）、子痫前期（preeclampsia）、子痫（eclampsia），以及妊娠合并慢性高血压（chronic hypertension in pregnancy）和慢性高血压并发子痫前期（chronic hypertension with superimposed preeclampsia）。前三种疾病与后两种在发病机制及临床处理上略有不同。本节重点阐述前三种疾病，特别是子痫前期。根据发病时间子痫前期可分为早发型和晚发型，多数以妊娠34周为界。

一、高危因素与病因

1. 高危因素　流行病学调查发现初产妇、孕妇年龄过小或大于35岁、多胎妊娠、妊娠期高血压疾病史及家族史、慢性高血压、慢性肾炎、抗磷脂抗体综合征、糖尿病、肥胖、营养不良、低社会经济状况，均与妊娠期高血压疾病发病风险增加密切相关。

2. 病因　尚不明确。国际上比较公认的是早发型子痫前期发病机制的"两阶段学说"（图 5-2），其核心内容包括：第一阶段，在妊娠早期，由于免疫、遗传、内皮细胞功能紊乱等因素可造成子宫螺旋小动脉生理性"血管重铸"障碍，滋养细胞因缺血导致侵袭力减弱，造成"胎盘浅着床"，子宫动脉血流阻力增加，致使胎盘灌注不足，功能下降。第二阶段，妊娠中晚期缺血缺氧的胎盘局部氧化应激反应，诱发内皮细胞损伤，从而释放大量炎症因子，形成炎症级联效应和过度炎症的发生，引起子痫前期、子痫各种临床症状见图 5-2。近期，也有学者提出子痫前期发病机制"三阶段学说"，有待进一步研究。晚发型子痫前期发病机制与早发型子痫前期并不一样，被认为与胎儿胎盘需求增加而子宫胎盘血供不能满足（miss match）有关。

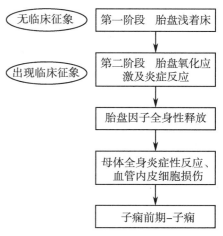

▲ 图 5-2　子痫前期发病机制
"两阶段学说"示意图

（1）子宫螺旋动脉重铸不足：正常妊娠时，有浸润能力的绒毛外滋养细胞沿血管逆行迁移进入蜕膜螺旋动脉，取代子宫螺旋动脉血管内皮细胞，并且使中层平滑肌细胞丧失，发生血管重铸。血管重铸后子宫螺旋动脉管腔扩大，丧失对外源性儿茶酚胺等缩血管物质的反应性，胎盘绒毛间隙子宫-胎盘循环血量增加，从而满足胎儿生长发育的需要。妊娠期高血压疾病患者绒毛外滋养细胞浸润能力受损，导致螺旋动脉重铸障碍，管腔变窄，阻力增大，引发妊娠期高血压疾病的一系列症状。

（2）炎症免疫过度激活：妊娠是一种成功的自然同种异体移植，其成功有赖于母体对妊娠的免疫耐受。母胎免疫耐受的实质是母胎界面上的母体免疫细胞对胎盘滋养细胞呈低反应性。

研究认为子痫前期是一个免疫介导的疾病。例如，初次妊娠患子痫前期风险较高，多次妊娠的孕妇再次妊娠时，子痫前期患病风险增加。免疫耐受失调也可以解释为父亲源性抗原负荷增加，如两倍父亲源性染色体——"两倍剂量"时，子痫前期患病风险增高。例如，葡萄胎的孕妇发生子痫前期的概率增高。Th_1/Th_2 比例失衡，免疫介导炎症反应增强，导致子痫前期。

（3）血管内皮细胞受损：炎症介质如肿瘤坏死因子、白细胞介素-6、极低密度脂蛋白等可能引起氧化应激，导致类脂过氧化物持续生成，产生大量毒性因子，引起血管内皮损伤，血管舒张因子分泌减少，提高了对血管紧张素的敏感性，使血压升高，导致一系列病理变化。研究认为，这些炎症介质、毒性因子可能来源于胎盘及蜕膜。

（4）遗传因素：流行病学调查和家系分析均证实子痫前期存在遗传易感性。目前报道的子痫前期易感基因已逾50个，主要涉及内皮细胞损伤、血压调控、凝血系统、脂类代谢、免疫、线粒体能量代谢等。鉴于子痫前期发病机制的复杂性，现在普遍认为子痫前期不存在唯一的致病基因。多基因与子痫前期发病的相关性是今后子痫前期遗传学研究的一个方向。

（5）代谢异常：近年来研究发现，妊娠期高血压疾病患者存在胰岛素抵抗，高胰岛素血症可导致一氧化氮合成下降及脂代谢紊乱，影响前列腺素 E_2 的合成，增加外周血管的阻力，升高血压，因此认为胰岛素抵抗与妊娠期高血压疾病密切相关，但尚需进一步研究。

二、病理生理变化及对母儿的影响

妊娠期高血压疾病的基本病理生理变化是全身小血管痉挛。由于小动脉痉挛，造成管腔狭窄，周围阻力增大，内皮细胞损伤，通透性增加，体液和蛋白质渗漏。全身各器官组织因缺血和缺氧而受到损害。

1. 脑　脑血管痉挛，通透性增加，脑水肿、充血、局部缺血、血栓形成及出血等。患者可出现昏迷、视力下降、视物模糊、头痛等症状。

2. 肾脏　肾小球扩张，内皮细胞肿胀，纤维素沉积于内皮细胞。血浆蛋白自肾小球漏出形成蛋白尿，蛋白尿的多少标志着疾病的严重程度。由于血管痉挛，肾血流量及肾小球滤过率下降，血尿酸浓度升高，血肌酐上升。肾功能严重损害可导致少尿、肾衰竭。

3. 肝脏　肝细胞受损，各种转氨酶水平升高。肝脏的特征性损伤是门静脉周围出血，严重时门静脉周围坏死。肝包膜下血肿形成，亦可发生肝破裂危及母儿生命。临床表现为上腹部不适，重症者可发生右上腹疼痛。

4. 心血管　血管痉挛，血压升高，外周血管阻力增加，心排出量减少，心血管系统处于低排高阻状态，加之内皮细胞活化使血管通透性增加，血管内液进入细胞间质，导致心肌缺血、间质水肿、心肌点状出血或坏死、肺水肿，严重者可发生心力衰竭。

5. 血液

（1）血容量：血液浓缩，血细胞比容上升。当血细胞比容下降时，多合并贫血或红细胞受损或溶血。

（2）凝血异常：子痫前期常伴有凝血因子激活或变异所致的高凝血状态，特别是重症者可发生微血管病性溶血。

6. 内分泌及代谢　水钠潴留，加之低蛋白血症，出现水肿。子痫者可有酸中毒。

7. 子宫胎盘血流灌注　血管痉挛致胎盘灌注下降，滋养细胞侵入子宫螺旋动脉重铸不足，加之胎盘血管急性动脉粥样硬化，使胎盘功能下降，胎儿生长受限，胎儿窘迫。若胎盘床血管破裂致胎盘早剥。

三、分类和临床表现

妊娠期高血压疾病分类和临床表现见表5-3。

分类	临床表现
妊娠期高血压（gestational hypertension）	妊娠20周以后首次出现收缩压≥140mmHg，和/或舒张压≥90mmHg（两次间隔至少4小时），并于产后12周恢复正常；尿蛋白（–）。产后方可确诊
子痫前期（preeclampsia）	
子痫前期	妊娠20周以后出现血压≥140/90mmHg；24小时尿蛋白≥0.3g或随机尿蛋白/肌酐≥0.3或随机尿蛋白（++）
重度子痫前期	子痫前期出现以下任何一个表现： ① 收缩压≥160mmHg，或舒张压≥110mmHg（卧床休息，两次间隔至少4小时）；② 血小板减少（血小板计数<100×10⁹/L）；③ 右上腹或上腹部疼痛；肝功能损害（血清转氨酶水平为正常值2倍以上）；④ 肾功能损害（血肌酐升高≥97.2μmol/L或为正常值2倍以上）；⑤ 肺水肿；⑥ 新发生的脑功能或视觉障碍，如持续性头痛、视力模糊、盲点、复视等；⑦ 胎儿生长受限（FGR）
子痫（eclampsia）	子痫前期孕妇抽搐不能用其他原因解释 子痫发生前可有不断加重的子痫前期，但子痫也可发生于血压升高不显著、无蛋白尿孕妇。可以发生在产前、产时或产后，通常产前子痫较多，子痫发生于产后48小时者约占25%。子痫抽搐进展迅速，前驱症状短暂，表现为抽搐、面部充血、口吐白沫、深昏迷；随之深部肌肉僵硬，很快发展成典型的全身高张阵挛惊厥、有节律的肌肉收缩和紧张，持续1~1.5分钟，期间患者无呼吸动作；此后抽搐停止，呼吸恢复，但患者仍昏迷，最后意识恢复，但困惑、易激惹、烦躁
慢性高血压并发子痫前期（preeclampsia superimposed upon chronic hypertension）	高血压孕妇妊娠20周以前无尿蛋白，若20周后尿蛋白定量≥0.3g/24h；高血压孕妇妊娠20周后突然尿蛋白增加或血压进一步升高或血小板计数<100×10⁹/L
妊娠合并慢性高血压（chronic hypertension in pregnancy）	妊娠前或妊娠20周前发现收缩压≥140mmHg和/或舒张压≥90mmHg（除外滋养细胞疾病），妊娠期无明显加重；或妊娠20周后首次诊断高血压并持续到产后12周后

注：① 血压较基础血压升高30/15mmHg，但低于140/90mmHg时，不作为诊断依据，须严密观察。
　　② 尿蛋白多少与妊娠结局之间的关系不大，大量蛋白尿（≥5g/24h）不作为伴严重表现子痫前期的指标。

四、诊断

1. 病史　注意询问妊娠前有无高血压、肾病、糖尿病、免疫性疾病等病史，了解患者此次妊娠后高血压、蛋白尿等症状出现的时间和严重程度，有无妊娠期高血压疾病家族史。

2. 高血压的诊断　血压的测量：测量血压前被测者至少安静休息5分钟。测量取坐位或卧位，注意肢体放松，袖带大小合适。通常测量右上肢血压，袖带应与心脏处于同一水平。

妊娠期高血压定义为同一手臂至少2次测量的收缩压≥140mmHg和/或舒张压≥90mmHg。对首次发现血压升高者，应间隔4小时或以上复测血压，如2次测量均为收缩压≥140mmHg和/或舒张压≥90mmHg则诊断为高血压。严重高血压孕妇收缩压≥160mmHg和/或舒张压≥110mmHg时，间隔数分钟重复测定后即可以诊断。

3. 尿蛋白检测和蛋白尿的诊断　所有孕妇每次产前检查均应检测尿蛋白或尿常规。尿常规检查应选用中段尿。可疑子痫前期孕妇应检测24小时尿蛋白定量。尿蛋白≥0.3g/24h或尿蛋白/肌酐比值≥0.3，或随机尿蛋白≥（＋＋）定义为蛋白尿。应注意蛋白尿的进展性变化及排查蛋白尿与孕妇肾脏疾病和自身免疫性疾病的关系。

4.辅助检查

（1）妊娠期高血压应定期进行以下常规检查：① 血常规；② 尿常规；③ 肝功能；④ 肾功能；⑤ 心电图；⑥ 超声检查。

（2）子痫前期和子痫患者视病情发展和诊治需要，应酌情增加以下有关的检查项目：① 眼底检查；② 凝血功能；③ 血电解质；④ 超声等影像学检查肝、胆、胰、脾、肾等脏器；⑤ 动脉血气分析；⑥ 心脏彩超及心功能测定；⑦ 超声检查胎儿发育、脐动脉、子宫动脉等血流指数；⑧ 必要时行头颅CT或MRI检查。

五、鉴别诊断

1. 妊娠期高血压、子痫前期主要与慢性肾炎鉴别，妊娠期发生急性肾炎者较少见。妊娠前已存在慢性肾炎病变者，妊娠期常可发现蛋白尿，重者可发现管型及肾功能损害，伴有持续性血压升高，眼底可有肾炎性视网膜病变。隐匿型肾炎较难鉴别，需仔细询问有关病史，如果年轻孕妇在妊娠中期即发现有持续性蛋白尿，应进一步做肾小球及肾小管功能检查。

2. 子痫应与癫痫、癔症、尿毒症、蛛网膜下腔出血和脑卒中鉴别，通过询问病史及检查，一般不难鉴别。

六、治疗

妊娠期高血压疾病的治疗目的是预防伴严重表现的子痫前期和子痫，降低母儿围产期发病率和死亡率，改善母婴预后。应根据病情的轻重缓急和分类进行个体化治疗。① 妊娠期高血压：休息、镇静、监测母胎情况，酌情降压治疗。② 子痫前期：预防抽搐，有指征地降压、利尿、镇静，密切监测母胎情况，预防和治疗严重并发症，适时终止妊娠。③ 子痫：控制抽搐，病情稳定后终止妊娠，预防并发症。④ 妊娠合并慢性高血压：以降压治疗为主，注意预防子痫前期的发生。⑤ 慢性高血压并发子痫前期：兼顾慢性高血压和子痫前期的治疗。

1. 评估和监测　妊娠期高血压疾病的病情复杂、变化快，分娩和产后的生理变化及各种不良刺激等均可导致病情加重。对产前、产时和产后的病情进行密切监测和评估十分重要，目的在于了解病情轻重和进展情况，及时合理干预，早防早治，避免不良妊娠结局的发生。

（1）基本监测：注意头痛、眼花、胸闷、上腹部不适或疼痛及其他消化系统症状，检查血压、体重、尿量变化、血常规和尿常规，注意胎动、胎心等的监测。

（2）母体检查：包括眼底、凝血功能、重要器官功能、血脂、血尿酸、尿蛋白定量和电解质等检查，有条件者建议检查自身免疫性疾病相关指标。

（3）胎儿检查：包括电子胎心监护、超声监测胎儿生长发育、羊水量，如可疑胎儿生长受限，应进行胎儿多普勒血流评估。

2. 一般治疗

（1）治疗地点：妊娠期高血压孕妇可居家或住院治疗；伴严重表现子痫前期的孕妇应评估后决定是否住院治疗；重度妊娠期高血压、伴严重表现子痫前期及子痫的孕妇均应住院监测和治疗。

（2）休息和饮食：应注意休息，以侧卧位为宜；保证摄入足量的蛋白质和热量；适度限制食盐摄入。

（3）镇静：保证充足睡眠，必要时可睡前口服地西泮 2.5~5.0mg。

3. 降压药物 降压药物选择的原则：对胎儿无毒副作用，不影响心排血量、肾血流量及子宫胎盘灌注量，不致血压急剧下降或下降过低。降压治疗的目的是预防心脑血管意外等严重母胎并发症。收缩压 ≥160mmHg 和/或舒张压 ≥110mmHg 时应降压治疗。妊娠前已用降压药治疗的孕妇应继续降压治疗。降压过程中力求血压下降平稳。

常用的口服降压药物有拉贝洛尔、硝苯地平短效片或缓释片。如口服药物血压控制不理想，可静脉用药，常用的有拉贝洛尔、尼卡地平。妊娠期一般不使用利尿剂降压，以防血液浓缩、有效循环血量减少和高凝倾向。硫酸镁不可作为降压药使用。妊娠中晚期禁止使用血管紧张素转化酶抑制剂（angiotensin converting enzyme inhibitor，ACEI）和血管紧张素 II 受体阻滞剂（angiotensin II receptor blocker，ARB）。

（1）拉贝洛尔（labetolol）：为 α、β 肾上腺素受体拮抗剂，显效快，降低血压但不影响肾及胎盘血流量，不引起血压过低或反射性心动过速。用法：每次 50~150mg 口服，每日 3~4 次，极量 2 400mg/d；或 20mg 静脉注射，10 分钟后剂量加倍，最大单次剂量 80mg，直到血压被控制，极量 300mg/d。副作用为头皮刺痛及呕吐，存在房室传导阻滞、哮喘等情况时禁用。

（2）硝苯地平（nifedipine）：钙通道阻滞剂，可解除外周血管痉挛，使全身血管扩张，血压下降，由于其降压作用迅速，目前不主张舌下含服。用法：每次 10mg 口服，每日 3~4 次，极量 120mg/d，缓释片每次 30mg 口服，每日 1~2 次。副作用为心悸、头痛，与硫酸镁有协同作用，注意合用时监测不良反应。

（3）尼莫地平（nimodipine）：钙通道阻滞剂，其优点在于可选择性地扩张脑血管。用法：每次 20~60mg 口服，每日 2~3 次；静脉滴注 20~40mg 加入 250ml 5% 葡萄糖溶液，每日 1 次，极量 360mg/d。副作用为头痛、恶心、心悸及颜面潮红。

（4）尼卡地平（nicardipine）：钙通道阻滞剂。用法：口服初始剂量 20~40mg，每日 3 次；静脉滴注，每小时 1mg 起，根据血压变化每 10 分钟调整剂量。

（5）甲基多巴（methyldopa）：可兴奋血管运动中枢 α 受体，抑制外周交感神经而降低血压，妊娠期使用效果好。用法：每次 250mg 口服，每日 3 次。副作用为嗜睡、便秘、口干、心动过速。

（6）硝酸甘油（nitroglycerin）：作用于氧化亚氮合酶，可同时扩张静脉和动脉，降低心脏前、后负荷，主要用于合并急性心功能衰竭和急性冠脉综合征时的高血压急症的降压治疗。用法：起始剂量 5~10μg/min 静脉滴注，每 5~10 分钟增加滴速至维持剂量 20~50μg/min。

（7）硝普钠（sodium nitroprusside）：强效血管扩张剂，扩张周围血管使血压下降。由于药物能迅速通过胎盘进入胎儿体内，并保持较高浓度，其代谢产物（氰化物）对胎儿有毒性作用。妊娠期仅适用于其他降压药物应用无效的高血压危象孕妇。用法：50mg加入5%葡萄糖溶液500ml，按0.5~0.8μg/（kg·min）的速度缓慢静脉滴注。产前应用时间不宜超过4小时。用药期间应严密监测血压及心率。

4. 解痉　首选药物为硫酸镁（magnesium sulphate）。硫酸镁是子痫治疗的一线药物，也是伴严重表现子痫前期预防子痫发作的预防用药。硫酸镁控制子痫再次发作的效果优于地西泮、苯巴比妥和冬眠合剂等镇静药物。除非存在硫酸镁应用禁忌证或硫酸镁治疗效果不佳，否则不推荐使用苯巴比妥和苯二氮䓬类药物（如地西泮）用于子痫的预防或治疗。对于子痫前期的患者也可酌情考虑应用硫酸镁。

（1）作用机制：镁离子抑制运动神经末梢释放乙酰胆碱，阻断神经肌肉接头间的信号传导，使骨骼肌松弛；镁离子刺激血管内皮细胞合成前列环素，抑制内皮素合成，降低机体对血管紧张素Ⅱ的反应，从而缓解血管痉挛状态；镁离子通过阻断谷氨酸通道阻止钙离子内流，解除血管痉挛、减少血管内皮损伤；镁离子可提高孕妇和胎儿血红蛋白的亲和力，改善氧代谢。

（2）用药指征：控制子痫抽搐及防止再抽搐；预防子痫前期发展成为子痫；子痫前期临产时用药预防抽搐。

（3）用药方案：① 控制子痫抽搐，静脉用药负荷剂量为4~6g，溶于10%葡萄糖溶液20ml静脉推注（15~20分钟），或5%葡萄糖溶液100ml快速静脉滴注，继而1~2g/h静脉滴注维持。或者夜间睡眠前停用静脉给药，改用肌内注射，用法为25%硫酸镁20ml+2%利多卡因2ml臀部肌内注射。24小时硫酸镁总量25~30g。② 预防子痫发作，适用于伴严重表现子痫前期和子痫发作后，负荷剂量2.5~5g，维持剂量与控制子痫抽搐相同。用药时间长短根据病情需要调整，一般每日静脉滴注6~12小时，24小时总量不超过25g；用药期间每日评估病情变化，决定是否继续用药；引产和产时可以持续使用硫酸镁，若剖宫产术中使用要注意产妇心脏功能；产后继续使用24~48小时。③ 若为产后新发现高血压合并头痛或视力模糊，建议启用硫酸镁治疗。④ 硫酸镁用于伴严重表现子痫前期预防子痫发作及伴严重表现子痫前期的期待治疗时，为避免长期应用对胎（婴）儿钙水平和骨质的影响，建议及时评估病情，病情稳定者硫酸镁使用不超过5~7日；在伴严重表现子痫前期期待治疗中，必要时间歇性应用。

（4）毒性反应：正常孕妇血清镁离子浓度为0.75~1mmol/L，治疗有效浓度为1.8~3mmol/L，若血清镁离子浓度超过3.5mmol/L即可发生镁中毒。患者首先表现为膝反射减弱或消失，继之出现全身肌张力减退、呼吸困难、复视、语言不清，严重者可出现呼吸肌麻痹，甚至呼吸停止、心脏停搏，危及生命。

（5）注意事项：用药前及用药过程中应注意以下事项。定时检查膝反射是否减弱或存在；呼吸每分钟不少于16次；尿量每24小时不少于400ml，每小时不少于17ml；治疗时须备钙剂作为解毒剂。镁离子中毒时停用硫酸镁并缓慢（5~10分钟）静脉推注10%葡萄糖酸钙10ml。如孕妇同时合并肾功能不全、心肌病、重症肌无力等，或体重较轻者，则硫酸镁应慎用或减量使用。若条件许可，用药期间可监测血清镁离子浓度。

5. 谨慎扩容　子痫前期孕妇需要限制补液量以避免肺水肿。除非有严重的液体丢失（如呕吐、腹泻、分娩失血）使血液明显浓缩，血容量相对不足或高凝状态者，通常不推荐扩容治疗。扩容疗法可增加血管外液体量，导致一些严重并发症的发生，如心力衰竭、肺水肿等。子痫前期孕妇出现少尿如无肌酐水平升高不建议常规补液，持续性少尿不推荐应用多巴胺或呋塞米。

6. 利尿治疗　子痫前期患者血液浓缩、有效循环血量减少和高凝状态，不能常规应用利尿剂。仅当患者出现全身性水肿、肺水肿、脑水肿、肾功能不全、急性心力衰竭时，可酌情使用呋塞米等快速利尿剂。甘露醇主要用于脑水肿，该药属高渗性利尿剂，患者有心力衰竭或潜在心力衰竭时禁用。严重低蛋白血症有腹腔积液者应补充白蛋白后，再应用利尿剂。

7. 镇静药物的应用　应用镇静药物的目的是缓解孕产妇精神紧张、焦虑症状，改善睡眠，预防并控制子痫。

（1）地西泮：每次2.5~5.0mg口服，每日2~3次，或睡前服用；必要时地西泮10mg肌内注射或静脉注射（>2分钟）。

（2）苯巴比妥：镇静时口服剂量为30mg，每日3次。控制子痫时肌内注射0.1g。

（3）冬眠合剂：冬眠合剂由氯丙嗪（50mg）、哌替啶（100mg）和异丙嗪（50mg）三种药物组成，通常以1/3~1/2量肌内注射，或以半量加入5%葡萄糖溶液250ml静脉滴注。由于氯丙嗪可使血压急剧下降，导致肾及胎盘血流量降低，不仅对孕妇及胎儿肝脏有一定的损害，而且可抑制胎儿呼吸，故仅应用于硫酸镁控制抽搐效果不佳者。

8. 纠正低蛋白血症　严重低蛋白血症伴腹水、胸腔积液或心包积液者，应补充白蛋白或血浆，同时注意配合应用利尿剂及严密监测病情变化。

9. 促胎肺成熟　见本章第七节。

10. 适时终止妊娠　终止妊娠是子痫前期唯一有效的治疗措施。

（1）终止妊娠的时机

1）妊娠期高血压、子痫前期：可期待治疗至37周终止妊娠。

2）伴严重表现子痫前期患者：妊娠<24周经治疗病情不稳定者建议终止妊娠。妊娠24~28周根据母胎情况及当地母胎诊治能力决定是否期待治疗。妊娠28~34周，如病情不稳定，经积极治疗24~48小时病情仍加重，促胎肺成熟后终止妊娠；如病情稳定，可以考虑继续期待治疗，并建议提前转至早产儿救治能力较强的医疗机构。妊娠≥34周应考虑终止妊娠。

3）子痫：子痫控制且病情稳定，应尽快终止妊娠。

4）妊娠合并慢性高血压：可期待治疗至38周终止妊娠。

5）慢性高血压并发子痫前期：伴严重表现子痫前期，≥34周终止妊娠；子痫前期，37周终止妊娠。

（2）蛋白尿及其程度虽不能单一作为终止妊娠的指征，却是综合性评估的重要因素之一，需注意母儿整体状况的评估，如评估母体低蛋白血症、伴发腹水和/或胸腔积液的严重程度及心肺功能，评估伴发的母体基础疾病如系统性红斑狼疮、肾脏疾病等病况，对存在的肾功能受损和其他器官受累的情况应进行综合分析，以确定终止妊娠的时机。

（3）终止妊娠的方式：妊娠期高血压疾病患者，如无产科剖宫产指征，原则上考虑阴道试产。但如果不能短时间内阴道分娩或病情有可能加重，可考虑放宽剖宫产的指征。

（4）分娩期间的注意事项：① 注意观察孕妇自觉症状变化；② 监测血压并应继续降压治疗，应将血压控制在 <160/110mmHg；③ 监测胎心变化；④ 积极预防产后出血；⑤ 产时、产后不推荐使用麦角新碱类药物。

11. 产后处理　产后子痫多发生于产后24小时直至10日内，故产后不应放松子痫的预防。伴严重表现的子痫前期患者产后应继续使用硫酸镁24~48小时，以预防产后子痫的发生。

子痫前期患者产后3~6日是产褥期血压高峰期，高血压、蛋白尿等症状仍可能反复出现甚至加重，因此，此期间仍应每日监测血压及尿蛋白。如血压 ≥ 160/110mmHg应继续给予降压治疗。产后新发高血压伴头痛或视力模糊，建议给予硫酸镁治疗，并采用降压药物控制血压。哺乳期可继续应用产前使用的降压药物，禁用ACEI和ARB（卡托普利、依那普利除外）。患者在重要脏器功能恢复正常后方可出院。

12. 子痫处理　子痫是妊娠期高血压疾病最严重的阶段，是妊娠期高血压疾病导致母儿死亡的最主要原因，应积极处理。处理原则：控制抽搐，纠正缺氧和酸中毒，控制血压，于抽搐控制后终止妊娠。

（1）紧急处理：防止误吸，开放呼吸道，建立静脉通道，维持呼吸和循环稳定。

（2）控制抽搐：25%硫酸镁20ml加入10%葡萄糖溶液20ml静脉推注（15~20分钟），继之以2~3g/h静脉滴注，维持血镁浓度，同时应用有效镇静药物控制抽搐；酌情使用20%甘露醇250ml快速静脉滴注降低颅压。

（3）血压过高时给予降压药。

（4）纠正缺氧和酸中毒：吸氧，适时给予4%碳酸氢钠纠正酸中毒。

（5）终止妊娠：抽搐控制后即可考虑终止妊娠。

（6）护理：保持环境安静，避免声、光、触动等刺激诱发抽搐；吸氧；将缠有纱布的压舌板置于上下磨牙之间，以防咬伤舌头；防止跌落；严密监测血压、脉搏、呼吸、体温、神志及尿量（记出入量）等。

（7）密切观察病情变化：定时定期做尿常规、血生化、眼底、心电图、凝血系统、胎儿监测等，及时发现胎盘早剥、心力衰竭、肺水肿、溶血、肝酶升高和低血小板计数综合征（hemolysis, elevated liver enzymes, and low platelet count syndrome, HELLP综合征）、弥散性血管内凝血（disseminated intravascular coagulation，DIC）、脑出血及急性肾衰竭，并采取积极的相应处理。

七、预测和预防

子痫前期的预测对早防早治、降低母胎死亡率有重要意义。目前常用的有两种预测方法，一种是临床高危因素评估，另一种是整合临床高危因素、子宫动脉血流和生物标志物的多变量模型预测。虽然高危因素评估检出率低，但因简单易行，故被大多数临床指南所推荐，见表5-4。

▼ 表5-4 子痫前期临床高危因素与阿司匹林使用

危险等级	危险因素	推荐
高危	子痫前期病史尤其合并不良妊娠结局者，多胎妊娠，慢性高血压，1型或2型糖尿病，肾脏疾病，自身免疫性疾病（全身性红斑狼疮、抗磷脂抗体综合征）	≥1项高危因素，建议使用小剂量阿司匹林
中危	初产、肥胖（BMI ≥ 30kg/m²）、子痫前期家族史（母亲或姐妹）、社会人口特征（低社会经济地位）、高龄、个人病史（低出生体重儿或小于胎龄儿分娩史、前次不良妊娠结局、妊娠间隔10年以上）	≥2项中危因素，建议使用小剂量阿司匹林
低危	前次无并发症的足月分娩史	不建议使用阿司匹林

对低危人群目前尚无有效的预防方法。对高危人群可能有效的预防措施有：① 适度锻炼，妊娠期应适度锻炼、合理安排休息，以保持妊娠期身体健康；② 合理饮食，妊娠期不推荐严格限制盐的摄入，也不推荐肥胖孕妇限制热量摄入；③ 补充钙剂，低钙饮食（摄入量 <600mg/d）的孕妇建议补钙，钙补充量至少1g/d以预防子痫前期；④ 阿司匹林预防，子痫前期有高危因素的孕妇可于妊娠12~16周开始小剂量（75~150mg/d）服用阿司匹林，至妊娠36周或分娩前。

［附］HELLP综合征

HELLP综合征是以溶血、肝酶升高及血小板减少为特点，可以是妊娠期高血压疾病的严重并发症，也可以发生在无血压升高或血压升高不明显或无蛋白尿的情况下，可以发生在子痫前期临床症状出现之前，多数发生在产前。典型症状为全身不适、右上腹疼痛、体重骤增、脉压增大。少数孕妇可有恶心、呕吐等消化系统表现，但高血压、蛋白尿表现不典型。确诊主要依靠实验室检查。

一、病因与发病机制

本病的主要病理改变与妊娠期高血压疾病相同，如血管痉挛、血管内皮损伤、血小板聚集与消耗、纤维蛋白沉积和终末器官缺血等，但发展为HELLP综合征的启动机制尚不清楚。

二、临床表现

常见主诉是右上腹疼痛、恶心、呕吐、全身不适等非特异性症状，少数可有轻度黄疸，查体可发现右上腹或上腹肌紧张，体重显著增加，出现水肿。如凝血功能障碍严重可出现血尿、消化道出血。多数患者有重度妊娠期高血压疾病的基本特征，约20%的患者血压正常或轻度升高，15%的孕妇可既无高血压也无明显的蛋白尿。

本病可发生于妊娠中期至产后数日的任何时间，70%以上发生于产前，产后发生HELLP综合征伴肾衰竭和肺水肿危险性更大。

三、诊断

1. 血管内溶血　外周血涂片见破碎红细胞、球形红细胞；胆红素≥20.5μmmol/L（即1.2mg/dl）；血清结合珠蛋白<250mg/L；乳酸脱氢酶（lactate dehydrogenase，LDH）水平升高。

2. 肝酶升高　丙氨酸转氨酶（alanine transaminase，ALT）≥40U/L或天冬氨酸转氨酶（aspartate transaminase，AST）≥70U/L。

3. 血小板减少　血小板计数<100×10⁹/L。

LDH升高和血清结合珠蛋白降低是诊断HELLP综合征的敏感指标，常在血清未结合胆红素升高和血红蛋白降低前出现。

HELLP综合征应注意与血栓性疾病、血栓性血小板减少性紫癜、溶血性尿毒症性综合征、妊娠期急性脂肪肝等鉴别。

四、治疗

HELLP综合征必须住院治疗。在按子痫前期治疗的基础上，其他治疗措施如下。

1. 有指征地输注血小板和使用肾上腺皮质激素　血小板计数：① >50×10⁹/L且不存在过度失血或血小板功能异常时，不建议预防性输注血小板或剖宫产术前输注血小板；② <50×10⁹/L可考虑肾上腺皮质激素治疗；③ <50×10⁹/L且血小板计数迅速下降或存在凝血功能障碍时应考虑备血，包括血小板；④ <20×10⁹/L时阴道分娩前强烈建议输注血小板，剖宫产前建议输注血小板。

2. 适时终止妊娠　① 时机：妊娠≥32周或胎肺已成熟、胎儿窘迫、先兆肝破裂及病情恶化者，应立即终止妊娠；病情稳定、妊娠<32周、胎肺不成熟及胎儿情况良好者，应考虑对症处理、延长孕周，适时终止妊娠。② 分娩方式：HELLP综合征患者可酌情放宽剖宫产指征。③ 麻醉：血小板计数>70×10⁹/L，如无凝血功能障碍和进行性血小板计数下降，首选区域麻醉。

（应豪）

第五节　前置胎盘（包括胎盘植入）

【临床病例5-3】

患者，女，27岁，已婚，孕3产0。停经32周，无痛性反复阴道流血5日。产科检查：宫高30cm，腹围97cm，胎方位为左骶前（left sacral anterior，LSA），先露浮，胎心率132次/min，无子宫收缩。该患者应考虑何种疾病，下一步如何处理？

妊娠28周以后，胎盘附着于子宫下段，胎盘下缘甚至达到或覆盖宫颈内口，其位置低于胎先露部，称为前置胎盘（placenta praevia）。前置胎盘是妊娠晚期阴道流血最常见的原因，且易并发产后出血，严重威胁母儿生命安全，其发生率国内为0.24%~1.57%，国外为0.3%~0.5%。

一、前置胎盘的病因

前置胎盘发病原因尚不清楚，可能与下列因素有关。

1. 子宫内膜病变或损伤　刮宫、剖宫产史、子宫肌瘤切除史、高龄、辅助生殖技术等是前置胎盘的高危因素。子宫内膜炎和子宫内膜损伤，使子宫蜕膜发育不良，受精卵植入后血液供应不足，刺激胎盘不断扩大面积，形成前置胎盘。

2. 受精卵滋养层发育迟缓　当受精卵到达子宫腔时，因其滋养层发育延迟尚未具有着床能力，继续向下游走而于子宫下段着床。

3. 胎盘异常　胎盘形态和大小异常如双胎妊娠的胎盘面积过大或副胎盘、帆状胎盘等均可延伸至子宫下段，形成前置胎盘。

4. 辅助生殖技术　药物的使用、受精卵的人工植入，造成子宫内膜和胚胎发育不同步，导致其着床于子宫下段。

二、前置胎盘的分类

根据胎盘下缘与宫颈内口的不同关系，将前置胎盘分为两种类型（图5-3）：① 前置胎盘：胎盘完全或部分覆盖子宫颈内口，包括既往的完全性和部分性前置胎盘。② 低置胎盘：胎盘附着于子宫下段，胎盘边缘与子宫颈内口的距离<20mm，包括既往的边缘性前置胎盘和低置胎盘。前置胎盘分类可随妊娠及产程的进展而变化，建议以临床处理前最后一次检查来确定其分类。

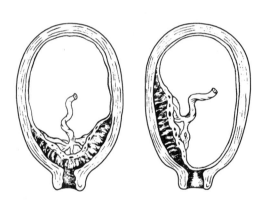

▲ 图5-3　前置胎盘的临床分型

三、前置胎盘的临床表现

（一）症状

妊娠晚期或临产后发生的无诱因、无痛性、反复发作的阴道流血是前置胎盘的典型症状。阴道流血是由于妊娠晚期或临产后，随着宫颈管展平、扩张，子宫下段逐渐伸展，附着在子宫下段及宫颈内口上的胎盘不能相应地随之扩展，胎盘前置部分与其附着处之间发生错位、分离，血窦破裂出血。前置胎盘出血前无明显诱因，初次出血量一般不多，剥离处血液凝固可暂时止血。随着子宫下段继续伸展，剥离部分逐渐扩大，故可多次反复出血，出血量多少不一，间隔时间越来越短。前置胎盘发生出血的时间早晚、长短、出血量的多少、间隔时间、发作的次数与其类型有关。前置胎盘初次出血时间早且出血量多，妊娠28周左右即可有出血，有时一次大出血便可导致患者休克，危及母儿生命；低置胎盘出血较迟，多在妊娠晚期或临产后，出血量也较少。

（二）体征

1. 全身情况　患者一般情况与出血量、出血速度和持续时间有关，短时间内大量出血者面色苍白、血压下降甚至休克；反复出血者可出现贫血，贫血程度与失血量成正比。

2. 腹部检查　子宫软，无压痛，胎位、胎心音清楚，大小与妊娠周数相符。反复出血或一次性出血量过多者，可引起胎儿窘迫，甚至胎死宫内。由于胎盘附着在子宫下段，影响先露入盆，易并发胎位异常。

四、前置胎盘的诊断

（一）症状与体征

典型症状是妊娠晚期或临产时，发生无诱因、无痛性反复阴道流血。患者一般情况与出血量有关，大量出血者呈现面色苍白、脉搏增快微弱、血压下降等休克表现。腹部检查：子宫软，无压痛，大小与妊娠周数相符。

（二）辅助检查

1. 超声检查　能较清楚地看到子宫壁、胎头、宫颈和胎盘的位置，并根据胎盘边缘与子宫颈内口的关系可以进一步明确前置胎盘的类型。对于胎盘定位的超声检查有经腹部超声和经阴道超声，经腹部超声诊断前置胎盘的假阳性率达25%；而经阴道超声诊断前置胎盘准确性更高，假阳性率低于2.5%，所以对于怀疑胎盘位置异常的孕妇均建议进行阴道超声检明确诊断。

超声诊断前置胎盘需注意妊娠周数，由于胎盘覆盖宫腔的面积在妊娠中期约为1/2，至妊娠晚期为1/3或1/4，可能是由于子宫下段形成增加了宫颈内口与胎盘边缘之间的距离，原附着在子宫下段的胎盘可随宫体上移而变为正常位置胎盘。目前许多学者认为，对于妊娠中期超声检查发现胎盘前置者，可称其为胎盘前置状态。

2. 磁共振成像（magnetic resonance imaging，MRI）　怀疑合并胎盘植入者，可采用MRI，有助于了解胎盘植入子宫肌层的深度及是否侵及膀胱等，对诊断更有帮助。

3. 阴道窥视　主要用于鉴别诊断，若前置胎盘诊断明确则无须阴道窥视。

五、前置胎盘的鉴别诊断

前置胎盘主要应与胎盘早剥、前置血管破裂、胎盘边缘血窦破裂及宫颈病变相鉴别。

六、对母儿的影响

（一）对母体的影响

1. 产科出血　前置胎盘是产前出血的主要原因之一，反复出血可导致贫血，突发、大量出血会威胁母儿生命。分娩时，如果剖宫产子宫切口无法避开附着于前壁的胎盘会导致出血明显增多。胎儿娩出后，由于前置胎盘附着的子宫下段平滑肌含量低、收缩力差，既不能使附着于此处的胎盘完全剥离，又不能有效收缩压迫血窦而止血，并且对于子宫收缩药的反应比较差，故常发生产后出血，且量多、难以控制。

2.感染　反复多次阴道流血常导致产妇贫血、抵抗力下降，且胎盘剥离面距离阴道较近，细菌易经阴道上行侵入胎盘剥离面，发生产褥感染。

（二）对胎儿及新生儿的影响

1.早产　早产是前置胎盘的常见并发症，早产儿存活率低，并发症多。

2.胎位异常　前置胎盘臀位、横位等胎位异常明显增加。

3.急性胎儿窘迫和围产儿死亡　短时间内急剧、大量失血会导致胎儿窘迫甚至胎死宫内；另外，会提高前置胎盘合并帆状胎盘或血管前置的发生率，也会增加围产儿死亡的风险。

七、处理

应根据前置胎盘的类型、出血量多少、有无休克、孕周、产次、胎位、胎儿存活情况、是否临产、宫口开大程度等全面考虑，综合做出决定。

（一）期待治疗

适用于阴道流血量不多、全身情况好、妊娠<34周、胎儿存活而估计胎儿体重<2 000g的患者。在确保母亲安全的前提下，尽可能延长孕周，以提高围产儿存活率。

1.阴道流血期间注意休息、避免便秘、预防感染、减少活动量；禁止肛门检查和不必要的阴道检查。

2.母儿监测　严密观察阴道流血量，检测母本血常规、凝血功能并备血，监护胎儿宫内情况。

3.纠正孕妇贫血状况，补充铁剂，必要时输血，尽量使血红蛋白水平在110g/L以上。

4.子宫收缩抑制剂　见本章第七节。

5.促胎肺成熟　见本章第七节。

（二）终止妊娠

1.终止妊娠时机　终止妊娠的时机取决于孕周、胎儿大小、阴道流血情况、胎盘植入的严重程度、是否合并感染、是否已临产、妊娠期合并症及并发症等诸多因素。剖宫产术是前置胎盘终止妊娠的主要方式。择期剖宫产术是首选，同时注意避免过早干预。分娩应在具备当场输血和危急重症抢救能力的产科机构进行。

（1）紧急终止妊娠：出现大出血甚至休克，为挽救孕妇生命，应果断终止妊娠。无须考虑胎儿情况。在期待治疗过程中，若出现胎儿宫内窘迫等产科指征，胎儿已可存活，可行急诊手术。临产后诊断前置胎盘，出血量较多，估计短时间内不能分娩者，也选择急诊剖宫产终止妊娠。

（2）择期终止妊娠：应根据产前症状个体化确定分娩时间。无症状的前置胎盘孕妇，推荐妊娠36~38周终止妊娠；有反复阴道流血史、合并胎盘植入或其他相关高危因素的前置胎盘或低置胎盘孕妇，考虑妊娠34~37周终止妊娠。无症状、无头盆不称的低置胎盘者，尤其是妊娠35周后经阴道超声测量胎盘边缘距子宫颈内口为11~20mm的孕妇可考虑自然分娩。

2.终止妊娠的方式

（1）剖宫产术：是处理前置胎盘相对安全有效的手段。可短时间内娩出胎儿，减少胎儿创伤，直视下处理产后出血，达到迅速止血的目的，对母儿均相对安全。

前置胎盘剖宫产应重视以下问题。① 准备：术前积极纠正贫血，充分备血，做好处理产后出血和抢救新生儿的准备。做好多学科联合救治的准备和预案。② 切口：应尽量避开胎盘附着部位。不能避免者，快速胎盘打洞取出胎儿。③ 止血：胎儿娩出后立即在子宫肌壁注射子宫收缩药，如缩宫素（10~20U）；如出血仍然较多，可选用麦角新碱、前列腺素如卡前列素氨丁三醇注射液等；如果药物治疗效果不佳，可应用保守性手术治疗方法如子宫动脉结扎、子宫压迫缝合术、宫腔填塞等。经过上述处理，活动性出血无法纠正，应充分向患者及家属沟通并果断行子宫切除术，挽救生命。④ 术后严密观察腹腔及阴道流血。

（2）经阴道分娩：适用于低置胎盘的患者，以及出血不多、枕先露、估计短时间内能结束分娩者。在进行阴道试产时，一定要做好紧急剖宫产术和输血准备。建议在有条件的医疗机构，且需充分与孕妇及家属沟通分娩方式及风险。其具体方法为宫口开大3cm以上先行人工破膜，使胎头下降压迫胎盘前置部位止血。如破膜后胎头下降不理想，仍有出血或产程进展不顺利，应立即改行剖宫产术。

3. 预防产后出血及感染　胎儿娩出后及早使用子宫收缩药；产后给予抗生素预防感染。并注意纠正贫血。

4. 紧急情况转运的处理　在反复出血或阴道流血多，而当地医院无处理条件的情况下，应充分评估母儿情况，在输血输液、止血、抑制子宫收缩的条件下，立即送附近具备治疗条件的医院。

［附］胎盘植入疾病

正常胎盘绒毛侵蚀并植入子宫内膜，但不植入子宫肌层。如果各种原因如刮宫、剖宫产等造成子宫内膜受损时，绒毛可附着到子宫肌层，严重的可植入到子宫肌层甚至穿透肌层，称为胎盘植入疾病（placenta accreta spectrum，PAS）。

一、分类
1. 侵入性胎盘（placenta accreta）　胎盘绒毛直接黏附于子宫肌层表面；常常需要进行人工剥离胎盘。
2. 植入性胎盘（placenta increta）　绒毛侵入部分子宫肌层，植入部分不能自行剥离。
3. 穿透性胎盘（placenta percreta）　绒毛侵入子宫肌层并穿透子宫肌壁直达或超过浆膜，常可造成子宫破裂。

二、诊断
1. 高危因素　如瘢痕子宫、前置胎盘、多次刮宫等，容易发生胎盘粘连或植入。
2. 临床表现　无典型临床表现和体征。主要表现为阴道分娩时胎儿娩出后超过30分钟，胎盘仍不能自行剥离，伴或不伴出血。人工剥离胎盘时发现胎盘与子宫壁粘连紧密无缝隙，或剖宫产时发现胎盘植入，穿透子宫肌层。

3. 超声检查　是产前诊断胎盘粘连或植入的主要手段，如胎盘后低回声区消失、胎盘内出现"干酪"样无回声区、广泛性或局灶性胎盘实质内腔隙血流等。

4. MRI检查　优势在于评估子宫后壁胎盘植入和胎盘植入子宫肌层的深度及宫旁组织、膀胱受累程度。

三、胎盘植入的处理

胎盘植入病情比较凶险，临床处理需要多学科团队合作，要在具备危重孕产妇抢救能力的医疗机构进行分娩和处理。对于出血不多的产妇，可进行保守治疗，但要注意预防晚期产后出血、感染等问题。对于出血汹涌并无法控制的产妇，子宫切除是治疗胎盘植入的主要方法。

（应豪）

第六节　胎盘早剥

【临床病例5-4】

患者，女，30岁，已婚，孕1产0。停经38周，妊娠期定期产检未见明显异常。自诉当天外出不慎摔倒，腹部着地，继之出现持续性下腹部坠胀伴阴道流血，流血量多于月经量，休息后无好转。心率92次/min，血压110/63mmHg。产科检查：宫高32cm，腹围107cm，先露臀，胎方位为左臀后位（LSP），先露浮，胎心率122次/min，子宫张力较大，压痛明显。该患者应考虑何种疾病，下一步如何处理？

妊娠20周后或分娩期，正常位置的胎盘在胎儿娩出前部分或全部从子宫壁剥离，称为胎盘早剥（placental abruption）。国内发生率为0.46%~2.1%，国外为1%~2%，是妊娠晚期严重并发症。由于起病急，进展快，诊治不及时将危及母儿生命，围生儿死亡率达200‰~350‰。

一、胎盘早剥的病因

确切原因和发病机制尚不清楚，可能与以下情况有关。

（一）血管病变

孕妇患子痫前期、慢性肾脏疾病、慢性高血压或继发的全身血管病变（如妊娠合并严重糖尿病、自身免疫性疾病等）时，胎盘早剥发生率增高。可能是由于底蜕膜螺旋小动脉痉挛或硬化，引起远端毛细血管变性坏死，甚至破裂出血。血液流至底蜕膜层与胎盘之间形成血肿，致使胎盘与子宫壁分离。

（二）机械性因素

外伤尤其是腹部受到直接撞击会导致子宫突然拉伸或收缩而诱发胎盘早剥，一般发生于外伤后24小时之内；脐带过短或因脐带缠绕导致脐带相对过短时，临产后胎儿下降牵拉脐带造成胎盘早剥；羊膜腔穿刺时刺破前壁胎盘附着处，血管破裂出血引起胎盘剥离。

（三）宫腔内压力骤减

羊水过多突然胎膜破裂或双胎中第一胎娩出过快，宫腔内压力骤降，子宫骤然收缩，胎盘与子宫壁发生错位而剥离。

（四）子宫静脉压突然升高

妊娠晚期或临产后，孕妇长时间仰卧位，增大的子宫压迫下腔静脉，回心血量减少，使得子宫静脉淤血，蜕膜静脉床淤血或破裂，形成胎盘后血肿，导致部分或全部胎盘剥离。

（五）其他

近年发现吸烟、滥用可卡因、孕妇代谢异常、有血栓形成倾向及子宫肌瘤（尤其是胎盘附着部位的肌瘤）与胎盘早剥发生有关。另外，胎盘早剥病史的孕妇再发胎盘早剥的危险性比无胎盘早剥病史者高10倍。

二、胎盘早剥的病理生理

胎盘早剥的主要病理变化是底蜕膜出血，在子宫壁与胎盘母体面之间形成血肿，使胎盘从附着处分离。按照病理类型，胎盘早剥可以分为显性、隐性和混合性三种。若出血少、剥离面小，血液随即凝固，临床上可无明显征象，只是在胎盘娩出后进行检查时，发现在母体面有血凝块和压迹。当蜕膜内出血增加，血肿逐渐增大时，胎盘剥离面亦不断扩大，血液冲开胎盘边缘，沿胎膜与子宫壁之间经宫颈向外流出，称为显性剥离（revealed abruption）。如血肿未将胎盘边缘冲开，或先露固定于骨盆入口，使血液积聚在胎盘与子宫壁之间，形成胎盘后血肿，称为隐性剥离（concealed abruption）（图5-4）。

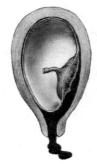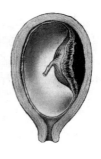

（1）显性剥离　　（2）隐性剥离

▲ 图5-4　胎盘早剥的类型

胎盘早剥发生内出血，血液积聚于胎盘与子宫壁之间，随着胎盘后血肿压力的增加，血液渗入子宫肌层，造成肌纤维分离、变性及坏死，当血液浸及浆膜层时子宫表面出现紫蓝色瘀斑，在胎盘附着处特别显著，甚至累及全子宫，称为子宫胎盘卒中（uteroplacental apoplexy）。子宫肌层由于血液浸润，收缩不良或完全丧失收缩功能，引起严重产后出血。有时渗血还可扩展至阔韧带及输卵管系膜，严重时渗血甚至可经输卵管流入腹腔。

有些严重的胎盘早剥患者，由于剥离处的胎盘绒毛和蜕膜组织损伤释放大量凝血活酶，进入母体血液循环，激活凝血系统并影响血供，导致多器官功能障碍及弥散性血管内凝血（disseminated intravascular coagulation，DIC），造成难以控制的出血及多器官功能衰竭，危及产妇生命。

此外，胎盘早剥对胎儿的影响与胎盘剥离面大小有关：胎盘剥离面越大对胎儿危害越大，若胎盘剥离面超过1/2，胎儿往往出现缺氧而宫内死亡；近30%的胎盘早剥会出现凝血功能障碍。

三、胎盘早剥的临床表现及分级

胎盘早剥的典型症状是妊娠晚期突发腹部持续性疼痛，伴或不伴阴道流血。

我国指南将胎盘早剥分为4级，见表5-5。

▼ 表5-5　胎盘早剥的分级

分级	临床特征
0级	胎盘后有小血凝块，但无临床症状
Ⅰ级	阴道流血；可有子宫压痛和子宫强直性收缩；产妇无休克发生，无胎儿宫内窘迫发生
Ⅱ级	可能有阴道流血；产妇无休克；有胎儿宫内窘迫发生
Ⅲ级	可能有外出血；子宫强直性收缩明显，触诊呈板状；持续性腹痛，产妇发生失血性休克，胎儿死亡；30%产妇有凝血功能指标异常

然而在临床，常根据症状、体征对胎盘早剥进行分型处理。轻型胎盘早剥仅表现为少量阴道流血而没有其他不适主诉，通常剥离面积不超过1/3，无明显腹部体征，有宫缩间隙，胎心率正常，症状与临产后见红相似，一般在分娩后检查胎盘时才作出诊断，相当于胎盘早剥分级中的0~Ⅰ级。重型胎盘早剥可有典型的表现，大量阴道流血伴有持续性腹痛，胎盘剥离面积超过1/3，若为子宫后壁胎盘早剥可表现为胎盘后隐性出血、持续性背痛，阴道流血量不多，但患者有明显的贫血貌及失血性休克表现，常有胎心异常，此时相当于胎盘早剥分级中的Ⅱ~Ⅲ级。因此，不能把阴道流血量作为病情严重程度的指标。腹部检查可有子宫压痛，张力增高，没有宫缩间隙，宫底随胎盘后血肿增大而上升。但若为子宫后壁胎盘，则腹部体征不明显。胎盘剥离面积大于1/2时，多存在胎儿宫内窘迫，甚至胎儿死亡。

四、辅助检查

（一）超声检查

超声检查胎盘早剥的图像受病程影响而多样化，可见胎盘异常增厚；胎盘与子宫壁之间出现液性暗区，即胎盘后血肿，超声检查阴性不能完全排除胎盘早剥，产前超声诊断胎盘早剥率大约只有25%。胎盘绒毛膜板向羊膜腔突出，提示胎盘后血肿较大，血块机化时暗区内可见回声点。

（二）实验室检查

主要了解贫血程度及凝血功能障碍情况，包括血常规、血小板、出凝血时间及血纤维蛋白原等有关DIC实验室检查。纤维蛋白原下降是胎盘早剥发生凝血功能最敏感的指标。重型胎盘早剥患者可并发急性肾衰竭，应进行尿常规、肾功能等检查。此外，还要重视原发疾病的实验室检查。

五、诊断与鉴别诊断

根据病史、症状、体征、超声表现，结合实验室检查结果多可作出临床诊断。胎盘早剥应与可能引起妊娠晚期出血的疾病相鉴别：轻型胎盘早剥表现不典型，应特别注意与前置胎盘鉴别；重型胎盘早剥者常需与先兆子宫破裂相鉴别。

1. 前置胎盘　轻型胎盘早剥也可呈无痛性阴道流血，体征不明显，尤其是子宫后壁的胎盘早剥。超声确定胎盘下缘即可鉴别。

2. 先兆子宫破裂　临床表现与重型胎盘早剥较相似。患者子宫收缩强烈，下腹疼痛拒按，烦躁不安，失血症状与阴道流血不成比例，出现胎儿窘迫征象。但先兆子宫破裂多有头盆不称、分娩梗阻或剖宫产史，检查可发现子宫病理性缩复环、血尿。而胎盘早剥子宫呈板状，超声可见胎盘后血肿。

六、并发症

1. 凝血功能障碍　临床表现为皮肤、黏膜及注射部位出血，子宫出血，血液不凝或凝血块较软，甚至发生血尿、咯血和呕血。一旦发生DIC，病死率较高，应积极预防。

2. 产后出血　特别是发生子宫卒中的孕妇容易发生产后出血；若并发DIC，产后出血的可能性更大且难以纠正。

3. 急性肾衰竭　由于存在大量失血引起的失血性休克，所以导致肾脏灌注下降；凝血系统激活引起血栓堵塞肾脏血管，都会引起急性肾衰竭。

4. 羊水栓塞　胎盘早剥时羊水可经剥离面开放的血管进入母体血液循环，导致羊水栓塞。

5. 胎儿宫内死亡　如果胎盘早剥面积大，出血多，胎儿会因缺血缺氧而死亡。

七、胎盘早剥的处理

（一）纠正休克

对于危重患者，积极开放静脉通道，迅速补充血容量，改善血液循环。同时输入血液制品，既补充血容量又补充凝血因子，应使血细胞比容 >30%，尿量 >30ml/h。

（二）监测胎儿宫内情况

持续监测胎心以判断胎儿的宫内情况。对于可疑有胎盘早剥的患者，应至少行4小时的胎心监护，以早期发现胎盘早剥。

（三）及时终止妊娠

根据病情轻重、胎儿宫内状况、产程进展、胎产式等决定终止妊娠的方式。

1. 剖宫产　妊娠32周以上，胎儿存活，胎盘早剥Ⅱ级以上，建议尽快手术，以降低围产儿死亡率。阴道分娩过程中，如果出现胎儿宫内窘迫征象或胎膜破裂后产程无进展应尽早行剖宫产术。近足月的轻型胎盘早剥者，病情可能随时加重，建议行剖宫产术终止妊娠。剖宫产取出胎儿后，立即给予子宫收缩药如缩宫素、麦角新碱或前列腺素制剂如卡前列素氨丁三醇注射液。在剖宫产术中发现子宫胎盘卒中，子宫是否保留应当以子宫壁受损的程度为标准：经按摩、热盐水纱垫湿热敷子宫及注射子宫收缩药后，多数子宫收缩变好；经以上处理后子宫仍然收缩不好，可以考虑进行保守性手术方法（如子宫动脉结扎、宫腔纱布或球囊填塞、子宫压迫缝合术等）；若大量出血不能控制行子宫次全切除术。同时输红细胞悬液、新鲜冰冻血浆及血小板。

2. 经阴道分娩　轻型胎盘早剥患者，胎儿存活且以外出血为主，一般情况良好，宫口已开，估计短时间内可经阴道分娩。人工破膜可加快产程进展；羊水缓慢流出后子宫腔容积减小，必要时静脉滴注缩宫素。产程中密切观察患者的血压、脉搏、宫底高度、阴道流血情况及胎儿宫内状况，必要时检查红细胞、血红蛋白及凝血功能，一旦发现病情加重或出现胎儿窘迫征象，应行剖宫产结束分娩。若胎儿已经死亡，在评价患者生命体征的情况下，首选阴道分娩，尽快实施人工破膜减压并促进产程进展。如伴有其他异常等，可行剖宫产术。强调应根据不同情况，个体化处理。

3. 保守治疗　妊娠32~34周轻型胎盘早剥患者，可以保守治疗。保守治疗过程中，密切监测患者生命体征及胎儿情况，出现情况时需及时处理。

（四）积极防治并发症

1. 凝血功能障碍　在迅速终止妊娠、阻断促凝物质继续进入母体血液循环基础上纠正凝血功能障碍，包括及时输入新鲜冰冻血浆或冷沉淀、纤维蛋白原、血小板。

2. 肾衰竭　及时补充血容量是必要的。若血容量已经补足，尿量仍<17ml/h，可给予呋塞米20~40mg静脉推注，必要时重复加倍给药。监测尿量、血钾、肌酐等，出现尿毒症时，应进行透析治疗以挽救孕妇生命。

3. 产后出血　胎儿娩出后立即给予子宫收缩药，如缩宫素、麦角新碱或前列腺素制剂，并辅以按摩子宫、热盐水纱垫湿热敷等。经以上处理后子宫仍然收缩不好，可以考虑保守性手术方法（如子宫动脉结扎、纱布或球囊填塞、子宫压迫缝合术等）；若出血不能控制行子宫次全切除术。

（应豪）

第七节　早产

早产（preterm birth）定义的上限全球统一，即妊娠不满37周分娩；下限设置各国不同，与其新生儿治疗水平有关，不少发达国家采用妊娠满20周或24周，大多数发展中国家包括中国沿用WHO 20世纪70年代的定义，即妊娠满28周或出生体重≥1 000g。此间娩出的新生儿称早产儿。早产的发病率为5%~15%，由于出生体重低，器官功能发育不够成熟，早产儿的死亡率和患病率较高，围产儿死亡中75%与早产有关，是围产儿死亡的首要原因。我国早产率为6%~8%。近年来随着早产儿监护和治疗方法的进步，其生存率明显提高。

一、分类

早产分为自发性早产和治疗性早产两种，自发性早产包括早产临产、胎膜早破后早产；治疗性早产是指因医源性或复杂的病理产科因素需提前终止妊娠而导致的早产，本节主要阐述自然早产。按早产发生的孕周，分为超早产、早期早产、中期早产和晚期早产，超早产是指妊娠<28周分娩者（当前国内归为晚期流产）；早期早产指妊娠28~32周，妊娠32~34周分娩为中期早产；晚期早产指妊娠34~36^{+6}周早产。

二、病因和高危因素

导致早产的常见的直接病因有绒毛膜羊膜炎、胎盘早剥（和/或绒毛膜下出血及血肿）、应激、子宫过度扩张。高危因素有：① 产科病史因素，如晚期流产和/或早产史，有早产史的孕妇再次发生流产和早产的风险是无病史的4~8倍；多胎妊娠，双胎的早产率近50%，三胎的早产率高达90%；产科合并症和并发症、辅助技术受孕者。② 人口学因素，如年龄>40岁或≤18岁、体重指数<19kg/m^{2}或孕前体重<50kg、受教育程度低、经济状况差、不良嗜好（如有烟酒嗜好或滥用药物）、长期站立和劳累、妊娠间隔过短（<18个月）。③ 宫颈和子宫因素，如妊娠中期经阴道超声检查发现宫颈长度（cervical length，CL）≤25mm、宫颈手术史（锥切术、环形电极切除术）、子宫畸形、巨大子宫肌瘤、既往多次人工流产或清宫史、多次宫腔镜检查或手术史。④ 胎儿及羊水量异常，如胎儿结构畸形和/或染色体异常、羊水过多或过少。⑤ 有妊娠并发症或合并症，如并发重度子痫前期、子痫、产前出血、妊娠期肝内胆汁淤积症、糖尿病、甲状腺疾病、严重心肺疾病、急性传染病、免疫性疾病等。⑥ 感染性疾病，如无症状菌尿、泌尿系统感染、生殖道感染及牙周病。⑦ 其他因素，如妊娠早中期反复出血、紧张、抑郁、家族早产史等。

三、临床表现和诊断

1. 临床表现　早产与足月妊娠的临产过程相似。最初出现不规则子宫收缩，收缩间歇逐渐缩短，持续时间逐渐延长，宫颈管缩短，或伴有少量阴道血性分泌物或阴道排液，随着规律的子宫收缩不断加强，宫颈管逐渐展平、宫口逐渐开大，或出现胎膜早破，规律腹痛伴宫口开大3~4cm以上早产不可避免。

2. 诊断

（1）早产临产：妊娠28~<37周，规律子宫收缩（每20分钟≥4次，或60分钟≥8次）同时有进行性宫颈缩短（宫颈容受≥80%），伴有宫颈口扩张。

（2）先兆早产：妊娠28~<37周，有上述规律子宫收缩，但宫颈尚未扩张，伴宫颈进行性缩短，则诊断为先兆早产。

四、鉴别诊断

要注意与引起子宫收缩的疾病进行鉴别，主要有胎盘早剥、各种急腹症（如附件肿物扭转、子宫肌瘤变性、急性阑尾炎等）。这些疾病除可诱发子宫收缩，一般不会导致宫颈等改变，主要是有原发病的症状、体征和辅助检查等。最难鉴别的是胎盘早剥诱发的早产的症状，胎盘早剥可以同时有妊娠高血压疾病、规律子宫收缩但子宫张力增加，可以伴有出血和/或胎儿窘迫，可以无明显的宫颈改变。

五、治疗

当先兆早产或早产临产诊断成立时，应开始采取相应的治疗措施，包括应用子宫收缩抑制剂，根据孕周应用糖皮质激素促胎儿成熟、有指征使用抗生素预防母胎感染，必要时宫内转运至有早产儿抢救条件的医疗机构分娩。

1. 子宫收缩抑制剂　只应用于无保胎禁忌者，一般推荐在妊娠24~34周使用，死胎、严重胎儿结构异常、绒毛膜羊膜炎、严重妊娠合并症及并发症时禁止使用。所有子宫收缩抑制剂均有不同程度的副作用而不宜长期应用。

（1）钙通道阻滞剂：能选择性减少钙离子内流而抑制子宫收缩。常用硝苯地平，首剂20mg口服，然后10~20mg 每4~6小时一次。用药期间应密切监测孕妇心率及血压变化，使用硫酸镁者慎用，心功能不全者禁用。

（2）前列腺素合成酶抑制剂：常用药物为吲哚美辛。首剂50~100mg、经阴道/直肠给药或口服，然后给予25mg、每4~6小时一次。母体副作用主要为消化道反应。有胎儿动脉导管提早闭合、羊水过少等副作用，不建议妊娠30周后使用。使用期间注意监测羊水量和胎儿动脉导管宽度。

（3）β_2肾上腺素受体激动剂：常用药物为盐酸利托君。可与子宫平滑肌细胞膜上β_2肾上腺素受体结合，抑制子宫收缩。主要副作用有恶心、头痛、低钾、心动过速、升高血糖、肺水肿等。有明显的心脏病、心律不齐、糖尿病血糖控制不满意、甲状腺功能亢进、绒毛膜羊膜炎者禁用。用法：将利托君100mg溶于5%葡萄糖溶液500ml，起始剂量50~100μg/min，静脉注射，每10分钟可增加剂量50μg/min，至子宫收缩缓解，最大剂量不超过350μg/min。子宫收缩抑制后至少持续注射12小时，一般不超过48小时。使用过程中注意记录出入量，监测心率，关注患者主诉。

（4）缩宫素受体拮抗剂：为缩宫素类似物，与缩宫素竞争子宫平滑肌和蜕膜上的缩宫素受体而抑制子宫收缩。代表药物为阿托西班。用法：首先负荷剂量6.75mg，静脉注射1分钟；继之18mg/h维持3小时；然后以6mg/h维持45小时。该药副作用轻微，无明确禁忌证。

2. 促胎儿成熟　肾上腺皮质激素不仅可促胎肺成熟，也可促进其他器官成熟。其应用可以明显降低早产儿呼吸窘迫综合征、脑室内出血、坏死性小肠结肠炎等风险。其应用指征包括：① 妊娠 <34^{+6}周的先兆早产；② 妊娠 ≥24^{+6}周但有临床证据证实胎肺未成熟。其用法为：地塞米松 6mg/次，肌内注射，每12小时一次，连用4次，或倍他米松12mg/次，肌内注射，每日一次，连用2日。不推荐产前反复、多疗程应用。若妊娠34周前已使用糖皮质激素一个疗程，且未来7日内存在早产的风险，同时距前次使用相隔2周以上，可考虑再用1个疗程。临床已有宫内感染证据者禁用。

3. 抗生素　胎膜完整者，预防性应用抗生素不能预防早产，但乙型溶血性链球菌（group B streptococcus，GBS）阳性者，应使用敏感抗生素。如有感染证据建议使用抗生素。

4. 中枢神经系统保护　妊娠34周前早产者常规应用硫酸镁作为胎儿中枢神经系统保护剂治疗。硫酸镁不但能降低早产儿的脑瘫风险，而且能减轻妊娠34周早产儿的脑瘫严重程度。但长期应用硫酸镁可引起胎儿骨骼脱钙，造成新生儿骨折。应在计划或预计24小时内早产时使用。

硫酸镁的具体用法尚未统一，一般首剂负荷剂量4~6g、30分钟静脉滴注。然后1~2g/h、静脉注射12~24小时。其副作用有恶心、潮热、头痛，严重者有呼吸抑制、心脏骤停。重症肌无力是硫酸镁的禁忌证，使用期间注意监测孕妇心率、呼吸、尿量和膝腱反射。

5. 分娩时机、方式和产时处理 当延长孕周的风险大于早产的风险时，应及时终止妊娠。分娩方式遵循产科指征。早产儿尤其是妊娠<32周的早期早产儿需要良好的新生儿救治条件，尽可能转到有早产儿救治能力的医院分娩；产程中加强胎心监护以识别胎儿窘迫，及时处理；分娩镇痛以硬膜外阻滞麻醉相对安全；不提倡常规会阴侧切，也不支持没有指征的产钳助产；臀位特别是足先露者应根据当地早产儿治疗护理条件权衡剖宫产利弊，个体化选择分娩方式。早产分娩胎儿出生后适当延迟断脐，有助于减少新生儿贫血。

六、预测和预防

早产是产科最常见的并发症之一，在妊娠早期就要重视早产和流产的风险因素的评估并进行相关宣教。目前常用的预测指标有：有晚期流产史或早产史及妊娠24周前经阴道超声测量宫颈长度（CL）≤25mm。常用的预防手段有应用黄体酮和宫颈环扎术。如果对于有晚期流产史孕妇符合宫颈机能不全者可以通过病史指征的环扎术预防晚期流产和早产；如果不典型者可以自妊娠14~16周经阴道超声监测CL决定是否环扎和/或应用黄体酮。具有其他高危因素或有条件者可以通过妊娠18~24周监测CL发现短宫颈者，针对短宫颈进行环扎或黄体酮处理。妊娠中期对于可疑阴道炎患者或有晚期流产史和早产史的孕妇进行阴道炎的筛查和治疗可能获益。对于无症状菌尿的筛查和治疗也可能有一定的预防价值。

（时春艳）

第八节　过期妊娠

月经周期正常的女性，妊娠达到或超过42周（≥294日）尚未分娩者，称为过期妊娠（postterm pregnancy）。过期妊娠是胎儿窘迫、胎粪吸入综合征、成熟障碍综合征、新生儿窒息、围产儿死亡、巨大胎儿和难产的重要原因。由于胎盘功能的减退，围产儿病率和死亡率均明显增高。

一、病因

大多数病因不明，可能与下列因素有关。

1. 雌、孕激素比例失调 正常妊娠足月分娩时，雌激素升高，孕激素降低。如果雌激素不能明显增高，导致孕激素占优势，抑制前列腺素及缩宫素的作用，可引起过期妊娠。

2. 子宫收缩刺激反射减弱 部分过期妊娠胎儿较大，可导致头盆不称或胎位异常，胎儿先露部不能与子宫下段及宫颈密切接触，反射性子宫收缩减少，导致过期妊娠。

3. 胎儿结构异常　如无脑儿垂体缺如，不能产生足够促肾上腺皮质激素，胎儿肾上腺皮质萎缩，雌激素前身物质16α-羟基硫酸脱氢表雄酮分泌不足，使雌激素生成减少，导致过期妊娠。

4. 其他　家族遗传因素、既往过期妊娠史、胎盘硫酸酯酶缺乏、雌激素水平低下等因素均可能导致过期妊娠。

二、病理

1. 胎盘　过期妊娠的胎盘有两种病理类型。一种是胎盘功能正常，其形态学检查和镜检结果与足月妊娠胎盘相似。另一种类型是胎盘功能减退，病理表现为：① 形态学检查可见胎盘母体面有片状或多灶性梗死及钙化，胎儿面及胎膜被胎粪污染，呈黄绿色。② 光镜下可见合体细胞结节增多，其中部分断裂、脱落，绒毛间隙变窄，绒毛内血管床减少，绒毛间质纤维蛋白沉积。滋养层基底膜增厚，纤维素样坏死绒毛增加。还可见绒毛间血栓、胎盘梗死、胎盘后血肿增加等胎盘老化现象。③ 电镜检查见合体细胞表面微绒毛明显减少，细胞内吞饮小泡减少，内质网空泡变。

2. 羊水　正常妊娠38周后，羊水量随妊娠继续逐渐减少，妊娠42周后羊水减少迅速，约30%降至300ml以下，羊水粪染率明显增高，是足月妊娠的2~3倍。

3. 胎儿　过期妊娠胎儿的生长模式为：① 大部分胎儿正常生长或超常生长，巨大胎儿发生率增加。过期胎儿颅骨坚硬、适应变形差，易致难产；② 少数胎儿因胎盘功能减退，胎盘血流灌注不足，胎儿缺氧及营养缺乏，不再继续生长，严重时胎儿体内脂肪及糖原耗竭，表现为胎儿过熟综合征（postmaturity syndrome），典型表现为：身体瘦长、皮下脂肪少；皮肤干燥松弛、起皱脱皮，脱皮尤以手心和脚心明显；头发和指/趾甲过长，干瘦似"小老人"。有时胎儿可因宫内缺氧，肛门括约肌松弛，排出胎粪，使羊水、脐带、胎膜和皮肤粪染呈黄绿色，此时，围产儿患病率和围产儿死亡率增高。

三、对母儿的影响

1. 对母体的影响　头盆不称、产程延长、颅骨钙化不易变形、巨大胎儿、羊水过少等均使手术产率及母体产伤率明显增加。

2. 对围产儿的影响　胎儿窘迫、新生儿窒息、胎粪吸入综合征等围产儿发病率及死亡率均明显增高。

四、诊断

1. 核实孕周

（1）以末次月经计算：对于平时月经规则、周期为28~30日的孕妇，以末次月经第1日计算，停经≥42周（≥294日）尚未分娩者，应诊断为过期妊娠。

（2）辅助生殖妊娠孕周估计：根据胚胎移植日及移植囊胚或胚胎的天数估计孕周。

（3）超声检查确定孕周：妊娠20周内超声检查对确定孕周有参考价值，特别是妊娠 $11~13^{+6}$ 周测量胎儿顶臀长来估算孕周较为准确，妊娠 ≥14 周则采用双顶径、头围、腹围、股骨长度综合判断孕周。

（4）其他：妊娠最初血、尿 hCG 增高时间、早孕反应出现时间、胎动开始时间等可供参考。

2. 胎儿宫内状况监测

（1）注意胎动：自我监测胎动变化，如胎动明显减少提示胎儿缺氧可能。

（2）电子胎心监护：应密切监护胎儿状况，以下情况提示胎儿缺氧、酸中毒：NST 呈反复性变异减速、正弦波形；CST（OCT）50% 以上的子宫收缩后出现晚期减速；产时电子胎心监护胎心率基线变异缺失伴以下三种情况的任何一项：反复性晚期减速、反复性变异减速或胎儿心动过缓，或呈正弦波形（参见第四章第三节）。

（3）胎儿生物物理评分：通常选用超声观察胎儿运动（呼吸样运动、大的躯体运动）、胎儿的肌张力、最大羊水池深度及 NST 等项目来进行评分。

（4）多普勒血流监测：监测胎儿脐血流及大脑中动脉血流等情况。

五、处理

原则上应尽快终止妊娠，实施终止妊娠孕周不应晚于 42^{+6} 周。在妊娠41周以后，即应考虑终止妊娠，尽量避免过期妊娠。过期妊娠的处理方法主要根据胎儿宫内状况监测、多普勒血流监测、胎儿大小及宫颈成熟度采用 Bishop 评分而定（Bishop 评分参见第九章）。

1. 终止妊娠　如宫颈成熟且无胎儿窘迫表现可阴道分娩；如胎盘功能不良、头盆不称、胎儿窘迫或合并其他高危因素及合并症和并发症等应剖宫产终止妊娠。

2. 引产　胎儿宫内状况良好时，Bishop 评分 <7 分提示宫颈不成熟，需要促宫颈成熟，方法包括：① 前列腺素制剂促宫颈成熟，如可控释地诺前列酮栓、米索前列醇；② 机械性促宫颈成熟，如低位水囊、Foley 导管、海藻棒等。Bishop 评分 ≥7 分提示宫颈成熟，可给予人工破膜术和/或缩宫素引产。

3. 产程中的处理　产程中密切监测胎儿状况，注意羊水量及羊水性状，做好新生儿复苏的准备。过期妊娠常伴有胎儿窘迫、羊水粪染。羊水粪染时首先评价新生儿有无活力，视情况气管插管及使用胎粪吸引管吸引胎粪，需要复苏的新生儿断脐后立即行脐动脉血气分析，及时发现和处理新生儿并发症，如酸中毒、低血糖等。

4. 剖宫产术　胎儿窘迫、孕妇严重合并症和并发症及引产失败者等应考虑剖宫产术。

六、预防

加强妊娠期宣教，使孕妇及家属认识过期妊娠的危害性，准确判断孕龄，定期产检，适时产科干预，若 GBS 阴性且无阴道炎等禁忌，妊娠 >39 周无产兆者建议行人工剥膜，尽量避免过期妊娠。

（辛虹）

第九节　羊水过多

妊娠期间羊水量超过2 000ml称为羊水过多（polyhydramnios）。羊水过多发病率为0.5%~1%，多发生于妊娠晚期。羊水量在数日内急剧增多，称为急性羊水过多。羊水量在数周内缓慢增多，称为慢性羊水过多。

一、病因

羊水过多病因复杂，可能与胎儿畸形、妊娠合并症和并发症有关。还有一部分是特发性羊水过多，原因不明。

1. 胎儿方面　①胎儿疾病：包括胎儿畸形、胎儿肿瘤、代谢性疾病、染色体或基因异常等。18%~40%的羊水过多伴胎儿畸形，常与胎儿吞咽功能障碍有关。胎儿神经管缺陷，如无脑儿、脊椎裂、脑膜膨出等多见，约占胎儿畸形的50%。其次是胎儿消化道畸形，以食管和十二指肠闭锁常见。此外，18-三体、21-三体、13-三本胎儿出现吞咽羊水障碍时也可引起羊水过多。胎儿异常导致高输出量心脏状态或心力衰竭也可能导致羊水过多，通常与胎儿非免疫性水肿相关，其他还有腹壁缺陷、膈疝、胎儿纵隔肿瘤、胎儿脊柱畸胎瘤、先天性醛固酮增多症等；②多胎妊娠：双胎妊娠并发羊水过多是单胎妊娠的数倍，以单绒毛膜双胎居多，易并发双胎输血综合征，常见于受血儿，其循环血量大，尿量多，羊水生成过多；③胎盘脐带病变：巨大胎盘、胎盘绒毛血管瘤、脐带帆状附着也可以导致羊水过多。

2. 孕妇方面　①糖尿病：妊娠期糖尿病或糖尿病合并妊娠者，母体高血糖导致胎儿血糖增高，产生渗透性利尿及胎盘胎膜渗出增加，导致羊水过多；②重度贫血易发生羊水过多；③母胎血型不合：胎儿免疫性水肿、胎盘绒毛水肿影响液体交换导致羊水过多。

3. 特发性羊水过多　占羊水过多病例的1/3~1/2。

二、对母儿的影响

羊水过多与早产、小于胎龄儿、巨大胎儿和围产期死亡率增加等密切相关。羊水过多患者往往因宫腔内压力过高，诱发早产、胎膜早破、妊娠期高血压疾病，或因羊水量多，并发胎位异常。胎膜破裂时羊水骤然流出引起脐带脱垂，宫腔内压力骤降可致胎盘早剥。分娩期因子宫肌纤维伸展过度，易发生宫缩乏力、产后出血。

三、临床表现

1. 急性羊水过多　临床较为少见。常发生于妊娠20~24周，孕妇自觉数日内腹部迅速增大，腹壁紧张、皮肤发亮，出现明显的压迫症状，如因膈肌上升引起气促、心悸、发绀、平卧困难；因静脉回流受阻出现下肢、外阴或腹壁水肿；因胃肠道受压迫而出现消化不良、呕吐、便秘等。

2. 慢性羊水过多　临床较为多见。常发生于妊娠28~32周，羊水在数周内缓慢增加，压迫症状较轻，孕妇能逐渐适应。腹部检查：子宫大于正常妊娠月份，腹部呈球形隆起，腹壁紧张有明显液体波动感，胎体常扪及不清或胎儿有浮动感，胎心音遥远、微弱或听不清。

四、诊断

1. 根据病史及体征　急性羊水过多诊断常不困难，慢性羊水过多有时诊断不易明确。

2. 辅助检查

（1）超声检查：是产前诊断羊水过多的重要方法。临床上发现羊水过多时要注意筛查有无合并胎儿畸形。超声可见胎儿图像占据宫腔部分减少，胎儿漂浮于羊水中，临床常用羊水指数（amniotic fluid index，AFI）和最大羊水池深度（deepest vertical pocket，DVP）进行诊断。AFI ≥ 25cm或DVP ≥ 8cm可诊断羊水过多。通过超声可进一步了解胎儿情况，如胎儿畸形、双胎、巨大胎儿、胎儿水肿等，以及与其他疾病鉴别诊断，如胎盘血管瘤、腹水、卵巢囊肿、葡萄胎等（AFI的测定方法参见第二十七章第九节）。

（2）遗传学检查：羊膜腔穿刺采集羊水细胞培养或采集脐血细胞培养做染色体核型分析和染色体微阵列分析，排除胎儿染色体异常；羊水生化检查甲胎蛋白（alpha-fetoprotein，AFP）水平超过同期正常妊娠平均值3个标准差提示胎儿有开放性神经管缺陷及上消化道闭锁的可能。

（3）其他：孕妇血型检查、糖尿病筛查等。羊水还可检测是否感染细小病毒、巨细胞病毒、弓形虫、梅毒等。

五、鉴别诊断

胎盘绒毛血管瘤、葡萄胎、双胎妊娠、巨大胎儿等。

六、处理

主要取决于胎儿有无结构异常、孕周大小及孕妇自觉症状的严重程度。

1. 胎儿结构异常　一旦确定胎儿致死性结构异常，建议及时终止妊娠。对于多数非致死性结构异常应根据其严重程度、对围产儿生命和生活质量的影响程度及治疗效果，充分告知胎儿父母后选择是否放弃胎儿或进行治疗。

2. 胎儿无明显结构异常

（1）临床症状较轻：可继续妊娠，注意休息。前列腺素合成酶抑制剂如吲哚美辛可减少胎儿尿量，治疗羊水过多，但有促进胎儿动脉导管提前闭合的作用，且与其他新生儿疾病如脑室内出血、脑室周围白质软化和坏死性小肠结肠炎的发病风险增加有关，其最佳给药剂量及给药时间尚未明确，使用时应权衡利弊，用药期间建议进行动态胎儿超声心动图检查。妊娠中期不明原因羊水过多者，建议行产前诊断。

（2）压迫症状显著，有严重自觉症状，胎肺不成熟：可经腹羊膜腔穿刺行羊水减量术，以缓解症状、延长孕周。

（3）针对病因治疗：积极治疗糖尿病、妊娠期高血压疾病等合并症。母儿血型不合可酌情行宫内输血治疗。

3. 分娩期处理   羊水量反复增多，压迫症状严重，妊娠≥34周，胎肺已成熟者，可终止妊娠。胎肺未成熟者，可在羊膜腔内注入地塞米松10mg促胎肺成熟，24~48小时后考虑引产。对于有轻度羊水过多的孕妇，若不伴有其他合并症，可在39~39^{+6}周终止妊娠，对于中、重度羊水过多应采取个体化处理，建议在三级医疗机构分娩。羊水过多患者一旦胎膜破裂，应立即行窥器和/或阴道指检确诊有无脐带脱垂。引产及分娩过程中应注意防止胎盘早剥，警惕羊水栓塞；胎儿娩出后，及时应用促进子宫收缩的药物，以防产后出血。

（辛虹）

第十节　羊水过少

　　妊娠晚期羊水量少于300ml称为羊水过少（oligohydramnios）。羊水过少发生率为0.4%~4%，是胎儿危险的重要信号，易发生胎儿窘迫、新生儿窒息。

一、病因
　　羊水过少可能与羊水生成减少、羊水外漏、羊水吸收增加有关。虽然羊水生成及循环机制至今尚未完全阐明，但与下列因素有关。

　　1. 胎盘功能不全   妊娠晚期羊水过少多为胎盘功能不良及慢性胎儿宫内缺氧所致。过期妊娠、妊娠期高血压疾病、胎儿生长受限、胎盘退行性变、胎盘血流灌注不足及宫内慢性缺氧均可引起羊水过少。过期妊娠时胎儿成熟过度，肾小管对抗利尿激素的敏感性增强，使尿量减少也是引起羊水过少的因素之一。

　　2. 胎儿疾病   最常见的病因为胎儿泌尿系统畸形，如先天性肾缺如、肾发育不全、输尿管或尿道梗阻，以致无尿或尿液不能排入羊膜腔引起羊水过少。染色体异常、脐膨出、法洛四联症、小头畸形、甲状腺功能减退、胎肺发育不全等也可引起羊水过少，其中13-三体和其他三倍体是与早期羊水过少相关的最常见染色体异常。

　　3. 胎膜病变   电镜检查发现羊膜退行性病变与羊水过少关系密切。胎膜早破羊水外漏速度超过生成速度，导致羊水过少。

　　4. 药物影响   前列腺素合成酶抑制剂如吲哚美辛、布洛芬，血管紧张素转化酶抑制剂如卡托普利均有引起羊水过少的报道。

　　5. 母体因素   孕妇脱水，血容量不足时，母体血浆渗透压增高能使胎儿血浆渗透压相应增高，尿液生成减少。

二、对母儿的影响
1. 对母体的影响   手术产率和引产率均增加。

2. 对围产儿的影响　羊水过少围产儿发病率和死亡率明显增高。羊水过少发生在妊娠早期时，胎膜与胎体粘连可造成胎儿畸形，甚至肢体短缺；发生在妊娠中、晚期时，有胎肺发育不良可能，子宫外压力直接作用于胎儿，引起胎儿斜颈、曲背、手足畸形等，胎儿畸形率明显增加；脐带受压、胎儿缺氧率增加。

三、临床表现与诊断

1. 临床表现　孕妇腹部隆起程度小于孕龄，胎儿活动受限，胎动减少。胎动时可感到腹痛或不适，子宫较敏感，容易触发子宫收缩。腹部检查发现宫高及腹围较小，尤以胎儿生长受限者明显。临产后子宫收缩多不协调。人工破膜时羊水极少。

2. 辅助检查

（1）影像学检查：超声是产前诊断羊水过少的主要辅助方法。妊娠晚期最大羊水池深度（DVP）≤2cm为羊水过少，DVP≤1cm为严重羊水过少；或羊水指数（AFI）≤5cm诊断为羊水过少，AFI 5~8cm应警惕有羊水过少的可能，注意监测羊水量。超声发现羊水过少时，应排除胎儿畸形。超声检查对胎儿先天性肾缺如、尿路梗阻、胎儿生长受限等有较高的诊断价值。羊水过少时胎儿MRI有助于更好地显示复杂胎儿畸形。

（2）羊水量直接测量：胎膜破裂时以容器置于外阴收集羊水，或剖宫产时收集羊水直接测量，少于300ml则诊断确定。羊水过少时，羊水外观混浊、黏稠，可有胎粪染色。本方法缺点是不能早期诊断。

（3）遗传学检查：需排除胎儿染色体异常时可进行羊水细胞培养，或采集脐血细胞培养，行染色体核型分析、荧光定量聚合酶链反应（polymerase chain reaction，PCR）快速诊断等。

（4）其他检查：妊娠晚期发现羊水过少应结合胎儿生物物理评分、电子胎心监护等，评价胎儿宫内状况，及早发现胎儿宫内缺氧。

四、处理

羊水过少的预后取决于多种因素，特别是基础病因、严重程度、发生时的胎龄，首先应评估羊水过少可能的病因，根据胎儿有无结构异常和孕周大小选择治疗方案。

1. 胎儿结构异常　对于羊水过少合并胎儿致死性结构异常，一经确诊，应尽早终止妊娠。对于多数非致死性结构异常应进行多学科会诊，根据其严重程度、对围产儿生命和生活质量的影响程度及治疗效果，充分告知胎儿父母后选择是否放弃胎儿或进行治疗。对于要求抢救出生缺陷儿的孕妇，分娩过程中要严密监测胎儿状况，做好新生儿复苏及进一步救治的准备。

2. 胎儿无明显异常

（1）妊娠期羊水过少：积极寻找病因，对因治疗。注意胎动。期待治疗过程中对胎儿宫内状况的评估和监护是关键，应定期复查超声，动态监测羊水量及脐动脉血流、评估胎儿生长发育情况。孤立性羊水过少可在36~37^{+6}周终止妊娠。

（2）胎膜早破而致羊水过少：妊娠<34周者，如无母胎禁忌证，首先选择期待治疗，期待治

疗期间应预防感染并动态监测羊水量和感染征象，评估胎儿宫内状况，不推荐羊膜腔灌注治疗；妊娠34~34^{+6}周者，可根据当地医疗水平和孕妇情况决定是否尽快终止妊娠；妊娠37周及以上无分娩禁忌证的胎膜早破孕妇，如未自然临产，应建议引产。

（3）分娩期羊水过少：羊水过少可使胎儿窘迫发生率增加。对胎儿储备力尚好，宫颈成熟者，可在密切监测下行缩宫素滴注引产，临产后密切胎心监护，可尽早人工破膜观察羊水的性状和量。一旦出现胎儿窘迫征象，应及时行剖宫产结束分娩。

羊水过少是导致新生儿窒息的高危因素，出生后应立即行脐动脉血气分析，结合阿普加（Apgar）评分判断是否存在新生儿窒息。分娩时儿科医生尽可能在场，以便共同完成新生儿窒息复苏。

（辛虹）

第十一节　胎膜早破

临产前胎膜自然破裂称为胎膜早破（premature rupture of membranes，PROM）。妊娠满37周后发生者称足月PROM；不满37周发生者称未足月PROM（preterm PROM，PPROM）。足月单胎PROM发生率为8%；单胎妊娠PPROM发生率为2%~4%，双胎妊娠PPROM发生率为7%~20%。PPROM是早产的主要原因之一，约占早产的1/3。PROM时孕周越小，围产儿预后越差，早产、宫内感染、产褥感染的发病率越高。

一、病因和高危因素

PPROM是多种因素综合作用的结果，常见的高危因素如下。

1. 生殖道感染　生殖道感染是PPROM的重要原因。罹患阴道炎如细菌性阴道病、需氧菌性阴道炎、霉菌性阴道炎的孕妇PPROM发生率显著增加。常见的病原体有加德纳菌、支原体、乙型溶血性链球菌（GBS）、大肠埃希菌、肺炎克雷伯菌、粪肠球菌等。病原微生物上行感染导致炎症反应，细胞因子白细胞介素（interleukin，IL）-1、IL-6等升高，蜕膜激活产生金属蛋白酶、前列腺素，诱发子宫收缩，导致PROM。

2. 妊娠期反复阴道流血　妊娠期阴道流血的原因有蜕膜息肉、先兆流产、绒毛膜下血肿、孕激素缺乏等，反复出血可以诱发炎症的发生发展，从而导致PROM，特别是PPROM。

3. 宫颈过短　因先天性或手术创伤（如宫颈锥切术）导致宫颈过短或子宫颈机能不全，前羊膜囊楔入，缺乏宫颈黏液的保护，易受生殖道病原体上行感染，进而导致PROM。

4. 宫腔压力过高　双胎妊娠、羊水过多或合并子宫畸形等出现子宫张力增加等，可引起PROM。

5. 胎膜受力不均　胎位异常、头盆不称等可使胎儿先露部不能与骨盆入口衔接，前羊膜囊所受压力不均。

6. 营养因素　孕妇营养不良，胎膜抗张能力下降。

7. 创伤　羊膜腔穿刺操作、性生活刺激、撞击腹部等。

8. 腹腔压力增加　腹腔内压力突然增加，如剧烈咳嗽、排便困难时。

9. 子宫畸形　如纵隔子宫、单角子宫等。

二、对母儿的影响

1. 对母体的影响　①绒毛膜羊膜炎：PROM与绒毛膜羊膜炎互为因果，特别是PPROM患者。胎膜破裂后，阴道内病原体迅速繁殖上行扩散，感染程度与胎膜破裂时间有关。胎膜破裂超过24小时，感染率增加5~10倍。15%~25%的PPROM孕妇合并有临床症状的绒毛膜羊膜炎。如果诊治不及时，严重者可以导致脓毒症。②胎盘早剥：PROM后宫腔压力发生改变，2%~5%的PPROM孕妇发生胎盘早剥，特别是伴有羊水过多者。

2. 对围产儿的影响　①早产：PPROM是早产的主要原因之一，早产儿的预后与PROM的发生及分娩的孕周密切相关，孕周越小，早产儿呼吸窘迫综合征等疾病的发病率越高、预后越差。②感染：并发绒毛膜羊膜炎时，易引起胎儿宫内感染，新生儿出生后感染。③脐带脱垂和受压：羊水过多及胎先露未衔接者胎膜破裂时脐带脱垂的风险增高，因PROM继发羊水减少，脐带受压，可致胎儿窘迫。④胎肺发育不良及胎儿受压：胎膜破裂时孕周越小，胎肺发育不良风险越高，如妊娠<25周持续羊水过少或无羊水可以导致胎儿肺发育不良和波特综合征（Potter's syndrome）。羊水过少程度重、时间长，可出现胎儿宫内受压表现，胎儿骨骼发育异常如铲形手、弓形腿及胎体粘连等。

三、临床表现与诊断

1. PROM的诊断

（1）症状：典型症状是孕妇突然感觉有液体自阴道流出，不能控制，增加腹压阴道排液增多。少数孕妇仅感觉外阴较平时湿润，有水样分泌物。

（2）辅助检查：①阴道窥器检查，可见液体自宫颈口内流出或后穹隆有液池形成；②超声检查，可发现羊水量较胎膜破裂前减少；③阴道液pH测定，正常妊娠阴道pH为4.5~6.0，羊水pH为7.0~7.5，阴道液pH≥6.5时支持PROM的诊断，但血液、尿液、宫颈黏液、精液及细菌污染可出现假阳性；④阴道液涂片检查：阴道后穹隆积液涂片见到羊齿植物叶状结晶；⑤生物标志物检测，常用的有胎儿纤维连接蛋白（fetal fibronectin，fFN）、胰岛素样生长因子结合蛋白-1（insulin like growth factor binding protein-1，IGFBP-1）、胎盘α微球蛋白-1（placental alpha microglobulin-1，PAMG-1）。

根据典型的阴道排液的症状结合阴道窥器检查发现阴道后穹隆有液池及pH≥6.5即可明确诊断，对于症状不典型或无液池者则联合应用后穹隆积液涂片检测。如仍不能判断，才考虑应用fFN、IGFBP-1或PAMG-1的检测并需结合超声判断羊水量，IGFBP-1或PAMG-1的检测由于假阳性率高，不推荐常规应用。

2. PROM 合并绒毛膜羊膜炎 急性绒毛膜羊膜炎的产前诊断主要依据临床表现，包括母体体温 ≥ 37.8℃、母体心率增快（心率 ≥ 100 次 /min）、胎心率增快（胎心率基线 ≥ 160 次 /min）、子宫呈激惹状态、宫体有压痛、阴道分泌物异味、母外周血白细胞计数升高（≥ 15 × 10^9/L 伴核左移）。孕妇体温升高的同时伴上述两个及以上症状或体征可以诊断为临床绒毛膜羊膜炎。建议每 4~8 小时监测孕妇的体温、脉搏，按常规和个体情况行血常规的检测、胎心率监测及电子胎心监护，同时观察羊水性状、子宫有无压痛等，及早发现和处理绒毛膜羊膜炎。在期待保胎治疗、引产过程中或产程中应尽量减少不必要的阴道检查。

四、评估和处理

1. PPROM 应根据孕周、母胎状况、当地医疗水平及孕妇和家属的意愿进行决策；如果终止妊娠的益处大于期待保胎治疗，则积极引产或有指征时行剖宫产术分娩。

（1）终止妊娠：① 妊娠 <24 周，为无生机儿阶段，早产儿不良结局发生率较高、母儿感染风险大，以引产为宜；② 妊娠 24~27^{+6} 周要求引产放弃胎儿者，可以依据孕妇本人及家属意愿终止妊娠，如无期待保胎禁忌，则建议在知情同意的原则下期待保胎，并转至有新生儿重症监护病房（neonatal intensive care unit，NICU）的医院保胎和分娩。③ 如果有明确诊断的宫内感染、胎儿窘迫、胎盘早剥或其他不宜继续妊娠的母儿因素则应尽快终止妊娠，无论孕周。

（2）期待保胎：① 妊娠 24~27^{+6} 周，要求保胎者，如无保胎禁忌要充分告知保胎过程中的风险，如发生绒毛膜羊膜炎、胎儿窘迫、胎死宫内等；② 妊娠 28~33^{+6} 周无继续妊娠禁忌者，则期待处理、延长孕周至 34 周，期待过程中给予抗生素预防母胎感染和糖皮质激素促胎肺成熟治疗；③ 妊娠 34~36^{+6} 周的 PPROM 患者，在权衡母儿利弊的情况下，无论是采用期待疗法还是立即分娩都是合理的，如选择期待疗法，应住院监测孕妇绒毛膜羊膜炎和产前出血等，终止妊娠的孕周不应超过妊娠 37 周。

（3）期待过程中的处理

1）监测：动态监测感染指标、羊水量、胎儿状况、有无胎盘早剥、子宫收缩等，避免不必要的阴道检查。

2）促胎肺成熟：产前使用糖皮质激素能减少新生儿呼吸窘迫综合征、颅内出血等早产儿并发症的发生。建议对于妊娠达 24 周或 26 周且不足 34 周无保胎禁忌证者，应给予促胎肺成熟治疗。对于 PPROM 患者应用肾上腺皮质激素促胎肺成熟不会显著增加感染的风险。对于妊娠 34~36^{+6} 周，7 日内有早产风险的没有接受过糖皮质激素治疗的孕妇，推荐使用单疗程糖皮质激素治疗。对于妊娠 <34 周，7 日内有早产风险，且距前次使用产前糖皮质激素治疗已超过 14 日的孕妇，可考虑重复一次产前糖皮质激素治疗。对于绒毛膜羊膜炎的孕妇，不推荐使用产前糖皮质激素治疗（具体用法参见本章第七节）。

3）抗生素使用：PPROM 患者应用抗生素可以延长孕周，降低绒毛膜羊膜炎和产褥感染的发生率，降低早产儿并发症风险。妊娠 <34 周的 PPROM 建议预防性使用抗生素，此外妊娠 >34 周的 PPROM 患者如可疑或明确绒毛膜羊膜炎应积极应用抗生素治疗。由于最常见的病原微生物是

GBS和支原体等，抗生素的方案为青霉素类和大环内酯类的联合用药。同时应重视GBS筛查。应在PPROM患者初次就诊时完善GBS检测，阳性者治疗首选青霉素，若孕妇青霉素过敏，选择头孢类抗生素，头孢类抗生素过敏时选择克林霉素（药敏试验显示敏感时）或万古霉素。若有大肠埃希菌携带则建议应用针对大肠埃希菌敏感的抗生素。

4）子宫收缩抑制剂：是否应用子宫收缩抑制剂仍有争议。但是对有规律子宫收缩且无明确感染需要应用肾上腺皮质激素促胎肺成熟者可以应用子宫收缩抑制剂48小时，完成糖皮质激素的促胎肺成熟处理及转诊至有新生儿救治能力的医院，但对于有可疑感染或已经明确感染者不宜应用（具体用法参见本章第七节）。妊娠≥34周的PPROM患者不推荐使用子宫收缩抑制剂治疗。

5）胎儿中枢神经保护：若无禁忌证，妊娠34周前有分娩风险者，推荐应用硫酸镁进行胎儿神经保护（具体用法参见本章第七节）。

6）分娩方式：综合考虑孕周、早产儿存活率、是否存在羊水过少和绒毛膜羊膜炎、胎儿能否耐受子宫收缩、胎方位等因素。无明确的剖宫产指征时应阴道试产。阴道分娩时不必常规会阴切开，不主张预防性产钳助产。胎儿娩出后建议对胎盘、胎膜病理检查，可疑或明确宫内感染者行羊膜腔和新生儿耳拭子培养。

2. 足月PROM 应评估母胎状况，排除胎儿窘迫、绒毛膜羊膜炎、胎盘早剥、胎位异常、母体合并症等。随着胎膜破裂时间延长，宫内感染风险增加，于胎膜破裂后12小时预防性应用抗生素。如无明确剖宫产指征，宜在胎膜破裂后2~12小时内积极引产。对GBS携带的孕妇，建议立即引产并应用抗生素预防母儿感染。对于拒绝引产者可以等待24小时，若24小时无规律子宫收缩，建议引产。宫颈已成熟的孕妇，首选缩宫素静脉滴注引产；宫颈不成熟且无促宫颈成熟及阴道分娩禁忌证者，可应用前列腺素制剂促宫颈成熟。对于PROM的孕妇不宜应用机械方法（如Foley导管球囊）促宫颈成熟。产程中应严密监测母儿情况，有明确剖宫产指征时宜行剖宫产终止妊娠，做好新生儿复苏的准备。若GBS检查结果未回报，且存在高危因素，包括产时发热且体温≥38℃、胎膜破裂≥18小时等，也建议使用能够覆盖GBS的广谱抗生素。

五、预防

加强围产期卫生宣教与指导，高危人群妊娠后期减少或避免性生活，积极预防和治疗生殖道感染。避免突然增加腹压。合理营养。对于有PPROM病史和宫颈机能不全的患者，按照早产和晚期流产高危孕妇管理。

（时春艳）

第十二节 胎儿窘迫

胎儿在子宫内因急性或慢性缺氧危及其健康和生命的综合状况称为胎儿窘迫（fetal distress）。

急性胎儿窘迫主要发生在分娩期。慢性胎儿窘迫常发生在妊娠晚期，可延续至分娩期，临产后可表现为急性胎儿窘迫。胎儿窘迫是新生儿病率和死亡率上升的主要原因。

一、病因

1. 胎儿急性缺氧　是母胎间血氧运输及交换障碍、胎儿自身因素异常所致。常见因素有：① 前置胎盘、胎盘早剥、帆状胎盘等；② 脐带异常，如脐带脱垂、过短、真结、缠绕、扭转、血肿及脐静脉栓塞等；③ 母体严重血液循环障碍致胎盘灌注急剧减少，如各种原因导致的休克等；④ 子宫收缩过强或不协调；⑤ 孕妇麻醉药及镇静剂过量，抑制呼吸。

2. 胎儿慢性缺氧　① 母体因素：如合并先天性心脏病、肺部感染、重度贫血等；② 胎儿因素：严重的心血管疾病、胎儿畸形、母儿血型不合、胎儿宫内感染等致胎儿运输及利用氧的能力下降；③ 胎盘因素：因妊娠期高血压疾病、慢性肾炎、糖尿病、过期妊娠等导致胎盘血管硬化、狭窄、梗死，胎盘绒毛间隙血液灌注不足。

二、临床表现及诊断

分急性和慢性两种。

1. 急性胎儿窘迫　常发生于分娩过程中，可因母体因素、脐带因素、胎盘因素、子宫收缩异常、产程异常等因素引起，如脐带脱垂、胎盘早剥、子宫收缩过强等，主要表现如下。

（1）胎心率异常：产时胎心率变化是胎儿窘迫的重要征象，产时电子胎心监护评估为Ⅲ类图形（① 胎心率基线变异缺失伴以下三种情况的任何一项：反复性晚期减速、反复性变异减速或胎儿心动过缓；② 正弦波形），提示胎儿缺氧、酸中毒。产时胎心监护出现Ⅱ类图形时应持续监护和再评估，必要时可实施宫内复苏措施，若宫内复苏后胎心监护图形仍无改善或发展为Ⅲ类图形时提示胎儿缺氧，应紧急终止妊娠。

（2）羊水胎粪污染：可分为三度，浅绿色为Ⅰ度，黄绿色为Ⅱ度，棕黄色稠厚为Ⅲ度。孕周越大，羊水胎粪污染的概率越高。单纯羊水胎粪污染不是胎儿窘迫的证据，需要结合电子胎心监护进行评估。缺氧可使胎儿深呼吸增加，引起胎粪吸入综合征，造成不良胎儿结局。

（3）胎动减少或消失：胎动次数减少是胎儿宫内状况不良的表现之一，应予以警惕。严重缺氧可致胎动消失，继而胎死宫内。

2. 慢性胎儿窘迫　主要发生于妊娠晚期，常延续至临产，多因妊娠合并症或并发症所致，如妊娠期高血压疾病、慢性肾炎、糖尿病、重度贫血等，可伴有胎儿生长受限，病情加重或临产后更易出现上述急性胎儿窘迫临床表现。主要表现如下。

（1）胎动减少或消失：胎动明显减少应警惕胎儿缺氧的可能。目前尚无理想的胎动计数方法。有研究指出，若孕妇感知胎动每两小时≤6次后应到医院就诊，进行母胎状况评估，临床常见胎动消失一段时间后胎心音消失。

（2）电子胎心监护异常：NST异常应警惕胎儿宫内状况不良的可能（参见第四章第三节）。异常的基线变异合并其他异常胎心图形时，诊断胎儿窘迫的准确性更高。

（3）胎儿生物物理评分降低：超声评估胎儿生物物理状况及羊水量可考虑作为出现胎心监护异常时进一步予以评估的首选方法。胎儿生物物理评分≤6分为胎儿可疑缺氧，≤4分提示胎儿窘迫（参见第四章第三节）。

（4）胎儿彩色多普勒超声血流监测异常：脑/胎盘（C/P）较单用脐动脉或大脑中动脉多普勒血流指数对胎儿酸中毒的预测价值更高（参见第四章第三节）。

（5）胎儿头皮血和脐动脉血气分析异常

① 胎儿头皮血血气分析：与出生时脐动脉血的pH及乳酸值具有一定的相关性，但头皮血与新生儿预后的相关性取决于新生儿出生与头皮血采样的间隔时间。头皮血pH<7.20和乳酸>4.8mmol/L，提示胎儿酸中毒。由于胎儿头皮血取样的应用条件有限（如母体HIV、HBV等感染，胎儿出血性疾病、早产等均为该检查的禁忌证），且头皮血取样为有创检查，目前临床较少应用。

② 胎儿脐动脉血气分析：胎儿娩出后通过立即测定血气可以判断胎儿出生时是否存在代谢性酸中毒。脐动脉血气pH<7.0，或BE<−12.0mmol/L，同时乳酸≥6.0mmol/L作为新生儿围产期缺氧预后不良的最高危值。建议对所有高危分娩、出生后抑制状态及低阿普加评分的新生儿进行脐动脉血气分析，但对异常结果的判读应注意排除其他可能病因，如早产、先天性异常等。

三、处理

1. 急性胎儿窘迫 应果断采取措施改善胎儿缺氧状态。

（1）一般处理：改变体位。吸氧（8~10L/min面罩给氧）增加母体血氧浓度。纠正脱水、酸中毒及电解质紊乱。

（2）病因治疗：如因缩宫素或米索前列醇使用不当引起的强直性子宫收缩，应停止用药，并使用子宫收缩抑制剂抑制子宫收缩。

（3）终止妊娠：① 宫口未开全时，出现以下情况应立即剖宫产终止妊娠：产时电子胎心监护出现Ⅲ类图形，出现Ⅱ类图形经宫内复苏后无改善或发展为Ⅲ类图形；② 宫口开全时，胎头双顶径在坐骨棘平面以下，应尽快阴道助产，娩出胎儿；③ 做好新生儿复苏准备。

2. 慢性胎儿窘迫 应针对病因及严重程度，结合孕周、胎儿成熟度及胎儿窘迫程度综合决定处理方案。

（1）一般处理：改变体位，注意胎动变化，加强胎儿监护。

（2）积极治疗妊娠合并症和妊娠并发症。

（3）期待疗法：促进胎儿成熟、加强监测，同时告知孕妇及家属期待过程中胎死宫内的风险，适时终止妊娠。

（4）适时终止妊娠：妊娠近足月或胎儿已成熟伴胎动减少，若宫颈成熟、胎儿可耐受子宫收缩、无剖宫产指征，可在严密监护下阴道分娩。当NST出现正弦波形；产时电子胎心监护出现Ⅲ类图形，出现Ⅱ类图形经宫内复苏后无改善或发展为Ⅲ类图形；胎儿生物物理评分≤4分时应剖宫产终止妊娠。

学习小结

本章介绍了多种病理妊娠，包括自然流产、异位妊娠、妊娠剧吐、妊娠期高血压疾病、前置胎盘、胎盘早剥、早产、过期妊娠、羊水过多、羊水过少、PROM 和胎儿窘迫。

自然流产主要表现为停经后不同程度的腹痛及阴道流血，确诊后，应根据其不同类型进行相应的处理。

异位妊娠以输卵管妊娠最常见。输卵管妊娠的临床表现包括停经、腹痛、阴道流血、妊娠相关症状、晕厥与休克。可通过超声、hCG 检测、阴道后穹隆穿刺、腹腔镜等辅助检查诊断、明确病情。治疗可采取期待观察、药物治疗、手术治疗。

妊娠剧吐以频繁恶心、呕吐、体重较妊娠前减轻 ≥ 5%、尿酮体阳性为特点。治疗原则是维持体液及新陈代谢平衡，预防血栓栓塞性疾病，必要时终止妊娠。

妊娠期高血压疾病分为五类：妊娠期高血压、子痫前期、子痫、慢性高血压合并妊娠及慢性高血压并发子痫前期。临床根据病史、血压、蛋白尿及辅助检查等可作出诊断。子痫前期的治疗包括降压、硫酸镁预防子痫、镇静等，应密切监测母儿情况，适时终止妊娠。子痫处理原则为控制抽搐并尽快终止妊娠。

前置胎盘主要表现为无痛性、无诱因、反复阴道流血，超声是诊断的主要手段。剖宫产是终止妊娠的主要手段，分娩时重点是预防和治疗产后出血。

胎盘早剥主要表现为妊娠晚期和分娩期突发持续性腹痛伴或不伴阴道流血，不能完全依靠超声诊断胎盘早剥。纠正休克、及时终止妊娠和预防并发症是主要治疗原则。

早产分为自发性早产和治疗性早产。治疗主要包括使用子宫收缩抑制剂、糖皮质激素、抗生素的应用和硫酸镁等，应根据孕周和具体情况选择分娩方式和分娩时机。

过期妊娠可导致巨大胎儿、胎儿窘迫、胎粪吸入综合征、新生儿窒息，甚至围产儿死亡，同时增加母体难产、手术产和产伤的概率。诊断过期妊娠时应注意核实孕周，依据胎儿宫内状况、宫颈成熟度、胎儿大小等综合评估，选择合适的分娩方式终止妊娠。

羊水过多可能与胎儿结构异常（尤其是胎儿神经管缺陷和消化道畸形）、妊娠合并症和并发症有关。超声检查是诊断羊水过多的重要方法。对有压迫症状严重的孕妇可经腹羊膜腔穿刺行羊水减量术。分娩期要积极防治脐带脱垂、胎盘早剥，警惕羊水栓塞。

羊水过少是胎儿危险的重要信号，易发生胎儿窘迫、新生儿窒息。超声检查是诊断羊水过少的主要方法。对胎儿致死性结构异常者，应尽早终止妊娠；对未发现胎儿异常的羊水过少者，应对因治疗，根据孕周决定处理方案。分娩时做好新生儿复苏的准备。

PPROM 可导致感染、脐带脱垂、胎儿窘迫、胎盘早剥的风险增加，甚至危及母儿生命。PROM的诊断主要依据临床症状和体征，并结合 pH 试纸或羊齿植物叶状结晶。排除并发症，无期待禁忌者可根据孕龄处理。足月 PROM 后依据孕妇的具体情况选择引产或等待自然临产，在此过程中注意监测母儿情况。

胎儿窘迫主要表现为胎心率异常或电子胎心监护异常、胎动减少或消失、胎儿生物物理评分下降等。急性胎儿窘迫处理原则为尽早消除病因、给氧，并尽快终止妊娠。慢性胎儿窘迫除一般处理外，应积极处理妊娠合并症及并发症，加强胎儿宫内状况的监护，缺氧严重时需剖宫产终止妊娠。

（辛虹）

复习参考题

一、选择题

1. 妊娠32周重度子痫前期，血压160/110mmHg，双下肢水肿（＋＋）。下列处理不恰当的是
   A. 硫酸镁解痉
   B. 降压
   C. 地西泮镇静
   D. 大剂量速尿利尿
   E. 地塞米松促胎肺成熟

2. 鉴别前置胎盘和胎盘早剥最佳的方法是
   A. CT检查
   B. 超声检查
   C. 阴道检查
   D. MRI检查
   E. 血常规

3. 以下关于早产，说法错误的是
   A. 地塞米松促胎肺成熟是早产的治疗方法之一
   B. 早产分为自发性早产和治疗性早产
   C. 多胎妊娠是早产的高危因素之一
   D. 凡是早产必须使用抗生素治疗
   E. 妊娠24周之前阴道超声测量宫颈管长度可以预测早产

4. 未足月胎膜早破终止妊娠的时机，以下错误的是
   A. 妊娠<24周胎儿生存概率低、母胎感染风险大，以引产为宜
   B. 妊娠不足34周应给予抗感染和促胎肺成熟治疗，酌情期待至妊娠34周
   C. 妊娠34~36^{+6}周胎肺已成熟，可积极引产
   D. 出现宫内感染时，妊娠不足34周者，可抗感染治疗继续妊娠至36周
   E. 妊娠24~27^{+6}周，要求保胎者，保胎过程中最大羊水池深度<2cm宜考虑终止妊娠

5. 患者，女，25岁，初产妇。妊娠38周，规律子宫收缩12小时，自然胎膜破裂8小时，羊水Ⅲ度胎粪污染，宫口开大2cm，胎心监护频发晚期减速。以下正确的处理是
   A. 急查血清胎盘生长因子（PLGF）
   B. 吸氧，严密观察产程进展
   C. 复查胎儿超声
   D. 静脉滴注缩宫素，加速产程
   E. 立即行剖宫产术

   答案：1. D；2. B；3. D；4. D；5. E

二、简答题

1. 各类型流产如何进行鉴别诊断？
2. 先兆流产保胎治疗的前提和治疗原则是什么？
3. 异位妊娠的类型有哪些？临床表现是什么？
4. 妊娠剧吐的处理原则是什么？

5. 妊娠期高血压疾病的临床表现及分类是什么?

6. 子痫前期的治疗原则是什么?治疗时硫酸镁应用的注意事项有哪些?

7. 妊娠期高血压疾病应用降压药物的指征及选择药物的原则是什么?

8. 前置胎盘的分型有哪些?对母儿的影响是什么?期待治疗的原则是什么?

9. 胎盘早剥的分型有哪些?对母儿的影响是什么?处理原则是什么?

10. 早产的定义和分类是什么?治疗原则有哪些?

11. 过期妊娠的概念是什么?对母儿的影响有哪些?

12. 羊水过多的病因是什么?超声诊断标准是什么?

13. 羊水过少的病因是什么?超声诊断标准是什么?

14. 胎膜早破的常见病因、诊断和处理是什么?

15. 未足月胎膜早破期待治疗过程中如何进行处理?

16. 胎儿窘迫的常见病因有哪些?对急性胎儿窘迫如何进行处理?

第六章　胎儿异常及多胎妊娠

学习目标

掌握	胎儿生长受限的临床表现分类和诊断方法；巨大胎儿的诊断方法；死胎的定义和诊断方法；多胎妊娠的诊断和处理。
熟悉	常见胎儿结构异常的种类和诊断；胎儿生长受限的治疗方法；巨大胎儿的处理方法；死胎的治疗方法；多胎妊娠的并发症。
了解	胎儿结构异常的处理方法；胎儿生长受限的发病原因；死胎的病因；多胎妊娠的概念和分类。

第一节　出生缺陷

出生缺陷是指婴儿出生前发生的身体结构、功能或代谢异常，是导致早期流产、死胎、婴幼儿死亡和先天残疾的主要原因。出生缺陷病种多，病因复杂，目前已知的出生缺陷超过 8 000 种，基因突变等遗传因素和环境因素均可导致出生缺陷。据估算，我国出生缺陷总发生率约 5.6%。出生缺陷严重影响儿童的生存和生活质量，给患儿及其家庭带来巨大痛苦和经济负担。

在妊娠 20~24 周进行超声大结构筛查能检查出部分严重的胎儿结构性畸形。常见的胎儿畸形包括神经管缺陷、脑积水、腹裂、先天性心脏病等。超声必须诊断出的九种严重胎儿结构异常包括胸、腹壁内脏外翻，单心室，单一大动脉，双肾缺如，致命性软骨发育不全，无脑儿，无叶型前脑无裂畸形，脑膨出和开放性脊柱裂。胎儿结构性畸形发生的主要原因包括遗传、环境、食品、病毒、药物、毒品等。一旦发现胎儿结构性畸形，应尽量积极寻找病因，并及时产前咨询。

一、无脑儿

无脑儿（anencephaly）是前神经孔闭合失败所致，是神经管缺陷中最严重的一种类型。无脑儿分两类，一类是脑组织变性坏死突出颅外，另一类是脑组织未发育，两种类型胎儿均不能存活。外观表现为颅骨缺失、双眼暴突、颈短。腹部检查：胎头小，阴道检查可触及凸凹不平的颅底部。超声检查：颅骨不显像，眼球突出呈"蛙样"面容。孕妇血清甲胎蛋白升高，尿雌三醇与肌酐比值（E/C）及尿雌三醇（E_3）偏低。无脑儿一经确诊，应尽早引产。阴道分娩困难时可行毁胎术结束妊娠。

二、脑积水

脑积水（hydrocephalus）是指大脑导水管不通，致脑脊液回流受阻，大量蓄积于脑室内外，脑室系统扩张和压力升高，进一步导致颅腔体积增大、颅缝变宽、囟门增大，并压迫正常脑组织。脑积水常伴有脊柱裂、足内翻等畸形。严重的脑积水可致梗阻性难产、子宫破裂、生殖道瘘等，对母亲有严重危害。腹部检查：可触及胎头宽大并高浮，跨耻征阳性。阴道检查：盆腔空虚、先露高、颅缝宽、囟门大且张力高、骨质软而有弹性，触之如乒乓球的感觉。超声检查有助于诊断严重的脑积水，颅内大部分被液性暗区占据，中线漂动，脑组织受压变薄，胎头周径明显大于腹周径。此外，必要时应行胎儿MRI检查以补充和明确诊断胎儿畸形，尤其在明确中枢神经系统畸形、鉴别脑出血和积水时尤为必要。若在有生机儿前诊断为严重脑积水，应建议引产。头先露，宫口扩张3cm时行颅内穿刺放液；临产前在超声监视下经腹行脑室穿刺放液，缩小胎头娩出胎儿。处理过程中应避免产妇受伤害。也可考虑行产时胎儿或新生儿脑积水引流术。

三、脊柱裂

脊柱裂（spinal bifida）为部分脊椎管未完全闭合，其损伤多在后侧，多发生在胸腰段，也是神经管缺陷中常见的一种，发生率有明显的地域和种族差别。脊柱裂有三种：① 隐性脊柱裂，为腰骶部脊椎管缺损，表面有皮肤覆盖，脊髓和神经多正常，无神经症状；② 脊髓脊膜膨出，为两个脊椎骨缺损，脊膜可从椎间孔突出，表面皮肤覆盖成囊状，常有神经症状；③ 脊髓裂，为在脊髓部分的神经管没有形成，停留在神经褶和神经沟阶段。隐性脊柱裂在产前超声检查中常难以被发现。较大的脊柱裂产前超声较易发现，妊娠18~20周是发现的最佳时机。孕妇血清甲胎蛋白升高，严重的脊柱裂在有生机儿前确诊应终止妊娠，也可在妊娠中期24周左右行开放性或胎儿镜下胎儿脊柱裂修补手术，能够部分改善新生儿的预后。

四、先天性心脏病

先天性心脏病（congenital heart disease）主要包括法洛四联症、大血管错位、室间隔缺损、房间隔缺损、单心房单心室等。超声检查是妊娠期筛查先天性心脏病的重要手段。严重的先天性心脏病如有生存能力者，可行产前诊断及遗传咨询，以决定手术或引产。其中，单心房单心室是一种严重的先天性心脏发育异常，预后不良，在具备存活能力之前建议终止妊娠。

五、胎儿胸腹壁缺损

胎儿胸部缺损最常见的为先天性膈疝，是由于胚胎发育异常导致膈肌缺损，致使腹腔脏器疝入胸腔，从而引起肺发育不良和严重肺动脉高压等一系列病理生理变化，是导致新生儿死亡或新生儿长期并发症的主要原因之一。早期识别、动态随访评估和适时干预是胎儿先天性膈疝管理的重要环节。胎儿腹壁缺损包括腹裂、脐膨出、膀胱外翻、泄殖腔外翻和体蒂综合征，其中脐膨出和腹裂是最常见的类型。脐膨出是由于胚胎体腔关闭过程停顿致腹腔脏器未回纳入腹，进而被内层腹膜和外层羊膜形成的半透明囊膜覆盖而成。腹裂是腹部皮肤、肌肉、筋膜缺损，导致肠管及其他腹腔脏器突出腹壁，表面无膜性组织覆盖。常规的超声检查最早可在妊娠11~14周发现胎儿腹壁缺损，97%的腹壁缺损胎儿可以在产前通过超声得以确诊。一旦确诊，首先应排除合并其他畸形或染色体异常。目前，先天性腹壁缺损的治疗以手术为主，尤其在单纯性腹壁缺损患儿中效果显著。

六、连体双胎

连体双胎（conjoined twins）为单卵双胎所特有的畸形，其发生是由于受精卵分裂过晚所致。有两种形式：① 相等连体儿，为头、胸、腹等部位连体；② 不等连体儿，如寄生胎。超声检查有助于诊断。确诊后应尽早终止妊娠，妊娠24周之前可考虑经阴道分娩，妊娠晚期需剖宫产。

（乔宠）

第二节　胎儿生长受限

胎儿生长受限（fetal growth restriction，FGR）是指受母体、胎儿、胎盘等病理因素影响，胎儿生长未达到其应有的遗传潜能，多表现为胎儿超声估测体重或腹围低于相应胎龄第10百分位数。对部分胎儿体重经估测达到同胎龄的第10百分位数，但胎儿有生长潜力受损，不良妊娠结局的风险增加，可按照FGR进行管理。小于胎龄（small for gestation age，SGA）胎儿指超声估测体重或腹围低于同胎龄应有体重或腹围第10百分位数的胎儿。并非所有SGA胎儿均为病理性的生长受限。SGA中仅有一部分是FGR。25%~60%的SGA是由种族、产次或父母身高、体重等因素造成。除胎儿体重及体格发育较小外，各器官无功能障碍和宫内缺氧表现，称为"健康小样儿"。SGA胎儿还包含了部分健康小样儿。建立种族特异性生长标准，能够提高产前筛查SGA的敏感性。低出生体重儿被定义为胎儿分娩时体重小于2 500g。

一、病因

FGR的病因复杂，一部分原因不完全清楚。影响胎儿生长的高危因素如下。

1. 孕妇因素

（1）营养因素：孕妇营养不良、偏食、妊娠剧吐、过度控制饮食及摄入蛋白质、维生素及微量元素不足。

（2）各种妊娠合并症和并发症：如贫血、心脏病、肾脏病，特别是蛋白和能量供应不足。妊娠期高血压疾病、妊娠期肝内胆汁淤积症、抗磷脂综合征、多胎妊娠、前置胎盘等，均可使胎盘血流量减少。

（3）其他：遗传因素、孕妇年龄、地区、经济条件、子宫发育畸形、吸烟、吸毒、酗酒、滥用药物、母体接触放射线或有毒物质、宫内感染病毒、细菌、原虫及螺旋体感染等。

2. 胎儿因素 胎儿患有遗传病或染色体疾病，尤其在基因异常或严重循环系统畸形的胎儿更为明显。生长激素、胰岛素样生长因子、瘦素等调节胎儿生长的物质在脐血中含量降低，可能会影响胎儿内分泌和代谢。

3. 子宫、胎盘、脐带因素 导致子宫胎盘血流量减少，胎儿供血不足。如先天子宫发育异常、帆状胎盘、轮廓状胎盘、副叶胎盘、脐带过细（尤其近脐带根部过细）、脐带过长、脐带扭转、脐带打结等。

二、临床表现及分类

1. 内因性均称型FGR 属于原发性FGR，少见。因胎儿在体重、头围和身长三个方面生长均受限故称均称型。病因包括基因或染色体异常、病毒感染、接触放射性物质及其他有毒物质。这些高危因素作用于妊娠17周之前的胎儿，使胎儿此时期细胞增殖受损而致细胞数目较少，脑重量减轻。胎儿结构性畸形发生率和围产儿死亡率高，预后不良。

2. 外因性不均称型FGR 属于继发性FGR，常见，占70%~80%。妊娠早期胚胎发育正常，高危因素主要作用于妊娠中晚期。多由妊娠期高血压疾病、糖尿病等所致的慢性胎盘功能不全。胎儿各器官细胞数目正常，但体积小。新生儿特点为发育不均称，头大、低体重、营养不良，胎儿常有宫内慢性缺氧及代谢障碍，胎盘功能下降，使胎儿在分娩期对缺氧的耐受力下降，易导致新生儿脑神经受损和低血糖。

3. 外因性均称型FGR 为上述两型的混合型。高危因素作用于整个妊娠期，常见，为缺乏重要生长因素（如叶酸、氨基酸、微量元素）或受有害药物影响所致。病因有母胎双方因素。新生儿的特点是体重、身长、头围均较小，有营养不良表现；各器官体积均小，尤以肝、脾为著，常有生长及智力障碍。

三、诊断

对于可疑FGR者，应准确核实孕周评估胎龄，采用超声评估胎儿生长，寻找引起SGA的病理因素。超声检查还需排除胎儿畸形，必要时行胎儿MRI检查。

1. 病史 有FGR的高危因素，孕妇体重、宫高、腹围增长缓慢。

2. 临床指标 通过测量孕妇体重、宫高、腹围的变化，推测胎儿大小，初步筛查FGR。宫高、腹围连续3周测量均在第10百分位数以下者，作为筛选FGR指标，预测准确率达13%~86%。

3. 辅助检查

（1）彩色多普勒超声检查：脐动脉多普勒血流是FGR最重要的监测方法，监测指标包括最大峰值血流速度/舒张末期血流速度（S/D）、阻力指数（resistance index，RI）和搏动指数（pulsatility index，PI）。随着胎盘功能障碍的恶化，脐动脉多普勒血流表现为S/D升高、舒张末期血流消失、舒张末期血流反向。出现胎儿大脑中动脉多普勒血流频谱改变，属于继发于胎儿缺氧的"大脑保护效应"。静脉循环的改变晚于动脉循环的变化，能够更好地预测不良结局和决定分娩时机。

（2）超声检查：对有高危因素的孕妇要从妊娠早期开始定期行超声检查，监测胎儿生长发育指标。① 胎儿头围与腹围比值（HC/AC）：比值小于正常同孕周平均值的第10百分位数，即应考虑可能为FGR（不均称型）。其中腹围的测定在诊断FGR中具有重要价值。② 测量胎儿双顶径：每周动态测量观察其变化，每周增长<2.0mm，或每3周增长<4.0mm，或每4周增长<6.0mm，或妊娠晚期双顶径每周增长<1.7mm，均应考虑有FGR的可能。③ 胎盘成熟度与羊水量：多数FGR出现胎盘功能低下和羊水过少。

（3）实验室检查：评估胎盘功能；TORCH感染检测；严重FGR要行遗传学检查；抗磷脂抗体检测。

四、治疗

FGR的治疗原则是：积极寻找病因，改善胎盘循环、加强胎儿监测、适时终止妊娠。

1. 寻找病因　尽可能寻找致病原因，如早期发现妊娠期高血压疾病，TORCH感染、抗磷脂综合征、代谢综合征等。超声检查排除胎儿先天结构异常，必要时采用介入性产前诊断技术进行遗传学检查以排查非整倍体胎儿。

2. 妊娠期治疗　目前尚无证据表明，妊娠期治疗可以改善FGR的生长状况。FGR的妊娠期治疗方案仍有争议，尚未证实低分子量肝素、静脉补充营养和补充孕激素对FGR有效。

3. 胎儿宫内状况的监测　胎动计数、听胎心音，当采用超声动态监测胎儿腹围或估计胎儿体重（estimated fetal weight，EFW）评估胎儿生长速度时，应该至少间隔2~3周，以降低FGR筛查的假阳性率。检测胎盘功能、电子胎心监护、胎儿生物物理评分、彩色多普勒超声监测胎儿血流（如脐动脉血流、大脑中动脉血流、静脉导管血流）等。

4. 产科处理　关键在于决定分娩时间和选择分娩方式。FGR孕妇终止妊娠的时机必须综合考虑孕周、病因、类型、严重程度、监测指标和当地新生儿重症监护的技术水平等决定。

（1）继续妊娠：妊娠未足月，胎儿状况良好，胎盘功能正常，无妊娠并发症及合并症者，可以在密切监护下妊娠至足月。

（2）终止妊娠：对于妊娠<24周或EFW<500g的胎儿，如果存在明确生长受限的表现，应建议到当地的产前诊断中心接受专业咨询和评估，排除胎儿遗传疾病。如伴发胎儿多普勒血流异常，建议与孕妇仔细沟通胎儿的预后，明确孕妇对胎儿的态度（是否继续妊娠），帮助决定进一步诊疗计划。对于妊娠24~28周或EFW 500~1 000g的胎儿，在出现明确的脐动脉多普勒血流异常（舒张末期血流缺失或反向）时，如果孕妇和家属要求积极救治，则建议在具备一定的极低出生体重儿救治能力的医疗中心进行产前监护和分娩。在病情稳定的情况下，基层医院可以与转诊中心协调沟通，争取宫内转运的机会。

对于妊娠28~32周的FGR，如脐动脉血流出现异常（舒张末期血流缺失或反向）同时合并静脉导管a波异常（缺失或反向），建议尽快进行糖皮质激素促胎肺成熟后，积极终止妊娠。如果是单纯脐动脉血流舒张末期反向，而没有其他胎儿窘迫的证据（如异常电子胎心监护图形、静脉导管a波异常等），可期待妊娠至不超过妊娠32周。

对于妊娠32~34周的FGR，如存在单纯的脐动脉舒张末期血流缺失，而没有其他胎儿窘迫的证据（如异常电子胎心监护图形、胎儿生物物理评分<4分、静脉导管a波异常等），可期待妊娠至不超过孕34周。

对于预计在妊娠34周之前分娩的FGR，建议产前使用糖皮质激素；对于妊娠34~37周，预计7日内有早产风险，且妊娠期未接受过糖皮质激素治疗者，也建议产前使用糖皮质激素。对于妊娠32周之前分娩的FGR，应使用硫酸镁保护胎儿和新生儿的中枢神经系统。

对于妊娠34~37周的FGR，单次脐动脉多普勒血流升高不应作为立即分娩的指征。应考虑完善对胎儿健康情况的系统评估，密切随访病情的变化。如胎儿监护情况良好，可期待至妊娠37周以后分娩。妊娠>34周的FGR胎儿如果出现停滞生长>2周、羊水过少（最大羊水池深度<2cm）、胎儿生物物理评分<6分、无应激试验频发异常图形或明确的多普勒血流异常，可考虑积极终止妊娠。

对于妊娠>37周的FGR，可以考虑积极分娩终止妊娠。如果继续期待观察，需要与家属沟通期待观察和积极分娩的利弊。

终止妊娠的方式：FGR本身并不是剖宫产的绝对指征。但存在脐动脉血流异常（舒张末期血流缺失或反向）时，建议剖宫产终止妊娠。

（3）产时处理

1）产时监测：疑诊FGR的孕妇应按"高危孕妇"进行产时监测，产时密切电子胎心监护。

2）新生儿复苏：最好由新生儿科医生完成。此类新生儿分娩时缺氧和胎粪吸入的风险增加，应尽快熟练地清理呼吸道并进行通气。严重生长受限的新生儿对低体温特别敏感，也可能发展为其他代谢异常，如低血糖、红细胞增多症和血液黏稠，要及时处理。此外，低出生体重儿发生多动症及其他神经障碍的风险增加，并且出生体重越低风险越高。

五、预防

应从孕前开始，使母体的身体状况、用药和营养最佳化。如合并高血压或有FGR分娩史，可在妊娠早期预防性应用低剂量阿司匹林。孕妇戒除烟酒、毒品等，使FGR风险降到最低。

（乔宠）

第三节　巨大胎儿

巨大胎儿（macrosomia）指出生后体重达到或超过4 000g。近年来巨大胎儿的发病率有增加趋势，国外为15.1%，国内为7%左右，男胎多于女胎。巨大胎儿的发生率增加与孕妇营养过剩、肥胖和妊娠合并糖尿病，尤其是2型糖尿病有关，也与遗传因素，如父母高大、过期妊娠、高龄产妇、种族、民族因素相关；有巨大胎儿分娩史者也应警惕此次发生巨大胎儿的可能。

一、对母儿的影响

1. 对母体的影响　易发生相对头盆不称、产程延长及肩难产，从而导致软产道损伤、产后出血、产后感染及子宫脱垂，胎先露长时间压迫产道，容易发生尿瘘或粪瘘。

2. 对胎儿的影响　新生儿肩难产可引起颅内出血、锁骨骨折、臂丛神经损伤及麻痹。合并糖尿病的孕妇分娩的新生儿容易发生低血糖、脑损伤、呼吸窘迫综合征等，增加了围产儿死亡率。

二、诊断

目前尚无准确估计胎儿大小的方法，巨大胎儿只有在出生后才能确诊。

1. 病史及临床表现　孕妇有糖尿病、过期妊娠或巨大胎儿分娩史，妊娠晚期体重迅速增加，呼吸困难，腹部胀满。

2. 腹部检查　宫高 >35cm、腹围大，触诊胎体大、先露高浮，多有跨耻征阳性，胎心搏动位置偏高。

3. 超声检查　根据胎儿双顶径、股骨长、腹围及头围等各项生物指标，预测胎儿体重。

三、处理

1. 妊娠期　加强妊娠期体重监测及营养指导，合理控制孕妇体重，对于具有高危因素的患者及时干预，是减少妊娠合并糖尿病和巨大胎儿的有效措施。孕妇平均体重增长12.5kg为宜，但也要因人而异，尤其是妊娠前肥胖的孕妇，平均每周增重0.3kg为宜。有糖尿病史者应积极控制血糖，于足月后根据胎盘功能及糖尿病控制情况等综合评估，决定终止妊娠时机。

2. 分娩期　分娩前根据影像学和查体结果综合评估胎儿体重及产道情况，尽可能准确估计胎儿体重，选择合适的分娩方式。估计胎儿体重 >4 000g 且合并糖尿病者，建议剖宫产终止妊娠；估计胎儿体重 >4 000g 而无糖尿病者，可阴道试产，但产程中需注意放宽剖宫产指征。无相对头盆不称者可经阴道分娩，当胎头达坐骨棘下3cm、宫口已开全时，可在较大的会阴侧切下产钳助产。发生肩难产时按照肩难产的处理方法协助胎肩娩出，产后常规软产道检查，预防产后出血及感染。

3. 新生儿处理　做好新生儿复苏工作，预防新生儿低血糖症。

（乔宠）

第四节　死胎

妊娠20周后胎儿在子宫内的死亡，称为死胎（dead fetus）。胎儿在分娩过程中死亡，称为死产，也是死胎的一种。

一、病因

造成死胎的病因主要有胎儿因素、胎盘及脐带因素和母体因素。

1. 胎儿因素 染色体异常、多基因及单基因遗传病、胎儿严重畸形；非免疫性水肿；胎儿感染（病毒、细菌、原虫）；胎儿生长受限，母儿血型不合等。

2. 胎盘及脐带因素 如前置胎盘、胎盘早剥、胎母输血综合征、血管前置、脐带异常（脐带帆状附着、脐带打结、脐带脱垂、脐带绕颈缠体）、胎盘功能不全、双胎输血综合征、绒毛膜羊膜炎等导致胎儿缺氧。

3. 母体因素 严重的妊娠合并症、并发症，如妊娠期高血压疾病、糖尿病、心血管疾病、甲状腺疾病、肾病、抗磷脂综合征、血栓形成、吸烟、吸毒和酗酒、传染性疾病和脓毒症、子宫破裂、过期妊娠等致局部缺血而影响胎盘、胎儿。

二、临床表现及诊断

胎儿死亡后约80%在2~3周内自然娩出。死胎在宫腔内停留过久能引起母体凝血功能障碍。

1. 孕妇自觉胎动消失，子宫不再继续增大。腹部检查：子宫小于相应孕周，未闻及胎心音。但不能仅凭胎动消失和听诊确诊死胎，必须行超声检查确诊。

2. 超声检查 胎心搏动消失。若胎儿死亡已久，有时可见颅骨重叠、颅板塌陷。

三、治疗

原则是尽量经阴道分娩，仅限于特殊情况下行剖宫产。死胎一经确诊应尽早引产并尽力寻找病因。建议尸体解剖，胎盘、脐带、胎膜病理检查，染色体检查及基因病的检查，做好产后咨询。

1. 发现死胎者应当及时引产 常用的引产方式：羊膜腔内注射依沙吖啶引产；米非司酮加米索前列醇引产；缩宫素静脉滴注引产；水囊引产等。

2. 发生凝血功能障碍者 退行生变的胎盘组织释放凝血活酶进入母体血液循环，容易引起弥散性血管内凝血，在按照弥散性血管内凝血处理原则积极处理的同时，选择适当时机引产，并积极预防产后出血和感染。

3. 死胎评估 从病史、胎儿尸检、胎盘检查、胎儿核型/基因芯片分析、母亲评估等方面分析死胎原因，同时在再次妊娠后加强妊娠期管理。

（乔宠）

第五节　多胎妊娠

一次妊娠宫腔内同时有两个或两个以上胎儿称为多胎妊娠（multiple pregnancy），以双胎妊娠（twin pregnancy）多见。近年随着辅助生殖技术的应用，多胎妊娠发生率明显上升。多胎妊娠孕妇并发症增多，围产儿死亡率高。本节主要讨论双胎妊娠。

一、分类及特点

1. 双卵双胎（dizygotic twins）　较多见，由两个卵子分别受精形成两个受精卵，约占双胎妊娠的70%。两个胎儿各有自己的遗传基因，性别、血型可以相同或不同，而容貌与同胞兄弟姐妹相似，但指纹、精神类型等多种表现型不同。两个受精卵往往着床在子宫蜕膜不同部位，形成独立的胎盘，胎儿面见两个羊膜腔，中隔为两层羊膜和绒毛膜，有时两层绒毛膜可融合为一层（图6-1）；与遗传、应用促排卵药物及多胚胎宫腔内移植有关。如果两个卵子在短期内不同时间受精而形成的双卵双胎称为同期复孕（superfecundation）。

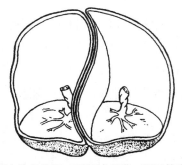

（1）两个胎盘分开，两层绒毛膜，两层羊膜　　　（2）两个胎盘融合，两层绒毛膜已融合，两层羊膜

▲ 图6-1　双卵双胎的胎盘及胎膜示意图

2. 单卵双胎（monozygotic twins）　由一个受精卵分裂而成的两个胎儿称为单卵双胎，约占双胎妊娠的30%。单卵双胎的发生不受年龄、遗传、种族、胎次及医源因素的影响，由于基因相同，胎儿性别、血型、容貌等相同。单卵双胎由于受精卵分裂的时间不同有四种，除连体双胎外的其余三种见图6-2。

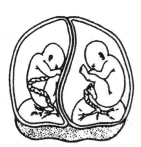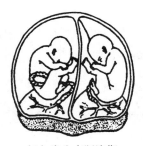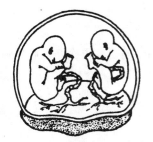

（1）发生在桑葚胚前　　　（2）发生在胚泡期　　　（3）发生在羊膜囊已形成后

▲ 图6-2　受精卵在不同阶段形成单卵双胎的胎膜类型

（1）双绒毛膜双羊膜囊单卵双胎：若分裂发生在受精后72小时内（桑葚胚期），此时内细胞团形成而囊胚层绒毛膜未形成，有两层绒毛膜及两层羊膜，胎盘为一个或两个。约占单卵双胎的30%。

（2）单绒毛膜双羊膜囊单卵双胎：在受精后第4~8日（囊胚期）发生分裂为双胎，内细胞团及绒毛膜已分化形成，而羊膜囊尚未出现，共同拥有一个胎盘及绒毛膜，其中隔有两层羊膜，在单卵双胎中约占68%。

（3）单绒毛膜单羊膜囊单卵双胎：分裂发生在受精后第9~13日，羊膜腔形成后。两个胎儿共用一个胎盘，且共存于同一个羊膜腔内。占单卵双胎的1%~2%。

（4）连体双胎：由受精卵分裂过晚所致。一般分裂发生在受精后的第13日以后，可导致不同程度、不同形式的连体双胎。连体双胎发生率为单卵双胎的1/1 500。

二、临床表现及诊断

1. 病史及临床表现　部分双胎妊娠有家族史、孕前应用促排卵药物或体外受精多个胚胎移植史。早孕反应往往较重，持续时间较长；子宫体积明显大于单胎妊娠；妊娠晚期，因过度增大的子宫，使横膈升高，呼吸困难，行走不便，出现下肢静脉曲张和水肿等压迫症状。

2. 产科检查　子宫大于孕周，在妊娠中晚期腹部触及多个肢体及两个或多个胎头；子宫较大，胎头较小，不成比例；在不同部位听到两个不同频率的胎心。双胎妊娠时胎位多为纵产式，以两个头位或一头一臀常见（图6-3）。

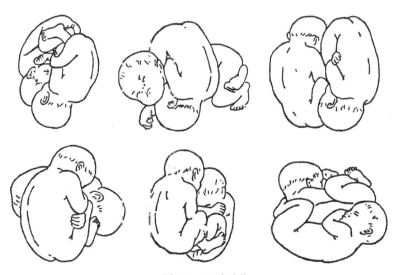

▲ 图6-3　双胎胎位

3. 辅助检查

（1）超声检查：妊娠35日后，宫腔内可见两个孕囊；妊娠6周后，可见两个原始心管搏动。超声检查在妊娠6~10周，可通过宫腔内孕囊数目进行绒毛膜性判断，如宫腔内有两个孕囊，为双绒毛膜双胎，如仅见一个孕囊，则单绒毛膜双胎的可能性较大。妊娠11~13^{+6}周，可以通过判断胎膜与胎盘插入点呈"λ峰"或"T"字征来判断双胎的绒毛膜性。前者为双绒毛膜双胎，后者单绒毛膜双胎，同时在此阶段还可以检测双胎的颈后透明层厚度来预测胎儿非整倍体发生的概率。妊娠18~24周可筛查胎儿结构畸形，还可帮助确定两个胎儿的胎位。超声检查在妊娠早期和中期有助于监测单绒毛膜双胎是否发生双胎输血综合征及选择性生长受限等复杂性双胎并发症。

（2）MRI检查：在评价双胎中枢神经系统发育及其他畸形中具有较高的临床价值。

三、并发症

1. **母体并发症** 双胎妊娠易并发妊娠期高血压疾病、妊娠期肝内胆汁淤积症、贫血、羊水过多、早产、胎膜早破、胎盘早剥、前置胎盘。双胎妊娠由于子宫过于膨大，子宫肌纤维过度延伸，产程中易致宫缩乏力而导致产程延长，易发生产后出血。当第一个胎儿为臀位，第二个胎儿为头位分娩时，第一个胎头尚未娩出，第二个胎头已降至骨盆腔内时，易发生两个胎头的颈部交锁而造成难产。

2. **胎儿并发症** 双胎妊娠并发症发生率及死亡率均较高，可发生双胎输血综合征、选择性胎儿生长受限、胎儿异常、脐带脱垂等。约有50%双胎发生早产，胎儿窘迫、畸形、连体双胎、脐带异常的发生率也增加。单绒毛膜双胎特有的并发症如下。

（1）双胎输血综合征（twin-twin transfusion syndrome，TTTS）：是双羊膜囊单绒毛膜单卵双胎的严重并发症。胎盘中血管吻合包括动脉间、静脉间及动静脉吻合三种。约有15%的单绒毛膜多胎妊娠发生TTTS。受血胎儿表现为循环血量增加，羊水过多，心脏扩大或心力衰竭伴有水肿；而供血胎儿循环血量减少，羊水过少，生长受限。有时供血胎儿出现羊水严重过少，被挤压到子宫的一侧，成为"贴附儿"。如果不进行干预，严重TTTS的病死率高达80%~100%。目前常根据Quintero分期标准评估病情的轻重：Ⅰ期，受血胎儿最大羊水池深度>8cm（20周以上，>10cm），供血胎儿最大羊水池深度<2cm；Ⅱ期，供血胎儿膀胱超声影像消失；Ⅲ期，超声多普勒改变（收缩末期脐动脉血流缺失或反流；静脉导管反流；脐静脉血流搏动）；Ⅳ期，一胎或双胎水肿；Ⅴ期，至少一胎胎死宫内。

（2）选择性宫内生长受限（selective IUGR，sIUGR）：即双胎中的一个胎儿估计体重低于同孕龄胎儿体重的第10百分位数，而另一胎儿正常，并且两个胎儿体重相差≥25%，是单绒毛膜双胎的严重并发症之一。sIUGR分为三型：Ⅰ型为小胎儿脐血流正常；Ⅱ型为小胎儿出现脐动脉舒张期血流缺失或倒置；Ⅲ型为小胎儿出现间歇性脐动脉舒张期改变。双胎妊娠中约12%并发sIUGR，生长受限胎儿可突发胎死宫内，而另一个胎儿即使幸存，其神经系统和心血管系统并发症也明显增高，约20%并发神经系统后遗症。单绒毛膜双胎sIUGR可发生在妊娠的任何时期，早期出现多存在先天异常。

（3）双胎反向动脉灌注序列征（twin reversed arterial perfusion sequence，TRAPS）：又称无心畸形，比较少见。双胎之一心脏缺如，残留或无功能，发生率为单绒毛膜妊娠的1%，占妊娠胎儿的1∶35 000。最显著的特征是结构正常的泵血胎通过一根胎盘表面动脉-动脉吻合向寄生的无心胎供血。如不治疗，正常胎儿可发生心力衰竭而死亡。

（4）双胎其中一胎死亡（single intrauterine fetal demise，sIUFD）：引起胎死宫内的原因主要可分为胎儿先天异常、胎儿附属物异常、母体妊娠合并症及并发症。单绒毛膜双胎因其胎盘特征，发生一胎死宫内的病因与双绒毛膜双胎有所不同。需要监测凝血指标，动态监测胎儿超声及大脑中动脉血流，发生胎死宫内后3~4周对存活胎儿进行头颅MRI扫描。

四、处理

1. 妊娠期处理

（1）加强营养：注意补充足够的蛋白质、铁剂、维生素、叶酸、钙剂等。

（2）防治早产：防治早产是双胎产前监护的重点，有先兆早产的双胎孕妇应适当减少活动量。在妊娠34周以前发生先兆早产时，应给予子宫收缩抑制剂，使用地塞米松或倍他米松促胎肺成熟，一旦出现子宫收缩或阴道排液，应住院治疗。

（3）及时防治妊娠并发症：发生妊娠期高血压疾病、妊娠期肝内胆汁淤积症等应及早治疗。

（4）超声监测：对双绒毛膜双胎，每3~4周进行超声检查以监测胎儿生长情况。对单绒毛膜双胎，应每2周进行超声监测胎儿生长发育以早期排除是否出现并发症等。对于复杂性双胎应每周进行超声监测。监测胎儿血流、生长发育情况、胎位变化及复杂性双胎并发症。此外，超声检查发现胎位异常，一般不予纠正。

2. 终止妊娠的指征　①急性羊水过多，引起压迫症状，如呼吸困难、严重不适等；②母体严重并发症，如子痫前期或子痫，不允许继续妊娠时；③胎儿畸形；④已达预产期尚未临产，胎盘功能逐渐减退或羊水减少。

3. 分娩期处理　分娩方式的选择要结合孕妇年龄、胎次、胎儿数目、孕龄、胎先露、绒毛膜性、不孕史及产科合并症、并发症等综合考虑，做好输血、输液及抢救孕妇的应急准备，并熟练掌握新生儿抢救和复苏的技术。

（1）阴道试产：适宜于双胎均为头先露或第一个胎儿为头位，第二个胎儿为臀位，两个胎儿的总体重为5 000~5 500g，第二个胎儿体重估计不超过第一个胎儿200~300g。产程中注意子宫收缩、产程进展和胎心变化，若出现宫缩乏力，可以给予低浓度的缩宫素缓慢静脉滴注。当第一个胎儿娩出后，尤其是单绒毛膜双胎，在胎盘侧脐带端立即夹紧，以防第二个胎儿急性失血。同时助手在腹部将第二个胎儿固定成纵产式并听胎心音。若无阴道流血，胎心正常，则可等待自然分娩，一般在20分钟左右第二个胎儿可以娩出。若等待10分钟仍无子宫收缩，可以给予人工破膜或低浓度缩宫素静脉滴注促进子宫收缩。若发现脐带脱垂或可疑胎盘早剥或胎心异常，则立即用产钳或臀牵引，尽快娩出胎儿。

（2）剖宫产分娩指征：①胎儿窘迫，短时间内不能经阴道分娩；②宫缩乏力导致产程延长，经处理无好转；③异常胎先露，如第一个胎儿为肩先露、臀先露；④严重并发症需要立即终止妊娠，如子痫前期、胎盘早剥或脐带脱垂；⑤连体畸形无法经阴道分娩。

4. 单绒毛膜双胎及其特有并发症的处理　如确诊为双胎输血综合征，在妊娠16~26周Ⅱ~Ⅳ

期可采取胎儿镜下胎盘血管交通支凝固术、脐带血管凝固或结扎、射频消融选择性减胎术等，其中在胎儿镜下用激光凝固胎盘表面可见的血管吻合支，可使胎儿存活率提高。对于严重的sIUGR或单绒毛膜双胎一胎合并结构异常，必要时可行选择性减胎术（射频消融术、脐带电凝术、脐带结扎术等），减去FGR胎儿或结构异常胎儿。若无并发症，单绒毛膜单羊膜囊双胎的分娩孕周为32~34周。单绒毛膜双羊膜囊双胎的分娩孕周一般不超过37周。双绒毛膜双胎37~38周后终止妊娠。复杂性双胎如TTTS、sIUGR需要结合孕妇及胎儿的具体情况制定个体化的分娩方案。

学习小结

　　常见的胎儿异常包括出生缺陷、FGR、巨大胎儿和死胎。出生缺陷是围产儿死亡的主要原因，产前超声检查是诊断的关键，应在妊娠20~24周进行超声结构筛查。FGR的诊断主要依靠临床表现、超声和多普勒血流检测。目前对于远离足月的FGR并无有效的治疗方法，因此早期预防尤为重要。妊娠期重点在于严密监测胎儿宫内状况，遵循个性化原则选择终止妊娠的时机。加强妊娠期的体重监测和营养指导是预防巨大胎儿的关键；终止妊娠的时机应根据胎儿成熟度、胎盘功能、糖尿病控制情况及孕周等综合评估；巨大胎儿在分娩过程中一旦出现肩难产，应当积极处理，预防新生儿并发症发生。确诊死胎的方法为超声检查。一旦确诊应尽快引产并注意是否合并弥散性血管内凝血，引产的方法应综合判定，原则是尽量经阴道分娩，仅在特殊情况下使用剖宫产。在引产的同时要积极寻找死胎原因。

　　双胎分为双卵双胎和单卵双胎，其中单卵双胎又分双绒毛膜双羊膜囊单卵双胎、单绒毛膜双羊膜囊单卵双胎、单绒毛膜单羊膜囊单卵双胎和连体双胎。在妊娠早期应对双胎妊娠的绒毛膜性进行判断。双胎输血综合征和选择性生长受限是单绒毛膜双胎特有的严重并发症。根据病情常需要介入性治疗。双胎产后需要积极预防产后出血的发生。

（乔宠）

复习参考题

一、选择题

1. 有关死胎与死产关系描述正确的是
   A. 死胎是妊娠20周后胎死宫内；死产是足月妊娠分娩过程中胎儿死亡
   B. 死产包括死胎
   C. 死胎是死产的一种
   D. 死胎、死产结局相同，可等同看待
   E. 不需要寻找造成死胎、死产的原因
2. 超声必须诊断严重胎儿结构性异常不包括
   A. 胸、腹壁内脏外翻

B. 所有类型心脏病

C. 致命性软骨发育不全

D. 无脑儿

E. 脑膨出

3. 胎儿生长受限最常见的病因是

A. 胎儿因素

B. 母体因素

C. 脐带因素

D. 胎盘因素

E. 遗传因素

4. 早期诊断双胎妊娠最可靠的依据是

A. 超声检查

B. 胎儿镜检查

C. β-hCG

D. 尿 E_3

E. L/S 比值

5. 双胎妊娠第一个胎儿娩出后，处理错误的是

A. 采取措施，尽快娩出第二个胎儿

B. 应立即夹紧脐带，防止第二个胎儿失血

C. 定时听胎心音

D. 立即行阴道检查，查明第二个胎儿胎位

E. 保持纵产式，固定胎儿位置

答案：1. A；2. B；3. B；4. A；5. A

二、简答题

1. 常见的胎儿严重结构性异常的种类和诊断方法是什么？

2. 监测 FGR 胎儿宫内状况的方法有哪些？

3. FGR 终止妊娠指征和方式是什么？

4. 巨大胎儿的诊断和处理原则是什么？

5. 引起死胎的原因是什么？死胎的处理原则有哪些？

6. 双胎妊娠的分类和并发症是什么？

7. 绒毛膜性的确定方法是什么？

第七章　妊娠合并内外科疾病

学习目标

掌握	妊娠期心脏负荷最重的三个时期，早期心力衰竭的表现，不宜妊娠的心脏病种类；妊娠合并病毒性肝炎的分型和母婴垂直传播特点；妊娠期急性脂肪肝治疗原则；妊娠期糖尿病的分类、诊断及管理要点；妊娠期甲状腺疾病的临床表现、筛查及管理；妊娠期贫血的诊断及对母儿的影响；妊娠合并梅毒的感染途径及对母儿的影响，早期梅毒的治疗方法；妊娠合并急性阑尾炎的临床特点及诊断。
熟悉	妊娠合并心脏病的诊断与处理；妊娠与病毒性肝炎的相互影响；妊娠期肝内胆汁淤积症和妊娠期急性脂肪肝的临床表现及诊断；妊娠期糖尿病对母儿的影响；妊娠期甲状腺功能生理变化及妊娠期甲状腺功能异常对母儿的影响；贫血的病因及诊治；HIV传播途径及对母儿的影响；妊娠合并急性阑尾炎对母儿的影响；妊娠合并急性胰腺炎的临床特点。
了解	妊娠合并心脏病的风险评估；妊娠合并病毒性肝炎的诊断、鉴别诊断及处理，肝炎病毒的垂直传播阻断；妊娠期肝内胆汁淤积症的治疗；妊娠期急性脂肪肝的母儿预后；妊娠期糖代谢的特点、妊娠期糖尿病的发病机制；妊娠合并甲状腺功能疾病危险分层和新生儿甲状腺功能的评估；免疫性血小板减少症与妊娠的相互影响及诊治；TORCH感染综合征的垂直传播途径及对母儿的影响；妊娠合并急性阑尾炎的处理；妊娠合并急性胰腺炎的发病原因及处理。

第一节　心脏病

妊娠合并心脏病在全球范围的发病率为1%~4%，是我国孕产妇最常见的非直接产科死因。妊娠合并心脏病分为结构异常性心脏病、功能异常性心脏病和妊娠期特有的心脏病三类。结构异常性心脏病包括先天性心脏病、瓣膜性心脏病和心肌病等；功能异常性心脏病主要包括各种无结构异常的心律失常；妊娠期特有的心脏病主要包括妊娠期高血压疾病性心脏病和围产期心肌病。

妊娠期、分娩期和产褥期的血流动力学改变增加了心脏负荷，对潜在心脏病的妇女有巨大影响。而贫血、低蛋白血症和感染等多种因素可导致心功能下降，双胎、羊水过多和子痫前期可能诱使心脏病加重，可出现心力衰竭、恶性心律失常、肺动脉高压危象、心源性休克和栓塞等危及母儿生命的严重心脏并发症。

一、发病特点

妊娠期血容量增加，心排血量增加，心率加快。妊娠期血容量增加始于妊娠第6周，并于32~34周达到高峰，较妊娠前增加30%~45%。此外，增大的子宫使得膈肌上抬，心脏向左上方移位，进一步增加了心脏负荷。

分娩期是心脏负荷最重的阶段。第一产程，子宫收缩使母体动脉压与子宫内压之间压力差减小，每次子宫收缩时有250~500ml的液体进入母体循环，故全身血容量增加。每次子宫收缩时心排血量约增加24%，同时血压升高、脉压增宽及中心静脉压升高。第二产程，产妇屏气用力使周围循环及肺循环阻力进一步增大。第三产程，胎儿及其附属物娩出后子宫突然缩小，胎盘循环停止，回心血量增加，外周血管阻力增大。另外，腹腔内压骤减，大量血液向内脏灌注，造成血流动力学急剧变化，此时极易发生心力衰竭。

产后3日心脏负担仍较重，除复旧的子宫使部分血液进入体循环外，妊娠期组织间隙中的液体也开始进入体循环，血容量出现暂时性增加。

因此，妊娠32~34周、分娩期及产后3日均是心脏病孕产妇发生心力衰竭的高危时期，应给予严密监护。

此外，妊娠期贫血和血液高凝均增加孕产妇发生心力衰竭的风险。

二、发病类型

（一）结构异常性心脏病

包括先天性心脏病、瓣膜性心脏病、心肌病等。

1. 先天性心脏病　指出生时即存在的心脏和大血管结构异常的心脏病。根据左右两侧心腔及大血管间有无特殊通道及血液分流，分为左向右分流型、右向左分流型和无分流型三大类。左向右分流型为因早期是左向右分流，妊娠及分娩会加重肺循环，形成肺动脉高压，如果长时间肺动脉血流增多或肺动脉压力升高，在终末期可能由原来的左向右分流逆转为右向左分流而出现青紫，极易发生心力衰竭，常见的有房间隔缺损、室间隔缺损和动脉导管未闭等；右向左分流型是因某种原因致右心压力超过左心，使血液经常自右向左分流，而出现持续性发绀，常见的有法洛四联症、完全性大动脉转位和艾森门格综合征等；无分流型为左右心腔压力相等，无血液分流，常见的有肺动脉狭窄、主动脉狭窄和右位心等。

2. 瓣膜性心脏病　是由各种原因导致的心脏瓣膜形态异常和功能障碍，最常见的原因是风湿性心脏病，部分患者是先天性瓣膜异常。依据病史、成年或妊娠后有心功能下降、检查中发现心音改变和功能障碍等表现，以及超声心动图示瓣膜形态异常进行诊断。

3. 心肌病　是由心室结构改变和整个心肌壁功能受损所致的心脏功能进行性障碍的一组病

变。根据病变特征分为扩张型心肌病、肥厚型心肌病、限制型心肌病和致心律失常型心肌病。

（二）功能异常性心脏病

主要包括各种无结构异常的心律失常。

1. **快速型心律失常** 包括室上性心律失常，如室上性心动过速、心房扑动和心房颤动等；室性心律失常，如室性期前收缩、阵发性室性心动过速、心室扑动、心室颤动等。

2. **缓慢型心律失常** 包括窦性缓慢型心律失常、房室交界性心律失常、心室自主心律、窦房传导阻滞、房内传导阻滞和房室传导阻滞等。

（三）妊娠期特有心脏病

指妊娠前无心脏病病史，孕产妇新发生的心脏病，主要包括妊娠期高血压疾病性心脏病和围产期心肌病。

1. **妊娠期高血压疾病性心脏病** 孕妇既往无心脏病病史，在妊娠期高血压疾病的基础上突然出现以心肌损害为特点的心力衰竭综合征，属于妊娠期高血压疾病发展至严重阶段的并发症。临床常表现为乏力、心悸、胸闷，严重者出现气促、呼吸困难，咳粉红色泡沫痰，双肺听诊大量湿啰音。心电图提示心动过速或其他心律失常，心脏彩色多普勒超声检查可见部分患者心脏扩大和射血分数下降，心肌酶和B型脑钠肽（brain natriuretic peptide，BNP）异常升高。

2. **围产期心肌病** 指既往无心脏病病史，发生在妊娠晚期或产后6个月之内首次发生的，以累及心肌为主的一种原因不明的心肌疾病。其特征表现为心肌收缩功能障碍及充血性心力衰竭，常伴有心律失常和附壁血栓形成。

三、诊断

（一）病史

如妊娠前已诊断心脏病，则仍保持原有诊断，并注意补充心功能分级和心脏并发症等次要诊断。关注孕前的活动能力，有无心悸、气短等病史。部分患者孕前有心脏手术史，要详细询问手术时间、手术方式、手术前后心功能的改变及用药情况。关注家族性心脏病病史和猝死史。但因部分患者妊娠前无自觉症状未就医，给妊娠期诊断增加了难度。同时，妊娠可引起心悸、气促、水肿等症状，亦可伴有心脏轻度增大、心脏杂音等体征及心电图、超声心动图等改变，给妊娠期的诊断增加了难度。

（二）症状

1. **疲劳** 疲劳是心脏病常见临床症状，但缺乏特异性。

2. **心悸** 患者常自觉心悸，特别是在活动之后，但同样缺乏特异性。

3. **呼吸困难** 劳力性呼吸困难是最早出现的症状，引起呼吸困难的运动量随心力衰竭程度加重而减少。可发生夜间阵发性呼吸困难，夜间入睡后因憋气而惊醒，被迫端坐呼吸，呼吸深快，部分患者可出现哮鸣音，端坐休息后可自行缓解。严重者不能平卧，取高枕位、半坐卧位或端坐位可使憋气好转。

4. **咳嗽** 多在睡眠时或活动后加重，主要原因可能是肺淤血加重引起咳嗽反射，或并发呼吸道感染。

5. 咯血 见于严重二尖瓣狭窄较早期，多发生于体力活动后，是由于支气管黏膜下曲张的静脉破裂所致，咯血后由于肺静脉压降低而自行停止。血栓性静脉炎、心房颤动或血栓脱落所致肺梗死亦可有咯血表现。此外，肺动脉高压、肺淤血或支气管内膜血管破裂可反复出现痰中带血。

6. 疼痛 心肌炎、心包炎、心肌梗死等患者均可感到胸部疼痛。最常见的为心绞痛，往往以劳累、激动、饱餐为诱因出现急性发作，疼痛部位多在胸部正中，有压迫、灼热或压榨感，可放射至左肩、背部及左上臂内侧。

（三）体征

不同类型的妊娠合并心脏病可有不同的体征。如发绀型先天性心脏病患者可有口唇发绀、杵状指/趾等表现；血液异常分流的先天性心脏病患者有明显的收缩期杂音；风湿性心脏病患者可有心脏扩大，伴有瓣膜狭窄或关闭不全者有舒张期或收缩期杂音；心律失常患者根据类型可有各种异常心律；肺动脉压明显升高患者右心扩大，肺动脉瓣区搏动增强和心音亢进；妊娠期高血压疾病性心脏病患者血压升高；围产期心肌病患者可出现心脏扩大和异常心律；心力衰竭患者心率增快，可闻及第三心音、奔马律，双肺呼吸音减弱，伴有湿啰音，可见肝-颈静脉回流征阳性，肝大，下肢甚至全身水肿，并可有胸腔积液和腹水。

（四）辅助检查

根据疾病的具体情况和检测条件酌情选择下列检查。

1. 心电图和24小时动态心电图

（1）心电图：常规十二导联心电图是诊断心率（律）异常、心肌缺血、心肌梗死及梗死的部位、心脏扩大和心肌肥厚的有力依据，有助于判断心脏起搏状况和药物或电解质对心脏的影响。

（2）24小时动态心电图：连续监测24小时，包括静息和活动状态下的心电活动，协助诊断阵发性或间歇性心律失常和隐匿性心肌缺血，并能提供心律失常的持续时间和频次，可为临床分析病情、确立诊断和判断疗效提供依据。

2. 超声心动图 是获得心脏和大血管结构改变、血流速度和类型等信息的无创性、可重复的检查方法，能较为准确地显示心脏瓣膜、心房和心室的病变，定量评价心脏和大血管结构改变的程度、心脏收缩和舒张功能。

3. 心导管检查和心血管造影

（1）心导管检查：可计算二尖瓣口面积、肺血管阻力及肺毛细血管楔压。

（2）心血管造影：曾是先天性心脏病，特别是复杂心脏畸形诊断的"金标准"。因超声心动图、磁共振成像（MRI）等无创检查技术的发展，心血管造影目前仅适用于无创检查不能明确诊断的先天性心脏病。

4. 影像学检查 根据病情可以选择性进行心肺影像学检查，包括X线、计算机体层扫描（computed tomography，CT）和MRI检查。胸部X线可显示心脏扩大、心胸比例变化，尤其心房或心室的明显扩大，亦可显示大血管口径的变化和位置改变，此外还可显示肺部病变。

5. 血生化检测

（1）心肌酶学和肌钙蛋白：包括肌酸激酶（creatine kinase，CK）、CK同工酶（CK isoenzymes，CK-MB）和心肌肌钙蛋白（cardiac troponin，CTn），其水平升高均是心肌损伤的标志。

（2）脑钠肽：包括脑钠肽（brain natriuretic peptide，BNP）、BNP前体（pro-BNP）、氨基酸末端-BNP前体（N-terminal pro- BNP，NT-pro-BNP）。心力衰竭患者无论有无症状，血浆BNP、pro-BNP、NT-pro-BNP水平均明显升高，并且随心力衰竭的严重程度而呈一定比例的增高，可以检测其中任意1项。临床上以治疗后BNP、pro-BNP、NT-pro-BNP比治疗前基线水平的下降幅度≥30%作为判断治疗效果的标准。

（3）其他：血常规、血气分析、电解质、肝肾功能、凝血功能、D-二聚体等，根据病情酌情选择。

四、妊娠风险评估

（一）心功能评估

目前临床上仍然以纽约心脏协会（New York Heart Association，NYHA）的分级为标准，根据心脏病患者对一般体力活动的耐受情况，将心功能分为四级。Ⅰ级：一般体力活动不受限制；Ⅱ级：一般体力活动略受限制；Ⅲ级：一般体力活动显著受限；Ⅳ级：进行任何轻微活动时均感不适，休息时仍有心慌、气急等心力衰竭表现。

NYHA心功能分级方法的优点是简便易学，不依赖任何设备，但妊娠妇女可有生理性心率加快、胸闷、气促等症状，可能会干扰心功能的准确分级。故临床医师要多方面综合分析，既要避免漏诊，也要避免过度诊断。

美国心脏病学会（American College of Cardiology，ACC）及美国心脏协会（American Heart Association，AHA）将心力衰竭分为四个等级。A级：患者为心力衰竭高危患者，但未发展到心脏结构改变也无症状；B级：指已发展到心脏结构改变，但尚未引起症状；C级：指过去或现在有心力衰竭症状并伴有心脏结构损害；D级：终末期心力衰竭，需要特殊的治疗措施。

（二）心脏病妇女妊娠前和妊娠期综合评估

1. **妊娠前** 提倡心脏病患者妊娠前经产科医师和心血管内科、心胸外科医师联合咨询和评估，最好在妊娠前进行心脏病手术或药物治疗，根据治疗后的结果重新评估是否可以妊娠。对严重心脏病患者要明确告知避免妊娠，对可以妊娠的心脏病患者也要充分告知妊娠可能发生的风险，对有家族史患者应进行遗传咨询。

2. **妊娠早期** 应告知妊娠风险和可能会发生的严重并发症，指导患者至相应的诊疗资质医院进行规范的妊娠保健，定期监测评估心功能。心脏病变较重、心功能Ⅲ级及以上、既往有心力衰竭病史、合并肺动脉高压、右向左分流型心脏病、严重心律失常、风湿热活动期、心脏病并发细菌性心内膜炎、急性心肌炎等患者，妊娠期极易发生心力衰竭，应建议终止妊娠。

3. **妊娠中晚期** 妊娠中晚期新发生或新发现的心脏病患者，均应行心脏相关的辅助检查以明确妊娠风险分级，按心脏病严重程度进行分层管理。少数患者妊娠意愿强烈而隐瞒病史涉险妊娠，就诊时已是妊娠中晚期，对于这类患者是否继续妊娠，应根据妊娠风险分级、心功能状态、医疗技术水平和条件、患者和家属的意愿和对疾病风险的了解及承受程度等综合判断和分层管理。

（三）妊娠期主要的严重并发症

1. 心力衰竭　左心衰竭常表现为呼吸困难、端坐呼吸、咳嗽、咯血、肺部啰音、肺动脉瓣区第二心音亢进等，为肺充血与肺毛细血管血压升高所致，急性心力衰竭表现为阵发性呼吸困难和急性肺水肿。右心衰竭常继发于左心衰竭，主要表现为体循环静脉充血与静脉压升高等。出现以下症状及体征，应考虑为早期心力衰竭：① 轻微活动后即出现胸闷、心悸、气促；② 休息时心率 >110 次 /min，呼吸 >20 次 /min；③ 夜间常因胸闷而坐起呼吸，或到窗边呼吸新鲜空气；④ 肺底部出现少量持续性湿啰音，咳嗽后不消失。

2. 肺动脉高压及肺动脉高压危象　肺动脉高压的诊断标准是在海平面状态下、静息时，右心导管检查肺动脉平均压（mPAP）≥ 25mmHg。临床上常用超声心动图估测肺动脉压。心脏病合并肺动脉高压的妇女，妊娠后可加重原有的心脏病和肺动脉高压，可发生右心衰竭，孕妇死亡率为 17%~56%，艾森门格综合征孕妇的死亡率高达 36%。因此，肺动脉高压患者要严格掌握妊娠指征，继续妊娠者需要有产科和心脏科医师的联合管理。

肺动脉高压危象是在肺动脉高压的基础上发生肺血管痉挛性收缩、肺循环阻力升高、右心排出受阻，导致突发性肺动脉高压和低心排血量的临床危象状态。主要表现为患者烦躁不安，少数患者有濒死感，心率增快、心排出量显著降低、血压下降、血氧饱和度下降，死亡率极高。肺动脉高压危象常在感染、劳累、情绪激动、妊娠等因素的诱发下发生，产科更多见于分娩期和产后的最初 72 小时内。一旦诊断为肺动脉高压危象，需要立即抢救。

3. 感染性心内膜炎　是指细菌、真菌或其他微生物（如病毒、立克次体、衣原体、螺旋体等）直接感染而产生的心脏瓣膜或心壁内膜炎症。主要临床特征包括发热、心脏体征（心脏杂音）、栓塞（肺栓塞和静脉栓塞）等。血培养阳性是确诊的重要依据。超声心动图对病情评估和心脏赘生物判断极为重要。

4. 恶性心律失常　发作时出现血流动力学改变，表现为血压下降甚至休克，随之出现的心、脑、肾等重要脏器严重供血不足，是孕妇猝死及心源性休克的主要原因。

五、处理

（一）终止妊娠的指征

妊娠合并心脏病患者能否耐受妊娠取决于心脏病的种类、病变程度、心功能状况及是否存在其他合并症。如已进入妊娠中期，一般不考虑终止妊娠，因为此时终止妊娠对患者的危险性不亚于继续妊娠，但发生心力衰竭者仍需适时终止妊娠。

早孕终止妊娠指征如下：① 心脏病变程度较重，心功能 Ⅲ 级以上或曾有心力衰竭病史；② 风湿性心脏病伴有肺动脉高压、慢性心房颤动、高度房室传导阻滞或近期并发细菌性心内膜炎；③ 先天性心脏病有明显发绀或肺动脉高压；④ 合并其他严重的疾病，如肾病、重度高血压、脑梗死等。

（二）继续妊娠的管理

由于心力衰竭的发生随时危及母胎生命，所以妊娠合并心脏病患者需加强妊娠期管理，预防心力衰竭。主要措施包括减轻心脏负荷和提升心脏代偿功能两方面，如限制体力活动，增加休息时间，保证充足睡眠，避免情绪激动；进食高蛋白、少脂肪、多维生素食物，限制钠盐摄入，避免体重增长过快；尽可能纠正贫血、低蛋白血症，预防感染等。

一般情况下，妊娠期及产后体育活动有助于增强身体及心理健康。妊娠合并心脏病患者，应该由心内科、心外科和产科共同评估，提出个体化运动的相关建议。

心功能Ⅰ～Ⅱ级的孕妇应相应增加产检次数，妊娠20周前每2周由心内科、产科医师共同检查评估一次，之后每周检查评估一次。除了基本的产科检查内容外，还应注重心功能的评估，询问自觉症状，如是否有胸闷、气促、乏力、咳嗽等，有无水肿，加强心律和心肺的听诊。酌情定期复查血红蛋白、心肌酶学、CTn、BNP（或proBNP）、心电图（或动态心电图）、超声心动图、血气分析、电解质等，复查频率根据疾病性质而定。一旦发现异常、出现心力衰竭先兆，应立即住院治疗。对于心功能Ⅲ级或心力衰竭患者要在充分告知母儿风险的前提下严密监测心功能，必要时促胎肺成熟，为可能发生的医源性早产做准备。妊娠期顺利者可至36~38周入院待产。

先天性心脏病患者的后代发生先天性心脏病的风险为5%~8%，发现胎儿严重复杂心脏畸形可以尽早终止妊娠。① 有条件者在妊娠12~13^{+6}周超声测量胎儿颈后透明层厚度（NT）。② 先天性心脏病患者，有条件者妊娠中期进行胎儿心脏超声检查，妊娠20~24周是胎儿心脏超声的最佳时机。③ 常规筛查胎儿畸形时可疑胎儿心脏异常者应增加胎儿心脏超声检查。④ 胎儿明确有先天性心脏病，并且继续妊娠者，建议行胎儿染色体检查。

胎儿生长发育及并发症的发生与母体心脏病的种类、缺氧严重程度、心功能状况、妊娠期抗凝治疗、是否出现严重心脏并发症等密切相关。常见的胎儿并发症有流产、早产、胎儿生长受限、低出生体重、胎儿颅内出血、新生儿窒息和新生儿死亡等。注重胎儿生长发育的监测并在妊娠28周后增加胎儿脐血流、羊水量和无应激试验（NST）等检查。妊娠期口服抗凝药的心脏病孕妇的胎儿颅内出血和胎盘早剥的风险增加，应加强超声监测；应用抗心律失常药物者应关注胎儿心率和心律。

中高风险孕妇在妊娠、分娩及产后应在有抢救能力的综合医院进行多学科团队管理。多学科团队应至少包括心脏病专家、麻醉医师、母胎医师等。

（三）分娩期的处理

终止妊娠方式的选择主要取决于心脏病种类、心功能分级、孕周及产科情况。

（1）经阴道分娩：心脏病妊娠风险分级Ⅰ～Ⅱ级且心功能Ⅰ级者通常可耐受经阴道分娩。分娩过程中需要心电监护，严密监测患者的自觉症状、心肺情况。避免产程过长；有条件者可以使用分娩镇痛，以减轻疼痛对血流动力学的影响；一旦发现心力衰竭征象，应提高给氧浓度，并将去乙酰毛花苷0.4mg加入25%葡萄糖溶液20ml缓慢静脉推注，必要时可4~6小时重复给药一次。第二产程中要避免用力屏气，可行会阴侧切和/或阴道助产，尽可能缩短第二产程。胎儿娩出后，应于产妇腹部加压，以防腹压骤降诱发心力衰竭。积极预防产后出血，避免心肌缺血诱发心力衰竭。推荐在产程中进行持续胎心监护。对结构异常性心脏病患者围分娩期预防性使用抗生素。

（2）剖宫产术终止妊娠：心脏病妊娠风险分级≥Ⅲ级且心功能≥Ⅱ级，或有产科剖宫产手术指征者，行剖宫产术终止妊娠。剖宫产应以择期为宜，尽量避免急诊手术。目前主张对妊娠合并心脏病者放宽手术指征，因剖宫产可在较短时间内结束分娩，避免长时间子宫收缩引起的血流动力学变化，减轻心脏负荷。持续硬膜外麻醉下进行手术对孕妇的血压、心率的影响均较阴道分娩小，但手术所造成的出血可能会加重心脏负荷。可以使用缩宫素预防产后出血，但要防止血压波动较大。术中、术后应严格限制补液，不宜再次妊娠者可同时行绝育术。

（四）产褥期的管理

产后3日内仍是心力衰竭的危险期。因比，产后3日重症心脏病患者应当取半坐卧位以减少回心血量，同时给予有效镇痛，保障氧供。产后出血、感染和血栓栓塞性疾病是诱发心力衰竭的高危因素，应需重点预防。如无心力衰竭表现，则鼓励早期下床活动。心功能Ⅲ级及以上者产后不宜哺乳。工具避孕和宫内节育器是安全有效的避孕措施。原发心脏病患者需心脏科随访治疗。

（贺芳）

第二节 病毒性肝炎

病毒性肝炎是由肝炎病毒引起的以肝脏损害为主的传染性疾病，致病病毒主要包括甲型肝炎病毒（hepatitis A virus，HAV）、乙型肝炎病毒（hepatitis B virus，HBV）、丙型肝炎病毒（hepatitis C virus，HCV）、丁型肝炎病毒（hepatitis D virus，HDV）及戊型肝炎病毒（hepatitis E virus，HEV）五种。除HBV为DNA病毒外，其余四种肝炎病毒均为RNA病毒。我国HBV感染者高达0.93亿，约占人口的7%，妊娠合并病毒性肝炎的总体发病率为0.8%~17.8%，妊娠合并重型肝炎仍然是我国孕产妇死亡的主要原因之一。

一、病毒性肝炎对母儿的影响

1. 对母体的影响　妊娠早期可加重早孕反应，妊娠晚期可能因肝脏灭活醛固酮的能力下降，使子痫前期发病率增加。病情严重时会影响凝血因子合成，导致凝血时间延长，容易发生产后出血。妊娠晚期合并肝炎易发展为重型肝炎，增加孕产妇死亡率。

2. 对胎儿的影响　可增加流产、早产、死胎和新生儿死亡的发生率。肝功能异常时，围生儿死亡率高达4.6%。妊娠合并乙型、丙型病毒性肝炎，病毒可通过胎盘屏障垂直传播感染胎儿。

二、肝炎病毒的垂直传播

1. HAV　经消化道传播，一般不能通过胎盘屏障感染胎儿，母婴垂直传播的可能性极小。但分娩过程中接触母血、吸入羊水或受胎粪污染可致新生儿感染。

2. HBV 可通过垂直传播感染婴儿，传播途径为宫内传播、产时传播及产后传播。产时传播是HBV垂直传播的主要途径，占46%~60%。新生儿或婴幼儿感染HBV后，超过80%将成为慢性HBV感染者。即使乙肝疫苗、乙肝高效价免疫球蛋白联合免疫方案可以显著降低HBV的垂直传播，但仍有10%~15%的婴儿免疫失败。

3. HCV 国外报道HCV在母婴间垂直传播的发生率为4%~7%。当母体血清中检测到较高滴度的HCV-RNA时，才会发生垂直传播。妊娠晚期患丙型肝炎，垂直传播发生率增加，约20%发生宫内感染的新生儿在出生后1年内会自然转阴，而80%转为慢性感染。

4. HDV HDV为缺陷病毒，需依赖HBV的存在，其感染大多见于HBV感染者，传播途径与HBV相同，经体液、血行或注射途径传播，与HBV相比，HDV垂直传播相对少见。

5. HEV 报道有垂直传播的病例，传播途径与HAV相似。

三、诊断

妊娠期病毒性肝炎的诊断与非妊娠期相同，应根据流行病学详细询问病史，结合临床表现、实验室检查及影像学检查进行综合判断。

（一）病史

有与病毒性肝炎患者密切接触史，HBV感染家族史，不洁饮食史或有输注血制品、静脉吸毒、文身史等。病毒性肝炎的潜伏期，一般甲型肝炎为2~6周，乙型肝炎为1~6个月，丙型肝炎为2~24周，丁型肝炎为4~20周，戊型肝炎为2~8周。

（二）临床表现

孕妇出现不能用其他原因解释的消化系统症状，如恶心、呕吐、食欲减退、腹胀、肝区疼痛。继而出现乏力、畏寒、发热等，部分患者有皮肤和巩膜黄染、尿色深黄。妊娠早中期查体可触及肝脏肿大，肝区有叩击痛。妊娠晚期受增大子宫影响，肝脏极少被触及，如能触及为异常。

（三）实验室检查

包括病原学检查和肝功能检查。前者表现为相应肝炎病毒血清学抗原抗体检测阳性及肝炎病毒核酸检测阳性。后者包括血清丙氨酸转氨酶（alanine transaminase，ALT）、天冬氨酸转氨酶（aspartate aminotransferase，AST）和总胆红素（total bilirubin，TBil）、凝血酶原活动度（prothrombin time activity，PTA）等。

1. 肝功能检查 血清ALT是反映肝细胞损伤程度最常用的敏感指标。TBil升高在预后评估上较ALT及AST更有价值。胆红素持续上升而转氨酶下降，称为"胆酶分离"，提示肝细胞坏死严重，预后不良。PTA的正常值为80%~100%，<40%是诊断重型肝炎的重要标志之一，PTA是判断病情严重程度和预后的主要指标，较转氨酶和胆红素具有更重要的临床意义。

2. 病原学检查

（1）HAV：检测血清中抗HAV抗体及血清HAV RNA。HAV-IgM阳性代表近期感染，特异性高。而HAV-IgG在急性期后期及恢复期出现，属保护性抗体。与乙型肝炎和丙型肝炎不同的是，甲型肝炎没有慢性携带状态，急性感染后病毒会消失，不会引起慢性活动性肝炎或肝硬化。

（2）HBV：检测血清HBV标志物，各标志物的临床意义见表7-1。

▼ 表7-1　乙型肝炎病毒（HBV）血清学标志物及其意义

项目	临床意义
HBV表面抗原（HBsAg）	HBV感染特异性标志，见于乙型肝炎患者或无症状携带者
HBV表面抗体（HBsAb）	曾感染HBV或已接种疫苗 已产生免疫力，为保护性抗体
HBV e抗原（HBeAg）	血中有HBV复制，仅在HBsAg阳性血清可以检测到
HBV e抗体（HBeAb）	血中HBV复制趋于停止，传染性减低
HBV核心抗体（HBcAb）-IgM	HBV复制阶段，出现于急性感染时或慢性乙型肝炎急性发作
HBcAb-IgG	主要见于肝炎恢复期或慢性感染
HBV-DNA定量	判断慢性HBV感染的病毒复制水平及传染性，用于抗病毒治疗适应证的选择及疗效的判断

（3）HCV：单项HCV抗体阳性多为既往感染，不作为抗病毒治疗的证据。

（4）HDV：是一种缺陷的嗜肝RNA病毒，需依赖HBV的存在而复制和表达，伴随HBV引起肝炎。需同时检测血清中HDV抗体、核酸和乙型肝炎血清学标志物。

（5）HEV：由于HEV抗原检测困难，且抗体出现较晚，在疾病急性期有时难以诊断，即使抗体阴性也不能排除诊断，需反复检测。

（四）影像学检查

妊娠期主要采用超声检查，必要时可行MRI检查，可以观察肝脾大小，有无出现肝硬化、肝脏占位病变、腹水、肝脏脂肪变性等表现。

（五）妊娠合并重型肝炎的诊断

出现以下情况时考虑重型肝炎：① 消化道症状严重；② 血清TBil>171μmol/L，或黄疸迅速加深，血清TBil每日上升17.1μmol/L；③ 凝血功能障碍，全身出血倾向，PTA<40%；④ 肝脏缩小，出现肝臭味，肝功能明显异常；⑤ 肝性脑病；⑥ 肝肾综合征。符合以下三点即可临床诊断为重型肝炎：① 出现乏力、食欲缺乏、恶心呕吐等症状；② PTA<40%；③ 血清TBil>171μmol/L。

四、鉴别诊断

1. **妊娠期肝内胆汁淤积症**　以妊娠中晚期发生瘙痒及胆汁酸升高为特点。转氨酶可轻至中度升高，胆红素可正常或升高，血清病毒学检测阴性。临床症状及肝功能异常于分娩后数日或数周内迅速消失或恢复正常。

2. **妊娠期急性脂肪肝**　多发生于妊娠晚期，疾病进展快，起病时常有上腹部疼痛、恶心、呕吐等消化道症状，进一步发展为急性肝功能衰竭，血清病毒学检测阴性有助于鉴别。

3. HELLP综合征 在妊娠期高血压疾病的基础上发生，以溶血、肝酶升高、血小板减少为特征，终止妊娠后病情可迅速好转。

4. 妊娠剧吐导致的肝损害 妊娠早期出现食欲减退、恶心、呕吐，严重者可有肝功能轻度异常。经纠正水、电解质及酸碱平衡紊乱后，病情好转，肝功能可恢复，无黄疸出现。血清学检测阴性有助于鉴别诊断。

5. 药物性肝损害 服用对肝脏有损害的药物，如氯丙嗪、异丙嗪、苯巴比妥类镇静药、甲巯咪唑、异烟肼、利福平等，停药后多可恢复。

五、处理原则

（一）产科处理

1. 妊娠前处理 感染HBV的生育期妇女应在妊娠前行血常规、肝功能、血清HBV DNA检测及肝脏影像学检查。患者最佳的受孕时机是血常规正常、肝功能正常、肝脏影像无特殊改变。应用干扰素治疗的妇女，停药后6个月可考虑妊娠；需要长时间口服核苷类药物治疗者，妊娠期建议使用替诺福韦（TDF）；如合并肾功能不全建议使用丙酚替诺福韦（TAF）抗病毒治疗者，可以延续至妊娠期使用。

2. 妊娠期 轻症急性肝炎，经积极治疗后好转者可继续妊娠。慢性活动性肝炎妊娠后可加重，对母儿危害较大，治疗后效果不好且出现肝衰竭者应考虑终止妊娠。治疗主要采用口服抗病毒药物、保肝、降肝酶、退黄、血制品替代治疗等对症支持疗法。常用药物有甘草酸苷、多烯磷脂酰胆碱、腺苷蛋氨酸、还原型谷胱甘肽、门冬氨酸钾镁、熊去氧胆酸等。主要作用在于减轻免疫反应损伤，协助转化有害代谢产物，改善肝脏循环，有助于肝功能恢复。治疗期间应严密监测肝功能、凝血功能等指标。

3. 分娩期 非重型肝炎可阴道分娩，并根据产科情况决定分娩方式。过期妊娠可增加HBV垂直传播风险，建议避免延期或过期妊娠。分娩前3日肌内注射维生素K$_1$，每日20~40mg。围分娩期做好产后出血的防治。准备好新鲜血液。防止滞产，宫口开全后可行器械助产，以缩短第二产程。防止产道损伤和胎盘残留。胎肩娩出后立即使用缩宫素。

4. 产褥期 注意休息和保肝治疗。应用对肝损害较小的广谱抗生素预防或控制感染，是防止肝炎病情恶化的关键。对HBV表面抗原（HBsAg）阳性母亲的新生儿，经过主动以及被动免疫后，不管孕妇HBV e抗原（HBeAg）阳性还是阴性，其新生儿均可母乳喂养，无须进行乳汁HBV DNA检测。出现肝炎活动，建议长期应用替诺福韦（TDF）抗病毒治疗，不是母乳喂养禁忌。不宜母乳喂养者应尽早回奶。回奶禁用雌激素等对肝脏有损害的药物。

（二）重型肝炎或肝衰竭的处理

目前重型肝炎及肝衰竭的治疗尚缺乏特效药物和手段。原则上强调早期诊断、早期治疗、多学科团队管理。

1. 一般支持治疗

（1）卧床休息：减少体力消耗，减轻肝脏负担。

（2）加强病情监测：凝血功能、血氨及血液生化的监测，动脉血气监测，血乳酸、病毒标志物、铜蓝蛋白、自身免疫性肝病相关抗体检测，以及腹部超声、胸片、心电图等相关检查。

（3）推荐肠道内营养：高碳水化合物、低脂、适量蛋白饮食，提供35~40kcal/kg的总热量。肝性脑病患者需限制经肠道蛋白摄入。进食不足者，可给予静脉营养补充。

（4）积极纠正低蛋白血症：补充白蛋白或新鲜血浆，并酌情补充凝血因子。

（5）注意消毒隔离：加强口腔护理及肠道管理，预防院内感染发生。

2. 抗病毒治疗　对病毒性肝炎肝衰竭的病因学治疗，目前主要针对HBV感染。不论HBV DNA滴度高低，建议立即使用核苷（酸）类似物（nucleoside analogs，NAs）抗病毒治疗，可有效降低HBV DNA水平，降低肝衰竭病死率。针对甲型、戊型肝炎，目前尚无证据表明病毒特异性治疗有效。

3. 防治并发症　血浆置换防治肝性脑病、脑水肿、凝血功能障碍、出血、自发性细菌性腹膜炎、肝肾综合征、电解质紊乱、肝肺综合征和其他部位的各种感染等。

4. 人工肝支持治疗　这是治疗肝衰竭的有效方法之一，治疗机制基于肝细胞的强大再生能力，通过一个体外机械、理化和生物装置，清除各种有害物质，补充必需物质，改善内环境，暂时替代肝脏部分功能，为肝细胞再生及肝功能恢复创造条件或等待机会进行肝移植。

5. 肝移植　肝移植是治疗中晚期肝衰竭最有效的挽救性治疗手段。但难以判断肝移植的最佳时机，需考虑多种因素，如存活率、疾病状况、资源应用和生活质量等，较重要的因素是为患者进行肝移植和未进行肝移植的预期存活率。

6. 产科处理　经积极控制，待病情稳定，24小时后尽快终止妊娠，分娩方式以剖宫产为宜，必要时行子宫次全切除术。

六、阻断垂直传播

预防方法因病毒类型而异，但总体原则是以切断垂直传播途径为主的综合预防措施。

1. 加强围生期保健　重视妊娠期监护，常规检测血常规、肝功能、肝炎病毒血清学指标，定期复查。

2. 乙型肝炎的预防　HBV垂直传播的阻断措施包括：① 所有孕妇应筛查夫妇双方的HBsAg；② 对于妊娠期无肝炎活动的HBV携带者，妊娠中晚期HBV DNA载量 $\geq 2 \times 10^5$IU/ml，在与孕妇充分沟通和知情同意后，可于妊娠24~28周开始给予抗病毒治疗，以降低垂直传播风险，推荐药物为替诺福韦（TDF），患有肾病或严重骨质疏松的孕妇可应用丙酚替诺福韦（TAF）治疗；对于双胎或病毒载量高的孕妇可考虑于妊娠24周开始治疗；若不能进行HBV DNA检测或无检测结果，可依据HBeAg阳性结果开始治疗；③ 分娩时应尽量避免产程延长、软产道裂伤和羊水吸入；④ 产后新生儿尽早联合应用乙型肝炎免疫球蛋白（hepatitis B immunoglobulin，HBIG）和乙肝疫苗可有效阻断垂直传播（表7-2）。

母体情况	胎儿情况	接种方案	随访
孕妇HBsAg（-）	足月新生儿	疫苗行3针方案：即0、1、6个月各注射1次	无须随访
	早产儿且出生体重≥2 000g	疫苗行3针方案：即0、1、6个月各注射1次	最好在1~2岁再加强1针疫苗
	早产儿且出生体重<2 000g	待新生儿体重增至≥2 000g时，实行疫苗4针方案：即出生24小时内、1~2个月、2~3个月、6~7个月各注射1次	可不随访或最后1针后1~6个月
孕妇HBsAg（+）	足月新生儿	出生12小时内（越早越好）注射乙型肝炎免疫球蛋白（HBIG）100~200IU；并行3针方案：即0、1个月、6个月各注射1次	7~12月龄随访
	早产儿，无论出生时体重或其他情况	出生12小时内（越早越好）注射HBIG 100~200IU，3~4周后重复1次；疫苗行4针方案：即出生24小时内、3~4周、2~3个月、6~7个月各注射1次	最后1针后1~6个月

3. 其他肝炎的预防　有甲型肝炎密切接触史的孕妇，接触后7日内肌内注射丙种球蛋白2~3ml。丙型肝炎尚无特殊的免疫方法，减少医源性感染是预防丙型肝炎的重要环节。

（贺芳）

第三节　肝内胆汁淤积症

妊娠期肝内胆汁淤积症（intrahepatic cholestasis of pregnancy，ICP）是一种特发于妊娠中晚期的疾病，病因及发病机制至今不明。该病临床表现以皮肤瘙痒、生化检测以肝内胆汁淤积的血液学指标异常、病程上以临床表现及生化异常在产后迅速消失或恢复正常为特征。ICP是一种良性疾病，但对围产儿有严重的不良影响，可导致早产、羊水粪染、难以预测的胎死宫内、新生儿窒息等，增加围产儿患病率及死亡率，并导致剖宫产率上升。

一、妊娠期肝内胆汁淤积症的病因

目前病因尚不清楚，可能与雌激素、遗传、环境等因素有关。

1. 雌激素　临床研究发现，ICP多发生于妊娠晚期、多胎妊娠、既往口服避孕药者，这些均为高雌激素水平状态，由于体内高雌激素可使肝细胞膜中胆固醇与磷脂比例上升，流动性降低，影响对胆汁酸的通透性，使胆汁流出受阻，雌激素作用于肝细胞表面的雌激素受体，改变肝细胞蛋白质合成，导致胆汁返流增加。

2. 遗传和环境　流行病学研究发现，ICP发病与季节有关，冬季发病率高于夏季。世界各地ICP发病率显著不同，瑞典、芬兰、智利、玻利维亚是高发地区，我国长江流域地区的发病率亦高。此外，母亲或姐妹中有ICP病史的孕妇ICP发生率明显增高，这些现象表明遗传和环境在ICP发生中可能起一定作用。

二、对母儿的影响

1. **对孕妇的影响**　ICP患者脂溶性维生素K的吸收减少，易致凝血功能异常，导致产后出血。

2. **对胎儿、新生儿影响**　由于胆汁酸的毒性使围产儿发病率和死亡率明显升高。围产儿可能随时发生不可预测的胎死宫内，以及新生儿可能发生早产、胎粪吸入、胆酸性肺炎、颅内出血等。

三、临床表现

1. **皮肤瘙痒**　为主要的首发症状，手掌、脚掌、脐周是瘙痒的常见部位，可逐渐加剧延及四肢、躯干、颜面部。常起于妊娠晚期，平均发病孕周为30周，持续至分娩，大多数在分娩后数小时或数天消失。

2. **黄疸**　瘙痒发生后2~4周部分患者可出现黄疸，发生率为15%左右，多数为轻度黄疸，于分娩后1~2周消退。

3. **其他表现**　ICP不存在原发皮损。但因瘙痒抓挠皮肤可出现条状抓痕，四肢皮肤见抓痕，皮肤活组织检查无异常发现。少数孕妇可有恶心、呕吐、食欲不振、腹痛、腹泻、轻微脂肪痢等非特异性症状。

四、诊断

根据临床表现及实验室检查诊断不困难，但需排除其他疾病导致的肝功能异常或瘙痒。

（一）临床表现

妊娠晚期出现皮肤瘙痒，少数患者有黄疸等不适。

（二）辅助检查

1. **血清胆汁酸测定**　是ICP最重要的特异性实验室证据，可能在瘙痒症状出现或转氨酶升高前几周就已经升高，其水平越高，病情越重。

2. **肝功能测定**　大多数ICP患者的天冬氨酸转氨酶（AST）和丙氨酸转氨酶（ALT）均有轻到中度升高，升高波动在正常值的2~10倍，分娩后10日左右转为正常，不遗留肝脏损害。部分患者血清胆红素也可轻到中度升高，以直接胆红素升高为主。

3. **病毒学检查**　诊断单纯性ICP应在排除肝炎病毒、EB病毒、巨细胞病毒感染的基础上。

4. **肝脏超声检查**　ICP患者肝脏无特征性改变，但建议常规查肝胆超声以排除孕妇有无肝胆系统基础疾病。

五、分度

英国皇家妇产科医师协会（Royal College of Obstetricians and Gynaecologists，RCOG）2022年指南

总结相关证据，推荐血清总胆汁酸19~39μmol/L为轻度ICP，40~99μmol/L为中度ICP，≥100μmol/L为重度ICP。

> **相关链接** | 我国2024年妊娠期肝内胆汁淤积症临床诊治和管理指南：孕妇空腹总胆汁酸≥10μmol/L或餐后总胆汁酸≥19μmol/L可诊断妊娠期肝内胆汁淤积症，并将其分为轻度、重度和极重度。
>
> （1）轻度：① 孕妇空腹血清总胆汁酸水平10~39μmol/L或餐后血清总胆汁酸水平19~39μmol/L；② 临床症状以皮肤瘙痒为主，无明显其他症状。
>
> （2）重度：① 孕妇血清总胆汁酸水平40~99μmol/L；② 血清胆红素水平高于正常值；③ 伴有其他情况，如多胎妊娠、子痫前期、复发性妊娠期肝内胆汁淤积症、曾因妊娠期肝内胆汁淤积症致围产儿死亡者等情况之一者；④ 早发型妊娠期肝内胆汁淤积症。
>
> （3）极重度：孕妇血清总胆汁酸水平≥100μmol/L。

六、治疗

ICP治疗目标是缓解症状，改善肝功能，降低血胆汁酸水平，最终达到延长孕周，改善妊娠结局的目的。

（一）一般处理

低脂饮食，摄入易于消化的食物，适当休息，卧位以侧卧位为主，以增加胎盘血流量。监测胎心、胎动，34周后每周一次电子胎心监护。每1~2周复查肝功能、血胆汁酸，以监测病情。

（二）药物治疗

1. **熊去氧胆酸（ursodeoxycholic，UDCA）** 是治疗ICP的首选药物，可缓解瘙痒，降低血清学指标，延长孕周，改善母儿预后。目前尚未发现UDCA造成人类胎儿毒副作用和围产儿远期不良影响的报道。UDCA用量为15mg/（kg·d），分3~4次口服。

2. **S-腺苷蛋氨酸（S-adenosylmethionine，SAMe）** ICP的二线用药或联合治疗。目前尚未发现SAMe对胎儿有毒副作用和对新生儿的远期不良影响。用量为静脉滴注每日1g，疗程12~14日；口服每次500mg，每日2次。

（三）产科处理

ICP孕妇会发生临床上无任何先兆的胎心搏动消失，因此选择最佳的分娩方式和时机，获得良好的围产结局是对ICP妊娠期管理的最终目的。关于ICP终止妊娠时机，至今没有良好的循证医学证据，终止妊娠的时机及方法需要综合考虑孕周、病情严重程度及治疗后的变化。

1. **终止妊娠的时机** RCOG 2022年指南建议对于总胆汁酸为19~39μmol/L（轻度ICP）且无其他风险因素的孕妇，考虑在妊娠40周前计划分娩。对于总胆汁酸为40~99μmol/L（中度ICP）且无其他风险因素的孕妇，考虑在妊娠38~39周时计划分娩。对于总胆汁酸≥100μmol/L（重度ICP）的孕妇，考虑在妊娠35~36周时计划分娩。我国2024年ICP诊疗指南对终止妊娠时机建议：ICP孕妇的终止妊娠时机应综合考虑孕妇总胆汁酸水平、孕周、生育史、既往ICP病史和死胎史、产前检查结果、发病孕周等因素。① 轻度 ICP 孕妇于妊娠 38~40 周告知孕妇继续妊娠或终止妊娠的风险，孕妇权衡利弊后尽可能于妊娠 39 周后终止妊娠；② 建议重度 ICP 孕妇于妊娠 36~38 周终止妊娠，③ 极重度 ICP 孕妇于妊娠 36 周终止妊娠。当存在以下情况时，可考虑妊娠 35~36 周终止妊娠：① 剧烈瘙痒且药物治疗无效；② 肝功能持续恶化；③ 既往有 ICP 导致妊娠 36 周前死胎史。

2. 终止妊娠的方式　RCOG 2022 年指南指出 ICP 不影响终止妊娠的方式，应根据患者的临床指征选择合适的分娩方式。我国 2015 年 ICP 终止妊娠的方式建议：轻度 ICP，无产科其他剖宫产指征，妊娠 <40 周，可考虑阴道试产。对下列情况可考虑剖宫产：① 重度 ICP；② 既往有 ICP 病史并存在与之相关的死胎、死产、新生儿窒息或死亡史；③ 胎盘功能严重下降或高度怀疑胎儿窘迫；④ 合并双胎或多胎、重度子痫前期等；⑤ 存在其他阴道分娩禁忌证。

（何国琳）

第四节　急性脂肪肝

妊娠期急性脂肪肝（acute fatty liver of pregnancy，AFLP）是发生于妊娠晚期的一种罕见的并发症，发病率为 1/20 000~1/7 000，以凝血功能障碍、肝功能衰竭及明显肝脏脂肪浸润为主要特征，同时伴有大脑、肾脏、胰腺等多种脏器功能不全。AFLP 进展快，曾称为妊娠特发性脂肪肝，其病理改变主要表现为肝细胞脂肪变性，导致出现肝功能衰竭和肝性脑病。曾报道该病的孕产妇病死率高达 85%。随着对该疾病的认识，早期诊断及治疗水平的提高，孕产妇病死率已降至 10% 以下。

一、病因

AFLP 病因至今尚不明确，可能与孕妇体内酶代谢、内分泌改变、营养障碍，病毒、药物或化学毒物损伤、遗传因素和胎儿因素等有关。研究发现，AFLP 有家族发病和个体复发倾向，这可能与遗传学及脂肪酸代谢关键酶相关编码基因突变、胎儿线粒体功能蛋白缺乏或低表达等相关。

二、临床表现

发病时间多见于妊娠晚期，平均发病孕周为 35~37 周，多见于初产妇、男胎及多胎妊娠。AFLP 发病前患者多有恶心、呕吐、纳差等消化道不适症状，继而出现黄疸、凝血功能障碍、肝肾功能急剧衰竭，常伴有多脏器损害。

三、诊断

AFLP 的诊断依据：① 妊娠晚期突发恶心、呕吐、厌食、乏力、上腹部不适、黄疸；② 特异性的实验室检查结果，包括血清总胆红素升高，转氨酶升高，白细胞计数增高，凝血功能异常，肾功能异常，血糖降低等；③ 肝脏超声可见典型的"亮肝"表现，CT检查示肝实质密度均匀一致地减低，诊断价值较高；④ 实验室检查排除病毒性肝炎、药物性肝炎、中毒性肝炎和妊娠合并其他肝病等；⑤ 肝组织活检符合肝细胞脂肪变性的病理改变，是诊断AFLP的"金标准"，但由于穿刺的有创性，在临床很少使用。目前AFLP诊断以临床诊断为主，推荐临床医师使用Swansea标准（表7-3），该标准包括 4 个方面，14个条目，符合6个及以上条目即可诊断。对不能满足Swansea诊断标准的疑似AFLP孕妇，推荐尽快复查肝功能及凝血功能。

▼ 表7-3 AFLP的Swansea诊断标准

类别	诊断标准
临床症状	呕吐、腹痛、烦渴或多尿、肝性脑病
生化指标	胆红素 >14μmol/L（0.8mg/dl）
	血糖 <4mmol/L（72mg/dl）
	尿酸 >340μmol/L（5.7mg/dl）
	白细胞计数 >11 × 10^9/L
	转氨酶 >42U/L
	血氨 >47μmol/L（27.5mg/dl）
	血清肌酐 >150μmol/L（1.7mg/dl）
	PT>14s 或 APTT>34s
超声检查	腹水或"亮肝"
肝组织活检	微泡性脂肪变性

四、鉴别诊断

妊娠晚期合并急性暴发性病毒性肝炎，起病急且黄疸出现早，重型肝炎主要病理变化是肝细胞大量坏死，使肝功能迅速恶化，无肝脏急性脂肪变性依据。消化道症状明显，表现为顽固性恶心、呕吐、腹胀，早期出现腹水，呈进行性加重。体检可发现肝脏相对、绝对浊音界迅速缩小。患者有严重出血倾向，甚至出现DIC，与严重肝损害导致凝血因子缺乏有关。检查血清病毒标志物阳性，早期血清转氨酶明显升高（ALT、AST ≥ 1 000U/L），随着病情发展很快出现胆酶分离；血尿酸正常，白细胞正常；必要时可行肝脏活检明确诊断。

五、处理

1. 产科处理 目前关于产前ALFP治愈报道很少见，尽快终止妊娠是改善母儿预后的重要措施。故一旦确诊或被高度怀疑，无论病情轻重、病程早晚，均应在纠正凝血功能紊乱的同时，尽快终止妊娠。至于选择何种方式终止妊娠，目前国内外尚无统一结论。如果短期内不能经阴道分娩，首选剖宫产终止妊娠；若选择阴道分娩，应最大限度地缩短产程，有利于及时终止病情的发展。

2. 多学科协作　采用血液制品、人工肝、静脉滤过等方法防治肝性脑病、肾衰竭、感染等并发症。具体方法参见本章第二节。

3. 肝移植　目前已有AFLP行肝移植成功的报道，但患者肝脏具有潜在逆转能力，因此，不应过早考虑肝移植，只有经各种方法治疗，病情仍进展恶化，造成不可逆性肝损害者才考虑肝移植。

六、预后

AFLP患者由于病情进展迅速，异常凶险且早期症状不特异，母儿病死率均很高。20世纪80年代AFLP母儿病死率分别为75%和85%，胎儿预后也有明显改善，病死率为20%左右。

（何国琳）

第五节　糖尿病

糖尿病（diabetes mellitus，DM）是产科最常见的妊娠合并症，包括妊娠前糖尿病合并妊娠（pregestational diabetes mellitus，PGDM）、妊娠期糖尿病（gestational diabetes mellitus，GDM）。PGDM可能在妊娠前已确诊或在妊娠期首次被诊断，主要分为1型糖尿病（type 1 diabetes mellitus，T1DM）和2型糖尿病（type 2 diabetes mellitus，T2DM）；GDM是指妊娠期发生的糖代谢异常，其中通过营养管理和运动指导，血糖控制理想者为A1型GDM；需要加用降糖药物，血糖才能控制理想者为A2型GDM。大多数GDM患者产后糖代谢恢复正常，但将来患DM的风险增加。妊娠期糖尿病孕妇血糖控制不理想对母儿近远期健康均有较大危害，必须引起重视。

一、发病机制

GDM与糖尿病具有相似的遗传背景，均与胰岛素抵抗和/或胰岛 β 细胞功能不足密切相关，不同患者，胰岛素抵抗和/或胰岛 β 细胞功能不足对发病作用程度不同。妊娠期空腹血糖多低于非妊娠期，约下降10%，但进食后血糖升高幅度显著高于非妊娠期，胰岛素需求相应增加，但正常孕妇妊娠期胰岛素敏感性下降50%~60%，以妊娠晚期下降最为明显，如胰岛素抵抗增强和/或胰岛 β 细胞无法代偿，导致血糖升高，加重原有糖尿病或发生GDM。

二、妊娠与糖尿病的相互影响

1. 妊娠对糖尿病的影响

（1）妊娠期：妊娠可使隐性糖尿病显性化，使原有糖尿病加重或发生GDM。约妊娠16周后，胰岛素使用剂量随孕周进展不断增加，妊娠32~36周胰岛素需求量达到高峰，妊娠36周后维持平台期或稍下降。使用胰岛素者，妊娠期血糖控制需结合孕周及胰岛素抵抗变化特点，及时调整治疗方案。

（2）分娩期：分娩、剖宫产手术、使用糖皮质激素类药物及β受体激动剂均会影响葡萄糖代谢，因此手术前后、产程中、产后等非正常饮食期间应停用所有皮下注射胰岛素，同时密切监测血糖，必要时给予持续静脉注射胰岛素。

（3）产褥期：产后全身内分泌激素逐渐恢复到非妊娠期水平，胎盘所分泌的抗胰岛素物质迅速消失，应及时减少胰岛素用量，否则易出现低血糖。

2. 糖尿病对妊娠的影响

（1）对母体的影响：① 妊娠早期高血糖可导致胚胎发育异常，自然流产率可高达15%~30%。② 妊娠期高血压疾病发生率为正常妇女的3~5倍。糖尿病一旦并发妊娠期高血压疾病，病情较难控制，对母儿造成不良影响。③ 抵抗力下降，易合并感染，以泌尿系统感染最常见。④ 羊水过多的发生率增加，可能与胎儿高血糖、高渗性利尿致胎尿排出增多有关。⑤ 巨大胎儿发生率明显增高，增加难产、产道损伤、剖宫产及产后出血的风险。⑥ 糖尿病酮症酸中毒（diabetic ketoacidosis，DKA），由于妊娠期复杂的糖代谢变化，高血糖状态下胰岛素相对或绝对不足，代谢紊乱进展，脂肪分解加速，血清酮体急剧升高。妊娠早期DKA有致畸作用，妊娠中晚期易导致胎儿窘迫及死胎，严重者会导致孕产妇死亡。⑦ GDM孕妇再次妊娠，复发率高达33%~69%，其中17%~63%会发展为T2DM，增加远期心血管系统疾病的发病率。

（2）对胎儿及新生儿的影响：① 巨大胎儿发生率高达25%~40%。胎儿长期暴露于高血糖环境，刺激胎儿胰岛β细胞增生，产生大量胰岛素，活化氨基酸转移系统，促进蛋白、脂肪合成并抑制脂肪分解，脂肪及糖原沉积在胎儿各组织，出现巨大胎儿。② 严重糖尿病伴有血管病变时可并发胎儿生长受限。③ 早产发生率为10%~25%。④ 血糖过高、糖化血红蛋白>8.5%及糖尿病伴血管病变时均可增加胎儿畸形率。⑤ 高血糖刺激胎儿胰岛素分泌增加，拮抗糖皮质激素促进肺泡Ⅱ型细胞表面活性物质合成及释放作用，减少胎儿肺表面活性物质产生及分泌，延迟胎儿肺成熟，增加新生儿呼吸窘迫综合征发生率。⑥ 新生儿脱离母体高血糖环境后，高胰岛素血症仍存在，易发生低血糖，严重时危及新生儿生命。⑦ 增加子代远期发生糖脂代谢异常的风险。

三、高危因素

GDM与DM类似，存在复杂的环境-生活方式-宿主相互作用，推荐所有孕妇在首次产检时检测空腹血糖（fasting blood glucose，FPG），同时排查高危因素，包括BMI≥28kg/m²、一级亲属患有T2DM、冠心病史、慢性高血压、高密度脂蛋白<1mmol/L和/或甘油三酯>2.8mmol/L、既往GDM史或巨大胎儿分娩史、多囊卵巢综合征史、妊娠早期空腹尿糖反复阳性、年龄>45岁等。具有高危因素的孕妇，需及早开展健康宣教和生活方式的管理。

四、诊断

1. 孕前糖尿病（PGDM） 妊娠期血糖达到以下任何一项可诊断PGDM。

（1）空腹8小时以上，FPG≥7.0mmol/L（126mg/dl）。

（2）伴有典型高血糖或高血糖危象症状，随机血糖≥11.1mmol/L（200mg/dl）。

（3）糖化血红蛋白（HbA1c）≥6.5%。

2. 妊娠期糖尿病（GDM）

（1）所有孕妇在第一次产检时应查FPG，若FPG<5.6mmol/L，妊娠24~28周行75g口服葡萄糖耐量试验（oral glucose tolerance test，OGTT）检查。

（2）妊娠24周前，第一次产检时FPG 5.6~6.9mmol/L，诊断空腹血糖受损（impaired fasting glucose，IFG），按GDM管理，可不行OGTT检查。

（3）75g OGTT方法：试验前连续3日正常体力活动、正常饮食，每日进食碳水化合物不少于150g，检查期间禁食、静坐、禁烟。检查前一日晚餐后禁食8~14小时至次日晨（最迟不超过上午9时）。先抽取空腹静脉血，然后口服75g无水葡萄糖（溶于300ml水中，5分钟内服完）。再分别测定服糖后1小时、2小时的静脉血糖（从饮糖水第一口开始计算时间）。

（4）75g OGTT的正常值：空腹口服葡萄糖后1小时、2小时血糖阈值标准分别小于5.1mmol/L、10.0mmol/L、8.5mmol/L，任意一个时间点血糖值达到或超过血糖阈值标准即诊断为GDM。

（5）未定期检查者，如果首次就诊时间超过妊娠28周，建议首次就诊时或就诊后尽早行OGTT或FPG检查。

（6）孕妇首次75g OGTT结果正常，如具有GDM高危因素，或出现高血糖相关的并发症，必要时可在妊娠晚期重复75g OGTT检查。

五、治疗

治疗原则：维持血糖在正常水平、降低围产期并发症。具体措施包括妊娠前的咨询与评估、妊娠期饮食和运动治疗、母儿监测、药物治疗、适时终止妊娠和产后随访等。

1. 妊娠前咨询 所有育龄期妇女，尤其是存在高危因素者，均应妊娠前咨询，并评估血糖水平，尽可能维持血糖在正常水平，推荐妊娠前HbA1c<6.5%。如果DM合并视网膜、肾脏、心血管和周围神经病变，计划妊娠前应多学科会诊，评估妊娠风险及调整用药方案。

2. 血糖监测 是病情监测中最重要的内容，微量血糖仪是首选的自我血糖监测方法，鼓励并逐渐规范应用微创、无创、远程等血糖监测新技术。孕妇需要自我监测血糖并记录空腹、三餐前及餐后血糖，必要时加测夜间血糖。GDM或PGDM孕妇血糖控制目标一致，即餐前FPG<5.3mmol/L、餐后1小时血糖<7.8mmol/L或餐后2小时血糖<6.7mmol/L，避免夜间血糖<3.3mmol/L。如血糖控制良好，则适当调整监测频率。

3. 饮食疗法及运动 饮食疗法及运动是重要治疗措施之一，目标是在保证母亲和胎儿必需营养素供给的基础上维持正常血糖水平，预防酮症酸中毒，保持体重正常增加。GDM孕妇应控制每日总能量摄入，妊娠早期≥1 600kcal/d（1kcal=4.184kJ），妊娠中晚期1 800~2 200kcal/d为宜；超重及妊娠前肥胖的孕妇应适当减少能量摄入，根据血糖及尿酮体水平、体重增长、运动状况和胎儿发育情况，个体化设定。推荐每日摄入的碳水化合物占总能量的50%~60%，即≥175g；蛋白质占15%~20%，即≥70g；脂肪占25%~30%，饱和脂肪酸占比<7%，限制摄入反式脂肪酸。早、中、晚三餐的能量应控制在每日摄入总能量的10%~15%、30%、30%，每次加餐的能量占5%~10%。饮食疗法需与妊娠期运动相结合，无运动禁忌证的孕妇，每周至少5日，每日30分钟中等强度的运动。妊娠期使用胰岛素治疗者，运动时要防范低血糖。

4. 体重管理 体重管理有利于改善母婴结局。可根据妊娠前不同的BMI设定不同的妊娠期增重目标，妊娠前超重和肥胖孕妇妊娠期增重应减少。

5. 药物治疗 饮食加运动管理血糖不达标，或调整饮食后出现饥饿性酮症、增加热量摄入血糖又超过控制标准者，应及时加用胰岛素治疗。如降糖效果不明显时可加用药物如二甲双胍。

6. 妊娠并发症的监测

（1）妊娠期高血压疾病：每次产检时测量血压，一旦诊断为妊娠期高血压疾病，应进行相应处理（参见第四章第四节）。

（2）DKA：血糖水平控制不佳，孕妇出现不明原因恶心、呕吐、乏力、头痛，甚至出现意识障碍或昏迷，需警惕发生DKA。需监测血糖和尿酮体水平，必要时进行血气分析。实验室检查显示随机血糖>13.9mmol/L、尿酮体阳性、血酮体>5mmol/L、电解质紊乱、血pH<7.35、二氧化碳结合力<13.8mmol/L，诊断为DKA。DKA的处理原则同非妊娠期，应尽快启动包括内分泌科在内的多学科会诊治疗。

（3）羊水过多：妊娠期血糖控制不良可导致羊水过多，多为轻度特发性羊水过多（参见第五章第九节）。

（4）感染：血糖控制不良的孕妇易发生感染，感染可加重糖代谢紊乱。注意排查泌尿系统及生殖系统感染。产后做好伤口护理，预防感染。

（5）甲状腺功能异常：高血糖会干扰血脂代谢及甲状腺功能，建议有条件的孕妇在妊娠早中期各检测1次甲状腺功能。

7. 胎儿的监测

（1）产前超声筛查：妊娠前或妊娠早期血糖控制不理想的PGDM孕妇，产前超声筛查重点关注胎儿中枢神经系统和心脏等发育情况。

（2）胎儿生长发育：妊娠20周后重点关注胎儿生长发育，尤其是血糖控制不佳和使用胰岛素者，妊娠晚期应每2~4周超声检查，早期识别胎儿生长受限或大于胎龄儿。

（3）胎心监护：A1型GDM孕妇，妊娠32~34周开始胎心监护；A2型GDM或PGDM孕妇，妊娠32周开始胎心监护，如合并其他高危因素，建议更早开始胎心监护。

8. 终止妊娠

（1）终止妊娠时机

1）A1型GDM孕妇：如无母儿并发症，严密监测下期待至预产期，若仍未临产，妊娠40~41周引产终止妊娠。

2）PGDM及A2型GDM孕妇：如血糖控制良好且无母儿并发症，严密监测下，妊娠39~39^{+6}周终止妊娠；血糖控制不满意或出现母儿并发症，应及时收入院观察，根据病情适时终止妊娠。

3）糖尿病伴发微血管病变或既往有不良产史者：严密监护，根据病情、孕妇意愿、胎儿状况等综合决定终止妊娠时机。

（2）分娩方式

1）阴道试产：糖尿病本身不是剖宫产指征。无产科指征者可阴道试产，产程中停用所有皮下注射的胰岛素，每1~2小时监测一次血糖。根据血糖监测情况改用静脉注射胰岛素。

2）择期剖宫产：糖尿病伴严重微血管病变、胎儿生长受限、重度子痫前期、胎儿窘迫、胎位异常、既往死胎、死产史或其他产科指征时可选择剖宫产。妊娠期血糖控制不良、估计胎儿体重≥4 000g者，适当放宽剖宫产指征。剖宫产终止妊娠者，手术日停止皮下注射胰岛素，改持续静脉注射小剂量胰岛素，围手术期每1~2小时监测一次血糖，具体用法见表7-4。

▼ 表7-4 胰岛素具体用法

血糖/（mmol·L^{-1}）	胰岛素/（U·h^{-1}）	液体/（125ml·h^{-1}）	配伍
<5.6	0	5%葡萄糖/乳酸林格液	不加胰岛素
5.6~7.8	1 0	5%葡萄糖/乳酸林格液	500ml+4U
>7.8~10.0	1 5	0.9%氯化钠注射液	500ml+6U
>10.0~12.2	2 0	0.9%氯化钠注射液	500ml+8U
>12.2	2 5	0.9%氯化钠注射液	500ml+10U

9. 新生儿处理 新生儿是发生低血糖的高危儿，产后应立即提供常规新生儿护理，并注意低血糖症状。定期监测新生儿血糖，应在初次喂养后（出生后1.5小时内）及出生后24小时内每3~6小时检测一次喂养前血糖。新生儿血糖监测目标值：出生后4小时内血糖水平≥2.2mmol/L，24小时内血糖水平≥2.6mmol/L。

10. 产后处理与随访

（1）鼓励产妇母乳喂养，不宜哺乳喂养者则指导人工喂养。

（2）严密观察产后出血情况，观察会阴切口或腹部手术切口愈合情况。

（3）产后24小时胰岛素用量应减至1/3~1/2原用量，48小时后减至1/2~2/3原用量，可以根据产后血糖水平调整用量，多数产后1~2周胰岛素用量逐渐恢复到妊娠前水平。

（4）所有产妇应查空腹血糖，空腹血糖正常者，产后4~12周复查75g OGTT，结果正常者，推荐此后每1~3年进行血糖检测，糖尿病前期的妇女，应干预生活方式和/或使用二甲双胍，预防发生糖尿病。

（5）超重或肥胖产妇应在营养科医师指导下合理控制体重，适量运动。

11. 预防

（1）妊娠前咨询：所有育龄期女性，尤其是存在高危因素者，应在妊娠前咨询，并在妊娠前评估血糖水平，尽可能维持血糖在正常水平。

（2）生活方式干预：包括饮食干预和运动，可降低高危孕妇GDM的发病率，预防或延缓高危人群向 DM 发展的进程。

（颜建英）

第六节　甲状腺疾病

妊娠期甲状腺疾病是影响母儿健康的一类疾病，甲状腺功能亢进和减退症与不良妊娠结局有关，且对母体和胎儿神经系统及智力发育等影响也受到广泛关注。

一、甲状腺功能亢进

甲状腺功能亢进（hyperthyroidism），简称甲亢，是指甲状腺腺体产生过多甲状腺激素，甲状腺激素升高，引起机体的神经、循环、消化等系统兴奋性增高和代谢亢进的内分泌疾病。妊娠合并甲亢的发病率为1%，包括妊娠前已确诊和妊娠期新确诊的甲亢，其中临床、亚临床甲亢发病率分别为0.4%和0.6%。85%妊娠期甲亢病因为毒性弥漫性甲状腺肿，也称格雷夫斯（Graves）病。10%的甲亢为妊娠一过性甲状腺毒症（gestational transient thyrotoxicosis，GTT），其他5%的甲亢包括甲状腺高功能腺瘤、结节性甲状腺肿及外源性甲状腺激素应用过量等。妊娠合并甲亢在诊断、治疗上与非妊娠期不尽相同。

（一）甲亢对妊娠的影响

甲亢对妊娠的影响主要取决于病情及控制程度，轻症或病情已控制者，通常对妊娠影响不大。病情控制不良与流产、妊娠期高血压、早产、胎儿生长受限、低出生体重儿、死胎等不良妊娠结局有关。研究提示胎儿暴露于过多的母体甲状腺激素，可能增加远期患癫痫和神经行为异常的风险。母体某些治疗甲亢的药物及甲状腺激素，能够通过胎盘进入胎儿体内，抑制胎儿垂体分泌TSH，导致胎儿甲亢、新生儿一过性中枢性甲减。此外，有些药物可能存在胎儿致畸的风险。

（二）妊娠对甲亢的影响

妊娠前半期，由于血液循环hCG增加，刺激甲状腺激素分泌，甲状腺处于相对活跃状态，妊娠期出现GTT，可伴有妊娠剧吐，增加甲亢诊断难度，或加重甲亢病情。

（三）临床表现

妊娠期甲亢症状与非妊娠期相同，孕妇反复出现心悸、焦虑、怕热多汗、皮肤潮红、腹泻等高代谢症状，体格检查发现皮温升高、突眼、手震颤、心律不齐、脉压 >50mmHg、心界扩大，应警惕本病可能。

甲状腺危象（thyroid crisis）又称甲亢危象，是本病危重状况，表现为焦虑、烦躁、大汗淋漓、恶心、厌食、呕吐、腹泻、大量失水引起虚脱、休克甚至昏迷、体温 >39℃、脉率 >140次/min甚至 >160次/min、脉压增大，常因心房颤动或心房扑动而病情危重，有时伴有心力衰竭或肺水肿。多发生在甲亢病情较严重且未治疗或治疗不充分的患者，常见诱因为手术、分娩、感染及各种应激，孕产妇死亡率较高，必须紧急处理。

（四）诊断

根据高代谢症状表现、甲状腺对称性弥漫性肿大及突眼等体征，结合实验室检查多可确诊。妊娠早期血清 TSH<0.1mIU/L，提示存在甲状腺功能亢进可能。应详细询问病史、完善体格检查，进一步测定 T_4、T_3、甲状腺球蛋白抗体（thyroglobulin antibody，TgAb）和甲状腺过氧化物酶抗体（thyroid peroxidase antibody，TPOAb）。血清 TSH<0.1mIU/L，游离 T_4（FT_4）大于妊娠特异参考值上限，排除 GTT 后可诊断甲亢。

GTT 常见于妊娠早期，多在妊娠 8~10 周发病，临床表现为心悸、焦虑、多汗等高代谢症状，血清 TSH<0.1mIU/L，FT_4 大于妊娠特异参考值上限，但甲状腺自身抗体阴性，妊娠中期症状逐渐缓解，血清学指标恢复正常。

（五）处理

1. 甲亢患者妊娠前管理　甲亢患者在备孕时甲状腺功能应恢复正常的稳定状态。考虑 ^{131}I 对胎儿影响，接受 ^{131}I 治疗的患者，至少需间隔 6 个月再妊娠。应根据备孕妇女的病史及检查结果综合评估甲状腺功能和风险等级，根据结果进行个体化的指导和管理。

2. GTT 的处理　GTT 以对症支持治疗为主，需要纠正脱水，维持水、电解质平衡，症状严重时，可以适当使用止吐药物。一般不主张给予抗甲状腺药物（antithyroid drugs，ATDs）治疗，通常妊娠 14~18 周，血清甲状腺素可恢复至正常水平。GTT 与 Graves 病鉴别困难时，建议转诊至上级医疗机构治疗。

3. 妊娠合并甲亢处理　一般应与内科医师共同管理，原则是既要控制甲亢，又要保障胎儿正常发育，安全度过妊娠期及分娩期。

（1）妊娠期禁用 ^{131}I 进行诊断或治疗：胎儿甲状腺在妊娠 9~10 周就有聚集碘的功能，应用 ^{131}I 会影响胎儿甲状腺发育，可能导致先天性甲状腺功能减退；此外，^{131}I 具有放射性，可能致畸。

（2）妊娠期甲亢治疗

1）已确诊的甲亢患者：正在服用甲巯咪唑（methimazole，MMI）或丙硫氧嘧啶（propylthiouracil，PTU）的患者，如果妊娠试验阳性，可暂停 ATDs，并立即检测血清甲状腺功能指标和甲状腺自身抗体。停药后，如果 FT_4 正常或接近正常，可继续停药。若停药后，甲亢症状加重，FT_4 水平升高明显，建议继续应用 ATDs。妊娠 6~10 周是 ATDs 致畸的危险期，妊娠 10 周以前，如需治疗，优选 PTU。既往应用 MMI 者，妊娠早期尽快改用 PTU，MMI 和 PTU 的剂量转换比例为 1:（10~20）。妊娠期原则上不采取手术治疗。如病情需要，妊娠中期是甲状腺切除术的最佳时机。

2）妊娠期新确诊的甲亢：临床评估并立即复查甲状腺功能和促甲状腺激素受体抗体（TRAb），如 FT_4 正常或接近正常，不建议 ATDs 治疗。TRAb 阴性者多为 GTT，不建议 ATDs 治疗。

（3）监测与随访：妊娠期应用 ATDs 治疗的患者，监测指标首选血清 TSH 及 FT_4。妊娠早期每 1~2 周、妊娠中晚期每 2~4 周检测一次甲状腺功能，指导调整 ATDs 剂量，治疗目标为应用最小剂量的 ATDs 将 FT_4 控制在正常范围上限或轻度高于正常范围上限。达到目标值后每 4~6 周检测一次。产后需专科医师指导增减药量。

（4）TRAb滴度监测：既往应用过放射性碘治疗或手术治疗或正在应用ATDs治疗的Graves病妊娠妇女，妊娠早期检测血清TRAb阴性，不建议复查。如果妊娠早期血清TRAb升高，建议妊娠18~22周及妊娠晚期复查。妊娠中晚期母体甲亢不能控制或存在高滴度TRAb（高于参考范围上限3倍）者，妊娠中期开始超声监测胎儿心率、检查胎儿的甲状腺体积、生长发育情况、羊水量等，产后应密切监测新生儿甲状腺功能。

4. 产科处理

（1）妊娠期：评估甲状腺疾病的严重程度，并根据病情变化及时调整妊娠风险分级和相应管理措施。甲亢孕妇易发生胎儿生长受限，新生儿出生体重偏低，伴高滴度TRAb的孕妇，妊娠期应加强监护，注意宫高、腹围增长，每1~2个月进行胎儿超声检查评估胎儿体重。

（2）分娩期：除有产科因素外原则上选择阴道试产。临产后给予精神安慰或实施分娩镇痛，吸氧，注意补充能量，病情严重者可器械助产缩短第二产程。注意预防并发症，尤其是产后出血及甲状腺危象。

5. 新生儿的处理 如果母亲甲亢合并胎儿水肿、胎儿生长受限、胎儿甲状腺肿或持续性胎儿心动过速，应疑诊胎儿甲状腺毒症。注意检查新生儿甲状腺大小，有无杂音，有无甲亢或甲状腺功能减退的症状和体征。

6. 产后哺乳 部分甲亢患者产后有病情加重倾向，需要继续使用ATDs，哺乳期应权衡用药利弊。MMI是哺乳期首选，安全剂量20~30mg/d，PTU为二线药物。服用方法是每次哺乳后分次口服，治疗期间需定期检查婴幼儿甲状腺功能。

二、甲状腺功能减退

甲状腺功能减退（hypothyroidism），简称甲减，是甲状腺激素合成和分泌减少或组织作用减弱导致的全身代谢减低综合征。主要分为临床甲减（overt hypothyroidism，OH）和亚临床甲减（subclinical hypothyroidism，SCH）。西方国家妊娠妇女临床甲减的发病率为0.3%~0.5%，亚临床甲减发病率为2%~3%。我国妊娠合并甲减总发病率为1%。

（一）病因

妊娠期甲减病因与成年非妊娠期相同，99%为原发性甲减，其中90%以上为自身免疫（慢性淋巴细胞性甲状腺炎）、甲状腺手术和甲状腺功能亢进[131]I治疗后。继发性甲减或中枢性甲减是由于下丘脑和垂体病变引起的促甲状腺激素释放激素（thyrotropin releasing hormone，TRH）或TSH产生和分泌减少，较常见的原因是垂体肿瘤、垂体外照射及垂体缺血性坏死。

（二）病理与病理生理

慢性淋巴细胞性甲状腺炎又称桥本甲状腺炎，为最常见的原因，是一种甲状腺自身免疫性疾病，患者体内存在抗甲状腺抗体，包括TgAb和TPOAb。疾病发展至晚期可表现为甲状腺肿大、淋巴细胞浸润、纤维组织增生，甲状腺激素合成减少，临床表现为甲减。

（三）对母儿的影响

1. 对孕产妇的影响　妊娠早期流产风险增加60%。妊娠晚期子痫前期风险增加20%，胎盘早剥、胎儿窘迫、低出生体重儿、死胎发生率亦不同程度增加。多次流产者体内抗甲状腺抗体水平明显升高。

2. 对围产儿的影响　严重甲减的孕妇经过规范治疗，围产儿预后大多良好。但无治疗者，流产、死胎、循环系统畸形、低出生体重新生儿发生率明显增加，先天性缺陷与智力发育迟缓的发生率亦增加。妊娠期接受适当的甲状腺激素替代治疗可将不良结局的风险降至最低。

（四）临床表现

妊娠期甲减的症状和体征主要有全身疲乏、困倦、记忆力减退、食欲减退、声音嘶哑、便秘、言语徐缓和精神活动迟滞等，妊娠早期需与正常妊娠反应相鉴别。水肿主要在面部，特别是面部表情呆滞、头发稀疏、皮肤干燥、出汗少、低体温、下肢非凹陷性黏液性水肿。严重者出现心包积液、心动过缓、腱反射迟钝等。先天生甲减治疗不及时的患者身材矮小。慢性淋巴细胞性甲状腺炎患者甲状腺肿大，质地偏韧，表面光滑或呈结节状。

（五）诊断

妊娠期甲减包括妊娠前已确诊和妊娠期新确诊的甲减。依据病史、体格检查及实验室检查及早诊断，血清TSH和FT_4是两个重要指标。

1. 临床甲减　TSH大于妊娠期参考值上限（或妊娠早期>4.0mIU/L），FT_4小于妊娠期参考值下限；或者TSH水平≥10.0mIU/L，无论FT_4水平，结合症状可诊断。

2. 亚临床甲减　TSH大于妊娠期参考值的上限（或妊娠早期>4.0mIU/L），FT_4正常。

3. 单纯低T_4血症（isolated hypothyroxinemia）　血清FT_4水平小于妊娠期特异参考范围下限，血清TSH正常。

（六）处理

治疗目的是血清TSH和甲状腺激素水平恢复到正常范围，降低围产期不良结局的发生率，常需与内科医师共同管理。主要治疗药物为左甲状腺素（$L-T_4$）。

1. 妊娠前处理　既往患有甲减或亚临床甲减的育龄期妇女计划妊娠，调整$L-T_4$剂量，恢复TSH至正常范围，TSH<2.5mIU/L最佳。

2. 妊娠期处理

（1）临床甲减：母体与胎儿对甲状腺激素的需求量从妊娠第6周开始增加，妊娠20周达到稳定水平。因此既往有甲减病史的孕妇，妊娠期间$L-T_4$用量较非妊娠期增加30%~50%。妊娠期甲减的治疗目标是妊娠期全程将TSH控制在参考范围下限（或0.1mIU/L）~2.5mU/L。根据控制目标调整$L-T_4$剂量。妊娠期新诊断的甲减，$L-T_4$剂量按2.0~2.4μg/（kg·d）计算，使用足量或根据患者的耐受程度逐渐增加剂量。妊娠20周前，根据甲减程度，每2~4周检测一次甲状腺功能，根据控制目标，调整$L-T_4$剂量。血清TSH稳定后每4~6周检测一次。

（2）亚临床甲减：亚临床甲减治疗用药、妊娠前和妊娠期控制目标、监测频率均与甲减一致。根据血清TSH水平和TPOAb是否阳性选择治疗方案见表7-5。

▼ 表7-5 妊娠期亚临床甲减根据TPOAb是否阳性的分层治疗

TSH/（mIU·L⁻¹）	TPOAb	L-T₄起始剂量
>4.0	+/-	50~100μg/d
>2.5~4.0	+	25~50μg/d
	-	不治疗，不需要监测
0.1~2.5	+	不治疗，不需要监测
	-	不治疗，不需要监测

注：4.0mIU/L为TPOAb的妊娠参考值上限；0.1mIU/L为TPOAb的妊娠参考值下限。TSH，促甲状腺激素；TPOAb，甲状腺过氧化物酶抗体；L-T₄，左甲状腺素。

（3）单纯低T₄血症：L-T₄治疗低T₄血症改善不良妊娠结局和后代神经智力发育损害的证据不足，目前不推荐治疗。

3. 产后处理 哺乳期妇女在正常饮食基础上额外补碘150μg/d，补充剂型最好选择碘化钾；临床甲减的产妇，应调整L-T₄剂量至妊娠前水平，可以母乳喂养。产后6周复查甲状腺功能，指导调整L-T₄剂量。妊娠期诊断的SCH，产后可以考虑停用L-T₄，产后6周复查甲状腺功能。

4. 新生儿筛查 新生儿出生后72小时~7日应筛查是否存在先天性甲状腺功能减退（congenital hypothyroidism，CH）。筛查阳性者立即复查血清TSH、FT/TT。

（颜建英）

第七节 血液系统疾病

一、贫血

贫血是妊娠期最常见的合并症之一，以缺铁性贫血（iron deficiency anemia，IDA）最为常见。由于妊娠期血容量增加，且血浆增加多于红细胞，血液呈稀释状态，又称"生理性贫血"。世界卫生组织（World Health Organization，WHO）推荐，妊娠期外周血红蛋白（hemoglobin，Hb）浓度＜110g/L、血细胞比容＜0.33时，可诊断为妊娠合并贫血。不同妊娠时期的定义：妊娠早期Hb和血细胞比容分别低于110g/L和0.33；妊娠中期分别低于105g/L和0.32；妊娠晚期分别低于110g/L和0.33。贫血分为四度，见表7-6。

▼ 表7-6 妊娠合并贫血的分度

分度	红细胞计数（×10¹²/L）	血红蛋白/（g·L⁻¹）
轻度贫血	3.0~3.5	100~109
中度贫血	2.0~3.0	70~99

分度	红细胞计数（×10^{12}/L）	血红蛋白/（g·L^{-1}）
重度贫血	1.0~2.0	40~69
极重度贫血	< 1.0	< 39

（一）妊娠期贫血对母儿的影响

贫血对母体、胎儿及新生儿近远期均可造成的影响，妊娠期贫血的筛查与防控是妊娠及产褥期预防保健的重要内容。

1. 对母体的影响　可增加妊娠期高血压疾病、胎膜早破、产褥期感染、产后出血和产后抑郁的发病风险。

2. 对胎儿和新生儿的影响　可增加胎儿缺氧、胎儿生长受限、羊水减少、死胎、死产、早产、新生儿窒息、新生儿缺血缺氧性脑病的发病风险。

（二）缺铁性贫血

IDA是体内储备铁缺乏导致Hb合成减少而引起的贫血，为铁缺乏（iron deficiency，ID）的晚期表现，是最常见的妊娠合并贫血，约占95%。妊娠合并IDA发病率为52%。但各地差异较大，与该地区的社会经济状况、生活水平、饮食卫生习惯、孕妇文化教育程度及保健意识等因素密切相关。

1. 病因

（1）妊娠期铁需求量增加：这是孕妇缺铁的最主要原因。妊娠期血容量增加1 500ml，以每毫升血液含铁0.5mg计算，妊娠期血容量增加需铁750mg，胎儿生长发育需铁250~350mg。故妊娠期需铁增加约1 000mg，每日需铁至少3~4mg，妊娠晚期每日需铁甚至达6~7mg。双胎妊娠时，铁的需求量增加更为明显。

（2）食物中铁的摄入和吸收不足：每日饮食中含铁10~15mg，吸收率仅为10%，即吸收1~1.5mg。妊娠后半期的最大吸收率虽达40%，但仍不能满足妊娠期铁需求量的增加。此外，妊娠早期的恶心、呕吐、胃肠道功能紊乱、胃酸缺乏等都可能影响肠道铁的吸收。

（3）妊娠合并症及并发症：如慢性感染、营养不良、月经过多、妊娠期高血压疾病、肝肾功能不良、产前出血、产后出血等，都有可能导致铁的储备、利用和代谢障碍，影响红细胞生成，造成IDA。

2. 诊断

（1）高危因素：包括慢性贫血、月经过多等慢性失血病史、妊娠呕吐、胃肠功能紊乱、长期偏食及营养不良等。存在高危因素的孕妇，即使Hb正常，也应检查是否存在ID。

（2）临床表现：IDA发病前，储存铁即将耗尽时，孕妇即可出现疲劳、乏力、注意力下降及脱发等ID相关症状。IDA临床表现与贫血的严重程度密切相关，轻度贫血多无明显症状，或表现为ID的类似症状；严重贫血可出现头晕、乏力、心悸、呼吸困难、食欲减退、腹胀、腹泻及口腔炎、舌炎等症状。

（3）实验室检查

1）血常规及外周血涂片：外周血涂片为小细胞低色素性贫血，Hb<110g/L，红细胞计数（RBC）<3.5×10^{12}/L，血细胞比容<0.30，红细胞平均体积（MCV）<80fl，红细胞平均血红蛋白浓度（MCHC）<30%，网织红细胞正常或减少，白细胞和血小板一般无变化。

2）血清铁蛋白（serum ferritin，SF）：是一种稳定的糖蛋白，不受近期铁摄入的影响，能较准确地反映铁储存量，是评估铁缺乏最有效和最容易获得的指标，建议所有孕妇常规检测SF。贫血者SF<20μg/L时应考虑IDA；SF<30μg/L时提示早期铁耗尽，需及时治疗。

3）血清锌原卟啉（zinc protoporphyrin，ZnPP）：当组织铁储存减少时，锌代替铁与原卟啉结合形成锌原卟啉，是ID终末阶段的代偿反应，血清ZnPP水平升高，是重度ID的评价指标，不受血液稀释和感染的影响。

4）骨髓铁：骨髓铁染色是评估体内铁储备的"金标准"。该方法为有创检查，仅用于贫血原因诊断不明的复杂病例。

3. 鉴别诊断　临床上主要应与巨幼红细胞性贫血、再生障碍性贫血和地中海贫血鉴别。根据高危因素、临床表现及实验室检查结果，一般鉴别诊断并不困难。有时需鉴别几种贫血同时存在的情况，酌情制定合理的治疗方案。

4. 治疗　ID和轻、中度贫血者以口服铁剂治疗为主，并改善饮食结构，指导进食富含铁的食物。重度贫血者可口服或注射铁剂治疗，必要时少量多次输血。极重度贫血者首选输注浓缩红细胞，Hb≥70g/L、症状改善后，可改为口服或注射铁剂治疗。

（1）口服铁剂：元素铁100~200mg/d，治疗2周后复查Hb评估疗效，通常2周后Hb水平增加10g/L，3~4周后可增加20g/L。铁剂治疗至Hb恢复正常后，应继续口服铁剂3~6个月或至产后3个月。铁剂治疗后，Hb无明显提高，应进一步检查是否存在吸收障碍、依从性差、失血及叶酸缺乏等情况，并转诊至上级医疗机构。

（2）注射铁剂：注射铁剂可更快地恢复铁储存，升高Hb水平，疗效更好。不能耐受口服铁剂、依从性不确定或口服铁剂无效者，妊娠中期后可选择注射铁剂治疗。

（3）输血：Hb<70g/L者建议输血；Hb在70~100g/L，根据患者是否手术和心脏功能等因素，决定是否输注浓缩红细胞。同时可口服或注射铁剂。

（4）产科处理：IDA孕妇需要终止妊娠或临产时，应积极处理第三产程，及时使用二线促子宫收缩药物等，最大限度地减少产后出血。产后出血或产前贫血未纠正者，产后复查Hb，铁剂治疗至Hb恢复正常后3~6个月或至产后3个月。

5. 预防　妊娠前积极治疗失血性疾病如月经过多等，减少铁丢失。妊娠期加强营养，鼓励进食含铁丰富的食物，如猪肝、鸡血、豆类等。为预防IDA，可每日补充5~60mg或每周120mg元素铁，持续整个妊娠期。妊娠早期所有孕妇应检测Hb筛查贫血，妊娠中、晚期复查。

（三）地中海贫血

地中海贫血是指由珠蛋白基因缺陷（突变、缺失）导致的一种或多种珠蛋白肽链合成障碍引起的遗传性慢性溶血性贫血，是临床上最常见的单基因遗传病之一。我国长江以南为高发区，广西和广东地区地中海贫血基因携带率分别高达20%和10%。

1. 对妊娠的影响

（1）对母体影响：轻型地中海贫血患者多无临床症状，对妊娠影响小。重型地中海贫血患者的肠道铁吸收增加，导致铁超负荷，增加母体心肌病风险。由于妊娠期暂停或减少祛铁治疗，重型地中海贫血孕妇可能会出现新的内分泌疾病，如糖尿病、甲状腺功能减退和甲状旁腺功能减退等。

（2）对胎儿影响：重型地中海贫血患者可增加胎儿生长受限及胎儿窘迫的风险。当夫妻双方为同型地中海贫血基因携带者时，增加子代患重型地中海贫血的风险，胎儿可于妊娠中晚期出现全身水肿、肝脾肿大等表现。

2. 筛查与诊断　夫妻一方或双方来自具有较高携带风险的种族或地区，应在妊娠前或妊娠早期进行血常规和Hb成分分析筛查地中海贫血。如夫妻双方或一方为可疑地中海贫血基因携带者，应进一步行基因检测以明确诊断和分型。为避免漏诊，建议同时检测α地中海贫血和β地中海贫血基因。

3. 管理

（1）妊娠前：轻型地中海贫血患者临床上多无贫血症状或症状轻微，一般无须特殊处理。中间型、重型地中海贫血患者计划妊娠前，应行超声心动图和心电图检查，了解心脏结构与功能。同时排查有无肝硬化和胆石症。

（2）妊娠期：① 如夫妻双方均为同型地中海贫血基因携带者，建议妊娠前行胚胎植入前遗传学诊断（PGD），妊娠后应尽早给予遗传咨询。② 从妊娠前3个月开始每日补充5mg叶酸预防神经管缺陷。③ 所有重型地中海贫血孕妇应在妊娠28周评估心脏功能，并适时复查。④ 重型地中海贫血患者妊娠期Hb<60g/L，需要少量多次输血治疗，维持Hb>80g/L。

（3）产科处理：没有产科合并症/并发症的轻型地中海贫血孕妇可期待至自然临产，或妊娠≥41周考虑催产/引产；有产科合并症/并发症的轻型地中海贫血孕妇依据相应的高危因素来决定分娩时机。中间型和重型地中海贫血孕妇，应根据贫血程度和有无其他产科高危因素综合判断终止妊娠时机。

（4）产后处理：产后常规复查Hb水平，加强贫血管理。中间型和重型地中海贫血患者发生深静脉血栓的风险增加，产后注意评估血栓风险，必要时采取相应预防措施。鼓励母乳喂养，停止母乳喂养后可考虑恢复祛铁治疗。

二、妊娠合并免疫性血小板减少症

免疫性血小板减少症（immune thrombocytopenia, ITP）是一种由免疫介导的血小板破坏增加，导致外周血血小板减少的获得性自身免疫性疾病，以血小板寿命缩短，骨髓巨核细胞增多，血小板生成障碍，血小板更新率加速为主要特点。ITP发病以女性为主，为男性的2~3倍。妊娠期由于血容量增加，血小板计数相对下降，妊娠合并ITP加重出血的可能性，尤其内脏自发性出血，严重者危及母儿生命。

（一）发病机制

妊娠合并ITP主要的发病机制是血小板自身抗原免疫耐受性丢失，与体液和细胞免疫异常相关，可测到80%~90%患者血液中血小板相关免疫球蛋白（PAIg），包括PA-IgG、PA-IgM、PA-C3等。结合抗体的血小板经过脾、肝时，可被单核巨噬细胞系统吞噬，增加血小板破坏，使血小板生成减少及功能下降。

（二）免疫性血小板减少症与妊娠的相互影响

1. 妊娠对ITP的影响 妊娠可能使稳定型的ITP患者病情复发或加重活动型患者病情，增加出血风险。

2. 对母体的影响 多数妊娠合并ITP无出血症状，仅8.5%患者出现轻到中度皮肤或黏膜出血，尤其是血小板计数 $<50 \times 10^9$/L的孕妇。ITP患者妊娠前或妊娠早期即可发现血小板计数减少，约50%孕妇血小板计数下降≥ 30%，并随着孕周进展而加重，其中15%~35%孕妇分娩前应接受治疗，否则增加产后出血风险。

3. 对胎儿及新生儿的影响 ITP母亲体内的部分抗血小板抗体IgG可通过胎盘进入胎儿血液循环，破坏胎儿血小板。约25% ITP患者所分娩的新生儿出生后2周内血小板计数低于正常水平，但较少出现严重的出血及其并发症，早期主要表现为新生儿皮肤的出血点、头皮血肿，约1.5%新生儿出现颅内出血及胃肠道出血等，常发生于出生后1~3日内。

（三）诊断

主要临床表现为皮肤、黏膜出血和贫血。轻者仅有四肢及躯干皮肤的出血点、紫癜、瘀斑、鼻出血、牙龈出血，严重者可出现消化道、生殖道、视网膜及颅内出血，脾脏不大或轻度增大。实验室检查外周血血小板计数 $<100 \times 10^9$/L。血小板计数 $<50 \times 10^9$/L时，临床才有出血倾向；血小板计数 $<20 \times 10^9$/L时，为重度ITP。骨髓检查为巨核细胞正常或增多，而成熟型血小板减少。大部分血小板抗体测定为阳性。

结合临床表现和实验室检查，诊断不难。但需与其他引起血小板减少的疾病鉴别，如再生障碍性贫血、药物性血小板减少、HELLP综合征、遗传性血小板减少等。

（四）处理

1. 妊娠前管理 既往有ITP病史者，妊娠前应详细咨询，治疗后病情稳定方可考虑妊娠。目前关于维持妊娠所需血小板数尚无明确的共识，但以下情况不建议妊娠：血小板计数 $<（20~30）\times 10^9$/L、有出血症状且治疗无效，或伴有严重合并症（肾病、自身免疫性疾病或有血栓病史）者。

2. 妊娠期处理 注意询问有无出血症状。妊娠早中期无出血症状，建议维持血小板计数 $>30 \times 10^9$/L。当血小板计数 $>30 \times 10^9$/L时，每周监测一次，连续3周，如血小板计数稳定，则严密观察孕妇临床表现，酌情每2~4周监测一次血小板计数。妊娠晚期，由于血容量增加，血小板计数可能进一步下降，需增加检测频率。

3. 一线治疗方案 妊娠合并ITP的一线治疗方案与非妊娠相同，使用糖皮质激素及丙种球蛋白。

（1）糖皮质激素：是治疗ITP的首选药物，能减轻血管壁通透性，抑制血小板抗体合成，阻断巨噬细胞破坏已结合抗体的血小板。妊娠期血小板计数 < 50×10^9/L，有出血症状者，可用泼尼松40~100mg/d，待病情缓解后逐渐减至维持剂量10~20mg/d。

（2）丙种球蛋白：能够封闭单核巨噬细胞Fc受体、阻断单核巨噬细胞上受体与抗血小板抗体的结合，抑制其吞噬血小板。病情较重的患者，丙种球蛋白有助于减少破坏血小板，降低出血倾向。用法：大剂量丙种球蛋白400mg/（kg·d），5~7日一个疗程。

（3）输注血小板：会刺激体内产生抗血小板抗体，加快破坏血小板，因此，输注的目的主要是使血小板达到安全数量，仅血小板计数 < 10×10^9/L有出血倾向时，为防止重要器官出血（脑出血）或在围手术期及分娩时输注。

（4）其他：妊娠期不建议使用免疫抑制剂及雄激素。

1）分娩期处理：分娩方式原则上以阴道分娩为主。椎管内麻醉或硬膜外麻醉安全的最低血小板计数仍然存在争议，一般认为，血小板计数 ≥ 50×10^9/L即可满足剖宫产需求，血小板计数 ≥ 70×10^9/L可降低硬膜外血肿形成的风险。对于血小板不达标的患者产前或围手术期使用大剂量糖皮质激素，氢化可的松500mg或地塞米松20~40mg静脉注射，并准备好新鲜血或血小板。

2）产后处理：妊娠期使用糖皮质激素治疗者，产后继续使用，随访监测血小板计数。ITP不是母乳喂养的禁忌证，但母乳中含有抗血小板抗体，喂养期间注意新生儿有无出血倾向及症状，包括皮肤出血点、头皮血肿及精神状态等，必要时转新生儿科进一步治疗。

（颜建英）

第八节　感染性疾病

妊娠感染性疾病是指妊娠期感染各种病原微生物引起的疾病，病原微生物包括病毒、细菌、真菌、衣原体、支原体、螺旋体、原虫等。病毒可直接通过胎盘屏障，而细菌、原虫、螺旋体则先在胎盘部位形成病灶后再感染胚胎或胎儿；也可通过感染病原微生物的软产道直接感染阴道分娩的新生儿；或通过母乳、母亲唾液及母血感染新生儿，引起胚胎、胎儿或新生儿的不良后果。

一、梅毒

梅毒（syphilis）是由梅毒螺旋体引起的一种慢性全身性的性传播疾病，根据传播途径可分为先天性梅毒（胎传梅毒）和获得性梅毒（后天梅毒）。获得性梅毒又分为早期和晚期梅毒。早期梅毒指病程在两年内，包括：① 一期梅毒（硬下疳）；② 二期梅毒（全身皮疹）；③ 早期隐性梅毒（感染1年内）。一、二期梅毒可重叠出现。晚期梅毒病程在2年以上，包括：① 皮肤、黏膜、骨、眼等梅毒；② 心血管梅毒；③ 神经梅毒；④ 内脏梅毒；⑤ 晚期潜伏梅毒。梅毒分期有助于指导治疗和随访。

（一）传播途径

性接触为最主要的传播途径，占95%以上。偶可经接触污染衣物等间接感染。少数患者通过输入传染性梅毒患者血液感染。未经治疗者在感染1年内最具传染性，随病期延长，传染性逐渐减弱，病期超过4年者基本无传染性。

孕妇可通过胎盘将梅毒螺旋体传给胎儿引起先天性梅毒。梅毒孕妇即使病期超过4年，梅毒螺旋体仍可通过胎盘感染胎儿。新生儿也可在分娩时通过软产道被传染。

（二）对胎儿和新生儿影响

梅毒对胎儿和新生儿均危害严重，自妊娠2周起梅毒螺旋体即可感染胚胎，引起流产。妊娠16~20周后梅毒螺旋体可通过感染胎盘播散到胎儿所有器官，引起死胎或早产。先天性梅毒胎儿占死胎的30%，即使幸存，病情也较重。早期表现为皮肤大疱、皮疹、鼻炎及鼻塞、肝脾肿大、淋巴结肿大；晚期先天性梅毒多出现在2岁以后，表现为楔状齿、鞍鼻、间质性角膜炎、骨膜炎、神经性耳聋等。

（三）临床表现与诊断

1. 临床表现　早期主要表现为硬下疳、硬化性淋巴结炎、全身皮肤和黏膜损害（如梅毒疹、扁平疣、脱发及口、舌、咽喉或生殖器黏膜红斑、水肿和糜烂等），晚期表现为永久性皮肤、黏膜损害，并可侵犯心血管、神经系统等而危及生命。

2. 诊断　除病史和临床表现外，主要根据以下实验室检查方法诊断。

（1）病原体检查：取病损处分泌物涂片，用暗视野显微镜检查或直接荧光抗体检查梅毒螺旋体确诊。

（2）血清学检查：梅毒螺旋体试验包括梅毒螺旋体明胶凝集试验（TPPA）和荧光梅毒螺旋体抗体吸附试验（FTA-ABS），非螺旋体试验包括快速血浆反应素环状卡片试验（RPR）和性病研究实验室试验（VDRL），非螺旋体试验或螺旋体试验可相互确诊。TPPA检测抗梅毒螺旋体IgG抗体，感染梅毒后该抗体将终身阳性，不能用于疗效、复发或再感染的判定。

（3）脑脊液检查：包括脑脊液非螺旋体试验、细胞计数及蛋白测定等。主要用于诊断神经梅毒。

（4）先天性梅毒：产前诊断先天性梅毒很困难。超声检查发现胎儿水肿、腹腔积液、胎盘增厚和羊水过多等均支持感染，但感染胎儿的超声检查也可正常。PCR检测羊水中梅毒螺旋体DNA可确诊。

（四）处理

1. 产前检查　对所有孕妇均应在首次产前检查时（最好在妊娠前3个月内）进行梅毒血清学筛查。首先用上述两种血清学方法中的一种进行筛查。若阳性，则需立即用另一种方法进行验证。在梅毒高发区或高危孕妇，妊娠28~32周及临产前需再次筛查。妊娠20周后出现死胎者均需筛查梅毒。

2. 治疗原则　妊娠合并梅毒的治疗原则为及早和规范治疗，妊娠早期治疗可避免胎儿感染；妊娠中晚期治疗可使感染胎儿在出生前治愈。治疗首选青霉素。梅毒孕妇已经接受正规治疗和随访，则无须再治疗。如果对上次治疗和随诊有疑问或此次检查发现有梅毒活动征象，应再接受1

个疗程的治疗。妊娠早期和晚期应各进行1个疗程治疗，对妊娠早期以后发现的梅毒，争取完成2个疗程治疗，中间间隔2周。治疗应在分娩前1个月完成。

3. 治疗方案 根据梅毒分期采用相应的青霉素治疗方案，必要时增加疗程。

（1）早期梅毒：苄星青霉素240万U，分两侧臀部肌内注射，每周1次，共3次；或普鲁卡因青霉素80万U，肌内注射，每日1次，连续15日。

青霉素过敏者：在无头孢曲松过敏史的情况下使用头孢曲松1g，每日1次，肌内注射或静脉滴注，连续10日。若不能使用头孢曲松时，使用红霉素口服（禁用四环素、多西环素），每次500mg，每日4次，连服15日。

若苄星青霉素治疗期间中断治疗超过1周，或采用其他药物治疗期间遗漏治疗≥1日，均应重新开始计算疗程并继续治疗。

（2）晚期梅毒或分期不明梅毒：苄星青霉素240万U，肌内注射，每周1次，连续3周。

（3）神经梅毒：水剂青霉素300万~400万U，静脉滴注，每4小时1次，连续10~14日。之后继续应用苄星青霉素240万U，肌内注射，每周1次，连续3周。

（4）先天性梅毒：首选水剂青霉素5万U/kg，静脉滴注，每8小时1次（7日内新生儿，每12小时1次），连续10~14日；或普鲁卡因青霉素5万U/kg，肌内注射，每日1次，连用10~14日。治疗期间遗漏治疗≥1日，需重新开始计算疗程，再次开始治疗。

4. 产科处理 妊娠期超声检查时应注意胎儿先天性梅毒征象，包括胎儿肝脾肿大、胃肠道梗阻、腹水、胎儿水肿、胎儿生长受限及胎盘增大变厚等，超声检查发现胎儿明显异常提示预后不良。梅毒治疗时可出现吉-海反应（Jarisch-Herxheimer reaction）：是死亡的梅毒螺旋体释放大量异种蛋白和内毒素，导致机体产生的强烈变态反应，表现为发热、子宫收缩、胎动减少、胎心监护暂时性晚期减速等。孕妇与胎儿梅毒感染严重者治疗后吉-海反应、早产、死胎或死产发生率高，需及时处理。分娩方式根据产科指征确定。分娩前已接受规范抗梅毒治疗并效果良好者，排除胎儿感染后，可母乳喂养。

（五）随访

规范治疗后，应用非螺旋体试验复查抗体滴度评价疗效，早期梅毒应在3个月后下降2个稀释度，6个月后下降4个稀释度；多数一期梅毒1年后，二期梅毒2年后转阴。晚期梅毒抗体滴度下降缓慢，治疗2年后仍有50%未转阴。分娩后按未孕梅毒患者随访，梅毒孕妇分娩的新生儿应密切随诊。

二、获得性免疫缺陷综合征

获得性免疫缺陷综合征（acquired immunodeficiency syndrome，AIDS）又称艾滋病，是由人类免疫缺陷病毒（human immunodeficiency virus，HIV）感染引起的性传播疾病。HIV属逆转录RNA病毒，分HIV-1型和HIV-2型。世界上流行的大多是HIV-1型，HIV-2感染主要分布在非洲西部。

（一）传播途径

HIV存在于感染者血液、精液、阴道分泌液、乳汁、泪液、尿液、脑脊液中，艾滋病患者和

HIV携带者均有传染性，主要经性接触传播，其次为血液传播，如静脉吸毒、接受HIV感染者的血液或血制品、接触HIV感染者的血液及黏液等。

孕妇感染HIV可通过胎盘传染给胎儿，分娩时也可经产道感染。母乳喂养传播率高达30%~40%，并与HIV病毒载量有关，病毒载量<400拷贝/ml，垂直传播率1%；病毒载量>100 000拷贝/ml，垂直传播率>30%。

（二）对母儿的影响

由于妊娠期的免疫抑制，加速从感染HIV到发展为AIDS的病程，也加重AIDS和相关综合征的病情。HIV感染孕产妇的流产、早产、死胎、低出生体重儿和新生儿HIV感染等不良妊娠结局增加。

（三）临床表现与分期

妊娠期HIV感染症候与非妊娠期相似，从初始感染HIV到终末期是一个较为漫长和复杂的过程，在病程不同阶段，与HIV相关的临床表现也多种多样。根据感染后的临床表现，HIV感染的全过程可分为急性期、无症状期和艾滋病期。

1. 急性期 通常发生在感染HIV的6个月内。部分感染者出现HIV病毒血症和免疫系统急性损伤相关的临床表现，以发热最为常见，可伴有咽痛、盗汗、恶心、呕吐、腹泻、皮疹、关节疼痛、淋巴结肿大及神经系统症状。大多数患者症状轻微，持续1~3周后自行缓解。

此期在血液中可检测到HIV RNA和P24抗原，$CD4^+$ T淋巴细胞计数一过性减少，$CD4^+/CD8^+$ T淋巴细胞比值倒置。部分患者可有轻度白细胞和血小板减少或肝生化指标异常。

2. 无症状期 可从急性期进入此期，或无明显的急性期症状而直接进入此期。此期持续时间一般为4~8年，其时间长短与感染病毒的数量、型别、感染途径、机体免疫状况有关。在无症状期，由于HIV在感染者体内不断复制，免疫系统受损，$CD4^+$ T淋巴细胞计数逐渐下降，可出现淋巴结肿大等症状或体征。

3. 艾滋病期 为感染HIV后的最终阶段。患者$CD4^+$ T淋巴细胞计数明显下降，多数患者<200/mm^3，HIV血浆病毒载量明显升高。此期主要临床表现为HIV相关症状，各种机会性感染及肿瘤，如肺孢子菌肺炎（pneumocystis carinii pneumonia，PCP）、结核病、非结核分枝杆菌感染、卡波西肉瘤、淋巴瘤等。

（四）辅助检查

AIDS的实验室检测主要包括HIV抗体、HIV核酸、$CD4^+$ T淋巴细胞、HIV基因型耐药检测等。HIV-1/2抗体检测包括筛查试验和补充试验，是HIV感染诊断的金标准；HIV核酸定量（病毒载量）检测和$CD4^+$ T淋巴细胞计数是判断疾病进展、临床用药、疗效和预后的两项重要指标；HIV基因型耐药检测可为高效抗反转录病毒治疗方案的选择和更换提供科学指导。机会性感染和肿瘤需影像学检查。

（五）诊断

HIV/AIDS的诊断需结合流行病学史（包括不安全性生活史、静脉注射毒品史、输入未经HIV抗体检测的血液或血液制品、HIV抗体阳性者所生子女或职业暴露史等）、临床表现和实验室检查等进行综合分析，慎重作出诊断。HIV抗体和病原学检测是确诊HIV感染的依据；流行病学史是诊断急性期和婴幼儿HIV感染的重要参考；CD4⁺T淋巴细胞检测和临床表现是HIV感染分期诊断的主要依据；AIDS的指征性疾病是诊断AIDS的重要依据。HIV感染者是指感染HIV后尚未发展到艾滋病期的个体；AIDS患者是指感染HIV后发展到艾滋病期的患者。

孕妇符合下列一项即可诊断HIV感染：① HIV抗体筛查试验阳性和HIV补充试验阳性（抗体补充试验阳性或核酸定性检测阳性或核酸定量大于5 000拷贝/ml）；② 有流行病学史或艾滋病相关临床表现，两次HIV核酸检测均为阳性；③ HIV分离试验阳性。

新生儿符合下列一项即可诊断HIV感染：① 为HIV感染母亲所生和两次HIV核酸检测均为阳性（第二次检测需在出生4周后进行）；② 有医源性暴露史，HIV分离试验阳性或两次HIV核酸检测均为阳性；③ 为HIV感染母亲所生和HIV分离试验阳性。

（六）处理

目前尚无治愈方法，主要采取抗病毒药物治疗和一般支持对症处理。

1. 抗逆转录病毒治疗（ART） 所有感染HIV的孕妇不论其CD4⁺T淋巴细胞计数多少或临床分期如何，均应尽早终身接受ART治疗。方案一：替诺福韦+拉米夫定+洛匹那韦/利托那韦；方案二：替诺福韦+拉米夫定+依非韦伦；方案三：齐多夫定+拉米夫定+洛匹那韦/利托那韦。当患者血红蛋白<90g/L，或中性粒细胞计数<0.75×10⁹/L，建议将齐多夫定替换为替诺福韦。

孕前已使用抗病毒治疗的孕产妇，根据检测的病毒载量评估病毒抑制效果并决定治疗方案是否调整，如病毒载量<50拷贝/ml，可保持原治疗方案不变，否则酌情调整治疗方案。

艾滋病感染母亲所生婴儿应在出生后6小时内尽早开始服用抗病毒药物，常规给予齐多夫定或奈韦拉平，至出生后6周。对于妊娠期抗病毒治疗不满4周或产时发现感染的孕产妇所生新生儿按要求延长抗病毒药物使用时间。

2. 分娩期处理 HIV感染不是剖宫产指征，但孕妇体液使产时垂直传播率达30%。尽量避免可能增加HIV垂直传播危险的会阴侧切、人工破膜、胎头吸引器或产钳助产、胎儿头皮监测等损伤性操作，降低在分娩过程中HIV传播风险。推荐对病毒负荷超过1 000拷贝/ml的孕妇行剖宫产，剖宫产应选择在38周左右。产后出血者建议使用催产素和前列腺素类药物，不推荐麦角生物碱类药物，防止其与ART类药物协同促进血管收缩。

3. 产后干预 不推荐HIV感染者母乳喂养，母乳喂养传播率高达30%~40%。将HIV感染产妇转给有艾滋病治疗经验的医生，继续监测免疫状态和应用抗病毒药物。

三、TORCH感染

TORCH是一些对胎儿有致畸作用的病原微生物英文名称第一个字母的组合，T指弓形虫（toxoplasma，TOX），O指其他（others，如梅毒螺旋体、微小病毒B19等），R指风疹病毒（rubella virus，RV），C指巨细胞病毒（cytomegalovirus，CMV），H指疱疹病毒（herpes virus，HSV），此组病原体引起的感染称为TORCH感染。孕妇感染后多无症状或症状轻微，但可垂直传播给胎儿，引起宫内感染。部分宫内感染可导致流产、早产、胎儿心脏和神经系统异常。

（一）传播途径

1. 孕妇感染 TOX与食用含包囊的未熟肉类、蛋类、水果或接触带虫卵的猫、狗等动物排泄物有关。RV主要是直接传播或经呼吸道飞沫传播。CMV是通过飞沫、唾液、尿液和性接触等感染，也可通过输血、人工透析和器官移植感染。HSV病毒分为HSV-1和HSV-2两种血清型，可经生殖器、呼吸道、口腔等黏膜及破损皮肤侵入人体。HSV-1常由飞沫和唾液传播，而HSV-2几乎都是性接触传播。

2. 母儿传播 孕妇感染TORCH中任何一种病原体均有可能使胎儿感染，但并非所有胎儿均会感染。

（1）宫内感染：病原体通过血行经胎盘感染胚胎或胎儿；经生殖道上行进入羊膜腔或沿胎膜外感染胎盘，再感染胎儿。

（2）产道感染：胎儿在分娩过程中通过被病原体感染的软产道而感染。

（3）出生后感染：通过母亲乳汁、唾液和血液等感染新生儿。

（二）对母儿的影响

1. 对孕妇的影响 孕妇感染后多数无明显症状或症状轻微。部分孕妇可表现为不典型感冒症状，如低热、乏力、关节和肌肉酸痛、局部淋巴结肿大等。

2. 对胎儿和新生儿的影响 受到TORCH病原体感染的胎儿可能出现以下不良后果，感染时胎龄越小，不良后果发生率越高，程度越严重。

（1）弓形虫病：宫内感染率随孕周增加而增加，妊娠13周感染者为15%，妊娠26周感染者为44%，妊娠36周感染者为71%，妊娠早期感染对胎儿影响最严重。大多数宫内感染胎儿出生时无明显临床表现，部分患儿在生长期出现肝脾肿大、黄疸、贫血、颅内钙化、脑积水等。

（2）RV感染：妊娠12周前孕妇感染RV，宫内感染率达90%以上，妊娠13~14周宫内感染率为54%，妊娠中期末为25%。妊娠20周后感染者一般不会导致出生缺陷。先天性风疹综合征可导致一个或多个器官损害：① 眼部缺陷，包括先天性白内障、青光眼、小眼和色素性视网膜病等；② 先天性心脏病，包括动脉导管未闭、肺动脉狭窄、室间隔缺损、房间隔缺损、法洛四联症等；③ 神经性耳聋，是最常见的单个缺陷；④ 中枢神经系统病变，包括小头畸形、脑膜炎、发育迟缓、智力低下等。

（3）CMV感染：原发感染孕妇中30%~40%可发生宫内感染，复发感染者宫内感染率仅0.15%~2%。大多数宫内感染胎儿出生时无症状，仅5%~10%表现为胎儿生长受限、小头畸形、颅内钙化、肝脾肿大、黄疸、脉络膜视网膜炎、血小板减少性紫癜和溶血性贫血等。远期可发生感觉神经性耳聋、视力障碍、神经功能缺陷、精神运动发育迟缓和学习障碍等后遗症。

（4）HSV感染：HSV-2型主要引起生殖器官损害，胎儿和新生儿HSV感染主要由HSV-2引起。妊娠早期感染HSV可引起流产、死胎、胎儿畸形如小头畸形、小眼球畸形、视网膜发育不全及脑钙化等。妊娠晚期感染，40%~60%可经产道感染新生儿，新生儿表现为疱疹性结膜炎、角膜炎、高热、黄疸、发绀、呼吸窘迫及循环衰竭。如中枢神经系统感染可引起嗜睡、癫痫和昏迷，幸存者常有智力障碍后遗症。也可表现为无症状感染。

（三）临床表现与诊断

1. 病史和临床表现　有反复流产、不明原因的出生缺陷或死胎史等；孕前或妊娠期宠物接触史，有摄食生肉或未熟肉类等生活习惯；有风疹患者接触史；夫妻双方或一方有生殖器或其他部位皮疹或疱疹；妊娠期有发热和/或上呼吸道感染样症状；超声检查发现胎儿水肿等宫内发育异常。

2. 实验室诊断

（1）病原学检查：采集母血、尿、乳汁、羊水、脐血、胎盘和胎儿血、尿等进行病原学检查，方法有循环抗原检测（弓形虫）、组胞学检查（CMV包涵体）、病毒分离（RV、CMV）及核酸扩增试验。妊娠21周后且距孕妇首次感染6周以后，检测羊水中特异性DNA或RNA，是诊断宫内感染首选的方法。

（2）血清学检查：检测血清中TOX、RV、CMV特异性抗体IgM、IgG，结合IgG亲和力指数确定孕妇感染情况：① IgG出现血清学转换、IgM阳性和IgG阳性，若IgG亲和力指数低，提示原发感染；若IgG亲和力指数高，提示复发感染。② IgG抗体滴度持续升高，病毒分离和基因测序鉴定为新病毒，可诊断再次感染。③ IgG阳性、IgM阴性为既往感染。④ TOX IgA和IgE可用于诊断急性感染。

3. 影像学检查　TORCH宫内感染胎儿的超声检查表现大多缺乏特异性，敏感性只有15%左右，妊娠中晚期重复超声检查可发现迟发型胎儿异常表现。磁共振成像在胎儿神经系统结构异常诊断中具有优势，能对脑室扩张程度及周围脑实质发育情况作出更准确判断，常用于超声检查发现异常后的进一步检查。

（四）处理

建议育龄妇女孕前进行TORCH感染筛查，急性感染者应避孕，接受治疗后再计划妊娠。不推荐对所有孕妇进行常规筛查，仅对有感染症状或与感染者有密切接触或胎儿超声检查异常者进行筛查。对宫内感染预后评估和处理需根据感染病原体种类、感染状态（原发感染或复发感染）、发生感染的孕周及持续时间、介入性产前诊断结果、胎儿是否存在超声异常表现等多方面信息综合评估，不能仅根据血清学结果建议孕妇终止妊娠。

1. 弓形虫病　妊娠早期急性感染者可采用乙酰螺旋霉素3g口服，连用10日。乙酰螺旋霉素属于大环内酯类抗生素，很少透过胎盘，可以降低弓形虫感染的垂直传播率，但不能治疗已感染的胎儿。

2. RV感染和CMV感染　目前无特效治疗方法，缺少治疗可改善围产儿结局的证据，故不推荐对RV及CMV宫内感染胎儿使用抗病毒药物，但需要综合评估胎儿预后。

（五）预防

对易感人群应早期筛查、早期诊断和及时治疗。对RV IgG抗体阴性生育期妇女建议孕前接种风疹疫苗，避孕1~3个月后计划妊娠。妊娠前1个月和妊娠期禁止接种此疫苗。

（王志坚）

第九节　急性阑尾炎

妊娠合并急性阑尾炎是妊娠期最常见的外科急腹症，发病率占妊娠总数的1/2 000~1/1 000。妊娠各期均可发生，但常见于妊娠前6个月。妊娠期增大的子宫能使阑尾的位置发生改变，诊断难度增加。妊娠期阑尾炎穿孔及腹膜炎的发生率明显增加，对母儿极为不利。因此，早期诊断和及时处理对预后有重要的影响。

一、妊娠期阑尾位置的特点

妊娠初期阑尾的位置与非妊娠期相似，在右髂前上棘至脐连线中外1/3处（麦氏点）。随妊娠子宫的不断增大，阑尾会逐渐向后上、向外移位。产后14日回到非妊娠位置。

二、妊娠期急性阑尾炎对母儿的影响

1. 对母体的影响　妊娠期阑尾炎穿孔继发弥漫性腹膜炎较非妊娠期多1.5~3.5倍。其原因是：① 妊娠期间盆腔血液及淋巴循环丰富，毛细血管通透性增加，组织蛋白溶解能力增强；② 增大的子宫将腹壁与发炎的阑尾分开，使腹壁防御能力减退；③ 子宫妨碍大网膜对炎症的包裹，使炎症不易局限；④ 炎症波及子宫可诱发子宫收缩，子宫收缩又促使炎症扩散，易导致弥漫性腹膜炎；⑤ 阑尾位置上移及增大子宫的掩盖，急性阑尾炎并发局限性腹膜炎时腹肌紧张及腹膜刺激征不明显，体征与实际病变程度不符，容易漏诊而延误治疗时机。

2. 对围产儿的影响　全身炎症反应及弥漫性腹膜炎可导致胎儿缺氧；诱发子宫收缩导致流产、早产；妊娠期间手术、药物可对胎儿产生不良影响。

三、临床表现及诊断

在不同妊娠时期，急性阑尾炎的临床表现差别较大，妊娠早期急性阑尾炎的症状和体征与非妊娠期基本相同，有发热、恶心、呕吐、食欲缺乏等，约80%的患者有转移性右下腹痛及右下腹压痛、反跳痛和肌紧张。妊娠中晚期因增大的子宫使阑尾的解剖位置发生改变，常无明显的转移痛，腹部疼痛和压痛的位置较高。当阑尾位于子宫背面时，疼痛可能位于右侧腰部。增大的子宫撑起腹壁腹膜，腹部压痛、反跳痛和腹肌紧张常不明显。由于妊娠期生理性白细胞增加，白细胞计数超过15×10^9/L伴中性粒细胞增高时才有诊断意义，超声检查可发现阑尾病变。

四、鉴别诊断

妊娠早期，若症状典型，诊断多无困难。但要与右侧卵巢囊肿蒂扭转、右侧输卵管妊娠破裂相鉴别。妊娠中期要注意与右侧卵巢囊肿蒂扭转、右侧肾盂积水、急性肾盂肾炎、右侧输尿管结石、急性胆囊炎相鉴别。妊娠晚期需与先兆临产、胎盘早剥、妊娠急性脂肪肝、子宫肌瘤红色变性等相鉴别。产褥期急性阑尾炎有时与产褥感染不易区别。

五、处理

妊娠期急性阑尾炎一般不主张保守治疗。一旦诊断确立，应在积极抗感染治疗的同时立即手术治疗。妊娠中晚期高度怀疑急性阑尾炎，而难以确诊时，应积极考虑开腹探查。术后需继续妊娠者，应选择对胎儿影响小、对病原菌敏感的广谱抗生素，术后3~4日内应给予子宫收缩抑制剂。若胎儿已成熟且有剖宫产指征，可同时行剖宫产术，术后积极抗感染治疗。

（王志坚）

第十节　急性胰腺炎

妊娠合并急性胰腺炎是妊娠期严重急腹症之一，多发生在妊娠晚期及产褥期，发生率为1/（1 000~10 000），有逐年上升的趋势。其发病机制可能与胆道疾病、脂代谢异常等相关。急性胰腺炎根据病理特点，可分为急性水肿性胰腺炎、急性出血性胰腺炎和急性坏死性胰腺炎三种，根据病情严重程度又可分为轻症胰腺炎和重症胰腺炎。妊娠合并急性胰腺炎具有发病急、并发症多、治疗困难、病死率高等特点，严重威胁母儿健康。

一、临床表现与诊断

1. 症状　持续性上腹部疼痛常为本病的主要表现和首发症状。发病多有高脂饮食、饱餐等诱因，疼痛可呈阵发性加剧、放射至腰背肩部，进食后加重，弯腰时减轻。由于妊娠期宫底升高，胰腺位置相对较深，腹痛症状可不典型。可伴有恶心、呕吐、腹胀、黄疸、发热等症状。重症者可出现脉搏细速、四肢厥冷等休克症状，亦可出现水和电解质紊乱、呼吸急促、发绀、少尿、胃肠道出血等多脏器功能衰竭表现。可导致胎儿严重缺氧、死胎、胎儿生长受限、流产、早产等。

2. 体征　轻症者常表现为上腹部压痛，无明显肌紧张。重症者可表现为反跳痛、肌紧张、肠鸣音减弱或消失、移动性浊音阳性等腹膜炎及腹水体征。少数重症患者左腰部及脐周皮肤有青紫色斑。

3. 辅助检查

（1）胰酶测定：淀粉酶或脂肪酶≥正常值上限的3倍时具有诊断价值。90% 妊娠合并急性胰腺炎患者的血清淀粉酶升高，一般于腹痛8小时开始升高，24小时达高峰，3~5日降至正常。但血清淀粉酶正常时不能排除急性胰腺炎，因为胰腺广泛坏死时，淀粉酶也可不增高。必要时可行腹腔穿刺检测腹水淀粉酶。血清脂肪酶一般在起病后4~8小时升高，24小时达峰值，持续10~15日，其持续时间较长，特异性和敏感性优于淀粉酶。

（2）影像学检查：超声检查可见胰腺弥漫性增大，出血坏死时可见强大粗回声，胰腺周围渗液呈无回声区。产后可行CT增强扫描，判断有无胰腺渗出、坏死或脓肿。

二、鉴别诊断

妊娠早期因消化道症状可被误诊为妊娠剧吐；妊娠晚期因炎症刺激导致子宫收缩易被误诊为临产；腹膜炎导致的腹部压痛、板状腹等体征易被误诊为胎盘早剥。此外，还应与急性胃肠炎、消化道溃疡穿孔、胆囊炎、阑尾炎、肠梗阻等疾病相鉴别。

三、处理

原则上与非妊娠期急性胰腺炎的处理基本相同，在治疗中应充分考虑病因、孕妇及胎儿的生长状况。无局部并发症及器官功能障碍，保守治疗往往可获得较好的疗效。但对于重症胰腺炎，应争取在48~72小时内尽快手术治疗。

1. 保守治疗 禁食、禁饮，持续胃肠减压直至腹痛症状消失。静脉补液，完全肠外营养，抗休克治疗，维持水、电解质平衡。及时使用抑制胰酶药物，如生长抑素、H_2受体拮抗剂或质子泵抑制剂等。虽然药物能通过胎盘，但病情危重时仍须权衡利弊使用。适当缓解患者疼痛，首选哌替啶50~100mg，可加用阿托品，禁用吗啡以免造成奥迪（Oddi）括约肌痉挛。未明确病原体前建议使用大剂量广谱抗生素控制感染。

2. 手术治疗 对于病情较重，保守治疗无效者需行外科手术治疗。重症胆源性胰腺炎伴壶腹部嵌顿结石、合并胆道梗阻感染者，应尽早手术解除梗阻；胰腺坏死、腹腔内大量渗出液体、迅速出现多脏器功能损伤者应手术消除坏死组织并充分引流。

3. 产科处理 治疗期间应密切监测胎儿宫内情况，可适当使用子宫收缩抑制剂预防早产。病情较轻、保守治疗有效者，待病情控制后再终止妊娠，如已临产可自然分娩。病情危重时，如评估胎儿可存活，应立即剖宫产，以抢救母儿生命。

学习小结

本章介绍了妊娠合并的内外科疾病包括妊娠合并心脏病、病毒性肝炎、肝内胆汁淤积症、急性脂肪肝、糖尿病、甲状腺疾病、血液系统疾病、感染性疾病、急性阑尾炎、急性胰腺炎。

妊娠合并心脏病时，妊娠32~34周、分娩期及产后3日是患者血容量增加最多、血流动力学变化最大的时期，容易发生心力衰竭。孕妇均应在妊娠期尽早接受多学科团队的综合评估和管理。

妊娠合并病毒性肝炎在我国以乙型病毒性肝炎为多。母婴垂直传播是乙型病毒性肝炎的重要传播途径。妊娠合并重型肝炎是我国孕产妇死亡的主要原因之一。妊娠期合理干预，以及新生儿出生后尽快接受乙型肝炎免疫球蛋白注射和乙肝疫苗接种，能有效阻断母婴垂直传播。

ICP临床表现为妊娠晚期出现瘙痒。实验室检查血清胆汁酸明显升高，转氨酶和血清胆红素轻中度升高。ICP治疗目标是缓解症状，改善肝功能，降低血胆汁酸水平，最终达到延长孕周，改善妊娠结局的目的。

AFLP是妊娠期特有肝脏病变，以凝血功能障碍、肝功能衰竭及明显肝脏脂肪浸润为主要临床特征。至今仍无有效的治疗手段，母儿死亡率高，临床症状不特异，与重型肝炎常不易鉴别，影像学检查可提示脂肪肝改变。早诊断、及时终止妊娠、最大限度支持治疗是改善母儿结局的关键。

GDM增加妊娠并发症风险，可导致母儿不良妊娠结局。孕妇首次产前检查时，发现FPG≥7.0mmol/L，可诊断为PGDM，按PGDM管理；FPG为5.6~6.9mmol/L，可诊断为空腹血糖受损，按GDM管理。妊娠24~28周可根据75g OGTT的结果诊断。治疗原则为维持血糖在正常水平、降低围产期并发症，此外需要注意产后及远期随访和T2DM的预防。

妊娠期甲状腺疾病是影响母儿健康的一类疾病。推荐所有备孕及妊娠妇女均要筛查血清TSH、FT_4和TPOAb，最好是在妊娠前。筛查结果如有异常，判断和评估病因及临床严重程度，根据病情程度，酌情进行妊娠风险分级、转诊和管理。

贫血以IDA最常见。补充铁剂和去除病因是治疗原则。地中海贫血是遗传性慢性溶血性贫血，是临床最常见的单基因遗传病之一。妊娠合并免疫性血小板减少症的主要诊断依据为出血症状，实验室检查提示外周血血小板计数 $< 100 \times 10^9$/L，骨髓检查为巨核细胞正常或增多，而成熟型血小板减少。使用糖皮质激素和丙种球蛋白治疗为首选治疗方案。

梅毒可通过胎盘感染引起胎儿先天性梅毒，妊娠早期筛查和及时治疗是梅毒防治的关键。首选青霉素治疗，要求按照治疗方案全程、足量治疗，治疗要在分娩前1个月完成。建议对所有妊娠妇女进行HIV抗体检测，对发现的HIV感染孕产妇立即给予抗病毒治疗。TORCH感染后孕妇常无明显感染症状或仅有轻微不典型症状，且可垂直传播给胎儿，引起宫内感染，导致流产、死胎、早产和出生缺陷等。围产期弓形虫感染常采用乙酰螺旋霉素治疗，而对风疹病毒、巨细胞病毒的围产期感染缺乏特效治疗。孕前检测TORCH是预防的关键。

妊娠合并急性阑尾炎是妊娠期最常见的外科急腹症。妊娠期生理变化易导致其诊断困难，继而因处置不当致炎症容易扩散、阑尾炎穿孔继发弥漫性腹膜炎发生率增加，中毒性休克发生率升高。该病一经诊断首选手术治疗。

妊娠合并急性胰腺炎具有发病急、并发症多、治疗困难、病死率高等特点。临床诊断主要依靠病史、血尿淀粉酶检测，以及超声、MRI等影像学检查，处理主要依据患者病情而定。

（王志坚）

复习参考题

一、选择题

1. 妊娠合并心脏病孕妇心力衰竭最容易发生在
   - A. 妊娠 26~28 周
   - B. 妊娠 28~30 周
   - C. 妊娠 30~32 周
   - D. 妊娠 32~34 周
   - E. 妊娠 34~37 周

2. 下述不属于乙型病毒性肝炎垂直传播途径的是
   - A. 粪-口传播途径
   - B. 产时接触母亲产道分泌物或血液
   - C. 母婴垂直传播
   - D. 产后乳汁传染
   - E. 密切生活接触传染

3. 28 岁，孕 2 产 0。停经 11 周产科建档，否认既往糖尿病病史，母亲有 T2DM 病史，目前未用药。测空腹血糖 7.1mmol/L。下列诊断处理正确的是
   - A. 血糖在正常范围，无须处理
   - B. PGDM，指导饮食、运动控制血糖
   - C. IFG，按 GDM 管理，妊娠期可不进行 75g OGTT 检查
   - D. 糖耐量异常，完善糖化血红蛋白检查决定进一步处理
   - E. GDM，指导饮食、运动控制，并监测血糖，必要时胰岛素治疗

4. 关于亚临床甲状腺功能减退，叙述正确的是
   - A. 如果患者血清 TSH > 10mU/L，无论 FT_4 水平，均需要 L-T_4 替代治疗
   - B. 妊娠期亚临床甲状腺功能减退不需要替代治疗，以免发生新生儿甲状腺功能亢进
   - C. 亚临床甲状腺功能减退合并高胆固醇血症者需要替代治疗
   - D. TPOAb 阳性对判断 SCH 是否需要治疗作用有限
   - E. 伴有 TPOAb 阳性的 SCH 妊娠期需要 L-T_4 替代治疗并监测甲状腺功能

5. 关于妊娠期阑尾炎的特点，下列描述正确的是
   - A. 妊娠期阑尾炎与正常妊娠相比，其流产、早产、死胎发生率并不增加
   - B. 炎症容易被大网膜包裹，使炎症局限
   - C. 妊娠期阑尾充血，子宫上推网膜，使炎症发展很快，容易发生阑尾穿孔
   - D. 不容易造成弥漫性腹膜炎
   - E. 阑尾的位置与非妊娠期相似

   答案：1. D；2. A；3. B；4. A；5. C

二、简答题

1. 不宜妊娠的心脏病种类有哪些？
2. 妊娠合并心脏病患者发生心力衰竭的危险时期是什么？
3. 妊娠合并病毒性肝炎对母儿有哪些影响？
4. ICP 的诊断标准有哪些？
5. 急性脂肪肝的诊断标准是什么？
6. GDM 的分类及诊断标准是什么？处理原则是什么？
7. 妊娠一过性甲状腺毒症的临床特点是什么？如何处理？
8. 妊娠期贫血如何进行分度？诊断标准是什么？
9. 妊娠期 ITP 的定义及诊断标准是什么？对母儿有哪些影响？
10. 梅毒的诊断方法及治疗药物和疗程是什么？
11. 妊娠合并急性阑尾炎为什么不主张保守治疗？
12. 妊娠合并急性胰腺炎的临床表现是什么？如何进行诊断？

第八章 　**遗传咨询、产前筛查、
产前诊断与胎儿干预**

学习目标	
掌握	遗传咨询的目的、对象和流程；产前筛查常用方法；产前诊断的适应证和方法。
熟悉	遗传咨询的含义、种类；产前筛查的含义和筛查的常见疾病；产前诊断的含义及其常见疾病。
了解	遗传咨询的注意事项；胎儿干预的分类和目前可宫内干预的疾病种类。

第一节　遗传咨询

遗传咨询（genetic counseling）是由从事医学遗传学的专业人员或咨询医生，就咨询对象提出的家庭中遗传性疾病的相关问题予以解答，并就咨询对象提出的婚育问题给出医学建议，具体内容包括帮助咨询对象及其家庭成员梳理家族史及病史，选择合理的遗传学检测方案，解读遗传检测结果，获取详细的临床表型，分析遗传机制、告知可能的预后和治疗方法，评估下一代再发风险并制定生育计划，包括产前诊断或植入前诊断等。遗传咨询是预防遗传性疾病的一个重要环节。

一、遗传咨询的目的

遗传咨询的目的是及时确定遗传性疾病患者和携带者，并对其生育患病后代的再发风险进行预测，采取适当的预防措施，从而减少遗传病儿出生，降低遗传性疾病的发生率。

二、遗传咨询的对象

遗传咨询的对象包括：① 夫妻双方或一方家庭成员中有遗传病、出生缺陷、不明原因的癫痫、智力低下、肿瘤及其他与遗传因素密切相关的患者，曾生育过明确遗传病或出生缺陷儿的夫妇；② 夫妻双方或一方本身罹患智力低下或出生缺陷；③ 有不明原因的反复流产或有死胎、死产或新生儿死亡等病史的夫妇；④ 妊娠期接触不良环境因素或患某些慢性病的夫妇；⑤ 常规检

177

查或常见遗传病筛查发现异常者；⑥ 其他需要咨询者，如婚后多年不育，或孕妇年龄≥35岁；⑦ 近亲婚配。

三、遗传咨询的种类

遗传咨询分为婚前咨询、孕前咨询和产前咨询。

（一）婚前咨询

通过询问病史、家系调查、家谱分析，再结合全面的医学检查，对遗传缺陷大多数能确诊，并可根据遗传规律推算出下一代发病的风险度，提出对结婚生育的具体指导意见，从而减少甚至避免遗传病儿的出生。发生影响婚育的先天畸形、遗传性疾病或感染性疾病时，按暂缓结婚、可结婚但不宜生育、可结婚但需移植前诊断或产前诊断和不宜结婚四种情况处理。

1.暂缓结婚 性传播疾病需等治愈后再结婚；急性传染病控制之前暂缓结婚；可以矫正的生殖器畸形暂缓结婚，待畸形矫正后再结婚。

2.可结婚但不宜生育 ① 男女一方患严重的常染色体显性遗传病，目前尚无有效的治疗方法且产前诊断困难的疾病。② 男女双方均患严重的相同的常染色体隐性遗传病，如白化病、遗传性耳聋等。③ 男女一方患严重的多基因遗传病，又属于该病的高发家系，后代再现风险率增高，如精神分裂症、躁狂抑郁型精神病。但随着产前诊断技术的发展，一些既往难以进行产前诊断的疾病已经可以进行准确的诊断，并依赖于辅助生育技术得到健康的子代。

3.可结婚但需移植前诊断或产前诊断 致病基因位于性染色体上的性连锁遗传病，携带在X染色体的基因称X连锁。X连锁隐性遗传病的传递特点是女方为携带者，可能将致病基因传给男孩成为患者的概率为1/2，但男方为患者则不直接传给男孩。若已知女方为X连锁隐性遗传病（如血友病）基因携带者与未携带该基因的男性婚配，建议行移植前产前诊断，筛选后移植。基因诊断不仅能在妊娠期间确诊X连锁隐性遗传病，而且能判断胎儿性别而提出是否继续妊娠的意见。对于产前能作出准确诊断或植入前诊断的遗传病，可在确诊后，选择健康胎儿继续妊娠，或选择正常胚胎移植。

4.不宜结婚 ① 双方为直系血亲和三代以内旁系血亲。② 男女双方均患有相同的遗传性疾病，以及男女双方家系中患相同的遗传性疾病。③ 一方或双方患有重度、极重度智力低下者，常有各种畸形，生活不能自理，男女双方均患病无法承担婚姻家庭义务，其子女智力低下概率增大。

（二）孕前咨询

根据病史、体格检查及必要的实验室检查评估健康状况，对患者提出治疗建议，对未发现明显疾病者指导落实健康促进措施。本人或家族中有不良孕产史，如畸胎史、死胎或死产史、复发性流产或早产史等，应尽可能查明原因。患心脏病、高血压病、糖尿病等疾病的计划妊娠妇女，应充分评估疾病的控制情况、能否胜任妊娠状态及所用药物对未来妊娠的影响等。患传染病的计划妊娠妇女，应积极治疗，康复后再妊娠。患生殖器官肿瘤者应评估或手术后再妊娠。改变不良的生活方式，如戒烟、控制饮酒，避免接触有害有毒物质。孕前开始补充含有合理剂量的叶酸或含有叶酸的多种维生素，降低发生神经管畸形的风险。

（三）产前咨询

结合孕妇年龄、既往妊娠情况、家族史、本次妊娠期检查结果等综合考虑本次妊娠的产前筛查或产前诊断策略。解读产前筛查及产前诊断结果，告知可能的预后和治疗方法。如选择优生优育终止妊娠，评估是否需对引产胎儿尸检及遗传学检查，为下次妊娠前咨询提供重要信息；如继续妊娠，评估是否需宫内干预，并制定妊娠期及出生后的医疗照护计划。

四、遗传咨询的步骤

（一）明确诊断

首先要对咨询者采用家系调查、系谱分析、临床表现、皮纹检查、染色体检查、生化检查、基因诊断等方法明确是否为遗传性疾病及其遗传方式，并以通俗易懂的语言向患者及家庭成员普及疾病的遗传机制。

（二）预测对子代的影响

预测遗传性疾病患者子代再发风险率，可以根据遗传性疾病类型和遗传方式作出估计。至于接触致畸因素对宫内胚胎或胎儿的影响，则应根据致畸源的毒性、接触方式、剂量、持续时间及胎龄等因素进行综合分析而作出判断。

1. 常染色体显性遗传病　父母一方有病，其子女有1/2的再发风险率。未发病的子女，其后代一般不发病。

2. 常染色体隐性遗传病　夫妻均为携带者，其子女有1/4的再发风险率。

3. X连锁显性遗传病　男性患者与正常女性婚配后，所生女儿均发病，儿子均正常。女性患者与正常男性婚配后，所生子女各有1/2发病。

4. X连锁隐性遗传病　男性患者与正常女性婚配后，所生女儿均为携带者，儿子均正常。女性携带者与正常男性婚配后，所生儿子有1/2发病，女儿有1/2为携带者。

5. 其他染色体病　大多数由亲代的生殖细胞畸变所致，少数由夫妻一方染色体平衡易位携带者引起，再发风险率应根据核型分析来判断。例如：唐氏综合征患儿的核型为"47，XX，+21"，若双亲核型正常，则为新发生的畸变，再发风险随孕妇年龄增加而增加；若双亲之一携带21号染色体罗氏易位，再发风险取决于携带者的性别，携带者为母亲时再发风险为10%~15%，携带者为父亲时再发风险为2%~5%。

（三）提出医学建议

根据咨询者提出的问题，提出相关的咨询选择。在进行遗传咨询时，必须确保咨询者充分理解提出的各种选择。选择包括不宜结婚、暂缓结婚、可以结婚但不宜生育、移植前诊断或产前诊断、人工授精和捐卵者卵子体外受精等。

五、遗传咨询的注意事项

① 遗传咨询医师应具有丰富的医学遗传学知识，能系统、全面地对遗传学的问题进行咨询解释。② 在接受患者和家属的咨询中应有同情心、责任心，使患者或家属能主动提供详细的家

系资料和病史，以便能更准确地对疾病作出诊断，正确估计再发风险。同时应遵循保守患者秘密和尊重患者隐私原则，遗传学检测有可能发现某些家庭的隐私（如亲缘关系不符），遗传咨询中应依照咨询者的意愿，保护其隐私。③ 在与患者和家属的交谈中应尽量避免使用刺激性的语言来形容患者的缺陷或畸形特征。切勿损伤咨询者的自尊，应鼓励其树立信心，积极预防遗传性疾病。④ 在估计下一代的再发风险时，只能按照该遗传病的类型和遗传方式作出科学的评估，咨询医生不能作肯定或否定的结论。医务人员的角色是帮助咨询者了解不同方案的利弊，而不是替咨询者作出选择，即遵循无倾向性原则。⑤ 尊重咨询者的意愿和决定，确保任何决策的选择均不受任何压力的胁迫和暗示。尊重咨询者的宗教信仰和社会背景而产生的不同态度及观点。遵循自主原则，对结婚和生育的指导应科学地进行分析，提出医学建议，让患者或家属自行作出决定。

（郑明明）

第二节　产前筛查

【临床病例8-1】

患者，女，29岁，已婚，孕3产1。3年前足月分娩一男婴，健存。本次妊娠13周行超声检查，提示胎儿颈部淋巴水囊瘤。前来咨询可能的诊断、远期预后及处理意见。

遗传筛查（genetic screening）包括成人、胎儿及新生儿遗传性疾病的筛查，对胎儿的遗传筛查又称产前筛查（prenatal screening），为本节主要内容。产前筛查是检出子代患遗传性疾病风险性增加的孕妇，或对发病率高的严重遗传性疾病和先天畸形采用简便、经济、无创的检查方法筛查出子代具有高风险的孕妇，以便进一步确诊，是预防出生缺陷、提高人口素质的重要步骤。

理论上讲，要防止缺陷胎儿出生，需对每位妊娠期妇女所孕育的胎儿作遗传病或先天畸形的产前诊断，但这样需要投入大量人力、物力和财力，往往事倍功半，所以要在总体上减少缺陷儿出生比例，通常采用经济、简便、无创及安全的检测手段进行产前筛查，可达到事半功倍的效果。

遗传筛查方案应符合以下标准：① 被筛查疾病在被筛查人群中应有较高的发病率并严重影响健康，筛查出异常后有进一步确诊的方法；② 筛查方法应无创、容易实施且价格便宜；③ 筛查方法应统一，易推广，易被筛查者接受；④ 被筛查者应自愿参与，做到知情选择，并为被筛查者提供全部有关的医学信息和咨询服务。

产前筛查试验不是确诊试验，筛查阳性结果意味着患病的风险升高，并非诊断疾病；同样，阴性结果只是提示风险较低，并非绝对正常。因此，筛查结果阳性的患者需要进一步确诊试验，切不可根据筛查结果决定终止妊娠。

目前常用的筛查方法有胎儿常见染色体非整倍体异常的妊娠早期和中期以母体血清学为主的筛查、胎儿结构畸形的超声影像学筛查及无创性产前检测。

一、胎儿常见染色体非整倍体异常产前筛查

1. **母体血清学筛查** 是最常用的方法，通过对妊娠早期和中期母体血清中某些生化指标水平的检测，筛选出胎儿非整倍体如21-三体、18-三体综合征高风险的孕妇。妊娠中期筛查，还可以发现胎儿开放性神经管缺陷的高风险孕妇。妊娠早期常用生化指标为游离绒毛膜促性腺激素β亚单位（free β-hCG）、妊娠相关血浆蛋白-A（PAPP-A）；妊娠中期常用生化指标为甲胎蛋白（AFP）、β-hCG、游离雌三醇（uE$_3$）、抑制素A等，根据孕妇血清中这些标志物的升高或降低，再结合孕妇年龄、孕周、体重等综合计算胎儿发病风险。

为便于不同实验室检测数据相互比较，通常将孕妇的实际检测值与正常孕妇同一孕周检测值的中位数（MoM）对比，得出实际检测值相当于中位数的倍数，计算各指标的发病似然比，最后综合得出生育某种非整倍体胎儿如21-三体胎儿的风险。由于上述标志物在血液中的含量随孕龄而改变，故产前筛查计算风险值一定要参照准确的孕龄，目前推荐用妊娠早期超声测量的胎儿顶臀长（CRL）作为准确计算孕龄的依据。

2. **胎儿颈后透明层厚度（NT）测量** 妊娠早期染色体非整倍体胎儿颈部常有液体过多积聚，利用超声观察胎儿颈后的皮下积液，即NT，是妊娠早期筛查胎儿非整倍体异常的重要指标。NT测量常在妊娠11~13^{+6}周（胎儿CRL为45~84mm）时进行。必须利用高分辨率的超声仪器，在胎儿自然姿势时取其正中矢状面图（测量图像只包括胎儿头部和上胸部）放大，应正确放置测量键。测量时应能清楚分辨胎儿的皮肤和羊膜，取皮肤和颈椎软组织之间的皮下透明层最宽值。染色体非整倍体胎儿可出现NT明显增厚，常处于相同孕周胎儿的第95百分位数以上。通过严格质量控制的妊娠早期NT筛查，21-三体胎儿的检出率可超过80%，其他染色体异常胎儿检出率超过70%。如果结合母体血清PAPP-A、free β-hCG检测，可进一步提高检出率、降低假阳性率。

目前全球胎儿非整倍体产前筛查有几种方案，大致包括：① 妊娠11~13^{+6}周的妊娠早期筛查（NT、PAPP-A、free β-hCG）；② 妊娠15~20^{+6}周的妊娠中期筛查（AFP、hCG、uE$_3$及抑制素A）；③ 妊娠早期和中期序贯联合筛查。根据不同地区的疾病发病率、卫生资源及经济条件等综合考虑，选择成本/效益分析最合理且可行的筛查方案。

二、胎儿结构畸形筛查

胎儿结构畸形可涉及全身几乎所有系统器官，占出生缺陷的60%~70%，可分为严重致死或致残的结构畸形（如开放性神经管缺陷）、轻微结构畸形（如单纯唇裂）。产前超声影像学筛查是最常用的方法，超声下多数胎儿畸形表现为：① 正常解剖结构消失；② 梗阻后导致的腔室容积扩张；③ 结构缺陷形成的疝；④ 正常结构的位置或轮廓异常；⑤ 胎儿结构测量值异常等。

1. **妊娠早期超声影像学筛查** 在妊娠11~13^{+6}周胎儿NT筛查的基础上，通过制定详细的早孕结构筛查方案及人员的专业培训，可在此孕周检出约半数以上结构异常，包括大部分的神经管畸形、脐膨出、巨膀胱、严重的骨骼畸形等。早期发现的结构畸形可以使临床医师、孕妇及家属有更多的时间进行有针对性的遗传学检查和咨询，其中胎儿严重结构畸形的孕妇可早期终止妊娠，

极大程度减少了对孕妇的生理及心理伤害。

2. 妊娠中期超声影像学筛查 最佳检测孕周为18~24周。此时胎动活跃，羊水相对多，胎儿骨骼骨化的超声影像对检查结果影响小，便于从各个角度观察胎儿结构。胎儿结构筛查包括胎儿各系统，如颅骨、颅内结构（大脑、小脑、脑室）、脊柱、颜面（眼、鼻、唇）、颈部、胸廓、肺脏、心脏、膈肌、腹壁、腹腔器官（肝脏、肠、双肾、膀胱）及四肢等，还包括胎儿生长发育参数、胎儿附属物的检查。

胎儿结构畸形筛查注意事项：① 超声检查是从形态学观察，因此胎儿必须存在解剖上的畸形，且畸形必须明显到足以让超声影像所分辨和显现。② 超声检查与孕龄有关。有些畸形可在妊娠早期获得诊断（如脊柱裂、全前脑、右位心、连体双胎等）；有些迟发性异常在妊娠晚期才能诊断（如脑积水、肾盂积水、多囊肾等）；还有些异常的影像学改变在妊娠早期出现，以后随访时消失，如部分NT、巨膀胱等。③ 胎儿非整倍体畸形往往伴有结构畸形，如果超声发现与染色体疾病有关的结构畸形，应建议行胎儿遗传学检查。但是50%~60%的21-三体宫内没有明确的结构畸形，是产前筛查和诊断的重点。

三、无创产前检测

无创产前检测（non-invasive prenatal test，NIPT）技术的原理是依据在孕妇的外周血中存在胎儿（滋养细胞）游离DNA，通过对胎儿和母亲DNA的测序，结合生物信息学分析，检测胎儿患遗传性疾病的风险。目前临床上主要用于筛查21-三体、18-三体、13-三体等染色体数目异常。如孕妇有染色体结构异常及近期有异体输血等情况则不适用。对检测结果为低风险的孕妇，应建议定期进行常规产前检查；如果同时存在胎儿影像学检查异常，应对其进行后续咨询及相应产前诊断。对检测结果为高风险的孕妇，应及时咨询并进行产前诊断。

（郑明明）

第三节 产前诊断

【临床病例8-2】

患者，女，28岁。既往生育21-三体儿。本次妊娠23周，超声检查发现胎儿心脏室间隔缺损，此前行妊娠早期超声检查及唐氏筛查均未发现异常。咨询后续的处理和可能的诊断。

产前诊断（prenatal diagnosis）又称宫内诊断（intrauterine diagnosis）或出生前诊断（antenatal diagnosis），指在胎儿出生前应用影像学、生物化学、细胞遗传学及分子生物学等技术，全面评估胎儿在宫内的发育状况，如检查胎儿有无畸形，分析胎儿染色体核型有无异常，检测胎儿细胞的生化指标和基因等，对先天性和遗传性疾病作出诊断，以便为出生前干预及选择性终止妊娠提供依据。

一、产前诊断的对象

产前诊断的对象为出生缺陷的高危人群。

1. 孕妇预产期年龄 ≥ 35 岁。≥ 35 岁以上的高龄孕妇由于染色体不分离机会增加，胎儿染色体数目异常和结构畸变率随着年龄增长而增高，如21–三体综合征发生率，35 岁为1/350，35~40岁为1/260，40~45岁为1/100。过去推荐对这类孕妇常规行介入性产前诊断（绒毛穿刺或羊水穿刺）。随着产前筛查检出率的大幅度提高，一些欧美国家的产前诊断指南中已不再建议 ≥ 35 岁的高龄孕妇直接行介入性产前诊断，而推荐先行产前筛查，只对筛查结果为高风险的孕妇进行介入性产前诊断，这样可减少因介入性产前诊断造成的妊娠丢失，同时节省医疗资源。

2. 孕妇曾生育过染色体异常患儿。

3. 夫妇一方有染色体结构异常。

4. 孕妇曾生育过单基因病患儿或先天性代谢病患儿。

5. 产前筛查发现染色体异常高风险人群。开放性脊柱裂（spine bifida aperta，OSB）高危人群需进行超声诊断而不是有创性产前诊断。

6. 其他需要抽取羊水标本检查的情况，如遗传代谢病等。

二、产前诊断的疾病种类

1. **染色体病** 包括数目异常和结构异常。染色体数目异常较常见，常表现为某对染色体多了一条额外的染色体，形成三体。报道较多的有21–三体综合征（唐氏综合征，又称为先天愚型）、18–三体综合征、13–三体综合征。染色体结构异常包括染色体部分缺失、重复、倒位、易位等。性染色体数目异常，常见有特纳综合征（45，XO），这种胎儿出生后可表现为不同程度的智力低下、发育障碍、多发性畸形等。染色体病胎儿常发生宫内死亡或孕妇发生反复流产，资料表明早期自然流产中染色体异常约占60%，而新生儿中染色体异常仅占0.5%。

2. **性连锁遗传病** 以X连锁隐性遗传病居多，如红绿色盲、血友病、无丙种球蛋白血症等。致病基因在X染色体，携带致病基因的男性必定发病，携带致病基因的女性为携带者。携带致病基因的女性生育的男孩一半是患者，一半为健康者，生育的女孩一半为携带者，故可建议移植前诊断或产前诊断。

3. **遗传性代谢缺陷病** 多是常染色体隐性遗传病，是由于基因突变导致某种酶或结构蛋白的缺失，引起代谢过程受阻，代谢中间产物积累出现症状，除极少数疾病在早期用饮食控制法（如苯丙酮尿症）、药物治疗（如肝豆状核变性）外，至今尚无有效的治疗方法。

4. **先天性结构异常** 特点是有明显的结构改变。如无脑儿、脊柱裂、唇腭裂、胸腹壁缺损内脏外翻、先天性心脏病、致死性软骨发育不良等。可以是染色体或基因异常导致，也可以是无明确染色体或基因的异常。主要通过超声检查诊断。

三、产前诊断的常用方法

主要从以下四个方面进行检测。

1. **检查胎儿的结构** 利用超声、磁共振成像等方法检查胎儿结构异常。

2. **染色体核型分析** 利用羊水、绒毛或胎儿脐血进行细胞培养，检测染色体病。

3. **基因检测** 应用聚合酶链反应（PCR）、限制性片段长度多态性分析（RFLP）、高通量全基因组测序技术检测DNA、基因定量分析（QF-PCR/MLPA）、突变筛查技术（DHPLC/HRM）、微阵列比较基因组杂交（array-CGH）、全外显子测序和全基因组测序等分子遗传学技术，在DNA或RNA水平对基因进行突变分析，从而对特定的疾病进行诊断。

4. **检测基因产物** 利用羊水、羊水细胞、绒毛细胞或胎儿血液，进行蛋白质、酶和代谢产物检测，诊断胎儿神经管缺陷、先天性代谢疾病等。

（郑明明）

第四节 胎儿干预

在20世纪，对于产前明确诊断的缺陷胎儿，多通过终止妊娠的方法来防止其出生，从而降低出生缺陷的发生率。随着"胎儿是患者"观念的提出，以及胎儿影像学、分子遗传学等产前诊断技术的发展，越来越多的胎儿疾病可以在宫内进行精准诊断和干预，从而阻止疾病进一步恶化，同时为产后进一步治疗创造条件。将人类疾病的治疗提前到出生前阶段已经成为现实。

一、胎儿干预的原则

国际胎儿医学及外科学会（International Fetal Medicine and Surgery Society，IFMSS）1982年针对性地提出了胎儿宫内治疗必须遵循的原则，包括：① 必须对胎儿疾病进行精确的诊断与分期；② 熟悉胎儿疾病的自然病程；③ 目前无有效的产后治疗方法；④ 动物模型证实手术可行，能够改善不良结局；⑤ 手术必须在胎儿医学中心进行，多学科参与，并经过伦理讨论，充分告知家属胎儿宫内干预的利弊及对母胎带来的近期、远期风险。

二、胎儿干预分类

宫内治疗方法包括内科治疗、外科治疗及一些新的其他治疗技术。但是不论选择何种方法，都必须权衡利弊，慎重选择。

（一）内科治疗

即给胎儿的药物治疗，包括经母体给药、羊膜腔用药、脐静脉给药等方式。其中最常用的是经母体给药，药物通过胎盘转运后进入胎儿体内进行治疗。如快速性心律失常可导致胎儿心力衰竭、水肿和死亡，母体服用可经胎盘转运的抗心律失常药物，如地高辛等，可使胎儿心律转复至正常节律，或降低胎心率基线以预防心力衰竭发生。先天性肺囊腺瘤样畸形可影响心排血量和静脉回流，导致胎儿水肿，母体使用类固醇治疗可缓解胎儿水肿、延长孕周。先天性肾上腺皮质增生症胎儿皮质醇缺乏，刺激垂体分泌促肾上腺皮质激素，胎儿分泌雄激素过高，导致女性胎儿假两性畸形。在此情况下，出生后行生殖器整形术复杂且有争议，妊娠期母体类固醇治疗可避免或减轻此类女性胎儿男性化。在临床上为预防早产儿并发症而给孕妇使用糖皮质激素或硫酸镁等药物，从广义上来说也属于一种胎儿的内科治疗。

（二）外科治疗

指各种宫内干预治疗方法。

1. 宫内分流手术　可以行胎儿分流手术的疾病有下尿路梗阻、胸腔积液、先天性肺气道畸形等。对于下尿路梗阻患儿采用宫内膀胱羊膜腔引流术，可以使婴儿存活率升高、羊水量恢复正常，肺发育不良的比例降低。对严重的进展性的原发性胸腔积液的胎儿行胸腔羊膜腔引流术，可使胎儿胸腔持续减压利于羊水循环恢复、心功能恢复及肺部扩张，有利于延长孕周、肺部代偿性生长，避免因早产及肺发育不全导致新生儿死亡。

2. 胎儿心脏疾病的宫内手术治疗　胎儿室间隔完整的肺动脉瓣闭锁或主动脉瓣闭锁，可导致血流受阻，进而影响胎儿肺循环或体循环，继发性心脏发育不良是死亡的主要原因。理论上讲，宫内解除结构梗阻有利于心脏正常发育。目前常用的方法为胎儿球囊瓣膜扩张术，其疗效有待于进一步评估。

3. 胎儿镜（fetoscope）手术　分为诊断性胎儿镜和治疗性胎儿镜。如怀疑胎儿患进行性退行性肌营养不良或白化病时，可在胎儿镜下活检。随着分子诊断技术的发展，许多单基因疾病不再需要进行胎儿镜下诊断。

近年来，治疗性胎儿镜发展迅速。对于先天性膈疝病例，可行胎儿镜下气管封堵术（fetal endoscopic tracheal occlusion，FETO），有助于提高重度膈疝的新生儿存活率和降低体外膜肺氧合的使用率。对于羊膜束带综合征（amniotic band syndrome，ABS），在胎儿损伤不可逆前，采用胎儿镜羊膜束带松解术可以挽救胎儿被缠绕的肢体和胎儿生命。单绒毛膜双胎容易出现的特殊合并症和并发症包括双胎输血综合征、单绒毛膜双胎妊娠中一胎畸形、双胎反向动脉灌注序列征、选择性生长受限、贫血多血质序列征等，可选择的治疗方法有胎儿镜下胎盘血管交通支激光凝固手术、胎儿镜下脐带结扎、脐带电凝或超声引导下射频消融减胎等。

4. 宫内输血术　对于各种原因引起的胎儿贫血，特别是母胎血型不合的免疫性贫血可在34~35周前给胎儿宫内输血，防止胎儿水肿的发生，改善胎儿预后。宫内输血可通过脐静脉、肝内静脉和腹腔输血等多种方法。

5. 开放性胎儿手术　目前报道的可实施开放性胎儿手术的疾病包括后尿道瓣膜、先天性肺囊性腺瘤样畸形、严重先天性膈疝、骶尾部畸胎瘤、胎儿颈部肿块、脊髓脊膜膨出等，但疗效有待进一步评估。子宫开放性手术对于孕妇和胎儿均有很大风险，临床上必须谨慎选择，这类手术近年来有趋向于胎儿镜微创手术的趋势。

6. 产时子宫外处理（ex-utero intrapartum treatment，EXIT）　该技术的核心原则是在进行胎儿治疗的同时保持子宫低张状态和子宫-胎盘循环，应用指征如下。① 产时子宫外开放呼吸道（EXIT-to-airway）：主要应用于颈部肿块引起的气道梗阻；先天性的气道梗阻综合征（congenital high airway obstruction syndrome，CHAOS），如气管或咽喉发育不良、严重的小下颌畸形、严重先天性膈疝 FETO 术后的球囊取出。② 产时子宫外体外膜肺氧合（EXIT-to-ECMO）：如严重的膈疝（肝膈疝）、主动脉狭窄伴完整的房间隔等。③ 产时子宫外切除术（EXIT-to-resection）：纵隔或心包畸胎瘤和淋巴管瘤；胸部肿块引起的胸腔内气道梗阻。④ 产时子宫外分离术（EXIT-to-separation）：如连体双胎的分离术。

不进行 EXIT 的指征有腹壁缺损（如脐膨出、腹壁裂）和肺部病变（如严重的肺囊腺瘤病变、肺隔离征、支气管囊肿等）。

（三）其他治疗方法

主要包括近年发展起来的造血干细胞宫内移植及宫内基因治疗等。

学习小结

遗传咨询的目的是确定遗传性疾病患者和携带者，并对其生育患病后代的发生危险率进行预测，采取适当的预防措施，减少遗传病儿出生，降低遗传性疾病的发生率。遗传咨询的对象一般为遗传性疾病的高风险人群。遗传咨询分为婚前咨询、孕前咨询和产前咨询。遗传咨询的步骤包括明确诊断、预测对子代的影响及提出医学建议。

目前常用的筛查方法有胎儿常见染色体非整倍体异常的妊娠早期和中期以母体血清学为主的筛查、胎儿结构畸形的超声影像学筛查及无创性产前检测。

产前诊断的对象包括预产期年龄≥35岁的孕妇、曾生育过染色体异常患儿者、夫妇一方有染色体结构异常者、曾生育过单基因病患儿或先天性代谢病患儿者、产前筛查发现染色体异常高风险者、其他需要抽取羊水标本检查的情况等情况。可通过超声检查胎儿结构或获取胎儿细胞或组织进行染色体核型分析、基因检测、基因产物检测等手段排查异常胎儿。

（郑明明）

复习参考题

一、选择题

1. 先证者所患遗传病较严重且难以治疗，再发风险高，但患儿父母又迫切希望有一个健康孩子的情况下，妊娠后可建议其进行（　）达到宫内诊断。
   A. 产前诊断
   B. 遗传咨询
   C. 产前咨询
   D. 婚前咨询
   E. 产前筛查

2. 遗传咨询的主要步骤为
   A. 准确诊断
   B. 确定遗传方式
   C. 对再发风险的估计
   D. 提出对策和措施
   E. 以上都是

3. 目前常用的产前筛查方法中表述不正确的是
   A. 常见染色体非整倍体异常的妊娠早期和中期母体血清学筛查
   B. 胎儿结构畸形的超声影像学筛查
   C. 无创性产前检测
   D. 羊水穿刺
   E. 以上都不是

4. 关于无创产前筛查，以下说法不正确的是
   A. 无创产前检测技术的原理是依据在孕妇的外周血中存在胎儿游离DNA，通过对胎儿和母亲DNA的测序，结合生物信息学分析，检测胎儿患遗传性疾病的风险
   B. 无创筛查可以对于21-三体、18-三体、13-三体等染色体数目异常进行筛查
   C. 如孕妇有染色体结构异常、近期有异体输血等情况下则不适用
   D. 无创筛查21-三体高风险孕妇可以终止妊娠
   E. 无创筛查推荐用于性染色体异常的筛查

5. 有关产前诊断的常用检查方法中，不正确的是
   A. B型超声诊断法
   B. 羊膜穿刺术
   C. 磁共振检查
   D. 母体血清甲胎蛋白与绒毛膜促性腺激素测定
   E. 基因检测

   答案：1. A; 2. E; 3. D; 4. D; 5. D

二、简答题

1. 遗传咨询的分类有哪些？遗传咨询的对象和流程是什么？
2. 产前筛查的定义及方法是什么？
3. 产前诊断的定义和对象是什么？常用方法有哪些？

正常分娩

学习目标	
掌握	决定分娩的四大因素及其特点；胎先露在产力作用下为适应骨盆各平面的不同形态而进行的一系列转动及其意义；先兆临产的症状，分娩过程中各产程的定义，以及主要观察的指标和相应的处理措施。
了解	分娩可能存在的发动原因。

第一节 分娩动因

分娩（delivery）是指妊娠满28周及以后，胎儿及其附属物从临产开始到从母体内全部娩出的过程。妊娠满28周至不满37足周期间的分娩称早产（premature birth）；妊娠满37周至不满42足周期间的分娩称足月产（term delivery）；妊娠满42周及其以后的分娩称过期产（postterm delivery）。

分娩发动的原因至今没有统一的定论，也不能用一个机制来解释，现认为分娩发动是多因素综合作用的结果。

一、炎症反应学说

大量研究表明，炎症在分娩启动中扮演了重要角色。母-胎界面免疫微环境由蜕膜中的免疫活性细胞及其分泌的细胞因子组成，母体的免疫调节系统参与调节该免疫微环境，使母体对胎儿产生特异性免疫耐受以维持妊娠。在分娩发动过程中免疫系统存在变化，不仅表现在全身，在母胎界面也有明显变化，免疫平衡的改变可能在分娩发动中起着重要作用。同时，分娩前子宫蜕膜、宫颈均出现明显的中性粒细胞和巨噬细胞的趋化和浸润，炎症因子表达增高，提示非感染性炎症的存在。

二、内分泌控制理论

分娩发动时子宫平滑肌由非活跃状态向活跃状态转化，这种转化受多种内分泌激素的调控，最终触发子宫收缩（简称"宫缩"）及宫颈扩张，启动分娩。

1. 前列腺素（prostaglandin，PG） 是一种旁自分泌激素，主要是在分泌的局部起作用，子宫前列腺素合成增加是发动分娩的重要因素。目前认为 PG 的主要作用为：① 诱发子宫有力的、协调的收缩；② 促宫颈成熟；③ 通过增加子宫肌细胞间连接的形成，加强有效宫缩不可缺少的电协调性；④ 上调缩宫素受体的表达，增加子宫对缩宫素的敏感性。

2. 甾体类激素 人类雌激素在妊娠期是由胎盘-胎儿单位共同合成的，雌激素水平增高可通过：① 促使子宫功能性改变；② 影响前列腺素的产生，子宫肌层、子宫内膜及宫颈黏膜均能产生前列腺素，前列腺素不仅能诱发宫缩，还能促宫颈成熟，对分娩发动起主导作用；③ 促进肌动蛋白蓄积，使子宫体部肌动蛋白分布增多，收缩力增强，有利于胎儿娩出；④ 使肌细胞膜电位活性增高，对缩宫素的敏感性增加，并促宫颈成熟等作用而参与分娩发动。相反，孕激素促进 NO 的合成，抑制细胞间连接的形成，下调 PG 的合成及钙通道和催产素受体表达。雌/孕激素比例上升不是人类分娩的动因，但两者都对妊娠的维持、分娩的发动起重要作用。

3. 缩宫素 研究表明，缩宫素对分娩的发动起重要的但非绝对的作用。妊娠期间母体循环中缩宫素的水平不发生变化，仅在分娩发动后，随产程进展逐渐增加，在第二产程胎儿娩出前达峰值。但子宫缩宫素受体的表达随妊娠的进展而增高，因而随妊娠进展子宫对缩宫素的敏感性增高。缩宫素可间接通过刺激胎膜释放 PCE_2 和 $PGF_{2\alpha}$，或直接通过缩宫素受体或电压调控的钙通道介导途径诱发宫缩。

三、机械性刺激

又称子宫张力理论。随着妊娠的进展，宫内容积增大，宫壁的伸展张力增加，子宫壁能动收缩的敏感性增加；妊娠末期羊水量逐渐减少而胎儿却不断生长，胎儿与子宫壁，特别是子宫下段、宫颈部密切接触；此外，胎儿先露部下降压迫宫颈处神经丛，均可刺激引发宫缩。

四、子宫功能性改变

在内分泌激素的作用下，子宫通过肌细胞间隙连接及细胞内钙离子水平增高发生子宫功能性改变。特别是缩宫素的作用，缩宫素与子宫肌细胞上的缩宫素受体结合后，启动细胞膜上的离子通道，使细胞内游离钙离子增加，促发宫缩。另一方面，胎盘分泌的缩宫素酶可降解缩宫素，两者的平衡被认为是分娩发动的关键。

（张华）

第二节　决定分娩的因素

产力、产道、胎儿及社会心理因素是决定分娩的四大因素。若各因素正常且相互适应，胎儿经阴道自然娩出，称正常分娩。

一、产力

产力是产妇自身将胎儿及其附属物从子宫内逼出的力量，包括子宫收缩力、腹肌及膈肌收缩力和肛提肌收缩力，其中以子宫收缩力为主。

（一）子宫收缩力

子宫收缩简称"宫缩"，是临产后的主要产力，为子宫不随意的、规律的阵发性收缩，贯穿于整个分娩过程。临产后宫缩的作用是使宫颈管消失和宫口扩张、先露部下降及胎儿胎盘娩出。临产后正常宫缩具有节律性、对称性、极性及缩复作用等特点。

1. **节律性**　宫缩的节律性是临产的重要标志。每次宫缩都是从弱到强（进行期），维持一段时间（极期），再由强到弱（退行期），直到消失进入间歇期（图9-1）。宫缩时宫内压力增高，子宫肌壁血管及胎盘受压，子宫血流量减少，宫缩间歇时恢复。临产开始时宫缩持续约30秒，间歇5~6分钟，随着产程的进展，宫缩持续时间逐渐延长，宫内压力逐渐升高，间歇时间逐渐缩短。

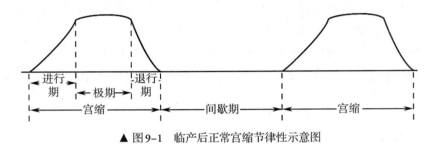

▲ 图9-1　临产后正常宫缩节律性示意图

2. **对称性和极性**　正常宫缩起自两侧子宫角部，左右对称地迅速向子宫底中线集中，再以2cm/s速度向子宫下段扩散，约15秒均匀协调地遍及整个子宫，称为宫缩的对称性。宫缩以子宫底部最强且最持久，向下逐渐减弱，子宫底部收缩力的强度是子宫下段的2倍，称为宫缩的极性。

3. **缩复作用**　宫缩时子宫体部肌纤维缩短变宽，间歇期肌纤维松弛，但不能完全恢复到原来的长度，反复收缩使肌纤维越来越短，宫腔容积逐渐缩小，这种现象称缩复作用，其目的是迫使先露部持续下降和宫颈管逐渐消失。

（二）腹肌及膈肌的收缩力

腹肌及膈肌的收缩力是第二产程的主要辅助力量，又称腹压。进入第二产程后，胎先露部已降至阴道，当宫缩时，前羊膜囊或胎先露部压迫盆底组织及直肠，反射性地引起不随意的屏气，腹肌及膈肌强有力的收缩使腹压增高，与宫缩同步，直至胎儿娩出并促使胎盘娩出。必须注意，如腹压运用不当或过早使用腹压，则易造成产妇疲劳和宫颈水肿，使产程延长造成难产。

（三）肛提肌收缩力

在分娩机制中，肛提肌收缩可协助胎先露部进行内旋转；当胎头枕部位于耻骨弓下时，肛提肌收缩还能协助胎头仰伸和娩出。此外，肛提肌收缩有助于胎盘娩出。

二、产道

产道是胎儿从母体娩出的通道，分骨产道和软产道两部分。

（一）骨产道

骨产道指真骨盆，是产道的重要组成部分，其大小及形状与分娩关系密切。在产科学上将骨盆腔分为三个假想平面，即通常所称的骨盆平面（图9-2）。

1. 骨盆入口平面（pelvic inlet plane） 即真假骨盆的交界面，呈横椭圆形，共有4条径线，即入口前后径、入口横径、入口左斜径及入口右斜径。

（1）入口前后径：又称真结合径，指从耻骨联合上缘中点至骶岬前缘正中的距离，平均约为11cm，是一条非常重要的骨盆径线，与分娩关系密切。

（2）入口横径：左右髂耻缘间的最大距离，平均约为13cm。

（3）入口斜径：左斜径为左骶髂关节至右髂耻隆突间的距离，右斜径为右骶髂关节至左髂耻隆突间的距离，平均约为12.75cm。

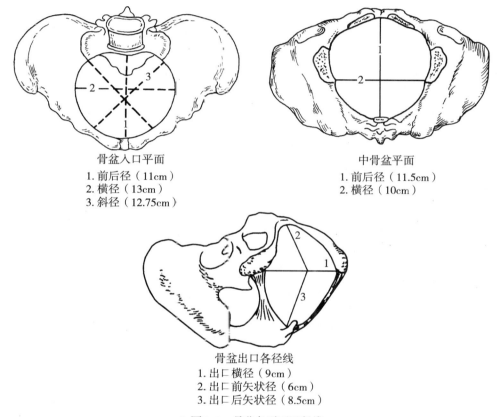

骨盆入口平面
1. 前后径（11cm）
2. 横径（13cm）
3. 斜径（12.75cm）

中骨盆平面
1. 前后径（11.5cm）
2. 横径（10cm）

骨盆出口各径线
1. 出口横径（9cm）
2. 出口前矢状径（6cm）
3. 出口后矢状径（8.5cm）

▲ 图9-2　骨盆各平面及径线

2. 中骨盆平面（mid plane of pelvis） 为骨盆最小平面，具有重要的产科临床意义。其前方为耻骨联合下缘，两侧为坐骨棘，后方为骶骨下端。中骨盆平面有两条径线，即中骨盆横径和中骨盆前后径。

（1）中骨盆横径：又称坐骨棘间径。指两坐骨棘间的距离，正常值平均10cm，其长短与胎先露内旋转关系密切。

（2）中骨盆前后径：是指耻骨联合下缘中点通过两坐骨棘间连线中点到骶骨下端间的距离，

平均约为11.5cm。

3. 骨盆出口平面（pelvic outlet plane） 由两个不同平面的三角形组成。前三角顶端为耻骨联合下缘，两侧为耻骨降支。后三角顶端为骶尾关节，两侧为骶结节韧带。骨盆出口平面共有四条径线，即出口前后径、出口横径、前矢状径及后矢状径。

（1）出口前后径：指耻骨联合下缘到骶尾关节间的距离，平均约为11.5cm。

（2）出口横径：指两坐骨结节内侧缘的距离，也称坐骨结节间径，平均约为9cm。出口横径是胎先露部通过骨盆出口的径线，与分娩关系密切。

（3）出口前矢状径：耻骨联合下缘至坐骨结节连线中点的距离，平均约为6cm。

（4）出口后矢状径：骶尾关节至坐骨结节连线中点的距离，平均约为8.5cm。若出口横径稍短，则应测量出口后矢状径，如两径线之和大于15cm，则中等大小的足月胎头可通过后三角区经阴道分娩。

4. 骨盆轴与骨盆倾斜度 骨盆轴为连接骨盆各假想平面中点的曲线。分娩及助产时，胎儿沿此轴娩出。骨盆轴上段向下向后，中段向下，下段向下向前。骨盆倾斜度是指妇女直立时，骨盆入口平面与地平面所成的角度，一般为60°。若倾斜度过大，则常影响胎头的衔接。改变体位可改变骨盆倾斜度（图9-3）。

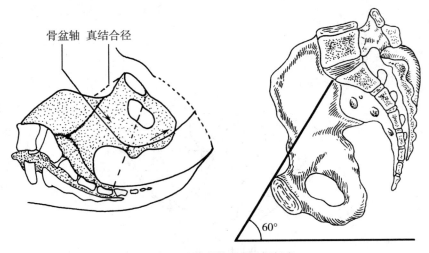

▲ 图9-3 骨盆轴及骨盆倾斜度

（二）软产道

由子宫下段、宫颈、阴道及盆底软组织共同组成的弯曲管道。

1. 子宫下段的形成 子宫下段由子宫峡部形成。非孕时子宫峡部约1cm，妊娠12周后逐渐伸展成为宫腔的一部分，随着妊娠的进展被逐渐拉长，至妊娠末期形成子宫下段。临产后，规律的宫缩使子宫下段进一步拉长达7~10cm。由于子宫体部肌纤维的缩复作用，使上段肌壁越来越厚，下段肌壁被动牵拉而越来越薄，在子宫内面的上、下段交界处形成环状隆起，称生理性缩复环（physiologic retraction ring）。生理情况时，此环不能从腹部见到（图9-4）。

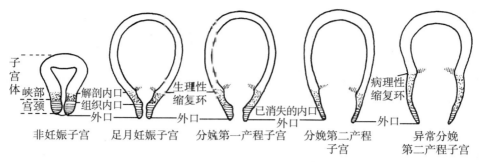

子宫体
峡部
宫颈
解剖内口
组织内口
外口
生理性缩复环
已消失的内口
外口
病理性缩复环
外口

非妊娠子宫　　　足月妊娠子宫　　　分娩第一产程子宫　　　分娩第二产程子宫　　　异常分娩第二产程子宫

▲ 图9-4　子宫下段形成及宫口扩张图

2. 宫颈管消失及宫口扩张　行阴道检查了解宫颈口的扩张情况、长度、软硬度、位置及先露部的高低。临床上常用Bishop评分法来表示宫颈的成熟度，并以此来预估引产的成功率（表9-1）。临产后宫颈出现两个变化：① 宫颈管消失；② 宫口扩张。初产妇通常是先宫颈管消失，而后宫口扩张。临产后宫口扩张主要是宫缩及缩复向上牵拉的结果。临产前宫颈管长2~3cm，临产后由于宫缩的牵拉及胎先露、前羊膜囊的直接压迫，使宫颈内口向上向外扩张，宫颈管形成漏斗状，随后宫颈管逐渐变短、消失。宫缩使胎先露部衔接，在宫缩时前羊水不能回流，加之子宫下段的胎膜容易与该处蜕膜分离而向宫颈管突出，形成前羊膜囊，协助宫口扩张；宫口近开全时胎膜多自然破裂，胎膜破裂后胎先露部直接压迫宫颈，使宫口扩张明显加快。当宫口开全时，妊娠足月胎头方能通过。经产妇一般是宫颈管消失与宫口扩张同时进行（图9-5）。

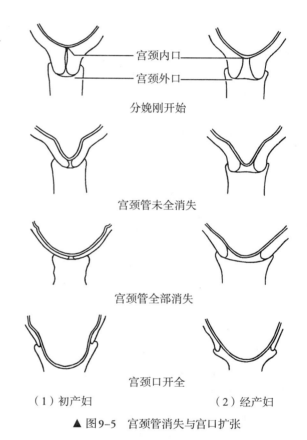

宫颈内口
宫颈外口
分娩刚开始

宫颈管未全消失

宫颈管全部消失

宫颈口开全

（1）初产妇　　　　　　（2）经产妇

▲ 图9-5　宫颈管消失与宫口扩张

▼ 表9-1　宫颈Bishop评分

指标	0分	1分	2分	3分
宫口开大/cm	0	1~2	3~4	≥5
宫颈管消退/%（未消退为3cm）	0~30	40~50	60~70	≥80
先露位置（坐骨棘水平=0）	-3	-2	-1~0	+1~+2
宫颈硬度	硬	中	软	
宫口位置	后	中	前	

3. 阴道、骨盆底及会阴的变化　正常阴道伸展性良好，一般不影响分娩。临产后前羊膜囊及胎先露部将阴道上部撑开，胎膜破裂以后胎先露部直接压迫盆底，软产道下段形成一个向前向上弯曲的筒状通道，阴道黏膜皱襞展平、阴道扩张加宽。肛提肌向下及两侧扩展，肌纤维逐步拉长，使会阴体厚度由5cm变成2~4mm，以利胎儿通过。由于分娩时会阴体承受压力大，若会阴保护不当可造成裂伤。

三、胎儿

胎儿的大小、胎位及有无畸形是影响分娩及决定分娩难易程度的重要因素之一。胎头是胎儿的最大部分，也是胎儿通过产道最困难的部分。当胎儿过大致胎头径线增大时，尽管骨盆大小正常，也可引起相对性头盆不称而造成难产，另外，也可因胎头颅骨较硬、不易变形，造成相对性头盆不称，所以胎头各径线的长度与分娩关系密切。

（一）胎头各径线及囟门

1. 胎头各径线　胎头径线主要有4条：双顶径、枕额径、枕下前囟径及枕颏径。双顶径可用于判断胎儿大小，胎儿以枕额径衔接，以枕下前囟径通过产道。胎头各径线的测量及长度见表9-2。

▼ 表9-2　胎头各径线的测量及长度

名称	测量方法	长度/cm
双顶径（BPD）	两顶骨隆突间的距离，是胎头最大横径	9.3
枕额径	鼻根上方至枕骨隆突间的距离	11.3
枕下前囟径	前囟中央至枕骨隆突下方的距离	9.5
枕颏径	颏骨下方中央至后囟顶部的距离	13.3

2. 囟门　胎头两颅缝交界空隙较大处称囟门。大囟门又称前囟，是由两额骨、两顶骨及额缝、冠状缝、矢状缝形成的菱形骨质缺损部。小囟门又称后囟，由两顶骨、枕骨及颅缝形成的三角形骨质缺损部。囟门是确定胎位的重要标志（图9-6）。在分娩过程中，颅缝与囟门使骨板有一定的活动余地，通过颅缝的轻度重叠，使胎头变形、变小，有利于胎儿娩出。

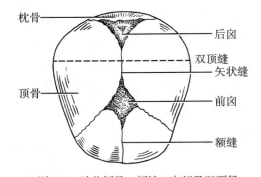

▲ 图9-6　胎儿颅骨、颅缝、囟门及双顶径

（二）胎位及胎儿畸形

胎产式、胎先露及胎方位的异常可造成难产。如胎位为横位，则足月活胎不能通过产道；臀先露可造成后出头困难；持续性枕横位、持续性枕后位、前不均倾位、颏后位、高直位等能造成分娩梗阻。此外，胎儿发育异常，如脑积水、连体儿等可造成通过产道困难致难产。

四、社会心理因素

产妇的社会心理因素可引起机体产生一系列变化从而影响产力，亦是决定分娩的因素之一。分娩虽属生理现象，但对产妇可产生社会心理上的应激。对疼痛的恐惧和分娩的紧张可导致宫缩乏力、宫口扩张缓慢、胎头下降受阻、产程延长，甚至可导致胎儿窘迫、产后出血等。所以在分娩过程中，应该耐心安慰产妇；讲解分娩的生理过程，尽可能消除产妇不应有的焦虑和恐惧心理；使产妇掌握分娩时必要的呼吸和躯体放松技术；同时开展温馨产房、陪伴分娩。

社会心理因素对分娩的影响正日益受到医务工作者的关注。影响分娩的社会因素极其复杂，包括产妇本身人口学因素、民族、国家地区、政策、法规、产科医生等因素，以上诸多因素互为因果，综合作用。由于分娩的高风险性及结局的不确定性，多数产妇会产生不同程度的焦虑、紧张、恐惧等情绪。情绪是产妇选择剖宫产的主要原因，而复杂的社会因素，又是影响产妇情绪的重要因素。

（张华）

第三节　枕先露的分娩机制

分娩机制（mechanism of labor）指在分娩过程中，胎先露部通过产道时，在产力作用下为适应骨盆各平面的不同形态而进行的一系列、被动地转动，使其能以最小径线通过产道的全过程。包括衔接、下降、俯屈、内旋转、仰伸、复位及外旋转等动作。本节以临床上最常见的枕左前位为例详加说明。

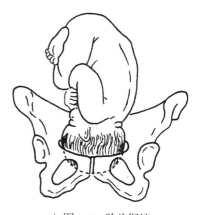

▲ 图9-7　胎头衔接

1. 衔接　胎头双顶径进入骨盆入口平面，胎头颅骨的最低点达到或接近坐骨棘水平，称衔接（engagement）（图9-7）。胎头呈半俯屈状，以枕额径衔接。矢状缝坐落在骨盆入口的右斜径上，胎头枕骨在骨盆的左前方。胎头衔接后，产前检查时触诊胎头固定。初产妇可在预产期前的1~2周内衔接，经产妇在分娩开始后衔接。如初产妇临产后胎头仍未衔接，应警惕头盆不称。

2. 下降　胎头沿骨盆轴前进的动作称下降（descent）。下降始终贯穿于整个分娩过程。宫缩是下降的主要动力，因而胎头下降呈间歇性——即宫缩时胎头下降，间歇时胎头又退缩，这样可减少胎头与骨盆之间的相互挤压，对母胎有利。此外，第二产程时腹压能加强产力，亦是使胎头下降的主要辅助力量。临床上观察胎头下降程度，是判断产程进展的主要标志之一。促使胎头下降的因素有：① 宫缩压力通过羊水传导，经胎轴传至胎头；② 宫缩时宫底直接压迫胎臀；③ 胎体伸直伸长；④ 腹肌收缩腹压增加。

3. 俯屈 胎头下降至骨盆底时枕部遇肛提肌阻力，使原处于半俯屈状态的胎头进一步俯屈（flexion）（图9-8）。以最小径线的枕下前囟径适应产道变化，有利于胎头继续下降。

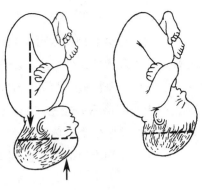

▲ 图9-8 胎头俯屈

4. 内旋转 中骨盆及骨盆出口为纵椭圆形。为便于胎儿继续下降，当胎头到达中骨盆时，在产力的作用下，胎头枕部向右前旋转45°，达耻骨联合后面。使矢状缝与骨盆前后径一致的旋转动作称内旋转（internal rotation）。完成内旋转后，阴道检查发现小囟门在耻骨弓下。一般胎头于第一产程末完成内旋转动作。

5. 仰伸 内旋转后，宫缩和腹压继续使胎头下降，当胎头到达阴道外口处时，肛提肌的作用使胎头向前，当其枕骨下部达到耻骨联合下缘时，即以耻骨弓为支点，使胎头逐渐仰伸（extention），依次娩出胎头的顶、额、鼻、口和颏。此时胎儿双肩径沿骨盆入口左斜径进入骨盆（图9-9）。

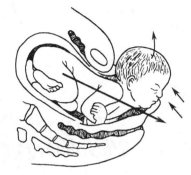

▲ 图9-9 胎头仰伸

6. 复位及外旋转 胎头娩出后，为使胎头与位于左斜径上的胎肩恢复正常关系，胎头枕部向左旋转45°，称复位（restitution）。胎肩在骨盆内继续下降，前肩向前向中线旋转45°，与骨盆出口前后径方向一致，而胎头枕部在外继续向左旋转45°，以保持与胎肩的垂直关系，称外旋转（external rotation）。

7. 胎儿娩出 胎儿前肩在耻骨弓下先娩出，随即后肩娩出（图9-10）。这时胎体及胎儿下肢亦随之顺利娩出。

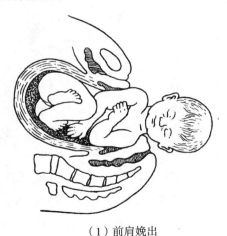

（1）前肩娩出

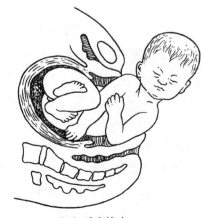

（2）后肩娩出

▲ 图9-10 胎肩娩出

（张华）

第四节　分娩及其临床经过

一、先兆临产

分娩前出现的预示孕妇不久将临产的症状称先兆临产。

1. 胎儿下降感　由于胎儿先露部进入骨盆入口，宫底下降，上腹部较以前舒适，下腹及腰部有胀满及压迫感，膀胱因受压常有尿频症状。

2. 假临产　分娩前出现的宫缩，其特点为持续时间短，强度不增加，间歇时间长且不规则，以夜间多见，清晨消失。不规律宫缩引起下腹部轻微胀痛，但宫颈管不短缩，亦无宫口扩张。

3. 见红　由于胎儿下降，部分胎膜从宫壁分离，使毛细血管破裂出血，可见少许阴道流血，称见红。一般在分娩前24~48小时出现（少数迟至约1周），是即将临产的较可靠征象。若阴道流血超过平时月经量，则应考虑妊娠晚期出血如前置胎盘等。

二、临产及其诊断

临产的标志为有规律且逐渐增强的宫缩，持续30秒或以上，间歇5~6分钟。伴随着宫缩，有进行性的宫颈管消失、宫口扩张及胎先露部下降。

三、总产程及产程分期

分娩全过程即总产程，是指从规律宫缩开始至胎儿和胎盘娩出的过程，临床分为三个产程。

第一产程：又称宫口扩张期，是指从规律宫缩开始到宫颈口开全（10cm）。第一产程又分为潜伏期和活跃期。宫颈口开大至5cm以前的时段，称为潜伏期。宫口从5cm至开全的时段，称为活跃期。初产妇的宫颈较紧，宫口扩张缓慢；经产妇的宫颈较松，宫口扩张较快。

第二产程：又称胎儿娩出期，从宫口开全到胎儿娩出。初产妇未实施硬膜外麻醉，第二产程应小于3小时，而实施硬膜外麻醉镇痛者，第二产程可延长至4小时。经产妇未实施硬膜外麻醉，第二产程应小于2小时，而实施硬膜外麻醉镇痛者，可延长至3小时。

第三产程：又称胎盘娩出期，从胎儿娩出到胎盘娩出。一般为5~15分钟，不超过30分钟。

四、各产程的临床经过及监护与处理

（一）第一产程

1. 临床表现

（1）规律宫缩：临产初期，宫缩持续30~40秒，间歇5~6分钟。随后宫缩强度逐渐增加，持续时间逐渐延长，间歇时间逐渐缩短。当宫口近开全时，宫缩持续时间可达1分钟或以上，间歇时间仅1~2分钟。

（2）宫口扩张：随着规律宫缩的逐渐加强，宫颈管逐渐缩短、消失，宫口逐渐扩张。潜伏期宫口扩张速度较慢，进入活跃期后宫口扩张速度加快。当宫口开全时子宫下段及阴道形成宽阔的软产道。临床上是通过阴道检查或肛门检查确定宫口的扩张程度。若宫口不能如期扩张则应高度重视。

（3）胎头下降：胎头下降在宫口扩张潜伏期不明显，活跃期下降加快，平均每小时下降约1cm。胎头下降程度通过肛门检查及阴道检查判断，并以坐骨棘平面为判断标准，即胎头颅骨最低点达坐骨棘水平以"0"表示；在坐骨棘水平上1cm以"–1"表示；在坐骨棘水平下1cm以"+1"表示，依此类推（图9–11）。当胎先露达"+3"以下时，一般可经阴道分娩。

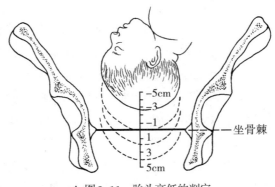

▲ 图9–11　胎头高低的判定

（4）胎膜破裂：宫缩使宫腔内压力增高，羊水向阻力较小的宫颈管方向流动，使此处胎膜膨隆逐渐形成前羊膜囊，其内有羊水20~50ml，称前羊水。正常产程时胎膜应在宫口近开全时破裂。胎膜破裂后孕妇自觉阴道有水流出。若胎膜过早破裂，应注意头盆不称。

2. 产程监护及处理

（1）一般监护：包括精神安慰、血压测量、饮食、活动与休息、排尿等。

1）精神安慰：产科医生必须认识到影响分娩的因素除了产力、产道、胎儿之外，还有产妇社会心理因素。在分娩过程中产科医生和助产士应尽可能安慰产妇，消除产妇的焦虑和恐惧心理；指导分娩时的呼吸技术和躯体放松技术；开展导乐式分娩及无痛分娩；建立家庭式产房让亲人陪伴等。

2）血压测量：应在宫缩间歇时进行，因宫缩时血压常升高5~10mmHg，而间歇期可恢复。在第一产程中，应每隔4~6小时测量一次。若发现血压高，应增加测量次数，给予相应处理。

3）鼓励进食：鼓励产妇少量多次进食，进高热量易消化的食物，并注意摄入足够的水分，以保证充沛的体力。

4）注意活动与休息：临产后，若宫缩不强、胎膜未破，产妇可适当在病室内活动，以加速产程进展。

5）排尿：临产后，应鼓励产妇经常排尿，以免膀胱充盈影响宫缩及胎头下降。如遇胎头压迫而排尿困难者，应警惕头盆不称，必要时导尿。

（2）宫缩的监护：有条件的地方尽可能用胎儿监护仪客观描记宫缩曲线。监护仪有内监护和外监护两种，以外监护较常用。其方法是将测量宫缩强度的压力探头放置在宫体接近宫底部，以腹带固定于产妇腹壁上，连续描记曲线40分钟，必要时延长或重复数次，宫口开大近全后有条件者行持续胎心监护，重点观察宫缩持续时间、强度及间歇时间，并认真及时记录，发现异常及时处理。此外，临床上也采用触诊法观察宫缩，即助产人员将手掌放在产妇腹壁上，根据宫缩时宫体部隆起变硬，间歇时松弛变软的规律进行观察。

（3）胎心监护：产程开始后应每隔1~2小时于宫缩间歇时听胎心音，每次听1分钟，进入活跃期后或宫缩强、密时应每15~30分钟听一次。胎心音听取的方法有两种，即听诊器法及胎心监护仪描记。胎心监护仪描记是将探头置于胎心音最响亮的部位，用窄腹带固定于腹壁上，观察胎心率的变化及与宫缩、胎动的关系。

（4）宫口扩张及胎头下降：阴道检查时检查者手指向后触及尾骨尖端，了解其活动度，再查两侧坐骨棘是否突出并确定胎头位置，然后了解宫口扩张大小。胎膜未破裂者可在胎头前方触到有弹性的羊膜囊，胎膜已破裂者可直接触到胎头。当宫口开大，胎头位置较低且无明显头皮水肿时，可通过扪及矢状缝及囟门，确定胎方位。若触及有血管搏动的条索状物，则应高度警惕脐带先露或脐带脱垂，需及时处理。阴道检查应注意消毒。如宫口扩张及胎头下降程度不明、疑有脐带先露或脐带脱垂、产程进展缓慢等，此检查尤为重要。

（5）胎膜破裂时的监护：一旦胎膜破裂应立即听胎心音，同时观察羊水流出量、颜色及性状。胎头仍浮动者需卧床以防脐带脱垂；胎膜破裂超过12小时仍未分娩者应给予抗生素预防感染。

（二）第二产程

1. 临床表现

（1）屏气：宫口开全后，胎膜大多已自然破裂。此时胎头下降加速，当胎头降至骨盆出口而压迫骨盆底组织时，产妇有排便感，会不自主地向下屏气。

（2）胎头拨露与着冠：随着胎头的下降，会阴逐渐膨隆和变薄，肛门括约肌松弛。宫缩时胎头进一步下降露出阴道口外，并不断增大，宫缩间歇时，胎头又回缩到阴道内，反复数次，称胎头拨露。当胎头双顶径越过骨盆出口时，宫缩间歇胎头也不回缩，称胎头着冠（图9-12）。

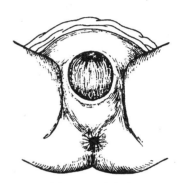

▲ 图9-12 胎头着冠

（3）胎儿娩出：胎头着冠后，会阴体极度扩张，当胎头枕骨到达耻骨联合下时，出现仰伸等一系列动作，娩出胎头。随后胎肩及胎体相继娩出，后羊水随之流出，完成胎儿娩出全过程。

2. 监护及处理

（1）密切监测胎心，胎头拨露前，每15分钟一次，持续电子胎心监护更佳；同时监护产妇的生命体征，包括心率、血压、呼吸、氧饱和度等，并指导产妇正确屏气，即与宫缩一致，起到加强宫缩的作用，以利于胎儿娩出。

（2）接产准备：初产妇宫口开全、经产妇宫口扩张4cm以上且宫缩规律有力时，应做好接产准备。① 消毒外阴：嘱产妇取膀胱截石位，用温开水冲洗外阴，然后消毒外阴部，顺序是大阴唇→小阴唇→阴阜→大腿内上1/3→会阴及肛门周围。② 准备接产：接产者严格按无菌操作规程洗手、戴手套及穿手术衣，打开产包，铺好消毒巾准备接产。

（3）接产：目的是帮助胎儿按分娩机制娩出及保护会阴防止损伤。接产要领：协助胎头俯屈的同时，注意保护会阴，尽量使胎头以最小径线（枕下前囟径）在宫缩间歇时缓缓地通过阴道口。此步骤是防止会阴撕裂的关键，需产妇与接产者充分合作方能做到。接产者还必须正确娩出胎肩，在娩出胎肩时也要注意保护好会阴。

（4）保护会阴：接产者站在产妇右侧，当宫缩胎头拨露时，会阴体变薄，此时开始保护会阴，即将右手张开，以大鱼际肌顶住会阴部，宫缩间歇时手放松，以免过久压迫造成会阴水肿。

为避免会阴撕裂，初产妇常在胎头即将着冠时行会阴切开术。

（5）会阴切开术：会阴切开指征为会阴过紧或胎儿过大，估计分娩时会阴撕裂难以避免者或母儿有病理情况急需结束分娩者。目前，多采用限制性会阴切开术（restrictive episiotomy），即当有会阴切开指征时才予以切开，不行常规切开。

会阴切开术包括会阴正中切开术及会阴后-侧切开术（图9-13）。① 会阴正中切开术：于宫缩时沿会阴后联合中线垂直切开，长约2cm，切勿损伤肛门括约肌。此法有剪开组织少、出血量少、术后局部组织肿胀及疼痛均较轻微等优点，但切口容易自然延长撕裂肛门括约肌。胎儿大、接产技术不熟练者不宜采用。② 会阴左侧后-侧切开术：阴部局部浸润麻醉及神经阻滞麻醉生效后，术者右手用钝头直剪定位于会阴后联合中线向左侧45°方向，于宫缩时以左手中指和示指伸入阴道，撑起左侧阴道壁并切开会阴，一般切开长度为4~5cm。左手引导的目的是保护胎头不受损伤。注意事项：当会阴高度膨隆时切开角度应为60°~70°；切开阴道黏膜长度应与皮肤切口长度一致；会阴切开后出血较多，不应过早切开并注意止血；缝合应在胎盘娩出后进行。

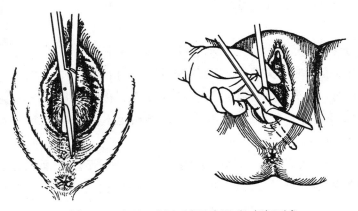

▲ 图9-13　会阴正中切开术及会阴后-侧切开术

（6）协助胎儿娩出：宫缩时在保护会阴的同时，左手轻轻下压拨露出的胎头枕部，协助胎头俯屈及下降。胎头着冠后，应控制娩出力，左手协助胎头仰伸，宫缩时让产妇张口呼吸，不用屏气，宫缩间歇时稍向下屏气，使胎儿于宫缩间歇时娩出。胎儿娩出后应立即清洁口鼻，使呼吸道通畅，然后再按分娩机制顺序娩出胎儿（图9-14）。

（7）脐带绕颈的处理：脐带绕颈占妊娠的13.7%~20%。当胎头娩出发现脐带绕颈一周且较松时，应将脐带顺胎肩推下或从胎头滑下；若绕颈过紧或在两周以上，则用两把血管钳夹住脐带从中剪断，可松解脐带。

（8）新生儿处理：断脐后应首先清理呼吸道，再使新生儿啼哭，以免发生吸入性肺炎。为了判断新生儿有无窒息及其严重程度，通常用阿普加评分。阿普加评分的体征依据为：新生儿出生后1分钟内的心率、呼吸、肌张力、喉反射和皮肤颜色。每项正常为2分，10分为满分，表示新生儿情况良好，见表9-3。

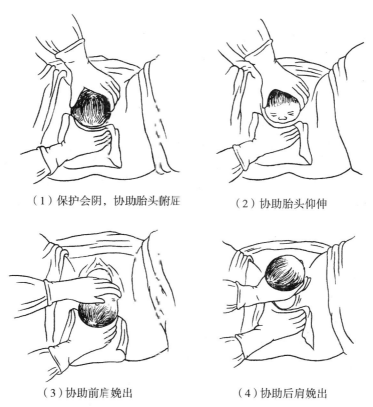

（1）保护会阴，协助胎头俯屈　　　　　（2）协助胎头仰伸

（3）协助前肩娩出　　　　　　　　　（4）协助后肩娩出

▲ 图9-14　接产步骤

▼ 表9-3　新生儿阿普加评分

体征	0分	1分	2分
心率	0	<100次/min	≥100次/min
呼吸	0	浅慢，不规则	佳，哭声响亮
肌张力	松弛	四肢稍屈曲	四肢屈曲，活动好
喉反射	无反射	有些动作	咳嗽，恶心
皮肤颜色	全身苍白	身体红，四肢青紫	全身粉红色

1分钟评分反映胎儿在宫内的情况，而5分钟及以后的评分则反映复苏效果，与预后密切相关。临床情况恶化以皮肤颜色最敏感，以呼吸为基础，依次为皮肤颜色→呼吸→肌张力→反射→心率。阿普加评分≤7分提示新生儿窒息。

（三）第三产程

1.临床表现

（1）胎盘剥离征象：胎儿娩出后，宫腔容积明显缩小，胎盘不能相应缩小，而与子宫壁错位剥离。剥离面有出血形成胎盘后血肿，在宫缩的作用下，剥离面不断扩大，直到完全剥离娩出。在此过程中，所能观察到的胎盘剥离征象有：① 宫底升高达脐上，宫体变硬呈球形；② 剥离的胎盘降至子宫下段，使阴道口外露的一段脐带自行延长；③阴道少量流血；④耻骨联合上方轻压子宫下段，外露的脐带不再回缩（图9-15）。

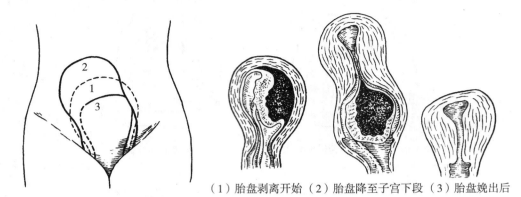

（1）胎盘剥离开始（2）胎盘降至子宫下段（3）胎盘娩出后

▲ 图9-15　胎盘剥离时子宫的形状

（2）胎盘剥离及排出的方式：有胎儿面娩出式及母体面娩出式两种。胎儿面娩出式使胎盘从中央开始剥离而后向周围剥离，胎儿面先排出，随后少量阴道流血，此种方式常见；母体面娩出式为胎盘从边缘开始剥离，血液沿剥离面流出，先有较多阴道流血，再由胎盘母体面排出，此种方式不常见。

2. 处理

（1）协助胎盘娩出：确认胎盘已完全剥离后，应在宫缩时以左手握住宫底并按压，右手牵引脐带，当胎盘娩出至阴道口时，接产者用双手握住胎盘朝一个方向旋转并缓慢向外牵拉，协助胎盘、胎膜完全排出（图9-16）。

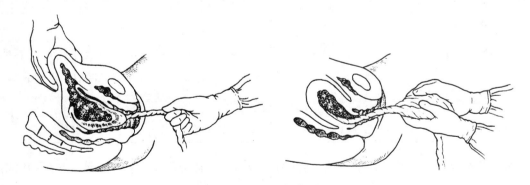

▲ 图9-16　协助胎盘娩出

（2）检查胎盘、胎膜：将胎盘铺平，检查胎盘的母体面有无胎盘小叶缺损，再将胎盘提起，检查胎膜是否完整，胎盘边缘有无血管断裂等，及时发现副胎盘。副胎盘为一个较小的胎盘，与正常胎盘相邻，两者间有血管相连（图9-17）。若有副胎盘、部分胎盘残留或较多胎膜残留时，应在无菌操作下伸手入宫腔取出残留组织，必要时行清宫术。

（3）检查软产道：胎盘娩出后，应仔细检查外阴、阴道及宫颈有无裂伤及其程度，进行相应的处理。

（4）预防产后出血：为减少产后失血量，应积极处理第三产程，常规使用缩宫素，并控制性脐带牵拉协助胎盘剥离娩出，如有剥离困难，必要时行手取胎盘术。同时注意观察及精确测量出血量。

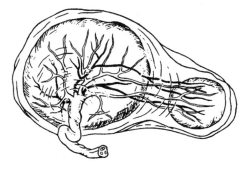

▲ 图9-17　副胎盘

（四）分娩镇痛

分娩镇痛是指用药物或精神疗法减少产妇在分娩过程中的疼痛，可帮助降低剖宫产率。在医学疼痛指数中，分娩疼痛仅次于烧灼伤痛而居第二位，焦虑和疼痛引起的各种应激反应对母婴均不利。分娩镇痛包括药物和非药物两种。药物性分娩镇痛的方法有：① 椎管内阻滞镇痛，包括硬膜外镇痛、腰-硬联合阻滞、连续蛛网膜下腔阻滞等。② 分娩时镇痛所用的药物有地西泮、哌替啶、氧化亚氮等。③ 静脉分娩镇痛，主要用于不适合实施椎管内阻滞镇痛的产妇，如拒绝接受穿刺、腰椎有病变、发热和对局部麻醉药过敏的产妇等。瑞芬太尼因其特殊的药理特性使之成为静脉分娩镇痛研究的热点。

相对于药物镇痛，非药物性镇痛由于其创伤小、无药物副作用而受到青睐。非药物性镇痛的方法有：① 精神镇痛法，如拉玛泽疗法，该方法是运用呼吸分散注意力，以减轻产痛。导乐陪伴分娩是国际上推荐的一种回归自然的精神分娩镇痛方式。其他还有音乐疗法、变换体位、水中分娩等。② 针刺镇痛法是通过穴位刺激而使疼痛阈值增高的一种分娩镇痛方法，有较为确切的效果。但因选取的穴位不同，手法不同而使镇痛效果出现差异，镇痛效果评定标准各异，故尚待进一步系统研究。

学习小结

分娩包括早产、足月产、过期产。产力、产道、胎儿及社会心理因素是决定分娩的四大因素。产力包括子宫收缩力、腹肌及膈肌收缩力和肛提肌收缩力，其中以子宫收缩力为主。产道是胎儿从母体娩出的通道，分骨产道和软产道两部分。胎儿的大小、胎位及有无畸形是影响分娩及决定分娩难易程度的重要因素之一。产妇的社会心理因素可引起机体产生一系列变化从而影响产力，亦是决定分娩的因素之一。

枕先露的分娩机制包括衔接、下降、俯屈、内旋转、仰伸、复位及外旋转等动作。衔接是胎头双顶径进入骨盆入口平面，胎头颅骨的最低点达到或接近坐骨棘水平，胎头呈半俯屈状，以枕额径衔接。下降始终贯穿于整个分娩过程。俯屈是胎头以最小径线的枕下前囟径适应产道变化。胎儿经过内旋转，矢状缝与骨盆前后径一致，以适应纵椭圆形的中骨盆及骨盆出口平面。当胎头到达阴道外口处时，胎头逐渐仰伸依次娩出，此时胎儿双肩径沿骨盆入口斜径进入骨盆。最后通过复位、外旋转，胎肩及胎体娩出。

临床分娩分为三个产程，分别为：第一产程是指从规律宫缩开始到宫口开全；第二产程是指从宫口开全到胎儿娩出，经产妇通常较快；第三产程是指从胎儿娩出到胎盘娩出。各产程均有相应的监护指标和处理措施。

（张华）

复习
参考题

一、选择题

1. 下列不是决定分娩四大因素之一的是
   A. 产力
   B. 产道
   C. 胎儿大小
   D. 孕妇的信心
   E. 无痛分娩

2. 正常胎位分娩机制的概念正确的是
   A. 衔接：胎头颅骨最低点接近或达到坐骨棘水平
   B. 下降：呈持续性，贯穿分娩全过程
   C. 俯屈：经俯屈胎头前囟位置最低
   D. 内旋转：胎头到达骨盆出口适应骨盆纵轴而旋转
   E. 仰伸：胎头颏部紧贴胸部

3. 比较可靠的先兆临产征象是
   A. 见红

   B. 胎儿下降感
   C. 胎膜破裂
   D. 胎动活跃
   E. 假临产

4. 进入第二产程的主要标志是
   A. 胎儿先露部下降至 +2 位置
   B. 胎头拨露
   C. 胎头着冠
   D. 外阴膨隆
   E. 宫口开全

5. 临产后枕先露胎头下降程度是以
   A. 骨盆入口平面为标志
   B. 坐骨棘平面为标志
   C. 骨盆出口平面为标志
   D. 骨盆最大出口平面为标志
   E. 阴道外口为标志

   答案：1. E；2. A；3. A；4. E；5. B

二、简答题

1. 分娩的定义是什么？影响分娩的产力因素有哪些？这些因素如何相互协调？

2. 骨盆的三个假想平面，以及各个平面最重要的1~2条径线及其正常值

   是什么？

3. 枕先露的分娩机制是什么？

4. 临产开始的诊断标准是什么？

5. 产程的定义是什么？如何进行分类？

第十章 异常分娩

10章

学习目标

掌握	异常分娩的病因、临床表现和处理流程；产力异常的分类，宫缩乏力的临床表现和诊断；骨产道异常分类、临床表现和诊断，骨产道异常的处理；持续性枕横（后）位的诊断和处理；肩难产的诊断及处理。
熟悉	产程异常的诊断标准；宫缩乏力的预防与处理；臀先露的分类、诊断和处理；肩难产的高危因素。
了解	宫缩乏力的病因；宫缩乏力对母儿的影响；宫缩过强的分类、诊断、处理。骨产道异常对母儿的影响；软产道异常分类。胎位异常的临床分类；胎头高直位、前不均倾位、面先露、复合先露的定义；肩先露的诊断、预防和处理。肩难产对母儿的影响。

第一节 概论

异常分娩（abnormal labor）又称难产（dystocia），其影响因素包括产力、产道、胎儿及精神心理因素，这些因素既相互影响又互为因果关系。任何一个或一个以上的因素发生异常及四个因素间相互不能适应，而使分娩进程受到阻碍，称异常分娩。

异常分娩时，必须早期识别，同时综合分析产力、产道、胎儿及精神心理因素，如骨盆狭窄可导致胎位异常及宫缩乏力，宫缩乏力亦可引起胎位异常，其中宫缩乏力和胎位异常可以纠正，从而转化为正常分娩。应寻找异常分娩的病因，及时作出正确判断，恰当处理，以保证分娩顺利和母胎安全。

一、病因

最常见的为产力、产道及胎儿异常。

1. 产力异常 包括各种收缩力异常（子宫、腹肌及膈肌、肛提肌），其中主要是子宫收缩力异常。子宫收缩力异常又分为收缩乏力（协调性宫缩乏力及不协调性宫缩乏力）和收缩过强（协调性宫缩过强及不协调性宫缩过强）。宫缩乏力可致产程延长或停滞；宫缩过强可引起急产或严重并发症。

2. 产道异常 包括骨产道异常及软产道异常，以骨产道狭窄多见。骨产道狭窄（入口、中骨盆、出口）可导致产力异常或胎位异常。骨产道过度狭窄时，即使正常大小的胎儿也难以通过即头盆不称（cephalopelvic disproportion，CPD）。

3. 胎儿异常 包括胎位异常（头先露异常、臀先露及肩先露等）、头盆不称和胎儿发育异常。

二、临床表现

胎先露异常、胎儿发育异常、骨产道严重狭窄或软产道异常，在产前容易诊断。而多数异常分娩是在分娩过程中表现出来。

1. 母体表现

（1）产妇全身衰竭症状：产程延长，产妇烦躁不安、体力衰竭、进食减少。严重者出现脱水、代谢性酸中毒及电解质紊乱，肠胀气或尿潴留。

（2）产科情况：表现为宫缩乏力或过强、过频；宫颈水肿或宫颈扩张缓慢、停滞；胎先露下降延缓或停滞。严重时，子宫下段极度拉长、出现病理性缩复环、子宫下段压痛、血尿、先兆子宫破裂甚至子宫破裂。头盆不称或胎位异常时，先露部与骨盆之间有空隙，前后羊水交通，前羊膜囊受力不均，宫缩时胎膜承受压力过大而发生胎膜早破。因此，胎膜早破往往是异常分娩的征兆，必须查明有无头盆不称或胎位异常。

2. 胎儿表现

（1）胎头未衔接或延迟衔接：临产后胎头高浮，宫口扩张5cm以上胎头仍未衔接或刚衔接为衔接异常，提示入口平面有严重的头盆不称或胎头位置异常。

（2）胎位异常：胎头位置异常是导致头位难产的首要原因，有胎方位衔接异常如高直位、不均倾位，有内旋转受阻如持续性枕后位及枕横位，胎头姿势异常如胎头仰伸呈前顶先露、额先露及面先露，胎头侧屈呈前不均倾。胎头位置异常使胎头下降受阻，宫颈扩张延缓、停滞，继发宫缩乏力。

（3）胎头水肿或血肿：产程进展缓慢或停滞时，胎头先露部位软组织长时间受产道挤压或牵拉使骨膜下血管破裂，形成胎头水肿（又称产瘤）或头皮血肿。

（4）胎儿颅骨缝过度重叠：分娩过程中，通过颅骨缝轻度重叠，可以缩小胎头体积，有利于胎儿娩出。但骨产道狭窄致产程延长时，胎儿颅骨缝过度重叠，表明存在明显头盆不称。

（5）胎儿窘迫：产程延长，尤其第二产程延长，导致胎儿缺氧，胎儿代偿能力下降或失代偿可出现胎儿窘迫征象。

3. 产程异常 常见以下四种类型，可单独存在，也可合并存在。

（1）潜伏期延长（prolonged latent phase）：从临产规律宫缩开始至宫颈口扩张5cm称为潜伏期。初产妇>20小时；经产妇>14小时称为潜伏期延长。

（2）活跃期延长（protracted active phase）：从宫颈口扩张5cm开始至宫颈口开全称为活跃期。活跃期宫颈口扩张速度<0.5cm/h称为活跃期延长。

（3）活跃期停滞（arrested active phase）：当胎膜破裂且宫颈口扩张≥5cm后，如宫缩正常，宫颈口停止扩张≥4小时；如宫缩欠佳，宫颈口停止扩张≥6小时称为活跃期停滞。

（4）第二产程延长（protracted second stage）：初产妇>3小时，经产妇>2小时（硬膜外麻醉镇痛分娩时，初产妇>4小时，经产妇>3小时），产程无进展（胎头下降和旋转），称为第二产程延长。

三、处理

原则应以预防为主，尽可能做到产前预测，产时及时识别，针对原因适时处理。无论出现哪种产程异常，均需仔细评估子宫收缩力、胎儿大小与胎位、骨盆狭窄程度及头盆关系是否相称等，综合分析决定分娩方式。

1. 阴道试产　若无明显的头盆不称，原则上应尽量阴道试产。试产过程中，若出现产程异常，再进行及时处理。

（1）潜伏期延长：由于难以确定准确的临产时间使潜伏期延长的诊断很困难。潜伏期延长不是剖宫产的指征。宫颈口位于0~3cm而潜伏期超过8小时，应首先除外假临产，可予哌替啶100mg肌内注射，宫缩消失者为假临产，同时纠正不协调性宫缩，当宫缩协调后常可进入活跃期。如用镇静剂后宫缩无改善，可给予缩宫素静脉滴注。宫颈口开大≥3cm而2~4小时宫颈扩张无进展，应给予人工破膜和缩宫素静脉滴注，以促进产程进展。

（2）活跃期延长或停滞：活跃期延长时，首先应做阴道检查详细了解骨盆情况及胎方位，如无明显头盆不称及严重的胎头位置异常，可行人工破膜，配合缩宫素静脉滴注加强产力，促进产程进展。发现胎方位异常如枕横位或枕后位，可徒手旋转胎头矫正胎位。活跃期停滞提示头盆不称，应行剖宫产术。

（3）第二产程延长：第二产程胎头下降延缓时，要高度警惕头盆不称，应立即行阴道检查，了解中骨盆平面或出口平面的情况、胎方位、胎头位置高低、胎头水肿或颅骨重叠情况；如无头盆不称或严重胎头位置异常，可用缩宫素加强产力；如胎头为枕横位或枕后位，可徒手旋转胎头为枕前位，避免第二产程延长。第二产程延长，而胎头下降至+3水平，可行产钳或胎头吸引器助产术；胎头位置在+2水平以上，应及时行剖宫产术。

2. 剖宫产术　产程过程中一旦发现严重的胎位异常如胎头呈高直后位、前不均倾位、额先露及颏后位，应停止阴道试产，立即行剖宫产术结束分娩。骨盆绝对性狭窄或胎儿过大、明显头盆不称、肩先露或臀先露尤其是足先露时，应行择期剖宫产术。产力异常发生病理性缩复环或先兆子宫破裂时，不论胎儿是否存活，均应抑制宫缩同时行剖宫产术。产程中出现胎儿窘迫而宫口未开全，胎头位置在≤+2水平以上，也应考虑行剖宫产术。

（漆洪波）

第二节　产力异常

产力是分娩的动力，产力中以子宫收缩力为主，子宫收缩力贯穿于分娩全过程。在分娩过程中，子宫收缩的节律性、对称性及极性不正常或强度、频率有改变，均称为子宫收缩力异常，简称产力异常（abnormal uterine action）。临床上子宫收缩力异常分为宫缩乏力和宫缩过强两类，每类又分为协调性宫缩和不协调性宫缩（图10-1）。

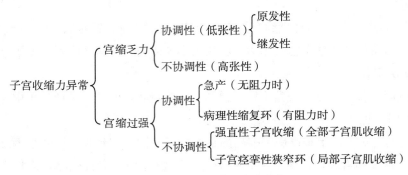

▲ 图10-1　子宫收缩力异常的分类

一、宫缩乏力

（一）病因

1. 头盆不称或胎位异常　由于胎儿先露部下降受阻，不能紧贴子宫下段及宫颈内口，不能引起反射性宫缩，导致继发性宫缩乏力。

2. 子宫局部因素　子宫肌纤维过度伸展（如多胎妊娠、巨大胎儿、羊水过多等）使子宫肌纤维失去正常收缩能力。高龄产妇、经产妇或宫内感染者、子宫肌纤维变性、结缔组织增生可影响宫缩。子宫发育不良、子宫畸形、子宫肌瘤等，均可引起原发性宫缩乏力。

3. 精神因素　产妇恐惧及精神过度紧张使大脑皮质功能紊乱，待产时间长、睡眠减少、疲乏、膀胱充盈、临产后进食不足及过多地消耗体力、水及电解质紊乱，均可导致宫缩乏力。

4. 内分泌失调　临产后产妇体内缩宫素、乙酰胆碱和前列腺素合成与释放不足，或子宫对这些促进宫缩的物质敏感性降低，以及雌激素不足致缩宫素受体量少，均可导致宫缩乏力。

5. 药物影响　产程早期使用大剂量解痉、镇静、镇痛剂及宫缩抑制剂如硫酸镁、哌替啶、吗啡、盐酸利托君等，可以使宫缩受到抑制。

（二）临床表现及诊断

临床表现与宫缩乏力的临床分类有关。

1. 按发生时期分类

（1）原发性宫缩乏力：产程开始就出现宫缩乏力。

（2）继发性宫缩乏力：即产程早期宫缩正常，于活跃期或第二产程时宫缩减弱，使产程延长或停滞，多伴有胎位异常或骨盆异常，常见于中骨盆与骨盆出口平面狭窄，胎先露部下降受阻，持续性枕横位或枕后位等。

2. 按宫缩乏力的特点分类

（1）协调性宫缩乏力：其特点为宫缩具有正常的节律性、对称性和极性，但收缩力弱，低于180 Montevideo单位，持续时间短，间歇期长且不规律，宫缩<2次/10min。当宫缩高峰时，宫体隆起不明显，用手指压宫底部肌壁仍可出现凹陷。协调性宫缩乏力多属继发性宫缩乏力，此种宫缩乏力对胎儿影响不大。

（2）不协调性宫缩乏力：特点为宫缩失去正常的节律性、对称性，尤其是极性，宫缩的兴奋点不是起自两侧宫角部，而是来自子宫下段的一处或多处冲动，子宫收缩波由下向上扩散，收缩波小而不规律，频率高，节律不协调，宫缩时宫底部不强，而是子宫下段强，宫缩间歇期子宫壁也不完全松弛，这种宫缩不能使宫颈口如期扩张，不能使胎先露部如期下降，属于无效宫缩。此种宫缩乏力多属于原发性宫缩乏力，故需与假临产鉴别。鉴别方法是给予镇静剂如哌替啶100mg肌内注射，能使宫缩停止者为假临产，不能使宫缩停止者为原发性宫缩乏力。这些产妇往往有头盆不称和胎位异常，使胎先露部不能紧贴子宫下段及宫颈内口，不能引起反射性宫缩。产妇自觉下腹部持续疼痛、拒按，烦躁不安，严重者出现脱水和电解质紊乱、肠胀气、尿潴留、胎盘–胎儿循环障碍，出现胎儿窘迫。产科检查：下腹部有压痛，胎位触不清，胎心率不规律，宫颈口扩张早期缓慢或停滞，潜伏期延长，胎先露部下降延缓或停滞。

（三）对母儿的影响

1. 对产妇的影响　由于产程延长，产妇休息不好，进食少，精神与体力消耗，可出现疲乏无力、肠胀气、排尿困难等，严重时可引起脱水、酸中毒、低钾血症，影响宫缩，手术产率升高。第二产程延长，膀胱被压迫于胎先露部（特别是胎头）与耻骨联合之间，可导致组织缺血、水肿、坏死。胎膜早破及频繁阴道检查增加感染机会。产后宫缩乏力容易引起产后出血，并使产褥感染率增加。

2. 对胎儿的影响　宫缩乏力导致产程延长，胎头和脐带受压时间过久，易发生胎儿窘迫和手术助产率升高。不协调性宫缩乏力不能使子宫壁完全放松，对胎盘–胎儿循环影响大，容易发生胎儿窘迫。

（四）处理

1. 协调性宫缩乏力　不论是原发性还是继发性宫缩乏力，首先应寻找原因，检查有无头盆不称与胎位异常，阴道检查了解宫颈扩张和胎先露部下降情况。若发现有头盆不称或胎位异常，估计不能经阴道分娩者，应及时行剖宫产术；若判断无头盆不称和胎位异常，估计能经阴道分娩者，应采取加强宫缩的措施。

（1）第一产程

1）一般处理：消除产妇对分娩的顾虑和紧张情绪，指导其休息、饮食及大小便，注意补充营养与水分。不能进食者静脉补充营养，排尿困难时应及时导尿。

2）加强宫缩：经上述一般处理，子宫收缩力仍弱，诊断为协调性宫缩乏力，产程无明显进展，可选用下列方法加强宫缩。

① 人工破膜：宫口扩张 ≥3cm、无头盆不称、胎头已衔接而产程延缓者，可行人工破膜。人工破膜后，胎头直接紧贴子宫下段及宫颈内口，引起反射性宫缩，加速产程进展。人工破膜前必须检查有无脐带先露，且应在宫缩间歇期进行。人工破膜后术者手指应停留在阴道内，经过1~2次宫缩待胎头入盆后，术者再将手指取出，以免脐带脱垂，同时观察羊水量、性状和胎心变化。人工破膜后宫缩仍不理想者，可用缩宫素静脉滴注加强宫缩。人工破膜后12小时以上未结束分娩需给予抗生素预防感染。

② 缩宫素静脉滴注：适用于协调性宫缩乏力、胎心良好、胎位正常、头盆相称者。原则是以最小浓度获得最佳宫缩，一般将缩宫素2.5U加于500ml生理盐水中，从1~2mU/min开始，根据宫缩强弱进行调整，调整间隔为15~30分钟，每次增加1~2mU/min为宜，最大给药剂量通常不超过20mU/min，维持宫缩时宫腔内压力达50~60mmHg，宫缩间隔2~3分钟，持续40~60秒。对于不敏感者，可酌情增加缩宫素给药剂量。

应用缩宫素时，应有医生或助产士在床旁守护，监测宫缩、胎心、血压及产程进展等状况。评估宫缩强度的方法有三种：① 触诊子宫；② 电子胎心监护；③ 宫腔内导管测量子宫收缩力，计算Montevideo单位（MU），MU的计算是将10分钟内每次宫缩产生的压力（mmHg）相加而得。一般临产时宫缩强度为80~120MU，活跃期宫缩强度为200~250MU，应用缩宫素促进宫缩时必须达到200~300MU时，才能引起有效宫缩。若10分钟内宫缩 ≥5次、宫缩持续1分钟以上或胎心率异常，应立即停止滴注缩宫素。外源性缩宫素在母体血中的半衰期为1~6分钟，故停药后能迅速好转，必要时加用镇静剂。若发现血压升高，应减慢缩宫素滴注速度。由于缩宫素有抗利尿作用，水的重吸收增加，可出现尿少，需警惕水中毒的发生。有明显产道梗阻或伴瘢痕子宫者不宜应用。

经上述处理，如出现活跃期停滞或胎儿窘迫征象时，应及时行剖宫产术。

（2）第二产程：若无头盆不称，于第二产程期间出现宫缩乏力时，也应加强宫缩，给予缩宫素静脉滴注促进产程进展。若胎头双顶径已通过坐骨棘平面，可等待自然分娩，或行产钳助产术或胎头吸引术结束分娩；若胎头位置在+2水平以上，胎头下降仍无进展或出现胎儿窘迫征象时，应行剖宫产术。

（3）第三产程：为预防产后出血，当胎儿前肩娩出时，可静脉推注缩宫素10U，并同时给予缩宫素10~20U静脉滴注，加强宫缩，促使胎盘剥离与娩出及子宫血窦关闭。对产程长、胎膜破裂时间长者给予抗生素预防感染。

2. 不协调性宫缩乏力　处理原则是调节宫缩，恢复正常节律性和极性。给予镇静剂哌替啶100mg或吗啡10mg肌内注射，使产妇充分休息，休息后不协调性宫缩多能恢复为协调性宫缩。在宫缩恢复协调性之前，严禁应用缩宫素。若经上述处理，不协调性宫缩未能得到纠正，或出现胎儿窘迫征象，或伴有头盆不称和胎位异常，应行剖宫产术。若不协调性宫缩已被纠正，但宫缩仍较弱时，按协调性宫缩乏力处理。

二、子宫收缩力过强

（一）协调性子宫收缩过强

1. 临床表现及诊断　宫缩的节律性、对称性和极性均正常，仅子宫收缩力过强、过频（10分钟内宫缩≥5次），宫腔压力≥60mmHg。宫口扩张速度≥5cm/h（初产妇）或≥10cm/h（经产妇），产道无阻力，分娩在短时间内结束。初产妇总产程<3h结束分娩，称为急产（precipitate labor）。若存在产道梗阻或瘢痕子宫，宫缩过强时可能出现病理性缩复环（pathologic retraction ring），甚至发生子宫破裂。

2. 对母儿的影响

（1）对产妇的影响：宫缩过强、过频，产程过快，易造成软产道裂伤。胎先露部下降受阻时，可发生子宫破裂。宫缩过强使宫腔内压力增高，增加羊水栓塞的风险。接产时来不及消毒可致产褥感染。

（2）对胎儿及新生儿的影响：宫缩过强、过频影响子宫胎盘血流灌注，易发生胎儿窘迫、新生儿窒息甚至死亡。胎儿娩出过快，易致新生儿颅内出血。易出现无准备的分娩，来不及接产，新生儿易发生感染、骨折、外伤。

3. 处理　应以预防为主，有急产史的孕妇，应提前住院待产。临产后慎用缩宫药物及其他促进宫缩的处理方法，如灌肠、人工破膜等。提前做好接产及新生儿复苏的准备。胎儿娩出时，嘱产妇勿向下屏气。若急产来不及消毒及新生儿坠地，应给予新生儿维生素K₁1mg/kg肌内注射，预防颅内出血，并尽早肌内注射精制破伤风抗毒素1 500U。产后仔细检查产妇宫颈、阴道、会阴，若有撕裂应及时缝合。若属未消毒的接产，应给予抗生素预防感染。

（二）不协调性子宫收缩过强

1. 强直性子宫收缩（tetanic contraction of uterus）　特点是子宫强烈收缩，失去节律性，宫缩无间歇。常见于缩宫药物使用不当时，如缩宫素静脉滴注剂量过大、肌内注射缩宫素或米索前列醇引产等。

（1）临床表现及诊断：产妇烦躁不安，持续性腹痛，拒按。胎位触不清，胎心音听不清。有时可出现病理性缩复环、血尿等先兆子宫破裂征象。

（2）处理：一旦确诊为强直性子宫收缩，应及时给予宫缩抑制剂，如25%硫酸镁20ml加于5%葡萄糖溶液20ml内缓慢静脉推注（不少于5分钟），或肾上腺素1mg加于5%葡萄糖溶液250ml内静脉滴注。若合并产道梗阻，应立即行剖宫产术。若胎死宫内可用乙醚吸入麻醉，若仍不能缓解强直性宫缩，应行剖宫产术。

2. 子宫痉挛性狭窄环（constriction ring of uterus）　特点是子宫局部平滑肌呈痉挛性不协调性收缩形成的环状狭窄，持续不放松，称为子宫痉挛性狭窄环。狭窄环可发生在宫颈、宫体的任何部分，多在子宫上下段交界处，也可在胎体某一狭窄部，以胎颈、胎腰处常见。多因精神紧张、过度疲劳及不适当地应用缩宫药物或粗暴地进行阴道内操作所致（图10-2）。

（1）临床表现及诊断：产妇出现持续性腹痛，烦躁不安，宫颈扩张缓慢，胎先露部下降停滞，胎心率时快时慢。阴道检查时在宫腔内触及较硬而无弹性的狭窄环，此环与病理性缩复环不

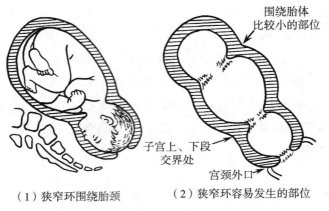

围绕胎体比较小的部位

子宫上、下段交界处

宫颈外口

（1）狭窄环围绕胎颈　　　　（2）狭窄环容易发生的部位

▲ 图10-2　子宫痉挛性狭窄环

同，特点是不随宫缩上升。

（2）处理：应认真寻找并及时纠正导致子宫痉挛性狭窄环的原因。停止阴道内操作及停用缩宫药物等。若无胎儿窘迫征象，则给予镇静剂如哌替啶100mg或吗啡10mg肌内注射，25%硫酸镁20ml加于5%葡萄糖溶液20ml缓慢静脉注射，等待异常宫缩自然消失。当宫缩恢复正常时，可行阴道助产术或等待自然分娩。若经上述处理子宫痉挛性狭窄环不能缓解，宫口未开全，胎先露部较高，或出现胎儿窘迫征象，应立即行剖宫产术。若胎死宫内，宫口已开全，可行乙醚麻醉，经阴道分娩。

（漆洪波）

第三节　产道异常

产道异常包括骨产道异常及软产道异常，临床上以骨产道异常多见，产道异常可使胎儿娩出受阻。

一、骨产道异常

骨盆径线过短或形态异常，致使骨盆腔小于胎先露部可通过的限度，阻碍胎先露部下降，影响产程顺利进展，称为狭窄骨盆（contracted pelvis）。狭窄骨盆可以为一个径线过短或多个径线同时过短，也可以为一个平面狭窄或多个平面同时狭窄。当一个径线狭窄时，要观察同一平面其他径线的大小，再结合整个骨盆腔大小与形态进行综合分析，作出正确判断。

（一）分类

1. 骨盆入口平面狭窄（**contracted pelvic inlet**）　以扁平型骨盆为代表，主要为骨盆入口平面前后径狭窄，分为三级（表10-1）。扁平型骨盆常见以下两种类型。

（1）单纯扁平骨盆：骨盆入口呈横扁圆形，骶岬向前下突出，使骨盆入口前后径缩短而横径正常。

（2）佝偻病性扁平骨盆：骨盆入口呈横肾形，骶岬向前突，骨盆入口前后径短。骶骨变直向后翘。尾骨呈钩状突向骨盆出口平面。由于坐骨结节外翻，耻骨弓角度增大，骨盆出口横径变宽。

2. 中骨盆平面狭窄（contracted midpelvis） 中骨盆平面狭窄较入口平面狭窄更常见，主要见于男型骨盆及类人猿型骨盆，以坐骨棘间径及中骨盆后矢状径狭窄为主。分为3级（表10-1）。

3. 骨盆出口平面狭窄（contracted pelvic outlet） 常与中骨盆平面狭窄相伴行，主要见于男型骨盆，以坐骨结节间径及骨盆出口后矢状径狭窄为主。分为3级（表10-1）。中骨盆平面和出口平面的狭窄常见以下两种类型。

（1）漏斗型骨盆（funnel shaped pelvis）：骨盆入口各径线正常，两侧骨盆壁内收，状似漏斗得名。其特点是中骨盆及骨盆出口平面均明显狭窄，使坐骨棘间径和坐骨结节间径缩短，坐骨切迹宽度（骶棘韧带宽度）<2横指，耻骨弓角度<90°，坐骨结节间径加出口后矢状径<15cm，常见于男型骨盆（图10-3）。

▼ 表10-1　骨盆三个平面狭窄的分级　　　　　　　　　　　　　　　　　　　　　　　单位：cm

分级	入口平面狭窄		中骨盆平面狭窄		出口平面的狭窄	
	对角径	入口前后径	坐骨棘间径	坐骨棘间径+中骨盆后矢状径	坐骨结节间径	坐骨结节间径+出口后矢状径
Ⅰ级（临界性）	11.5	10	10	13.5	7.5	15.0
Ⅱ级（相对性）	10.0~11.0	8.5~9.5	3.5~5.5	12.0~13.0	6.0~7.0	12.0~14.0
Ⅲ级（绝对性）	≤9.5	≤8.0	≤8.0	≤11.5	≤5.5	≤11.0

（2）横径狭窄骨盆（transversely contracted pelvis）：与类人猿型骨盆类似。骨盆各平面横径均缩短，入口平面呈纵椭圆形（图10-4）。常因中骨盆及骨盆出口平面横径狭窄导致难产。

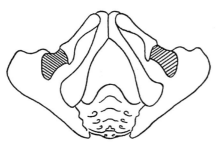

▲ 图10-3　漏斗型骨盆

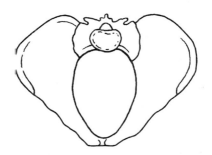
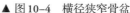

▲ 图10-4　横径狭窄骨盆

4. 骨盆三个平面狭窄 骨盆外形属正常女型骨盆，但骨盆三个平面各径线均比正常值小2cm或更多，称为均小骨盆（generally contracted pelvis），多见于身材矮小、体形匀称的妇女。

5. 畸形骨盆 指骨盆失去正常形态及对称性，包括跛行及脊柱侧凸所致的偏斜骨盆和骨盆骨折所致的畸形骨盆。偏斜骨盆的特征是骨盆两侧的侧斜径（一侧髂后上棘与对侧髂前上棘间径）或侧直径（同侧髂后上棘与髂前上棘间径）之差 > 1cm（图 10-5）。骨盆骨折常见于尾骨骨折使尾骨尖前翘或骶尾关节融合使骨盆出口前后径缩短，导致骨盆出口狭窄而影响分娩。

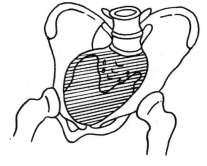

▲ 图 10-5 偏斜骨盆

（二）临床表现

1. 骨盆入口平面狭窄的临床表现

（1）胎头衔接受阻：一般情况下初产妇在预产期前 1~2 周或临产前胎头已衔接，即胎头双顶径进入骨盆入口平面，颅骨最低点达坐骨棘水平。若骨盆入口狭窄，即使已经临产胎头也仍未入盆，初产妇多呈尖腹，经产妇呈悬垂腹，经检查胎头跨耻征阳性。胎位异常如臀先露、面先露或肩先露的发生率是正常骨盆的 3 倍以上。偶有胎头尚未衔接，阴道口见到胎头产瘤的假象，误认为胎头位置较低，此时在耻骨联合上方仍可触及胎头双顶径，多见于扁平骨盆且骨盆较浅时。

（2）若已临产，根据骨盆狭窄程度、产力强弱、胎儿大小及胎位情况不同，临床表现也不尽相同。① 骨盆临界性狭窄：若胎位、胎儿大小及产力正常，胎头常以矢状缝在骨盆入口横径衔接，多取后不均倾势，即后顶骨先入盆，后顶骨逐渐进入骶凹处，再使前顶骨入盆，则矢状缝位于骨盆入口横径上成头盆均倾势，可经阴道分娩。临床表现为潜伏期及活跃期早期延长，活跃期晚期产程进展顺利。若胎头迟迟不入盆，此时常出现胎膜早破及脐带脱垂，其发生率为正常骨盆的 4~6 倍。胎头不能紧贴宫颈内口诱发反射性宫缩，常出现继发性宫缩乏力。潜伏期延长，宫颈扩张缓慢。② 骨盆绝对性狭窄：即使产力、胎儿大小及胎位均正常，胎头仍不能入盆，常发生梗阻性难产。产妇出现腹痛拒按、排尿困难，甚至尿潴留等症状。检查可见产妇下腹压痛、耻骨联合分离、宫颈水肿，甚至出现病理性缩复环、肉眼血尿等先兆子宫破裂征象，若未及时处理则可发生子宫破裂。如胎先露部嵌入骨盆入口时间较长，血液循环障碍，组织坏死，可形成泌尿生殖道瘘。在强大的宫缩压力下，胎头颅骨重叠，严重时可出现颅骨骨折及颅内出血。

2. 中骨盆平面狭窄的临床表现

（1）胎头能正常衔接：潜伏期及活跃期早期进展顺利。当胎头下降达中骨盆时，由于内旋转受阻，胎头双顶径被阻于中骨盆狭窄部位之上，常出现持续性枕横位或枕后位。同时出现继发性宫缩乏力，活跃期晚期及第二产程延长甚至第二产程停滞。

（2）胎头受阻于中骨盆：胎头降至中骨盆时，有一定可塑性的胎头开始变形，颅骨重叠，胎头受压，使软组织水肿，产瘤较大，严重时可发生颅内出血及胎儿窘迫。若中骨盆狭窄程度严重，且宫缩较强，可发生先兆子宫破裂及子宫破裂。若强行阴道助产，可导致严重软产道裂伤及新生儿产伤。

3. 骨盆出口平面狭窄的临床表现 骨盆出口平面狭窄与中骨盆平面狭窄常同时存在。若单纯骨盆出口平面狭窄，第一产程进展顺利，但胎头达盆底受阻，出现第二产程停滞，继发性宫缩乏力，胎头双顶径不能通过出口横径。强行阴道助产，可导致严重软产道裂伤及新生儿产伤。

（三）诊断

在分娩过程中，骨盆是个不变的因素。在估计分娩难易时，骨盆是首先考虑的一个重要因素。在妊娠期间应评估骨盆有无异常，有无头盆不称，及早作出诊断，以决定适当的分娩方式。

1. 病史 询问产妇有无佝偻病、脊髓灰质炎、脊柱和髋关节结核及外伤史。若为经产妇，应了解既往有无难产史及新生儿有无产伤等。

2. 全身检查 测量身高，孕妇身高 <145cm 应警惕均小骨盆。观察孕妇体形，有无跛足步态，有无脊柱及髋关节畸形，米氏菱形窝是否对称等。

3. 腹部检查

（1）一般检查：观察腹部形态，尖腹及悬垂腹提示可能有骨盆入口平面狭窄。测量宫高，四步触诊法了解胎先露、胎方位及先露是否衔接。超声检查胎先露部与骨盆的关系，测量胎儿腹围和双顶径等，预测胎儿体重，判断胎儿能否通过骨产道。

（2）评估头盆关系：正常情况下，部分初产妇在预产期前 1~2 周，经产妇于临产后，胎头应入盆。若已临产，胎头仍未入盆，则应充分评估头盆关系。检查头盆是否相称的具体方法：孕妇排空膀胱后仰卧，两腿伸直，检查者一只手放在耻骨联合上方，另一只手将胎头向骨盆腔方向推压。若胎头低于耻骨联合平面，称胎头跨耻征阴性，提示头盆相称；若胎头与耻骨联合在同一平面，称胎头跨耻征可疑阳性，提示可疑头盆不称；若胎头高于耻骨联合平面，则称胎头跨耻征阳性，提示头盆不称。对出现跨耻征阳性的孕妇，应嘱其取两腿屈曲半坐卧位，再次检查胎头跨耻征，若转为阴性，提示为骨盆倾斜度异常，而不是头盆不称。头盆不称提示可能有骨盆相对性或绝对性狭窄，但是不能单凭胎头跨耻征阳性轻易作出临床诊断，需要观察产程进展或试产后方可作出最终诊断。

4. 评估骨盆大小 主要通过产科检查评估骨盆大小。检查内容包括：测量对角径、中骨盆前后径、出口前后径、出口后矢状径、坐骨结节间径及耻骨弓角度等；检查骶岬是否突出、坐骨切迹宽度、坐骨棘内突程度、骶凹弧度及骶尾关节活动度等。骨盆各平面径线 <正常值 2cm 及以上为均小骨盆。对角径 <11.5cm，骶岬突出为骨盆入口平面狭窄，属扁平骨盆。坐骨切迹宽度间接反映中骨盆后矢状径大小，中骨盆平面狭窄及骨盆出口平面狭窄往往同时存在，因此通过测定坐骨结节间径、出口后矢状径、耻骨弓角度、坐骨棘内突程度及坐骨切迹宽度，间接判断中骨盆狭窄程度；坐骨结节间径 <8cm，坐骨结节间径与出口后矢状径之和 <15cm，耻骨弓角度 <90°，坐骨切迹宽度 <2 横指时，为中骨盆平面和出口平面狭窄，属漏斗型骨盆。

（四）对母儿的影响

1. 对产妇的影响 若为骨盆入口平面狭窄，影响胎先露部衔接，则容易发生胎位异常，若为中骨盆平面狭窄，影响胎头内旋转，则容易发生持续性枕横位或枕后位。由于胎头下降受阻，常引起继发性宫缩乏力，导致产程延长或停滞，使手术助产、产后出血及软产道裂伤增多。产道受压过久，可形成生殖道瘘；严重梗阻性难产若不及时处理，可导致先兆子宫破裂，甚至子宫破裂。因胎膜早破、手术助产增加及产程异常行阴道检查次数过多，产褥感染机会亦增加。

2. 对胎儿及新生儿的影响　骨盆入口狭窄使胎头高浮，容易发生胎膜早破及脐带脱垂；产程延长，胎头受压，缺氧缺血容易发生颅内出血；手术助产机会增多，易发生新生儿产伤及感染。

（五）分娩时处理

骨盆绝对性狭窄很少见，临床多见的是骨盆临界性或相对性狭窄。分娩时应明确狭窄骨盆的类型和程度，了解产力、胎方位、胎儿大小、胎心率、宫口扩张程度、胎先露下降程度、胎膜破裂与否，同时结合年龄、产次、既往分娩史进行综合分析、判断，决定分娩方式。

1. 骨盆入口平面狭窄的处理

（1）绝对性骨盆入口狭窄：骨盆入口前后径≤8.0cm，对角径≤9.5cm，胎头跨耻征阳性者，足月活胎不能入盆，不能经阴道分娩，应行剖宫产术结束分娩。

（2）相对性骨盆入口狭窄：骨盆入口前后径8.5~9.5cm，对角径10.0~11.0cm，胎头跨耻征可疑阳性。足月胎体重<3 000g，产力、胎位及胎心均正常时，可在严密监护下进行阴道试产。试产充分与否的判断，除参考宫缩强度外，还应以宫口扩张程度为衡量标准。骨盆入口狭窄的试产应在宫口扩张至3~4cm以上时进行。胎膜未破者可在宫口扩张≥3cm时行人工破膜。若胎膜破裂后宫缩较强，产程进展顺利，多数能经阴道分娩。试产过程中若出现宫缩乏力，可静脉滴注缩宫素加强宫缩。试产后胎头仍迟迟不能入盆，宫口扩张停滞或出现胎儿窘迫征象时，应及时行剖宫产术结束分娩。

2. 中骨盆平面狭窄的处理　中骨盆平面狭窄主要导致胎头俯屈及内旋转受阻，易发生持续性枕横位或枕后位。产妇多表现为活跃期或第二产程延长及停滞、继发性宫缩乏力等。若宫口开全，胎头双顶径达坐骨棘水平或更低，枕横位或枕后位可经阴道徒手旋转胎头为枕前位，待自然分娩，或行阴道助产。若胎头双顶径未达坐骨棘水平，或出现胎儿窘迫征象，应行剖宫产术结束分娩。

3. 骨盆出口平面狭窄的处理　骨盆出口平面狭窄阴道试产应慎重。临床上常用坐骨结节间径与出口后矢状径之和估计出口大小。若两者之和>15cm，多数可经阴道分娩，有时需行产钳助产或胎头吸引术助产。若两者之和≤15cm，足月胎不易经阴道分娩，应行剖宫产术结束分娩。

4. 均小骨盆的处理　若估计胎儿不大，产力、胎位及胎心均正常，头盆相称，可以阴道试产，通常可通过胎头变形和极度俯屈，以胎头最小径线通过骨盆腔，可能经阴道分娩。若胎儿较大，头盆不称，胎儿不能通过产道，应及时行剖宫产术。

5. 畸形骨盆的处理　根据畸形骨盆种类、狭窄程度、胎儿大小、产力等情况具体分析。若畸形严重，明显头盆不称，则应及时行剖宫产术。

二、软产道异常

软产道包括阴道、宫颈、子宫下段及盆底软组织。软产道异常也可导致异常分娩，但相对少见。软产道异常可由先天发育异常及后天疾病引起。

（一）阴道异常

1. 阴道横隔　多位于阴道上、中段，在横隔中央或稍偏一侧常有一个小孔，易被误认为宫颈外口。在分娩时应仔细检查。阴道横隔影响胎先露部下降，当横隔被撑薄，此时可在直视下自小孔处将横隔进行X形切开。待分娩结束再切除剩余的横隔，用可吸收线间断或连续锁边缝合残端。若横隔高且坚厚，阻碍胎先露部下降，则需行剖宫产术结束分娩。

2. **阴道纵隔** 阴道纵隔若伴有双子宫、双宫颈，位于一侧子宫内的胎儿下降，通过该侧阴道分娩时，纵隔被推向对侧，分娩多无阻碍。当阴道纵隔发生于单宫颈时，有时纵隔位于胎先露部的前方，胎先露部继续下降。若纵隔薄可自行断裂，分娩无阻碍。若纵隔厚阻碍胎先露部下降时，须在纵隔中间剪断，待分娩结束后，再剪除剩余的纵隔，用可吸收线间断或连续锁边缝合残端。

3. **阴道包块** 包括阴道囊肿、阴道肿瘤和阴道尖锐湿疣。阴道壁囊肿较大时，阻碍胎先露部下降，此时可行囊肿穿刺抽出其内容物，待产后再选择时机进行处理。阴道内肿瘤阻碍胎先露部下降而又不能经阴道切除者，应行剖宫产术，原有病变待产后再行处理。阴道尖锐湿疣并不少见，较大或范围广的尖锐湿疣可阻塞产道，阴道分娩可能造成严重的阴道裂伤，以行剖宫产术为宜。

（二）宫颈异常

1. **宫颈粘连和瘢痕** 宫颈粘连和瘢痕可由损伤性刮宫、感染、手术和物理治疗所致。宫颈粘连和瘢痕易致宫颈性难产。轻度宫颈膜状粘连可试行粘连分离、机械性扩展或宫颈放射状切开，严重的宫颈粘连和瘢痕应行剖宫产术。

2. **宫颈坚韧** 常见于高龄初产妇，宫颈成熟不良，缺乏弹性或精神过度紧张使宫颈挛缩，宫颈不易扩张。分娩时可静脉推注地西泮10mg，也可于宫颈两侧各注入0.5%利多卡因5~10ml，若不见缓解，应行剖宫产术。

3. **宫颈水肿** 多见于扁平骨盆、持续性枕后位或潜伏期延长，宫口未开全时过早使用腹压，致使宫颈前唇长时间被压于胎头与耻骨联合之间，血液回流受阻引起水肿，影响宫颈扩张。轻者可抬高产妇臀部，减轻胎头对宫颈压力，也可于宫颈两侧各注入0.5%利多卡因5~10ml或静脉推注地西泮10mg，待宫口近开全时，用手将水肿的宫颈前唇上推，使其逐渐越过胎头，即可经阴道分娩。若经上述处理无明显效果，可行剖宫产术。

4. **宫颈癌** 癌肿质硬而脆，经阴道分娩易致宫颈裂伤、出血及癌肿扩散，应行剖宫产术。

（三）子宫异常

1. **子宫畸形** 包括纵隔子宫、双子宫、双角子宫等，子宫畸形时难产发生率明显增加；胎位和胎盘位置异常的发生率增加；易出现宫缩乏力、产程异常、宫颈扩张慢和子宫破裂。子宫畸形合并妊娠者，临产后应严密观察，适当放宽剖宫产手术指征。

2. **瘢痕子宫** 包括曾经行剖宫产术、穿过子宫内膜的肌瘤切除术、输卵管间质部及宫角切除术、子宫成形术的孕妇，瘢痕子宫再孕分娩时子宫破裂的风险增加。近年来由于初产妇剖宫产率升高，剖宫产后再孕分娩者增加，但并非所有曾行剖宫产的妇女再孕后均须剖宫产。剖宫产后阴道分娩（vaginal birth after previous caesarean delivery，VBAC）应根据前次剖宫产术式、指征、术后有无感染、术后再孕间隔时间、既往剖宫产次数、有无紧急剖宫产的条件及本次妊娠胎儿大小、胎位、产力及产道情况等综合分析决定。若只有一次剖宫产史、切口为子宫下段横切口、术后无感染、两次分娩间隔时间超过18个月且胎儿体重适中时，剖宫产后阴道试产（trial of labor after

previous cesarean delivery，TOLAC）成功率较高。阴道试产过程中如发现子宫破裂征象，应紧急剖宫产同时修补子宫破口，必要时需切除子宫。

（四）盆腔肿瘤

1. 子宫肌瘤　较小的肌瘤没有阻塞产道可经阴道分娩，待分娩后再行处理肌瘤。子宫下段及宫颈部位的较大肌瘤可占据盆腔或阻塞骨盆入口，阻碍胎先露部下降，宜行剖宫产术。

2. 卵巢肿瘤　妊娠合并卵巢肿瘤时，由于卵巢随子宫提升，宫缩激惹和胎儿先露部下降的挤压，卵巢肿瘤容易发生蒂扭转、破裂和感染。卵巢肿瘤位于骨盆入口阻碍胎先露衔接者，应行剖宫产术，并同时切除卵巢肿瘤。

（漆洪波）

第四节　胎位异常

【临床病例10-1】

产妇，28岁，孕2产0。妊娠39^{+5}周，规律宫缩8小时，14时30分阴道检查：头先露，宫口开大6cm，胎方位LOT，先露"0位"，胎膜已破，羊水清，胎心率147次/min，宫缩20s/7min，估计胎儿体重为3 400g。18时15分再次阴道检查：宫口开大6cm，先露"0位"，骨盆测量：坐骨结节间径7.5cm，坐骨结节间径加出口后矢状径为15cm。该产妇目前的诊断及诊断依据是什么？如何处理？

胎位异常是造成难产的常见原因之一。分娩时，正常胎位（枕前位）约占90%。胎位异常约占10%，胎头位置异常居多，占6%~7%，臀先露占3%~4%，肩先露少见。胎头在骨盆腔内旋转受阻时可发生持续性枕横位、枕后位，胎头俯屈不良时可出现胎头高直位、面先露，另外还有前不均倾位、臀先露、肩先露等。

一、持续性枕横位、枕后位

在分娩过程中，胎头多以枕后位或枕横位衔接。在胎头的下降过程中，强有力的宫缩使绝大多数胎头发生内旋转，转成枕前位自然分娩。而只有5%~10%产妇的胎头枕骨不能转向前方，持续直至分娩后期仍位于母体骨盆侧方或后方，致使分娩发生困难，称持续性枕横位（persistent occipitotransverse position）或持续性枕后位（persistent occipitoposterior position）。国外报道发病率均为5%左右。

（一）病因

1. 骨盆异常　常发生在男型骨盆或类人猿型骨盆。这两类骨盆入口平面前半部较狭窄，后半部较宽，胎头容易以枕后位或枕横位衔接。同时常伴有中骨盆狭窄，影响胎头在中骨盆平面向前旋转，为适应骨盆形态，而成为持续性枕后位或持续性枕横位。此外，扁平骨盆前后径短小，均小骨盆各径线均小，容易使胎头以枕横位衔接，胎头俯屈不良，旋转困难，使胎头枕横位嵌顿在中骨盆形成持续性枕横位。

2. 胎头俯屈不良 持续性枕横位或持续性枕后位胎头俯屈不良，以枕额径（11.3cm）通过产道，较枕下前囟径（9.5cm）增加1.8cm，影响胎头在骨盆腔内旋转。若以枕后位衔接，胎儿脊柱与母体脊柱接近，不利于胎头俯屈，前囟成为胎头下降的最低部位，而最低点又常转向骨盆前方，当前囟转至前（侧）方，胎头枕部转至后（侧）方，形成持续性枕横位或持续性枕后位。

3. 宫缩乏力 影响胎头下降、俯屈及内旋转，容易造成持续性枕横位或持续性枕后位。反过来，持续性枕横位或持续性枕后位使胎头下降受阻，也容易导致宫缩乏力，两者互为因果关系。

4. 其他 前置胎盘、膀胱充盈、宫颈肌瘤、头盆不称、胎儿发育异常等均可影响胎头内旋转，形成持续性枕横位或持续性枕后位。

（二）诊断

1. 临床表现 临产后胎头衔接较晚及俯屈不良，胎先露部不易紧贴子宫下段及宫颈内口，常导致宫缩乏力及宫口扩张缓慢。枕骨持续性位于骨盆后方压迫直肠，枕后位的产妇自觉肛门坠胀及有排便感，致使宫口尚未开全时过早使用腹压，发生宫颈前唇水肿和产妇疲劳，影响产程进展。持续性枕横位或持续性枕后位常导致活跃晚期及第二产程延长。若在阴道口已见到胎发，多次宫缩时屏气却不见胎头继续下降，应想到是持续性枕后位。

2. 腹部检查 胎背偏向母体后方或侧方，前腹壁容易触及胎儿肢体，且在胎儿肢体侧容易听及胎心音。若胎头已衔接，可在胎儿肢体侧耻骨联合上方扪及胎儿下颏部。

3. 阴道检查 阴道检查若发现胎头矢状缝位于骨盆左斜径上，前囟在骨盆右前方，后囟（枕部）在骨盆左后方则为枕左后位，反之为枕右后位。若胎头矢状缝位于骨盆横径上，后囟在骨盆左侧方，则为枕左横位，反之为枕右横位（图10-6）。当出现胎头水肿、颅骨重叠、囟门触不清时，需借助胎儿耳郭及耳屏位置及方向判定胎位，若耳郭朝向骨盆后方，则诊断为枕后位；若耳郭朝向骨盆侧方，则诊断为枕横位。

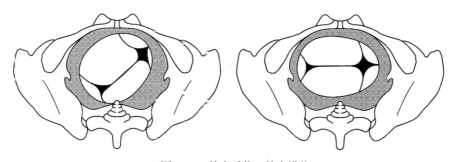

▲ 图10-6　枕右后位、枕右横位

4. 超声检查 根据胎头颜面及枕部位置，能准确探清胎方位。

（三）分娩机制

1. 枕后位 枕后位内旋转时向后旋转45°，使矢状缝与骨盆前后径一致。胎儿枕部朝向骶骨呈正枕后位，其分娩方式如下。

（1）胎头俯屈较好：胎头继续下降至前囟先露抵达耻骨联合下时，以前囟为支点，胎头继续俯屈使顶部及枕部自会阴前缘娩出。继之胎头仰伸，相继由耻骨联合下娩出额、鼻、口、颏。此为枕后位经阴道分娩最常见的方式。

（2）胎头俯屈不良：当鼻根出现在耻骨联合下时，以鼻根为支点，胎头先俯屈，从会阴前缘娩出前囟、顶部及枕部，然后胎头仰伸，使鼻、口、颏部相继由耻骨联合下娩出。因胎头以较大的枕额周径旋转，胎儿娩出更加困难，多需手术助产。

2. 枕横位　枕横位时虽然能经阴道分娩，但是多数需旋转胎头成枕前位娩出。

（四）对母儿的影响

引起继发性宫缩乏力，产程延长，常需手术助产。容易发生软产道损伤，产后出血及感染机会增多。胎头长时间压迫产道，易发生组织缺血坏死脱落，形成生殖道瘘。产程延长可出现胎儿窘迫和新生儿窒息，增加围产儿的死亡率。

（五）处理

持续性枕后位及枕横位若骨盆无异常、胎儿不大，可以试产。试产时应严密观察产程，注意胎头下降、宫口扩张程度、宫缩强弱及胎心有无改变。

1. 第一产程

（1）潜伏期：保证产妇充分休息与营养，可注射哌替啶。让产妇向胎儿肢体方向侧卧，以利于胎头枕部转向前方。若宫缩乏力，可使用缩宫素。

（2）活跃期：宫口开全之前不宜过早用力屏气。除外头盆不称后，在宫口开大3cm后可行人工破膜同时阴道检查，了解骨盆大小，静脉滴注缩宫素加强宫缩，可能经阴道分娩。如果在试产过程中出现胎儿窘迫征象或经人工破膜、静脉滴注缩宫素等处理效果不佳，每小时宫口扩张<0.5cm或无进展时，应行剖宫产术结束分娩。

2. 第二产程　进展缓慢，应行阴道检查。当胎头双顶径已达坐骨棘平面或更低时，可徒手转动胎儿头部，使矢状缝与骨盆出口前后径一致，呈正枕前位，这样可自然分娩或阴道助产（低位产钳助产术或胎头吸引术）。当转动胎位有困难时，也可向后转成正枕后位，再行产钳助产术，分娩时应注意会阴的保护。胎头位置较高时需行剖宫产术结束分娩。

3. 第三产程　因产程延长，容易发生产后宫缩乏力，胎盘娩出后应立即静脉滴注或肌内注射子宫收缩药，以防发生产后出血。应做好新生儿复苏准备。有软产道裂伤者，应及时修补。

二、胎头高直位

胎头以不屈不仰姿势衔接，其矢状缝与骨盆入口前后径相一致，称为胎头高直位（sincipital presentation）。包括：① 胎头枕骨向前靠近耻骨联合者称胎头高直前位，也称枕耻位（occipitopubic position）；② 胎头枕骨向后靠近骶岬者称胎头高直后位，又称枕骶位（occipitosacral position）。胎头高直位并不多见，发病率为0.6%~1.6%。

（一）病因

头盆不称是胎头高直位发生最常见的原因。常见于骨盆入口平面狭窄、扁平骨盆、均小骨盆及横径狭小骨盆，特别当胎头过大时易发生胎头高直位。腹壁松弛及腹直肌分离易致胎背朝向母体前方，胎头高浮，当宫缩时易形成胎头高直位。胎膜早破时，可能使胎头矢状缝被固定在骨盆前后径上，形成胎头高直位。

（二）诊断

在临产后胎头俯屈不良，下降缓慢或不下降，宫口扩张缓慢，产程延长。产妇感耻骨联合部位疼痛。腹部检查胎头跨耻征阳性。高直后位时，胎儿肢体靠近腹前壁，在耻骨联合上方可清楚触及胎儿下颏，高直前位时不易触及胎儿肢体，胎心音在近腹中线位置稍高处听得最清楚。高直前位时，胎头入盆困难，活跃期早期宫口扩张延缓或停滞。一旦胎头入盆，则产程进展顺利，若胎头不能衔接，则表现为活跃期停滞。高直后位时，胎头不能通过骨盆入口，胎头高浮，易发生潜伏期延长、先兆子宫破裂或子宫破裂。阴道检查见胎头的矢状缝与骨盆入口的前后径一致，后囟在耻骨联合后，前囟在骶骨前，为胎头高直前位，反之为胎头高直后位。超声检查可发现胎头双顶径与骨盆入口横径一致，胎头矢状缝与骨盆入口前后径一致。

（三）分娩机制

1. 高直后位 胎头枕部及胎背与母体腰骶部贴近，较长的胎头矢状缝位于较短的骨盆入口前后径上，使胎头处于高浮状态迟迟不能入盆。临产后，妨碍胎头俯屈及下降，需行剖宫产术结束分娩。

2. 高直前位 胎儿脊柱朝向母体腹壁，有屈曲的余地，在宫缩的作用下，由于杠杆作用，使胎头极度俯屈，以胎头枕骨在耻骨联合后方为支点，使前囟和额部先后沿骶岬下滑入盆衔接、下降，双顶径达坐骨棘平面以下时，待胎头极度俯屈的姿势纠正后，以正枕前位或枕前位经阴道分娩。如胎头无法入盆，需行剖宫产术结束分娩。

（四）处理原则

胎头高直前位时，估计胎儿不大，骨盆正常，产力强，应给予充分的试产机会，仅在试产失败时再行剖宫产术结束分娩。胎头高直后位时，一经确诊应行剖宫产术。

三、前不均倾位

枕横位入盆的胎头前顶骨先入盆，称为前不均倾位（anterior asynclitism），发生率为0.50%~0.81%，常易发生在头盆不称、骨盆倾斜度过大、腹壁松弛时。

（一）诊断

由于胎头后顶骨不能入盆，即使衔接也难以顺利下降，多出现胎头下降停滞，产程延长。因前顶骨紧嵌于耻骨联合后方，压迫尿道，导致尿潴留，压迫宫颈前唇，导致宫颈前唇水肿及胎膜早破，甚至可出现胎儿头皮水肿及胎儿窘迫。前不均倾位的胎头不易入盆，在临产早期，腹部检查于耻骨联合上方可扪及胎头的前顶部。在产程进展中，胎头继续侧屈使胎头与胎肩折叠于骨盆入口处，因胎头折叠于胎肩之后使胎肩高于耻骨联合平面，于耻骨联合上方只能触到一侧胎肩而触不到胎头，易误认为胎头已入盆。肛门及阴道检查发现胎头矢状缝在骨盆入口横径上向后移靠近骶岬侧，同时前后囟一起后移。盆腔后半部空虚。若有产瘤多数位于前顶骨（图10-7）。

（二）分娩机制

胎头前顶骨先入盆，由于耻骨联合的后方平直而无凹陷，前顶骨紧紧嵌顿于耻骨联合后，使后顶骨无法越过骶岬入盆，需剖宫产术结束分娩。

（三）处理

进入产程早期，应指导产妇为减小骨盆的倾斜度取半坐卧位或坐位，可以避免胎头以不均倾位衔接，一旦确诊为前不均倾位，除极个别胎儿小、宫缩强、骨盆宽大可在短时间内试产外，均应尽快以剖宫产术结束分娩。

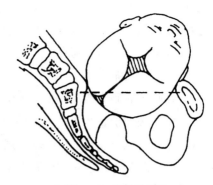

▲ 图10-7　前不均倾位

四、面先露

面先露（face presentation）是指胎头以极度仰伸的姿势通过产道，使胎儿枕部与胎背接触，以颜面为先露，多于临产后发现，发病率为0.8‰~2.7‰，经产妇多于初产妇。面先露以颏骨为指示点，有颏左前位、颏左后位、颏右前位、颏右后位、颏左横位、颏右横位六种胎位。

（一）病因

骨盆狭窄阻碍胎头衔接和俯屈有可能导致面先露；头盆不称、脐带过短或脐带绕颈造成胎头极度仰伸，可导致面先露；无脑儿因没有顶骨，自然形成面先露；经产妇为悬垂腹时，胎背向前反曲导致面先露；先天性甲状腺肿也可导致面先露。

（二）诊断

因胎头极度仰伸，衔接径线较大，常使入盆受阻，胎体伸直，宫底位置较高。颏前位（mentoanterior position）时胎儿胸部紧贴母体的腹前壁，在孕妇腹前壁容易扪及胎儿肢体，在胎儿肢体侧的母亲的下腹部胎心音听得清楚。颏后位（mentoposterior position）时在胎背侧可以触及极度仰伸的枕骨隆突，此为面先露的特征。在耻骨联合上方可触及胎儿枕骨隆突与胎背之间有明显凹沟，听诊胎心音较遥远。肛门及阴道检查可扪及高低不平、软硬不均的胎儿颜面部，若宫口开大时可触及胎儿口、鼻、颧骨及眼眶，并根据颏部所在位置确定胎位。超声检查可明确诊断。

（三）分娩机制

在骨盆入口平面很少发生面先露，通常是额先露在胎儿下降过程中胎头进一步仰伸而形成面先露。

1. 颏前位　颏右前位时，胎头以前囟颏径衔接于骨盆入口左斜径上，下降至中骨盆平面。胎头极度仰伸，颏部为最低点，向左前方旋转45°，使颏部达耻骨弓下，形成颏前位。当先露部达盆底，颏部抵住耻骨弓，胎头逐渐俯屈，使口、鼻、眼、额、顶、枕相继自会阴前缘娩出，经复位及外旋转，使胎肩及胎体相继娩出（图10-8）。

2. 颏后位　胎儿面部到达骨盆底后，若能够内旋转135°，可以颏前位娩出[图10-9(1)]。部分产妇因内旋转受阻，胎颈极度伸展，成为持续性颏后位，不能适应产道大弯，故不能经阴道自然娩出[图10-9(2)]，需行剖宫产结束分娩。

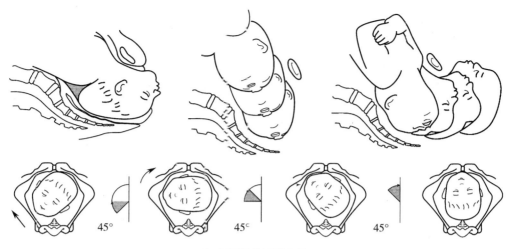

（1）颏前位可以自娩

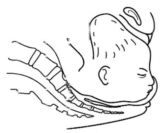

（2）持续性颏后位不能自娩

▲ 图 10-8　面先露分娩机制

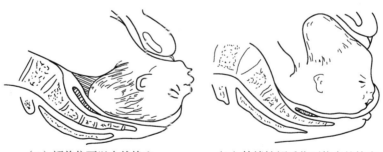

（1）颏前位可以自然娩出　　　（2）持续性颏后位不能自然娩出

▲ 图 10-9　颏前位及颏后位分娩示意图

3. 颏横位　颏横位时，多数可向前转90°以颏前位娩出，而持续性颏横位不能自然娩出。

（四）对母儿的影响

胎儿颜面部不规则，不能紧贴子宫下段及宫颈内口，常导致宫缩乏力，产程延长，胎膜早破。颜面部骨质较硬，变形能力差，容易造成会阴裂伤。颏后位时导致梗阻性难产，造成子宫破裂，危及母儿生命。由于胎头受压过久，可引起颅内出血、胎儿窘迫、新生儿窒息。新生儿出生后保持仰伸姿势数日，由于产道挤压，胎儿颜面皮肤青紫、肿胀，尤以口唇为著，常影响吸吮，会厌水肿影响吞咽，需加强护理。

（五）处理原则

面先露均在临产后发生。如出现产程延长及停滞，应及时行阴道检查。颏前位时，若无头盆不称，产力良好，有可能经阴道自然分娩。若出现继发性宫缩乏力，第二产程延长，可用产钳助产分娩，但会阴切开要足够大。若有头盆不称或出现胎儿窘迫征象，应行剖宫产术。持续性颏后位时，难以经阴道分娩，应行剖宫产术结束分娩。颏横位若能转成颏前位，可以经阴道分娩，持续性颏横位常出现产程延长和停滞，应行剖宫产术。

五、臀先露

臀先露（breech presentation）是最常见的异常胎位，易在产前检查时就作出临床诊断。臀先露占妊娠足月分娩总数的3%~4%。臀先露以骶骨为指示点，有骶左（右）前、骶左（右）横、骶左（右）后六种胎位。

（一）病因

1. 胎儿在宫腔内活动范围过大　腹壁松弛、羊水过多、经产妇及早产儿羊水相对偏多，胎儿易在宫内自由活动形成臀先露。

2. 胎儿在宫腔内活动范围受限　子宫畸形如单角子宫、双角子宫等；胎儿异常如无脑儿、脑积水，双胎妊娠等；胎盘附着异常如胎盘附着在宫底宫角部；羊水过少或脐带异常如脐带过短、脐带缠绕，影响胎儿在宫内的活动。

3. 胎头衔接受阻　如骨盆狭窄、肿瘤阻塞产道、前置胎盘或巨大胎儿等。

（二）分类

根据胎儿两下肢所取的不同姿势可分为以下三类。

1. 单臀（腿直臀）先露（frank breech presentation）[图10-10（1）]　胎儿双髋关节屈曲，双膝关节伸直，以臀部为先露，在臀先露中最多见。

2. 完全臀（混合臀）先露（complete breech presentation）[图10-10（2）]　在臀位中也较多见，胎儿双髋关节及双膝关节均屈曲，尤如盘膝坐，以臀部和双足为先露。

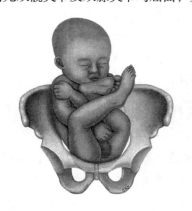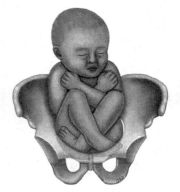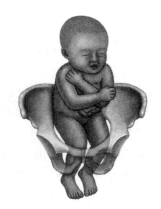

（1）单臀先露　　　　　　（2）完全臀先露　　　　　　（3）不完全臀先露

▲ 图10-10　臀位的分类

3. 不完全臀先露（incomplete breech presentation）[图 10-10（3）]　较少见。以一足或双足、一膝或双膝，或一足一膝为先露。膝先露多是暂时的，产程开始后常可转为足先露。

（三）诊断

1. 临床表现　妊娠晚期孕妇常感肋下有圆而硬的胎头，胎动时季肋部因受压感胀痛。胎臀不能紧贴子宫下段及宫颈内口，导致胎膜早破、宫缩乏力、产程延长等。

2. 腹部检查　于宫底部可扪及圆而硬且按压时有浮球感的胎头。如胎先露未衔接，在耻骨联合上方可扪及宽而软的胎臀，胎心音在脐左（或右）上方听得最清楚。衔接后，胎心音位置下移。

3. 阴道检查　宫口扩张 3cm 以上且胎膜已破时，可直接扪及胎臀、胎儿的外生殖器及肛门，应与颜面相鉴别。如果为颜面，口与两颧骨突出点呈三角形，手指放入口内可扪及齿龈和弓状的下颌骨。如果为胎臀，可触及肛门与两坐骨结节连在一条直线上，当手指放入肛门内时有括约肌的收缩感，取出手指可见指套上有胎粪。如果扪及胎足，应与胎手相鉴别。

4. 超声检查　经检查可以准确察清臀先露的类型，并估计胎儿大小。

（四）分娩机制

较小且软的臀部先娩出后，较大的胎头常娩出困难，常导致难产。下文以骶左前位为例加以阐述臀先露分娩机制（图 10-11）。

1. 胎臀娩出　临产后，胎儿臀部的最大径（股骨粗隆间径）衔接于骨盆入口平面左斜径上。胎儿不断下降，前臀下降较快，当其遇到盆底阻力时向母体的左前方内旋转 45°，使前臀转向耻骨联合下方，而股骨粗隆间径与母体骨盆出口前后径一致。胎臀继续下降的过程中胎体为适应产道侧屈，后臀先在会阴前缘娩出，胎体稍伸直，前臀进而从耻骨弓下娩出。随后双腿、双足相继娩出。

2. 胎肩娩出　胎臀娩出后，胎体轻度向母体右前方旋转。随着胎背转向前方，胎儿双肩径衔接在骨盆入口左斜径或横径上，胎肩快速下降，当达到骨盆底时，前肩向母体左前方旋转 45°，转至耻骨弓下，使双肩径与骨盆出口前后径一致，胎体顺产道侧屈，使后肩及后上肢先自会阴前缘娩出，随后使前肩及前上肢从耻骨弓下娩出。

3. 胎头娩出　当胎肩降至会阴后，胎头矢状缝衔接于骨盆入口的右斜径或横径上。当胎头枕骨达骨盆底时向母体右前方旋转 45°，使枕骨朝向耻骨联合。当枕骨下凹抵达耻骨弓下时，以此处为支点，胎头继续俯屈，会阴前缘相继娩出颏、面及额部，随后枕骨自耻骨弓下娩出。

（五）对母儿的影响

臀先露临产前易发生胎膜早破，临产后因先露部不能紧贴子宫下段及宫颈内口，易发生继发性宫缩乏力和产程延长。如果在宫口没有开全时强行牵拉，容易造成宫颈撕裂甚至累及子宫下段，产后出血与产褥感染的机会增多。臀先露导致围生儿的发病率和死亡率均增高。臀先露脐带脱垂发生率是头先露的 10 倍，致胎儿窘迫甚至死亡，胎膜早破、新生儿窒息、颅内出血的发病率均明显高于头先露。后出头牵出困难，常发生脊柱损伤、脑幕撕裂、臂丛神经损伤、胸锁乳突肌损伤导致的斜颈及颅内出血等。

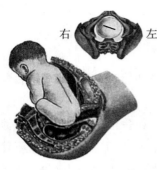

（1）臀部的最大径（股骨粗隆间径）衔接于骨盆入口面左斜径上。

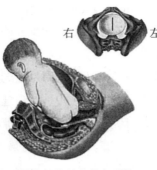

（2）胎臀向母体的左前方内旋转45°后，股骨粗隆间径与母体骨盆出口前后径一致。

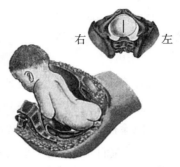

（3）后臀先在会阴前缘娩出，胎体稍伸直，前臀自耻骨弓下娩出，臀部娩出时股骨粗隆间径与骨盆出口前后径一致。

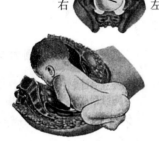

（4）胎体轻度向母体右前方旋转，胎背转向前方。

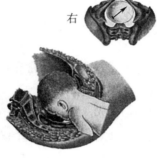

（5）胎头矢状缝衔接于骨盆入口的右斜径上。

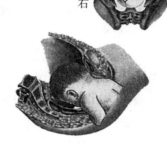

（6）胎头入盆后矢状缝沿骨盆右斜径下降。

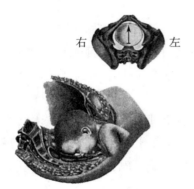

（7）枕骨经内旋转转至耻骨联合下方时，矢状缝与骨盆出口前后径一致。

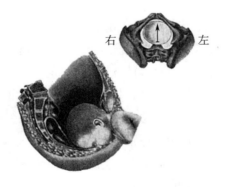

（8）枕骨下凹达耻骨弓下时，胎头俯屈，会阴前缘相继娩出颏、面及额部，随后枕骨自耻骨弓下娩出。

▲ 图10-11 臀先露分娩机制

（六）处理

1. 妊娠期　妊娠30周以前，臀先露较常见，妊娠30周以后由于重力作用大多能自然转成头先露，若仍为臀先露，妊娠37~38周可施行外倒转术（external cephalic version，ECV）纠正。外倒转术有诱发胎膜早破、胎盘早剥等风险。外倒转术的禁忌证包括前置胎盘、羊水过少、胎膜早破、胎儿窘迫、胎头过度仰伸、子宫畸形、多胎妊娠、母亲肥胖、瘢痕子宫等。施术前必须做好紧急剖宫产术的准备，在超声及电子胎心监护下进行，孕妇平卧，超声确定胎位，操作包括松动胎先露和转胎位两个步骤（图10-12）。

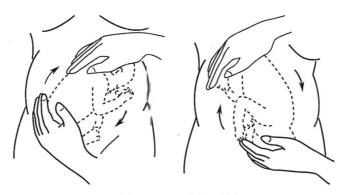

▲ 图10-12　臀位外倒转术

除外倒转术外，还可选择其他处理方法。如艾灸和针刺疗法。艾灸是一种中医治疗方法，目前已有学者提出将其作为一种纠正臀先露的方法，可单独使用或与针刺联用。

2. 分娩期　临产时应正确判断胎位，并根据产妇年龄、胎产次、骨盆类型、胎儿大小、胎儿是否存活、臀先露类型及有无合并症，于临产初期作出正确判断，决定分娩方式。

（1）择期剖宫产：手术指征包括骨盆狭窄、瘢痕子宫、胎儿体重大于3 500g、胎儿生长受限、胎儿窘迫、有难产史、妊娠合并症、脐带先露、完全和不完全臀先露、不能自然临产等。

（2）阴道分娩：条件包括孕龄≥36周、单臀先露、胎儿体重为2 500~3 500g、骨盆大小正常、无胎头仰伸、无其他剖宫产指征。

1）第一产程：产妇应取侧卧位，少走动。不宜灌肠，尽量少做肛门检查及阴道检查，以避免胎膜破裂。一旦胎膜破裂，应立即听胎心音。如胎心音不规律，应检查有无脐带脱垂，如果有脐带脱垂，宫口未开全，胎心音尚好，应立即行剖宫产术，同时做好新生儿复苏的准备。如果没有脐带脱垂，则继续严密观察胎心音及产程进展。当宫口开大4~5cm时，胎足可经宫口脱出至阴道，此时应消毒外阴，当宫缩时用无菌巾以手掌堵住阴道口，阻止胎臀娩出，以利于宫颈和阴道充分扩张，待宫口开全、阴道充分扩张后，才能让胎臀娩出。此法有利于后出胎头的顺利娩出（图10-13）。在"堵"的过程中，应每间隔10~15分钟听一次胎心音，宫口近开全时，要做好接产和新生儿复苏的准备。若宫口已开全，继续"堵"容易引起胎儿窘迫或子宫破裂。

2）第二产程：接产前，应导尿排空膀胱，初产妇应进行会阴切开术。有三种娩出方式：① 臀位自然分娩，不进行任何牵拉，极少见。仅见于经产妇、宫缩强、胎儿小、产道条件好者。② 臀助产术，当胎臀自然娩出至脐部后，上肢、胎肩及后出胎头由接产者协助娩出。脐部娩出后2~3分钟娩出胎头，最长不能超过8分钟。若后出胎头娩出困难，可用单叶产钳助产。③ 臀牵引术，胎儿全部由接产者牵拉娩出，因对胎儿损害大，现临床上已很少使用。

3）第三产程：因易并发宫缩乏力导致产后出血，胎盘娩出后，应肌内注射缩宫素或前列腺

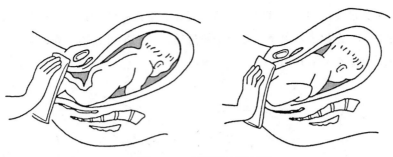

▲ 图 10-13　堵臀助宫颈扩张

素类的子宫收缩药。

3. 臀助产术的要领

（1）上肢助产：有滑脱法及旋转胎体法两种。

1）滑脱法：术者用右手握住胎儿双足，向前上方提，使后肩显露于会阴，再将左手示指、中指伸入阴道，由胎儿后肩沿上臂至肘关节处，协助将后肩及一侧上肢滑出阴道，然后将胎体放低，前肩及另一侧肢体由耻骨弓下娩出 [图 10-14（1）]。

2）旋转胎体法：术者双手紧握胎儿髋部，两手拇指在背侧，另外 4 指在腹侧（避免压迫胎儿腹部），将胎体按逆时针方向旋转，同时稍向下牵拉，右肩及右臂自然从耻骨弓下娩出，再将胎体顺时针方向旋转，娩出左肩及左臂 [图 10-14（2）]。

（2）胎头助产：先将胎背转至前方，使胎头矢状缝与骨盆出口前后径一致，将胎体骑跨在术者左前臂上，同时术者左手示指及中指扶于胎儿左右上颌骨，术者右手中指压低胎头枕部使其俯屈，示指及无名指置于胎儿左右肩膀上，先向下牵拉，同时助手在产妇耻骨联合上方向下适当加压，使胎儿娩出（图 10-15、图 10-16）。

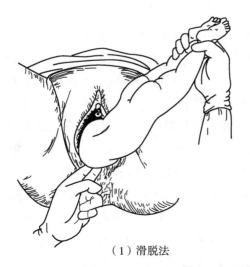

（1）滑脱法

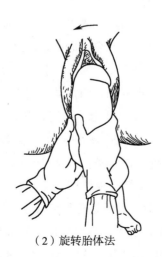

（2）旋转胎体法

▲ 图 10-14　上肢助产

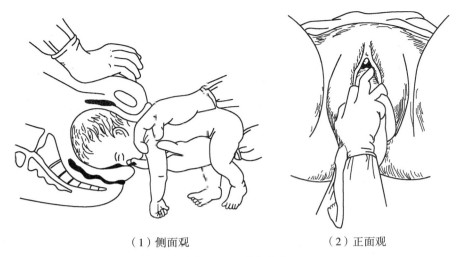

（1）侧面观　　　　　　　　（2）正面观

▲ 图10-15　头牵出法

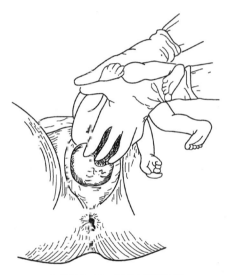

▲ 图10-16　胎头即将娩出

六、肩先露

胎体纵轴与母体纵轴垂直，胎体横卧于骨盆入口上，称肩先露（shoulder presentation）。肩先露占妊娠足月分娩总数的0.10%~0.25%，以肩胛骨为指示点，有肩左前、肩右前、肩左后和肩右后四种胎位。

（一）病因及对母儿的影响

肩先露是对母亲和胎儿最不利的一种胎位。其发生的常见原因包括早产儿、前置胎盘、羊水过多、骨盆狭窄、子宫异常或肿瘤、多产所致腹壁松弛等。除死胎及早产儿胎体较软，可以折叠娩出外，足月活胎肩先露不可能经阴道娩出。容易造成子宫破裂，威胁母儿生命。

（二）诊断

1. 临床表现　胎先露不能紧贴子宫颈或子宫下段，易发生宫缩乏力。胎先露对宫颈压力不均，容易发生胎膜早破，胎膜破裂后羊水迅速外流，胎儿上肢或脐带容易脱出，导致胎儿窘迫甚至死亡。

（1）忽略性肩先露：随着宫缩的不断加强，胎肩及胸廓的一部分可以被挤入盆腔，胎体折叠弯曲，胎儿颈部被拉长，宫口扩张后，上肢可以脱出于阴道口外，胎头和胎臀仍被阻于骨盆入口上方，形成忽略性（嵌顿性）肩先露（neglected shoulder presentation）（图10-17）。

（2）病理性缩复环：忽略性肩先露时发生产道梗阻，宫缩不断增强，子宫体部由于缩复作用越来越厚，子宫下段被动扩张越来越薄，由于子宫上下段肌壁厚薄相差悬殊，形成环状凹陷，并随宫缩逐渐升高，甚至可以高达脐平面甚至脐上，形成病理性缩复环，这是子宫破裂的先兆，若不及时处理，将发生子宫破裂。

2. 腹部检查　根据腹部检查多能确定胎位。

（1）子宫呈横椭圆形，宫底高度低于妊娠周数。

（2）在母体腹部一侧触到胎头，另一侧触到胎臀，子宫底部和耻骨联合上方较空虚。

（3）肩前位时，胎儿的背朝向母体腹壁，扪诊时在母体的腹部触及宽大平坦的胎儿背部；在肩后位时，胎儿肢体朝向母体腹壁，扪诊时在母体的腹部触及不规则的小肢体。胎心在母亲的脐周两侧最清楚。肩先露肛门检查不易触及胎先露部。

3. 阴道检查　当胎膜已破，宫口已扩张时，阴道检查可通过肩胛骨和腋窝的指向判断胎位，肩胛骨朝向母体前方或后方，可确定肩前位或肩后位。腋窝尖端指向胎儿头端，可确定胎头在母体左侧或右侧。如胎头在母体右侧，肩胛骨朝向后方，则为肩右后位（图10-18）。

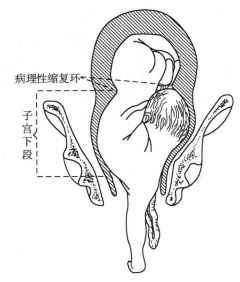

▲ 图10-17　忽略性肩先露

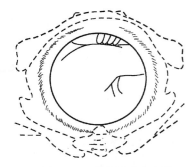

▲ 图10-18　根据腋窝方向及肩胛骨位置确定胎位

当胎手已脱出于阴道口外，可用握手法鉴别胎儿左手或右手（检查者只能与胎儿同侧的手相握）。肩前位时，检查者可与胎儿的胎方位相反方向的手相握；肩后位时，检查者可与胎儿的胎方位相同方向的手相握。

4. 超声检查　有助于准确判断胎方位。

（三）处理

1. 妊娠期　做好产前检查，妊娠后期及时发现肩先露，必要时可试行外转胎位术转成头先露，外转胎位术失败，应提前住院待产，并决定分娩方式。

2. 分娩期

（1）初产妇，足月活胎，不论临产与否或是否伴有产科指征，均应行剖宫产术。

（2）经产妇，足月活胎，应首选剖宫产术。如果胎膜破裂时间不久，羊水未流尽，宫口开大5cm以上，或是双胎妊娠第二胎儿变为肩先露，可在全身麻醉下行内转胎位术（internal version，ICV），转为臀先露娩出。

（3）一旦出现先兆子宫破裂或子宫破裂征象，不管胎儿是否存活，都应立即行剖宫产术。术中如果发现子宫破裂口不大，不伴感染，可行子宫破裂修补术，若宫腔感染严重，则应行子宫切除术。

（4）如果胎儿已经死亡，又无先兆子宫破裂征象，且宫口已近开全，可以在全身麻醉下行断头术或毁胎术。术后应仔细检查有无软产道裂伤，防止产后出血，预防产褥感染。

七、复合先露

胎儿先露部（胎头或胎臀）伴有肢体（上肢或下肢）同时进入骨盆入口，称复合先露（compound presentation）。复合先露发生率为0.08%~0.17%，多发生于早产时。临床上以胎头与胎手的复合先露最常见。

（一）病因

由于胎先露部与骨盆腔之间有空隙，易使胎儿肢体进入骨盆而发生复合先露。腹壁松弛、临产后胎头高浮、骨盆狭窄、胎位异常、胎膜早破、早产、双胎妊娠及羊水过多等为常见原因。

（二）临床经过及对母儿的影响

只有胎手露于胎头旁，或胎足露于胎臀旁者，一般可以顺利经阴道分娩。若胎膜破裂后，上臂完全脱出，或上肢和胎头同时入盆，均应行剖宫产术。产程中可发生脐带脱垂、胎儿窘迫甚至胎死宫内、梗阻性难产，可导致子宫破裂，危及母儿的生命。

（三）诊断

产妇多因产程进展缓慢，行阴道检查时发现胎先露旁有肢体。诊断时应注意与臀先露及肩先露相鉴别。

（四）处理

当发现复合先露时，若没有头盆不称，嘱产妇取脱出肢体的对侧侧卧位，肢体多可自然缩回。如果脱出肢体与胎头已入盆，可待宫口开全后上推肢体，将其还纳，然后再经腹部加压宫底，使胎头下降，可经阴道分娩或产钳助产。如果明显头盆不称伴有胎儿窘迫征象，应尽早行剖宫产术。

（漆洪波）

第五节　肩难产

胎头娩出后，胎儿前肩被嵌顿于耻骨联合上方，用常规助产方法不能娩出胎儿双肩者称为肩难产（shoulder dystocia）。以胎头与胎体娩出时间间隔定义肩难产证据不足。其发生率因胎儿体重而异，胎儿体重为2 500~4 000g时发生率为0.3%~1%，4 000~4 500g时发生率为3%~12%，≥4 500g为8.4%~14.6%。超过50%的肩难产发生于正常体重新生儿，因此无法准确预测和预防。

一、高危因素

产前高危因素包括：① 巨大胎儿；② 肩难产史；③ 妊娠期糖尿病；④ 过期妊娠；⑤ 孕妇骨盆解剖结构异常。产时高危因素包括：① 第一产程活跃期延长；② 第二产程延长伴"乌龟征"（胎头娩出后胎头由前冲状态转为回缩）；③ 使用胎头吸引器或产钳助产。

二、对母儿的影响

1. 对母体的影响　① 产后出血和严重会阴裂伤最常见，会阴裂伤主要指会阴 I ~ IV 度裂伤；② 其他并发症包括阴道裂伤、宫颈裂伤、子宫破裂、生殖道瘘和产褥感染等并发症。

2. 对新生儿的影响　① 臂丛神经损伤最常见，其中2/3为Duchenne-Erb麻痹，由第5、6颈神经根受损引起。多数为一过性损伤。除了助产损伤外，肩难产时产妇的内在力量对胎儿不匀称的推力也是造成臂丛神经损伤的原因。② 其他并发症还包括新生儿锁骨骨折、肱骨骨折、新生儿窒息，严重时可导致新生儿颅内出血、神经系统异常，甚至死亡。

三、诊断

一旦胎头娩出后，胎颈回缩，胎儿颏部紧压会阴，胎肩娩出受阻，除外胎儿畸形，即可诊断为肩难产。

四、处理

缩短胎头-胎体娩出间隔，是新生儿能否存活的关键。应做好新生儿复苏抢救准备。

1. 请求援助和会阴切开　一旦诊断为肩难产，则应立即召集有经验的产科医师、麻醉医师、助产士和儿科医师到场援助。同时进行会阴切开或加大切口，以增加阴道内操作空间。

2. 屈大腿法（McRoberts法）　让产妇双腿极度屈曲贴近腹部，双手抱膝，减小骨盆倾斜度，使腰骶部前凹变直，骶骨位置相对后移，骶尾关节稍增宽，使嵌顿在耻骨联合上方的前肩自然松解，同时助产者适当用力向下牵引胎头而娩出前肩。

3. 耻骨上加压法　助产者在产妇耻骨联合上方触到胎儿前肩部位并向后下加压，使双肩径缩小，同时助产者轻柔牵拉胎头，两者相互配合持续加压与牵引，切忌使用暴力（图10-19）。

4. 旋肩法（Woods法）　助产者将示指、中指伸入阴道紧贴胎儿后肩的背面，将后肩向侧上旋转，助产者协助将胎头同方向旋转，当后肩逐渐旋转至前肩位置时娩出。操作时胎背在母体右侧用左手，胎背在母体左侧用右手。

经过上述方法，大多数肩难产胎儿都能娩出。

5.牵后臂娩后肩法 助产者的手沿骶骨伸入阴道，握住胎儿后上肢，使其肘关节屈曲于胸前，以洗脸的方式娩出后臂，从而协助娩出后肩。切忌抓胎儿的上臂，以免肱骨骨折。

6.四肢着地法 产妇取双手和双膝着地体位，重力作用或这种方法产生的骨盆径线的改变可能会解除胎肩嵌塞状态。在使用以上操作方法时，也可考虑使用此体位。

当以上方法均无效时，还可以采取胎头复位法（Zavanelli法）、耻骨联合切开、断锁骨法，预后可能不良，需严格掌握适应证，谨慎使用。

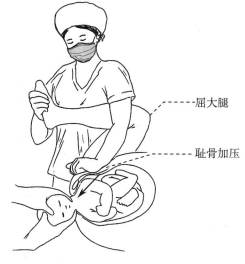

- - - - 屈大腿

- - - - 耻骨加压

▲ 图10-19 耻骨上加压法模式图

学习小结

异常分娩的常见病因为产力、产道及胎儿异常。处理应根据产力、胎儿大小与胎位、骨盆狭窄程度及头盆关系是否相称等，综合分析决定分娩方式。

产力异常包括宫缩乏力和宫缩过强两类，每类又分为协调性宫缩和不协调性宫缩。协调性宫缩乏力的处理原则是加强宫缩。不协调性宫缩乏力的处理原则是调节宫缩。协调性宫缩过强可导致急产和病理性缩复环。不协调性宫缩过强可导致强直性子宫收缩和子宫痉挛性狭窄环。

产道异常包括骨产道异常（骨盆狭窄）及软产道异常，以骨产道异常多见。分娩时应明确骨盆狭窄的类型和程度，结合产力、胎方位、胎儿大小、胎心率等进行综合判断，决定分娩方式。软产道异常包括阴道、宫颈和子宫异常及盆腔肿瘤等。

胎头在骨盆腔内旋转受阻时，可出现持续性枕横位、枕后位，胎头俯屈不良时可出现胎头高直位、面先露，另外还有前不均倾位、臀先露、肩先露等。其中，胎头高直后位、前不均倾位和面先露颏后位需行剖宫产术。完全和不完全臀先露应择期行剖宫产术，单臀先露且胎儿体重适中可阴道试产，堵臀助宫颈扩张是关键。肩先露重点在于分娩前诊断并择期行剖宫产术。

肩难产无法准确预测和预防。常见的母儿并发症包括产后出血、严重会阴裂伤、新生儿骨折及新生儿臂丛神经损伤。不能用常规助产方法娩出胎儿，建议首先采用McRoberts操作方法，避免加压宫底。经屈大腿法联合耻骨上加压及旋肩法，大多数肩难产胎儿都能娩出。

（漆洪波）

复习参考题

一、选择题

1. 初产妇，足月妊娠，规律宫缩8小时，宫口开大6cm，宫缩转弱25~30s/5~6min，2小时查宫口仍开大6cm，宫颈边软，无水肿，羊膜囊突，胎头 S 0~+1。首先应做什么处理
   - A. 人工破膜
   - B. 刮宫产术
   - C. 静脉滴注催产素
   - D. 鼓励产妇进食休息
   - E. 注射哌替啶

2. 关于不协调性宫缩乏力，正确的是
   - A. 子宫收缩极性倒置，但不影响宫口开大
   - B. 使用镇静药物效果不佳
   - C. 阻碍胎儿下降，属无效宫缩
   - D. 子宫肌肉不协调性收缩，致使宫腔内压力处于低张状态
   - E. 较少发生胎儿宫内窘迫

3. 以下条件可给予试产机会的是
   - A. 中骨盆及出口平面狭窄
   - B. 轻度头盆不称
   - C. 出口横径与后矢状径之和<15cm
   - D. 中骨盆横径狭窄
   - E. 明显头盆不称

4. 经产妇，30岁。孕足月，横位，宫口开4cm。胎心率160次/min，脐下2横指可见病理性缩复环，子宫下段压痛明显。宜采取的处理方式是
   - A. 全身麻醉下碎胎术
   - B. 剖宫产术
   - C. 全身麻醉下内倒转术
   - D. 等待其自然分娩
   - E. 肌内注射哌替啶

5. 有关肩难产下列不正确的是
   - A. 胎儿双肩阻于骨盆入口横径
   - B. 较大的胎头娩出后胎颈回缩，胎儿颏部紧压在会阴
   - C. 娩出前往往先有产程中胎头下降迟缓，产程延长
   - D. 产妇双手抱膝使双腿向上尽量屈曲，紧贴腹部有利于胎肩娩出
   - E. 易致母儿损伤

   答案：1. A；2. C；3. B；4. B；5. A

二、简答题

1. 异常分娩的常见原因是什么？
2. 产程异常的类型有哪些？
3. 协调性和不协调性宫缩乏力的区别是什么？
4. 协调性宫缩乏力时加强宫缩的方法有哪些？
5. 骨盆三个平面狭窄的分级是什么？
6. 评估骨盆大小的方法有哪些？
7. 持续性枕横位、枕后位、胎头高直位、前不均倾位、面先露和复合先露的定义分别是什么？
8. 臀先露的阴道分娩和剖宫产的指征有哪些？
9. 肩难产的处理流程是什么？

第十一章

分娩期并发症

学习目标

掌握	产后出血的病因、临床表现、诊断和处理原则；羊水栓塞的诊断和处理原则；子宫破裂的诊断和鉴别诊断；脐带异常的诊断和处理原则。
熟悉	子宫破裂的病因；脐带异常对母儿的影响。
了解	产后出血的预防；羊水栓塞的病因及病理生理；子宫破裂的处理原则和预防措施。

第一节 产后出血

产后出血（postpartum hemorrhage，PPH）是指阴道分娩胎儿娩出后24小时内出血量超过500ml，剖宫产时出血量超过1 000ml。产后出血是目前我国孕产妇死亡的首要原因，国内外文献报道发病率为1%~10%，由于临床估计的产后出血量比实际出血量低，故产后出血的实际发病率更高。产后出血导致孕产妇死亡的三要原因在于诊断和治疗的延迟，错过抢救时机。

一、产后出血的原因

产后出血的原因主要包括宫缩乏力、胎盘因素、软产道损伤和凝血功能障碍等，四种原因可合并存在，互为因果，其中以宫缩乏力最常见，还有子宫内翻等罕见因素。所有产妇都有发生产后出血的可能，但有一种或多种高危因素者更易发生。

（一）宫缩乏力

宫缩乏力是产后出血最常见的病因，占产后出血的70%，所有影响子宫肌收缩的因素均引起宫缩乏力性出血。常见原因包括以下几种。

1. **全身因素** 产妇精神过度紧张、过度疲劳、合并急慢性全身性疾病等。

2. **产科因素** 妊娠期高血压疾病、胎盘早剥、严重贫血、子宫胎盘卒中、宫腔感染等导致子宫肌层水肿或渗血，影响肌纤维收缩力；前置胎盘附着于子宫下段的血窦不易关闭等。急产、产程延长或滞产、试产失败等也可引起宫缩乏力。

3. **子宫因素** 子宫过度膨胀，肌纤维过度伸展，如双胎妊娠、巨大胎儿、羊水过多；子宫畸形或合并子宫肌瘤时子宫平滑肌纤维发育不良。

4. 药物因素　临产后过多使用麻醉剂、镇静剂或子宫收缩抑制剂等。

（二）胎盘因素

1. 胎盘剥离不全　由于部分胎盘尚未剥离，影响宫缩，剥离面血窦开放引起出血不止。

2. 胎盘嵌顿　宫颈内口附近子宫肌痉挛性收缩形成狭窄环，使已全部剥离的胎盘嵌顿于宫腔内，影响宫缩导致出血。

3. 胎盘粘连或胎盘植入　胎盘粘连是指胎盘全部或部分粘连于子宫壁不能自行剥离者，胎盘绒毛附着于子宫肌层表面；胎盘植入是指胎盘绒毛侵入子宫肌层。常见原因包括多次人工流产、宫腔感染、原发性蜕膜发育不良等。部分性胎盘粘连或胎盘植入表现为胎盘部分剥离，导致宫缩不良；完全性胎盘粘连或胎盘植入可因胎盘未剥离而无出血。

4. 胎盘、胎膜部分残留　胎盘、胎膜残留于宫腔影响宫缩而出血。

（三）软产道损伤

产力过强、产程进展过快、胎儿过大、接产时未保护好会阴或阴道助产操作不当等均可引起会阴、阴道、宫颈裂伤，严重裂伤可达阴道穹隆、子宫下段，甚至盆壁，形成腹膜后血肿或阔韧带内血肿。过早行会阴后-侧切开术也可引起失血过多。

（四）凝血功能障碍

任何原发或继发的凝血功能障碍均可引起产后出血。包括：① 血液系统疾病（遗传性凝血功能疾病、再生障碍性贫血、血小板减少症等）；② 肝脏疾病（重型肝炎、妊娠急性脂肪肝等）；③ 其他如羊水栓塞、胎盘早剥、死胎滞留时间长、重度子痫前期等引起弥散性血管内凝血（disseminated intravascular coagulation，DIC）而导致产后大出血。

二、临床表现

产后出血主要表现为胎儿娩出后阴道大量出血，继发失血性休克、贫血及感染等相应症状。

（一）阴道流血

大量出血易于诊断，胎儿娩出后立即发生阴道流血、色鲜红，考虑多为软产道损伤；胎儿娩出后数分钟胎盘未娩出，出现阴道流血、色暗红，考虑为胎盘因素；胎盘娩出后阴道大量出血，考虑为宫缩乏力或合并胎盘、胎膜残留；胎儿、胎盘娩出后阴道持续出血且为不凝血，考虑为凝血功能障碍；阴道流血不多但伴阴道疼痛及失血相关症状，考虑产道血肿。

（二）失血性休克

表现为烦躁、皮肤苍白湿冷、脉搏细数、血压下降等。

三、产后出血的诊断

诊断产后出血的关键在于对出血量的准确测量和估计，低估可能丧失抢救时机。突然大量产后出血易受到重视且被早期诊断，而缓慢、持续的少量出血和血肿易被忽视。

（一）失血量的测量

临床常用的估计失血量的方法有以下几种。

1. 称重法或容积法 这是理论上最准确的估计产后出血量的方法，应作为首选。需注意的是，由于往往无法完全收集产后出血而导致估计不准确，尤其是低估可能导致严重后果。

2. 休克指数法 休克指数（shock index，SI）＝心率/收缩压（mmHg，1mmHg＝0.133kPa），SI对应的估计出血量见表11–1。SI法强调重点关注产妇的生命体征，尤其是在称重法或容积法不能准确估计出血量的情况下，SI法显得尤为重要，能够作为判断出血严重程度的重要指标。

▼ 表11–1 休克指数与估计失血量

休克指数	估计失血量/ml	估计失血量占血容量的比例/%
<0.9	<500	<20
1.0	1 000	20
1.5	1 500	30
≥2.0	≥2 500	≥50

3. 血红蛋白含量测定 血红蛋白每下降10g/L，失血400~500ml。但是在产后出血早期，由于血液浓缩，血红蛋白值常不能准确反映实际出血量。

4. 通过临床表现估计失血量 见表11–2。

▼ 表11–2 临床表现与估计失血量

失血量占血容量比例/%	脉搏/（次·min⁻¹）	呼吸/（次·min⁻¹）	收缩压/mmHg	脉压/mmHg	毛细血管再充盈速度	尿量/（ml·h⁻¹）	中枢神经系统症状
<20	正常	14~20	正常	正常	正常	>30	正常
20~30	>100	>20~≤30	稍下降	偏低	延迟	20~30	不安
31~40	>120	>30~≤40	下降	低	延迟	<20	烦躁
>40	>140	>40	显著下降	低	缺少	0	嗜睡或昏迷

需要强调的是，临床工作中，任何单一方法估计出血量都存在一定的缺陷，容易低估出血量，可以采用多种方法综合评估失血情况。另外，出血速度也是反映病情轻重的重要指标。重症产后出血情况包括：出血速度>150ml/min，3小时内出血量超过总血容量的50%，24小时内出血量超过总血容量。

（二）产后出血原因的诊断

根据阴道流血发生的时间、量、颜色，以及与胎儿、胎盘娩出时间的关系来判断。

1. 宫缩乏力 正常产后子宫缩成球状，质硬，轮廓清楚，宫底平脐或脐下一横指；若宫缩乏力，子宫质软，轮廓不清，阴道流血多，经按摩子宫及使用强效子宫收缩药后可使子宫变硬，阴道流血减少或停止即可诊断。

2. 胎盘因素　胎儿娩出后10分钟内胎盘未娩出，并伴有大量阴道流血，应考虑胎盘滞留、胎盘部分粘连或植入。胎盘娩出后必须常规检查胎盘，胎膜是否完整，确定有无残留。胎盘胎儿面如有断裂血管，应考虑副胎盘可能。

3. 软产道损伤　胎盘娩出后应常规检查软产道，包括宫颈、阴道、会阴及阴道壁。阴道、会阴裂伤按损伤程度分为三度：Ⅰ度裂伤是指会阴部皮肤及阴道入口黏膜撕裂，出血不多；Ⅱ度裂伤是指裂伤达到会阴体筋膜及肌层，累及阴道后壁黏膜，严重者阴道后壁两侧沟向上撕裂，出血较多；Ⅲ度裂伤是指裂伤向会阴深部扩展，肛门外括约肌断裂，直肠黏膜尚完整；Ⅳ度裂伤指肛门、直肠和阴道完全贯通，直肠肠腔外露，组织损伤严重。

4. 凝血功能障碍　产妇持续阴道流血、血液不凝、全身多部位出血，结合血小板计数、凝血功能等检测可作出诊断。

四、产后出血的处理

产后出血处理强调"四早原则"——尽早呼救及团队抢救、尽早综合评估及动态监测、尽早针对病因止血和尽早容量复苏及成分输血，避免错过抢救时机而导致孕产妇发生严重并发症甚至死亡。

（一）尽早呼救及团队抢救

一旦发生产后出血，应该尽早呼救，包括向有经验的助产士、上级产科医师等求助，启动产后出血抢救流程；发生严重产后出血时，及时组建多学科抢救团队。

（二）尽早综合评估及动态监测

产后出血抢救过程中要尽早进行全面的动态监测和评估，除了准确估计出血量之外，强调对生命体征的严密监测。

（三）尽早针对病因止血

快速寻找并确定产后出血的原因，进行针对性的止血治疗，是控制产后出血的关键。

1. 宫缩乏力的处理　首先建立静脉通道，加强宫缩，排空膀胱，同时采用以下几种方法。

（1）按摩或按压子宫：简单有效，可一手置于宫底部，拇指在前壁，其余4指在后壁，均匀有节律地按摩宫底。也可采用双合诊按压子宫，即一手在阴道前穹隆顶住子宫前壁，另有一手在腹部按压子宫后壁，见图11-1。

（2）使用子宫收缩药

1）缩宫素：是预防和治疗产后出血的一线用药。预防产后出血的推荐用法为头位胎儿胎肩

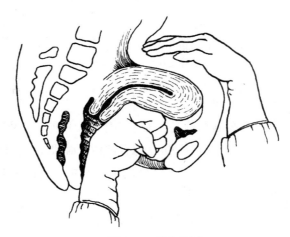

▲ 图11-1　子宫按压

娩出后、多胎妊娠最后一个胎儿娩出后给予缩宫素10U肌内注射或5~10U稀释后静脉滴注。治疗产后出血的常规用法为10U肌内注射、子宫肌层或宫颈注射，继以10~20U加入500ml晶体溶液中稀释后250ml/h静脉滴注，静脉滴注能立即起效，但半衰期短，故需持续静脉滴注，24小时总量控制在60U内，以免发生水钠潴留及心血管不良反应。此外，现国内外也使用长效缩宫素，其优点在于半衰期长，使用方便，主要用于剖宫产术后预防产后出血。

2）麦角新碱及前列腺素类药物：常见麦角新碱0.2mg或卡前列素氨丁三醇250μg深部肌内注射或子宫肌层注射，必要时重复，或米索前列醇400μg或600μg口服（仅在缺乏缩宫素和其他子宫收缩药的医疗资源匮乏地区作为预防产后出血的药物），或卡前列甲酯栓1mg置于阴道后穹隆。

（3）宫腔填塞：这是治疗宫缩乏力性产后出血有效的非手术方法，在子宫收缩药治疗效果不佳时可使用，但需排除宫腔妊娠组织残留和子宫破裂。胎盘因素导致的产后出血，在清除宫腔内残留胎盘组织后，若出血不能控制，也可以考虑宫腔填塞止血。宫腔填塞有水囊填塞和纱条填塞两种方法，阴道分娩后选择水囊填塞，剖宫产术中可选用水囊或纱条填塞。纱条填塞注意自宫底及两侧角向宫腔填塞，不留空隙，以达到压迫止血的目的。24~48小时自阴道取出纱布条，取出前应先建立静脉通道使用子宫收缩药。宫腔填塞纱布条后应密切观察产妇生命体征、宫高和子宫大小，防止因填塞不紧，宫腔内继续出血而阴道不出血的止血假象，同时应注意有无感染征象，如明显的宫体压痛、发热、血象居高不下等。

（4）手术治疗：在上述处理效果不佳时，可根据产妇情况和医师的熟练程度选用下列手术方法。

1）子宫压迫式缝合：适用于宫缩乏力、胎盘因素和凝血功能异常，经手法按摩和子宫收缩药治疗无效并有可能切除子宫的患者。目前最常用的是B-Lynch缝合（图11-2），B-Lynch缝合术后并发症的报道较为罕见，但有感染和组织坏死的可能。

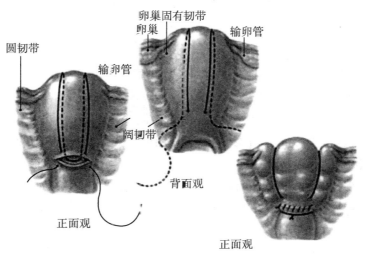

▲ 图11-2　B-Lynch缝合

2）血管结扎：以上治疗无效时，可行子宫动脉上、下行支结扎，必要时行髂内动脉结扎及卵巢动脉结扎术。髂内动脉结扎术操作困难，需要对盆底手术熟练的妇产科医师操作。

3）经导管动脉栓塞术（transcatheter arterial embolization，TAE）：在放射科医师协助下，行股动脉穿刺插入导管，注射明胶海绵颗粒，使髂内动脉栓塞从而达到止血目的。适用于生命体征稳定的产妇。

相关链接 | 经导管动脉栓塞术（TAE）是介入放射学最重要的基本技术之一，TAE在介入放射学中的作用如同结扎术和切除术在外科的作用一样重要。TAE是指在数字减影血管造影（digital subtraction angiography，DSA）下，将某种物质通过导管注入血管内，而使之阻塞以达预期治疗目的。该技术具有微创性、可重复性强、定位准确、疗效高、见效快、并发症发生率低等优点，使得栓塞的准确性和可控性大大增强，成为重要的临床治疗方法。TAE于20世纪80年代引入我国，是我国最早应用于临床的介入治疗技术，目前已被用于多种疾病的治疗。TAE用于产后出血创伤小、止血彻底，是治疗该病的有效方法。

4）子宫切除术：在各种止血措施无明显效果时，为挽救产妇生命应果断行子宫次全切除术或子宫全切术。

2. 胎盘因素　胎盘、胎膜残留者用手或器械清理。若为胎盘滞留，一只手按摩使子宫收缩，另一只手轻轻牵拉脐带协助胎盘娩出。胎盘剥离不全或粘连伴阴道流血者，应行人工剥离胎盘术。徒手剥离胎盘时发现胎盘与子宫壁的关系紧密，难以剥离，牵拉脐带时如果出现子宫壁与胎盘一起内陷，则可能为胎盘植入，应立即停止剥离；若出血不多，可保守治疗，若出血多，应考虑行子宫切除术。胎盘嵌顿者，可在静脉全身麻醉下，待子宫狭窄环松解后，用手取出胎盘。

3. 软产道损伤

（1）宫颈裂伤：疑为宫颈裂伤时应在消毒后暴露宫颈，用两把卵圆钳并排钳夹宫颈前唇并向阴道口方向牵拉，沿宫颈一周逐步移动卵圆钳，直视下观察宫颈情况，若裂伤浅且无明显出血，可不予缝合，若裂伤深且出血多，应用可吸收缝线缝合。缝合时第一针应从裂口顶端稍上方开始，最后一针应距宫颈外侧端0.5cm处止，以减少日后发生宫颈口狭窄的可能。若裂伤累及子宫下段经阴道难以修补时，可开腹行裂伤修补术。

（2）阴道及会阴裂伤：缝合时应注意缝至裂伤顶部，避免遗留无效腔，也要避免缝线穿过直肠，缝合要达到组织对合好及止血的效果。严重的阴道裂伤、Ⅲ～Ⅳ度会阴裂伤及困难血肿清除需由经验丰富的医师进行手术。

4. 凝血功能障碍　一旦发生凝血功能障碍，尤其是DIC，应迅速补充相应的凝血因子，包括血小板、新鲜冰冻血浆、冷沉淀及纤维蛋白原等，补充凝血因子的主要目标是维持PT及APTT均<1.5倍平均值，并维持纤维蛋白原水平在2g/L以上。

（四）尽早容量复苏及成分输血

产后出血者一旦发生休克，死亡风险将大幅度增加。容量复苏是维持休克产妇的循环血容量，保证重要器官灌注，避免孕产妇死亡的关键。成分输血的目的在于增加携氧能力和补充丢失的凝血因子。应结合临床实际情况掌握好输血的指征，既要做到输血及时、合理，又要做到尽量减少不必要的输血及其带来的相关不良结局。

五、产后出血的预防

（一）重视孕期保健

包括纠正贫血、营养指导、体重管理，对高危妊娠者应于分娩前转诊到有输血和抢救条件的医院。

（二）识别高危孕妇，积极处理第三产程

第三产程积极干预能有效减少产后出血量。主要的干预措施包括：① 预防性使用子宫收缩药，是预防产后出血最重要的常规推荐措施。② 延迟钳夹脐带和控制性牵拉脐带，胎儿娩出后1~3分钟钳夹脐带对胎儿更有利，应常规推荐，仅在胎儿窒息需要及时娩出并抢救的情况下才考虑娩出后立即钳夹并切断脐带。控制性牵拉脐带以协助胎盘娩出并非预防产后出血的必要手段，仅在助产者熟悉牵拉方法且认为确有必要时选择性使用。③ 预防性子宫按摩，预防性使用子宫收缩药后，不推荐常规进行预防性子宫按摩来预防产后出血。但是，助产者应在产后常规触摸宫底，了解宫缩情况，以及时发现宫缩乏力。此外，胎盘娩出后应仔细检查胎盘、胎膜是否完整，有无副胎盘、有无产道损伤，发现问题及时处理。

（三）加强产后管理

产后2小时是发生产后出血的高危时段，密切观察宫缩情况、出血量及生命体征，有异常情况及时处理，尽早排空膀胱。早期哺乳可刺激宫缩，减少阴道流血量。

（何国琳）

第二节　羊水栓塞

【临床病例11-1】

孕妇因宫口开大3cm进入产房待产，产程进展顺利，4小时后宫口开全，先露+2，羊水清，宫缩30s/1~2min，宫缩强。患者出现烦躁不安、呼吸困难、面色青紫，胎儿心率即刻骤减，测产妇血压低至72/44mmHg。立即产钳助产缩短第二产程，13分钟后新生儿娩出，1分钟后胎盘娩出，产妇出现大量阴道流血，血不凝。该产妇考虑何种疾病，下一步该如何处理？

羊水栓塞（amniotic fluid embolism,AFE）是产科特有的罕见并发症，其临床特点为起病急骤、病情凶险、难以预测，可导致母儿残疾甚至死亡等严重的不良结局。在全球范围内AFE的发病率和死亡率有很大差异，根据现有的报道，AFE发病率为（1.9~7.7）/10万，死亡率为19%~86%。

一、病因

病因不明，可能与下列因素有关。

已报道的AFE的危险因素包括以下情况：当母胎连接之间有羊水成分的交换时，发病的可能性更大，如手术产（剖宫产术或阴道器械助产）、前置胎盘、胎盘植入及胎盘早剥。引产和AFE之间的关联还尚有争议。子宫张力（低或高）的异常在AFE病例中常有报道，通常可能是由于产妇休克及缺氧伴大量儿茶酚胺释放导致子宫灌注不足的结果，但不是AFE的病因。

其他可能的危险因素包括宫颈裂伤、子宫破裂、子痫、羊水过多及多胎妊娠。社会人口危险因素，如母亲年龄和种族/族裔因素等也有报道。但是，由于AFE罕见且不可预测，没有任何一个危险因素能充分判断AFE。

二、病理

临床研究和动物实验证据显示，在母体血液循环中发现羊水有形成分与AFE的发病并没有直接的联系。AFE的发病机制尚不明确。通常认为，当母胎屏障发生破坏时，羊水成分进入母体循环，一方面引起机械性的阻塞，另一方面主要是引起母体对胎儿抗原和羊水成分发生免疫反应，当胎儿的异体抗原激活敏感的母体致炎介质，发生炎症、免疫等"瀑布样"级联反应，从而产生类似全身炎症反应综合征（systemic inflammatory response syndrome，SIRS）的一系列表现，引起肺动脉高压、肺水肿、严重低氧血症、呼吸衰竭、循环衰竭、心搏骤停及孕产妇严重出血、DIC、多器官功能衰竭等一系列表现；在这个过程中，补体系统的活化可能发挥着重要的作用。

三、临床表现

AFE的临床表现通常都来势迅猛。有70%发生在产程中，11%发生在阴道分娩后，19%发生在剖宫产术中及术后。通常在分娩过程中或产后立即发生，大多发生在分娩前2小时及胎盘娩出后30分钟之内。有极少部分发生在妊娠中期引产、羊膜腔穿刺术中和外伤时。

AFE的典型表现是产时、产后突然出现低氧血症、低血压（血压与失血量不符合）和凝血功能障碍。

1. 前驱症状　30%~40%的AFE患者会出现非特异性的前驱症状，主要表现为呼吸急促、胸痛、憋气、寒战、呛咳、头晕、心慌、恶心、呕吐、乏力、麻木、针刺样感觉、焦虑、烦躁、精神状态的改变及濒死感等，临床上需重视这些前驱症状。

AFE如在胎儿娩出前发生，电子胎心监护可显示胎心减速，胎心率基线变异消失等异常，严重的胎儿心动过缓可为AFE的首发表现。

2. 呼吸、循环功能衰竭　出现突发呼吸困难和/或口唇发绀、血氧饱和度下降、肺底部较早出现湿啰音、插管患者潮气末二氧化碳分压测不出；心动过速、低血压休克、抽搐、意识丧失或昏迷，心电图可表现为右心负荷增加等。病情严重者，可出现心室颤动、无脉性室性心动过速及心搏骤停，于数分钟内猝死。

3. 凝血功能障碍　大部分AFE患者存在DIC，发生率高达83%以上，且可为AFE的首发表现。表现为胎儿娩出后无原因的、即刻大量产后出血，且为不凝血，以及全身皮肤和黏膜出血、血尿、消化道出血、手术切口及静脉穿刺点出血等DIC表现。

4. 急性肾衰竭等器官功能受损　本病全身脏器均可受损，除心肺功能衰竭及凝血功能障碍外，中枢神经系统和肾脏是最常受损的系统和器官，存活的患者可出现中枢神经系统功能受损和肾衰竭的表现。

四、诊断

目前尚无国际统一的AFE诊断标准和有效的实验室诊断依据，典型的AFE的诊断标准为（需全部满足以下5条）：① 急性发生的低血压或心脏骤停；② 急性的低氧血症，表现为呼吸困难、发绀或呼吸停止；③ 凝血功能障碍，有血管内凝血因子消耗或纤溶亢进的实验室证据，或临床上表现为严重出血，但是无其他原因可以解释；④ 上述症状发生在分娩、剖宫产术、刮宫术或产后短时间内（多数发生在产后30分钟内）；⑤ 对于出现的症状和体征不能用其他疾病来解释。

有很多临床表现并不是如此"典型"，当其他原因不能解释的急性孕产妇心、肺功能衰竭伴以下一种或几种情况者，包括低血压、心律失常、呼吸短促、抽搐、急性胎儿窘迫、心搏骤停、凝血功能障碍、孕产妇出血、前驱症状（乏力、麻木、烦躁、针刺感等），可以考虑为AFE。

AFE是临床诊断，母血中找到胎儿或羊水成分不是诊断的必需依据。不具备AFE临床特点的产妇，仅依据实验室检查不能得出AFE的诊断。对于疑似病例，可以先急救治疗，随后确认诊断。

血常规、凝血功能、血气分析、心肌酶谱、心电图、X线胸片、经食管超声心动图（transesophageal echocardiography，TEE）、血栓弹力图、血流动力学监测等有助于AFE的诊断、病情的监测及治疗。

五、鉴别诊断

AFE的诊断主要强调细致、全面的排他性诊断。排除引起心力衰竭、呼吸衰竭、循环衰竭的疾病，其中包括肺栓塞、空气栓塞、心肌梗死、心律失常、围产期心肌病、主动脉夹层、脑血管意外、药物性过敏反应、输血反应、麻醉并发症（全身麻醉或高位硬膜外阻滞）、子宫破裂、胎盘早剥、子痫、脓毒症等。

AFE需特别注意与严重产后出血引起的凝血功能异常相鉴别：原因不明的严重宫缩乏力对缩宫素无反应、产后出血不凝或先凝后不凝、出血不多很早出现血压下降或很早出现DIC或深度昏迷不醒、抽搐后深度昏迷、血尿不能用其他原因解释、抽血化验血液很快凝固、有纤维蛋白原和血小板消耗的证据时，高度怀疑AFE的诊断。而宫缩乏力性出血引起的低血容量休克及消耗或稀释性凝血功能异常、持续出血和低血容量的情况下突发心血管衰竭引起的轻微凝血功能异常不能归因于AFE。

六、处理

一旦怀疑AFE，立即按AFE急救，分秒必争。推荐多学科协作参与AFE患者的抢救处理，包括麻醉科、呼吸科、心血管、重症监护、母胎医学及新生儿科等。及时、有效的多学科合作对孕产妇抢救成功及改善患者预后至关重要。

AFE的治疗主要采取生命支持、对症治疗和保护器官功能，包括增加氧合、保证心排血量和血压稳定、纠正凝血功能障碍、器官功能受损的对症支持治疗等。高质量的心肺复苏和纠正DIC至关重要。

（一）呼吸支持治疗

立即保持气道通畅，充分给氧，尽早保持良好的通气状况是成功的关键，包括面罩给氧、无创面罩或气管插管辅助呼吸等。

（二）迅速、全面地监测

立即进行严密监测，全面地监测应贯穿于抢救整个过程的始终，包括血压、呼吸、心率、血氧饱和度、心电图、中心静脉压、心排血量、动脉血气等。经食管超声心动图和肺动脉导管可以作为血流动力学监测的有效手段。

（三）循环支持治疗

根据血流动力学状态，在AFE的初始治疗中使用血管活性药物和心脏正性肌力药物，以保证心排血量和血压稳定，应避免过度输液。

（1）应用去甲肾上腺素和正性肌力药物维持血流动力学稳定：AFE初始阶段主要表现为右心衰竭，心脏超声检查可提供有价值的信息。针对低血压，应使用去甲肾上腺素或血管升压素等药物维持血压。多巴酚丁胺、磷酸二酯酶抑制剂（米力农）兼具强心、扩张肺动脉的作用，是治疗的首选药物。

（2）解除肺动脉高压：使用前列环素、西地那非、一氧化氮（nitric oxide，NO）及内皮素受体拮抗剂等特异性舒张肺血管平滑肌的药物。也可考虑给予盐酸罂粟碱、阿托品、氨茶碱、酚妥拉明等药物。

（3）液体复苏：以晶体溶液为基础，在循环支持治疗时一定要注意限制液体入量，否则很容易引发左心衰竭、肺水肿，而且肺水肿也是治疗后期发生严重感染、脓毒症的诱因之一。

（4）糖皮质激素的应用：糖皮质激素用于治疗AFE存在争议。基于临床实践的经验，尽早使用大剂量糖皮质激素可能有益。氢化可的松 500~1 000mg/d，静脉滴注；或甲泼尼龙80~160mg/d，静脉滴注；或地塞米松20mg静脉推注，然后再给予20mg静脉滴注。

（5）推荐当患者出现AFE相关的心搏骤停时，应即刻进行标准的基础心脏生命支持（basic cardiac life support，BCLS）和高级心脏生命支持（advanced cardiac life support，ACLS）等高质量心肺复苏。孕龄超过23周者立即进行心肺复苏的同时准备紧急剖宫产术，如果心肺复苏4分钟后仍无自主心跳可考虑行紧急剖宫产。必须根据抢救现场的具体情况作出最佳决策。

（6）新的循环支持策略：AFE发生后，对于血管活性药物无效的顽固性休克孕产妇，进行有创性血流动力学支持可能有益。体外膜肺氧合（extracorporeal membrane oxygenation，ECMO）和主动脉内球囊反搏等策略已经在多个病例报道中被证明是有效的。因此，在初步复苏干预无反应的情况下，可考虑上述有创性支持方法。

（四）处理凝血功能障碍

AFE循环衰竭会引起凝血功能异常，推荐早期评估患者凝血功能。AFE引发的产后出血、DIC往往比较严重，应积极处理，快速补充红细胞和凝血因子至关重要，尤其需要注意补充纤维蛋白原，同时进行抗纤溶治疗，如静脉输注氨甲环酸等。早期即按大量输血方案（mass transfusion protocol，MTP）进行输血治疗可使抢救更有效。

患者出现宫缩乏力表现时，需要积极治疗，必要时应用子宫收缩药。阴道分娩者要注意检查是否存在宫颈和阴道等产道裂伤。

临床上肝素治疗AFE DIC的争议很大。鉴于DIC早期高凝状态难以把握，使用肝素治疗弊大于利，因此不推荐常规肝素治疗，除非有早期高凝状态的依据。

（五）产科处理

若AFE发生在胎儿娩出前，抢救孕妇的同时应及时终止妊娠，行阴道助产或短时间内行剖宫产术。子宫切除不是治疗AFE的必要措施，不应实施预防性子宫切除术。当产后出血难以控制，危及产妇生命时，果断、快速地切除子宫是必要的。

（六）器官功能支持与保护

抢救成功后往往发生急性肾衰竭、急性呼吸窘迫综合征（acute respiratory distress syndrome，ARDS）、缺血缺氧性脑损伤在内的多器官功能衰竭及重症脓毒症等。应根据患者临床表现给予相应的对症支持治疗，包括神经系统保护、亚低温治疗、稳定血流动力学、血氧饱和度和血糖维持、肝脏功能的支持、血液透析和/或滤过的应用、积极防治感染、胃肠功能维护、微循环的监测与改善、免疫调节和抗氧化治疗等。

（何国琳）

第三节　子宫破裂

子宫破裂（uterine rupture）是指在分娩期或妊娠晚期子宫体部或子宫下段肌层连续性中断，是一种严重威胁母儿生命安全的围产期并发症，国外报道总体发病率为（0.5~3）/万人。

一、病因

（一）子宫手术史

子宫手术史是近年来导致子宫破裂的常见原因，剖宫产或妇科手术造成的子宫瘢痕，如子宫肌瘤或子宫腺肌瘤切除术后、输卵管间质部或宫角切除术后、子宫成形术后等，当宫内压力增高，可使瘢痕发生断裂，造成子宫破裂。既往有剖宫产史的瘢痕子宫试产是子宫破裂最重要的危险因素，妇科手术瘢痕子宫破裂可发生在妊娠中晚期和临产后的任何阶段，其中产程中发生子宫破裂的概率明显增加。

（二）梗阻性难产

梗阻性难产是非瘢痕子宫破裂的首要原因，常见因素为头盆不称和头位难产。包括骨盆狭窄、头盆不称、软产道阻塞、胎位异常、巨大胎儿、胎儿畸形等，因胎先露下降受阻、子宫强烈收缩使子宫下段过分伸展变薄发生子宫破裂。

（三）缩宫素使用不当

缩宫素使用不当或子宫对缩宫素过于敏感，均可引起宫缩过强，加之胎先露下降受阻时，易导致子宫破裂。

（四）产科手术损伤

多发生于不适当或粗暴的阴道助产手术（如宫口未开全行产钳或臀牵引术），常可发生宫颈撕裂，严重时可波及子宫下段。忽略性肩先露强行内倒转术操作不慎，或强行剥离植入胎盘。

二、临床表现

子宫破裂可发生在分娩期和妊娠晚期，根据其破裂程度分为完全性破裂和不完全性破裂。子宫破裂通常有先兆子宫破裂和子宫破裂两个渐进的阶段。典型的临床表现为病理性缩复环、子宫压痛及血尿，腹腔游离液体。

（一）先兆子宫破裂

多见于产程过长者，当胎儿先露部下降受阻时，强有力的阵缩使子宫下段逐渐变薄而宫体更加增厚变短，两者间形成明显的环状凹陷，此凹陷随产程进展而逐渐上升达脐或脐部以上，称为病理性缩复环（pathologic retraction ring）（图11-3）。临床表现：① 子宫下段膨隆，压痛明显，常见病理性缩复环；② 产妇下腹剧痛难忍，烦躁不安，心率、呼吸加快；③ 膀胱受压充血，出现血尿，排尿困难；④ 子宫过频收缩，胎儿供血受阻，胎心音改变或听不清。若不立即处理，子宫将很快在病理性缩复环处及其下方发生破裂。

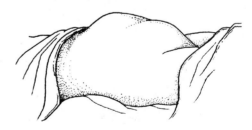

▲ 图11-3 先兆子宫破裂时腹部外观

（二）子宫破裂

1. 完全性子宫破裂 子宫肌壁全层破裂，宫腔与腹腔相通。子宫完全破裂常发生于瞬间，产妇突感撕裂状剧烈腹痛，随之子宫阵缩消失，疼痛可缓解，但随着血液、羊水及胎儿进入腹腔，腹痛又呈持续性加重；同时孕妇出现脉搏细数，呼吸急促，血压下降，面色苍白等休克征象。检查：全腹压痛及反跳痛，在腹壁下可清楚扪及胎体，胎心、胎动消失，子宫缩小位于胎儿侧方。阴道检查：可有鲜血流出，胎先露部上升（胎儿进入腹腔内），扩张的宫口可回缩。子宫体部瘢痕破裂，多为完全破裂，其先兆子宫破裂征象不明显。

2. 不完全性子宫破裂 指子宫肌层全部或部分破裂，浆膜层完整，宫腔与腹腔不相通，胎儿及其附属物仍在宫腔内，多见于子宫下段剖宫产切口瘢痕裂开，不完全破裂时腹痛等症状和体征不明显，仅在子宫不完全破裂处有压痛，若破裂累及子宫动脉，可导致急性大出血，若破裂发生在子宫侧壁阔韧带两叶之间，可形成阔韧带内血肿，此时在宫体一侧可触及逐渐增大且有压痛的包块。胎心多不规则。

三、诊断

典型的子宫破裂，根据病史、临床表现，容易诊断，无症状或临床表现不典型者，诊断有一定困难。先兆子宫破裂临床表现为病理性缩复环、子宫压痛和血尿。但子宫瘢痕破裂的症状不明显，由于瘢痕裂口逐渐扩大，腹痛症状多逐渐加重，不一定出现典型的撕裂样剧痛。根据前次手术史、子宫下段压痛、胎心改变、阴道流血、先露部上升、宫口缩小等均可诊断。超声检查可协助确定破口部位、胎儿与子宫的关系。

四、鉴别诊断

胎盘早剥：起病急，表现为剧烈腹痛、胎心变化、出血性休克等，可与先兆子宫破裂混淆。但胎盘早剥多有妊娠期高血压疾病的病史或外伤史，腹部检查子宫呈硬板状，宫缩间歇期子宫不变软，超声检查见胎盘后血肿声像有助于明确诊断。

五、处理

（一）先兆子宫破裂

立即采取措施抑制宫缩：可给予吸入或静脉全身麻醉，肌内注射哌替啶等，并给予产妇吸氧，立即备血的同时，尽快行剖宫产，防止子宫破裂。

（二）子宫破裂

一旦确诊，无论胎儿是否存活，均应在积极抢救休克的同时，尽快手术治疗，力求简单、迅速，达到止血的目的。根据子宫破裂的程度与部位，手术距离发生破裂的时间长短，以及有无严重感染而确定不同的手术方式。

六、预防

子宫破裂严重危及母儿生命，但绝大多数子宫破裂是可以避免的。

（一）加强计划生育

避免多次人工流产，减少多产。

（二）加强产前检查

有剖宫产手术史及子宫肌瘤切除病史的瘢痕子宫患者或有产道异常等高危因素者，根据产科情况及前次手术经过决定分娩方式。

（三）提高产科诊治质量

① 严密观察产程，严格掌握应用缩宫素的指征、用法及用量，专人守护；② 瘢痕子宫、产道

异常的产妇试产，或古典式剖宫产术，放宽剖宫产术的指征；③ 掌握阴道助产的指征，尽量避免损伤性大的阴道助产及操作如中高位产钳、宫口未开全时助产，避免胎盘植入时强行手取胎盘等。

（何国琳）

第四节　脐带异常

一、脐带长度异常

脐带正常长度为30~100cm，平均长度为55cm。

（一）脐带过短

脐带的安全长度须超过从胎盘附着处达母体外阴的距离。若胎盘附着于宫底，脐带长度至少32cm方能正常分娩，故认为脐带短于30cm为脐带过短。分娩前常无临床征象，临产后可因胎先露下降，脐带被牵拉过紧致使胎儿血液循环受阻，胎儿缺氧，严重者可致胎盘早剥。脐带过短还可使胎先露下降受阻，引起产程延长。

（二）脐带过长

脐带长度超过100cm称脐带过长，过长的脐带易造成绕颈、绕体、打结、脱垂或脐带受压。

二、脐带先露与脐带脱垂

脐带先露（presentation of umbilical cord）又称隐性脐带脱垂，指胎膜未破时脐带位于胎先露部前方或一侧。当胎膜破裂，脐带脱出宫颈口外，降至阴道内，甚至显露于外阴部，称脐带脱垂（prolapse of umbilical cord）（图11-4）。脐带脱垂是危及胎儿生命最严重的急症。

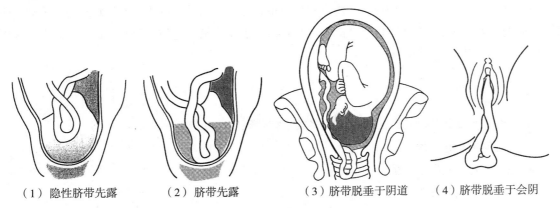

（1）隐性脐带先露　　（2）脐带先露　　（3）脐带脱垂于阴道　　（4）脐带脱垂于会阴

▲ 图11-4　脐带脱垂和脐带先露

（一）脐带脱垂的病因

易发生在胎先露部尚未衔接时，包括：① 头盆不称；② 胎位异常；③ 脐带过长或附着异常；④ 羊水过多；⑤ 低置胎盘等。

（二）对母儿的影响

1. 对产妇的影响　增加剖宫产率及手术助产率。

2. 对胎儿的影响　发生在胎先露部尚未衔接、胎膜未破时，脐带先露可在宫缩时因胎先露部下降，脐带一过性受压导致胎心率异常；若胎先露部已衔接、胎膜已破，脐带持续受压于胎儿先露部与骨盆之间，引起胎儿缺氧，胎心率异常。严重者胎死宫内。

（三）诊断

有脐带脱垂高危因素时需提高警惕。若胎膜未破，在胎动、宫缩后胎心率突然变慢，改变体位、上推胎先露部或抬高臀部后迅速恢复正常，考虑有脐带先露可能，临产后应严密监测胎心。胎膜已破一旦出现胎心率异常，应立即行阴道检查，了解有无脐带脱垂和脐血管搏动。在胎先露部旁或阴道内触及脐带，或脐带脱出阴道外，即可确诊。超声检查或彩色多普勒超声有助于诊断。

（四）治疗

1. 脐带先露　经产妇、胎膜未破、宫缩良好者，取臀高头低位，密切观察胎心，待胎头衔接，宫口逐渐扩张，胎心保持良好时，可经阴道分娩。初产妇、足先露或肩先露者应行剖宫产。

2. 脐带脱垂　一旦发现脐带脱垂，胎心尚好，胎儿存活，则应尽快娩出胎儿。

（1）宫口开全、胎先露在 +2 及以下者　应立即行产钳助产术或胎头牵引术；臀先露者应行臀助产术，有困难者或初产妇，应行剖宫产术。

（2）宫口未开全：产妇立即取臀高头低位，将右手置于阴道，上推胎儿先露部，减轻对脐带的压迫，并立即行剖宫产术，在手术开始前不要将置于阴道的操作手取出。

（五）预防

对胎膜早破、先露部尚未固定的产妇应嘱其卧床休息，严禁自由走动，并严密观察产妇，监测胎心、胎动。对临产后胎先露部未入盆者，尽量不做或少做肛门检查及阴道检查。必须行人工破膜者，尽量采取高位小孔人工破膜，以避免脐带随羊水流出时脱出。人工破膜后应立即听胎心音，若胎心率突然变慢、不规则，则立即行阴道检查，查明何种脐带因素，以期早期诊断，早期处理。

学习小结

产后出血病因包括宫缩乏力、胎盘因素、软产道损伤和凝血功能障碍等，四种原因可合并存在，互为因果。诊断的关键在于对失血量有正确的测量和估计。强调产后出血处理的"四早原则"，即尽早呼救及团队抢救、尽早综合评估及动态监测、尽早针对病因止血和尽早容量复苏及成分输血。预防产后出血的关键是第三产程积极干预，加强产后管理。

AFE 是由于羊膜腔内容物进入母体血液循环，引起肺动脉高压、低氧血症、循环衰竭、心脏骤停、DIC 及多器官功能衰竭等一系列病理生理变化过程。AFE 的典型表现是产时、产后突然出现低氧血症和低血压，随之凝血功能异常。目前 AFE 的诊断是临床诊断及细致全面的排他性诊断，母血中找到胎儿或羊水成分不是诊断的必需依据。一旦考虑AFE，应积极抢救。

子宫破裂的临床表现为产妇下腹痛、烦躁不安、面色苍白等休克症状，检查发现病理性缩复环、血尿、胎心改变或消失等，超声可以确诊。一旦确诊，需立即抗休克治疗并进行开腹探查术，手术方式视术中情况决定。

脐带先露与脐带脱垂可引起胎儿缺氧，胎心率异常，严重者胎死宫内。脐带短于30cm为脐带过短，长于100cm为脐带过长。待产过程中需严密监测胎心，如有异常，积极处理。

（何国琳）

复习参考题

一、选择题

1. 下列关于产后出血原因说法正确的是
   A. 主要包括宫缩乏力、胎盘因素、软产道损伤和凝血功能障碍
   B. 宫缩乏力是产后出血最常见的原因，占产后出血的70%
   C. 四大原因可合并存在，互为因果
   D. 所有产妇都有发生产后出血的可能
   E. 以上说法均正确

2. 为预防产后出血，不宜采取的措施是
   A. 对具有产后出血高危因素的产妇，做好准备工作
   B. 第一产程密切观察，避免产妇过度疲劳
   C. 重视第二产程处理，指导产妇适时正确使用腹压
   D. 第三产程准确计算出血量，并检查胎盘、胎膜是否完整
   E. 胎盘娩出后，产妇在产房观察半小时后即可转至病房

3. 羊水栓塞的产科处理下列不正确的是
   A. 原则上应在病情稳定后再处理分娩
   B. 发生在产前和第一产程者应行剖宫产术

   C. 发生在第二产程者可阴道助产
   D. 难以控制的产后出血应行子宫切除术
   E. 发生在第二产程者应继续用缩宫素促进胎儿娩出

4. 下列不是先兆子宫破裂的诊断依据的是
   A. 先露部下降受阻，产程延长
   B. 血尿
   C. 病理性缩复环
   D. 血红蛋白下降
   E. 下腹剧痛、拒按

5. 关于脐带先露与脐带脱垂，错误的是
   A. 脐带先露指胎膜未破时脐带位于胎先露部前方或一侧
   B. 头盆不称不会引起脐带脱垂
   C. 对胎膜早破、先露部尚未固定的产妇需加强监护防止脐带脱垂
   D. 当胎膜破裂，脐带脱出宫颈口外，降至阴道内，甚至显露于外阴部，称脐带脱垂
   E. 脐带先露可在宫缩时因胎先露下降，脐带一过性受压导致胎心率异常

   答案：1. E；2. E；3. E；4. D；5. B

二、简答题

1. 产后出血的原因有哪些？处理原则是什么？

2. 羊水栓塞的临床表现有哪些？处理原则是什么？

3. 先兆子宫破裂的临床表现有哪些？如何进行处理？

4. 脐带先露与脐带脱垂对母儿的影响有哪些？

产褥期及产褥期疾病

第一节 产褥期母体变化

一、生殖系统的变化

（一）子宫

产褥期变化最大的是生殖系统，其中以子宫的变化最大。子宫在胎盘娩出后由于雌激素水平急剧下降，逐渐恢复至未孕状态的过程称为子宫复旧（uterine involution），主要表现为子宫体肌纤维缩复和子宫内膜再生。

1. 子宫体肌纤维缩复　子宫复旧不是子宫体肌细胞数目减少，而是由于产后各种性激素撤退，局部胶原酶和蛋白分解酶激活，肌浆中蛋白质被分解排出，从而使细胞质减少致子宫肌纤维细胞缩小。被分解的蛋白质及其代谢产物通过肾脏排出体外。随着子宫体肌纤维不断缩复，子宫体积及重量均发生变化。分娩结束时，子宫重约1 000g，宫底平脐水平，相当于妊娠20周子宫。产后1周时子宫重约500g，降至耻骨联合上缘，相当于约妊娠12周子宫。产后10日时子宫降至骨盆腔内，腹部检查时不能扪及。产后2周时子宫重约300g。产后6周时子宫恢复至妊娠前大小，重约50g。分娩结束后，子宫继续收缩，加速子宫复旧，这种产后宫缩痛常在产后2~3日最为明显，以经产妇为多见。

2. 子宫内膜再生　胎盘、胎膜从蜕膜海绵层分离并娩出后，遗留的蜕膜分为2层，表层发生变性、坏死、脱落，形成恶露的一部分自阴道排出；接近肌层的子宫内膜基底层逐渐再生新的功能层，内膜缓慢修复，约于产后第3周，除胎盘附着部位外，宫腔表面均由新生内膜覆盖，胎盘附着部位内膜完成修复需至产后6周。

3. **子宫血管变化**　胎盘娩出后，胎盘附着面立即缩小，面积约为原来的一半。子宫复旧导致开放的子宫螺旋动脉和静脉窦压缩变窄，数小时后血管内形成血栓，出血量逐渐减少直至停止。若在新生内膜修复期间，胎盘附着面因复旧不良出现血栓脱落或感染，可导致晚期产后出血。

4. **子宫下段及宫颈变化**　产后子宫下段肌纤维缩复，逐渐恢复为非孕时的子宫峡部。胎盘娩出后的宫颈外口呈环状如袖口。于产后2~3日，宫口仍可容纳2指。产后1周后宫颈内口关闭，宫颈管复原。产后4周宫颈恢复至非孕时形态。分娩时宫颈外口常发生轻度裂伤，使初产妇的宫颈外口由产前圆形（未产型），变为产后"一"字形（已产型）。产后6~12周，宫颈上皮完全修复和上皮化。

（二）阴道、外阴

分娩后阴道黏膜及周围组织水肿，阴道黏膜皱襞因过度伸展而减少甚至消失，致使阴道壁松弛和肌张力降低。阴道壁肌张力于产褥期逐渐恢复，阴道黏膜皱襞约在产后3周重新显现，但阴道至产褥期结束时仍不能完全恢复至未孕时的紧张度。阴道黏膜上皮恢复到正常孕前状态需等到恢复排卵后。分娩后外阴轻度水肿，于产后2~3日内逐渐消退。会阴部血液循环丰富，若有轻度撕裂或会阴侧切缝合，多于产后3~4日内愈合。在阴道分娩时造成处女膜撕裂，产后仅留处女膜痕。

（三）盆底组织

在分娩过程中，由于胎儿先露部长时间的压迫，使盆底肌肉和筋膜过度伸展致弹性降低，且常伴有盆底肌纤维的部分撕裂，产褥期应避免过早进行重体力劳动。盆底肌及其筋膜发生严重撕裂造成盆底松弛；产褥期过早参加重体力劳动；分娩次数过多且间隔时间短，盆底组织难以完全恢复正常，是导致盆腔器官脱垂的重要原因。

二、乳房的变化

产后乳房的主要变化是泌乳。妊娠后雌激素、孕激素、胎盘催乳素的升高使乳腺发育、乳腺体积增大，使其具备泌乳能力。分娩后胎盘剥离娩出，产妇血中雌激素、孕激素及胎盘催乳素水平迅速下降，在催乳素等激素的作用下，乳腺开始泌乳。腺垂体催乳素是泌乳的基础，但乳汁分泌在很大程度上依赖于哺乳时的吸吮刺激。婴儿吸吮时对乳头的刺激传到下丘脑，通过抑制下丘脑多巴胺及其他催乳激素抑制因子，使腺垂体催乳素呈脉冲式释放，促进乳汁分泌。吸吮动作还能反射性引起神经垂体释放缩宫素，使乳腺腺泡周围的肌细胞收缩，产生射乳。缩宫素还能引起子宫平滑肌收缩，促进子宫复旧。影响泌乳的其他因素还包括母亲营养、睡眠、情绪及健康状况等。

产后5日内分泌的乳汁称为初乳，含有较多β-胡萝卜素和蛋白质，呈淡黄色、质稠。由于初乳中含大量抗体，尤其是分泌型IgA，有助于新生儿抵抗疾病的侵袭。其后4周内逐步转变为成熟乳，蛋白质含量逐渐减少，乳糖和脂肪含量逐渐增多。初乳和成熟乳中均含有丰富的营养物质和免疫抗体，是婴儿最合适的天然食品，应该提倡、支持母乳喂养。

三、全身变化

（一）血液及循环系统的变化

产褥早期血液仍处于高凝状态，有利于胎盘剥离创面形成血栓，减少产后出血量。纤维蛋白原、凝血酶、凝血酶原于产后2~4周内降至正常。血红蛋白水平于产后1周左右回升。白细胞总数于产褥早期较高，可达（15~30）×10⁹/L，一般1~2周恢复正常。淋巴细胞稍减少，中性粒细胞增多，血小板数量增多。红细胞沉降率于产后3~4周降至正常。

胎盘剥离后，子宫胎盘血液循环终止且子宫缩复，大量血液从子宫进入产妇体循环及妊娠期潴留的组织间液回吸收，产后72小时内，产妇循环血量增加15%~25%，应注意预防心力衰竭的发生。此后，血容量逐渐下降，至产后2~3周恢复到妊娠前的水平。

（二）内分泌系统的变化

产后血雌激素和孕激素水平急剧下降，于产后1周恢复到妊娠前水平。血清hCG在产后2周后不能测到，其他胎盘激素也大多在产后几日内消失。催乳素的变化受哺乳影响，哺乳产妇水平较高，且可抑制垂体促性腺激素的升高。月经复潮及排卵时间与是否哺乳及哺乳时间长短有关。不哺乳产妇常在产后6~10周月经复潮，产后10周左右恢复排卵。哺乳产妇的月经复潮延迟，平均在产后4~6个月恢复排卵。哺乳产妇月经虽未复潮，但仍有受孕可能。

（三）泌尿系统的变化

妊娠期体内潴留的多量水分主要经肾脏排出，故产后1周内尿量增多。妊娠期发生的肾盂及输尿管扩张，产后需2~8周恢复正常。在产褥期，尤其在产后24小时内，由于膀胱肌张力降低，对膀胱内压的敏感性降低，加之外阴切口疼痛、产程中会阴部受压迫过久、器械助产、区域阻滞麻醉等均可能增加尿潴留的发生。产褥期泌尿道感染也容易发生。

（四）消化系统及腹壁的变化

产褥早期胃肠功能较差，食欲欠佳，容易发生消化不良和便秘，胃肠功能于产后1~2周恢复正常。初产妇腹壁紫红色妊娠纹在产后逐渐变成银白色妊娠纹。产后腹壁明显松弛，其紧张度的恢复需6~8周。

（贺芳）

第二节　产褥期临床表现

一、生命体征

产后体温多数在正常范围内。体温可在产后24小时内略升高，一般不超过38℃，可能与产程延长致过度疲劳有关。产后3~4日出现乳房血管、淋巴管极度充盈，乳房胀大，伴体温升高，称为泌乳热，一般持续4~16小时体温即下降，但需排除其他原因尤其是感染引起的发热。产后脉搏在正常范围内。产后呼吸深慢，一般每分钟14~16次，是由于产后腹压降低，膈肌下降，由妊娠期的胸式呼吸变为胸腹式呼吸所致。产褥期血压维持在正常水平，变化不大。若血压下降需警惕产后出血，对于有妊娠期高血压疾病的患者，产后仍应监测血压，以预防产后子痫的发生。

二、子宫复旧与宫缩痛

胎盘娩出后子宫圆而硬，宫底在脐下一横指。产后第1日宫底略上升至平脐，以后每日下降1~2cm，至产后1周在耻骨联合上方可触及。于产后10日子宫降至骨盆腔内，腹部检查不能扪及宫底。产褥早期可因宫缩引起腹痛，称为产后宫缩痛，表现为下腹部阵发性剧烈疼痛，疼痛时伴子宫强直性收缩，常于产后1~2日出现，持续2~3日自然消失，一般不需特殊用药。宫缩痛多见于经产妇。哺乳时吸吮乳头引起反射性缩宫素分泌增多可使疼痛加重。

三、褥汗

妊娠期潴留的水分在产褥早期通过皮肤大量排泄，以夜间睡眠和初醒时明显，产妇醒来满头大汗，习称"褥汗"，于产后1周自行好转。但要注意补充水分，防止脱水及中暑。

四、恶露

产后随子宫蜕膜的脱落，含有血液、坏死蜕膜等的组织经阴道排出，称为恶露（lochia）。恶露有血腥味，但无臭味，持续4~6周。根据颜色、内容物及时间不同，恶露可分为：① 血性恶露（lochia rubra），色鲜红，量多，含有大量血液和少量胎膜及坏死蜕膜组织；血性恶露持续3~4日。② 浆液恶露（lochia serosa），色淡红，含有少量血液和较多的坏死蜕膜组织、宫颈黏液及微生物；浆液恶露持续10日左右。③ 白色恶露（lochia alba），白色较黏稠，含有大量白细胞、坏死蜕膜组织、表皮细胞及微生物；白色恶露约持续3周。

若有胎盘、胎膜残留或合并感染，子宫复旧不全，恶露量可增多，血性恶露持续时间可延长并伴有臭味。

（贺芳）

第三节　产褥期处理及保健

产褥期母体各系统变化较大，虽然属于生理范畴，但若处理和保健不当，可能转化为病理状况。

一、产后2小时内的处理

产后2小时内极易发生严重并发症，如产后出血、产后心力衰竭、子痫等，故应在产房内严密观察产妇的生命体征、宫缩情况及阴道流血量，并注意宫高及膀胱是否充盈等。胎儿娩出后最好用计量方法评估阴道流血量，尤其是高危孕产妇。若发现宫缩乏力，应按摩子宫并同时使用子宫收缩药。若阴道流血量虽不多，但宫缩不良、宫底上升者，提示宫腔内可能有积血，应按压宫底排出积血，并持续给予子宫收缩药。若产妇自觉肛门坠胀，提示有阴道后壁血肿的可能，应进行肛门检查或阴道-肛门联合检查确诊后及时给予处理。若产后2小时一切正常，将产妇连同新生儿送回病房，仍需勤巡视。

二、观察子宫复旧及恶露

产后1周内应每日测量宫高和观察恶露情况，测量宫底前应排空膀胱，并在按摩子宫后再测量宫底至耻骨联合上缘的距离。观察恶露应注意量、颜色及气味。若子宫复旧不良，红色恶露增多且持续时间延长，应及早给予子宫收缩药。若恶露有臭味合并子宫压痛，提示感染可能，应查血常规和C反应蛋白，进行宫腔分泌物培养，并给予广谱抗生素控制感染。

三、饮食与营养

产后1小时可开始进流质饮食或清淡半流质饮食，之后改为普通饮食。食物应富有营养、含足够热量及水分。若哺乳，以高蛋白、高热量的饮食为宜，并注意补充维生素和铁剂，推荐产后3个月内补充铁剂。

四、排尿与排便

产后4小时内应鼓励产妇尽早自行排尿。若排尿困难，除鼓励产妇坐起排尿，消除怕排尿引起疼痛的顾虑外，可选用以下方法：① 用热水熏洗外阴，用温开水冲洗尿道外口周围诱导排尿，热敷下腹部，按摩膀胱，刺激膀胱肌收缩；② 针刺关元、气海、三阴交、阴陵泉等穴位；③ 肌内注射甲硫酸新斯的明1mg兴奋膀胱逼尿肌促进排尿，但注射此药前要排除用药禁忌。以上几种方法均无效时应留置导尿管1~2日。

产后容易发生便秘，应多吃蔬菜和水果，及早下床活动。若发生便秘，可用缓泻剂、开塞露，必要时灌肠。

五、会阴处理

每日应检查外阴，观察伤口愈合情况，并用无刺激的消毒液冲洗外阴，每日2~3次。平时应尽量保持会阴部清洁及干燥。会阴部有水肿者，可局部进行湿热敷，产后24小时后可用红外线照射外阴。会阴伤口有缝线者，应每日检查切口有无红肿、硬结及分泌物。若有伤口感染，应提前拆线，充分引流或清创处理，并定时换药。

六、乳房护理

世界卫生组织提倡母乳喂养，早接触，早吸吮，24小时母婴同室，坚持纯母乳喂养6个月，提倡母乳喂养2年以上。第一次哺乳可在产后1小时内开始。推荐按需哺乳。每次哺乳前母亲应洗双手，并用温水清洗乳头和乳房。哺乳时，母亲和婴儿均应选择最舒适的位置，用一只手臂环抱婴儿后，将乳头和大部分乳晕含入婴儿口中，用另一手扶托并挤压乳房，应注意乳房是否堵住婴儿鼻孔。每次哺乳以吸空一侧乳房后再吸另一侧为宜。哺乳后，应将婴儿竖抱轻拍背部1~2分钟。

哺乳期若发生乳胀，应采取措施促进乳汁畅通。哺乳前湿热敷3~5分钟，并按摩乳房，频繁哺乳、排空乳房。产妇如出现乳头皲裂，轻者可继续哺乳，每次哺乳后在乳头和乳晕上涂抹少量乳汁，短暂暴露和干燥，加强护理。皲裂严重者要暂停哺乳，可挤出或用吸奶器将乳汁吸出后喂给婴儿。

产妇不能哺乳，应尽早回乳。回乳最简单的方法是停止哺乳，必要时可辅以药物。常用的回乳方法有：① 生麦芽60~90g，煎服，每日1剂，连服3~5日；② 针刺穴位；③ 芒硝250g，分装于两只布袋内，外敷于两侧乳房并包扎，湿硬时更换；④ 维生素 B$_6$ 200mg，每日3次，连服3~5日。甾体激素、溴隐亭等回乳药物不推荐作为一线药。

七、预防产褥中暑

产褥期因高温环境使体内余热不能及时散发，引起中枢性体温调节功能障碍的急性热病，称产褥中暑（puerperal heat stroke），表现为高热、水和电解质紊乱，循环衰竭和神经系统功能损害等。本病虽然不多见，但起病急骤，发展迅速，若处理不当可发生严重后遗症，甚至死亡。常因各种原因，使产妇身体处于高温、高湿状态，导致其体温调节中枢功能障碍所致。治疗原则是立即改变高温和不通风环境，迅速降温，及时纠正水、电解质紊乱及酸中毒。其中迅速降低体温是抢救成功的关键。正确识别产褥中暑对及时正确地处理十分重要。

八、产褥期保健

目的是防止产后出血、感染等并发症，促进产后生理功能恢复。

（一）饮食起居

合理饮食，保持身体清洁，居室清洁通风，注意休息。

（二）适当活动及产后康复锻炼

产后尽早适当活动，经阴道自然分娩的产妇，产后6~12小时内即可起床活动，于产后第2日可在室内随意走动。进行产后康复锻炼有利于体力恢复、排尿及排便，避免或减少血栓性疾病的发生，且能使骨盆底及腹肌张力恢复。产后康复锻炼的运动量应循序渐进。

（三）计划生育指导

若已恢复性生活，应采取避孕措施，哺乳者以工具避孕为宜，不哺乳者可选用药物避孕。

（四）产后检查

包括产后访视和产后健康检查两部分。产妇出院后，由社区医疗保健人员在产妇出院后3日内、产后14日和产后28日分别做3次产后访视，了解产妇及新生儿健康状况，内容包括：① 了解产妇饮食、睡眠及心理状况；② 检查乳房，了解哺乳情况；③ 观察子宫复旧及恶露；④ 观察会阴切口、剖宫产腹部切口等。若发现异常应给予及时指导。产妇应于产后6周至医院常规随诊，包括全身检查及妇科检查。前者主要测血压、脉搏，查血、尿常规，了解哺乳情况，若有内外科合并症或产科并发症等应作相应检查；后者主要观察盆腔内生殖器是否已恢复至非孕状态；同时应带婴儿进行一次全面检查。

（贺芳）

第四节　产褥感染

产褥感染（puerperal infection）指分娩期及产褥期生殖道受病原体侵袭而引起局部或全身的炎症变化。产褥病率（puerperal morbidity）指分娩24小时后的10日内，每日测口腔温度4次，每次间隔4小时，有2次体温≥38℃。产褥病率多由产褥感染所引起，也可由生殖道以外感染如泌尿系统、乳腺、呼吸系统、血栓性静脉炎等感染引起。产褥感染是常见的产褥期并发症，发病率为1%~6%。

一、病因

1. 一般诱因　如产妇贫血、体质虚弱、营养不良、慢性疾病、妊娠期卫生不良等，都会造成产妇抵抗力下降，有利于病原体的侵入和繁殖。

2. 与分娩有关的诱因　胎膜早破、羊膜腔感染、产程延长、多次宫颈检查、产道损伤、出血过多、产科手术等。

二、病原体

引起产褥感染的病原体，多数来自机体本身，如阴道、宫颈、肠道及其他感染源。

1. 需氧性链球菌　是外源性产褥感染的主要致病菌。乙型溶血性链球菌致病性最强，能产生致热外毒素和溶组织酶，使病变迅速扩散导致严重感染。其临床特点为发热早、寒战、体温>38℃、心率快、腹胀、子宫复旧不良、子宫旁或附件区触痛，甚至并发脓毒血症。

2. 厌氧革兰氏阳性球菌　消化链球菌和消化球菌存在于正常阴道中。当产道损伤、胎盘残留、局部组织坏死缺氧时，细菌迅速繁殖，若与大肠埃希菌混合感染，会伴有恶臭。

3. 大肠杆菌属　大肠埃希菌与其相关的革兰氏阴性杆菌、变形杆菌常寄生于阴道、会阴、尿道口周围，能产生内毒素，是菌血症和感染性休克最常见的病原菌，在不同环境对抗生素敏感性有很大差异。

4. 葡萄球菌　主要致病菌是金黄色葡萄球菌和表皮葡萄球菌。前者多为外源性感染，容易引起伤口严重感染，因能产生青霉素酶，易对青霉素耐药。后者存在于阴道菌群中，引起的感染较轻。

5. 杆菌属　为一组厌氧的革兰氏阴性杆菌，常见的有脆弱类杆菌。这类杆菌多与需氧菌和厌氧球菌混合感染，形成局部脓肿，产生大量脓液，有恶臭味。感染还可引起化脓性血栓性静脉炎，形成感染血栓。

6. 厌氧芽孢梭菌 主要是产气荚膜梭菌，产生外毒素，毒素可溶解蛋白质而能产气及溶血。产气荚膜梭菌引起感染，轻者为子宫内膜炎、腹膜炎、脓毒血症，重者引起溶血、黄疸、血红蛋白尿、急性肾衰竭、循环衰竭、气性坏疽，甚至死亡。

7. 支原体与衣原体 解脲脲原体及人型支原体均可在女性生殖道内寄生，引起生殖道感染，其感染多无明显症状，临床表现轻微。此外，沙眼衣原体、淋病奈瑟球菌均可导致产褥感染。

三、感染途径

1. 内源性感染 寄生于阴道内的病原体，在一定条件下，病原体繁殖能力增加和/或机体抵抗力下降，使原本不致病的病原体转化为致病病原体引起感染。

2. 外源性感染 外界的病原体进入产道所引起的感染。病原体可以通过被污染的医疗器械、物品及产妇临产前性生活等途径侵入机体。

四、病理及临床表现

发热、腹痛、异常恶露是产褥感染的三大主要症状。由于炎症的反应程度、扩散范围及感染部位不同，其临床表现也不同。

1. 会阴、阴道、宫颈的局部感染 ① 会阴裂伤或会阴切开缝合创口感染时，外阴部疼痛明显，创口局部红肿，触之有硬结，体温多不超过38℃。② 阴道裂伤处的感染，可见多量脓性分泌物自阴道流出，感染严重时可波及阴道旁结缔组织，形成阴道旁结缔组织炎。若阴道前壁黏膜感染严重，可形成膀胱阴道瘘或尿道阴道瘘。③ 深度宫颈裂伤一旦感染，可经淋巴播散或直接蔓延，引起急性盆腔结缔组织炎。

2. 剖宫产腹部切口、子宫切口的局部感染 ① 剖宫产腹部切口感染常发生于剖宫产术后的3~7日，切口局部红肿，触痛明显，组织浸润形成硬结，常伴有体温升高。严重病例可见组织坏死、分泌物异味、切口局部甚至全层裂开，体温明显升高。② 剖宫产术后子宫切口感染，临床表现为持续发热（多为低热）、阴道流血伴肠线脱落，甚至大出血。检查子宫较正常产褥期大，子宫下段可有压痛，超声可见子宫下段切口处隆起混合型包块，边界模糊，部分可有宫腔积血。产程中急诊剖宫产、胎膜早破、不良卫生习惯、忽视消毒隔离措施等是高危因素。

3. 急性子宫内膜炎、子宫肌炎 是产褥感染最常见的类型，病原体通常由胎盘剥离面侵入，炎症波及周围子宫内膜，甚至子宫肌层。临床特点：一般发生于产后3~4日，常出现寒战、高热、全身不适，下腹轻微疼痛，检查子宫稍大、复旧不良，宫体有局限性压痛，恶露量多、混浊、有臭味，宫腔分泌物培养有助于明确病原菌和选择合适的抗生素。

4. 急性盆腔结缔组织炎 多发生于急性子宫内膜炎或宫颈深度裂伤之后，炎症经淋巴管向周围疏松结缔组织扩散。临床特点为寒战、高热，伴一侧或双侧下腹痛，肛门检查宫旁组织增厚或触及包块，压痛明显，严重时侵及整个盆腔可形成"冰冻骨盆"。病灶化脓后积聚在直肠子宫陷凹形成盆腔脓肿，若脓肿溃破可形成弥漫性腹膜炎。

5. 急性盆腔腹膜炎　炎症继续扩散至子宫浆膜，形成盆腔腹膜炎，产妇出现寒战、高热、全腹剧痛、呕吐、腹胀等症状，检查有腹肌紧张、全腹压痛及反跳痛明显，白细胞计数明显升高伴中性粒细胞计数增多。

6. 血栓性静脉炎　一般分为两大类，即盆腔内血栓性静脉炎（包括卵巢静脉、子宫静脉、髂内静脉和髂总静脉等）和下肢血栓性静脉炎（包括股静脉、腘静脉及大隐静脉）。下肢血栓性静脉炎更为常见，多发生于产后1~2周，与产妇血液高凝状态及卧床时间过久有关。临床表现有寒战、高热（呈弛张热型）。若为盆腔内血栓性静脉炎，局部体征不明显，仅有局部深压痛。若为下肢血栓性静脉炎，患者表现为患肢疼痛、肿胀、皮肤发白，习惯称"股白肿"。检查患肢足、趾的皮温比健侧高，两侧腿围不一致；栓塞部位有局限性压痛，有时可触及硬索状、压痛明显的静脉。病变轻时无明显阳性体征，彩色多普勒超声检查可协助诊断。

7. 脓毒血症　是产褥感染最严重的阶段，脓毒血症及败血症感染血栓脱落进入血液循环可引起脓毒血症，随后可并发感染性休克和迁徙性脓肿（肺脓肿、肾脓肿）。若病原体大量进入血液循环并繁殖形成严重脓毒血症或多器官功能衰竭，表现为持续高热、寒战、全身明显中毒症状、多器官受损，危及生命。

五、诊断与鉴别诊断

1. 病史　详细询问病史及分娩全过程，对产后发热者，应首先考虑产褥感染。

2. 全身及局部体检　仔细检查腹部、盆腔及会阴伤口，可以基本确定感染的部位和严重程度。

3. 辅助检查　彩色多普勒超声、CT、磁共振成像等检查手段能够对感染形成的炎性包块、脓肿作出定位及定性诊断。检测血常规、C反应蛋白及降钙素原，必要时监测D-二聚体。

4. 确定病原体　通过对宫腔分泌物、脓肿穿刺物、阴道后穹窿穿刺物进行细菌培养和药敏试验，必要时需进行血培养和厌氧菌培养。病原体抗原和特异性抗体检测可以作为快速确定病原体的方法。

5. 鉴别诊断　主要与上呼吸道感染、急性乳腺炎、泌尿系统感染、血栓性静脉炎等相鉴别。

六、治疗

1. 一般治疗　加强营养，给予足够的维生素，若病情严重或贫血，可多次少量输新鲜血或血浆，以及人血白蛋白，以增加抵抗力。产妇宜取半坐卧位，有利于恶露引流或使炎症局限于盆腔内。

2. 抗生素治疗　必须根据临床表现及临床经验选用广谱高效抗生素，根据细菌培养和药敏试验结果再作调整。所选用的广谱抗生素应同时能作用于革兰氏阳性菌和阴性菌、需氧菌和厌氧菌，给药时间和途径要恰当，给药剂量充足，以保持有效的血药浓度。当中毒症状严重时，短期内加用适量的肾上腺皮质激素，提高机体应激能力。

3. 局部治疗　会阴部感染应及时拆除伤口缝线，有利于引流。每日至少坐浴2次。若经抗生素治疗48~72小时体温仍持续不退，腹部症状、体征无改善，应考虑感染扩散或脓肿形成。如诊断为盆腔脓肿，可经腹或后穹隆切开引流。若为会阴伤口或腹部切口感染，应行创口引流术。

4. 血栓性静脉炎的治疗　除抗生素治疗外，还应使用抗凝治疗，首选低分子量肝素。

七、预防

产褥感染的预防措施有：① 加强孕期保健及卫生宣教工作，临产前2个月内避免盆浴和性生活，积极治疗贫血等内科合并症。② 严格无菌操作，减少不必要的阴道检查及手术操作，避免产程过长及产后出血。及时发现和处理产道损伤。产褥期应保持会阴清洁，避免交叉感染。③ 对于阴道助产、剖宫产、产程长、胎膜早破及有贫血者，产后预防性使用抗生素。

（贺芳）

第五节　晚期产后出血

晚期产后出血（late postpartum hemorrhage）是指产后24小时至产后6周内发生的子宫大量出血，常发生于产后1~2周，亦可迟至产后2月余发病者。晚期产后出血是产褥期常见并发症，发生率为0.5%~2%。

一、病因及临床表现

晚期产后出血因病因不同，其起病时间和临床表现各异，见表12-1。

▼ 表12-1　晚期产后出血的病因及临床特点

病因	具体内容	临床特点
妊娠物残留	胎盘、胎膜残留，蜕膜残留，胎盘植入	多发生在产后1~2周，血性恶露时间延长，反复阴道流血或突然大量阴道流血
子宫复旧不全	胎盘附着部位复旧不全	多发生在产后2~3周，突发大量阴道流血，子宫软且体积大于相应产褥阶段子宫
感染	子宫内膜炎、子宫肌炎盆腹腔感染、产褥期脓毒症	恶露异味，伴盆腔痛、发热等感染征象感染的局部、全身症状及体征
剖宫产切口愈合不良	剖宫产切口感染、溃疡、裂开	多发生在剖宫产术后3~4周，突然发生的无痛性大量新鲜阴道流血，并反复发作
生殖道血肿	外阴血肿、阴道血肿阔韧带/腹膜后血肿	外阴局部紫蓝色肿胀，触痛，可有直肠压迫症状全身情况差，可引起失血性休克或腹腔内出血症状
子宫血管异常	子宫动静脉畸形、假性动脉瘤	无痛性的间歇性、不规则阴道流血或突发的大出血
其他	子宫及宫颈肿瘤，妊娠滋养细胞肿瘤，胎盘部位超常反应、全身性疾病如血液系统疾病、肝脏疾病所致凝血功能障碍等	

二、诊断

1. 症状和体征 产后恶露不净，颜色由暗红色变为鲜红色，有臭味，反复或突然阴道流血，可导致贫血、休克甚至危及生命。除阴道流血外，一般可有腹痛和发热，双合诊检查应在严密消毒、输液、备皮及有抢救条件下进行。检查可发现子宫增大、质软、宫口松弛，子宫有压痛、增大。

2. 辅助检查

（1）常规实验室检查：血常规、凝血功能、C反应蛋白、血hCG。其中血hCG水平产后持续升高对妊娠滋养细胞疾病有鉴别意义。

（2）超声检查：了解子宫大小、宫腔有无残留物、子宫切口愈合及切口周围血肿等情况。

（3）微生物学检查：怀疑感染者行宫腔分泌物培养有助于确定病原微生物种类及选用敏感抗生素。

（4）病理检查：刮出子宫内容物镜下见变性绒毛或混有新鲜绒毛，而无胎盘附着部位的血管病变，诊断为胎盘残留；镜下无绒毛仅见蜕膜坏死区混以纤维素、玻璃样变性蜕膜细胞和红细胞等则诊断为蜕膜残留；镜下见蜕膜或子宫肌层内有壁厚、玻璃样变性的血管，管腔扩大，血管内栓塞不完全，而无胎盘组织，诊断为胎盘附着部位复旧不全。

三、治疗

1. 少量或中等量阴道流血，应给予足量广谱抗生素及子宫收缩药，辅以支持治疗。

2. 疑有胎盘、胎膜、蜕膜残留或胎盘附着部位复旧不全者，应行刮宫。刮宫前做好备血、建立静脉通道并做好开腹手术准备，刮出物送病理检查，以明确诊断，刮宫术后应继续给予抗生素及子宫收缩药。

3. 剖宫产术后疑有子宫切口裂开、少量阴道流血者可先给予广谱抗生素及支持治疗，密切观察病情变化，并行增强CT及子宫切口处三维重建辅助诊断切口裂开情况。若已确诊子宫切口裂开，阴道流血量多时，应行开腹探查。若切口周围组织坏死范围小，炎症反应轻微，可进行清创缝合及髂内动脉、子宫动脉结扎法止血而保留子宫。近年来采用血管介入栓塞髂内动脉及子宫动脉具有良好的效果。若组织坏死范围大，应考虑行子宫次全切除术或子宫全切术。

4. 其他 若因滋养细胞肿瘤引起的晚期产后出血，则进行相应处理。

四、预防

预防措施：① 产后应仔细检查胎盘、胎膜，注意是否完整，若有残缺应及时取出。在不能排除胎盘残留时，应行宫腔探查。② 剖宫产时合理选择切口位置；避免子宫下段横切口两侧角部撕裂并合理缝合。③ 严格按无菌操作要求做好每项操作，术后应用抗生素预防感染。

（贺芳）

第六节　产褥期抑郁症

产褥期抑郁症（puerperal depression）是产褥期精神障碍的一种常见类型，主要表现为产褥期持续和严重的情绪低落及一系列症候。国外报道发病率为30%，我国报道产褥期抑郁症的患病率为14.7%。通常在产后2周内出现症状。本病预后良好，约70%患者于1年内治愈，但再次妊娠复发率约20%。

产妇主要表现：① 情绪改变，心情压抑、沮丧、情绪淡漠，甚至焦虑、恐惧、易怒，每到夜间加重；有时表现为孤独、不愿见人或伤心、流泪。② 自我评价降低，自暴自弃、自罪感，对身边的人充满敌意，与家人、丈夫关系不协调。③ 创造性思维受损，主动性降低。④ 对生活缺乏信心，觉得生活无意义，出现厌食、睡眠障碍、易疲倦、性欲减退。严重者甚至绝望，出现自杀或杀婴倾向，有时陷于错乱或昏睡状态。

一、高危因素

1. 内分泌因素　在妊娠分娩的过程中，体内内分泌环境发生了很大变化，尤其是产后24小时内，体内激素水平的急剧变化是产后抑郁症发生的生物学基础。

2. 遗传因素　有精神病家族史，特别是有家族抑郁症病史的产妇，产后抑郁的发病率高。

3. 躯体和个人精神类型因素　有躯体疾病或残疾的产妇已发生产后抑郁，尤其是感染、发热时对产后抑郁的促发有一定影响。产褥期抑郁症多见于以自我为中心、成熟度不够、敏感（神经质）、情绪不稳定、好强求全、固执、认真、保守、严守纪律、社交能力不良、与人相处不融洽和内倾性格等个性特点的人群。

4. 妊娠期的影响因素　妊娠期的负性生活事件越多，患抑郁的可能性越大，如失业、生病、先兆流产等。

5. 分娩期的影响因素　初产妇缺乏对分娩过程的认识，过分担心分娩过程的疼痛，对分娩存在紧张恐惧的心理，可加重产妇的焦虑、不安情绪，使产褥期抑郁症的危险性增加。

二、诊断

根据美国精神病学会（American Psychiatric Association，APA）（2013年）在《精神疾病的诊断与统计手册》（DSM-Ⅴ）制定的标准，产褥期抑郁症的诊断标准如下。

1. 在产后2周内出现下列5条及以上症状，但必须具备①②两条：① 情绪抑郁；② 对全部或多数活动明显缺乏兴趣或愉悦；③ 体重显著下降或增加；④ 失眠或睡眠过度；⑤ 精神运动性兴奋或阻滞；⑥ 疲劳或乏力；⑦ 遇事皆感毫无意义或自罪感；⑧ 思维力减退或注意力不集中；⑨ 反复出现死亡想法。

2. 在产后4周内发病。

国内外推荐使用爱丁堡产后抑郁量表（Edinburgh postpartum depression scale，EPDS）或9个条目的患者健康问卷（patient health questionnare 9，PHQ9）进行产褥期抑郁症筛查。

三、治疗

产褥期抑郁症通常需要治疗，包括心理治疗、药物治疗及物理治疗。

1. 心理治疗　包括心理支持、咨询与社会干预等。通过心理咨询，解除致病的心理因素（如想生男孩却生女孩、婚姻关系不良、既往有精神障碍史等）。对产褥期妇女多加关心、体贴和照顾，尽量调整好家庭中的各种关系，指导其养成良好的睡眠习惯。

2. 药物治疗　适用于中重度抑郁症及心理治疗无效患者。首选选择性5-羟色胺再吸收抑制剂，如帕罗西汀、舍曲林、氟西汀等。这类药物优点为不进入乳汁中，不影响哺乳。

3. 物理治疗　最常用的物理疗法为改良电痉挛治疗（modified electroconvulsive therapy，MECT）及重复经颅磁刺激（repetitive transcranial magnetic stimulation，rTMS）。大量临床证据证实，MECT的有效率可高达70%~90%，如具有强烈自杀及伤害婴儿倾向时可作为首选治疗。

四、预防

产褥期抑郁症的发生受社会因素、心理因素、妊娠因素等多方面影响。加强对孕产妇的人文和精神关怀，了解其生理和心理的变化，家庭、医院及社会多加关心和爱护，对于预防产褥期抑郁症具有重要意义。

学习小结

产褥期机体各个系统均发生变化，生殖系统尤其明显，子宫复旧是生殖系统在产褥期最主要的变化；产后1周，最主要是产后3日，血容量增加使心脏负担增加，是发生心力衰竭的主要时期。产褥期保健的目的是防止产后出血、感染等并发症发生，促进产后生理功能的恢复。

产褥感染指分娩期及产褥期生殖道受病原体侵袭而引起的局部或全身的炎症变化；产褥病率指分娩24小时后的10日内，每日测量口腔温度4次，每次间隔4小时，有2次体温≥38℃。产褥感染和产褥病率既有联系又有区别；产褥病率多由产褥感染所引起，也可由生殖道以外感染如泌尿系统、乳腺、呼吸系统、血栓性静脉炎等感染引起。发热、腹痛、异常恶露是产褥感染的三大主要症状。晚期产后出血是产褥期常见并发症，妊娠物残留、子宫复旧不全、剖宫产切口愈合不良等是常见原因，加强宫缩、应用抗生素、必要时刮宫是治疗的主要手段。产褥期抑郁症是产妇在分娩后出现抑郁症状，心理、药物和物理是主要治疗手段。

（贺芳）

复习参考题

一、选择题

1. 关于产褥期母体生理变化正确的是
   A. 产后10日内分泌的乳汁称为初乳
   B. 子宫复旧4周恢复至未孕状态
   C. 泌乳热属于病态
   D. 循环血量于产后2~3周恢复至未孕状态
   E. 产后白细胞迅速恢复正常

2. 产褥感染最常见的表现是
   A. 急性子宫内膜炎
   B. 腹膜炎
   C. 急性输卵管炎
   D. 栓塞性静脉炎
   E. 急性盆腔结缔组织炎

3. 产褥感染是指
   A. 分娩时生殖道受病原体感染，引起局部和全身的炎性变化
   B. 产褥期生殖道受病原体感染，引起局部和全身的炎性变化
   C. 分娩时及产褥期生殖道受病原体感染，引起局部和全身的炎性变化
   D. 分娩时及产褥期生殖道受病原体感染，引起局部的炎性变化
   E. 分娩时生殖道受病原体感染，引起全身的炎性变化

4. 有关晚期产后出血的定义，描述正确的是
   A. 胎儿娩出后至产褥期内发生的子宫大量出血
   B. 胎盘娩出后至产褥期内发生的子宫大量出血
   C. 胎盘娩出24小时后，至产后4周内发生的子宫大量出血
   D. 分娩24小时后至产褥期内发生的子宫大量出血
   E. 分娩24小时后至产褥10日内发生的子宫大量出血

5. 产妇，26岁。剖宫产术后16日，突然阴道大量流血3小时。入院时血压84/60mmHg，心率122次/min，血红蛋白84g/L。对该患者应立即采取的处理措施不包括
   A. 行超声检查
   B. 建立静脉通道，补液、输血
   C. 行清宫术止血
   D. 静脉滴注缩宫素
   E. 静脉滴注广谱抗生素预防感染

   答案：1. D；2. A；3. C；4. D；5. C

二、简答题

1. 产褥期常见症状有哪些？循环系统的变化有哪些？
2. 恶露的定义是什么？有哪些类型？
3. 产褥感染与产褥病率的区别与联系是什么？
4. 晚期产后出血的定义和原因是什么？
5. 产褥期抑郁症的定义是什么？

第十三章　妇科病史和体格检查

　　病史采集和体格检查是诊断疾病的主要依据，也是妇科临床实践的基本技能。妇科临床诊断过程均可涉及患者隐私；妇科体格检查更是妇科所特有的检查方法。医师在疾病诊断时不但要具备扎实的诊断学基础、熟练的临床技能、缜密的临床思维，还需要有爱伤观念和沟通技巧，才能争取患者及家属的配合，获得准确、可靠的临床资料。

第一节　妇科病史

　　采集病史是医师诊治患者的第一步，也是医患沟通、建立良好医患关系的重要时机。

一、病史采集方法

　　为正确判断病情，需要医师细致询问病情和耐心倾听患者陈述。采集病史的时候，注意做到以下几点。

　　1. 态度和蔼，语气温和。

　　2. 询问病史应有一定的目的性，采用启发式提问，但不应暗示和主观臆测。

　　3. 尽可能用通俗易懂的语言和患者交流，少用过于专业的医学术语。

　　4. 对不能亲自口述的患者，可询问了解病情的家属或亲友。

　　5. 对急危重症患者在初步了解病情后，应立即抢救，以免贻误治疗。

　　6. 外院转诊者，应将外院病情介绍作为重要参考资料。

　　7. 要考虑患者的隐私，遇有不愿说出实情者（如性生活史），既不可盲目轻信其陈述，也不宜反复追问。可先行体格检查和辅助检查，如妊娠试验［尿或血人绒毛膜促性腺激素（human chorionic gonadotropin，hCG）］，必要时可避开家属，待明确病情后再向患者补充询问。

　　问诊的过程中必须注意以下医德要求：严肃认真、尊重隐私、对任何患者一视同仁、对同行不随意评价，以及对患者进行健康教育和健康指导。

二、病史内容

1. 一般项目 包括患者姓名、性别、出生年月、职业、籍贯、民族、婚姻、住址、入院日期、病史记录日期、病史陈述者、可靠程度。若非患者陈述，应注明陈述者与患者的关系。

2. 主诉 指患者就诊的主要症状（或体征）和持续时间。通过主诉可以初步推断出疾病的大致范围。力求简明扼要，通常不超过20字。妇科常见的临床症状有外阴瘙痒、阴道流血、白带异常、闭经、不孕、下腹痛、下腹部包块等。如患者有多个临床症状，主诉应按症状发生的时间顺序书写。例如，停经45日后，阴道流血3日，下腹痛2小时。若患者无任何不适，仅检查发现子宫肌瘤，主诉可写为：检查发现"子宫肌瘤"7日。

3. 现病史 指患者本次疾病发生、演变和诊疗的全过程，为病史的主要部分，应以主诉症状为核心，按时间顺序详尽描述。包括本次疾病的起病时间、主要症状特点、有无诱因、伴随症状、发病后诊疗经过及结果，睡眠、饮食、体重和大小便等一般情况的变化，以及与鉴别诊断有关的阳性或阴性资料等。

4. 月经史 包括初潮年龄、月经周期及经期持续时间、经量、经期伴随症状。例如，12岁初潮，月经周期为28~30日，持续5日，可简写为 $12\dfrac{5}{28\sim30}$。经量可以通过询问每日更换卫生巾的次数和有无血块大致估算，伴随症状包括经前和经期有无不适，如乳房胀痛、水肿、精神改变等，经期腹痛及疼痛部位、性质、程度，痛经起始和消失时间。常规询问并记录末次月经（last menstrual period，LMP）起始日期及其经量和持续时间。如阴道流血情况不同于以往正常月经时，还应问准前次月经（past menstrual period，PMP）起始日期。绝经后患者应询问绝经年龄，绝经后有无再出现阴道流血、阴道分泌物增多或其他不适。

5. 婚育史 包括婚次及每次结婚年龄，是否近亲结婚（直系血亲及三代旁系血亲），男方健康状况，有无性病史及双方性生活情况等（注意语气、保护隐私）。有多个性伴侣者，性传播疾病及宫颈癌的风险增加，应问清性伴侣情况。生育史包括足月产、早产及流产次数及现存子女数，以阿拉伯数字顺序表示，如足月产1次，无早产，流产2次，现存子女1人，可记录为1-0-2-1，或用孕3产1（G_3P_1）表示。详细记录既往分娩情况，包括分娩方式、有无难产史、有无产后出血或产褥感染史、新生儿出生情况及现状、自然流产或人工流产情况、异位妊娠或葡萄胎及治疗方法、生化妊娠史、末次分娩或流产日期及采用何种避孕措施。

6. 既往史 指患者过去的健康和疾病情况。内容包括以往健康状况、疾病史、传染病史、预防接种史、手术外伤史、输血史、药物过敏史。按时间顺序记录所患疾病名称、患病时间及诊疗转归，并详细记录现仍需治疗的其他疾病及用药情况。

7. 个人史 包括生活和居住情况、出生地和曾居住地区、有无烟酒嗜好、有无毒品使用史。

8. 家族史 指父母、兄弟姐妹及子女健康状况。包括家族成员有无遗传性疾病（如血友病等）、可能与遗传有关的疾病（如高血压、糖尿病、癌症等）及传染病（如结核等）。

（王沂峰）

第二节 体格检查

体格检查应在采集病史后进行，包括全身检查、腹部检查和盆腔检查（妇科检查）。除非病情危急，其余应按上述顺序进行。应依次准确记录各项内容，包括与疾病有关的重要体征和有鉴别意义的阴性体征。

一、全身检查

全身检查包括测量体温、脉搏、呼吸和血压，必要时测量身高和体重。其他检查包括神志、精神状态、体态、面容、全身发育和毛发分布情况、头部器官、皮肤、颈（注意甲状腺肿大与否）、乳房（注意其发育、皮肤有无凹陷、有无包块及分泌物）、心、肺、浅表淋巴结（尤其是锁骨上和腹股沟部位）、脊柱及四肢。

二、腹部检查

腹部检查是妇产科疾病体格检查的重要组成部分，应在盆腔检查前进行。腹部检查包括视诊观察腹部形状（平坦、隆起或呈蛙状腹），腹壁有无瘢痕、静脉曲张、妊娠纹、腹壁疝、腹直肌分离等。触诊包括肝、脾、肾有无增大或触痛，腹壁厚度和软硬度，有无压痛、反跳痛或肌紧张，能否扪及包块，若有，应描述其部位、大小（以 cm 为单位表示）、形状、质地、活动度、表面是否光滑及有无压痛等。叩诊注意有无移动性浊音。必要时听诊了解肠鸣音情况。合并妊娠时应检查宫高、腹围、胎位、胎心等。

三、盆腔检查

盆腔检查又称妇科检查，范围包括外阴、阴道、宫颈、宫体及两侧附件。常用检查器械包括一次性臀部垫单、无菌手套/一次性检查手套、一次性阴道窥器、宫颈刮板、棉拭子（棉签）、玻片、消毒液、液状石蜡或肥皂水、生理盐水、10% 氢氧化钾等。

1. 检查基本要求

（1）检查室温要适中，天冷时注意保暖，保持环境安静、清洁，注意保护患者隐私。

（2）医生关心体贴患者，做到态度严肃、语言亲切、检查仔细、动作轻柔，检查前需告知患者所行检查可能引起不适，获取患者配合。

（3）除尿失禁患者外，检查前应排空膀胱。大便充盈者应排便或灌肠。

（4）以免交叉感染，患者臀下置一次性垫单或消毒的垫单，一人一换。

（5）患者取膀胱截石位，臀部置于台缘，头部稍高，使腹肌放松。检查者立于患者两腿之间，面向患者。如为病情危重或其他不宜搬动的患者，可在病床上检查，检查者位于患者右侧。

（6）避免在经期检查。若为异常阴道流血必须检查，检查前应消毒外阴，使用无菌器械和手套，以防发生感染。

（7）对无性生活史者禁行阴道检查（包括阴道窥诊及双合诊/三合诊），应行直肠-腹部扪诊。确有必要时，应在家属及患者本人同意并签字后方可进行检查。

（8）对疑有盆腔病变的腹部肥厚或高度紧张的患者，若盆腔检查不满意，必要时可在麻醉下进行盆腔检查。

（9）男性医师进行检查时，应有女性医务人员在场。

2. 检查方法及步骤

（1）外阴检查：观察外阴发育及毛发分布情况，有无畸形、皮炎、溃疡、赘生物、色素减退、皮肤黏膜增厚或萎缩、肿物等，观察阴蒂长度。分开小阴唇，暴露观察尿道口、阴道口及前庭大腺的情况，观察处女膜是否完整、会阴有无侧切或陈旧性撕裂瘢痕。必要时嘱患者用力向下屏气，观察有无阴道前后壁脱垂、子宫脱垂或尿失禁。

（2）阴道窥器检查：根据患者阴道宽窄情况，选用合适型号的阴道窥器。检查步骤如下。

1）放置与取出：将阴道窥器两叶合拢，用液状石蜡或肥皂液润滑窥器两叶前端，若拟作宫颈细胞学涂片或阴道分泌物涂片检查，改用生理盐水润滑。放置时，左手示指与拇指分开两侧小阴唇，暴露阴道口，右手持窥器斜行沿阴道侧后壁缓慢插入阴道内，边推进边将窥器转平、逐渐张开，直至完全暴露宫颈为止，旋转窥器，充分暴露阴道各壁。取出窥器时，先将窥器两叶合拢后再沿阴道侧后壁取出。注意操作过程动作要轻柔，以免碰伤尿道口、宫颈，引起出血。

2）视诊：① 检查阴道，观察阴道壁及穹隆黏膜色泽、皱襞多少，有无溃疡、赘生物、囊肿、阴道隔或双阴道畸形等。注意阴道分泌物气味、量、色泽，必要时取分泌物涂片或培养作病原体检查。② 检查宫颈，观察宫颈大小、颜色、外口形状；是否光滑，有无出血、囊肿及赘生物等。用干棉签轻轻擦拭宫颈表面黏液后，在宫颈外口柱状上皮和鳞状上皮交界处刮片，行细胞学检查及人乳头状瘤病毒（human papilloma virus，HPV）相应检查，或用无菌棉拭子伸入宫颈管内取宫颈分泌物进行感染相关检查。

3）双合诊：是盆腔检查中最重要的项目。检查者戴手套用一手的两指或一指经润滑后放入阴道内，另一手在腹部配合检查，称为双合诊。其目的在于扪清阴道、宫颈、宫体和宫旁结缔组织、卵巢、输卵管，以及盆腔内其他各组织有无异常。

检查方法：① 检查阴道通畅度和深度，有无先天畸形、瘢痕、结节或肿块（注意后穹隆触痛结节）。② 扪触宫颈大小、质地，有无接触性出血。若上抬或左右摆动宫颈时患者感觉疼痛称宫颈举摆痛。③ 检查子宫。检查者阴道内手指放在宫颈后方向前托举子宫，另一手同腹部触诊，通过内外手相互协调，扪清子宫大小（可用相当于妊娠月份表示，如子宫大小相当于妊娠×周/个月）、形状、位置、质地、活动度和有无压痛（图13-1）。多数妇女子宫呈前倾前屈位。"倾"指宫体纵轴与身体纵轴的关系，前倾指宫体朝向耻骨，后倾相反。"屈"指宫体与宫颈间的关系，前屈指两者间的纵轴形成的角度朝向前方，后屈相反。④ 检查附件。检查手法：将阴道内手指由宫颈后方移至一侧穹隆，检查同侧附件。正常输卵管不能扪及，正常卵巢偶可扪及，活动，触之略有酸胀感。对触及的肿物应扪清其位置、大小、性状、质地、活动度、边界、表面情况、与子宫关系及有无压痛（图13-2）。

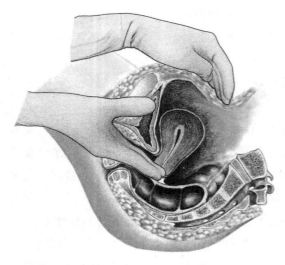

▲ 图13-1　双合诊（检查子宫）

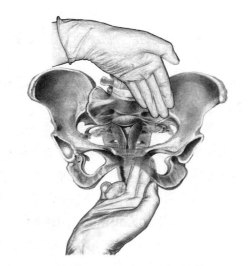

▲ 图13-2　双合诊（检查附件）

4）三合诊：即经阴道、直肠、腹部联合检查，是双合诊的补充检查。检查时，一手示指放入阴道，中指放入直肠，其余步骤同双合诊（图13-3）。可扪清后倾后屈子宫的大小，发现子宫后壁、直肠子宫陷凹或宫骶韧带及盆腔后壁的病变，评估病变范围，尤其是癌肿的浸润范围及阴道直肠隔、骶骨前方或直肠有无病变等。三合诊在生殖器肿瘤、结核、子宫内膜异位症、炎症的检查中尤为重要。

5）直肠-腹部诊（肛腹指诊）：一手示指进入直肠，另一手在腹部配合进行检查。

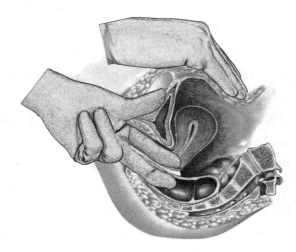

▲ 图13-3　三合诊

一般用于无性生活史、阴道闭锁或其他原因不宜双合诊的患者。

3. 记录　通过盆腔检查，将检查结果按解剖部位的先后顺序记录。

（1）外阴：发育情况及婚产式（未婚式、已婚未产或经产式），有异常情况应详细描述。

（2）阴道：是否通畅，黏膜情况，分泌物量、形状、颜色及有无异味。

（3）宫颈：大小、硬度，是否光滑，有无息肉、撕裂、腺囊肿、赘生物、接触性出血及举摆痛等。

（4）宫体：位置、大小、质地、活动度，有无压痛等。

（5）附件：有无肿块、增厚或压痛。若扪及肿块，记录其位置、大小、质地、活动度，表面光滑与否，有无压痛及其与子宫、直肠及盆壁的关系。左右情况分别记录。

（王沂峰）

第三节　妇科疾病常见症状的鉴别要点

妇科疾病与年龄关系密切，年龄对疾病的诊断具有重要的参考价值，如青春期与围绝经期发生的月经失调常由无排卵所致，而生育期多由黄体功能异常所致。许多妇科疾病与产科问题密不可分，如分娩引起的生殖器官损伤、宫颈肌瘤导致难产等，同样，妇科疾病可合并外科、内科疾病。

首诊于妇科的患者主诉常见症状有阴道流血、阴道分泌物异常、下腹痛、下腹部肿块及外阴瘙痒，不同年龄的女性所述症状可相同，但病因可不同。在诊断和处理妇科疾病的时候，应该基于患者年龄来考虑其病情，综合病史与各项辅助检查结果鉴别其为妇科疾病，或外科、内科疾病，或两者兼有。

一、阴道流血

阴道流血是女性生殖器疾病最常见的一种症状，阴道流血可以来自生殖道任何部位，如外阴、阴道、宫颈、宫体等，以来自宫体最多见。除正常月经外均称为阴道流血。

1. 原因

（1）与妊娠有关的子宫出血：常见的有流产、异位妊娠、妊娠滋养细胞疾病。另外，还有产后胎盘残留和子宫复旧不良等。若患者为育龄期女性，且有正常性生活，则应首先排除与病理性妊娠相关疾病。

（2）卵巢内分泌功能异常：包括无排卵性、有排卵性功能失调性子宫出血，以及月经间期卵泡破裂、雌激素水平下降所致的子宫出血。若患者为青春期女性，则应首先考虑排除卵巢内分泌功能变化引起的子宫出血。

（3）生殖器肿瘤：引起阴道流血的良性肿瘤有子宫肌瘤、卵巢卵泡膜细胞瘤等，恶性肿瘤有外阴癌、阴道癌、宫颈癌、子宫内膜癌、子宫肉瘤及具有分泌雌激素功能的卵巢卵泡膜颗粒细胞瘤等。若患者为绝经过渡期或绝经后期女性，则应首先排除生殖器肿瘤。

（4）生殖器良性病变：如子宫内膜息肉、子宫腺肌病、子宫内膜异位症等。

（5）生殖器炎症：如外阴炎、阴道炎、宫颈炎、子宫内膜炎等。

（6）外伤、异物和外源性性激素：包括外阴和阴道损伤、阴道内异物、宫腔内放置节育器及雌激素、孕激素使用不当等。

（7）术后：外阴、阴道、宫颈、子宫等术后切口止血不严密、切口愈合不良、炎症，卵巢手术后对卵泡或黄体的影响使内分泌改变引起的子宫内膜脱落出血，剖宫产术后所致的瘢痕憩室。

（8）全身性疾病：如血小板减少性紫癜、白血病、再生障碍性贫血、肝功能损害等。

2. 临床表现及鉴别要点

（1）有规律的周期性阴道流血

1）经量增多：月经周期正常，但经量增多或经期延长。子宫肌瘤最多见，其次可见于放置宫内节育器或子宫腺肌病等。

2）月经间期阴道流血：发生在两次月经来潮中期，历时3~4日，一般少于月经量，是由于排卵期卵泡破裂，雌激素水平暂时下降所致，又称排卵期阴道流血。

3）经前或经后阴道流血：月经来潮前后数日持续少量阴道流血，常淋漓不尽。常见于育龄期女性卵巢黄体功能异常、放置宫内节育器的副作用等。子宫内膜异位症也可出现类似情况。

（2）不规则阴道流血

1）周期不规则阴道流血：青春期或绝经过渡期多为无排卵性异常子宫出血，绝经过渡期女性应注意排查妇科恶性肿瘤。

2）无任何周期可辨的长期持续阴道流血：多为生殖道恶性肿瘤所致，首先应考虑宫颈癌或子宫内膜癌的可能。

3）阴道流血伴阴道分泌物增多：外阴癌、阴道癌、宫颈癌、宫颈息肉、子宫内膜癌伴感染或子宫黏膜下肌瘤伴感染。

4）接触性出血：于性交后或妇科检查（包括阴道超声）后立即有鲜血出现，考虑急性宫颈炎、宫颈癌、宫颈息肉或子宫黏膜下肌瘤等。

5）停经后阴道流血：若为生育期妇女，首先考虑与妊娠相关的疾病，如流产、异位妊娠、妊娠滋养细胞疾病等；若为青春期或围绝经期女性，应考虑为无排卵性功能失调性子宫出血。对于后者首先应排除生殖道恶性肿瘤。

6）绝经后阴道流血：若流血量少，且3~4日即净，多数为子宫内膜炎或老年性阴道炎。若流血量多，持续不尽或反复出血，首先应考虑子宫内膜病变。

7）间歇性阴道排出血水：应警惕输卵管癌的可能。

8）外伤性阴道流血：有外伤史，在阴道流血的同时，伴有外阴疼痛。

二、阴道分泌物异常

阴道分泌物即生殖道排液或生殖道分泌物，其成分包括大、小阴唇皮脂腺液，大阴唇汗腺液，尿道旁腺、前庭大腺液，以及阴道壁黏膜渗出液，宫颈腺上皮分泌的宫颈黏液和适量的子宫内膜腺体分泌液。

正常阴道分泌物随着体内雌激素水平的周期性变化而发生相应的量及性状的变化。近排卵期时，体内雌激素水平升高，宫颈黏液的量及含水量增加，故此时的分泌物可呈现透亮蛋清样，有利于精子通过宫颈进入宫腔。排卵后雌激素水平下降，孕激素水平上升，宫颈黏液分泌量下降，性状也由透亮蛋清样分泌物变为黏稠、浑浊分泌物，这时分泌物减少，呈稀糊状。在性交时，前庭大腺可分泌黄白色黏液润滑阴道。此外，女性婴儿在刚出生时，由于受母体内雌激素水平的影响，其阴道口可有分泌物，多在其出生数日或1周左右自行消失。当分泌物的量及性状由于某种原因而发生异常改变时，称为阴道分泌物异常。常见原因及鉴别要点如下。

1. 生殖道炎症所致的阴道分泌物改变

（1）阴道特异性炎症：① 外阴阴道假丝酵母菌病，阴道分泌物呈豆渣样或乳酪样，同时伴有外阴瘙痒或灼痛；② 滴虫阴道炎，阴道分泌物呈稀薄黄色或黄绿色泡沫样分泌物；③ 细菌性阴道病，阴道分泌物为灰白色，均匀一致、稀薄，有鱼腥臭味，可伴有外阴及阴道瘙痒及灼痛；④ 淋病奈瑟球菌阴道炎，阴道分泌物为脓性白带，呈黄色或黄绿色，黏稠，多有臭味。

（2）子宫颈炎症：可出现淡黄色脓性或乳白色黏液样阴道分泌物，量多。

（3）子宫内膜炎症：可有阴道分泌物增多，急性炎症时分泌物可为脓性或血性，同时伴有下腹痛及腰背酸痛、发热等症状。

2. 生殖器官肿瘤引起的阴道分泌物改变

（1）宫颈癌多伴有血性或淘米水样分泌物，晚期患者伴感染后分泌物多奇臭。

（2）子宫内膜癌或子宫黏膜下肌瘤可有血性分泌物，伴感染时分泌物亦可有奇臭。

（3）输卵管癌多有清澈、黄色或红色水样分泌物，呈间歇性排出。

3. 生殖道异物引起的阴道分泌物改变　如果阴道内有异物可引起分泌物增多，如果出现感染时，可有脓臭味。

4. 激素引起的阴道分泌物改变　如口服大量雌激素，会导致清稀、透亮的阴道分泌物增加。

5. 泌尿生殖系统损伤所致的尿瘘、粪瘘　阴道分泌物增多，其中混有尿液或粪便。

三、下腹痛

下腹痛是妇科常见症状之一，大多由妇科疾病引起，也可见于生殖器以外的疾病。根据下腹痛起病缓急、部位、性质、疼痛时间、伴随症状等寻找病因。

1. 急性下腹痛　起病急骤，疼痛剧烈，常伴恶心、呕吐、发热和出汗等症状。

（1）下腹痛伴阴道流血，有或无停经史：多与病理妊娠有关。常见于宫内妊娠流产或异位妊娠。若为异位妊娠流产或破裂，多为反复隐痛后突发患侧下腹撕裂样剧痛，可伴肛门坠胀感，可并发休克。若为宫内妊娠流产，疼痛常位于下腹正中，呈阵发性，阴道内可伴有组织样物排出。

（2）下腹痛伴发热：多由炎症所致。一般见于盆腔炎症，也可见于子宫肌瘤红色变性。右侧下腹痛还应考虑急性阑尾炎的可能。

（3）下腹痛伴附件区肿块：常由卵巢或输卵管肿瘤或卵巢非赘生性囊肿扭转、子宫浆膜下肌瘤扭转引起，也可见于异位妊娠、盆腔炎症性包块。卵巢黄体破裂、卵巢肿瘤破裂、卵巢子宫内膜异位囊肿破裂也不少见，常有剧烈下腹或全腹疼痛，伴恶心、呕吐、腹部肌紧张等。

2. 慢性下腹痛　起病缓慢，多为隐痛或钝痛，病程长，可与月经周期有关。

（1）无周期性的慢性下腹痛：常见于盆腔炎性疾病后遗症、盆腔淤血症、残余卵巢综合征及晚期妇科恶性肿瘤等。

（2）周期性的慢性下腹痛：① 月经期慢性下腹痛，表现为进行性加重的经期下腹坠胀痛，部分伴有性交痛，见于子宫内膜异位症或子宫腺肌病。经期前后下腹痛也见于子宫后倾后屈位、原发性痛经、宫颈狭窄和盆腔炎等。周期性下腹痛但无月经来潮多为经血排出受阻引起，如宫颈狭窄、生殖道畸形等。② 月经间期慢性下腹痛，表现为月经间期出现一侧下腹隐痛，常持续3~4日，可伴有少量阴道流血，此类腹痛称为排卵期腹痛。

四、下腹部肿块

下腹部肿块是较为常见的妇科症状，主要发生于子宫及附件。肿块可为功能性、炎症性、肿瘤性、先天性畸形等。

1. 来自子宫

（1）妊娠子宫：有停经史，随着孕周增大子宫可不断增大，分娩后恢复正常。停经后出现不规则阴道流血伴有子宫的迅速增大，可能为葡萄胎。

（2）炎症性：如宫腔积脓时子宫可增大。

（3）肿瘤性：如子宫肌瘤、子宫肉瘤等；绝经后子宫增大常考虑子宫内膜癌。

（4）子宫腺肌病：可引起子宫均匀增大，质硬，多伴有痛经、经量增多、经期延长。

（5）先天性畸形：先天性子宫发育不良，如双角子宫、双子宫、单角子宫、残角子宫等；处女膜先天性闭锁或阴道横隔致使经血积聚于阴道或在宫腔无法流出，可形成下腹部包块。

2. 来自附件

（1）输卵管妊娠、卵巢妊娠：肿块多位于子宫旁，有明显压痛，通常伴有短期停经史后阴道流血。

（2）附件炎性肿块：多为双侧性，与周围组织有粘连，压痛明显，如输卵管卵巢囊肿或脓肿、输卵管积水、盆腔包裹性积液等。

（3）卵巢子宫内膜异位囊肿：单侧或双侧，多与子宫有粘连、活动受限，通常伴有痛经史，可伴性交痛、不孕症等。

（4）卵巢非赘生性囊肿：如卵巢黄体囊肿、卵巢黄素囊肿。前者多见于妊娠早期单侧囊肿，也可见于促排卵后；后者多见于葡萄胎患者，多为双侧，也可在正常妊娠时出现。

（5）附件肿瘤：良性肿瘤表现为肿块大小不等、表面光滑、囊性、活动，如卵巢浆液性、黏液性囊腺瘤、输卵管卵巢冠囊肿等。也可表现为界限清楚、活动、实性或囊实性肿块，如卵巢纤维瘤、成熟囊性畸胎瘤等。恶性肿瘤多为实性，表面不规则，活动受限，如卵巢浆液性囊腺癌、卵巢黏液性囊腺癌、卵巢颗粒细胞瘤、卵巢肉瘤、未成熟畸胎瘤、输卵管癌等。

3. 其他 盆腔肿块还需与来自肠道、泌尿系统及后腹膜的肿块相鉴别。

五、外阴瘙痒

由于女性外阴位置的特殊性，非常容易受有害因素影响而出现瘙痒，也可发生于外阴完全正常者。严重瘙痒时可影响患者的生活和工作。

1. 阴道炎症 如外阴阴道假丝酵母菌病、滴虫性阴道炎等，这些病变引起的外阴瘙痒常为阴道分泌物增多刺激外阴部所致，通常还会伴有外阴部灼痛或烧灼感。

2. 尿液、粪液刺激 多见于尿失禁、尿瘘、粪瘘时。

3. 局部过敏 如避孕套、卫生巾、卫生棉条或其他如药物、化学品过敏所致。

4. 局部皮肤病变 如外阴湿疹、外阴神经性皮炎、脂溢性皮炎、外阴疱疹、外阴硬化性苔藓、外阴尖锐湿疣等。

5. **精神性因素**　多由于心理紧张等原因所致，妇科检查无发病原因，患者常诉外阴瘙痒在夜间加重，可能与夜间瘙痒阈值降低有关。

6. **全身疾病**　如糖尿病、妊娠期肝内胆汁淤积症、黄疸、维生素缺乏、重度贫血、白血病、内分泌失调致雌激素水平下降、变态反应所致的荨麻疹、药疹等，均可引起外阴瘙痒。

7. **外阴卫生不良**　导致阴部长期处于潮湿分泌物的浸渍中，容易引起外阴瘙痒。

（王沂峰）

第四节　临床思维

临床思维是指医生运用已有的医学理论和经验，对疾病再认识的过程，是医生在诊治过程中，将自己的医学知识和患者的临床情况进行综合分析的思维活动，是医学生成长为一名合格的医生所具备的理论联系临床的能力。临床思维的形成主要依靠以下几方面。

1. **医学理论知识**　扎实的医学理论知识是临床工作的基础，是培养临床思维的前提条件。除相应的专科知识外，还需掌握基础理论功底，包括解剖、病理、病生、流行病学等。

2. **临床实践**　通过各种临床实践活动，如病史采集、体格检查、选择必要的实验室和其他检查及诊疗操作等工作，细致而周密地观察病情，获取客观、详尽、全面的临床资料。

3. **科学思维**　是对具体的临床问题比较、推理、判断的过程，在此基础上建立疾病的诊断，该过程是任何仪器设备都不能代替的思维活动。通常包括推理（演绎推理、归纳推理、类比推理）、横向列举、模式识别等方法。在进行临床辩证思维的过程中应注意一元论、多元化思维（多种疾病集于一身）、从常见病和多发病入手、先器质性疾病后功能性疾病、以患者为整体等原则。

4. **循证医学**　核心思想是将临床证据、医生经验与患者意愿三者相结合来制定医疗决策，包括诊断方法和治疗方案。循证医学强调将临床证据按质量进行分级，在诊治患者时，优先参照当前可得（最新）的最高级别证据进行决策，顺次考虑低级别证据，这是关系临床诊断推理正确与否的关键。结合患者的意愿，得到更敏感和更可靠的诊断方法，更有效和更安全的治疗方案。这些临床证据包括多中心前瞻性随机对照试验（randomized controlled trial，RCT）、系统综述、实践指南等。

（王沂峰）

第五节　医患沟通技巧

医患沟通是临床医生必备的技能。一位合格称职的医生，不但需要具备专业的知识和能力，同时还应具备与患者及家属沟通的能力与技巧。临床医学教育之父奥斯勒曾说过："医学是不确定的科学，也是概率的艺术"。正因为这种不确定性，良好的医患沟通，可以增加患者与医生彼此间的信任，建立和谐的医患关系，保证医疗活动的顺利开展，并提高医生、患者及家属的满意度。

一、沟通的目的

良好的医患关系是以维护患者健康为目的，以患者为中心，以相互信任为基础的治疗性互动关系。与患者及其家属的沟通一般有四个目的：① 与患者建立良好的关系并取得信任与尊重；② 从患者那里获得相关信息以协助诊断；③ 告知病情，解释问题并与患者达成一致的治疗方案；④ 在病情的危急时刻帮助患者及其家庭渡过难关。

二、沟通的基本技巧

1. 建立信任　良好的医患关系是建立双方的互信互谅，医生对患者及其家属保持真诚、尊重、积极关注的态度，对于妇产科的患者还要注意保护患者的隐私。

2. 善于倾听　医患沟通的最重要技巧是保持沉默、耐心倾听。基本原则是不要轻易打断患者，适时地鼓励，设身处地分析患者关心的要点，及时地给予支持与肯定。

3. 语言沟通　在采集病史时，应采用有效开放式的提问方法引导患者，应用复述、澄清等方法核实患者的真实感受；告知病情时，尽量使用通俗易懂的词汇；给予诊疗建议时，尽量从患者的角度出发，提出在其能力范围之内、兼顾双方利益的建议；最后，需确认患者及其家属对医疗行为的理解并配合实施。

4. 非语言交流　与对方保持合适的距离，维持放松、接纳性的体位，保持眼神交流，避免分散注意力的动作，可以轻声地说"嗯""是"或点头等，及时表达肯定与支持，友善性、开放性的肢体动作可以使沟通事半功倍（如抚摸、轻拍、搀扶等）。

5. 及时有效　应注意系统性、全面性地将患者的诊疗流程、检查治疗的必要性、疾病预后及可能存在风险等问题及时清晰地告知患者及被授权人，并最好用书面文字固定下来，进行程式化运作。

良好的医患沟通有助于医生准确地理解患者的病情及需求，有利于患者及其家属接纳医疗建议并参与医疗行为。

学习小结

妇产科患者体格检查时，除常规的全身检查外，主要应进行腹部检查及盆腔检查。检查子宫和附件的质地及活动度、腹膜刺激征、移动性浊音等；盆腔检查分为双合诊及三合诊，是明确盆腔情况的主要手段，双合诊可了解子宫位置、大小、双侧附件情况等，三合诊在双合诊基础上还可了解阴道直肠隔及直肠子宫陷凹的情况。

常见的妇科症状包括阴道流血、阴道分泌物异常、下腹痛、下腹部肿块及外阴瘙痒。阴道流血常见于妊娠相关流血、功能失调性子宫出血及肿瘤等；阴道分泌物异常常见于炎症、肿瘤、异物等；下腹痛常见于妊娠相关腹痛、月经周期相关腹痛、炎症性腹痛及肿瘤相关性腹痛等；下腹部肿块可为功能性、炎症性、肿瘤性、先天性畸形等；外阴瘙痒常见于炎症、局部过敏和皮肤病变等。症状相似的疾病要根据病史询问、体格检查及相关辅助检查加以鉴别。

（王沂峰）

复习参考题

一、选择题

1. 足月产2次，流产3次，无早产，现存子女1人，应缩写为
   - A. 2-0-3-1
   - B. 2-1-3-0
   - C. 1-3-2-0
   - D. 1-0-2-3
   - E. 2-3-0-1

2. 妇科检查行宫颈刮片的时机是
   - A. 打开阴道窥器前使用润滑剂后
   - B. 阴道窥器打开暴露宫颈，观察后进行
   - C. 暴露宫颈并将阴道分泌物擦拭干净后
   - D. 双合诊检查完毕后进行
   - E. 放置阴道窥器前进行

3. 盆腔检查应采用的体位是
   - A. 平卧位
   - B. 膀胱截石位
   - C. 膝胸卧位
   - D. 臀高头低位
   - E. 侧卧位

4. 以下不属于妇科疾病常见症状的是
   - A. 阴道流血
   - B. 白带异常
   - C. 外阴瘙痒
   - D. 下腹痛
   - E. 上腹痛

5. 以下采集妇科病史不恰当的是
   - A. 病情越重，越要详细收集病史，掌握所有病情后才开始抢救
   - B. 不愿意告知实情的患者，可先行体格检查和辅助检查
   - C. 现病史应包括有鉴别诊断意义的阴性症状
   - D. 对患者询问病史时应避免暗示
   - E. 对外院转诊者，应尽量索取外院病情介绍

答案：1. A；2. B；3. B；4. E；5. A

二、简答题

患者，女，30岁，月经周期正常。主因"停经6周"就诊。尿妊娠试验阳性。检查：子宫稍饱满，左附件区增厚、轻压痛。

1. 最适当的辅助检查方法是什么？
2. 患者突然出现剧烈下腹痛，血压急剧下降，移动性浊音（±），本例为确诊应行哪些检查？

第十四章　女性生殖系统炎症

学习目标

掌握	常见阴道炎（外阴阴道假丝酵母菌病、阴道毛滴虫病、需氧菌性阴道炎、细菌性阴道病及萎缩性阴道炎）的病因、临床特征及治疗原则；急性子宫颈炎症的临床表现、诊断及治疗；盆腔炎性疾病的高危因素、感染途径、临床表现、诊断标准及治疗原则；生殖器结核的临床表现、诊断方法和治疗原则。
熟悉	女性阴道微生态系统的组成及影响因素；盆腔炎性疾病的病原体及致病特点；生殖器结核的传染途径、病理改变。
了解	女性生殖系统炎症的诊断要点；前庭大腺脓肿及前庭大腺囊肿的临床表现及治疗原则；慢性子宫颈炎症的病理分类及相应处理原则；女性生殖道的自然防御功能、盆腔炎性疾病的病理及发病机制、盆腔炎性疾病后遗症的病理改变及临床表现。

第一节　女性生殖系统炎症的诊断要点

女性生殖系统炎症是常见的妇科疾病，包括下生殖道的外阴炎、阴道炎、子宫颈炎和上生殖道的盆腔炎性疾病。下生殖道炎症主要表现为阴道分泌物异常（色、量、气味异常）及外阴不适、外阴瘙痒；上生殖道炎症主要表现为下腹痛，也可伴有阴道分泌物异常。因此，女性生殖系统炎症的正确诊断依赖于异常阴道分泌物、外阴瘙痒及下腹痛的鉴别诊断。生殖系统炎症诊断要点包括：① 根据病史及临床特征初步判断感染部位；② 结合辅助检查结果明确具体的感染，并且排除其他相关疾病。

一、病史

仔细询问近期有无不洁性生活史、抗菌药物使用史、糖尿病病史、宫腔操作史及盆腔炎性疾病的病史。阴道毛滴虫病、淋病及沙眼衣原体感染均为性传播疾病，不洁性生活史有助于诊断。抗菌药物使用史、糖尿病病史有助于外阴阴道假丝酵母菌病的诊断。宫腔操作史及盆腔炎性疾病史结合下腹痛可能提示为盆腔炎性疾病。

二、临床特征

对以阴道分泌物异常、外阴不适及外阴瘙痒为主诉的患者，首先考虑下生殖道感染，在妇科检查时注意异常分泌物来自阴道还是宫颈，若分泌物来自阴道，则注意阴道黏膜有无充血、水肿，分泌物颜色及性状的改变，初步判断为何种阴道炎症，并做阴道分泌物检查。若分泌物来自宫颈管，则注意宫颈有无充血、水肿及有无接触性出血，取宫颈分泌物做白细胞检查及病原体的检查。

对以下腹痛为主诉的患者，注意有无发热、恶心、呕吐等症状。由于上生殖道感染通常是在下生殖道感染的基础上，病原体上行至上生殖道而形成，所以上生殖道感染往往与下生殖道感染同时存在，应注意有无阴道分泌物异常。腹部检查注意有无下腹部压痛、反跳痛。妇科检查时注意子宫压痛、附件区压痛或附件区包块，包块有无压痛等，结合B型超声及其他检查，排除妊娠相关疾病及外科疾病，明确盆腔炎性疾病的诊断。

三、辅助检查

1. 阴道分泌物检查　① pH测定：采用精密pH试纸测定阴道上1/3处分泌物的pH。pH>4.5应考虑阴道毛滴虫病、需氧菌性阴道炎及细菌性阴道病；外阴阴道假丝酵母菌病pH多在正常范围内，若pH>4.5往往提示外阴阴道假丝酵母菌病的混合感染。② 病原体检查：取阴道分泌物分别放于滴有生理盐水及10% KOH的两张玻片上，进行显微镜检查。生理盐水湿片用于检查滴虫、线索细胞，10% KOH湿片用于假丝酵母菌的检查及胺臭味试验。阴道分泌物中若找到滴虫，可确诊阴道毛滴虫病；若找到假丝酵母菌，可诊断外阴阴道假丝酵母菌病；若找到线索细胞或胺臭味试验阳性，结合分泌物的性状及pH，可明确细菌性阴道病的诊断；若符合需氧菌性阴道炎生理盐水湿片诊断标准，结合病史、症状及体征可明确需氧菌性阴道炎的诊断。③ 白细胞检查：阴道毛滴虫病或需氧菌性阴道炎患者白细胞增加，而细菌性阴道病及外阴阴道假丝酵母菌病的患者阴道分泌物白细胞增加不明显。宫颈管淋病奈瑟球菌及沙眼衣原体感染者白细胞也可以增加。④ 有条件者可行阴道分泌物微生态检查。取分泌物行革兰氏染色，在同一张革兰氏染色片子上可以分别作出外阴阴道假丝酵母菌病、需氧菌性阴道炎及细菌性阴道病的诊断，并且可以诊断以上阴道炎症的混合感染。

2. 宫颈分泌物检查　① 白细胞检查：宫颈分泌物革兰氏染色中性粒细胞>30个/高倍视野对于诊断宫颈管炎症有意义；② 病原体检查：进行淋病奈瑟球菌及沙眼衣原体检查。

3. 超声及其他检查　超声及其他检查如血常规、红细胞沉降率（erythrocyte sedimentation rate，ESR）、病原体检查、C-反应蛋白（C-reaction protein，CRP）及腹腔镜检查等可协助盆腔炎性疾病的诊断。

虽然阴道分泌物异常、外阴瘙痒及下腹痛是生殖系统炎症的常见表现，但生理情况及一些其他妇科疾病也可导致以上症状。正常女性排卵期阴道分泌物虽有一定量的增加，但分泌物清亮、透明、无味，不引起外阴刺激症状。外阴瘙痒还需排除外阴皮肤病。除妇科炎症外，妇科其他疾病如子宫内膜异位症、异位妊娠等及非妇科疾病如阑尾炎等也可导致下腹痛，因此在作出妇科炎症的诊断之前，还应排除妇科其他疾病及非妇科疾病，这样才能对女性生殖系统炎症作出正确诊断。

（薛凤霞）

第二节　外阴及阴道炎症

一、阴道微生态

（一）阴道微生态

阴道微生态是由阴道微生物群、宿主内分泌系统、阴道解剖结构及阴道局部免疫系统共同组成的生态系统。正常阴道微生物群种类繁多，包括：① 革兰氏阳性需氧菌和兼性厌氧菌，如乳杆菌、棒状杆菌、非溶血性链球菌、肠球菌及表皮葡萄球菌；② 革兰氏阴性需氧菌和兼性厌氧菌，如加德纳菌、大肠埃希菌及摩根菌；③ 专性厌氧菌，如消化球菌、消化链球菌、拟杆菌、动弯杆菌、梭杆菌及普雷沃菌；④ 其他，如支原体、假丝酵母菌等。

（二）阴道微生态平衡及影响因素

虽然正常阴道内有多种微生物存在，但由于阴道与这些微生物之间及微生物与微生物之间形成生态平衡并不致病。在维持阴道微生态平衡中，雌激素、乳杆菌、阴道 pH 及阴道黏膜免疫系统起重要作用。

1. 雌激素 ① 促进阴道上皮基底层细胞增生、分化、成熟及表浅上皮细胞角化，黏膜变厚；② 增加阴道上皮细胞内糖原含量，使糖原转化为单糖；③ 调节黏膜免疫功能。

2. 乳杆菌 ① 分解阴道上皮细胞内单糖为乳酸，维持阴道正常的酸性环境（pH ≤ 4.5，多在 3.8~4.4）；② 产生过氧化氢（H_2O_2）、细菌素及其他抗微生物因子，抑制或杀灭其他致病微生物；③ 通过竞争排斥机制阻止致病微生物黏附于阴道上皮细胞，维持阴道微生态平衡。

3. 阴道 pH pH ≤ 4.5，阴道酸性环境有利于乳杆菌的生长，抑制其他病原体生长。

4. 阴道黏膜免疫系统 除具有黏膜屏障作用外，免疫细胞及其分泌的细胞因子还可发挥免疫调节作用：① 具有免疫功能的主要细胞类型是上皮细胞、间质成纤维细胞和淋巴细胞；② 阴道分泌物中的黏液包含多种免疫调节分子，包括细胞因子、化学因子、抗菌蛋白、酶、生长因子等。

阴道生态平衡一旦被打破或外源病原体侵入，即可导致炎症发生。低雌激素水平如婴幼儿及绝经后人群，可发生婴幼儿阴道炎及萎缩性阴道炎；若阴道 pH 升高，如频繁性交（性交后阴道 pH 可上升至 7.2，并维持 6~8 小时）、阴道灌洗等，可使阴道 pH 升高，不利于乳杆菌生长。此外，长期应用抗菌药物抑制乳杆菌生长，或机体免疫力低下，均可使其他致病病原体成为优势菌，引起炎症。

（三）阴道微生态评价及临床应用

阴道微生态评价包括形态学检测和功能学检测两部分，目前以形态学检测为主，功能学检测为辅。形态学检测包括阴道分泌物湿片及革兰氏染色涂片的显微镜检查。阴道分泌物湿片主要检查阴道毛滴虫、线索细胞及白细胞。革兰氏染色涂片主要评价优势菌、Nugent评分、需氧菌性阴道炎评分及有无假丝酵母菌的芽生孢子、假菌丝。功能学检测主要包括pH、H_2O_2、反映中性粒细胞的白细胞酯酶及厌氧菌代谢产物唾液酸苷酶的测定等。

阴道微生态评价在阴道感染诊治中发挥主要作用，不仅可准确诊断单一病原体的阴道感染，还可及时发现阴道混合感染，并可评估生殖系统感染治疗后的阴道微生态恢复情况。

二、前庭大腺炎症

【临床病例14-1】

患者，女，34岁。主因"发现外阴肿物1年，增大6日，疼痛1日"就诊。妇科检查：左侧大阴唇下1/3处可触及一个大小4cm×3cm×2cm质硬结节，局部表面皮肤红肿，触痛。该患者考虑何种疾病？进一步如何治疗？

前庭大腺炎症由病原体侵入前庭大腺所致，包括前庭大腺炎（bartholinitis）、前庭大腺脓肿（abscess of Bartholin gland）和前庭大腺囊肿（Bartholin gland cyst）。前庭大腺分别位于两侧大阴唇下1/3深部，腺管开口于处女膜与小阴唇之间，因其解剖特点，在性交、分娩等污染外阴部时，易发生炎症。此病以育龄期女性多见。

（一）病原体

主要病原体为内源性病原体（如葡萄球菌、大肠埃希菌、链球菌、肠球菌）和性传播疾病（sexually transmitted disease，STD）病原体（如淋病奈瑟球菌及沙眼衣原体），可为混合感染。急性炎症发作时，病原体首先侵犯腺管，腺管呈急性化脓性炎症；若腺管开口因肿胀或渗出物凝聚而阻塞，脓液不能外流、积存而形成脓肿，称前庭大腺脓肿；若脓肿消退后，腺管阻塞，脓液吸收后被黏性分泌物所替代，则形成前庭大腺囊肿。前庭大腺囊肿可继发感染，形成脓肿，并反复发作。

（二）临床表现

前庭大腺炎起病急，多为一侧。初起时局部肿胀、疼痛、烧灼感，行走不便，有时会致大小便困难。检查患侧局部见皮肤红肿、发热、压痛明显，前庭大腺开口处有时可见白色小点。若感染进一步加重，脓肿形成并快速增大，直径可达3~6cm，局部可触及波动感，部分患者出现发热等全身症状，腹股沟淋巴结可呈不同程度增大。当脓肿内压力增大时，表面皮肤变薄，脓肿自行破溃。若破孔大，可自行引流，炎症较快消退而痊愈；若破孔小，引流不畅，则炎症持续不消退，并可反复急性发作。

前庭大腺囊肿多由小逐渐增大，囊肿多为单侧，也可为双侧。若囊肿小且无感染，患者可无自觉症状，往往于妇科检查时才被发现；若囊肿大，患者可有外阴坠胀感或性交不适。检查可在外阴部后下方触及无痛性囊肿，多呈椭圆形、边界清楚，大小不等，位于外阴部后下方，可向大阴唇外侧突起。

（三）诊断

根据典型症状、体征容易诊断。前庭大腺囊肿需与脂肪瘤、纤维瘤进行鉴别诊断。

（四）治疗

1. 药物治疗　急性炎症发作时，需卧床休息，局部保持清洁。可取前庭大腺开口处分泌物进行细菌培养，确定病原体。根据病原体选用口服或肌内注射抗菌药物，或经验性抗菌药物治疗。此外，可选用清热、解毒中药局部热敷或坐浴。

2. 手术治疗　脓肿形成后需行切开引流及造口术，并放置引流条。对囊肿较大或反复发作者可行前庭大腺囊肿造口术取代以前的囊肿剥除术，造口术方法简单，损伤小，术后还能保留腺体功能。手术方法还可采用CO_2激光或微波作囊肿造口术。

三、外阴阴道假丝酵母菌病

【临床病例14-2】

患者，女，34岁。主因"外阴瘙痒2日"就诊。瘙痒尤以夜间明显，坐卧不安，伴性交痛。妇科检查：外阴弥漫充血、水肿，伴有皮肤皲裂，阴道黏膜重度充血，阴道分泌物呈豆渣样，黄色，量多，有异味。10% KOH湿片法检查发现芽孢和假菌丝。该患者考虑何种疾病？如何确诊？如何考虑分层治疗？

外阴阴道假丝酵母菌病（vulvovaginal candidiasis，VVC）是由假丝酵母菌引起的常见外阴阴道炎症。国外资料显示，约75%女性一生中至少患过1次VVC，45%的女性经历过2次或2次以上发作。

（一）病原体及诱发因素

80%~90%病原体为白假丝酵母菌，10%~20%为光滑假丝酵母菌、近平滑假丝酵母菌、热带假丝酵母菌等。酸性环境适宜假丝酵母菌的生长，有假丝酵母菌感染的阴道pH多在4.0~4.7，通常pH<4.5。白假丝酵母菌为双相菌，有酵母相及菌丝相，酵母相为芽生孢子，在无症状寄居及传播中起作用；菌丝相为芽生孢子伸长成假菌丝，侵袭组织能力加强。假丝酵母菌对热的抵抗力不强，加热至60℃，1小时即死亡，但对干燥、日光、紫外线及化学制剂等抵抗力较强。

白假丝酵母菌为条件致病菌,10%~20%非孕女性及30%孕妇阴道中有此菌寄生，但菌量极少，呈酵母相，并不引起症状。只有在全身及阴道局部细胞免疫能力下降，假丝酵母菌大量繁殖，并转变为菌丝相，才出现症状。常见发病诱因有应用广谱抗菌药物、妊娠、糖尿病、大量应用免疫抑制剂及接受大量雌激素治疗。其他诱因有胃肠道假丝酵母菌、穿紧身化纤内裤及肥胖，后者可使会阴局部温度及湿度增加，假丝酵母菌易于繁殖引起感染。

（二）传染途径

① 主要为内源性传染，假丝酵母菌除作为条件致病菌寄生于阴道外，也可寄生于人的口腔、肠道，一旦条件适宜即可引起感染，这三个部位的假丝酵母菌可互相传染；② 少部分患者可通过性交直接传染；③ 极少通过接触感染的物品间接传染。

（三）临床表现

主要表现为外阴瘙痒、灼痛、性交痛及尿痛，部分患者阴道分泌物增多。尿痛的特点是排尿时尿液刺激水肿的外阴及前庭导致疼痛。阴道分泌物的特征为白色稠厚呈凝乳或豆腐渣样。妇科检查可见外阴潮红、水肿，常伴有抓痕，严重者可见皮肤皲裂、表皮脱落。阴道黏膜红肿、小阴唇内侧及阴道黏膜上附有白色块状物，擦除后露出红肿黏膜面，急性期还可能见到糜烂及浅表溃疡。

目前根据VVC流行情况、临床表现、微生物学、宿主情况、治疗效果而分为单纯性外阴阴道假丝酵母菌病（uncomplicated vulvovaginal candidiasis）和复杂性外阴阴道假丝酵母菌病（complicated vulvovaginal candidiasis）（表14-1）。其中临床表现的轻重程度，按2012年中华医学会妇产科学分会感染协作组修订的评分标准划分，评分≥7分为重度，而<7分为轻、中度，见表14-2。10%~20%的女性表现为复杂性VVC。

▼ 表14-1　外阴阴道假丝酵母菌病（VVC）临床分类

分类依据	发生频率	临床表现	真菌种类	宿主情况
单纯性VVC	散发或非经常发作	轻到中度	白假丝酵母菌	免疫功能正常
复杂性VVC	复发性	重度	非白假丝酵母菌	免疫力低下或应用免疫抑制剂或未控制糖尿病、妊娠

▼ 表14-2　外阴阴道假丝酵母菌病（VVC）临床评分标准

评分项目	0分	1分	2分	3分
瘙痒	无	偶有发作，可被忽略	能引起重视	持续发作，坐立不安
疼痛	无	轻	中	重
阴道黏膜充血、水肿	无	轻	中	重
外阴抓痕、皲裂、糜烂	无	—	—	有
分泌物量	无	较正常稍多	量多，无溢出	量多，有溢出

（四）诊断

对有阴道炎症状或体征的女性，可用生理盐水湿片法或10% KOH溶液湿片法或革兰氏染色检查阴道分泌物，发现芽生孢子和假菌丝即可确诊。由于10% KOH溶液可溶解其他细胞成分，所以对假丝酵母菌的检出率高于生理盐水。若有症状而多次湿片检查为阴性，或为顽固患者，为确诊是否为非白假丝酵母菌感染，可采用培养法。pH测定具有重要鉴别意义，若pH<4.5，可能为单纯假丝酵母菌感染，若pH>4.5提示可能存在混合感染，尤其是合并细菌性阴道病及需氧菌性阴道炎的混合感染。

（五）治疗

治疗前，对患者病情进行评估，确定其为单纯性VVC还是复杂性VVC。消除诱因并根据患者情况选择局部或全身应用抗真菌药物。

1. 消除诱因 若为糖尿病患者应积极治疗，及时停用广谱抗菌药物、雌激素及类固醇皮质激素。勤换内裤，用过的内裤、盆及毛巾均用开水烫洗。

2. 单纯VVC的治疗 局部或全身应用抗真菌药物，以短疗程方案为主。全身用药与局部用药的疗效相似，治愈率达80%~90%。

（1）局部用药：可选用下列药物放于阴道内。① 克霉唑制剂：克霉唑阴道片1粒（500mg），单次用药；或克霉唑栓剂1粒（150mg），每晚1次，连用7日；或1%克霉唑乳膏5g，连用7~14日。② 咪康唑制剂：咪康唑1粒（1200mg），单次用药；或每晚1粒（400mg），连用3日；或每晚1粒（200mg），连用7日；③ 制霉菌素制剂：每晚1粒（10万U），连用10~14日。

（2）全身用药：常用药物为氟康唑150mg，顿服。对不能耐受局部用药者、未婚女性及不愿采用局部用药者优先选用口服药物。

3. 复杂性VVC的治疗

（1）重度VVC：无论局部用药还是口服用药，均应延长治疗时间。若为局部用药，可采用克霉唑阴道片1粒（500mg），在第1、4日阴道用药。若为口服用药，选择氟康唑150mg，72小时加服1次。症状严重者，外阴局部应用低浓度糖皮质激素软膏或唑类霜剂。

（2）复发性外阴阴道假丝酵母菌病（recurrent vulvovaginal candidiasis，RVVC）：1年内有症状的VVC发作4次或以上称为RVVC，发生率约为5%。多数患者复发机制不明确。抗真菌治疗分为初始治疗及巩固治疗。根据培养和药敏试验选择药物。在初始治疗达到真菌学治愈后，给予巩固治疗至半年。初始治疗若为局部治疗，可采用克霉唑阴道片1粒（500mg），在第1、4、7日应用；或咪康唑1粒（1200mg），在第1、4、7日应用；或咪康唑1粒（400mg），每晚1次，共6日；若口服氟康唑150mg，则在第4、7日各加服1次。巩固治疗方案：目前国内外尚无成熟方案，可口服氟康唑150mg，每周1次，连续6个月；也可根据复发规律，在每月复发前进行局部用药巩固治疗，连续6个月。在治疗前应进行真菌培养确诊。治疗期间定期复查监测疗效及药物副作用，一旦发现副作用，立即停药，待副作用消失更换其他药物。

（3）妊娠合并外阴阴道假丝酵母菌病：局部治疗为主，以7日疗法效果好，禁用口服唑类药物。

4. 性伴侣治疗 无须对性伴侣进行常规治疗。约15%男性与女性患者接触后患有龟头炎，对有症状男性应进行假丝酵母菌检查及治疗，预防女性重复感染。RVVC患者的性伴侣应同时检查，必要时给予治疗。急性期应避免性生活。

5. 随访 若治疗后症状持续存在或治疗后2个月内复发，需再次复诊。对RVVC在治疗结束后7~14日、1个月、3个月和6个月各随访一次，3个月及6个月随访时建议同时进行真菌培养。

四、阴道毛滴虫病

【临床病例14-3】

患者，女，28岁。主因"阴道分泌物增多，色黄，伴外阴瘙痒3日"就诊。7日前无保护性交。妇科检查见阴道分泌物呈黄绿色脓性，有泡沫，阴道黏膜充血，宫颈充血、呈"草莓样"改变。该患者考虑何种疾病？如何确诊？治疗原则是什么？

（一）病原体

阴道毛滴虫病（trichomoniasis vaginalis，TV）又称滴虫阴道炎（trichomonal vaginitis，TV），由阴道毛滴虫感染所致，也是常见的性传播疾病。阴道毛滴虫适宜在温度25~40℃、pH 5.2~6.6的潮湿环境中生长，在pH 5.0以下或7.5以上的环境中则不生长。月经前、后阴道pH发生变化，月经后接近中性，故隐藏在前庭大腺、尿道旁腺及阴道皱襞中的阴道毛滴虫易于月经前、后得以繁殖，引起炎症发作。阴道毛滴虫能消耗或吞噬阴道上皮细胞内的糖原，阻碍乳酸生成，使阴道pH升高。阴道毛滴虫病患者的阴道pH常为5~6.5。阴道毛滴虫不仅寄生于阴道，还常侵入尿道或尿道旁腺，甚至膀胱、肾盂及男性的包皮皱褶、尿道或前列腺中，导致泌尿系统感染。滴虫能消耗氧，使阴道成为厌氧环境，易致厌氧菌繁殖，因此约60%患者合并细菌性阴道病。

（二）传播方式

① 经性交直接传播：是主要的传播方式。由于男性感染阴道毛滴虫后常无症状，易成为感染源；② 间接传播：经公共浴池、浴盆、浴巾、游泳池、坐式便器、衣物、污染的器械及敷料等传播。

（三）临床表现

潜伏期为4~28日。25%~50%的患者感染初期无症状。主要症状是阴道分泌物增多及外阴瘙痒，间或有烧灼、疼痛、性交痛等。分泌物的典型特点为稀薄脓性、黄绿色、泡沫状、有臭味。分泌物呈脓性是因分泌物中含有白细胞，若合并其他感染则呈黄绿色。呈泡沫状、有臭味是因阴道毛滴虫无氧酵解糖类，可产生腐臭气体。瘙痒部位主要为阴道口及外阴。若合并泌尿系统感染，可有尿频、尿痛，有时可见血尿。阴道毛滴虫能吞噬精子，并能阻碍乳酸生成，影响精子在阴道内存活，可致不孕。检查见阴道黏膜充血，严重者有散在出血点，甚至宫颈有出血点，形成"草莓样"宫颈，后穹隆有多量阴道分泌物，呈灰黄色、黄白色稀薄液体或黄绿色脓性分泌物，常呈泡沫状。带虫者阴道黏膜无异常改变。

（四）诊断

对有阴道炎症状、体征者，阴道分泌物中找到滴虫即可确诊。实验室检查方法包括：① 生理盐水悬滴法，是临床常用方法，显微镜下可见呈波状运动的滴虫及增多的白细胞被推移，特异性高但敏感性仅为40%~70%。应注意采集阴道分泌物立即进行镜下检查，1小时以后敏感性会快速下降至20%；寒冷环境需要保温，否则不活动的滴虫与白细胞很难区分；② 核酸扩增试验，有条件的单位可采用该方法，诊断敏感性和特异性均超过95%；③ 培养法，临床较少应用，对悬滴法未能发现滴虫的可疑或耐药患者，可送培养，诊断敏感性为75%~96%，特异性达100%。

（五）治疗

因阴道毛滴虫病可同时有尿道、尿道旁腺、前庭大腺滴虫感染，治愈此病需全身用药，主要治疗药物为甲硝唑及替硝唑。

1. 全身用药　推荐方案：甲硝唑400mg，每日2次，连服7日。替代方案：替硝唑2g，单次顿服。甲硝唑用药期间及停药24小时内，替硝唑用药期间及停药72小时内禁止饮酒，哺乳期用药不宜哺乳。

2. 性伴侣的治疗　阴道毛滴虫病主要由性行为传播，性伴侣应同时进行治疗，推荐采用甲硝唑2g，单次顿服，并告知患者及性伴侣治愈前应避免无保护性交。

3. 治疗中的注意事项　有复发症状的患者多数为重复感染，为避免重复感染，内裤及洗涤用的毛巾，应煮沸5~10分钟以消灭病原体，并应对其性伴侣进行治疗。因阴道毛滴虫病可合并其他性传播疾病，应注意有无其他性传播疾病。

4. 随访及治疗失败的处理　由于阴道毛滴虫病患者再感染率很高，可考虑对患有阴道毛滴虫病的所有性活跃女性在最初治疗后3个月内重新进行检测。考虑为初次治疗失败且排除再次感染者，可增加用药剂量及疗程，建议同时进行耐药性检测。具体治疗方案为：口服甲硝唑或替硝唑2g，每日1次，连服7日。若再次治疗失败，可采用替硝唑2g口服，每日1次，联合替硝唑500mg阴道用药，每日2次，共14日。

五、需氧菌性阴道炎

【临床病例14-4】

患者，女，29岁。主因"外阴阴道烧灼感，阴道分泌物增多，色黄7日"就诊。妇科检查：阴道分泌物呈黄绿色脓性，有异味，阴道黏膜充血。该患者考虑何种疾病？如何确诊？治疗原则是什么？

（一）病因

需氧菌性阴道炎（aerobic vaginitis，AV）是因阴道内正常产生H_2O_2的乳杆菌减少或消失，需氧菌增多导致的阴道炎。阴道内正常优势菌乳杆菌减少，pH升高，需氧菌大量繁殖、阴道菌群多样性增加，主要包括B族链球菌、大肠埃希菌、金黄色葡萄球菌、粪肠球菌、咽峡炎链球菌、肺炎克雷伯菌等多种需氧菌和兼性厌氧菌，引起阴道微生态失衡，导致AV。目前对于促进AV阴道菌群变化的因素仍不明，可能与肠道细菌的阴道定植、阴道局部免疫失调、雌激素缺乏等有关。

（二）临床表现

10%~20%的AV患者可无症状；有症状者主要表现为阴道分泌物增多、外阴阴道瘙痒或烧灼感、性交痛等，分泌物特点为稀薄脓性，黄色或黄绿色，有异味但非鱼腥臭味，查体可见阴道黏膜红肿、溃疡或一定程度的阴道黏膜萎缩表现。

（三）诊断

可采用生理盐水湿片诊断标准（表14-3），AV评分≥3分，结合患者临床症状、体征诊断AV。评分3~4分为轻度、5~6分为中度、7~10分为重度。

▼ 表14-3 需氧菌性阴道炎（AV）湿片法评分标准

AV评分/分	LBG	白细胞数量	含中毒颗粒的白细胞所占比例	背景菌落	PBC所占比例（%）
0	Ⅰ级和Ⅱa级	≤10个/HPF	无或散在	不明显或溶胞性	无或<1%
1	Ⅱb级	>10个/HPF且≤10个/上皮细胞	≤50%白细胞	肠杆菌样小杆菌	≥1%且≤10%
2	Ⅲ级	>10个/上皮细胞	>50%白细胞	球菌样或呈链状	>10%

注：生理盐水湿片法（×400，相差显微镜）。Ⅰ级，多量多形乳杆菌样菌，无其他菌群；Ⅱa级，混合菌群，但以乳杆菌为主；Ⅱb级，混合菌群，乳杆菌比例明显减少，少于其他细菌；Ⅲ级：乳杆菌严重减少或缺失，其他细菌过度增殖。
HPF，高倍视野；LBG，乳杆菌分级；PBC，基底旁上皮细胞。

由于生理盐水湿片不易保存、无法重复阅片，对检验人员及设备要求较高（需要相差显微镜，观察细菌难度较高），难以推广，并且上述评分标准未结合患者的临床症状和体征。而革兰氏染色涂片可保存、可重复阅片，使用普通光学显微镜即可观察，对检验人员及设备要求较低，既可在400倍放大倍数观察细胞，又可进一步在1 000倍下观察细菌，显示细菌更清晰。故国内学者提出革兰氏染色涂片结合临床特征的AV联合诊断标准（表14-4），通过普通显微镜观察阴道分泌物革兰氏染色涂片，≥4分诊断AV，4~5分为轻度，6~7分为中度，8~10分为重度。

▼ 表14-4 革兰氏染色涂片结合临床特征的需氧菌性阴道炎联合诊断标准

评分/分	LBG（×1 000）	背景菌落（×1 000）	白细胞数（×400）	PBC/上皮细胞（×400）	临床特征
0	Ⅰ级和Ⅱa级	不明显	≤10个/HPF	<1%	pH≤4.5且无异常体征[①]
1	Ⅱb级	肠杆菌样小杆菌	>10个/HPF且≤10个/上皮细胞	≥1%且≤10%	pH>4.5或出现任一项或两项异常体征
2	Ⅲ级	球菌样或呈链状	>10个/上皮细胞	>10%	pH>4.5且出现任一项或两项异常体征

注：①异常体征包括阴道黏膜充血、阴道黄色分泌物。
HPF，高倍视野；LBG，乳杆菌分级；PBC，基底旁上皮细胞。

（四）治疗

有症状者需治疗，无症状者是否需要治疗存在争议。

1. AV治疗 根据患者临床特点及镜下检查结果进行分类管理。

（1）针对需氧菌感染的治疗：若背景菌落主要为革兰氏阳性球菌，可选用2%克林霉素乳膏5g，阴道涂布，每日1次，连用7~21日。若背景菌落为革兰氏阴性杆菌，可选用头孢呋辛酯250mg，口服，每日2次，连服7日。若背景菌落为两者同时增多，可选用左氧氟沙星200mg，口服，每日2次，连服7日；或莫西沙星400mg，口服，每日1次，连服6日。

（2）针对阴道黏膜萎缩的治疗：可选用氯喹那多-普罗雌烯阴道片，每日1片，睡前阴道用药，连用12日。

（3）针对外阴阴道黏膜局部炎症反应的治疗：局部应用类固醇皮质激素治疗。

（4）其他治疗：阴道局部补充乳杆菌等微生态调节剂、中成药等对AV治疗有一定的作用。

2. 性伴侣管理　AV患者的男性性伴侣无须常规筛查与治疗。

3. 随访　若症状持续或反复发作需要随访。

六、细菌性阴道病

【临床病例14-5】
患者，女，35岁。主因"阴道分泌物增多，腥味3日"就诊。妇科检查：阴道分泌物增多，白色、均质，阴道黏膜无充血及水肿。该患者考虑何种疾病？需进一步做哪些检查？

（一）病因

细菌性阴道病（bacterial vaginosis，BV）是因阴道内正常产生H_2O_2的乳杆菌减少或消失，而厌氧菌增多导致的阴道炎。阴道内正常优势菌乳杆菌减少，pH升高，厌氧菌及兼性厌氧菌等细菌大量繁殖，主要有加德纳菌、厌氧菌（动弯杆菌、普雷沃菌、紫单胞菌、拟杆菌、消化链球菌）等及人型支原体，其中以厌氧菌居多，厌氧菌数量可增加100~1 000倍，引起阴道微生态失衡，导致BV。促使阴道菌群发生变化的原因仍不清楚，推测可能与频繁性交、多个性伴侣或阴道灌洗使阴道碱化有关。

细菌性阴道病除导致阴道炎症外，还可引起其他不良结局，如妊娠期细菌性阴道病可导致绒毛膜羊膜炎、胎膜早破或早产；非妊娠女性可引起子宫内膜炎、盆腔炎或子宫切除术后阴道断端感染。

（二）临床表现

10%~40%的患者无临床症状，有症状者主要表现为阴道分泌物增多，有鱼腥臭味，尤其性交后加重，可伴有轻度外阴瘙痒或烧灼感。分泌物呈鱼腥臭味是由于厌氧菌繁殖的同时可产生胺类物质（尸胺、腐胺、三甲胺）所致。检查见阴道黏膜无充血的炎症表现，分泌物特点为灰白色、均匀一致、稀薄，常黏附于阴道壁，但黏度很低，容易将分泌物从阴道壁拭去。

（三）诊断

主要采用Amsel临床诊断标准，下列4项中有3项阳性，即可临床诊断为BV：① 均质、稀薄、白色阴道分泌物，常黏附于阴道壁；② 线索细胞（clue cell）阳性，线索细胞即阴道脱落的表层细胞，于细胞边缘贴附颗粒状物，即各种厌氧菌，尤其是加德纳菌，细胞边缘不清；③ 阴道分泌物pH>4.5；④ 胺试验（whiff test）阳性，取少许阴道分泌物于玻片上，加入10%氢氧化钾1~2滴，产生一种烂鱼肉样腥臭气味，这是由于胺遇碱释放氨所致。

Nugent评分法目前为实验室诊断BV的金标准。该方法对阴道分泌物涂片进行革兰氏染色，在油镜下观察细菌形态，用半定量评估法对乳杆菌样菌、加德纳菌及类杆菌样菌、染色不定弯曲小杆菌进行计数及分别计分，三类细菌总分值≥7分诊断为细菌性阴道病。具体评分标准详见表14-5。

▼ 表14-5　Nugent评分标准

评分/分	乳杆菌样菌	加德纳菌及类杆菌样菌	革兰氏染色不定的弯曲小杆菌
0	4+	0	0
1	3+	1+	1+ 或 2+
2	2+	2+	3+ 或 4+
3	1+	3+	–
4	0	4+	–

注：按每10个油镜视野下（×1 000）观察到的每种细菌形态的平均数量进行计数并分配分值；0，未见细菌；1+，少于一个细菌；2+，1~4个细菌；3+，5~30个细菌；4+，30个以上细菌；–，无此项。

BV应与其他阴道炎相鉴别（表14-6）。

▼ 表14-6　细菌性阴道病与其他阴道炎的鉴别诊断

诊断要点	细菌性阴道病	需氧菌性阴道炎	外阴阴道假丝酵母菌病	阴道毛滴虫病
症状	分泌物增多，无或轻度瘙痒	分泌物增多，外阴阴道烧灼感	重度瘙痒，烧灼感	分泌物增多，轻度瘙痒
分泌物特点	白色，匀质，腥臭味	黄色或黄绿色，脓性	白色，豆腐渣样	稀薄、脓性、泡沫状
阴道黏膜	正常	充血，水肿	水肿、红斑	充血，水肿
阴道pH	>4.5	>4.5	<4.5	>5（5~6.5）
胺试验	阳性	阴性	阴性	可为阳性
显微镜检查	线索细胞，极少白细胞	乳杆菌减少，大肠埃希样杆菌、球菌样菌增多，大量白细胞	芽孢及假菌丝，少量白细胞	阴道毛滴虫，多量白细胞

（四）治疗

治疗原则为选用抗厌氧菌药物，主要有甲硝唑及克林霉素。甲硝唑抑制厌氧菌生长，而不影响乳杆菌生长，是较理想的治疗药物，但对支原体效果差。

1. 口服药物　推荐方案：甲硝唑400mg，每日2次，共7日。替代方案：替硝唑2g，每日1

次，连服2日；或替硝唑1g，每日1次，连服5日；或克林霉素300mg，每日2次，连服7日。

2. 局部药物治疗　推荐方案：0.75%甲硝唑凝胶5g，每日1次，连用5日；或2%克林霉素软膏5g，每晚1次，连用7日。替代方案：克林霉素阴道栓100mg，睡前阴道上药，连用3日。

3. 随访　治疗后无症状者不需随访。但由于BV复发较常见，对症状持续或症状复现者，应告知患者复诊，并再次接受治疗，可选择与初次治疗不同的药物。

七、萎缩性阴道炎

（一）病因

萎缩性阴道炎（atrophic vaginitis）见于自然绝经及卵巢去势后女性或药物绝经女性，因卵巢功能衰退，雌激素水平降低，阴道壁萎缩，黏膜变薄，上皮细胞内糖原减少，阴道内pH增高，常接近中性，局部抵抗力降低，病原体繁殖引起炎症。绝经过渡期及绝经后期女性雌激素下降除引起生殖道感染外，还可引起泌尿系统感染及性生活困难，出现这些症状和体征的集合表现，称为"绝经生殖泌尿综合征"，萎缩性阴道炎仅为绝经生殖泌尿综合征的表现之一。

（二）临床表现

主要症状为阴道分泌物增多及外阴瘙痒、烧灼感。阴道分泌物稀薄，呈淡黄色，感染严重者呈脓血性阴道分泌物。由于阴道黏膜萎缩，可伴有性交痛。检查见阴道呈老年性改变，上皮皱襞消失、萎缩、菲薄。阴道黏膜充血，有散在小出血点或点状出血斑，有时见浅表溃疡。溃疡面可与对侧粘连，严重时造成狭窄甚至闭锁，炎症分泌物引流不畅形成阴道积脓或宫腔积脓。

（三）诊断

根据绝经、卵巢手术史、盆腔放射治疗（以下简称"放疗"）史或应用药物史及临床表现，诊断一般不难，但应排除其他疾病才能诊断。应行阴道分泌物检查，显微镜下见大量基底层细胞及白细胞而无滴虫及假丝酵母菌。对有血性阴道分泌物者，应与子宫恶性肿瘤鉴别，需常规进行宫颈细胞学检查，必要时行分段诊断性刮宫（简称"诊刮"）及妇科超声检查。对阴道壁肉芽组织及溃疡需与阴道癌相鉴别，可行局部活组织检查（以下简称"活检"）。

（四）治疗

治疗原则为补充雌激素，增加阴道抵抗力；使用抗菌药物抑制细菌生长。

1. 增加阴道抵抗力　针对病因给予雌激素制剂，可局部给药，也可全身给药。具体药物选择及用药疗程，可根据疾病的严重程度及是否合并其他绝经症状而定。乳腺癌或子宫内膜癌患者，慎用雌激素制剂。

2. 抑制细菌生长　阴道局部应用抗菌药物如甲硝唑200mg或氧氟沙星100mg，放于阴道深部，每日1次，7~10日为1个疗程。对阴道局部干涩明显者，可应用润滑剂。

八、婴幼儿外阴阴道炎

（一）病因及病原体

婴幼儿外阴阴道炎（infantile vulvo vaginitis）常见于5岁以下幼女，多与外阴炎并存。由于婴幼儿的解剖、生理特点，容易发生炎症。常见病原体有大肠埃希菌、葡萄球菌、链球菌等。淋病奈瑟球菌、阴道毛滴虫也可通过患病母亲的手、衣物、毛巾或浴盆等间接传播。

（二）临床表现

主要症状为阴道分泌物增多，呈脓性。由于大量分泌物刺激引起外阴瘙痒，患儿哭闹。部分患儿伴有泌尿系统感染，出现尿急、尿频、尿痛。检查可见外阴、阴道口黏膜充血、水肿，有时可见脓性分泌物自阴道流出。病变严重者，外阴表面可见溃疡，小阴唇可发生粘连。检查时还应进行肛门检查排除阴道异物及肿瘤。对有小阴唇粘连者，应注意与外生殖器畸形相鉴别。

（三）诊断

询问母亲有无阴道炎病史，结合患儿症状及查体所见，通常可作出初步诊断。用细棉拭子或吸管取阴道分泌物找滴虫、白假丝酵母菌或涂片行革兰氏染色进行病原学检查，以明确病原体，必要时进行病原体培养或分子生物学检测。

（四）治疗

治疗原则为：① 保持外阴清洁、干燥，减少摩擦。② 针对病原体选择相应口服抗菌药物治疗，或用吸管将抗菌药物溶液滴入阴道。③ 对症处理，有蛲虫者，给予驱虫治疗；若阴道有异物，应及时取出；小阴唇粘连者外涂雌激素软膏后，多可松解，严重者应分离粘连，并涂以抗菌药物软膏。

阴道炎症的诊疗流程见图14-1。

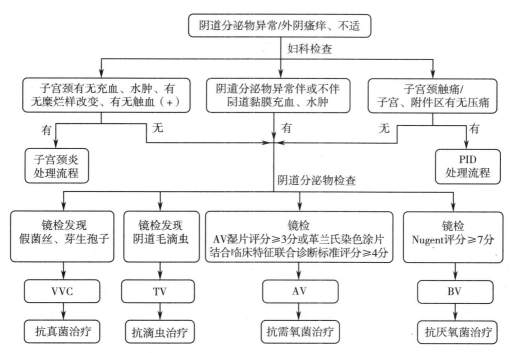

VVC. 外阴阴道假丝酵母菌病；TV. 阴道毛滴虫病；AV. 需氧菌性阴道炎；BV. 细菌性阴道病；PID. 盆腔炎性疾病。

▲ 图14-1　阴道炎症诊疗流程

（薛凤霞）

第三节　子宫颈炎症

【临床病例14-6】

患者，女，25岁。主因"阴道分泌物增多伴性交后出血半个月，分泌物呈黄绿色"。妇科检查：阴道黏膜无明显异常，子宫颈充血、水肿，子宫颈口有大量黄色黏液脓性分泌物，接触性出血（＋）；子宫体正常大小，前位，无压痛。双附件未及异常，无压痛。思考：该患者应考虑哪些疾病？需与哪些疾病相鉴别？该患者的治疗方案是什么？

子宫颈炎症是妇科常见疾病之一，包括子宫颈阴道部炎症及子宫颈管黏膜炎症。因子宫颈阴道部鳞状上皮与阴道鳞状上皮相延续，阴道炎症如细菌性阴道病等均可引起子宫颈阴道部炎症；由于子宫颈管黏膜上皮为单层柱状上皮，抗感染能力较差，易发生感染。临床多见的子宫颈炎是急性子宫颈管黏膜炎，若急性子宫颈炎未经及时诊治或病原体持续存在，可导致慢性子宫颈炎。

一、急性子宫颈炎

急性子宫颈炎（acute cervicitis）是指子宫颈局部充血、水肿，显微镜下显示子宫颈黏膜上皮变性、坏死，黏膜、黏膜下组织及腺体周围见大量中性粒细胞浸润，腺腔中可有脓性分泌物。急性子宫颈炎可由多种病原体引起，也可由物理因素、化学因素刺激或机械性子宫颈损伤、子宫颈异物伴发感染所致。本部分主要探讨由病原体感染引起的急性子宫颈炎。

（一）病因及病原体

急性子宫颈炎的病原体：① 性传播疾病病原体，包括淋病奈瑟球菌及沙眼衣原体，主要见于性传播疾病的高危人群；② 内源性病原体，部分子宫颈炎的病原体与细菌性阴道病的病原体、生殖支原体感染有关。但也有部分患者的病原体不清楚。沙眼衣原体及淋病奈瑟球菌均感染子宫颈管柱状上皮，沿黏膜面扩散引起浅层感染，病变以子宫颈管明显。除子宫颈管柱状上皮外，淋病奈瑟球菌还常侵袭尿道移行上皮、尿道旁腺及前庭大腺。

（二）临床表现

大部分患者无症状。有症状者主要表现为阴道分泌物增多，呈黏液脓性，阴道分泌物刺激可引起外阴瘙痒及烧灼感。此外，可出现经间期出血、性交后出血等症状。若合并尿路感染，可出现尿急、尿频、尿痛。妇科检查见子宫颈充血、水肿、黏膜外翻，子宫颈口有黏液脓性分泌物附着甚至黏液脓性分泌物从子宫颈管流出，子宫颈管黏膜质脆，容易诱发出血。若尿道旁腺、前庭大腺受累，可见尿道口、阴道口黏膜充血、水肿及多量脓性分泌物。

（三）诊断

出现以下两个特征性体征之一、镜下检查子宫颈或阴道分泌物白细胞增多，可作出急性子宫颈炎初步诊断。子宫颈炎诊断后，需进一步做沙眼衣原体及淋病奈瑟球菌的检测。由于子宫颈炎进一步加重，可上行感染导致上生殖道感染，因此，对子宫颈炎患者应注意有无上生殖道感染。

1. 两个特征性体征 具备以下一个或两个条件。

（1）在子宫颈管或子宫颈管棉拭子标本上，肉眼见到脓性或黏液脓性分泌物。

（2）用棉拭子擦拭子宫颈管时，容易诱发子宫颈管内出血。

2. 白细胞检测 子宫颈管分泌物或阴道分泌物中白细胞增多，后者需排除引起白细胞增多的阴道炎，如阴道毛滴虫病和需氧菌性阴道炎。

（1）子宫颈管脓性分泌物涂片行革兰氏染色，中性粒细胞 >30 个/高倍视野。

（2）阴道分泌物湿片检查白细胞 >10 个/高倍视野。

3. 病原体检测 应行沙眼衣原体及淋病奈瑟球菌的检测，同时检测无细菌性阴道病及阴道毛滴虫病。沙眼衣原体及淋病奈瑟球菌检测具体方法见性传播疾病（STD）。

（四）治疗

主要为抗菌药物治疗。可根据不同情况采用经验性抗菌药物治疗及针对病原体的抗菌药物治疗。

1. 经验性抗菌药物治疗 对有性传播疾病高危因素的患者（如年龄小于25岁，多性伴侣或新性伴侣，或性伴侣患STD），在未获得病原体检测结果前，为最大限度减少性传播疾病的传播及预防其并发症，采用针对沙眼衣原体的经验性抗菌药物治疗，方案为口服多西环素100mg，每日2次，连服7日；或阿奇霉素1g单次顿服。

2. 针对病原体的抗菌药物治疗 对于获得病原体者，选择针对病原体的抗菌药物。

（1）单纯急性淋病奈瑟球菌性子宫颈炎：主张大剂量、单次给药。可用药物包括：① 头孢菌素类，头孢曲松钠0.5~1g，单次肌内注射；或头孢唑肟钠500mg，单次肌内注射；或头孢噻肟钠0.5~1g，单次肌内注射；或头孢克肟800mg，单次口服。② 头霉素类，头孢西丁钠2g，单次肌内注射，加用丙磺舒1g口服。③ 氨基糖苷类，大观霉素4g，单次肌内注射。

（2）沙眼衣原体感染所致子宫颈炎：主要治疗药物如下。① 四环素类：如多西环素100mg，每日2次，连服7~10日；米诺环素0.1g，每日2次，连服7~10日。② 大环内酯类：阿奇霉素第1日1g，以后两日每日0.5g，共服3日，或阿奇霉素1g，单次顿服；克拉霉素0.25g，每日2次，连服7~10日；红霉素500mg，每日4次，连服7~10日。③ 氟喹诺酮类：氧氟沙星300mg，每日2次，连服7~10日；左氧氟沙星500mg，每日1次，连服7~10日；莫西沙星400mg，每日1次，连服7日。

由于淋病奈瑟球菌感染常伴有沙眼衣原体感染，因此，若为淋菌性子宫颈炎，治疗时除选用抗淋病奈瑟球菌药物外，同时应用抗沙眼衣原体感染药物。

（3）合并细菌性阴道病：同时治疗细菌性阴道病，否则将导致子宫颈炎持续存在。

3. 性伴侣的管理 若子宫颈炎患者的病原体为沙眼衣原体及淋病奈瑟球菌，应对其性伴侣进行相应的检查及治疗。

二、慢性子宫颈炎

慢性子宫颈炎（chronic cervicitis）指子宫颈黏膜间质内有淋巴细胞、浆细胞和单核细胞等慢性炎细胞浸润，子宫颈腺上皮可伴有增生和鳞状上皮化生。慢性子宫颈炎可由急性子宫颈炎迁延而来，也可为病原体持续感染所致，病原体与急性子宫颈炎相似。

（一）病理

1. 慢性子宫颈管黏膜炎　由于子宫颈管黏膜皱襞较多，感染后容易形成持续性子宫颈黏膜炎。

2. 子宫颈息肉（cervical polypus）　是子宫颈管腺体和间质的局限性增生，并向子宫颈外口突出形成息肉。显微镜下见息肉表面被覆高柱状上皮，间质水肿、血管丰富及慢性炎性细胞浸润。子宫颈息肉极少恶变，但应与子宫的恶性肿瘤鉴别。

3. 子宫颈肥大　慢性炎症的长期刺激导致腺体及间质增生。

（二）临床表现

慢性子宫颈炎多无症状，少数患者可有持续或反复发作的阴道分泌物增多，淡黄色或脓性，性交后出血，月经间期出血，偶有分泌物刺激引起外阴瘙痒或不适。妇科检查可发现黄色分泌物覆盖子宫颈口或从子宫颈口流出，或有糜烂样改变的同时伴子宫颈充血、水肿、脓性分泌物增多或接触性出血。慢性子宫颈黏膜炎可表现为子宫颈管黏液及脓性分泌物，反复发作；子宫颈息肉通常为单个，也可为多个，红色，质软而脆，呈舌形，可有蒂，蒂宽窄不一，根部可附在子宫颈外口，也可在子宫颈管内；子宫颈肥大可表现为子宫颈呈不同程度肥大，有时可见到白色的子宫颈腺囊肿（Noboth cyst）。

（三）诊断及鉴别诊断

根据临床表现可初步作出慢性子宫颈炎的诊断，但应注意将妇科检查所发现的阳性体征与子宫颈的常见病理生理改变进行鉴别。

1. 子宫颈柱状上皮异位（cervical columnar ectopy）和鳞状上皮内病变（squamous intraepithelial lesion，SIL）　除慢性子宫颈炎外，子宫颈的生理性柱状上皮异位、宫颈上皮内病变（cervical intraepithelial neoplasia，CIN），甚至早期宫颈癌也可呈现子宫颈糜烂样改变。生理性柱状上皮异位即子宫颈外口处的子宫颈阴道部外观呈细颗粒状的红色区，阴道镜下表现为宽大的转化区，肉眼所见的红色区覆盖柱状上皮，由于柱状上皮菲薄，其下间质透出而成红色。曾将此种情况称为"子宫颈糜烂"，并认为是慢性子宫颈炎最常见的病理类型之一。但目前已明确"子宫颈糜烂"并不是病理学上的上皮溃疡、缺失所致的真性糜烂，也与慢性子宫颈炎症的定义即间质中出现慢性炎细胞浸润并不一致。生理性柱状上皮异位多见于青春期、生育年龄、雌激素分泌旺盛、口服避孕药或妊娠期女性，由于雌激素的作用，鳞柱交界部外移，子宫颈局部呈糜烂样改变。此外，SIL及早期子宫颈癌也可使子宫颈呈糜烂样改变，因此对于子宫颈糜烂样改变者需进行子宫颈细胞学检查和/或HPV检测，必要时行阴道镜及活检以除外SIL或子宫颈癌。

2. 子宫恶性肿瘤　子宫颈息肉应与子宫颈的恶性肿瘤和子宫体的恶性肿瘤相鉴别，因为后两者也可呈息肉状，从子宫颈口突出，可行子宫颈息肉切除，病理组织学检查确诊。除慢性炎症外，内生型子宫颈癌尤其腺癌也可引起子宫颈肥大，因此对子宫颈肥大者，需行宫颈细胞学检查，有条件者行HPV检测，必要时行宫颈管搔刮进行鉴别。

（四）治疗

不同病变采用不同的治疗方法。对表现为糜烂样改变者，若为无症状的生理性柱状上皮异位无须处理。对糜烂样改变伴有分泌物增多、乳头状增生或接触性出血者，可给予局部物理治疗，包括激光、冷冻、微波等方法。但治疗前必须除外 SIL 和子宫颈癌。

1. 慢性子宫颈管黏膜炎　对持续性子宫颈管黏膜炎症，需了解有无沙眼衣原体及淋病奈瑟球菌的再次感染、性伴侣是否已进行治疗、阴道微生物群失调是否持续存在，针对病因给予治疗。对病原体不清者，尚无有效治疗方法，可试用物理治疗。

2. 子宫颈息肉　行息肉切除术，术后将息肉送病理检查。

3. 子宫颈肥大　一般无须治疗。

子宫颈炎症的诊疗流程图见图 14-2。

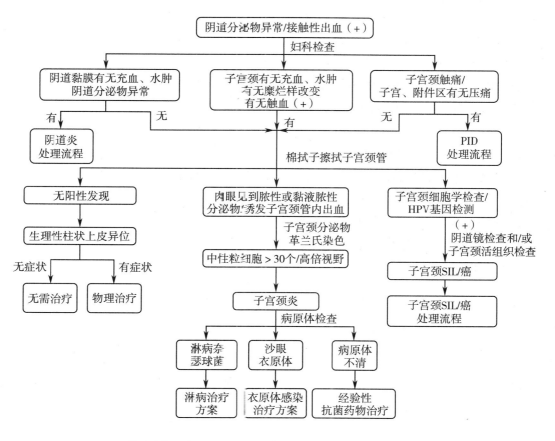

PID. 盆腔炎性疾病；HPV. 人乳头状瘤病毒；SIL. 鳞状上皮内病变。

▲ 图 14-2　子宫颈炎症诊疗流程

（薛凤霞）

第四节　盆腔炎性疾病

【临床病例14-7】

患者，女，35岁，孕3产1。主因"持续性下腹痛5日，伴发热3日"就诊。1周前放置宫内节育器。体格检查：体温38.3℃，呼吸20次/min，脉搏85次/min，血压120/78mmHg。下腹部压痛，轻度肌紧张及反跳痛。妇科检查：阴道通畅，子宫颈光滑，有触痛，子宫颈口见尾丝，并可见脓性分泌物伴血丝流出；宫体水平位，压痛，大小正常；右侧附件区增厚，有压痛，左侧附件区可触及直径6cm大小的包块，触痛明显，活动度差。该患者考虑何种疾病？该患者的治疗方案是什么？

盆腔炎性疾病（pelvic inflammatory disease，PID）指一组女性上生殖道的感染性疾病，主要包括子宫内膜炎（endometritis）、输卵管炎（salpingitis）、输卵管卵巢脓肿（tubo-ovarian abscess，TOA）、盆腔腹膜炎（peritonitis）。炎症可局限于一个部位，也可同时累及几个部位，最常见的是输卵管炎。PID大多发生在性活跃期及有月经的女性。初潮前、无性生活和绝经后女性较少发生盆腔炎性疾病。PID若未能得到及时、彻底治疗，可导致不孕、输卵管妊娠、慢性盆腔痛等后遗症，从而严重影响女性的生殖健康，增加家庭与社会经济负担。

一、病原体及其致病特点

PID的病原体分外源性及内源性病原体，两种病原体可单独存在，但通常为两种病原体的混合感染。

1. 外源性病原体　主要为性传播疾病的病原体。

2. 内源性病原体　来自原寄居于阴道内的微生物群。

常见病原体见图14-3。

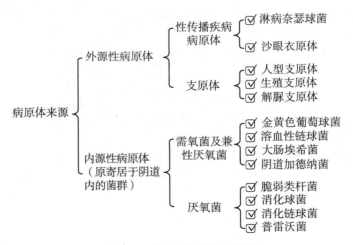

▲ 图14-3　盆腔炎性疾病的病原体

二、感染途径

1. **沿生殖道黏膜上行蔓延**　病原体侵入外阴、阴道后，或阴道内的病原体沿子宫颈黏膜、子宫内膜、输卵管黏膜蔓延至卵巢及腹腔，是非妊娠期、非产褥期盆腔炎性疾病的主要感染途径。淋病奈瑟球菌、沙眼衣原体及葡萄球菌等常沿此途径扩散（图14-4）。

2. **经淋巴系统蔓延**　病原体经外阴、阴道、子宫颈及宫体创伤处的淋巴管侵入盆腔结缔组织及内生殖器其他部分，是产褥感染、流产后感染的主要感染途径。链球菌、大肠埃希菌、厌氧菌多沿此途径蔓延（图14-5）。

3. **经血液循环播散**　病原体先侵入人体的其他系统，再经血液循环感染生殖器，为结核分枝杆菌感染的主要途径（图14-6）。

4. **直接蔓延**　腹腔其他脏器感染后，直接蔓延到内生殖器，如阑尾炎可引起右侧输卵管炎。

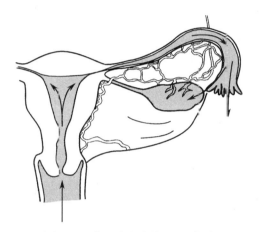

▲ 图14-4　炎症沿生殖道黏膜上行蔓延

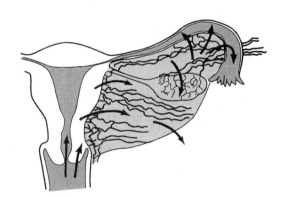

▲ 图14-5　炎症经淋巴系统蔓延

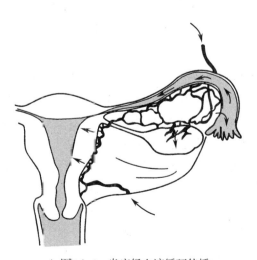

▲ 图14-6　炎症经血液循环传播

三、高危因素

以下高危因素可能与PID的发病相关。

1. **年龄** PID的高发年龄在25~44岁。年轻者容易发生盆腔炎性疾病可能与频繁的性活动、子宫颈柱状上皮异位、子宫颈黏液的机械防御功能较差有关。

2. **性活动** PID多发生在性活跃期女性，尤其是初次性交年龄小、有多个性伴侣、性交过频及性伴侣有性传播疾病者。

3. **下生殖道感染** 下生殖道的性传播疾病，如淋病奈瑟球菌性子宫颈炎、沙眼衣原体性子宫颈炎及细菌性阴道病与PID的发生密切相关。

4. **子宫腔内手术操作后感染** 如刮宫术、输卵管通液术、子宫输卵管造影术、宫腔镜检查术等，由于手术所致生殖道黏膜损伤、出血、坏死，导致下生殖道内源性病原体上行感染。

5. **性卫生不良** 经期性交、使用不洁的月经护垫等、不注意性卫生保健、阴道频繁冲洗者PID的发生率高。

6. **邻近器官炎症直接蔓延** 如阑尾炎、腹膜炎等蔓延至盆腔，病原体以大肠埃希菌为主。

7. **PID再次急性发作** PID所致的盆腔广泛粘连，输卵管损伤，输卵管防御能力下降，易造成再次感染，导致急性发作。

四、病理及发病机制

1. **急性子宫内膜炎及子宫肌炎** 子宫内膜充血、水肿、有炎性渗出物，严重者内膜坏死、脱落形成溃疡。镜下见大量白细胞浸润，炎症向深部侵入形成子宫肌炎。

2. **急性输卵管炎、输卵管积脓、输卵管卵巢脓肿** 急性输卵管炎因病原体的传播途径不同而有不同的病变特点。

（1）炎症经子宫内膜向上蔓延：首先引起输卵管黏膜炎，输卵管黏膜肿胀、间质水肿、充血及大量中性粒细胞浸润，重者输卵管上皮发生退行性变或成片脱落，引起输卵管黏膜粘连，导致输卵管管腔及伞端闭锁，若有脓液积聚于管腔内则形成输卵管积脓。

（2）病原体通过子宫颈的淋巴播散到子宫旁结缔组织：首先侵及浆膜层，发生输卵管周围炎，然后累及肌层，而输卵管黏膜层可不受累或受累极轻。

卵巢炎很少单独发生，卵巢常与发炎的输卵管伞端粘连而发生卵巢周围炎，称输卵管卵巢炎。炎症可通过卵巢排卵的破孔侵入卵巢实质形成卵巢脓肿，脓肿壁与输卵管积脓粘连并穿通，形成输卵管卵巢脓肿，可为一侧或两侧病变，多位于子宫后方、子宫阔韧带后叶及肠管间粘连处，可破入直肠或阴道，若破入腹腔则引起弥漫性腹膜炎。

3. **急性盆腔腹膜炎** 盆腔内器官发生严重感染时，往往蔓延到盆腔腹膜，发炎的腹膜充血、水肿，并有少量含纤维素的渗出液，形成盆腔脏器粘连。当有大量脓性渗出液积聚于粘连的间隙内时，可形成散在小脓肿。积聚于直肠子宫陷凹处则形成盆腔脓肿，且较多见。脓肿可破入直肠而使症状突然减轻，也可破入腹腔引起弥漫性腹膜炎。

4. **急性盆腔结缔组织炎** 病原体经淋巴管进入盆腔结缔组织而引起结缔组织充血、水肿及中性粒细胞浸润。以子宫旁结缔组织炎最常见，开始局部增厚，质地较软，边界不清，以后向两侧盆壁呈扇形浸润，若组织化脓则形成盆腔腹膜外脓肿，可自发破入直肠或阴道。

5. 脓毒症 因感染引起的宿主反应失调可导致危及生命的器官功能障碍。严重的卵巢输卵管脓肿或盆腔脓肿者出现脓毒症。

6. 盆腔炎后遗症合并肝周围炎（Fitz-Hugh-Curtis syndrome） 肝周围炎指肝包膜炎症而无肝实质损害。淋病奈瑟球菌及沙眼衣原体感染均可引起。由于肝包膜水肿，吸气时右上腹疼痛。肝包膜上有脓性或纤维渗出物，早期在肝包膜与前腹壁腹膜之间形成松软粘连，晚期形成琴弦样粘连。

五、临床表现

可因炎症轻重及范围大小而有不同的临床表现，轻者无症状或症状轻微。常见症状为下腹痛、发热、阴道分泌物增多。腹痛为持续性、活动或性交后加重。若病情严重可出现发热甚至高热、寒战、头痛、食欲缺乏。月经期发病可出现经量增多、经期延长。若有腹膜炎，则出现消化系统症状如恶心、呕吐、腹胀、腹泻等。伴有泌尿系统感染可有尿急、尿频、尿痛等症状。若有脓肿形成，可有下腹包块及局部压迫刺激症状。包块位于子宫前方可出现膀胱刺激症状，如排尿困难、尿频，若引起膀胱肌炎还可有尿痛等，包块位于子宫后方可有直肠刺激症状，出现腹泻、里急后重感和排便困难。若有输卵管炎的症状及体征并同时有右上腹疼痛者，应怀疑有肝周围炎。

患者体征差异较大，轻者无明显异常发现或妇科检查仅发现宫颈举痛或子宫体压痛或附件区压痛。严重者呈急性病容，体温升高，心率加快，下腹部有压痛、反跳痛及肌紧张，甚至出现腹胀、肠鸣音减弱或消失。盆腔检查：阴道可见脓性臭味分泌物；子宫颈充血、水肿，可见脓性分泌物，穹隆触痛明显；宫颈举痛；子宫体稍大，有压痛，活动受限；子宫两侧压痛明显。若为输卵管积脓或输卵管卵巢脓肿，则可触及包块且压痛明显，不活动。子宫旁结缔组织炎时，可扪及子宫旁一侧或两侧片状增厚，或两侧宫骶韧带高度水肿、增粗，压痛明显。三合诊常能协助进一步了解盆腔情况。

六、诊断

根据病史、症状和体征可作出初步临床诊断。但PID的临床表现差异较大，临床诊断准确性不高。目前尚无单一的病史、体征或实验室检查，诊断PID既灵敏又特异。为避免延误诊断而导致PID后遗症的发生，2021年美国疾病预防控制中心（Centers for Disease Control，CDC）推荐PID的诊断标准（表14-7），该标准旨在对年轻女性腹痛或有异常阴道分泌物或不规则阴道流血者，提高对PID的认识，对可疑患者进行进一步的评价，及时治疗，减少后遗症的发生。

最低标准提示在性活跃的年轻女性或具有性传播疾病的高危人群中，若出现下腹痛，并排除其他引起下腹痛的原因，妇科检查符合最低诊断标准，即可给予经验性抗菌药物治疗。

附加标准可增加诊断的特异性，多数PID患者有子宫颈黏液脓性分泌物或阴道分泌物生理盐水湿片中见到大量白细胞，若子宫颈分泌物正常并且阴道分泌物镜下见不到白细胞，PID的诊断

▼ 表14-7 盆腔炎性疾病（PID）的诊断标准（2021年美国CDC诊断标准）

标准等级	诊断标准
最低标准	宫颈举痛或 子宫压痛或 附件区压痛
附加标准	口腔温度超过38.3℃ 子宫颈异常黏液脓性分泌物或子宫颈脆性增加 阴道分泌物生理盐水湿片镜下检查见到大量白细胞 红细胞沉降率升高 血C-反应蛋白升高 实验室检查证实的子宫颈淋病奈瑟球菌或沙眼衣原体阳性
特异标准	子宫内膜活检证实子宫内膜炎 阴道超声或磁共振检查显示输卵管增粗，输卵管积液，伴或不伴盆腔积液、输卵管卵巢肿块 腹腔镜检查发现PID征象

需慎重，应考虑其他引起腹痛的疾病。阴道分泌物检查还可同时发现合并阴道感染，如阴道毛滴虫病、细菌性阴道病及需氧菌性阴道炎。

特异标准基本可诊断PID，但由于除B型超声检查外，均为有创检查或费用较高，特异标准仅适用于一些有选择的病例。腹腔镜诊断PID标准：① 输卵管表面明显充血；② 输卵管壁水肿；③ 输卵管伞端或浆膜面有脓性渗出物。腹腔镜诊断输卵管炎准确率高，并能直接采取感染部位的分泌物进行病原体培养。但临床应用有一定局限性，并非所有怀疑PID的患者均能接受这一检查，对轻度输卵管炎的诊断准确率降低。此外，对单独存在的子宫内膜炎无诊断价值。

在作出PID的诊断后，需进一步明确病原体，为选用抗菌药物提供依据。

七、鉴别诊断

PID应与急性阑尾炎、输卵管妊娠流产或破裂、卵巢囊肿蒂扭转或破裂等急腹症相鉴别。

八、治疗

PID主要以抗菌药物治疗为主，必要时手术治疗。抗菌药物治疗可清除病原体，改善症状及体征，减少后遗症。经恰当的抗菌药物积极治疗，大多数PID能彻底治愈。

抗菌药物的治疗原则：及时、经验、广谱及个体化。① 及时应用抗菌药物：诊断后应立即开始治疗，在PID诊断48小时内及时用药将明显降低后遗症的发生率；② 经验性抗菌药物：根据药敏试验选用抗菌药物较为合理，但通常需在获得实验室结果前给予抗菌药物治疗，因此，初始治疗往往根据经验及根据病史、临床症状和体征推断病原体选择抗菌药物；③ 广谱抗菌药物：由于PID的病原体多为需氧菌、厌氧菌、沙眼衣原体及淋病奈瑟球菌的混合感染，需氧菌及厌氧菌又有革兰氏阴性及革兰氏阳性之分，故抗菌药物的选择应涵盖以上病原体，选择广谱抗菌药物及联合用药；④ 个体化选择抗菌药物：应综合考虑安全性、有效性、经济性、患者依从性等因素选择治疗方案，根据严重程度决定静脉给药或非静脉给药。

1. 非静脉给药方案 若患者一般状况好，症状轻，能耐受口服抗菌药物，并有随访条件，可在门诊给予口服或肌内注射抗菌药物治疗，见表14-8。

▼ 表14-8 盆腔炎性疾病（PID）非静脉给药方案

方案选择	给药方案
推荐方案	β-内酰胺类+甲硝唑+四环素方案 头孢曲松钠500mg，单次肌内注射；或头孢西丁钠2g，单次肌内注射，同时联用丙磺舒1g，顿服；或其他第三代头孢菌素类药物 为覆盖厌氧菌，加用甲硝唑400mg，每日2次，口服14日 为覆盖沙眼衣原体或支原体，可加用多西环素100mg，每日2次，口服14日；或米诺环素100mg，每日2次，口服14日
替代方案	方案1：氟喹诺酮类+甲硝唑方案 左氧氟沙星500mg口服，每日1次；或莫西沙星400mg口服，每日1次，连用14日 加用甲硝唑400mg，每日2次，口服，连用14日 方案2：大环内酯类+甲硝唑方案 阿奇霉素500mg口服，每日1次，应用1~2后改为250mg口服，每日1次，连用7日；加用甲硝唑400mg，每日2次，口服，连用14日

2. 静脉给药方案 若患者一般情况差，病情严重，不能排除急症手术可能，或伴有输卵管卵巢脓肿、高热、恶心、呕吐或妊娠，或门诊治疗无效，或不能耐受口服抗菌药物，或诊断不明确，均应住院给予以静脉抗菌药物治疗为主的综合治疗。

（1）支持疗法：卧床休息，半坐卧位有利于脓液积聚于直肠子宫陷凹而使炎症局限。给予高热量、高蛋白、高维生素流质饮食或半流质饮食，补充液体，注意纠正电解质紊乱及酸碱失衡。高热时采用物理降温。腹胀者应行胃肠减压。

（2）抗菌药物治疗：给药途径以静脉滴注见效快，静脉治疗临床症状改善后24~48小时可改为口服药物治疗，至少治疗14日。常用的配伍方案见表14-9。

▼ 表14-9 盆腔炎性疾病（PID）静脉给药方案

方案选择	给药方案
推荐方案	β-内酰胺类+四环素类（+甲硝唑）方案 头孢曲松钠1g，每24小时1次，静脉滴注；或头孢替坦2g，每12小时1次，静脉滴注；或头孢西丁钠2g，每6小时1次，静脉滴注；加用多西环素100mg，每12小时1次，口服；或米诺环素100mg，每12小时1次，口服 若选用的抗菌药物未覆盖厌氧菌，加用甲硝唑500mg，每12小时1次，口服或静脉滴注
替代方案	方案1：氨苄西林+四环素联合方案 氨苄西林舒巴坦3g，每6小时1次，静脉滴注；加用 多西环素100mg，每12小时1次，口服；或米诺环素100mg，每12小时1次，口服 方案2：克林霉素+庆大霉素方案 克林霉素900mg，每8小时1次，静脉滴注；加用 庆大霉素，首次负荷剂量为2mg/kg，静脉滴注或肌内注射，维持剂量1.5mg/kg，每8小时1次 方案3：喹诺酮类+甲硝唑方案 氧氟沙星400mg，每12小时1次，静脉滴注；或左氧氟沙星500mg，每日1次，静脉滴注；加用甲硝唑500mg，每12小时1次，静脉滴注

3. 手术治疗 主要用于输卵管卵巢脓肿或盆腔脓肿的治疗。手术指征包括以下几种情况。

（1）脓肿破裂：突然腹痛加剧，寒战、高热、恶心、呕吐、腹胀，检查腹部拒按或有中毒性休克表现，应怀疑脓肿破裂。若脓肿破裂未及时诊治，死亡率高。因此，一旦怀疑脓肿破裂，需立即在抗菌药物治疗的同时行手术治疗。

（2）抗菌药物治疗无效：输卵管卵巢脓肿或盆腔脓肿经药物治疗48~72小时体温持续不降，患者中毒症状加重或包块增大应及时手术，以免发生脓肿破裂。

（3）脓肿持续存在：经抗菌药物治疗病情有好转，包块仍未消失但已局限者，可手术切除，以免日后再次急性发作。

手术范围应根据症状轻重、脓肿大小、病变范围、患者年龄、一般状态、有无保留生育功能等全面考虑。原则以手术切除病灶为主。手术可根据情况选择腹腔镜手术或开腹手术，也可行B型超声或计算机断层扫描（computed tomography, CT）引导下的穿刺引流。年轻女性应尽量保留卵巢，以采用保守性手术为主。年龄大、双侧附件受累或附件脓肿屡次发作者行子宫全切术及双附件切除术。对极度衰弱危重患者的手术范围须根据具体情况决定。当盆腔脓肿位于子宫直肠陷凹时，可经阴道后穹隆切开引流。

4. 中药治疗 在抗菌药物治疗的基础上，辅以中药治疗，减少慢性盆腔痛等后遗症的发生。PID的诊疗流程见图14-7。

九、性伴侣的治疗

对于PID患者出现症状前60日内接触过的性伴侣进行检查和治疗。如果最近一次性交发生在60日前，则应对最后的性伴侣进行检查、治疗。在女性PID患者治疗期间应避免无保护性交。

十、随访

对于抗菌药物治疗的患者，应在72小时内随诊，明确有无临床情况的改善。患者在治疗后的72小时内临床症状应改善，如体温下降、腹部压痛、反跳痛减轻，宫颈举痛、子宫压痛、附件区压痛减轻。若此期间症状无改善，需进一步检查，重新进行评价，必要时腹腔镜或手术探查。无论其性伴侣接受治疗与否，建议沙眼衣原体和淋病奈瑟球菌感染者治疗后4~6周及3~6个月复查上述病原体，以判断是否清除病原体和有无再感染。

十一、盆腔炎性疾病后遗症

若PID未得到及时正确的诊断或治疗，可能会发生盆腔炎性疾病后遗症（sequelae of pelvic inflammatory disease）。主要病理改变为组织破坏、广泛粘连、增生及瘢痕形成，会导致：① 输卵管黏膜增生，输卵管增粗，输卵管阻塞；② 输卵管卵巢粘连形成输卵管卵巢肿块；③ 若输卵管伞端闭锁、浆液性渗出物聚集形成输卵管积水或输卵管积脓或输卵管卵巢脓肿的脓液吸收，被浆液性渗出物代替形成输卵管积水或输卵管卵巢囊肿；④ 盆腔结缔组织炎表现为子宫主韧带、骶韧带变厚，若病变广泛，可使子宫活动较差。

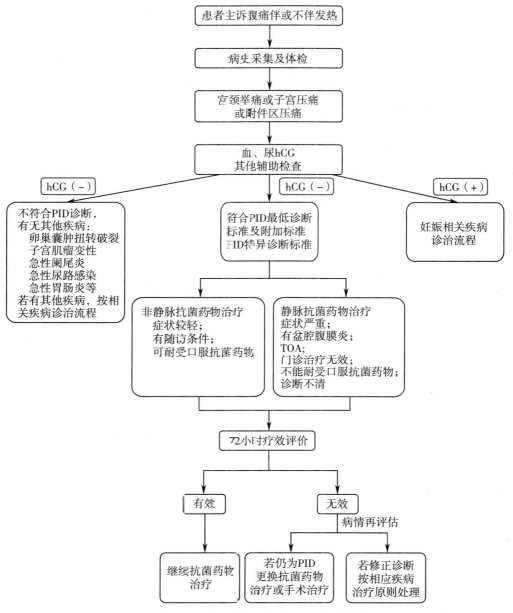

▲ 图14-7　盆腔炎性疾病（PID）诊疗流程

1. 临床表现

（1）不孕：输卵管粘连阻塞可致不孕。急性PID后不孕发生率为20%~30%。

（2）异位妊娠：PID后异位妊娠发生率是正常女性的8~10倍。

（3）慢性盆腔痛：炎症形成的粘连、瘢痕及盆腔充血，常引起下腹部坠胀、疼痛及腰骶部酸痛，常在劳累、性交后及月经前后加剧。文献报道约20%急性盆腔炎发作后遗留慢性盆腔痛。慢性盆腔痛常发生在PID急性发作后的4~8周。

（4）PID反复发作：由于PID造成输卵管组织结构的破坏，局部防御功能减退，若患者仍处于同样的高危因素中，可造成 PID 的再次感染导致反复发作。有 PID 病史者，约 25% 将再次发作。

2. 妇科检查　若为输卵管病变，则在子宫一侧或两侧触到呈索条状增粗的输卵管，并有轻度压痛；若为输卵管积水或输卵管卵巢囊肿，则在盆腔一侧或两侧触及囊性肿物，活动多受限；若为盆腔结缔组织病变，子宫常呈后倾后屈，活动受限或粘连固定，子宫一侧或两侧有片状增厚、压痛，宫骶韧带常增粗、变硬，有触痛。

3. 治疗　对 PID 后遗症需根据不同情况选择治疗。对不孕患者，可选择辅助生育技术。对慢性盆腔痛，尚无有效的治疗方法，一般对症处理或给予中药、理疗等综合治疗，治疗前需排除子宫内膜异位症等其他引起盆腔痛的疾病。PID 反复发作者，在抗菌药物治疗的基础上可根据具体情况，选择手术治疗。输卵管积水者行手术治疗。

十二、预防

1. 注意性生活卫生，减少性传播疾病　对沙眼衣原体感染的高危女性筛查和治疗可减少 PID 的发生率。

2. 及时治疗下生殖道感染。

3. 加强公共卫生教育，提高公众对生殖道感染的认识。

4. 严格掌握妇科手术指征，做好术前准备，术中注意无菌操作，预防感染。

5. 对 PID 及时治疗，防止发生后遗症。

（薛凤霞）

第五节　生殖器结核

【临床病历 14-8】
患者，女，28 岁，孕 0 产 0。主因"结婚后未避孕未孕 2 年"就诊。5 年前曾患肺结核，于当地医院治疗。爱人精液正常。体格检查：体温 36.5℃，呼吸 20 次 /min，脉搏 79 次 /min，血压 118/75mmHg。妇科检查：外阴正常，阴道通畅，子宫前位，子宫发育欠佳，活动受限，双侧输卵管质硬如条索状。该患者考虑何种疾病？应做哪些检查以明确诊断？

由结核分枝杆菌引起的女性生殖器炎症称为生殖器结核（genital tuberculosis），又称结核性盆腔炎。多见于 20~40 岁女性，也可见于绝经后的老年女性。近年因结核分枝杆菌耐药、艾滋病的增加，生殖器结核发病率有升高趋势。

一、传播途径

生殖器结核是全身结核的表现之一，常继发于身体其他部位结核，如肺结核、肠结核、腹膜结核等，约10%的肺结核患者伴有生殖器结核。生殖器结核潜伏期很长，可达1~10年，多数患者在日后发现生殖器结核时，其原发病灶多已痊愈。生殖器结核常见的传染途径如下。

1. 血液传播　为最主要的传播途径。青春期时正值生殖器发育，血供丰富，结核分枝杆菌易借血液传播。结核分枝杆菌感染肺部后，大约1年内可感染内生殖器。由于输卵管黏膜有利于结核分枝杆菌的潜伏感染，结核分枝杆菌首先侵犯输卵管，然后依次扩散到子宫内膜、卵巢，侵犯子宫颈、阴道、外阴者较少。

2. 直接蔓延　腹膜结核、肠结核可直接蔓延到内生殖器。

3. 淋巴传播　较少见。消化道结核可通过淋巴管传播感染内生殖器。

4. 性交传播　极罕见。男性患泌尿系结核，通过性交传播给女性。

二、病理

生殖器结核的病理类型见图14-8。

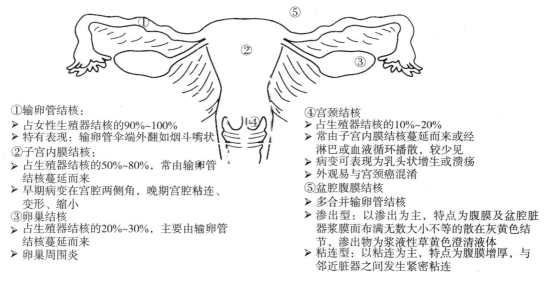

①输卵管结核：
➢ 占女性生殖器结核的90%~100%
➢ 特有表现：输卵管伞端外翻如烟斗嘴状
②子宫内膜结核：
➢ 占生殖器结核的50%~80%，常由输卵管结核蔓延而来
➢ 早期病变在宫腔两侧角，晚期宫腔粘连、变形、缩小
③卵巢结核
➢ 占生殖器结核的20%~30%，主要由输卵管结核蔓延而来
➢ 卵巢周围炎

④宫颈结核
➢ 占生殖器结核的10%~20%
➢ 常由子宫内膜结核蔓延而来或经淋巴或血液循环播散，较少见
➢ 病变可表现为乳头状增生或溃疡
➢ 外观易与宫颈癌混淆
⑤盆腔腹膜结核
➢ 多合并输卵管结核
➢ 渗出型：以渗出为主，特点为腹膜及盆腔脏器浆膜面布满无数大小不等的散在灰黄色结节，渗出物为浆液性草黄色澄清液体
➢ 粘连型：以粘连为主，特点为腹膜增厚，与邻近脏器之间发生紧密粘连

▲ 图14-8　生殖器结核的病理类型

三、临床表现

临床表现依病情轻重、病程长短而异。有的患者无任何症状，有的患者则症状较重。

1. 不孕　多数生殖器结核患者因不孕而就诊。在原发性不孕患者中生殖器结核为常见原因之一。由于输卵管黏膜被破坏导致粘连，常使管腔阻塞，或因输卵管周围粘连，有时管腔尚保持部分通畅，但黏膜纤毛被破坏，输卵管僵硬、蠕动受限，丧失运输功能。子宫内膜结核影响受精卵的着床与发育，也可致不孕。

2. 月经失调　早期因子宫内膜充血及溃疡，可有经量过多。晚期因子宫内膜被不同程度破坏，表现为月经稀少或闭经。

3. 下腹坠痛　由于盆腔炎性疾病和粘连，可有不同程度的下腹坠痛，经期加重。

4. 全身症状　若为活动期，可有结核病的一般症状，如发热、盗汗、乏力、食欲缺乏、体重减轻等。轻者全身症状不明显，有时仅有经期发热，但症状重者可有高热等全身中毒症状。

5. 全身及妇科检查　由于病变程度与范围不同而有较大差异，较多患者因不孕行诊刮、子宫输卵管碘油造影及腹腔镜检查才发现盆腔结核，而无明显体征和其他自觉症状。严重盆腔结核常合并腹膜结核，检查腹部时有柔韧感或腹水征，形成包裹性积液时，可触及囊性肿块，边界不清，不活动，表面因有肠管粘连，叩诊时出现空响。子宫一般发育较差，往往因周围有粘连使活动受限。若附件受累，在子宫两侧可触及条索状的输卵管，或输卵管与卵巢等粘连形成的大小不等及形状不规则的肿块，该肿块质硬、表面不平、呈结节状突起，或可触及钙化结节。

四、诊断及鉴别诊断

多数患者缺乏明显症状，阳性体征不多，故诊断时易被忽略。为提高确诊率，应详细询问病史，尤其当患者有原发不孕、月经稀少或闭经时，未婚女青年有低热、盗汗、盆腔炎性疾病或腹水时，急性盆腔炎后遗症久治不愈时，既往有结核病接触史或本人曾患肺结核、胸膜炎、肠结核时，均应考虑有生殖器结核的可能。若能找到病原学或组织学证据即可确诊。常用的辅助诊断方法如下。

1. 子宫内膜病理检查　是诊断子宫内膜结核最可靠的依据。由于经前子宫内膜较厚，若有结核分枝杆菌，此时阳性率高，故应选择在经前1周或月经来潮6小时内行刮宫术。术前3日及术后4日应使用抗结核药物，以预防刮宫引起结核病灶扩散。由于子宫内膜结核多由输卵管蔓延而来，故刮宫时应注意刮取两侧子宫角部内膜，并将刮出物送病理检查，在病理切片上找到典型结核结节，诊断即可成立，但阴性结果并不能排除结核的可能。若有条件应将部分刮出物或分泌物做结核分枝杆菌培养。遇有子宫腔小而坚硬，无组织物刮出，结合临床病史及症状，也应考虑为子宫内膜结核，并做进一步检查。若子宫颈可疑结核，应做活检确诊。

2. 影像学检查

（1）胸部X线平片或CT检查：可发现肺内不同时期、不同位置、不同病变大小的结核病灶。

（2）盆腔X线平片或CT检查：发现孤立钙化点，提示曾有盆腔淋巴结结核病灶。

（3）子宫输卵管碘油造影可能见到下列征象：① 子宫腔呈不同形态和不同程度狭窄或变形，边缘呈锯齿状；② 输卵管管腔有多个狭窄，呈典型串珠状或显示管腔细小而僵直；③ 在相当于盆腔淋巴结、输卵管、卵巢部位有钙化灶；④ 若碘油进入子宫一侧或两侧静脉丛，应考虑有子宫内膜结核的可能。子宫输卵管造影对生殖器结核的诊断帮助较大，但也有可能将输卵管管腔中的干酪样物质及结核分枝杆菌带到腹腔，故造影前后应使用抗结核药物。

（4）其他影像学检查：必要时行消化道造影或泌尿系统X线检查，以便发现原发结核病灶。

3. 腹腔镜检查　可直接观察子宫、输卵管浆膜面有无粟粒结节，并可取腹腔液行结核分枝杆菌培养，或在病变处进行活检。做此项检查时应注意避免肠道损伤。

4. 结核分枝杆菌检查 取月经血或子宫腔刮出物或腹腔液进行结核分枝杆菌检查，常用方法：① 涂片抗酸染色查找结核分枝杆菌；② 结核分枝杆菌培养，此法准确，但结核分枝杆菌生长缓慢，需要较长时间才能得到结果；③ 分子生物学方法主要为Xpert MTB/RIF（利福平耐药实时荧光定量核酸扩增检测技术），以培养法为参考标准，Xpert MTB/RIF的敏感性为92.2%，特异性为99.2%。

5. 结核菌素试验 结核菌素试验阳性说明体内曾有结核分枝杆菌感染，若为强阳性说明目前仍有活动性病灶，但不能说明病灶部位，若为阴性一般情况下表示未曾有结核分枝杆菌感染。

6. γ-干扰素释放实验（interferon gamma release assays，IGRAs） 包括QuantiFERON和结核感染T细胞斑点试验（T-SOPT.TB）。其中T-SOPT.TB敏感性和特异性最高。

7. 其他 白细胞计数不高，分类中淋巴细胞增多，不同于化脓性盆腔炎性疾病。活动期红细胞沉降率增快，但正常不能除外结核病变。这些实验室检查均无特异性，只能作为诊断参考。

结核性盆腔炎性疾病应与非特异性慢性盆腔炎性疾病、子宫内膜异位症、卵巢肿瘤，尤其是卵巢上皮性癌相鉴别，诊断困难时，可进行腹腔镜检查或开腹探查确诊。

五、治疗

采用抗结核药物治疗为主，休息、营养为辅的治疗原则。

1. 抗结核药物治疗 对90%的女性生殖器结核有效。药物治疗应遵循早期、联合、规律、适量、全程的原则。采用异烟肼（isoniazid，INH，H）、利福平（rifampin，RFP，R）、吡嗪酰胺（pyrazinamide，PZA，Z）及乙胺丁醇（ethambutol，EB，E）等抗结核药物联合治疗6~9个月，可取得良好疗效。推荐两阶段短疗程药物治疗方案，前2~3个月为强化期，后4~6个月为巩固期或继续期。生殖器结核的抗结核药物的选择、用法、疗程参考肺结核病的标准化治疗方案。强化期2个月，每日异烟肼、利福平、吡嗪酰胺及乙胺丁醇四种药物联合应用，后4个月巩固期每日连续应用异烟肼、利福平（简称"2HRZE/4HR"）。

2. 支持疗法 注意休息，劳逸结合，加强营养，适当参加体育锻炼，增强体质。

3. 手术治疗 出现以下情况应考虑手术治疗：① 盆腔包块经药物治疗后缩小，但不能完全消退；② 治疗无效或治疗后又反复发作，或难以与盆腹腔恶性肿瘤鉴别；③ 盆腔结核形成较大的包块或较大的包裹性积液；④ 子宫内膜结核严重，内膜破坏广泛，药物治疗无效。为避免手术时感染扩散，提高术后治疗效果，术前、术后需应用抗结核药物治疗。手术范围需根据患者年龄、病变程度、药物治疗情况及生育需求等综合考虑。对年轻女性应尽量保留卵巢功能。对病变局限于输卵管，而又迫切希望生育者，可行双侧输卵管切除术，保留卵巢及子宫。

虽然生殖器结核经药物治疗可取得良好疗效，但治疗后的妊娠成功率极低，对部分希望妊娠者，可行辅助生育技术助孕。

六、预防

增强体质，做好卡介苗接种，积极防治肺结核、淋巴结结核和肠结核等。

<h1 style="text-align:center">学习小结</h1>

女性生殖系统炎症是常见的妇科疾病，常用辅助检查包括阴道分泌物检查、宫颈分泌物检查、超声及其他检查。

阴道炎是妇科最常见疾病，生育年龄女性最常见的阴道炎为VVC、TV、AV及BV。VVC以瘙痒为主，阴道黏膜充血、水肿，阴道分泌物呈豆渣样，镜下检查见到芽生孢子及假菌丝；根据临床分类而采取不同的抗真菌治疗措施。TV分泌物为黄色、黄绿色，阴道黏膜充血、水肿，镜下检查可见滴虫；治疗以甲硝唑及替硝唑为主。AV以阴道分泌物多，呈黄色或黄绿色，阴道黏膜充血、水肿，镜下检查见乳杆菌减少、球菌、小杆菌样菌增多，大量白细胞；治疗选用抗需氧菌药物。BV以阴道分泌物多、异味为主，阴道黏膜无明显炎症变化，阴道分泌物性状稀薄、均质、镜下检查见线索细胞，治疗选用抗厌氧菌药物。

萎缩性阴道炎及婴幼儿阴道炎均因不同年龄段的雌激素缺乏而引起，可选用局部抗菌药物治疗，症状严重者可补充雌激素治疗。

急性子宫颈炎症主要表现为阴道分泌物增多，呈黏液脓性。妇科检查见子宫颈充血、水肿、容易诱发出血。镜下检查提示子宫颈分泌物或阴道分泌物白细胞增加。针对不同的病原体采用相应的抗菌药物治疗。

PID的诊断标准有最低标准、附加标准及特异标准。PID的治疗以抗菌药物治疗为主。抗菌药物的治疗原则为及时、经验、广谱和个体化。对盆腔炎性包块或输卵管卵巢脓肿形成者，抗菌药物治疗效果不佳时，可行手术治疗。

女性生殖器结核是由结核分枝杆菌引起的女性生殖系统炎症，常继发于身体其他部位结核，以输卵管结核最常见。患者主要表现为不孕、下腹痛及月经失调。妇科检查可以发现盆腔包块及结节等。生殖器结核临床诊断较为困难，子宫内膜活检发现典型结核结节可诊断为内膜结核。子宫输卵管碘油造影可协助诊断输卵管结核。治疗以抗结核药物治疗为主，常用的抗结核药物包括异烟肼、利福平、乙胺丁醇及吡嗪酰胺。对药物治疗效果差或盆腔包块较大者行手术治疗。

（薛凤霞）

复习参考题

一、选择题

1. 下列不属于阴道正常微生物群的是
   A. 表皮葡萄球菌
   B. 支原体
   C. 加德纳菌
   D. 淋病奈瑟球菌
   E. 假丝酵母菌

2. 临床阴道炎常用的检查方法为
   A. 细菌/真菌培养
   B. 支原体培养
   C. 微生态检测

D. 病原体核酸检测

E. 病原体抗原检测

3. 关于子宫颈炎的病原体描述，不正确的是
   A. 淋病奈瑟球菌
   B. 沙眼衣原体
   C. 乳杆菌
   D. 加德纳菌
   E. 大肠埃希菌

4. 盆腔炎性疾病最常见的感染途径为
   A. 沿生殖道黏膜上行蔓延
   B. 经淋巴系统蔓延
   C. 经血液循环传播
   D. 直接蔓延
   E. 接触传播

5. 女性生殖器结核最常见的部位是
   A. 输卵管结核
   B. 子宫内膜结核
   C. 子宫颈结核
   D. 卵巢结核
   E. 盆腔腹膜结核

答案：1. D；2. C；3. C；4. A；5. A

二、简答题

1. 盆腔炎性疾病的诊断标准是什么？

2. 各种常见阴道炎的诊断标准及治疗原则是什么？

3. 急性子宫颈炎的临床表现是什么？

如何诊断？

4. 女性生殖系统炎症诊断要点包括哪些？

5. 生殖器结核的诊断方法有哪些？

性传播疾病

学习目标	
掌握	淋病、梅毒、尖锐湿疣、生殖道衣原体感染、生殖器疱疹、获得性免疫缺陷综合征的临床表现、诊断方法及治疗原则。
熟悉	淋病、梅毒、尖锐湿疣、生殖道衣原体感染、生殖器疱疹、获得性免疫缺陷综合征的病原体、传播途径。
了解	淋病、梅毒、尖锐湿疣、生殖道衣原体感染、生殖器疱疹、获得性免疫缺陷综合征的预防知识。

　　性传播疾病（sexually transmitted diseases，STD）是指以性行为或类似性行为为主要传播途径的一组传染病。目前，我国重点监测的性传播疾病包括淋病、梅毒、获得性免疫缺陷综合征、生殖道衣原体感染、尖锐湿疣和生殖器疱疹等。性传播疾病不仅可使泌尿生殖器官发生病变，也可侵犯局部区域淋巴结，甚至通过血行播散侵犯全身主要组织和器官，导致不孕、生殖器畸形、不良妊娠结局及特征性后遗症，严重影响患者的身心健康及家庭和睦。

第一节　淋病

> **【临床病例15-1】**
>
> 患者，女，28岁。主因"尿痛伴阴道分泌物增多3日"就诊。患者有5日前无保护性性生活史。妇科检查：阴道分泌物多，黄色，宫颈充血、有黏液脓性分泌物附着，接触性出血（＋），子宫大小正常，无压痛，双侧附件区未及明显异常。该患者应考虑哪些疾病？需做的辅助检查是什么？

一、病因

　　淋病（gonorrhea）是由淋病奈瑟球菌（*Neisseria gonorrhoeae*）（简称"淋球菌"）引起的，以泌尿生殖系统化脓性感染为主要表现的性传播疾病。淋球菌为革兰氏阴性双球菌，常成双排列，其菌壁外膜的脂多糖、外膜蛋白和菌毛促进细菌黏附于上皮细胞并引起局部炎症反应。病菌体外生存力低，对干燥、寒冷、热及常用消毒剂均敏感。

二、传染途径

人是淋球菌的唯一自然宿主。成人主要通过性交直接传染，极少间接传染，而且通过性接触女性较男性更易感染。新生儿多在分娩时接触母亲阴道分泌物而发生淋球菌性结膜炎。

三、流行病学史

有不安全性行为、多个性伴侣或性伴侣感染史，可有与淋病患者密切接触史，儿童可有受性虐待史，新生儿母亲有淋病史。

四、临床表现

潜伏期2~10日，平均3~5日，50%的女性感染者无明显症状，但仍具有传染性。淋球菌对柱状上皮及移行上皮有特殊的亲和力，因此，病菌首先侵袭尿道或宫颈黏膜，引起化脓性炎症。

1. 下生殖道感染 淋球菌感染最初引起子宫颈炎、尿道炎、前庭大腺炎及肛周炎，也称为无并发症淋病（uncomplicated gonococcal infection）。① 子宫颈炎：阴道脓性分泌物增多，外阴瘙痒或灼热感。宫颈充血、红肿、触痛，触之易出血。② 尿道炎：尿频、尿痛、尿急或血尿，尿道口充血，有触痛，挤压尿道后有脓性分泌物。③ 前庭大腺炎：腺体开口处红肿、触痛、溢脓，若腺管阻塞可形成脓肿。④ 肛周炎：肛周潮红、轻度水肿，表面有脓性渗出物，伴瘙痒。临床表现往往为多种症状同时存在。

2. 上生殖道感染 若无并发症淋病未经治疗，淋球菌上行感染可致淋球菌性盆腔炎，包括子宫内膜炎、输卵管炎、输卵管卵巢囊肿、盆腔腹膜炎、盆腔脓肿等及肝周围炎，又称并发症淋病（complicated gonococcal infection）。淋球菌性盆腔炎可导致不孕症、异位妊娠、慢性盆腔痛等不良后果。10%~20%的无并发症淋病若未经治疗可发展为并发症淋病；若在月经期性交，产后、宫腔手术后感染淋球菌，则易发生并发症淋病。患者多在经期或经后1周内发病，起病急，突然寒战、高热、头痛、恶心、阴道分泌物增多、双侧下腹痛。体格检查下腹两侧深压痛，甚至出现肌紧张及反跳痛。妇科检查宫颈外口可见脓性分泌物流出，宫颈充血、水肿、举痛，双侧附件增厚或触及囊性包块、压痛。

3. 播散性淋病（disseminated gonococcal infection，DGI） 临床较罕见。DGI指淋球菌通过血液循环传播，引起全身淋球菌性疾病，病情严重，若不及时治疗可危及生命。早期菌血症期可出现高热、寒战、皮损、不对称的关节受累及全身不适、食欲缺乏等全身症状，晚期表现为永久损害的关节炎、心内膜炎、心包炎、脑膜炎、肺炎、脑膜炎等全身病变。确诊主要根据临床表现和血液、关节液、皮损等处淋球菌培养阳性。

五、诊断

根据不良性接触史、临床表现及下列实验室检查可作出诊断。

1. 分泌物涂片检查 取宫颈管分泌物涂片，行革兰氏染色，急性期可见中性粒细胞内有革兰氏阴性双球菌。此法对女性患者的检出率较低，仅为40%~60%，不推荐用于女性患者的诊断。

2. 淋球菌培养 为诊断淋病的金标准，培养阳性率为80%~90.5%，适用于所有临床标本的淋球菌检查。

3. 核酸检测 用聚合酶链式反应（polymerase chain reaction，PCR）等技术检测各类临床标本中的淋球菌DNA片段，其敏感性及特异性虽高，但只能在通过卫生部门相关机构认定的实验室开展。

六、治疗

治疗原则是及时、足量、规范用药。无并发症淋病推荐大剂量单次给药方案，以使有足够高的血药浓度杀死淋球菌，推荐治疗药物的治愈率在97%以上。并发症淋病应连续每日给药，保持足够的治疗时间。此外，还要注意多重病原体感染，一般应同时用抗沙眼衣原体的药物或常规检测有无沙眼衣原体的感染，也应做梅毒血清学检测及人类免疫缺陷病毒（human immunodeficiency virus，HIV）咨询与检测。

1. 无并发症淋病 推荐方案：头孢曲松1g单次肌内注射或静脉给药，或大观霉素2g（宫颈炎4g）单次肌内注射；替代方案：头孢噻肟1g肌内注射，单次给药。

2. 并发症淋病 头孢曲松1g肌内注射或静脉给药，每日1次，共10日；加口服甲硝唑400mg，每日2次，共14日；或加口服多西环素100mg，每日2次，共14日。

3. 播散性淋病 参见其他相关教材的内容。

4. 性伴侣的处理 对症状发作期间或确诊前60日内与患者有过性接触的所有性伴侣，均应进行淋球菌和沙眼衣原体的检查和治疗。最后与患者接触的性伴侣，即使在60日前接触，也应给予检查和治疗。患者及性伴侣治愈前禁止性交。对不能接受检查的性伴侣，提供抗淋球菌及沙眼衣原体的药物。

七、随访

淋病的治愈率很高，无并发症淋病治疗后无须常规进行是否治愈的检查。但由于淋病的重复感染较治疗失败更常见，治疗后3个月最好随访一次。治疗后症状持续者，应进行淋球菌的培养及药敏试验，观察有无耐药。

八、淋病合并妊娠

妊娠对淋病的表现无明显影响，但淋病对母儿均有影响。妊娠早期感染淋球菌可引起流产；晚期可引起绒毛膜羊膜炎而致胎膜早破、早产、胎儿宫内生长受限。分娩时由于产道损伤、产妇抵抗力差，产褥期淋球菌易扩散，引起产妇子宫内膜炎、输卵管炎，严重者导致播散性淋病。约1/3的新生儿通过未治疗孕妇的软产道时可感染淋球菌，出现新生儿淋菌性眼炎，若治疗不及时，可发展为角膜溃疡、角膜穿孔而失明。

淋病合并妊娠的处理：由于多数有淋病的孕妇无症状，而妊娠期淋病严重影响母儿健康。因此，对高危孕妇在产前检查时应取宫颈管分泌物行淋球菌培养，以便及时诊断，及时治疗。妊娠期忌用喹诺酮类或四环素类药物。可选用头孢曲松钠1g，单次肌内注射；或大观霉素4g，单次肌内注射。对于推断或确诊合并有沙眼衣原体感染的孕妇，推荐加用红霉素或阿莫西林治疗。对所有淋病孕妇所生的新生儿应用0.5%红霉素眼膏，预防淋菌性眼炎。有淋球菌感染风险的婴幼儿（尤其是未经治疗的淋病孕妇），可用头孢曲松钠25~50mg/kg（总量不超过125mg），静脉注射或肌内注射，预防新生儿淋病。

（任琛琛）

第二节　梅毒

> **【临床病例15-2】**
> 患者，女，30岁。主因"发现右侧腹股沟淋巴结肿大3日"就诊。体格检查：右侧大阴唇前侧一处大小约1cm×1cm溃疡，境界清楚、周边水肿隆起、基底呈肉红色，触之为软骨硬度，无痛；右侧腹股沟淋巴结肿大，表面皮肤无红肿，触之无痛。该患者考虑为何种疾病？应进一步行何种检查？该如何治疗？

梅毒（syphilis）是由梅毒螺旋体（*Treponema pallidum*，TP）引起的一种慢性、系统性性传播疾病，可侵犯全身各个组织和器官，也可通过胎盘传播引起不良结局。

一、病因

TP又称为苍白密螺旋体，厌氧，在体外不易存活，煮沸、干燥、日光、肥皂水和一般消毒剂均能将其杀灭。但TP对寒冷抵抗力强，4℃可存活3日，-20℃可存活1周，-78℃保存数年仍能维持螺旋体形态、活力及致病力。

二、传播途径

梅毒患者是唯一的传染源，患者的反损、血液、精液、乳汁和唾液中均存在TP。梅毒的传播途径包括以下几种。

1. 性接触传播　是最主要的传播途径，占95%以上。

2. 垂直传播　患梅毒的孕妇，妊娠期内TP可通过胎盘及脐静脉进入胎儿体内，引起胎儿宫内感染，发生流产、死产、早产和先天性梅毒。分娩过程中，新生儿通过软产道时也可发生接触性感染。

3. 其他途径　少数患者可通过输血或医源性途径、接吻、哺乳等直接接触患者的皮肤黏膜而感染，偶有可能经过接触被患者分泌物污染的物品发生间接感染。

三、流行病学史

有不安全性行为、多个性伴侣或性伴侣感染梅毒史，或有输血史（供血者为早期梅毒患者）。

四、分型和分期

根据传播途径的不同将梅毒分为先天性梅毒（胎传梅毒）和获得性梅毒（后天梅毒）；根据感染时间的长短，以2年为界，将梅毒分为早期梅毒和晚期梅毒。早期梅毒传染性强，晚期梅毒传染性弱。潜伏梅毒指有梅毒感染史，但无临床症状，除梅毒血清学阳性外无任何阳性体征，并且脑脊液检查正常。

五、临床表现

梅毒表现多种多样，症状和体征时隐时现，进展缓慢，病程长。

1. 获得性梅毒　一期梅毒和二期梅毒为早期梅毒，三期梅毒为晚期梅毒。

（1）一期梅毒：硬下疳，是TP进入人体后形成的第一个损害，潜伏期一般为2~4周，好发于外生殖器，女性多见于大小阴唇、阴蒂和宫颈。典型硬下疳为单发、1~2cm、圆形或椭圆形的无痛性溃疡，境界清楚，周边水肿并隆起，基底呈肉红色，触之为软骨样硬度，表面有浆液性分泌物，内含大量TP，传染性很强。

（2）二期梅毒：一期梅毒未经治疗或治疗不彻底，TP由淋巴系统进入血液循环播散至全身，引起多处病灶，称二期梅毒。可出现多种皮疹及全身淋巴结肿大及其他系统损害。

（3）三期梅毒：主要表现为永久性皮肤黏膜损害及脏器损害，可侵犯多种组织器官，形成骨梅毒和其他内脏梅毒，如出现皮肤的梅毒疹、近关节结节、树胶肿、心血管梅毒等。

（4）神经梅毒：神经梅毒在梅毒早晚期均可发生，可表现为无症状神经梅毒、脑脊膜神经梅毒、脑膜血管梅毒、脑实质梅毒、眼梅毒及耳梅毒，也可同时侵犯神经系统不同部位。

（5）隐性梅毒

1）早期隐性梅毒：在近2年内有以下情形。① 有明确的高危性行为史，而2年前无高危性行为史；② 曾有符合一期或二期梅毒的临床表现，但当时未得到诊断和治疗；③ 性伴侣有明确的梅毒感染史。

2）晚期隐性梅毒：病程在2年以上。无法判断病程者视为晚期隐性梅毒。

2. 先天性梅毒　特点是不发生硬下疳，早期病变较获得性梅毒重，骨骼及感觉器官受累多，而心血管受累少。

（1）早期先天性梅毒：一般在2岁以内发病，类似于获得性二期梅毒，发育不良，皮损常为红斑、丘疹、扁平湿疣、水疱-大疱；梅毒性鼻炎及喉炎；骨髓炎、骨软骨炎及骨膜炎；可有全身淋巴结肿大、肝脾肿大、贫血等。

（2）晚期先天性梅毒：一般在2岁及以后发病，类似于获得性三期梅毒。出现炎症性损害（间质性角膜炎、神经性耳聋、鼻或腭树胶肿、胫骨骨膜炎等）或标记性损害（前额圆秃、马鞍鼻、佩刀胫、胸锁关节骨质肥厚、哈钦森齿、口腔周围皮肤放射状皱裂等）。

（3）隐性胎传梅毒：即未经治疗的胎传梅毒，无临床症状，梅毒血清学试验阳性，脑脊液检查正常，年龄＜2岁者为早期隐性胎传梅毒，≥2岁者为晚期隐性胎传梅毒。

六、实验室检查

梅毒的实验室检查包括TP直接检查、梅毒血清学检查、脑脊液和组织病理学检查。

1. TP检查　病损分泌物涂片，暗视野显微镜下见到可活动的TP即可确诊。

2. 血清学检查　这是确诊的依据。非螺旋体试验包括快速血浆反应素（rapid plasma reagin，RPR）环状卡片试验或性病研究实验室试验（VDRL）；螺旋体试验包括荧光TP抗体吸附试验（FTA-ABS）、TP血球凝集试验（TPHA）和TP明胶凝集试验（TPPA）。非梅毒螺旋体试验抗体滴度与梅毒活动性相关，可用于疗效评价。梅毒螺旋体试验与疗效无关，多用于梅毒初筛试验。

3. 脑脊液检查　用于神经梅毒的诊断，脑脊液中白细胞计数≥5×10⁶/L，总蛋白量>50mg/dl，VDRL阳性。

4. 组织病理检查　基本改变是血管内膜炎和血管周围炎，三期梅毒主要为肉芽肿性损害。

七、诊断

主要依据病史、临床症状、体格检查及实验室检查进行综合分析，慎重作出诊断。若患者有性病接触史及典型的临床表现为疑似病例，若血清学试验阳性或查到TP则为确诊病例，脑脊液阳性为神经梅毒。一期梅毒硬下疳需与生殖器疱疹、贝赫切特病、外阴癌、宫颈癌鉴别。二期梅毒需与尖锐湿疣鉴别。

八、治疗

建议及时、足量、规范。不规范治疗可增加复发风险及促使晚期梅毒损害提前发生；治疗后要经过足够时间的追踪观察；所有梅毒患者均应做HIV咨询和检测；患者所有性伴侣应同时进行检查和相应治疗。

1. 早期梅毒（一期梅毒、二期梅毒和早期潜伏梅毒）　推荐方案：苄星青霉素240万U，分两侧臀部肌内注射，每周1次，共1~2次；或普鲁卡因青霉素80万U/d肌内注射，连续15日。头孢曲松0.5~1g，每日1次肌内注射或静脉注射，连续10日。对青霉素过敏者用多西环素100mg，每日2次连服15日。由于TP的耐药性，不用红霉素等大环内酯类药物。

2. 晚期梅毒（三期皮肤、黏膜、骨骼梅毒，晚期隐性梅毒或不能确定病期的隐性梅毒）和二期复发梅毒。治疗方案同早期梅毒，应延长治疗时间近1倍。

3. 心血管梅毒　如有心力衰竭，首先治疗心力衰竭，待心功能可代偿后，从小剂量开始注射青霉素，避免发生吉–海（Jarisch-Herxheimer）反应。吉–海反应又称治疗后剧增反应，常发生于首剂抗梅毒药物治疗后数小时，并在24小时内消退。全身反应似流感样，包括发热、畏寒、全身不适、头痛、肌肉及骨骼疼痛、恶心、心悸等。此反应常见于早期梅毒，反应时硬下疳可肿胀，二期梅毒疹可加重。

4. 神经梅毒 苄星青霉素每周240万U肌内注射，共3次，或头孢曲松2g，每日1次，静脉给药，连续10~14日。对青霉素过敏者用多西环素100 mg，每日2次，连续口服30日。

神经梅毒为系统性损害，累及重要脏器，多数患者临床表现复杂且较为严重，因此需要综合性诊疗，建议开展多学科协作治疗，即联合皮肤性病科、神经科、精神科、眼科、重症医学科、感染科、医学检验科、影像科等多学科专家为患者制定科学、合理、规范、个性化的诊疗方案。

5. 性伴侣治疗 性伴侣应进行梅毒的检查和治疗，治疗期间禁止性生活。

九、随访

治疗后第1年每3个月复查1次，以后每半年复查1次，连续2~3年。若治疗后6个月内，RPR试验滴度未下降2个稀释度，复治1个疗程，必要时行脑脊液和HIV检查。

治愈标准：分为临床治愈和血清治愈。一期、二期和三期良性梅毒的皮肤黏膜、骨骼、眼和鼻等的损害愈合或消退，临床症状消失为临床治愈。一期梅毒治疗1年内，二期梅毒治疗2年内，血清学转阴，脑脊液检查阴性为血清治愈。

十、妊娠合并梅毒

详见第七章第八节。

（任琛琛）

第三节 尖锐湿疣

【临床病例15-3】

患者，女，28岁。主因"发现外阴赘生物5日"就诊。有不洁性生活史。妇科检查：两侧大阴唇及后联合处可见散在的丘疹，大小约为3mm×3mm×2mm，粉红色，表面尖峰状，阴道及宫颈未发现异常，子宫及双附件区正常。该患者考虑哪些疾病？如何治疗？

一、病因

尖锐湿疣（condyloma acuminatum）是由人乳头状瘤病毒（HPV）感染引起的鳞状上皮增生性疣状病变。HPV属乳头瘤病毒科，是一种双链环状DNA病毒。现已发现的HPV有200多种亚型，可分为高危型和低危型，生殖道尖锐湿疣主要与低危型HPV-6、HPV-11有关。虽然HPV感染多见，但机体产生的细胞免疫及体液免疫可清除HPV。因此，HPV感染后，大部分感染者的HPV被清除，只有一部分人群呈HPV持续潜伏感染，少数人呈亚临床HPV感染，极少数发生临床可见的尖锐湿疣。

二、传播途径

HPV具有严格的宿主和组织特异性，只能感染人的皮肤黏膜上皮细胞。其主要的传播途径是经性交直接传播，其次也可通过污染的物品间接传播，以及母婴垂直传播。尖锐湿疣患者的性伴侣中约70%发生HPV感染。HPV感染的母亲所生新生儿可患呼吸道复发性乳头瘤。

三、临床表现

以20~29岁年轻妇女多见。病变以性交时容易受损伤的部位多见，如舟状窝附近，大、小阴唇，肛门周围等，也可累及阴道和宫颈。50%~70%的外阴尖锐湿疣伴有阴道、宫颈尖锐湿疣。尖锐湿疣初起为局部细小丘疹，针头至粟粒大小，逐渐增大、增多，向周围蔓延，发展为乳头状、鸡冠状、菜花状或团块状赘生物。可单发或多发，色泽可从粉红色至深红色、灰白色乃至棕黑色。患者一般无自觉症状，少数可有瘙痒、异物感、压迫感或灼痛感，可发生破溃、糜烂、出血或继发感染而出现特殊气味。少数免疫力下降或妊娠期患者疣体可增大成为巨大尖锐湿疣。

四、诊断

本病主要根据病史、典型临床表现和实验室检查结果确诊。常用的辅助检查方法有醋酸试验、皮肤镜检查、阴道镜检查及病理学检查。其典型病理学征象为：表皮乳头瘤样增生伴角化不全，颗粒层和棘层上部细胞可有明显的空泡形成，胞质着色淡，核浓缩深染，核周围有不同程度的空泡化改变（凹空细胞）；部分皮损的颗粒层细胞内可见粗大的紫色包涵体颗粒。

五、治疗

迄今为止，尚无根除HPV感染的方法，治疗仅以去除疣体为主要目的，尽可能地消除疣体周围的亚临床感染并减少和预防复发。应根据疣体的部位、大小、数量，患者的经济状况及医生经验而选择药物、物理、手术和化学等治疗方法。

1. 局部药物治疗　外生殖器部位中等以下大小的疣体（单个疣体直径<5mm，疣体团块直径<10mm，疣体数目<15个），一般可自行用药：① 0.5%鬼臼毒素酊外用，每日2次，连用3日，停药4日为1个疗程，可重复治疗达3个疗程，一般日用药总量不超过0.5ml。孕妇忌用。② 5%咪喹莫特乳膏，每周3次，用药10小时后洗掉，最长可用至16周。疣体多在用药后8~10周脱落。孕妇忌用。③ 80%~90%三氯醋酸溶液外涂，每周1次，通过对蛋白的化学凝固作用破坏疣体。一般1~3次后病灶可消退，用药6次未愈者应改用其他方法。④ 茶多酚软膏外用，每日3次，疗程不超过16周。孕妇禁用。⑤ 皮损内干扰素注射治疗，隔日1次，3周为1个疗程。孕妇慎用。

2. 物理治疗　有冷冻、电治疗、激光、微波等疗法。使用激光或电治疗时产生的烟雾中含有传染性HPV微粒并悬浮一段时间，建议配备烟雾净化系统并佩戴隔离口罩。

3. 手术治疗　当皮损数量较少，为有蒂或大体积瘤时，可在局部麻醉下用剪切术、切除术，以电灼等治疗为辅破坏残余疣体。

4. 性伴侣的处理　应通知患者过去6个月内的所有性伴侣，无论有无症状都必须接受进一步的检查和随访。男性尖锐湿疣患者的女性性伴侣可做宫颈细胞学筛查。

六、随访

尖锐湿疣治愈的标准为治疗后疣体消失，并且6个月无复发。尖锐湿疣的预后一般良好，虽然治疗后3个月内复发率高，但通过正确处理最终可达临床治愈。在治疗后的最初3个月，应嘱患者至少每2周随访1次。3个月后，根据患者情况适当延长随访间隔直至末次治疗后6个月。

七、尖锐湿疣合并妊娠

部分尖锐湿疣可在产后自然消退，对于体积小、生长缓慢、不影响妊娠分娩的疣体可推迟到分娩后进行治疗。应告知患者妊娠期HPV感染有引起新生儿呼吸道乳头瘤及眼结膜乳头瘤的风险。若巨大尖锐湿疣阻塞产道，存在盆腔出口梗阻或阴道分娩会导致严重出血情况，在胎儿和胎盘完全成熟后和羊膜未破前可考虑行剖宫产术。产后的新生儿应尽量减少与HPV患者的接触。

（任琛琛）

第四节 生殖道衣原体感染

一、病原体

女性生殖道衣原体感染（genital chlamydial infections）的病原体主要为沙眼衣原体，是常见的性传播疾病。沙眼衣原体存在于阴道、尿道口周围、宫颈外口及尿液中，可引起子宫颈黏膜炎、子宫内膜炎、输卵管炎，导致不孕或异位妊娠。

二、传播途径

成人主要通过性接触直接传播，很少通过接触患者分泌物污染的物品等进行间接传播。胎儿或新生儿可通过宫内、产道及产后感染，经产道感染是最主要的感染途径。

三、流行病学史

有不安全性行为、多个性伴侣或性伴侣感染史，新生儿感染者的母亲有泌尿生殖道沙眼衣原体感染史。

四、临床表现

临床表现多无症状或症状轻微，患者不易察觉，病程迁延。临床表现因感染部位不同而异。

1. 子宫颈黏膜炎　宫颈管是衣原体最常见的感染部位。70%~90%的由衣原体引起的子宫颈黏膜炎无临床症状；有症状者可表现为阴道分泌物增加，呈黏液脓性，性交后出血或月经间期出血。

2. 尿道炎　可出现尿痛、尿频、尿急。

3. 盆腔炎　如未治疗或治疗不当，部分患者可出现上行感染而发生盆腔炎，表现为下腹痛等。体检可发现下腹部压痛、宫颈举痛等。

五、诊断

由于沙眼衣原体感染无特征性临床表现，临床诊断较困难，常需实验室检查确诊。

培养法为诊断沙眼衣原体的金标准。临床其他检测方法包括抗原检测、核酸检测及血清学检测等。

六、治疗

衣原体的发育周期独特，细胞外的原体对抗生素不敏感，细胞内的始体对抗生素敏感，因此，选用的抗生素应具有良好的细胞穿透性。此外，衣原体的生命周期较长，抗生素使用时间应足够长或使用半衰期长的药物。一般遵循早期诊断、早期治疗，及时、足量、规则用药的原则。性伴侣应同时治疗。所有患者应做HIV和梅毒咨询与检测。治疗后进行随访。

1. 沙眼衣原体感染　推荐方案：阿奇霉素第1日1g，以后2日每日0.5g，共3日或多西环素0.1g，每日2次，共10~14日。红霉素碱0.5g，每日4次，共10~14日，或罗红霉素0.15g，每日2次，共10~14日，或克拉霉素0.25g，每日2次，共10~14日，或氧氟沙星0.3g，每日2次，共10日，或左氧氟沙星0.5g，每日1次，共10日。或司帕沙星0.2g，每日1次，共10日，或莫西沙星0.4g，每日1次，共7日。

2. 性伴侣治疗　性伴侣应进行检查及治疗。对不能接受检查的性伴侣，可给予与患者相同的治疗。患者及性伴侣治疗期间均应禁止性生活。

七、随访

由于沙眼衣原体对所推荐的治疗方案较少耐药，建议在治疗后3~4个月再次进行沙眼衣原体检测，以发现可能的再感染，防止盆腔炎或其他并发症发生。

八、沙眼衣原体感染合并妊娠

妊娠对沙眼衣原体的病程影响不大，但沙眼衣原体感染对妊娠有影响。孕妇感染后，可出现流产、宫内感染及产时感染，新生儿可出现结膜炎或肺炎。因此，对高危孕妇应进行沙眼衣原体的筛查，尤其是妊娠晚期。若发现沙眼衣原体感染应进行治疗。推荐方案：阿奇霉素第1日1g，以后2日每日0.5g；或阿莫西林0.5g，每日3次，共7日。妊娠期忌用四环素类及氟喹诺酮类抗菌药物。

（任琛琛）

第五节 生殖器疱疹

【临床病例15-4】

患者，女，25岁，已婚。主因"发现外阴疱疹5日，伴灼痛"就诊。妇科检查：两侧大小阴唇及阴道口可见散在丘疹或水疱，局部表面呈糜烂或溃疡改变，触痛明显，阴道及宫颈未发现异常，子宫及双附件区正常。考虑该患者患哪些疾病？如何治疗？

一、病原体

生殖器疱疹（genital herpes）是由单纯疱疹病毒（herpes simplex virus，HSV）引起的性传播疾病，特点是引起生殖器及肛门皮肤溃疡，呈慢性反复发作过程。HSV属双链DNA病毒，分HSV-1及HSV-2两个血清型。70%~90%的原发性生殖器疱疹由HSV-2引起，复发性生殖器疱疹也主要由HSV-2引起。HSV是嗜神经病毒，经破损的皮肤黏膜进入角质形成细胞，在细胞内复制，细胞肿胀、变性、死亡，产生皮肤损害。

二、传播途径及高危因素

HSV通过性接触传播。HSV可通过胎盘造成胎儿宫内感染（5%）或经产道感染（85%）或产后感染（10%）。生殖器疱疹的高危因素包括不安全性行为、多个性伴侣或性伴侣感染史。

三、临床表现

本病好发于15~45岁性活跃者，多见于大小阴唇、阴阜、阴蒂、子宫等处。临床上可分为原发性、复发性和亚临床型三种。

1. 原发性生殖器疱疹 潜伏期为2~12日，平均6日。患处最初表现为红斑、丘疹或丘疱疹，很快发展为集簇或散在的小水疱。2~4日后疱疹破裂形成糜烂或溃疡，伴有疼痛。发病前可有全身症状，如发热、全身不适、头痛、乏力等。大多数患者会出现腹股沟淋巴结肿大、压痛。部分患者出现尿急、尿频、尿痛等尿路刺激症状。病变平均经历2~3周缓慢消退，但症状缓解后容易复发。

2. 复发性生殖器疱疹 首次复发多出现在原发性生殖器疱疹皮损消退后1~4个月内。复发患者症状较轻，水疱和溃疡数量少，面积小，愈合时间短，病程7~10日，较少累及宫颈，腹股沟淋巴结一般不肿大，无明显全身症状。

3. 亚临床型生殖器疱疹 此型患者无临床症状和体征，但存在无症状排毒，是生殖器疱疹的主要传染源。

四、诊断

根据病史（性接触史或性伴侣感染史等）、临床典型表现可作出临床诊断，同时符合下列实验室检查中的一项即可确诊。

1. **HSV DNA检测** 取皮损处标本进行HSV DNA检测并分型是诊断疱疹的金标准。

2. **抗原检测** 从皮损处取标本，以直接免疫荧光试验或酶联免疫吸附试验检测，是临床常用的快速诊断方法。

3. **血清学检测** 应用酶联免疫吸附试验检测特异性IgG、IgM，区分原发性和复发性生殖器疱疹。血清中检出IgM抗体，表明疱疹病毒首次感染，而且是近期感染；而IgG抗体持续存在的时间越长，其阳性则越能提示疱疹病毒感染。脐血中IgM阳性，则提示宫内感染。

五、治疗

生殖器疱疹为易复发疾病，尚无彻底治愈方法。治疗目的是减轻症状，缩短病程，减少HSV排放，控制其传染性。

1. **抗病毒治疗** 以全身抗病毒药物为主。

（1）原发性生殖器疱疹：阿昔洛韦400mg，每日3次，口服，连用7~10日；或伐昔洛韦1g，每日2次，口服，连用7~10日；或泛昔洛韦250mg，每日3次，口服，连用7~10日。

（2）复发性生殖器疱疹：最好在出现前驱症状或皮损出现24小时内开始治疗。阿昔洛韦400mg，每日3次，连服5日；或伐昔洛韦500mg，每日2次，连服3日；或泛昔洛韦125mg，每日3次，连服5日。

2. **局部治疗** 局部用药较口服用药疗效差，且可诱导耐药，因此不提倡使用。

六、治愈标准与预后

患处疱疹损害完全消退，疼痛、感觉异常及淋巴结肿痛消失为治愈。生殖器疱疹虽易复发，但预后好。

七、生殖器疱疹合并妊娠

妊娠期免疫力降低，生殖器疱疹的易患性及复发频率增加。妊娠早、中期感染HSV可引起流产、早产、胎儿畸形（小脑畸形、小眼球、视网膜发育不全）、死胎、死产。晚期可引起新生儿感染HSV。

生殖器疱疹合并妊娠的处理：处理的核心是预防孕期胎儿宫内感染和预防产时新生儿感染。注意以下环节的处理：① 妊娠前有HSV感染，在妊娠期未复发，胎儿及新生儿感染的概率不大，可不予处理，但应密切观察胎儿发育情况。② 妊娠早期感染HSV，药物治疗的安全性未得到证实，有文献报道妊娠早期应用阿昔洛韦未增加出生缺陷，可征求家属及患者意见决定是否终止妊娠。③ 妊娠晚期感染HSV，新生儿HSV感染率及死亡率均高，应给予抗病毒药物阿昔洛韦治疗，方案同非妊娠期。④ 分娩期，为防止新生儿感染，对妊娠晚期首次发生生殖器疱疹者，应选择剖宫产术终止妊娠，但剖宫产术并不能完全防止新生儿疱疹。若在分娩时有活动性皮损或阴道分泌物仍能检出病毒，在未破膜或破膜4小时内行剖宫产术可降低新生儿HSV感染率，但若破膜时间超过4小时，剖宫产术不能降低新生儿感染率。产科操作如人工破膜或产钳助产可增加胎儿感染的概率。⑤ 哺乳期，若乳房没有活动性皮肤损伤可以哺乳，但应严格洗手。哺乳期可以应用阿昔洛韦或伐昔洛韦。

（任琛琛）

第六节　获得性免疫缺陷综合征

一、病原体

获得性免疫缺陷综合征（acquired immunodeficiency syndrome，AIDS），又称艾滋病，是由HIV引起的性传播疾病。HIV可选择性地侵入CD4$^+$T淋巴细胞，引起T淋巴细胞损害，导致持续性免疫缺陷，多个器官出现机会性感染及罕见恶性肿瘤，最后导致死亡，是主要致死性传染病之一。HIV是反转录RNA病毒，分为1型（HIV-1）和2型（HIV-2），引起世界流行的是HIV-1，HIV-2主要在非洲西部流行。

二、传播途径

HIV存在于感染者的血液、精液、阴道分泌物、眼泪、尿液、乳汁、脑脊液中，艾滋病患者及HIV携带者均具有传染性。传播途径：① 性接触传播；② 血液传播，包括吸毒者共用注射器、接受HIV感染的血液或血制品、接触HIV感染者的血液或黏液等；③ 垂直传播。

三、临床表现

从感染HIV到发展为艾滋病的潜伏期长短不一，短至几个月，长达17年，平均10年。从感染HIV到发展为艾滋病，大致分为3个阶段。

1. 急性期　通常发生在接触HIV后的6个月内。此期HIV大量复制而CD4$^+$T淋巴细胞急剧下降，造成部分感染者出现病毒血症和免疫系统急性损伤。临床主要表现为：① 发热、乏力、咽痛、全身不适等（类似上呼吸道感染症状）；② 查体可见颈、腋及枕部有肿大淋巴结和肝脾肿大。上述症状多在1~3周后自行缓解。在感染HIV 2~3个月后出现HIV抗体阳性，95%感染者在6个月内HIV抗体阳性。从感染HIV至抗体呈阳性的时期，称为感染窗口期，此期HIV抗体检测阴性，但仍具有传染性。

2. 无症状期　临床常无症状及体征。此期持续时间可短至数月，长至20年，一般为4~8年。患者血清中可检出HIV及HIV的核心蛋白和包膜蛋白的抗体，具有传染性。

3. 艾滋病期　此期主要表现为：① HIV相关症状，如持续1个月以上的发热、盗汗、腹泻，体重减轻常超过10%，持续性淋巴结肿大；② 各系统机会性感染；③ 肿瘤，常见的有皮肤黏膜的卡波西（Kaposi）肉瘤、淋巴瘤等。其中，肺孢子菌肺炎和中枢神经系统感染是多数艾滋病患者死亡的直接原因。未经治疗者进入此期后的平均生存期是12~18个月。

四、实验室检查

实验室检测包括HIV抗体、病毒载量、CD4$^+$T淋巴细胞、P$_{24}$抗原检测等。

1. HIV抗体检测 是HIV感染诊断的金标准。

2. 病毒载量测定 常用方法有逆转录聚合酶链反应（reverse transcription-polymerase chain reaction，RT-PCR）系统等。

3. 病毒相关抗原检测 双抗体夹心法检测HIV相关抗原P$_{24}$。

4. CD4$^+$T淋巴细胞检测 常用方法为流式细胞术，病毒载量测定和CD4$^+$T淋巴细胞计数是判断疾病进展、治疗时机、评价疗效和预后的重要指标。

5. HIV基因型耐药检测 HIV耐药检测结果可为治疗方案的制定和调整提供参考。

五、诊断

根据病史、临床表现及实验室检查诊断。我国现行的诊断标准如下所述。

1. 急性HIV感染

（1）流行病学史：① 同性恋或异性恋者有多个性伴侣史或配偶、性伴侣抗HIV抗体阳性；② 静脉吸毒史；③ 曾使用进口第Ⅷ因子等血液制品；④ 与HIV（AIDS）患者有密切接触史；⑤ 有梅毒、淋病、非淋菌性尿道炎等性传播疾病史；⑥ 出国史；⑦ HIV抗体阳性者所生的子女；⑧ 输入未经HIV抗体检测的血液。

（2）临床表现：见上述临床表现。

（3）实验室检查：① 周围血白细胞及淋巴细胞总数在发病后下降，以后淋巴细胞总数上升，可见异型淋巴细胞；② CD4$^+$/CD8$^+$>1；③ 感染初期HIV抗体阴性，2~3个月后，最长可达6个月HIV抗体阳性，在感染窗口期抗体阴性；④ 少数人感染初期血液HIV P$_{24}$抗原阳性。

诊断标准：患者近期有流行病学史和临床表现，实验室检查HIV抗体由阴性转为阳性；或仅实验室检查HIV抗体由阴性转为阳性。

2. 无症状HIV感染 无任何临床表现，实验室检查抗HIV抗体阳性；或仅HIV抗体阳性。

3. 艾滋病期诊断标准 有流行病学史，HIV抗体阳性，加下述各项中的任何一项；或HIV抗体阳性，CD4$^+$T淋巴细胞数<200个/mm^3。

（1）原因不明的持续不规则发热，体温38℃以上，时间>1个月。

（2）慢性腹泻（排便次数多于每日3次，时间>1个月）。

（3）6个月之内体重下降10%以上。

（4）反复发作的口腔真菌感染。

（5）反复发作的HSV感染或带状疱疹病毒感染。

（6）肺孢子菌肺炎。

（7）反复发生的细菌性肺炎。

（8）活动性结核或非结核分枝杆菌病。

（9）深部真菌感染。

（10）中枢神经系统占位性病变。

（11）中青年人出现痴呆。

（12）活动性巨细胞病毒感染。

（13）弓形虫脑病。

（14）马尔尼菲篮状菌感染。

（15）反复发生的败血症。

（16）卡波西肉瘤、淋巴瘤。

六、治疗

目前尚无治愈方法，主要采取一般治疗、抗病毒药物及对症处理。

1. 一般治疗　对HIV感染和艾滋病患者给予积极的心理治疗，嘱其注意休息，加强营养及劳逸结合，避免传染他人。

2. 抗病毒药物　目前，有六大类药物可供选择：① 核苷类反转录酶抑制剂（NRTI），如齐多夫定（AZT）、拉米夫定（3TC）等；② 非核苷类反转录酶抑制剂（NNRTI），如奈韦拉平（NVP）、利匹韦林（RPV）等；③ 蛋白酶抑制剂（PI），如利托那韦（RTV）、沙奎那韦（SQV）等；④ 整合酶抑制剂（INSTI），如拉替拉韦（RAL）、多替拉韦（DTG）；⑤ 融合酶抑制剂（FI），如艾博韦泰（ART）；⑥ CCR5抑制剂。

3. 免疫调节药物　可用α干扰素、白细胞介素、丙种球蛋白等。

4. 中医药治疗　如甘草素、人参、当归、丹参、黄芪均能调节免疫功能。

5. 常见合并症　采取对症治疗。

七、艾滋病合并妊娠

详见第七章第八节。

（任琛琛）

第七节　性传播疾病的预防

性传播疾病不仅是医学问题，也是社会问题。性病的流行将影响人民身体健康，使预期寿命下降，阻碍国家经济发展，造成卫生资源紧张，引起社会及家庭不稳定。女性因解剖及生理特征更易发生性传播疾病，并且常无症状而得不到及时治疗，更易成为传染源。孕妇患性传播疾病还可造成胎儿、新生儿感染，危害后代。因此，对性传播疾病应予积极防治。

1. 政府领导、全社会参与　政府制定的一系列相关法律、法规，有利于将性传播疾病的防治工作纳入规范化管理轨道。

2. **重视宣传教育，提高人们的自我保护意识** 采取各种形式宣传性传播疾病的危害及预防方法；加强性道德教育，提倡安全性行为。

3. **加强现症患者的管理** 是消灭传染源，减少病原体携带状态，防止疾病传播的有效措施，包括正确诊断、规范化有效治疗、性行为指导、性伴侣通知与治疗、病例报告、健康教育等。

4. **流行病学治疗** 若疾病危险性很高，在尚未得到确切诊断时给予的治疗称为流行病学治疗。如性传播疾病患者的性伴侣感染性传播疾病的危险性增加，应通知性伴侣进行检查及治疗。

5. **切断传播途径** 对于性传播疾病的高危人群，加强干预活动，发放避孕套及使用一次性注射器等，减少性行为传播及血液传播。加强医院消毒质量管理及血液制品的管理，医务人员应注意自我防护及严守操作规程，阻断医源性传播。

学习小结

淋病是由淋病奈瑟球菌引起的性传播疾病。病菌首先侵袭尿道或宫颈黏膜，引起女性黏液脓性宫颈黏膜炎和尿道炎。有不良性接触史、宫颈分泌物培养或核酸检测发现淋病奈瑟球菌即可诊断为淋病。治疗原则为及时、足量、规范使用抗生素，以第三代头孢菌素为主。

梅毒是由TP引起的侵犯多系统的慢性性传播疾病。临床表现多样，一期梅毒主要表现为硬下疳，二期梅毒主要为皮肤黏膜损害，三期梅毒以内脏器官的不可逆性损害为主。实验室检查主要包括病原体检查及血清学检查。治疗要及时、足量、规范，对青霉素过敏者选用多西环素和四环素等。

尖锐湿疣是由HPV感染引起的鳞状上皮疣样增生性病变。临床主要表现为外阴疣样赘生物，病变也可累及阴道和宫颈。尖锐湿疣主要依据肉眼所观察到的典型病变作出临床诊断。治疗原则为去除疣体、改善症状和体征。疣体较小者可选用鬼臼毒素酊、三氯醋酸溶液局部用药；疣体较大、较多者采用物理治疗或手术切除。

沙眼衣原体感染最初导致子宫颈黏膜炎，出现黏液脓性子宫颈炎的症状和体征。沙眼衣原体感染的特点是临床过程隐匿、症状轻微。临床诊断比较困难，通常需要实验室检查，常用的是衣原体抗原检测。治疗首选阿奇霉素，性伴侣应同时治疗。

生殖器疱疹是由HSV引起的性传播疾病，主要由HSV-2引起。临床表现为生殖器及肛门皮肤溃疡。多数通过产道感染胎儿，引起新生儿眼、口腔、中枢神经系统等炎症。常用的诊断方法是病毒抗原检测及核酸检测。治疗主要以抗病毒药物阿昔洛韦、伐昔洛韦及泛昔洛韦为主。

艾滋病是由HIV引起的获得性免疫缺陷性疾病，主要传播途径为性接触传播、血液传播和垂直传播。艾滋病的病程分为急性期、无症状期和艾滋病期。诊断需结合流行病学史、临床表现和实验室检查综合分析。

（任琛琛）

一、选择题

1. 淋病的病原体是
   A. 淋病奈瑟球菌
   B. 衣原体
   C. 支原体
   D. 人类免疫缺陷病毒
   E. 白喉棒状杆菌

2. 早期梅毒的推荐治疗方案不包括
   A. 苄星青霉素两侧臀部肌内注射
   B. 普鲁卡因青霉素肌内注射
   C. 头孢曲松静脉注射
   D. 多西环素口服
   E. 红霉素肌内注射

3. 尖锐湿疣的临床治疗方案不包括
   A. 0.5% 鬼臼毒素酊外用
   B. 80%~90% 三氯醋酸溶液外涂
   C. 干扰素口服
   D. 激光治疗
   E. 手术治疗

4. 引起非淋菌性尿道炎最常见的病原体是
   A. 解脲支原体
   B. 阴道毛滴虫
   C. 白念珠菌
   D. 单纯疱疹病毒
   E. 沙眼衣原体

5. 艾滋病患者会发生的机会性感染不包括
   A. 反复发作的口腔真菌感染
   B. 活动性巨细胞病毒感染
   C. 马尔尼菲篮状菌感染
   D. 一过性细菌性肺炎
   E. 深部真菌感染

   答案：1. C；2. E；3. C；4. E；5. D

二、简答题

1. 淋病的临床特点是什么？有哪些诊断方法？治疗原则是什么？

2. 梅毒的分期及各期的诊断要点有哪些？治疗原则及常用方案是什么？

3. 尖锐湿疣的诊断要点及处理原则是什么？

4. 生殖道衣原体感染的临床表现及治疗原则是什么？

5. 生殖器疱疹的临床表现是什么？诊断要点及处理要点有哪些？

6. 艾滋病的诊断要点有哪些？

外阴上皮内非瘤样病变

外阴上皮内非瘤样病变是指女性外阴皮肤及黏膜组织发生变性及色素改变的一组慢性疾病。其发病原因和机制迄今不明。根据1987年国际外阴阴道疾病研究学会（International Society for the Study of Vulvovaginal Disease，ISSVD）与国际妇科疾病病理学家学会（International Society of Gynecological Pathologists，ISGP）共同制定的外阴皮肤疾病分类方法，外阴上皮内非瘤样病变病理类型包括外阴鳞状上皮增生、外阴硬化性苔藓及其他外阴皮肤病。2006年ISSVD采用了全新的、基于组织病理学的分类；2011年ISSVD又进行了仅基于临床表现的分类，以便使临床医生能够更准确地作出临床诊断。病理分类与临床分类相互补充，且后者不能代替前者（表16-1）。

▼ 表16-1　2006年和2011年ISSVD外阴皮肤疾病分类

2011年ISSVD外阴皮肤疾病临床分类	2006年ISSVD外阴皮肤疾病病理学分类
多彩皮损（skin-colored lesions）	棘层细胞水肿型（spongiotic pattern）
红色病变：斑和块（red lesions: patches and plaques）	棘层细胞增生型（原鳞状细胞增生）[acanthotic pattern（formerly squamous cell hyperplasia）]
红色病变：丘疹和结节（red lesions: papules and nodules）	苔藓样型（lichenoid pattern）
白色病变（white lesions）	均质化/硬化型（dermal homogenization/sclerosis pattern）
深色病变（棕色、蓝色、灰色或黑色）[dark-colored（brown，blue，gray，or black）lesions]	囊状水泡型（vesiculobullous pattern）
水疱（blister）	棘层细胞松解型（acantholytic pattern）
糜烂和溃疡（erosions and ulcers）	肉芽肿型（granulomatous pattern）
水肿（弥漫性生殖器肿胀）[edema（diffuse genital swelling）]	脉管源型（vasculopathic pattern）

第一节 外阴硬化性苔藓

外阴硬化性苔藓（vulvar lichen sclerosis）为2006年ISSVD分类中硬化型或苔藓样型的亚型，是以外阴、肛周皮肤萎缩变薄、色素减退呈白色为主要特征的疾病。硬化性苔藓可发生于任何年龄段，以绝经前后妇女和幼女更常见。

一、病因

外阴硬化性苔藓的病因尚不明确。

1. 遗传因素 一些外阴硬化性苔藓患者有家族发病倾向，有母女、姐妹等直系亲属家族性发病的报道，但尚未发现特异基因。

2. 免疫因素 大量研究表明约21%的外阴硬化性苔藓患者合并自身免疫性疾病，并且发现患者血清中自身抗体显著升高。有报道患者HLA-B40抗原的阳性率较高。另有学者发现患者可合并斑秃、白癜风、甲状腺功能亢进或减退等自身免疫性疾病，说明此病可能与自身免疫性疾病有关。

3. 性激素降低 患者血中二氢睾酮水平明显低于正常同龄妇女，采用睾酮治疗有效，因而提示患者睾酮低下可能为发病因素之一。

此外，外阴硬化性苔藓可能还与某些病原体感染、氧化损伤、胶原合成异常等有关。

二、病理

大体病理皮损呈白色，镜下见表皮萎缩，过度角化，常可见到毛囊角质栓，棘层变薄，基底层细胞液化、皮突消失。真皮浅层早期水肿，晚期胶原纤维玻璃样变性，形成均质化带，均质化带下方有淋巴细胞及浆细胞浸润。此外，上皮黑素细胞减少。2%~5%的病例可能恶变为鳞状细胞癌，主要为非HPV相关鳞状细胞癌。

三、临床表现

1. 症状 90%以上有外阴瘙痒，夜间更明显，影响睡眠。有外阴烧灼感、性交痛甚至性交困难和排尿困难。幼女患者瘙痒症状多不明显。

2. 体征 病变常见于大阴唇内侧、小阴唇、唇间沟、阴蒂包皮，唇后联合及肛周，多呈对称性，并可累及会阴及肛周而呈蝴蝶状。早期病变较轻，皮肤红肿，出现粉红或象牙白色丘疹，丘疹融合成片后呈紫癜状；若病变进一步发展，出现外阴萎缩，表现为大阴唇变薄，小阴唇萎缩变薄，逐渐与大阴唇内侧融合以致完全消失，阴蒂萎缩且与其包皮粘连；皮肤和黏膜变白、变薄、干燥、失去弹性，常伴有皲裂及脱皮。晚期皮肤菲薄、皱缩似卷烟纸或羊皮纸，阴道口挛缩狭窄。幼女病变的过度角化不似成年人明显，检查时在外阴及肛周区可见锁孔状或白色病损环。多数患者的病变在青春期可能自行消失。

四、诊断及鉴别诊断

有典型临床表现者不需外阴皮肤病理活检亦可确诊。临床疑似患者和怀疑癌变者须尽早行活检，且最好在治疗前进行。活检应在色素减退区、皲裂或溃疡处进行，注意多点活检。硬化性苔藓应与以下情况鉴别。

1. 老年外阴皮肤生理性萎缩　仅见于老年妇女，其外阴部皮肤的萎缩情况与身体其他部位皮肤相同，表现为外阴皮肤各层组织及皮下脂肪层均萎缩，因而大阴唇变平，小阴唇退化，但患者无任何自觉症状。

2. 外阴白癜风　患者无自觉症状，局部皮肤白色区域与周围组织界限清楚，表面光滑润泽，弹性正常，身体其他部位可伴发白癜风。

3. 外阴白化病　患者无自觉症状，身体其他部位也可发现相同病变。

同时还需要与生殖器扁平苔藓、慢性单纯性苔藓、硬斑病和湿疹等相鉴别。

五、治疗

治疗的主要目的是改善症状，减缓或阻上皮肤萎缩硬化及继发癌变。

1. 生活指导　保持外阴皮肤清洁、干燥。禁用刺激性大的药物、清洁剂或肥皂清洗外阴。使用鱼肝油软膏、维生素E霜等外用保湿润滑剂。衣着宜宽大，忌穿不透气的化纤内裤，以免外阴部湿热郁积而加重病情。不食辛辣和过敏食物。瘙痒症状明显时忌用手指或器械搔抓，夜间瘙痒以致失眠者，可加用镇静、催眠和抗过敏药物。

2. 局部药物治疗　为本病最主要的治疗方法，适用于一般治疗不能控制症状者。主要药物有外用糖皮质激素制剂、免疫抑制剂。局部雄激素治疗因副作用多，改善症状效果有限，现已不再应用。药物治疗的有效率约为80%，多数只能改善症状而不能痊愈，且需要长期用药。

（1）外用皮质类固醇制剂（topical corticosteroids，TCS）：为本病的一线外用药物。糖皮质激素具有较强的抗炎、抗过敏、免疫抑制、抗增生，以及收缩血管、抑制有丝分裂的作用。对于外阴硬化性苔藓，原则上推荐中高效TCS，临床常用的药物有0.01%曲安奈德软膏、0.05%氯倍他索软膏、0.025%氟轻松软膏。初始治疗采用逐渐减量方案。普通人群：① 对于轻度角化或瘙痒者，一日1次，4周；隔日1次，4周；一周2次，4周。② 对于重度角化或瘙痒者，一日2次，4周；一日1次，4周；隔日1次，4周。经过初始治疗后，多数患者症状可有效控制，病变趋于稳定，但复发率较高，后期进行个体化维持治疗。维持治疗方案：在初始治疗3个月后，采用小剂量方案，即1~2次/周；或降级/交替使用方案，即选用低中效TCS，或高效与低效或润肤剂交替使用。

（2）免疫抑制剂：对于诊断确立、糖皮质激素治疗效果不佳、有禁忌或皮肤萎缩风险增加者，可选用免疫抑制剂治疗。以钙调磷酸酶抑制剂为代表，可选择性抑制T细胞，改善外阴瘙痒和炎症反应，改善色素减退。目前常用药物有0.1%他克莫司乳膏、1%吡美莫司软膏及0.03%他克莫司乳膏（适用于儿童）。

（3）物理治疗：可以破坏异常上皮组织和真皮层内神经末梢，对缓解症状、改善病变有一定效果，适用于病情严重或药物治疗无效者。物理治疗前需行外阴活检，排除外阴上皮内病变及恶性肿瘤。常用的方法有点阵激光、聚焦超声或氦氖激光等。

（4）手术治疗：一般不需手术治疗。适用于：① 局部病损出现不典型增生或恶变可能；② 严重粘连、瘢痕形成，影响排尿和性功能，需要分离粘连等。可行表浅外阴切除，但手术切除复发率较高。

（5）系统治疗：少数严重顽固病例可口服糖皮质激素、甲氨蝶呤、环孢素、阿维A酸等。

（汪宏波）

第二节　外阴慢性单纯性苔藓

外阴慢性单纯性苔藓（vulvar lichen simplex chronicus）属于2006年ISSVD分类中棘层细胞增生型，以取代1987年分类中的外阴鳞状上皮增生（squamous hyperplasia of vulva）。外阴慢性单纯性苔藓是最常见的外阴上皮非瘤样病变，是对皮肤由慢性炎症导致的局部皮肤增厚（苔藓化）的总称，而不是一种独特的疾病。该病多见于50岁左右妇女，恶变率为2%~5%。

一、病因

病因不明。多与神经精神因素、局部环境因素（热、汗、局部衣物等刺激）、其他皮肤病（念珠菌、接触性皮炎等）及过敏、胃肠功能及内分泌异常等引起的大脑皮质兴奋与抑制功能失调导致的皮肤神经功能障碍有关。

二、病理

表皮层角化过度或角化不全，棘细胞层不规则增厚，上皮脚向下延伸，上皮脚之间的真皮层乳头明显，并有轻度水肿及淋巴细胞或少量浆细胞浸润。但上皮细胞排列整齐，细胞大小、极性和核形态、染色均正常。

三、临床表现

1. 症状　主要症状为外阴瘙痒，其瘙痒程度远较硬化性苔藓严重，严重者坐卧不安，影响睡眠。由于搔抓又可加重皮损使瘙痒加剧，形成恶性循环。

2. 体征　病损主要累及大阴唇、阴唇间沟、阴蒂包皮及阴唇后联合等处。病变可呈孤立、局灶性或多发、对称性。病变早期皮肤呈暗红色或粉红色，角化过度部位呈白色。由于长期搔抓和摩擦，病变晚期皮肤增厚，色素增加，皮肤纹理明显突出，皮嵴隆起，出现苔藓样变，并可见搔抓痕迹。严重者可因搔抓引起表皮抓破、皲裂、溃疡。

四、诊断

基于患者的病史、家族史和典型的临床表现，可不常规进行活检，作出临床诊断。如果临床诊断不确定、非典型增生/癌症或一线治疗失败，应进行活检。活检前先用1%甲苯胺蓝涂抹局部皮肤，干燥后用1%醋酸溶液擦洗脱色，在不脱色区活检。

五、鉴别诊断

外阴慢性单纯性苔藓需与以下疾病进行鉴别。

1. 外阴白癜风、白化病　见本章第一节。

2. 特异性外阴炎　假丝酵母菌病外阴炎、滴虫外阴炎均有分泌物增多、瘙痒，分泌物检查可发现病原体。糖尿病外阴炎外阴皮肤对称发红、增厚，伴有严重瘙痒，阴道分泌物不多，没有明确的病原体。特异性外阴炎在原发疾病治愈后，白色区域随之消失。

3. 外阴癌　若有长期溃疡不愈，要尽早行活检病理诊断明确以排除外阴癌。

六、治疗

治疗包括一般治疗、药物治疗、物理治疗及手术治疗。

1. 一般治疗　与"外阴硬化性苔藓"相同。

2. 药物治疗　与"外阴硬化性苔藓"相同。多数患者治疗有效，但需坚持长期用药。

3. 物理治疗　与"外阴硬化性苔藓相同"。

4. 手术治疗　由于外阴慢性单纯性苔藓的恶变率很低，且手术治疗仍有远期复发可能，故一般不采用手术治疗。手术治疗仅适用于反复药物或物理治疗无效者，或局部病损组织出现不典型增生、有恶变可能者。

（汪宏波）

第三节　其他外阴皮肤病

一、贝赫切特病

贝赫切特病（Behcets disease）又称眼－口－生殖器综合征（oculo-oral-genital syndrome），是以反复发作的口腔黏膜溃疡、外阴溃疡、眼炎或其他皮肤损害为主要特征的疾病，还可能伴有心血管、关节甚至中枢神经系统损害。其病因不清，基本病理改变为毛细血管及细小动、静脉病变，血管内膜增厚，管腔狭窄，血管壁及周围有炎细胞浸润。以20~40岁年轻妇女多见。患者先出现口腔溃疡，然后出现外阴溃疡，最后出现眼部病变。口腔溃疡可发生在唇、舌、口腔黏膜、软腭及扁桃体，生殖器溃疡可发生在外阴、阴道及宫颈。眼部表现为结膜炎、视网膜炎，患者自觉眼周疼痛和畏光。其他可表现为皮肤病变、关节痛及关节炎，血栓性静脉炎及类似多发性硬化的神经系统症状。具备两个主要症状或伴有其他系统症状，并且反复发作，容易作出诊断。

皮肤穿刺试验阳性有助于确诊。在急性期白细胞中度增多，红细胞沉降率加快，但溃疡局部病理检查无特异性。若溃疡疼痛剧烈，可给予镇静剂或局部麻醉剂缓解疼痛。溃疡一般可以自愈。在急性期给予皮质激素可促进其愈合，如泼尼松每日 20~40mg。若为预防复发，给予小剂量泼尼松每日 15mg，长期应用。

二、外阴白癜风

外阴白癜风是黑素细胞被破坏所引起的疾病，以青春期发病多见。在外阴白色区周围皮肤往往有色素沉着，故界限分明。病变区皮肤光滑润泽，弹性正常，除外阴外，身体其他部位也可伴发白癜风。外阴白癜风极少转化为癌，患者也无不适。故除伴发皮炎应按炎症处理外，一般不需治疗。

三、外阴白化病

外阴白化病为遗传性疾病，可表现为全身性，也可能仅在外阴局部出现白色病变。此病是由于表皮基底层中仅含有大而灰白的不成熟黑素细胞，因而不能制造黑色素所致。外阴局部白化病无自觉症状，也不致癌变，故无须治疗。

学习小结

外阴上皮内非瘤样病变是一组临床较常见的慢性良性病变，包括外阴硬化性苔藓、外阴慢性单纯性苔藓及其他外阴皮肤病。目前，该组病变病因不清，多与外阴不洁、感染、分泌物长期刺激、免疫因素等有关。临床上，先采用一般治疗、局部药物或物理治疗，若无效，则采用病灶切除手术，依据病理结果，采用相应的后续治疗。

（汪宏波）

复习参考题

一、选择题

1. 关于外阴硬化性苔藓的临床表现正确的是
    A. 病变区瘙痒，比慢性单纯性苔藓严重
    B. 早期皮肤发白
    C. 晚期皮肤增厚
    D. 幼女和绝经期妇女发病率最高
    E. 是最常见的外阴上皮内瘤样病变

2. 外阴硬化性苔藓的一线治疗药物是
   A. 黄体酮
   B. 丙酸睾酮
   C. 糖皮质激素
   D. 他克莫司
   E. 己烯雌酚

3. 关于幼女硬化性苔藓说法正确的是
   A. 瘙痒症状严重
   B. 首选外用糖皮质激素治疗
   C. 病变过度角化比成人明显
   D. 可用丙酸睾酮治疗
   E. 常规选用手术治疗

4. 患者外阴瘙痒，外阴皮肤变白、变薄、弹性差。临床可能的诊断是

   A. 白癜风
   B. 白化病
   C. 外阴癌
   D. 外阴硬化性苔藓
   E. 假丝酵母菌病外阴炎

5. 关于慢性单纯性苔藓的症状及体征错误的是
   A. 外阴奇痒
   B. 瘙痒程度远较硬化性苔藓严重
   C. 早期皮肤暗红
   D. 晚期皮肤变薄
   E. 晚期病灶色素增加

   答案：1. D；2. C；3. B；4. D；5. D

二、简答题

1. 外阴上皮内非瘤样病变的概念是什么？

2. 外阴硬化性苔藓的治疗方法是什么？

3. 外阴慢性单纯性苔藓如何进行治疗？

女性生殖系统鳞状上皮内病变

　　鳞状上皮内病变（squamous intraepithelial lesion，SIL）是指包括宫颈在内的下生殖道鳞状上皮发生的与人乳头状瘤病毒（human papilloma virus，HPV）感染相关的上皮内病变。这些病变可以在外阴、阴道及宫颈单独或同时存在。

> **相关链接**　　人乳头状瘤病毒（human papilloma virus，HPV）感染是导致SIL的主要原因。HPV是由DNA核心和周围包被蛋白组成的球形DNA病毒，能够引起人体皮肤黏膜的鳞状上皮增生。目前已知的HPV有200多种亚型，其中约40多种可以感染下生殖道。约80%的女性一生中都可能感染HPV，但大多数为瞬时感染，只有少数持续感染者才会发生病变。根据HPV感染后导致的危害将其分为高危型（HPV-16、HPV-18、HPV-31、HPV-33、HPV-35、HPV-45、HPV-51、HPV-52、HPV-56、HPV-58、HPV-59等）和低危型（HPV-6、HPV-11、HPV-42、HPV-43、HPV-44），其中80%~85%的感染为高危型。低危型HPV感染主要导致皮肤黏膜的疣，而高危型可能导致组织癌变。

　　病理学分类：2014年《WHO女性生殖器官肿瘤分类》将SIL的病理学诊断按照HPV相关病变的生物学过程及发展为浸润癌的风险分成两级：低级别鳞状上皮内病变（low-grade squamous intraepithelial lesion，LSIL）和高级别鳞状上皮内病变（high-grade squamous intraepithelial lesion，HSIL）。与2003年世界卫生组织（World Health Organization，WHO）三级分类法相比，二级分类法的病理诊断命名和分级与宫颈脱落细胞学诊断相互对应，形态学诊断重复性高，能更好地指导临床处理与预后判断。

1. LSIL HPV感染后，主要由具有成熟分化能力的鳞状上皮过度增生构成的上皮内病损，局限于上皮的下1/3层。主要包括单纯HPV感染（扁平湿疣），伴挖空细胞异型性及基底部鳞状上皮轻度不典型增生，部位涵盖宫颈、阴道及外阴［宫颈上皮内瘤变（cervical intraepithelial neoplasia，CIN）Ⅰ、阴道上皮内瘤变（vaginal intraepithelial neoplasia，VaIN）Ⅰ、外阴上皮内瘤变（vulvar intraepithelial neoplasia，VIN）Ⅰ］。外生性尖锐湿疣也属于LSIL。病变复发和恶性转化的风险较低。

2. HSIL HPV感染后主要由不能成熟分化的幼稚鳞状上皮细胞过度增生构成的上皮内病变，超出上皮下1/3层，甚至达全层。部位涵盖宫颈、阴道及外阴，包括中度不典型增生（病变累及上皮下1/3~2/3层，如CIN2、VaINⅡ、VINⅡ）和重度不典型增生（病变超出下2/3层，如CINⅢ、VaINⅢ、VINⅢ和原位癌）（表17-1，图17-1）。该病变发展为浸润癌的风险较高。

▼ 表17-1　鳞状上皮内病变分类变化

传统	2003年WHO分类	2014年WHO分类
轻度不典型增生	CIN1、VaINⅠ、VINⅠ	LSIL
中度不典型增生	CIN2、VaINⅡ、VINⅡ	HSIL
重度不典型增生	CIN3、VaINⅢ、VINⅢ	HSIL

注：WHO，世界卫生组织；CIN，宫颈上皮内瘤变；VaIN，阴道上皮内瘤变；VIN，外阴上皮内瘤变；LSIL，低级别鳞状上皮内病变；HSIL，高级别鳞状上皮内病变。

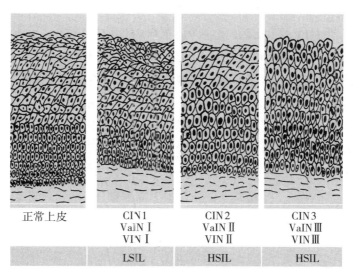

WHO.世界卫生组织；CIN.宫颈上皮内瘤变；
VaIN.阴道上皮内瘤变；VIN.外阴上皮内瘤变；
LSIL.低级别鳞状上皮内病变；HSIL.高级别鳞状上皮内病变。
▲ 图17-1　正常上皮与鳞状上皮内病变

第一节 外阴鳞状上皮内病变

【临床病例17-1】

患者，女，35岁，孕2产1。主因"反复外阴瘙痒3年"就诊。妇科检查：外阴发育正常，左侧大阴唇可见多处皮肤增厚，呈灰白色，表面可见乳头状突起，邻近皮肤色素减退。外阴活检：外阴HSIL。该患者应该选择何种治疗方式？

外阴SIL多见于中年妇女，近年来其发病率有所增高，尤其是年轻妇女。约一半的患者可伴有其他部位的类似病变，如同时有阴道或宫颈SIL。约38%患者的病变能自行消退，仅2%~4%进展为浸润癌。年老患者或病变范围较大及临床症状明显者易发展为浸润癌。

一、病因

目前认为，外阴SIL的病因分为与HPV感染有关和与HPV感染无关。外阴LSIL主要与低危型HPV感染有关，少数与高危型HPV感染有关；VHSIL与高危型HPV感染密切相关，尤其是HPV-16型。与HPV感染无关的SIL具体病因尚不完全清楚，可能与外阴硬化性苔藓、扁平苔藓、鳞状细胞异常增生、外阴慢性皮肤病、自身免疫性疾病及年龄等有关。危险因素包括性传播疾病、肛门-下生殖道病变、免疫抑制及吸烟等。

二、病理

2020年第5版WHO分类中，根据发病机制不同，将外阴SIL分为两种类型：HPV感染相关型和HPV感染不相关型。

1. HPV相关型 由HPV感染所致，包括VLSIL和VHSIL，以VHSIL更多见。VLSIL与低危型和高危型HPV感染有关，以往称为VIN I、轻度不典型增生、扁平湿疣、非典型挖空细胞等，以低危型HPV感染所致的尖锐湿疣多见，进展为癌的风险低。VHSIL绝大多数为HPV-16感染所致，免疫组化显示p16阳性，包括以往所称的VIN II、VIN III、中度鳞状上皮不典型增生、重度鳞状上皮不典型增生、原位癌、鲍恩病、鲍恩样不典型增生；多见于绝经前妇女；复发或进展为癌的风险高，被视为外阴癌的癌前病变。

2. HPV不相关型 分为3种病理亚型，分化型外阴上皮内瘤变（differentiated-type vulvar intraepithelial neoplasia，dVIN）、分化型外生性外阴上皮内瘤变/病变（differentiated-type exophytic vulvar intraepithelial neoplasia/lesion，dEVIN/dEVIL）、伴有分化改变的外阴棘皮病（vulvar acanthosis with altered differentiation，VAAD），其中dVIN是HPV感染不相关的VIN中最常见的病理亚型。dVIN镜下显示表皮增厚，表层细胞角化不全，增生上皮细胞分化好，无或仅有轻度的异型性，出现异型的细胞也常位于表皮的深层，有时可在基底层见到异常角化的细胞，病变周围常可见硬化性苔藓等慢性皮肤炎症性改变，容易漏诊。免疫组化技术有助于诊断，dVIN的免疫组化染色显示p16阴性，而p53呈突变型表达。dEVIN/dEVIL和VAAD则是与HPV感染不相关的外阴鳞状上皮前驱病变，这两种病理亚型的病变可不伴有 *p53* 基因突变，而是具有 *PIK3CA* 和 *ARID2* 基因突变。

三、临床表现

症状无特异性，多为外阴瘙痒、烧灼感或疼痛，部分患者可无明显症状。体格检查发现外阴病变为灰白色或粉红色丘疹、斑块或乳头状赘疣，病灶为单发或多发，也可融合，可出现皮肤破损及溃疡，少数患者可表现为略高出皮肤的色素沉着，严重者可呈弥漫状覆盖整个外阴。HPV 感染不相关的外阴 SIL 常有炎症所引起的苔藓类病变。

四、诊断

确诊需依据病理组织学检查。对任何可疑病灶应做多点活检行组织病理检查。为避免漏诊浸润癌，取材时应注意深度。活检时采用 3%~5% 的醋酸溶液局部涂抹后，在可疑部位取材，以提高病灶活检的准确率。对于病灶不明显的患者，可采用阴道镜放大观察，注意局部血管情况，在血管不典型处取材。同时，应行外阴 HPV 检测协助诊断。

五、治疗

治疗目的在于消除病灶，缓解临床症状，预防 SIL 恶性转化。

1. VLSIL 若患者无明显症状，可暂时观察，不予治疗，定期复查。但病情加重或 6~12 个月无改善者可考虑治疗。

（1）药物治疗：可采用抗病毒、免疫治疗等。如 5% 咪喹莫特软膏、1% 西多福韦凝胶和氟尿嘧啶软膏，但均无此适应证，应在机构备案超说明书使用。咪喹莫特为一种小分子免疫调节剂，推荐每周给药 1~3 次，连续治疗 12 周，副作用主要是阴道疼痛、红肿、溃疡等，不推荐应用于绝经后女性。

（2）物理治疗：主要有激光汽化、激光切除、冷冻、电灼和光动力学治疗等。适用于小阴唇或阴蒂部的病灶、年轻患者病灶广泛时的辅助治疗。

2. VHSIL 可考虑药物治疗（咪喹莫特或西多福韦）或手术治疗。手术治疗包括消融手术（即物理治疗）和切除手术。药物治疗和消融手术可保留外阴正常解剖和生理功能，但在治疗前必须进行代表性活检以排除恶性肿瘤。外阴病灶切除手术建议切缘超过病灶外缘至少 0.5cm。对于年龄大、病变广泛的患者，可采用单纯外阴切除。

3. HPV 不相关型 建议手术切除治疗。手术范围包括外阴皮肤和部分皮下组织，不切除会阴筋膜。若伴有浸润癌，则手术范围参照外阴癌。

六、预后

VLSIL 自然消退率较高，进展风险低。VHSIL 患者一生均有复发或恶变的风险，需要长期严密随访，以预防浸润癌的发生。HPV 不相关型较 VHSIL 更易进展为鳞状细胞癌，术后切缘阴性，应长期严密随访。初次治疗后 6 个月及 12 个月进行随访，之后每年随访一次。随访内容包括妇科检查、HPV检测，必要时行阴道镜检查及活检。

（张瑜）

第二节　阴道上皮内病变

【临床病例17-2】

患者，女，40岁，孕3产1。主因"阴道分泌物增多2年"就诊。妇科检查：阴道中上段左侧壁局部黏膜稍隆起，呈灰白色，活检为高级别阴道上皮内病变。该患者应选择何种治疗方法？

阴道上皮内病变（vaginal intraepithelial lesion）是指感染HPV后导致的阴道鳞状上皮内的病变。又称为阴道上皮内瘤变（vaginal intraepithelial neoplasia，VaIN）。多数阴道上皮内病变的患者合并或曾经患外阴、宫颈的鳞状上皮内病变或浸润癌。

一、病因

病因不明。目前认为最主要的病因是HPV感染。其他高危因素有绝经、宫颈癌及宫颈上皮内病变史、免疫功能异常、放疗史等。吸烟、过早性行为、多个性伴侣、多胎次、胎儿期接触己烯雌酚等因素亦与VaIN的发生及发展相关。

二、病理

依据鳞状细胞的分化能力和临床风险鳞状上皮内病变分为LSIL和HSIL。阴道LSIL包括VaIN Ⅰ、鳞状上皮轻度不典型增生、湿疣样变；阴道HSIL包括VaIN Ⅱ、VaIN Ⅲ，鳞状上皮中、重度不典型增生及鳞状细胞原位癌。

三、临床表现

可无明显症状，部分患者仅有阴道分泌物增多或接触性出血。妇科检查阴道黏膜外观可呈正常、糜烂或稍隆起增厚的白斑。阴道镜下观察，病灶扁平或微乳头样增生，有时可伴有点状或镶嵌状改变和碘不着色上皮。

四、诊断

确诊主要依据病理学检查。

1. 阴道脱落细胞学检查　可以作为阴道上皮内病变的筛查方法。如果细胞学发现异常，应排除是否来自宫颈。

2. 高危HPV检测　高危HPV和细胞学联合检测的敏感性高于单独细胞学筛查。既往有宫颈癌或宫颈上皮内病变史者，高危HPV检测较细胞学有更高的敏感性和类似的特异性，可早期检出VaIN。

3. 阴道镜检查 当阴道细胞学出现异常时，需行阴道镜检查，阴道镜下可发现阴道上皮白色镶嵌状、点滴状和微粒状的表现。醋酸试验及碘试验可使病灶更加容易被发现。宫颈癌和宫颈上皮内病变切除子宫者，阴道镜检查时需充分暴露，避免漏诊阴道残端两侧定角。绝经后患者，如果发现阴道细胞学检查异常，经阴道黏膜涂抹雌激素乳膏2~3周后再行阴道镜检查，更易发现病变。

4. 组织活检 阴道镜下发现阴道上皮异常，或阴道镜下碘试验阳性，在该处定位活检可以提高病理学检查准确率。若病变范围广泛，需做多点活检。

五、治疗

VaIN的治疗强调个体化，应结合患者既往病史、病变程度、病灶范围、年龄和生育等情况，选择适当的治疗方法。

1. 阴道LSIL 大部分患者不需任何治疗可自行消退，因此在阴道镜充分检查及活检排除高级别病变或浸润癌的情况下，可密切随访1年以上，必要时再给予治疗，一般以局部治疗为主。

2. 阴道HSIL 应早发现、早处理，以降低发展为浸润癌的风险。治疗方式包括非手术治疗和手术治疗。

（1）非手术治疗：主要针对50岁以下希望保留性功能的患者。

1）药物治疗：适用于年轻或多灶性VaIN，疗效肯定，但疗程长，需注意药物副作用和随访依从性。药物包括5%咪喹莫特乳膏、氟尿嘧啶软膏、干扰素、雌激素等阴道给药。咪喹莫特为小分子免疫调节剂，推荐每周给药1~3次，连续治疗12周，副作用主要是阴道疼痛、红肿、溃疡等，不推荐应用于绝经后女性。氟尿嘧啶乳膏推荐每周2g，持续10~12周，副作用小，不改变阴道解剖结构，病情缓解率高。

2）物理治疗：适用于年轻女性、多灶性病变或病灶可以清楚暴露的VaIN患者。治疗方法包括CO_2激光、冷冻、电灼和光动力学治疗等。CO_2激光疗效肯定，具有创伤小、操作简便等优点，但治疗前需有明确的组织病理学诊断并排除浸润癌。

3）放疗：可采用后装腔内放疗。腔内放疗可引起阴道纤维化、缩窄和卵巢功能早衰等。因此，适用于病变广泛或多次复发且其他治疗方法无效或合并基础疾病不适合手术者。

（2）手术治疗：适用于局灶性、复发性或不除外浸润癌的患者，尤其是因宫颈癌或宫颈上皮内病变行子宫切除后的阴道残端上反内病变或高级别上皮内病变患者，手术方式有阴道病灶切除术、阴道顶端切除术或全阴道切除术。

六、预后

高级别VaIN的复发率为10%~42%，约有5%的高级别病变可能进展为浸润癌。HPV感染、免疫抑制、多发病灶及单用药物治疗等均为高级别病变复发和进展的危险因素。任何高级别病变的患者均需长期随访，随访内容包括细胞学、HPV和阴道镜检查。一般于治疗后6个月随访一次，连续随访2年无异常，可改为每年随访一次。

（张瑜）

第三节　宫颈上皮内病变

【临床病例17-3】

患者，女，35岁，孕3产2。主因"性交后出血3个月"就诊。妇科检查：宫颈肥大，呈糜烂样改变，有接触性出血；子宫前位，正常大小，活动度好；双侧附件区未扪及异常。为明确诊断需要进行哪些辅助检查？可能的诊断有哪些？

宫颈上皮内病变包括鳞状上皮内病变（SIL）和原位腺癌（adenocarcinoma *in situ*，AIS）。鳞状上皮内病变包括LSIL和HSIL，LSIL包括宫颈上皮内瘤变（cervical intraepithelial neoplasia，CIN）1级、扁平湿疣；HSIL包括CIN2、CIN3和原位癌。AIS又称高级别宫颈腺上皮内瘤变（high grade cervical glandular intraepithelial neoplasia，HG-CGIN）。

一、病因

HPV感染是主要致病因素。其他协同因素包括慢性感染、性传播疾病、性生活紊乱、性生活过早、吸烟、免疫缺陷和免疫抑制等。

二、组织发生和发展

宫颈上皮由宫颈阴道部鳞状上皮和宫颈管柱状上皮组成，两种上皮交接部称为鳞-柱交接部。胎儿期形成的宫颈上皮原始鳞-柱交接部在青春期后受雌激素影响逐渐向宫颈外口方向移动，形成新的鳞-柱交接部，称为生理鳞-柱交接部。绝经后雌激素水平下降，鳞-柱交接部退回至宫颈管内。原始鳞-柱交接部与生理鳞-柱交接部之间区域称转化区（transformation zone），为宫颈癌和癌前病变好发部位。

在转化区形成过程中，通过鳞状上皮化生和鳞状上皮化，表面被覆的柱状上皮逐渐被鳞状上皮所替代。① 鳞状上皮化生（squamous metaplasia）：当鳞-柱交接部位于宫颈阴道部时，暴露于阴道的柱状上皮受阴道酸性环境影响，柱状上皮下未分化的储备细胞开始增生，并逐渐转化为鳞状上皮，继之柱状上皮脱落；② 鳞状上皮化（squamous epithelization）：宫颈阴道部鳞状上皮直接长入柱状上皮与其基底膜之间，直至柱状上皮完全脱落而被鳞状上皮替代。

转化区成熟的化生鳞状上皮对致癌物质不敏感。未成熟的化生鳞状上皮代谢活跃，在外来物如HPV感染，精液组蛋白及其他致癌物质的刺激下，鳞状上皮发生间变（dyplasia）或不典型的表现，即不同程度的不成熟或分化不良，核异常、有丝分裂象增加，形成宫颈上皮内病变。

三、病理

1. LSIL LSIL中80%~85%由高危型HPV感染导致，其余为低危型HPV感染导致。低级别病变中HPV处于复制阶段，尚未整合至宿主基因组，易被机体清除。其中尖锐湿疣通常由HPV-6、HPV-11型感染引起，扁平湿疣病变可由大约40多种不同型别的HPV感染引起。

2. HSIL 由高危型HPV感染所致，超过一半由HPV-16和HPV-18感染所致。此时HPV DNA整合至宿主基因组中，通过一系列生物学效应，导致局部鳞状细胞的单克隆过度增生，局部上皮内形成病变。

3. AIS 绝大多数由高危HPV-16和HPV-18所致。

四、临床表现

宫颈上皮内病变无特殊症状，部分患者有阴道分泌物增多，伴或不伴臭味，部分患者可出现接触性出血，可发生在性生活和妇科检查后。妇科检查时宫颈可以光滑或仅见局部的红斑、白色上皮和宫颈糜烂样改变。

五、诊断

宫颈上皮内病变诊断采用三阶梯式诊断程序，即宫颈脱落细胞学或高危型HPV检测、阴道镜检查和宫颈组织病理学检查。

1. 高危型HPV检测 2021年WHO推荐HPV检测为宫颈癌筛查的首选方法。高危型HPV检测及分型与宫颈细胞学联合应用于宫颈癌的早期筛查，同时也可作为宫颈病变治疗后病灶残留、复发、疗效评估及随诊的手段。

2. 宫颈脱落细胞学检查 是宫颈癌及宫颈上皮内病变早期筛查的基本方法，相对于高危型HPV检测，具有特异性高、敏感性低的特点。而且需要专业的病理医生才能出具报告，有一定的漏诊及误诊率。以前采用巴氏涂片的方法，现在多采用液基细胞涂片。报告方式也由过去的巴氏5级分类法，改为了TBS（the Bethesda system）分类法。

3. 阴道镜检查 若细胞学检查提示不典型鳞状上皮细胞（atypical squamous cells of unknown significance，ASC-US），且高危型HPV阳性，或细胞学为LSIL及以上改变或HPV-16/18阳性，应进行阴道镜检查。在医疗资源有限地区，可进行醋酸试验或碘试验。

4. 宫颈活检 是确诊宫颈上皮内病变可靠的方法。任何肉眼可见的病灶均应做单点或多点活检，或在醋酸试验或碘试验不着色处活检。阴道镜下定位活检可提高诊断准确率。如无明显病灶，可选择在宫颈转化区3、6、9、12点处活检。

5. 宫颈管搔刮 当需了解宫颈管病变程度、阴道镜检查不充分或宫颈细胞学检查显示异常腺细胞时，应行宫颈管搔刮。

6. 宫颈锥切术 宫颈细胞学检查多次阳性，而宫颈活检或分段诊刮宫颈管阴性，疑为宫颈腺癌者，应做宫颈锥切进一步确诊。

六、治疗

宫颈上皮内病变的治疗需要根据病变程度、阴道镜检查是否充分、患者年龄、对生育的要求、随访条件等综合考虑，制定个体化治疗方案。

1. LSIL　60%的LSIL可自行消退，对于阴道镜检查充分，活检证实为LSIL，可仅观察随访。

（1）若细胞学结果为ASC-US、ASC-H或LSIL，建议6~12个月复查宫颈细胞学或每12个月复查高危型HPV。

（2）细胞学为HSIL，对于阴道镜检查不充分者，推荐诊断性锥切术；阴道镜检查充分，而阴道镜为阴性者，建议6个月复查阴道镜和细胞学。

（3）LSIL持续存在2年及以上、阴道镜检查充分者，可采用局部消融或切除术。如阴道镜检查不充分，可进行诊断性宫颈锥切术。

2. HSIL　阴道镜检查充分的HSIL可采用物理治疗或宫颈锥切术。阴道镜检查不充分或复发的患者建议诊断性宫颈锥切术，可采用LEEP或冷刀锥切。经宫颈锥切术后确诊，年龄较大，无生育要求，同时合并其他良性妇科疾病的HSIL也可行子宫全切术。

七、预后

宫颈HSIL的切除性治疗后患者仍有病变持续、复发及向浸润性癌进展的长期风险。发生宫颈癌风险是普通人群的2~5倍，应长期随访。HPV检测（单独或联合细胞学）是治疗后最主要的随访手段。推荐治疗6个月后行基于HPV的检测。检测阴性者，推荐间隔12个月进行检测。连续3次阴性后，每间隔3年随访，持续至少25年。

八、妊娠合并宫颈上皮内病变

妊娠期间，升高的雌激素水平使柱状上皮外移至宫颈阴道部，转化区的基底细胞出现不典型增生，同时也容易感染HPV。大部分妊娠期患者为LSIL，约14%为HSIL。一般认为妊娠期宫颈上皮内病变可以观察。大多数在产后可以自行缓解或无进展。妊娠期HSIL应采取定期阴道镜和细胞学追踪观察，如无进展，可在产褥期后治疗。

相关链接 ｜　　宫颈原位腺癌（adenocarcinoma *in situ*，AIS）指腺上皮病变局限于宫颈管黏膜及黏膜腺体，是宫颈腺癌（endocervical adenocarcinoma，ECA）的前驱病变，绝大多数宫颈AIS与HPV感染密切相关。世界卫生组织妇科肿瘤分类将宫颈AIS分为HPV相关性和非HPV相关性。宫颈AIS病灶隐匿，呈多灶性和跳跃性，活检取材相对困难，常规临床检查手段敏感性不高，容易出现漏诊及误诊。宫颈锥切术是主要确诊手段，如无生育要求，建议宫颈锥切术后确诊的AIS行子宫全切术。术后长期随访应坚持至少20~25年。

学习小结

  外阴鳞状上皮内病变的病因不完全清楚。临床症状无特异性，仅表现为瘙痒、烧灼感或疼痛。确诊需依据病理学检查。治疗目的在于消除病灶，缓解临床症状，预防 SIL 恶性转化。

  HPV 感染是阴道鳞状上皮内病变发生的主要因素。患者无症状，或仅出现阴道分泌物增多，伴或不伴接触性阴道流血。诊断主要依据病理学检查。治疗强调个体化。对低级别病变应密切随访，高级别病变应及早处理，以降低发展为浸润癌的风险。

  宫颈上皮内病变是由 HPV 感染引起的一组前驱病变，包括 SIL 及 AIS。SIL 根据临床病理过程分为两类：LSIL 和 HSIL。HSIL 及 AIS 视为癌前病变。宫颈上皮内病变诊断主要依赖病理学诊断，治疗需个体化，综合考虑。

（张瑜　汪宏波）

复习参考题

一、选择题

1. 关于外阴鳞状上皮内病变的叙述错误的是
   - A. 外阴鳞状上皮内病变是一组外阴病变的病理学诊断名称
   - B. 病理特征是鳞状上皮细胞增生
   - C. 确诊依据活组织病理检查
   - D. 病灶切除是主要的治疗方式
   - E. 外阴鳞状上皮内病变的分类为 HPV 相关型和 HPV 不相关型

2. 如检查结果为分化型外阴上皮内瘤变（dVIN），首选的处理方法是
   - A. 氟尿嘧啶乳膏治疗
   - B. 激光消融治疗
   - C. 手术治疗
   - D. 抗病毒治疗
   - E. 免疫治疗

3. 关于阴道上皮内瘤变，下述错误的是
   - A. 可无症状或仅有阴道分泌物增多和/或接触性阴道流血
   - B. 是指局限于阴道上皮层内不同程度的不典型增生
   - C. 不可应用激光治疗
   - D. 诊断主要靠阴道细胞学、阴道镜和活检病理检查
   - E. 低级别病变的年轻患者可随访观察

4. 关于阴道上皮内瘤变临床特征描述错误的是
   - A. 可无明显症状
   - B. 妇科检查阴道黏膜外观可呈正常、糜烂或稍隆起增厚的白斑
   - C. 部分患者仅有阴道分泌物增多或接触性出血
   - D. 阴道镜下观察，病灶扁平或稍隆起，有时可伴点状或镶嵌状改变
   - E. 阴道可见质脆肿物

5. 宫颈上皮内病变筛查和诊断的方法有
   - A. 宫颈脱落细胞学
   - B. 高危型 HPV 检测

C. 阴道镜检查
D. 宫颈活检

E. 以上都是

答案：1. D；2. C；3. C；4. E；5. E

二、简答题

1. 外阴鳞状上皮内病变的治疗目的是什么？主要有哪些治疗方式？

2. 阴道上皮内瘤变的诊断方式有哪些？治疗方式有哪些？

3. 什么是宫颈上皮内病变的三阶梯式诊断程序？

4. 宫颈上皮内病变主要有哪些治疗的方式？

女性生殖器肿瘤

18章

学习目标		
掌握	宫颈癌、子宫肌瘤、子宫内膜癌的临床表现、诊断方法和治疗原则；常见子宫肉瘤组织学类型、临床特征及辅助检查方法、治疗原则；卵巢肿瘤的分类、临床表现、诊断方法及治疗原则。
熟悉	外阴肿瘤的临床表现、诊断和治疗原则；宫颈癌的临床病理分期、病理类型及随访。子宫肌瘤的发病原因和分类；子宫内膜癌和卵巢肿瘤的发病原因、病理类型和分期；子宫肉瘤的转移特征；原发输卵管癌的临床表现及治疗原则；输卵管癌转移途径及分期。
了解	外阴肿瘤的病理类型、临床分期和预后；阴道恶性肿瘤的临床表现、诊断方法和处理原则；宫颈癌的病因及预后；子宫肌瘤合并妊娠的处理原则；子宫内膜癌的预后；子宫肉瘤的分期；卵巢肿瘤的随访及预后。

　　女性生殖器各部位均可发生肿瘤，包括良性和恶性肿瘤。最常见于子宫及卵巢。良性肿瘤以子宫肌瘤最常见，卵巢肿瘤次之。恶性肿瘤以宫颈癌、子宫内膜癌和卵巢癌最为常见。宫颈癌和子宫内膜癌可早期诊断治疗，预后较好。卵巢癌由于缺乏有效的早期诊断方法，预后较差。诊断主要依靠组织病理学检查。分期是指导恶性肿瘤治疗和判断预后的主要依据，常用治疗方法包括手术、放射治疗（以下简称"放疗"）和化学治疗（以下简称"化疗"）等。

第一节　外阴肿瘤

【临床病例18-1】

　　患者，女，65岁。主因"外阴瘙痒20年"就诊。妇科检查：左侧大阴唇上1/3处见一个直径1cm溃疡状病灶，质硬，病灶基底部边界欠清。余外阴部位未见异常。左侧腹股沟淋巴结未及肿大。该病例临床特点是什么？需要进行哪些检查明确诊断？治疗原则是什么？

　　外阴肿瘤（vulvar tumor）较为少见，外阴皮肤、皮肤附属器官、乳腺型腺体、前庭大腺、脂肪、平滑肌等均可发生良性、交界性或恶性肿瘤，种类繁多。患者常因外阴瘙痒或外阴肿块就诊。

一、外阴良性肿瘤

外阴原发性良性肿瘤较少见，其中较为常见的是脂肪瘤和平滑肌瘤等。以外阴局部肿块为主要表现，有蒂或突出于皮肤表面，或位于皮下组织内。肿块多生长缓慢，直径数毫米至数十厘米，边界清楚，包膜完整。可因反复摩擦而破溃、出血、感染。肿瘤较大时引起行走不适和性生活困难。明确诊断需要肿块活检或切除进行病理检查。治疗原则为局部肿块切除。

二、外阴恶性肿瘤

外阴恶性肿瘤（malignant vulvar tumor）占女性生殖道恶性肿瘤的3%~5%，多见于60岁以上妇女。肿瘤可发生于表皮、特殊腺体及皮下软组织，病灶位于体表易被发现，但常由于被忽视或羞于就诊而延误诊治。鳞状细胞癌是外阴恶性肿瘤最常见的病理类型，其次为恶性黑色素瘤，其他还包括疣状癌、乳腺外佩吉特病、基底细胞癌、前庭大腺癌和肉瘤等。恶性程度以恶性黑色素瘤和肉瘤较高，腺癌、鳞状细胞癌次之，基底细胞癌恶性程度最低。

（一）外阴鳞状细胞癌

外阴鳞状细胞癌（squamous cell carcinoma of the vulva）占外阴恶性肿瘤的80%~90%。可分为人乳头状瘤病毒（HPV）相关型和HPV非相关型两种。HPV非相关型鳞状细胞癌较HPV相关型鳞状细胞癌恶性程度更高。

1. 危险因素 包括高龄、HPV、吸烟、外阴炎性状况及免疫缺陷等。其中HPV-16、HPV-18等感染与外阴癌，尤其是年轻病例关系密切，约70%的HPV相关外阴癌与HPV-16感染有关。

2. 病理特征 病灶可呈小的硬节或浅表、隆起溃疡，也可大片融合伴感染、坏死和出血。病灶周围多伴有色素减退。镜下见多数癌细胞分化好，有角化珠和细胞间桥。可通过HPV分子检测鉴别是否与HPV相关。

3. 临床表现 无症状或有顽固性外阴瘙痒、疼痛或刺激症状。外阴病灶呈菜花状或溃疡状结节或质硬肿块。可生长于外阴任何部位，大阴唇最多见。肿块破溃、感染或浸润可出现疼痛、出血或恶臭分泌物。如发生腹股沟淋巴结转移，可触及一侧或双侧腹股沟淋巴结肿大、质硬、固定。

4. 转移途径 直接浸润和淋巴转移是主要转移途径，晚期可经血行播散。

（1）直接浸润：可直接浸润至尿道、阴道、肛门。晚期可累及膀胱或直肠。

（2）淋巴转移：多经腹股沟浅淋巴结至腹股沟深淋巴结，继而进入盆腔淋巴结，最终转移至腹主动脉旁和左锁骨下淋巴结。腹股沟浅淋巴结为外阴癌前哨淋巴结（sentinel lymph node），如腹股沟浅、深淋巴结无转移，一般不会侵犯盆腔淋巴结。阴蒂癌可绕过腹股沟浅淋巴结直接转移至腹股沟深淋巴结。

5. 临床分期 外阴恶性肿瘤有两个分期标准，即国际妇产科联盟（International Federation of Gynecology and Obstetrics，FIGO）2021年版分期和肿瘤原发灶-淋巴结-转移（tumor-node-metastasis，TNM）2017年版分期（表18-1）。

▼ 表 18-1　外阴癌 TNM（2017年版）分期和 FIGO（2021年版）分期

TNM 分期	FIGO 分期	表现
原发肿瘤（T）		
T_X		无法评估原发肿瘤
T_0		无原发肿瘤证据
T_1	Ⅰ期	肿瘤局限于外阴和/或会阴。多发病灶时，最大的或浸润最深的病灶为靶病灶，用于判断最高的 pT 分期。浸润深度定义为邻近最浅表真皮乳头的上皮 - 间质交界到浸润最深点的距离
T_{1a}	Ⅰ A 期	病灶直径 ≤ 2cm，局限于外阴和/或会阴，同时间质浸润深度 ≤ 1mm[①]
T_{1b}	Ⅰ B 期	病灶直径 > 2cm，或任何大小伴间质浸润深度 > 1mm，局限于外阴和/或会阴
T_2	Ⅱ期	任何大小肿瘤累及会阴周围结构（尿道下 1/3、阴道下 1/3、肛门）
T_3	Ⅲ A 期	任何大小肿瘤侵犯以下任何部位：尿道上 2/3、阴道上 2/3、膀胱黏膜、直肠黏膜或肿瘤固定于骨盆骨质部
区域淋巴结（N）		
N_X		无法评估区域淋巴结
N_0		无区域淋巴结转移
$N_{0(i+)}$		（一个或数个）区域淋巴结中孤立肿瘤细胞 ≤ 0.2mm
N_1	Ⅲ B 期	区域淋巴结转移[②]，且 1 个或 2 个淋巴结转移灶均 < 5mm，或 1 个淋巴结转移 ≥ 5mm
N_{1a}[③]		1 个或 2 个淋巴结转移灶均 < 5mm
N_{1b}		1 个淋巴结转移 ≥ 5mm
N_2	Ⅲ C 期	区域淋巴结转移，且 3 个或更多淋巴结转移均 < 5mm，或 2 个或更多淋巴结转移 ≥ 5mm，或淋巴结包膜外扩散
N_{2a}[④]		3 个或更多淋巴结转移，均 < 5mm
N_{2b}		2 个或更多淋巴结转移，≥ 5mm
N_{2c}		淋巴结转移伴淋巴结包膜外扩散
N_3		区域淋巴结转移固定或溃疡形成
远处转移（M）		
M_0		无远处转移（无病理证实的 M0；使用临床 M 完善分期）
M_1	Ⅳ期	远处转移（包括盆腔淋巴结转移）
组织分级（G）		
GX		组织分级无法评估
G1		分化良好
G2		中等分化
G3		分化差

注：应记录部位、大小、同侧淋巴结转移情况。
　① 浸润深度从邻近最浅表的上皮乳头到最深浸润点的距离。
　② 区域淋巴结指腹股沟和股淋巴结。
　③ 包括微转移 N_{1mi}。
　④ 包括微转移 N_{2mi}。
　FIGO，国际妇产科联盟；TNM，肿瘤原发灶 - 淋巴结 - 转移。

6. **诊断** 根据病史、症状和体征，确诊依靠病理学诊断。对可疑病灶可进行部分或全部切除活检，对坏死病灶，取材应有足够深度，并建议包含部分邻近正常皮肤及皮下组织。其他辅助检查，如超声、CT、MRI、脱氧葡萄糖（FDG）–正电子发射体层摄影（PET）/CT、膀胱镜、直肠镜等有助了解病变范围。

7. **治疗** 外阴癌的治疗方案主要根据病理类型和分期。手术是主要治疗方案，同步放化疗也是有效治疗方案。化疗和免疫治疗用于晚期病例或特殊类型外阴肿瘤。

（1）手术治疗：外阴肿瘤切除术式包括单纯部分外阴切除（皮肤切缘距病灶 ≥ 1cm，切除深度超过皮下 1cm）、根治性部分外阴切除和根治性全外阴切除（手术切缘尽可能达到距病灶 2cm，显微镜下切缘距病灶至少 8mm 是可接受的；切除深度达尿生殖膈或会阴正中筋膜或耻骨筋膜）。腹股沟淋巴结清扫或前哨淋巴结活检（sentinel lymph node biopsy, SLNB）用于评估腹股沟淋巴结。制定手术方案时应分别考虑原发病灶和腹股沟淋巴结的情况。

T_{1a} 可行单纯部分外阴切除，无可疑淋巴结转移证据时，不需进行腹股沟淋巴结评估。T_{1b} 或 T_2，如病灶位于一侧（距中线 ≥ 2cm），行根治性部分外阴切除和同侧腹股沟淋巴结评估；如病灶位于中心，行根治性部分外阴切除和双侧腹股沟淋巴结评估。切缘阳性者可考虑再次手术切除。如发现 SLNB 转移 >2mm，可考虑补行同侧腹股沟淋巴结清扫。

（2）放疗：用于早期外阴癌辅助治疗和局部晚期外阴癌初始治疗。

早期外阴癌手术切除后切缘阳性无法补切；或虽切缘阴性，但存在高危因素［如肿瘤靠近切缘、淋巴血管间隙浸润（lymphovascular space invasion，LVSI）（+）、肿瘤大小、浸润深度和播散性浸润］时，行辅助外照射治疗（EBRT）。存在淋巴结转移时，行 EBRT ± 同步化疗（首选顺铂）。

局部晚期［较大的 T_2（病灶 >4cm，或伴尿道、阴道、肛门累及）或 T_3］或转移淋巴结无法切除者：根据有无盆腔、腹股沟淋巴结转移证据行原发灶 ± 盆腔、腹股沟淋巴结的 EBRT+ 同步化疗。

（3）化疗：用于远处转移（超出盆腔外的转移，任何 T，任何 N）病例。行全身治疗的同时外照射控制局部症状。顺铂+紫杉醇 ± 贝伐珠单抗为常用治疗方案。

（4）免疫治疗和靶向治疗：可用于肿瘤组织具有高肿瘤突变负荷（tumor mutation burden-high，TMB-H）、程序性死亡配体–1（programmed death ligand-1，PD-L1）（+）或微卫星不稳定分子特征的晚期或复发性病例。*NTRK* 融合基因（+）者可考虑相应靶向治疗。

（5）复发性外阴癌：应由多学科团队评估肿瘤情况、手术及放化疗病史和患者一般情况后，制定个体化治疗方案。

8. **预后及随访** 淋巴结转移与否及转移数目是影响预后的主要因素，淋巴结外扩散者预后差。无淋巴结转移者 5 年生存率达 90% 以上，腹股沟淋巴结转移者为 50%。腹股沟淋巴结复发者预后极差。影响预后的相关因素还包括浸润深度、肿瘤大小、LVSI。定期随访方案：术后第 1 年每 1~2 月一次；第 2 年每 3 个月一次；第 3~5 年每 6 个月一次；以后每年一次。

9. **预防** 定期防癌普查，保持外阴清洁，积极治疗外阴瘙痒，对外阴结节、溃疡、色素减退等异常病灶应行活检并及时诊治。

（二）外阴恶性黑色素瘤

外阴恶性黑色素瘤（vulvar malignant melanoma）发病率居外阴恶性肿瘤第二位，占所有外阴恶性肿瘤的4%~10%。常见于成年妇女，多位于阴蒂或小阴唇。表现为外阴棕褐色或蓝黑色结节状或平坦病灶，可伴瘙痒、疼痛、溃疡或出血。疑为该病者，应做好手术准备，切除病灶行冰冻病理检查，确诊后立即手术。应行广泛局部切除，切缘距病灶至少1cm。淋巴结切除对改善预后的价值并不肯定，但应切除所有临床或影像学可疑转移的淋巴结。化疗有一定效果，包括达卡巴嗪、替莫唑胺、紫杉醇等。其他治疗包括免疫治疗、针对*BRAF*基因突变的靶向治疗等。

外阴恶性黑色素瘤分期尚无共识，准荐2017年美国癌症联合会（American Joint Committee on Cancer，AJCC）第8版黑色素瘤TNM分期系统。该病预后差，5年生存率为15%~50%，浸润深度<1mm者预后较好。

（陈晓军）

第二节　阴道肿瘤

一、阴道良性肿瘤

阴道良性肿瘤（benign tumor of vagina）较少见，包括阴道平滑肌瘤、纤维肌瘤等。可发生于阴道任何部位。较小的肿瘤可无临床症状，随肿瘤增大，可出现阴道分泌物增多、异物感、性交困难，甚至直肠或膀胱压迫症状。妇科检查可见阴道壁实性或囊性肿块，边界清晰，向阴道内突出，多为单个发生。应与阴道恶性肿瘤、直肠或膀胱膨出鉴别。治疗为手术切除，病理检查确诊。

二、阴道恶性肿瘤

原发性阴道恶性肿瘤少见，占女性生殖道恶性肿瘤的1%~2%，多见于老年和绝经后妇女。原发性阴道恶性肿瘤定义为阴道恶性肿瘤不伴宫颈癌和外阴癌的临床和病理学证据，或5年内无宫颈癌和外阴癌病史。应与转移性阴道恶性肿瘤鉴别，后者占阴道恶性肿瘤的80%~90%。阴道肿瘤触及或延伸到宫颈外口时，均应归类为宫颈癌。

1. **病理**　阴道鳞状细胞癌（squamous carcinoma of the vagina）最常见，占80%~90%，中位发病年龄为60岁。阴道腺癌多为转移性。原发性阴道腺癌（primary adenocarcinoma of the vagina）占原发性阴道恶性肿瘤的9%。阴道透明细胞腺癌（clear cell adenocarcinoma）中位发病年龄为19岁，与母亲孕期暴露于己烯雌酚有关。阴道恶性黑色素瘤（malignant melanoma）少见但恶性程度极高，中位发病年龄为58岁。胚胎横纹肌肉瘤（embryonal rhabdomyosarcoma）又称葡萄状肉瘤，多见于婴儿和儿童。

2. **病因**　病因不明。阴道鳞状细胞癌可能与HPV感染有关。继发于宫颈癌的阴道癌还可能与放疗有关。

3. 转移途径 阴道恶性肿瘤主要通过直接蔓延累及盆腔软组织及邻近器官。晚期肿瘤可发生盆腔和腹主动脉旁淋巴结转移。阴道下 1/3 病灶可发生盆腔及腹股沟淋巴结转移。阴道后壁病灶可经直肠旁淋巴管引流至骶前淋巴结。常见远处转移部位包括肺、肝和骨骼。

4. 临床表现 阴道流血、分泌物增多伴疼痛是阴道恶性肿瘤最常见的症状。晚期肿瘤累及膀胱或直肠时可出现相应症状，如尿频、尿潴留、血尿、里急后重或便秘等。妇科检查可见阴道壁肿块、阴道壁变硬、结节状、溃疡出血等。

5. 诊断与鉴别诊断 根据病史、妇科检查，对阴道可疑肿块进行活检，病理检查明确诊断。对检查困难的病例，可行麻醉下妇科检查和局部组织活检。阴道镜检查定位活检有助于提高诊断准确率。阴道后壁上 1/3 为阴道恶性肿瘤高发部位，应重点检查。触诊有助于发现黏膜下异常病变。应与转移到阴道的恶性肿瘤进行鉴别，后者多来自宫颈癌、外阴癌、子宫内膜癌及绒毛膜癌等。

6. 分期 主要为临床分期，基于治疗前的妇科检查，活检和影像学检查进行分期。AJCC 分期、FIGO（2009年版）及 TNM 分期见表 18-2。

▼ 表18-2 阴道癌分期［AJCC、TNM 及 FIGO（2009年版）］

AJCC 分期	TNM 分期	FIGO 分期	表现
I A 期	T_{1a} N_0 M_0	I 期	肿瘤局限于阴道，≤2cm（T_{1a}），未播散至邻近淋巴结（N_0）或远处部位（M_0）
I B 期	T_{1b} N_0 M_0	I 期	肿瘤局限于阴道，>2cm（T_{1b}），未播散至邻近淋巴结（N_0）或远处部位（M_0）
II A 期	T_{2a} N_0 M_0	II 期	肿瘤穿过阴道壁，未达盆壁，且 ≤2cm（T_{2a}），未播散至邻近淋巴结（N_0）或远处部位（M_0）
II B 期	T_{2b} N_0 M_0	II 期	肿瘤穿过阴道壁，未达盆壁，且 >2cm（T_{2b}），未播散至邻近淋巴结（N_0）或远处部位（M_0）
III 期	T_{1-3} N_1 M_0 或	III 期	肿瘤任何大小，可能蔓延至盆壁，和/或蔓延至阴道下 1/3，和/或阻塞尿道（肾积水）导致肾脏问题（T_{1-3}）。也播散至附近盆腔或腹股沟区域淋巴结（N_1），但无远处转移（M_0）
	T_3 N_0 M_0	III 期	肿瘤蔓延至盆壁，和/或蔓延至阴道下 1/3，和/或阻塞尿道（肾积水）导致肾脏问题（T_3）。未播散至附近盆腔或腹股沟区域淋巴结（N_0），但无远处转移（M_0）
IV A 期	T_4 任何 N M_0	IV A 期	肿瘤蔓延至膀胱或直肠或长出盆腔（T_4）。可播散或未播散至盆腔或腹股沟区域淋巴结（任何 N）。无远处播散（M_0）
IV B 期	任何 T 任何 N M_1	IV B 期	肿瘤播散至远处器官，如肺或骨（M_1）。可为任何大小，可累及或未累及邻近结构或器官（任何 T）。可播散或未播散至邻近淋巴结（任何 N）

注：AJCC，美国癌症联合会；TNM，肿瘤原发灶-淋巴结-转移；FIGO，国际妇产科联盟。

7. 治疗 应根据肿瘤病理类型、大小、部位、分期，并结合患者年龄、生育要求及对性功能的影响，综合评估后制定方案。治疗方法包括手术、放疗、化疗等的单独或联合使用。阴道腺癌治疗方案同鳞状细胞癌。黑色素瘤可考虑免疫治疗。

（1）手术治疗：通常仅限于早期局限于阴道黏膜，直径<2cm的原发性阴道癌。阴道癌Ⅰ期病灶位于阴道上段直径<2cm者，可行阴道上段切除、广泛性子宫切除及盆腔淋巴结切除，阴道切缘距病灶至少1cm。阴道下段的早期病灶可行广泛局部切除，切缘距病灶1cm，同时行双侧腹股沟淋巴结切除。

放疗后盆腔中心性复发者可考虑行盆腔廓清术。Ⅳ期或复发性病例伴直肠阴道瘘或膀胱阴道瘘者，可在姑息性尿路改道或结肠造瘘术后，行根治性放疗。

（2）放疗：是大部分病例，尤其是晚期病例的主要治疗方案。治疗方案包括外放射治疗（external beam radiation therapy，EBRT）、腔内放疗（intracavitary radiotherapy）、近程治疗（brachy therapy）和调强放疗（intensitiy-modulated radiotherapy，IMRT）等，应根据肿瘤的具体情况选择合适的放疗方案。

（3）同步放化疗：以顺铂为基础的治疗联合放疗（EBRT和近距离放疗至70~80Gy）是目前局部晚期阴道癌的标准治疗方案。

8. 预后 阴道癌预后较差，5年总生存率为42%。

（陈晓军）

第三节 宫颈癌

【临床病例18-2】

患者，女，45岁。主因"接触性阴道流血6个月，不规则阴道流血、排液1个月余"就诊。6个月前患者性生活后阴道流血，起初量少，而后流血量逐渐增加。1个月前，患者出现不规则阴道流血，量多时如月经量，量少时呈点滴状，伴有浅褐色稀薄分泌物，量多，有腥臭味。妇科检查：宫颈后唇呈菜花状赘生物，直径约3cm，表面污秽，质脆，触之易出血。该患者有可能是哪些疾病？需行哪些检查明确诊断？临床如何进行治疗？

宫颈癌（cervical cancer）是常见的妇科恶性肿瘤之一，在我国女性恶性肿瘤发病率排名第二位。宫颈癌是一种可以预防的疾病，由于宫颈细胞学及高危型HPV筛查的应用，使宫颈癌和癌前病变得以早期发现和治疗，另外由于HPV疫苗的广泛应用，在全球范围内，宫颈癌的发病率和死亡率已有明显下降。2020年全球宫颈癌新发病例60.4万例，死亡病例34.2万，其中，超过85%的病例发生于发展中国家。我国2020年约有新发病例11万例，死亡病例5.9万例，中位发病年龄为51岁，发病人群有年轻化趋势，发病率最高的年龄段从2000年的70岁及以上前移到了2014年的40~50岁，且约40%的患者处于生育年龄。

一、发病相关因素

1. HPV感染　90%以上的宫颈癌发生都与HPV感染相关。HPV分不同亚型，根据致病能力将其分为高危型及低危型，其中，高危型HPV的感染与宫颈癌及癌前病变的发生相关，在所有高危亚型HPV中，HPV-16、HPV-18亚型致病力高，占所有HPV感染相关性宫颈癌的70%以上。

2. 其他因素　流行病学调查显示初次性交年龄为16岁以下、多个性伴侣、早年分娩、多产、吸烟及高危男性伴侣与宫颈癌发生密切相关。

二、组织发生和发展

宫颈原始鳞－柱交接部和生理性鳞－柱交接部之间的区域称转化区，为宫颈癌好发部位。在转化区形成过程中，宫颈上皮化生过度活跃，加上外来物质刺激（如HPV感染、精液组蛋白及其他致癌物质），未成熟的化生鳞状上皮或增生的鳞状上皮细胞可出现间变（anaplasia）或不典型（dysplasia）的表现，即不同程度的不成熟或分化不良，核异常，有丝分裂象增加，形成宫颈上皮内瘤变（cervical intraepithelial neoplasia，CIN）。随着CIN的继续发展，异型细胞突破宫颈上皮基底膜，向间质浸润，形成宫颈浸润癌（invasive carcinoma of cervix）。

三、病理

宫颈癌最常见的两种组织学类型是鳞状细胞癌及腺癌，其中尤以鳞状细胞癌最为多见，占总构成的75%，腺癌占20%~25%，其他类型极其少见（表18-3）。近30年由于宫颈癌筛查及HPV疫苗的应用，鳞状细胞癌发病率略有下降，腺癌所占比例升高。此外，还有腺鳞癌、神经内分泌肿瘤及未分化癌等较少见类型。目前子宫颈恶性肿瘤病理类型主要参照世界卫生组织（WHO）公布的妇科肿瘤分类原则（2020 WHO，表18-3），其中神经内分泌癌仍然参照2014年WHO分类（表18-4）。

▼ 表18-3　子宫颈恶性肿瘤主要病理类型及分类原则（2020 WHO）

鳞状上皮肿瘤（squamous epithelial tumors）
　低级别鳞状上皮内病变（low-grade squamous intraepithelial lesion）
　　宫颈上皮内瘤变，1级（cervical intraepithelial neoplasia, grade 1）
　高级别鳞状上皮内病变（high-grade squamous intraepithelial lesion）
　　宫颈上皮内瘤变，2级（cervical intraepithelial neoplasia, grade 2）
　宫颈上皮内瘤变，3级（cervical intraepithelial neoplasia, grade 3）
　鳞状细胞癌，HPV相关（squamous cell carcinoma, HPV-associated）
　鳞状细胞癌，非HPV相关（squamous cell carcinoma, HPV-independent）
　鳞状细胞癌，非特异性（squamous cell carcinoma, NOS）
腺体肿瘤及前驱病变（glandular tumors and precursors）
　原位腺癌，非特异性（adenocarcinoma *in situ*, NOS）
　原位腺癌，HPV相关（adenocarcinoma *in situ*, HPV-associated）
　原位腺癌，非HPV相关（adenocarcinoma *in situ*, HPV-independent）
　腺癌，非特异性（adenocarcinoma, NOS）
　腺癌，HPV相关（adenocarcinoma, HPV-associated）
　腺癌，非HPV相关，胃型（adenocarcinoma, HPV-independent, gastric type）

腺癌，非HPV相关，透明细胞型（adenocarcinoma, HPV-independent, clear cell type）

腺癌，非HPV相关，中肾管型（adenocarcinoma, HPV-independent, mesonephric type）

腺癌，非HPV相关，非特异性（adenocarcinoma, HPV-independent, NOS）

内膜样腺癌，非特异性（endometrioid adenocarcinoma, NOS）

癌肉瘤，非特异性（carcinosarcoma, NOS）

腺鳞癌（adenosquamous carcinoma）

黏液表皮样癌（mucoepidermoid carcinoma）

腺样基底细胞癌（adenoid basal cell carcinoma）

未分化癌，非特异性（carcinoma, undifferentiated, NOS）

混合性上皮-间叶肿瘤（mixed epithelial and mesenchymal tumors）

腺肉瘤（adenosarcoma）

注：NOS，非特指型。

▼ 表18-4　宫颈神经内分泌癌分类（2014 WHO）

分类	类型
神经内分泌癌	
低级别神经内分泌肿瘤	类癌、非典型类癌
高级别神经内分泌肿瘤	小细胞神经内分泌癌、大细胞神经内分泌癌
腺癌和腺癌成分	腺癌合并神经内分泌癌

四、转移途径

主要为直接蔓延及淋巴转移，血行转移少见。

1. 直接蔓延　最常见，癌组织局部浸润，向邻近器官及组织扩散。向下累及阴道壁，向上通过宫颈管累及宫腔。癌灶向两侧扩散可累及主韧带、骶韧带及宫颈旁和阴道旁组织直至盆壁。晚期可向前、后蔓延分别侵及膀胱或直肠，形成癌性膀胱阴道瘘或直肠阴道瘘。癌灶压迫或侵及输尿管时，可引起输尿管梗阻及肾积水。

2. 淋巴转移　癌灶局部浸润后累及淋巴管，形成瘤栓，并随淋巴液引流进入局部淋巴结。宫颈癌淋巴转移通常先累及一级淋巴结，如宫旁、宫颈旁、闭孔、髂内、髂外、髂总、骶前淋巴结，随后累及二级淋巴结，如腹股沟浅深淋巴结、腹主动脉旁淋巴结等。由于淋巴结转移的先后顺序，术中可以于宫颈局部注射示踪剂使宫颈引流的一级淋巴结（前哨淋巴结）显影，行SLNB，若存在前哨淋巴结转移，则继续行盆腔淋巴结清扫，若前哨淋巴未见转移，则不继续行淋巴结清扫，可以有效避免因大面积淋巴结清扫导致的手术并发症。

3. 血行转移　极少见，晚期可转移至肺、肝或骨骼等。

五、分期

宫颈癌的分期采用FIGO 2018年版分期标准（表18-5，图18-1）。

期别	表现
Ⅰ期	肿瘤局限在宫颈（扩展至宫体将被忽略）
Ⅰ A期	镜下浸润癌，肿瘤浸润深度 <5mm
Ⅰ A1期	浸润深度 ≤ 3mm
Ⅰ A2期	3mm< 浸润深度 ≤ 5mm
Ⅰ B期	癌灶局限于宫颈，浸润深度 >5mm 或病灶超出 Ⅰ A2 范围
Ⅰ B1期	浸润深度 >5mm，病灶最大径线 ≤ 2cm
Ⅰ B2期	2cm< 病灶最大径线 ≤ 4cm
Ⅰ B3期	病灶最大径线 >4cm
Ⅱ期	肿瘤超出子宫，但未达盆壁或未达阴道下 1/3
Ⅱ A期	肿瘤侵犯阴道上 2/3，无宫旁浸润
Ⅱ A1期	癌灶最大径线 ≤ 4cm
Ⅱ A2期	癌灶最大径线 >4cm
Ⅱ B期	宫旁组织受浸润，但未达盆壁
Ⅲ期	癌灶侵及盆壁和 / 或累及阴道下 1/3 和 / 或导致肾盂积水或肾无功能和 / 或累及盆腔和 / 腹主动脉旁淋巴结
Ⅲ A期	癌灶累及阴道下 1/3，未达骨盆壁
Ⅲ B期	癌灶侵及盆壁和 / 或导致肾盂积水或肾无功能（存在其他未知原因除外）
Ⅲ C期	无论肿瘤大小及扩散程度，累及盆腔和 / 或腹主动脉旁淋巴结（包括微小转移）[注明 r（影像学）或 p（病理）证据]
Ⅲ C1期	仅盆腔淋巴结转移
Ⅲ C2期	主动脉旁淋巴结转移
Ⅳ期	肿瘤侵犯膀胱和 / 或直肠黏膜（活检证实）和 / 或超出了真骨盆（泡状水肿不能分为Ⅳ期）
Ⅳ A期	肿瘤侵犯邻近的盆腔器官
Ⅳ B期	远处转移

六、临床表现

1. 症状

（1）阴道流血：是宫颈癌患者最常见的症状。通常是性交后或妇科检查后的接触性出血，也可表现为阴道不规则流血。晚期病灶较大侵蚀血管破裂时，可出现大量出血，甚至致命性大出血。年轻患者可表现为月经期延长或月经间期出血，老年患者常表现为绝经后阴道流血。一般外

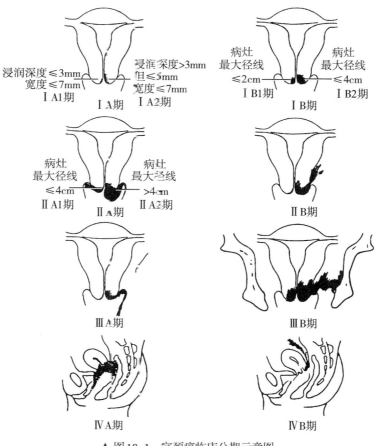

浸润深度≤3mm
宽度≤7mm
ⅠA1期

浸润深度>3mm
但≤5mm
宽度≤7mm
ⅠA2期

ⅠA期

病灶
最大径线
≤2cm
ⅠB1期

病灶
最大径线
≤4cm
ⅠB2期

ⅠB期

病灶
最大径线
≤4cm
ⅡA1期

病灶
最大径线
>4cm
ⅡA2期

ⅡA期

ⅡB期

ⅢA期

ⅢB期

ⅣA期

ⅣB期

▲ 图18-1　宫颈癌临床分期示意图

生型癌出血较早，量多；内生型癌和颈管癌则出血较晚，容易错过早期就诊时机。

（2）阴道排液：阴道排液增多，稀薄如水样或米泔样，有腥臭味。若肿瘤坏死感染，可有脓样或米汤样恶臭分泌物。

（3）疼痛：为晚期癌的表现。可出现坐骨神经痛或骶髂部持续性疼痛。若肿瘤压迫或侵蚀输尿管造成梗阻，可出现腰痛。淋巴管阻塞可出现下肢水肿和疼痛。

（4）侵犯邻近器官引起的症状：累及泌尿道可出现尿频、尿痛、血尿、膀胱阴道瘘、肾盂积水、尿毒症等。累及直肠可出现肛门坠胀、便秘、里急后重、便血、肠梗阻、直肠阴道瘘等。

（5）恶病质：消瘦、发热、全身衰竭等。

2. 体征　微小浸润癌患者的宫颈可光滑或仅有宫颈糜烂的表现，随病变发展，可表现为以下4种类型。① 外生型或菜花型：肿瘤向外生长有息肉状、乳头状、菜花状赘生物，质脆，触之易出血，可合并感染；② 内生型：肿瘤向宫颈深部组织浸润，宫颈表面光滑或仅有轻度糜烂表现，宫颈膨大；③ 溃疡型：晚期癌组织坏死脱落形成溃疡或空洞；④ 颈管型：多见于宫颈腺癌，肿瘤生长在宫颈管内，宫颈表面光滑或仅表现为肥大，触诊常发现宫颈质硬，宫颈管膨大呈桶状（图18-1）。如癌灶向宫旁浸润，双合诊和三合诊可扪及子宫两侧增厚、结节状，有时浸润达盆壁，形成"冰冻骨盆"。

七、诊断

早期无症状患者，常于宫颈病变筛查后明确诊断。有症状患者根据病史和临床表现，结合细胞学检查及活检可确诊。病理检查确诊为宫颈癌后，应由妇科肿瘤医师进行病情评估及妇科检查，此外，还应根据具体情况进行胸部 X 线检查，膀胱镜及直肠镜检查等辅助临床分期，可行静脉肾盂造影、超声、MRI、CT、PET 等检查帮助判定病情。

1. 宫颈细胞学检查 是宫颈癌筛查的主要方法，应在宫颈鳞-柱交接部取材。传统的宫颈细胞学检查称为巴氏涂片，目前常采用液基细胞学检查。

2. 宫颈活检 是确诊宫颈癌必不可少的检查之一。若宫颈有明显病灶，可直接在癌变区取材。无明显癌变可疑区时，应在宫颈鳞-柱交接部的 3、6、9、12 点等处多点取材，为了提高取材的准确性，可在碘试验或阴道镜指导下活检。

（1）碘试验：将碘溶液涂在宫颈和阴道黏膜上，正常宫颈和阴道鳞状上皮被染为棕色或深赤褐色，不染色区为危险区，应在该区取材活检。

（2）阴道镜检查：宫颈细胞学异常，或宫颈 HPV-16 和/或 HPV-18 阳性，均应在阴道镜下观察宫颈表面病变状况，选择可疑癌变区行活检。

3. 宫颈管搔刮 若细胞学检查异常而宫颈活检阴性，或阴道镜检查不满意时，应用小刮匙搔刮宫颈管组织，以排除宫颈管病变。

4. 宫颈锥切术 适用于宫颈细胞学检查多次阳性而宫颈及宫颈管活检均为阴性，或活检为可疑微小浸润癌需要明确肿瘤范围，或活检为 CIN3 但不能排除浸润癌需确诊者，以及一些特殊类型宫颈癌的诊断（如宫颈胃型腺癌）。对切除组织应进行连续病理切片检查。

5. 影像学和内镜检查 B 型超声、盆腔 CT、MRI、膀胱镜、结肠镜、静脉肾盂造影等可了解病变的范围。

八、鉴别诊断

应与宫颈糜烂、宫颈息肉、宫颈乳头状瘤、子宫黏膜下肌瘤、宫颈结核、宫颈尖锐湿疣、宫颈子宫内膜异位症等相鉴别，宫颈活检是最可靠的鉴别方法。另外，颈管型宫颈癌应与子宫内膜癌相鉴别。

九、治疗

宫颈癌的治疗方法主要有手术治疗和放疗，化疗广泛应用于与手术、放疗联合的综合治疗和晚期复发转移宫颈癌的全身治疗，靶向治疗、免疫治疗及其联合治疗也可用于宫颈癌的全身治疗。应根据分期、年龄、意愿、全身情况、组织学类型及医疗技术水平和设备条件选择适宜的治疗方案，原则上早期宫颈癌以手术治疗为主，晚期宫颈癌以放疗为主，化疗为辅。

1. 手术治疗 适用于分期为ⅠA、ⅠB1、ⅠB2、ⅡA1 期的患者。

（1）ⅠA1期：子宫全切术。对年轻要求保留生育功能患者，若病灶未累及淋巴血管间隙，锥切组织切缘阴性，可仅宫颈锥切治疗。ⅠA1期伴有LVSI者按ⅠA2期处理。

（2）ⅠA2、ⅠB1、ⅠB2、ⅡA1期：根治性子宫切除术+双侧盆腔淋巴结切除术±主动脉旁淋巴结切除术或SLNB，有高危因素者术后辅助放疗或放化疗。ⅠA2~ⅠB2期保留生育功能者可行广泛宫颈切除术+双侧盆腔淋巴结切除术±主动脉旁淋巴结切除术（或SLNB）。

2. 放疗　ⅠB3、ⅡA2期常采用同步放化疗，同时，放疗也是ⅡB~ⅣA期或不能耐受手术者的最佳治疗方法及根治性子宫切除术后的辅助治疗方法。宫颈癌放疗包括远距离体外照射（体外照射）和近距离放疗，两者针对的靶区不同：体外照射主要针对宫颈癌原发灶和盆腔蔓延及淋巴转移区域；近距离放疗主要照射宫颈癌的原发病灶区域。

3. 化疗　目前主要适用于同步放化疗、新辅助化疗和姑息化疗。

（1）同步放化疗：一般采用顺铂单药，不能耐受顺铂者采用卡铂。

（2）新辅助化疗：主要用于局部晚期（ⅠB3期或ⅡA2期）宫颈癌的术前化疗，化疗方案为以顺铂为基础的联合化疗，一般2~3个疗程。新辅助化疗可以提高局部控制率和手术切净率，但不能改善宫颈癌的预后，且术后病理学高危因素易被掩盖，原则上不推荐使用。

（3）姑息化疗

1）一线治疗药物：晚期、持续及复发转移宫颈癌患者如PD-L1阳性（联合阳性分数≥1）首选含铂类药物联合化疗+帕博利珠单抗+贝伐珠单抗，PD-L1阴性者首选含铂类药物联合化疗+贝伐珠单抗。顺铂、卡铂或紫杉醇都是合理的一线单药方案，以顺铂最为有效。

2）二线治疗药物：接受化疗或化疗后出现疾病进展时，对于PD-L1阳性或MSI-H/dMMR患者首选派姆单抗。派姆单抗也可用于无法切除或转移性的TMB-H肿瘤，而拉罗曲替尼、恩曲替尼用于*NTRK*基因阳性的肿瘤。

十、预后

影响预后的因素包括分期、淋巴结状态、肿瘤体积、宫颈间质浸润深度和LVSI等。预后与临床分期直接相关，特殊类型宫颈细胞癌（如神经内分泌癌），预后较差。

十一、随访

宫颈癌治疗后复发的患者中，50%在1年内复发，75%~80%在2年内复发；盆腔局部复发占70%，远处复发占30%。随访内容应包括盆腔检查、细胞学检查和高危型HPV检查、影像学检查及肿瘤标志物等。治疗后2年内每3~6个月随访一次，第3~5年每6~12个月随访一次，5年后每年随访一次。高危患者（晚期宫颈癌，接受初始放化疗或手术加辅助治疗）应缩短随访间隔（如第1~2年每3个月随访一次），低危患者（早期宫颈癌，仅接受手术治疗未接受辅助治疗）可以延长随访间隔（如第1~2年每6个月随访一次）。

十二、预防

普及宫颈癌筛查知识，全社会范围内开展宫颈癌筛查，尽早使用HPV疫苗，积极治疗CIN。

相关链接 | **我国宫颈癌HPV疫苗**

为实现"2030年全球消除宫颈癌"的战略目标，我国开展了HPV疫苗试验和临床推广工作。2016年我国首个HPV疫苗上市，2019年国产二价疫苗上市。作为我国HPV四价疫苗临床试验全国总负责人，经过长达78个月的临床试验，魏丽惠带领团队经过长期随访和跟踪，最终证实了疫苗的安全性和有效性。魏丽惠团队在推动中国宫颈癌防治工作走向世界，提升中国在该领域国际上的地位和影响力作出了重要贡献。

（张松灵）

第四节　子宫肌瘤

【临床病例18-3】

患者，女，40岁，孕1产1。主因"月经量增多伴经期延长3年余"就诊。既往无痛经史。妇科检查：宫颈光滑，子宫如妊娠6周大小，表面不规则，质中偏硬，无压痛，活动度可，双侧附件未触及异常。目前该患者的可能诊断有哪些？临床如何处理？

子宫肌瘤（uterine myoma）由平滑肌和结缔组织组成，是女性生殖器最常见的良性肿瘤。多见于30~50岁育龄期妇女，发病率约25%。因肌瘤多无症状，临床报道发病率远低于肌瘤实际发病率。

一、发病相关因素

确切病因尚不明确。常见高危因素包括年龄（>40岁），月经、生育（初潮年龄小、多囊卵巢综合征、未生育、晚育等），肥胖，激素补充治疗，黑色人种及家族遗传史等。其可能的发病机制包括以下几方面。

1. **性激素学说**　因肌瘤好发于生育年龄，青春期前少见，绝经后萎缩或消退，提示其发生可能与女性性激素相关。研究证实，肌瘤中雌二醇的雌酮转化明显低于正常肌组织，肌瘤中雌激素受体浓度明显高于周边肌组织，故认为肌瘤组织局部对雌激素的高敏感性是肌瘤发生的重要因素之一。此外，研究证实孕激素有促进肌瘤有丝分裂活动，刺激肌瘤生长的作用。

2. **遗传易感性学说**　子宫肌瘤患者的一级亲属患病风险增加。子宫肌瘤的进展和临床严重程度与种族密切相关。细胞遗传学研究显示，40%~50%的子宫肌瘤患者存在染色体结构异常。

3. **干细胞突变学说**　分子生物学研究结果提示子宫肌瘤是由单克隆平滑肌细胞增殖而成，而多发性子宫肌瘤可能由不同克隆母细胞形成。

二、分类

1. 按肌瘤所在部位的不同分为子宫体肌瘤（90%）和子宫颈肌瘤（10%）。

2. 按肌瘤与子宫肌壁的关系分为3类（图18-2）：

（1）肌壁间肌瘤（intramural myoma）：占60%~70%，位于子宫肌层内，周围被正常子宫肌层包绕。

（2）浆膜下肌瘤（subserous myoma）：约占20%，突起于子宫表面，肌瘤表面仅覆盖浆膜层，可仅有蒂与子宫相连。若蒂断裂，肌瘤脱

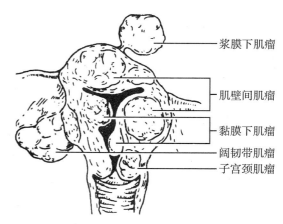

▲ 图18-2 子宫肌瘤示意图

落形成游离性肌瘤。若肌瘤位于子宫体侧壁向宫旁生长突出于阔韧带两叶之间，又称阔韧带肌瘤。

（3）黏膜下肌瘤（submucous myoma）：占10%~15%。肌瘤向宫腔内生长，表面仅有黏膜层覆盖。黏膜下肌瘤易形成蒂，肌瘤突出于宫腔内，甚至突入阴道。

子宫肌瘤常为多发，各种类型的肌瘤可发生在同一子宫，称为多发性子宫肌瘤。

三、病理

1. **大体病理** 为球形或不规则实性结节，表面光滑，质硬，切面为灰白色，呈旋涡状。肌瘤本身无包膜，但肌瘤组织可压迫周围子宫肌纤维而形成假包膜，使肌瘤与子宫肌层分界清楚，容易剥出。

2. **镜下检查** 主要由梭形平滑肌细胞和不等量纤维结缔组织所构成。细胞大小均匀、呈栅栏状或漩涡状排列。

四、肌瘤变性

肌瘤变性是肌瘤失去原有的典型结构，常见的变性有以下几种。

1. **玻璃样变性（hyaline degeneration）** 又称透明变性，最常见。肌瘤组织因局部血供不足而水肿变软，剖面旋涡状结构消失，呈玻璃样透明结构。

2. **囊性变（cystic degeneration）** 玻璃样变性继续发展，肌细胞坏死液化，形成大小不等的囊腔，内含胶冻样或无色液体。

3. **红色变性（red degeneration）** 多见于妊娠期和产褥期，可能是肌瘤血管破裂或退行性变引起溶血，血红蛋白渗入肌瘤内。切面呈暗红色，如半熟牛肉状，质软、腥臭，旋涡状结构消失。

4. **肉瘤变（sarcomatous change）** 发生率为0.4%~0.8%。常见于绝经后伴疼痛和出血患者。绝经后肌瘤在短期内迅速增大，或伴阴道不规则流血。组织变软、质脆，切面呈灰黄色，似生鱼肉

状，与周围界限不清。

5. 钙化（calcification） 多见于蒂部细小、血供不足的浆膜下肌瘤及绝经后妇女的肌瘤。

五、临床表现

1. 症状 多无明显症状，仅在体检时偶然发现。症状与肌瘤的部位、生长速度及肌瘤变性有密切关系。常见症状如下。

（1）月经改变：经量增多及经期延长是最常见的症状，多见于黏膜下肌瘤和肌壁间肌瘤。肌瘤使宫腔增大，子宫内膜面积增加，并影响子宫收缩，可引起经量增多、经期延长。长期经量增多可继发贫血，出现乏力、心悸等症状。

（2）下腹部肿块：当肌瘤逐渐增大，子宫体积超过3个月妊娠大小可从腹部触及。巨大的黏膜下肌瘤脱出阴道外，患者可因外阴脱出肿物而就医。

（3）白带增多：肌壁间肌瘤使宫腔面积增大，内膜腺体分泌增多，并伴有盆腔充血致使白带增多；黏膜下肌瘤一旦发生坏死合并感染，则有持续性或不规则阴道流血和恶臭脓血样液体排出。

（4）压迫症状：子宫肌瘤压迫膀胱可引起尿频、排尿困难、尿潴留等；压迫直肠可致里急后重、便秘等。阔韧带肌瘤或宫颈巨型肌瘤向侧方生长可压迫输尿管，引起输尿管扩张、肾盂积水等。

（5）其他：肌瘤合并感染、红色变性，或浆膜下肌瘤蒂扭转时可出现剧痛并伴有发热。肌瘤还可引起下腹坠胀、腰背酸痛等。黏膜下肌瘤和引起宫腔变形的肌壁间肌瘤可引起不孕和流产。

2. 体征 若肌瘤较大可在下腹部扪及质硬、圆形或不规则形实性肿物。妇科检查子宫增大，表面有不规则结节突起或有蒂与子宫相连的实性活动肿物。带蒂的黏膜下肌瘤突出于阴道内，用阴道窥器可在阴道内见到表面光滑的红色结节。

六、诊断

根据病史和体征多可明确诊断。超声是常用的辅助检查手段。临床上不易明确诊断的肌瘤，可借助宫腔镜、腹腔镜、MRI、子宫输卵管造影等方法协助诊断。

1. 彩色多普勒超声检查 超声检查可显示肌瘤大小、位置、数量及与宫腔的关系等，肌瘤多呈类圆形或椭圆形低回声实性结节，单发或多发，较大的肌瘤伴后方回声衰减，瘤体与宫壁正常肌层之间大多界限较清晰。肌瘤周围有较清晰的直条状血流，同时还表现为半环状、环状及弓状血流信号，肌瘤实质内可有点状、短线状、细条状血流或无血流信号。三维超声能更好地明确肌瘤与子宫内膜及肌壁的关系，对肌瘤大小的估测值也更准确，对较小的黏膜下肌瘤诊断敏感性更佳，但费用较二维超声高。

2. MRI 常作为超声检查的重要补充，具有软组织分辨率高、空间三维成像等优点，在多发性和较小的肌瘤诊断及肌瘤变性方面优势显著。子宫肌瘤T_1加权成像（T_1WI）信号强度与正常肌层相似，在T_2加权成像（T_2WI）为很低的信号；伴坏死、液化或玻璃样变性时，可表现为T_2WI高信号；伴出血时，T_1WI、T_2WI均表现为不均匀高信号。对特殊类型子宫肌瘤（播散型平滑肌瘤、血管内平滑肌瘤、富于细胞平滑肌瘤等）与子宫肉瘤的鉴别也存在一定的价值。

七、鉴别诊断

子宫肌瘤应与下列疾病鉴别。

1. 妊娠子宫　肌瘤囊性变时质地较软，应注意与妊娠子宫相鉴别。妊娠者有停经史、早孕反应，子宫随停经月份增大变软，借助尿或血人绒毛膜促性腺激素（hCG）测定、B型超声可确诊。

2. 卵巢肿瘤　多无月经改变，肿块呈囊性位于子宫一侧。注意实质性卵巢肿瘤与带蒂浆膜下肌瘤相鉴别，肌瘤囊性变与卵巢囊肿相鉴别。注意肿块与子宫的关系，可借助B型超声协助诊断，必要时腹腔镜检查可明确诊断。

3. 子宫腺肌病　可有子宫增大、月经增多等。局限型子宫腺肌病类似子宫肌壁间肌瘤，质硬。但子宫腺肌病继发性痛经明显，子宫多呈均匀增大，很少超过3个月妊娠子宫大小。B型超声检查有助于诊断。但有时两者可以并存。

4. 子宫恶性肿瘤

（1）子宫肉瘤：好发于老年妇女，生长迅速，多有腹痛、腹部包块及不规则阴道流血，B型超声及MRI检查有助于鉴别。

（2）子宫内膜癌：以绝经后阴道流血为主要症状，好发于老年女性，子宫呈均匀增大或正常，质软。应注意围绝经期妇女肌瘤可合并子宫内膜癌。诊刮或宫腔镜有助于鉴别。

（3）宫颈癌：有不规则阴道流血及白带增多或不正常排液等症状，外生型较易鉴别，内生型宫颈癌应与宫颈黏膜下肌瘤相鉴别。可借助B型超声、宫颈脱落细胞学检查、宫颈活检、宫颈管搔刮及分段诊刮等相鉴别。

5. 其他　子宫肌瘤也需与卵巢子宫内膜异位囊肿、盆腔炎性包块、子宫畸形等相鉴别，可根据病史、体征及B型超声检查鉴别。

八、治疗

治疗应根据患者的症状、年龄和生育要求，以及肌瘤的类型、大小、数目全面考虑。

1. 随访观察　无症状肌瘤一般不需治疗，特别是围绝经期妇女。每3~6个月随访一次，若肌瘤明显增大或出现症状可考虑进一步治疗。

2. 药物治疗　目的是控制症状，或使子宫肌瘤体积缩小以利于手术治疗。

适应证：① 缩小肌瘤以利于妊娠；② 术前治疗控制症状、纠正贫血；③ 缩小肌瘤，降低手术难度；④ 多发肌瘤切除术后，预防肌瘤远期复发；⑤ 使近绝经妇女提前过渡到自然绝经，避免手术；⑥ 全身情况较差不宜手术或存在手术禁忌。

（1）非甾体抗炎药（nonsteroidal anti-inflammatory drugs，NSAID）及止血药：NSAID可抑制环氧合酶，减少子宫内膜前列腺素的合成，减少月经量，同时能缓解痛经，并且不影响肌瘤或子宫的大小；氨甲环酸能抑制纤溶酶、纤溶酶原与纤维蛋白结合，从而达到止血效果，适用于肌瘤合并月经过多患者；以上两者可作为治疗月经过多的一线药物，但存在胃肠道副作用，对合并胃炎、胃十二指肠溃疡、血栓形成风险及心肌梗死倾向者需慎用。

（2）复方口服避孕药（combined oral contraceptives，COC）：尚无证据表明低剂量COC促进

肌瘤生长，COC不能缩小肌瘤体积，但可减少月经量，调整月经周期，WHO推荐COC可用于治疗子宫肌瘤相关的点滴出血和月经过多。

（3）促性腺激素释放激素类似物（gonadotropin-releasing hormone analogue，GnRHa）：可抑制卵泡刺激素（follicle-stimulating hormone，FSH）和黄体生成素（luteinizing hormone，LH）分泌，降低雌二醇到绝经水平，缓解症状并抑制肌瘤生长使其萎缩。常用药物有亮丙瑞林（leuprorelin）、戈舍瑞林（goserelin）或曲普瑞林（triptorelin），4周皮下注射1次，一般3~6次，但停药后肌瘤又可逐渐增大。因可产生围绝经期症状和骨质疏松等副作用，不宜长期用药。

（4）左炔诺孕酮宫内缓释系统（levonorgestrel-releasing intrauterine device）：对于仅有月经量增多这一症状的患者，能有效降低月经出血量并提供避孕，适用于无生育要求者。

（5）米非司酮：适用于围绝经期的患者，每日12.5mg口服，但不宜长期应用。用药期间需要监测肝功能。

3. 手术治疗　主要用于有严重症状的患者。

（1）手术适应证：① 月经过多，继发贫血，药物治疗无效者；② 有膀胱、直肠压迫症状；③ 引起不孕或反复流产；④ 由肌瘤引起的腹痛或有蒂肌瘤蒂扭转引起的腹痛；⑤ 疑有肉瘤变。

（2）手术方式：根据患者年龄、生育要求等选择子宫肌瘤切除术或子宫全切术。手术途径可选择开腹、腹腔镜下、宫腔镜下或经阴道手术。

1）子宫肌瘤切除术（myomectomy）：适用于希望保留生育功能及要求保留子宫的患者。如选择腹腔镜下子宫肌瘤切除术，电动旋切器粉碎肌瘤可能使隐匿的恶变组织播散，需酌情使用，可使用标本袋并在标本袋内粉碎肌瘤减少腹腔播散，必要时转开腹手术。

2）子宫切除术（hysterectomy）：不要求保留生育功能或疑有恶变者可行子宫切除术。术前应行宫颈细胞学检查，排除宫颈上皮内病变或宫颈癌。

4. 其他治疗

（1）子宫动脉栓塞术（uterine artery embolism，UAE）：通过阻断子宫动脉及其分支，减少肌瘤的血供，从而延缓肌瘤生长，减轻症状。因其可能降低卵巢储备功能及生育力并增加潜在的妊娠并发症的风险，故一般不建议用于有生育要求的患者。

（2）高强度聚焦超声（high intensity focused ultrasound，HIFU）治疗：超声波通过热效应使肌瘤组织凝固坏死，从而缩小肌瘤。可在超声引导或MRI引导下进行。还有其他治疗如射频消融术、微波消融术、冷冻治疗等，适用于无生育要求者。

九、子宫肌瘤合并妊娠

子宫肌瘤合并妊娠占子宫肌瘤患者的0.5%~1%，占妊娠的0.3%~0.5%。

1. 子宫肌瘤对妊娠和分娩的影响　黏膜下肌瘤可妨碍受精卵着床而引起早期流产。大的肌壁间肌瘤可引起子宫腔变形和压迫，可导致流产或胎位异常。若肌瘤位置较低，可妨碍胎儿先露部进入骨盆造成难产。

2. 妊娠对子宫肌瘤的影响　妊娠期由于性激素的变化和盆腔血液供应丰富，可促使肌瘤快速生长和红色变性，临床表现为肌瘤迅速增大，剧烈腹痛、发热、外周血白细胞升高等。

3. 处理　发生红色变性时，采取保守治疗，使用止痛、抗感染、保胎药物。妊娠合并子宫肌瘤多能自然分娩，但应预防产后出血。肌瘤造成产道梗阻者应行剖宫产术。剖宫产术时对合并的子宫肌瘤是否同时切除，需根据肌瘤大小、部位和患者情况而定。

（汪宏波）

第五节　子宫内膜癌

【临床病例18-4】

患者，女，58岁，孕1产1。主因"绝经4年，不规则阴道流血6个月"就诊。高血压病6年，糖尿病3年，身高156cm，体重75kg。体格检查：阴道通畅，有少量暗红色血迹；宫颈大小正常，光滑；子宫前位，略增大，质稍软，活动好，无压痛；双侧附件区未及异常。该患者的临床特征是什么？要明确诊断需要进行哪些检查？治疗原则是什么？

子宫内膜癌（endometrial carcinoma）又称子宫体癌，好发于围绝经期和绝经后妇女，是女性生殖道三大恶性肿瘤之一，约占女性全身恶性肿瘤的7%，占女性生殖道恶性肿瘤的20%~30%。在我国，随着社会经济发展和人们生活方式转变，子宫内膜癌的发病率亦逐渐升高，并有年轻化趋势，在女性生殖道恶性肿瘤中仅次于宫颈癌，在我国部分地区发病率已经超过宫颈癌。

一、分型

1983年，Bokhman根据子宫内膜癌发生发展与雌激素的关系，提出二分类分型，将其分为雌激素依赖型（Ⅰ型）和非雌激素依赖型（Ⅱ型）。Ⅰ型子宫内膜癌较常见，多为子宫内膜样腺癌，约占85%，多见于年轻女性和围绝经期女性，预后较好。Ⅱ型子宫内膜癌相对少见，患者多为绝经后女性，可为浆液性癌、透明细胞癌等特殊组织类型，肿瘤恶性程度较高，病情进展较快，预后较差。

2013年，癌症基因组图谱（the Cancer Genome Atlas，TCGA）项目对373例子宫内膜癌进行基因组分析，根据不同的临床病理和分子特征将子宫内膜癌分为4个分子亚型：POLE超突变（POLE ultramutated）型、微卫星不稳定（microsatellite instability, MSI-H）型、低拷贝数（copy number low，CNL）型和高拷贝数（copy number high，CNH）型，分子分型可以更好地预测患者预后。这4个分子亚型中，POLE超突变型约占子宫内膜癌病例的7%，多见于早期子宫内膜癌患者，淋巴转移率低，预后最好；CNL型预后中等，这是分子分型中最常见的类型，约占子宫内膜癌病例的39%，缺乏明确的分子特征。MSI-H型预后中等，约占子宫内膜癌病例的28%，这类患者要注意筛查林奇综合征。CNH型约占子宫内膜癌病例的26%，这类患者预后差，复发风险、死亡风险高。

二、病因

子宫内膜癌的确切病因尚不明确，但Ⅰ型子宫内膜癌的发生可能与长期无孕激素拮抗的雌激素作用有关。患者常伴有无排卵、不孕、多囊卵巢综合征（PCOS）、晚绝经、功能性卵巢肿瘤、长期应用外源性雌激素等病史。目前认为，子宫内膜癌的发生与代谢综合征有关，这些患者常伴有肥胖、高血压、糖尿病等相关疾病。遗传因素可能也参与子宫内膜癌的发病。

三、病理类型及病理特征

1. 病理类型 子宫内膜癌组织类型（WHO 2020）见表18-6。

▼ 表18-6 子宫内膜癌组织类型（WHO 2020）

子宫内膜样腺癌	*POLE*超突变（*POLE* mut）型
	错配修复缺陷（MMR-D）型
	p53突变（p53abn）型
	无特异分子改变（NSMP）型
浆液性癌	
透明细胞癌	
未分化／去分化癌	
混合细胞腺癌	
其他子宫内膜恶性肿瘤：中肾管腺癌、鳞状细胞癌、黏液性癌，胃型（或胃肠型）、中肾管样腺癌	
癌肉瘤	

2. 病理特征 子宫内膜癌病灶可表现为局部子宫内膜粗糙或呈息肉样凸起或肿块样生长，外观病灶组织呈灰白色或粉红色，质地糟脆，可有坏死出血。当癌组织侵犯子宫肌层时，表现为灰白色病灶自宫腔延续至子宫肌层内（图18-3）。

子宫内膜样腺癌的组织病理分级为：G1（高分化），癌组织中非鳞状或非桑葚状实性生长类型，占≤5%；G2（中分化），癌组织中非鳞状或非桑葚状实性生长类型，占6%~50%；G3（低分化），癌组织中非鳞状或非桑葚状实性生长类型，>50%。

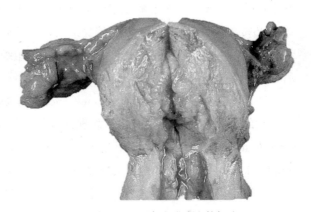

▲ 图18-3 子宫内膜癌大体标本

常见子宫内膜癌病理特征如下。

（1）子宫内膜样腺癌：占80%~90%，内膜腺体高度异常增生，上皮复层，并形成筛孔状结构。癌细胞异型明显，核大、不规则、深染，核分裂活跃，分化差的腺癌腺体少，腺结构消失，呈实性癌块。

（2）浆液性癌：占1%~9%，癌细胞异型性明显，多为不规则复层排列，呈乳头状或簇状生长，1/3可伴砂粒体。恶性程度高，易有深肌层浸润和腹腔、淋巴及远处转移，预后极差。

（3）透明细胞癌：占比不足5%，多呈实性片状、腺管样或乳头状排列，癌细胞细胞质丰富、透亮，核呈异型性，或由靴钉状细胞组成。恶性程度高，易早期转移。

（4）癌肉瘤：由恶性的上皮和间叶成分构成，癌成分常表现为子宫内膜样或浆液性分化，也可见到透明细胞癌或未分化癌，肉瘤成分常为高级别肉瘤或异源性成分（如横纹肌肉瘤、软骨肉瘤或骨肉瘤）。通常认为癌肉瘤为上皮性癌成分的肉瘤分化，临床处理按上皮性癌处理。恶性程度高，预后差。

四、转移途径

主要为直接蔓延和淋巴转移，晚期可出现血行转移。

1. 直接蔓延 病灶沿子宫内膜蔓延生长，向上可沿子宫角到输卵管和卵巢，向下可累及宫颈，向肌层侵犯可达子宫浆膜层。

2. 淋巴转移 当癌灶浸润至深肌层、蔓延到宫颈组织时容易发生淋巴转移。特殊组织类型及癌组织分化不良时也易发生淋巴结转移。

3. 血行转移 晚期患者可发生血行转移，常见转移部位为肺、肝、骨骼等。

五、分期

对于术前或因无法手术采用放、化疗的子宫内膜癌患者，分期参照临床分期（FIGO 1971）及影像学检查；对于接受手术治疗的患者，依据手术-病理分期（FIGO 2009年版，表18-7和FIGO 2023年版，表18-8，表18-9），FIGO 2023年版分期整合了子宫内膜癌分子分型、广泛淋巴血管浸润等新发现的影响子宫内膜癌预后的危险因素，能够更好地根据分期判断预后和指导制定治疗方案。

▼ 表18-7 子宫内膜癌手术-病理分期（FIGO 2009年版）

分期	表现
Ⅰ期	肿瘤局限于子宫体
ⅠA期	肿瘤局限于子宫内膜或肿瘤浸润肌层深度 <1/2
ⅠB期	肿瘤浸润肌层深度 ≥1/2
Ⅱ期	肿瘤累及宫颈间质，但是未播散到子宫外[①]
Ⅲ期	局部和/或区域扩散

分期	表现
ⅢA期	肿瘤累及子宫浆膜和/或附件②
ⅢB期	肿瘤累及阴道和/或宫旁组织
ⅢC期	肿瘤转移至盆腔和/或腹主动脉旁淋巴结
ⅢC1期	肿瘤转移至盆腔淋巴结
ⅢC2期	肿瘤转移至腹主动脉旁淋巴结
Ⅳ期	肿瘤累及膀胱和/或肠黏膜；或远处转移
ⅣA期	肿瘤累及膀胱和/或直肠黏膜③
ⅣB期	远处转移，包括腹腔转移和腹股沟淋巴结转移

注：① 宫颈内膜腺体受累不再作为分期依据。
② 腹水或腹腔冲洗液有癌细胞不再分入ⅢA期。
③ 仅出现泡状水肿者不能分为Ⅳ期。

▼ 表18-8 子宫内膜癌手术-病理分期（FIGO 2023年版）

分期	表现
Ⅰ期	局限于子宫体和卵巢①
ⅠA期	病变局限于子宫内膜，或非侵袭性组织学类型（即低级别内膜样癌），浸润肌层<50%，无或伴局灶LVSI，或预后良好的疾病
ⅠA1期	非侵袭性组织学类型，局限于子宫内膜息肉或子宫内膜
ⅠA2期	非侵袭性组织学类型，浸润肌层<50%，无或伴局灶LVSI
ⅠA3期	低级别内膜样癌，局限于子宫和卵巢①
ⅠB期	非侵袭性组织学类型，浸润肌层≥50%，无或伴局灶LVSI②
ⅠC期	侵袭性组织学类型③，局限于子宫内膜息肉或子宫内膜
Ⅱ期	累及宫颈间质不伴子宫外转移，或伴广泛LVSI，或侵袭性组织学类型伴肌层浸润
ⅡA期	非侵袭性组织学类型累及宫颈间质
ⅡB期	非侵袭性组织学类型伴广泛LVSI②
ⅡC期	侵袭性组织学类型③伴肌层浸润
Ⅲ期	任何组织学类型，伴局灶和/或区域播散
ⅢA期	通过直接蔓延或转移，累及子宫浆膜和/或附件
ⅢA1期	累及卵巢或输卵管（除非符合ⅠA3期标准）①
ⅢA2期	累及子宫浆膜下或穿透浆膜
ⅢB期	转移或直接蔓延至阴道和/或宫旁或盆腔腹膜
ⅢB1期	转移或直接蔓延至阴道和/或宫旁

分期	表现
ⅢB2期	转移至盆腔腹膜
ⅢC期	转移至盆腔和/或腹主动脉旁淋巴结
ⅢC1期	转移至盆腔淋巴结
ⅢC1i期	微转移
ⅢC1ii期	宏转移
ⅢC2期	转移至腹主动脉旁淋巴结达肾静脉水平伴或不伴盆腔淋巴结转移
ⅢC2i期	微转移
ⅢC2ii期	宏转移
Ⅳ期	播散至膀胱黏膜和/或肠黏膜和/或远处转移[①]
ⅣA期	侵犯膀胱黏膜和/或小肠/大肠黏膜
ⅣB期	超出盆腔的腹腔腹膜转移
ⅣC期	远处转移，包括转移至任何腹腔外淋巴结或腹腔内肾血管水平以上的淋巴结，以及肺、肝、脑或骨骼

注：① 累及子宫内膜和卵巢的低级别子宫内膜样癌被认为预后良好，如果满足以下所有标准，则不建议进行辅助治疗。必须区分局限于子宫内膜和卵巢的低级别子宫内膜样癌（ⅠA3期）和向卵巢广泛扩散的子宫内膜癌（ⅢA1期），具体标准如下：i，不超过浅肌层浸润（<50%）；ii，无广泛/实质性的LVSI；iii，无其他转移；iv，卵巢肿瘤为单侧，局限于卵巢，肿物囊壁无侵袭/破裂（相当于pT1a）。

② 按照WHO 2021定义：广泛/实质性LVSI为≥5个脉管癌栓。

③ 侵袭性组织学类型包括高级别子宫内膜样腺癌（3级）、浆液性癌、透明细胞癌、中肾管样癌、混合细胞性腺癌、胃肠型黏液性癌、未分化癌和癌肉瘤。

④ 微转移被认为是转移性受累[pN1（mi）]。孤立肿瘤细胞（ITC）的预后意义尚不清楚。ITC的存在应记录在案，并被视为pN0（i+）。根据第8版TNM分期，宏转移的大小为>2mm，微转移大小为0.2~2mm和/或>200个细胞，孤立肿瘤细胞为≥0.2mm和≤200个细胞。

LVSI，淋巴血管间隙浸润。

▼ 表18-9 含分子分型的早期子宫内膜癌分期（FIGO 2023年版）

分期	早期病例（手术分期后Ⅰ~Ⅱ期[①]）分子发现
ⅠA期 m$_{POLEmut}$	*POLE*mut内膜癌，局限于子宫体或累及宫颈，无论LVSI程度或组织学类型
ⅡC期 m$_{p53abn}$	p53abn内膜癌局限于宫体，伴任何肌层浸润，伴或不伴宫颈浸润，无论LVSI程度或组织学类型

注：① 如果分子分型为POLEmut或p53abn，手术分期后Ⅰ~Ⅱ期将被改变，通过添加"m"进行分子分型，并添加下标来表示POLEmut或p53abn状态。

六、临床表现

1. **症状** 异常阴道流血、阴道排液、宫腔积液或积脓是子宫内膜癌的主要症状。

（1）异常阴道流血（abnormal vaginal bleeding）：是子宫内膜癌最常见、最重要的临床表现。绝经前患者表现为经量增多、经期延长或月经间期出血，围绝经期患者表现为不规则阴道流血，绝经后患者则表现为绝经数年后发生不规则阴道流血。

（2）阴道排液（vaginal discharge）：可为白带增多，或浆液性、浆液血性分泌物。合并感染者可为脓性或脓血性恶臭分泌物。

（3）疼痛：当肿瘤浸润周围组织或压迫神经时可引起下腹及腰骶部疼痛。有宫腔积液、积脓时可出现下腹部疼痛、下坠等不适。

（4）恶病质：晚期患者可以出现贫血、消瘦、发热、全身衰竭等。

2. **体征** 早期可无明显体征，子宫可以正常大小或稍大。随着疾病发展，子宫可增大变软，或在宫旁或盆腔内扪及不规则结节状物。

七、诊断

子宫内膜癌的诊断要根据病史、体征和辅助检查，应重视子宫内膜癌发病高危因素，明确诊断依靠分段刮宫或宫腔镜和病理学检查。常用的辅助检查方法如下。

1. **彩色多普勒超声检查** 超声检查对子宫内膜癌病灶大小、位置、肌层浸润深度、肿瘤是否累及宫颈等均具重要意义。彩色多普勒超声还可观察病灶血流情况，有助于判断病灶情况。其准确率较高，且简便、无创伤。

2. **子宫内膜微量组织学或细胞学检查** 通过子宫内膜采集器获取子宫内膜组织或细胞，用于微量组织病理学诊断或细胞病理学诊断。操作方法简便，已逐渐推广应用。经阴道脱落细胞学检查筛查子宫内膜癌阳性率远低于宫颈癌，目前价值有限。

3. **分段刮宫** 是诊断子宫内膜癌最简便的方法，目的是分别获取宫颈管及宫腔组织进行病理学检查，以明确诊断（具体操作方法见第二十七章第六节）。

4. **宫腔镜检查** 可以直接观察病灶的部位、大小、是否累及宫颈，并进行组织活检，有助于发现较小的或早期病变，可提高评估病情准确率（具体操作方法及注意事项详见第二十九章第二节）。

5. **肿瘤标志物检查** 子宫内膜癌缺乏敏感且特异的肿瘤标志物，早期患者肿瘤标志物多无异常，盆腹腔转移的晚期子宫内膜癌患者血清糖类抗原125（carbohydrate antigen 125，CA125）、人附睾蛋白4（human epididymis protein-4，HE4）可升高。

6. **MRI和CT** 对可疑子宫内膜癌患者可行盆腔/腹腔增强MRI和CT检查，MRI可以较好地判断肿瘤大小、子宫肌层浸润程度及与周围脏器的关系，CT可较好地评估盆腹腔淋巴结转移及子宫外转移状况。

八、鉴别诊断

子宫内膜癌需与以下疾病进行鉴别。

1. 导致异常子宫出血的其他非内膜癌疾病 如子宫内膜息肉、子宫腺肌病、子宫肌瘤、凝血功能障碍、排卵功能障碍和医源性疾病（宫腔内放置节育器后出血、剖宫产憩室）等。

2. 子宫内膜炎合并宫腔积脓 宫腔积脓时患者阴道排出脓液或浆液，出现腹胀，有时发热，检查子宫增大，扩宫可有脓液流出，病理检查无癌细胞。但要警惕与子宫内膜癌并存的可能。

3. 宫颈癌 通过妇科检查、宫颈细胞学检查、阴道镜下活检、分段刮宫及病理学检查可以鉴别。子宫颈腺癌与子宫内膜癌鉴别较难，前者有时呈桶状宫颈，宫体相对较小。

九、治疗

子宫内膜癌的治疗原则是首选手术治疗，必要时进行放疗、化疗、免疫靶向治疗及内分泌治疗。

1. 手术治疗 是子宫内膜癌的主要治疗方法。手术的目的是切除病灶，进行手术–病理分期，评估病情，进而制定治疗方案，判定预后。

手术时应先留取腹水或腹腔冲洗液，然后探查盆腹腔脏器、腹膜及腹膜后淋巴结。

（1）手术范围：不同组织类型和不同分期患者的手术范围不同。

Ⅰ期：子宫全切术（total hysterectomy）及双侧附件切除术。有以下情况之一者应行盆腔及腹主动脉旁淋巴结切除术。① 低分化子宫内膜样腺癌；② 肿瘤侵犯肌层深度 ≥1/2；③ 宫腔内病灶直径 >2cm；④ 盆腔或腹主动脉旁有增大淋巴结，可疑转移；⑤ 特殊病理类型，如浆液性癌、透明细胞癌等。切除盆腔淋巴结应包括髂总淋巴结、髂外淋巴结、髂内淋巴结、腹股沟深淋巴结和闭孔窝淋巴结，腹主动脉旁淋巴结应包括腹主动脉、下腔静脉周围淋巴结。

Ⅱ期：可选择子宫全切术、次广泛子宫切除术及双侧附件切除术，同时行盆腔及腹主动脉旁淋巴结切除术，也可选择放疗。

Ⅲ期和Ⅳ期：根据患者情况，可选择行肿瘤细胞减灭手术。

关于特殊组织类型子宫内膜癌，如透明细胞癌、浆液性癌和癌肉瘤，应常规切除盆腔和腹主动脉旁淋巴结，还应切除大网膜。

（2）前哨淋巴结活检（SLNB）：低危患者可应用SLNB代替系统性淋巴结切除，高危患者建议系统性淋巴结切除，也可考虑行SLNB。在SLNB中，将染料（如蓝色染料、吲哚菁绿、纳米碳等）注射到宫颈示踪前哨淋巴结。通过SLNB，能够避免系统性淋巴结切除术的并发症。

无论前哨淋巴结示踪结果如何，术中可疑或明显增大的淋巴结均应切除；如果示踪失败，则应进行该侧盆腔淋巴结系统性切除。

（3）年轻有保留生育功能需求的患者：对于有生育需求的患者，需要完全满足以下适应证：① 年龄 ≤40 岁，有强烈的生育愿望；② 病理组织类型为子宫内膜样腺癌，高分化（G1）；③ 影像学检查证实肿瘤局限在子宫内膜，未侵及子宫肌层或无子宫外转移；④ 肿瘤组织雌激素受体（estrogen receptor，ER）、孕激素受体（progesterone receptor，PR）均阳性表达；⑤ 无孕激素治疗禁忌证；⑥ 治疗前经遗传学和生殖医学专家评估，无其他生育障碍因素；⑦ 签署知情同意书。治疗方案包括口服甲羟孕酮、甲地孕酮及释放孕激素的宫内节育器 [左炔诺孕酮宫内节育系统（levonorgestrel intrauterine system，LNG-IUS）]。治疗过程中每3~6个月行子宫内膜病理活检，评估疗效。肿瘤治疗完全缓解后，建议尽快妊娠，妊娠有助于降低复发风险。如患者暂无生育计划，建议维持治疗，降低复发风险。

2. 放疗 对老年或有严重内科合并症不能耐受手术的患者，可考虑单纯放疗。

对术后伴有以下复发转移高危因素之一者，可辅助放疗：① 术后病理证实肿瘤侵犯宫颈管间质；② 肿瘤转移至淋巴结；③ 肿瘤侵犯子宫肌层深度 ≥ 1/2，且为低分化；④ 盆腔有残留病灶。辅助放疗可以降低局部肿瘤复发率。

3. 化疗 适用于：① 子宫外有转移病灶；② 特殊组织类型如子宫内膜浆液性癌、透明细胞癌等；③ 复发患者；④ 分子分型为p53abn。常用药物包括多柔比星（阿霉素）、顺铂（或卡铂）、紫杉醇等。多主张应用联合化疗方案，如紫杉醇联合卡铂或阿霉素（ADM）联合顺铂（DDP）。

4. 内分泌治疗 推荐用药包括大剂量高效孕激素、他莫昔芬（两者可交替使用）、芳香化酶抑制剂、氟维司群等。用于前述需保留生育功能的年轻早期子宫内膜癌患者及晚期、复发性或无法手术的患者。

5. 免疫治疗及靶向治疗 免疫检查点抑制剂常用于TMB-H或MSI-H/MMR-D的子宫内膜癌患者，也可与小分子抗血管生成药物联合用于错配修复完整（mismatch repair proficient，pMMR）患者。曲妥珠单抗可用于HER2阳性的晚期转移/复发的子宫浆液性癌及癌肉瘤。

十、预后

子宫内膜癌预后较好，5年生存率达70%~80%。诸多因素与子宫内膜癌预后密切相关，包括年龄、分型、临床分期、组织学类型、肿瘤分级、孕激素受体表达等。

十一、随访

术后3年内每3个月随访一次，3~5年每6个月复查一次，5年后每年复查一次。随访内容包括患者主诉、妇科检查、阴道断端脱落细胞学检查、盆腹腔彩色多普勒超声检查及肿瘤标志物检测等，每年应行肺部CT检查。

十二、预防

注意高危因素，重视高危患者。正确掌握雌激素使用指征和方法。围绝经期月经紊乱或绝经后不规则阴道流血患者，应先排除子宫内膜癌后才能按良性疾病治疗。应向患者宣教健康生活方式，评估其他合并疾病如肥胖、糖尿病、高血压等控制情况，指导饮食营养及减重，纠正代谢紊乱。

（王建六）

第六节 子宫肉瘤

【临床病例18-5】

患者，女，46岁。患子宫肌瘤8年，近1年子宫肌瘤直径由4cm增大到7cm，并出现月经量增多和尿频症状，血红蛋白85g/L。该患者可能诊断有哪些？如何明确诊断，应如何治疗？

子宫肉瘤（uterine sarcoma）发病率低，占女性生殖道恶性肿瘤的1%，占子宫恶性肿瘤的3%~7%。因缺乏特异性症状和体征，术前诊断较为困难，常于子宫切除术后及肌瘤切除/活检术后发现。恶性度高，预后较差。

一、分类及病理特征

1. 子宫肉瘤常见类型 见表18-10。

▼ 表18-10 子宫肉瘤分类（WHO 2020）

平滑肌肉瘤	梭形细胞型平滑肌肉瘤
	上皮型平滑肌肉瘤
	黏液型平滑肌肉瘤
子宫内膜间质肉瘤	低级别子宫内膜间质肉瘤
	高级别子宫内膜间质肉瘤
	未分化子宫肉瘤
恶性血管周上皮样细胞肿瘤	
恶性混合性上皮–间叶肿瘤	腺肉瘤

2. 常见子宫肉瘤的病理特征

（1）子宫平滑肌肉瘤（uterine leiomyosarcoma，uLMS）：是最常见的子宫恶性间叶性肿瘤，源自子宫肌壁或肌壁间血管壁的平滑肌组织，呈弥漫性生长，与子宫壁之间无明显界限，无包膜。通常肿瘤的体积较大，切面为均匀一致的黄色或红色结构，呈鱼肉状。主要诊断标准为细胞异型性、有丝分裂指数和肿瘤凝固性坏死。根据形态学主要有三种亚型：梭形细胞型、上皮型和黏液型平滑肌肉瘤，不同亚型诊断标准略有不同。

（2）子宫内膜间质肉瘤（endometrial stromal sarcoma，ESS）：源自子宫内膜间质细胞，主要有以下类型。

① 低级别ESS（low grade ESS，LGESS）肿瘤呈息肉状或结节状，子宫内膜突向宫腔或侵及肌层，有时息肉有长蒂可达宫颈口外。瘤组织呈鱼肉状，均匀一致，呈黄色。镜下呈较温和的梭形细胞肿瘤，细胞类似于增殖期子宫内膜间质，具有均匀的椭圆形或梭形细胞核，通常细胞质稀少，没有或轻度核异型性，MI<10个/10HPF，有明显的指样肌层侵蚀伴或不伴LVSI。有向宫旁

组织转移倾向，较少发生淋巴转移及肺转移，预后好。

② 高级别ESS（high grade ESS，HGESS）：肿瘤多发生在子宫底部，呈息肉状向宫腔突起，质软且脆，常伴有出血坏死。切面呈灰黄色，鱼肉状。当侵入肌层时，肌壁呈局限性或弥漫性增厚。镜下肿瘤细胞分化程度差，细胞大小不一致，肿瘤呈扩张性、渗透性或浸润性生长等多种侵袭模式，典型表现为舌样侵蚀，淋巴脉管浸润，核深染，异型性明显，MI>10个/10HPF，可见肿瘤凝固性坏死。恶性度高，预后差。

③ 未分化子宫肉瘤（undifferentiated uterine sarcoma，UUS）：是一种排除性诊断，缺乏特异性分化证据，通常表现出破坏性的肌层浸润模式，多形性上皮样细胞和/或梭形细胞浸润，具有活跃的有丝分裂活性，没有明确的分子特征。预后不良。

（3）腺肉瘤（adenosarcoma）：属于恶性混合性上皮–间叶肿瘤，是一种双相肿瘤，由良性肿瘤性腺体和肉瘤性间质成分组成，呈息肉样生长，突入宫腔，较少侵犯肌层，切面常呈灰红色，伴出血坏死，可见小囊腔。镜下可见被间质挤压呈裂隙状的腺上皮成分，周围间叶细胞排列密集，细胞轻度异型，核分裂多见。肉瘤成分过度生长（sarcomatous over growth，SO）指单纯肉瘤成分超过整个肿瘤的25%，此时肿瘤为高级别，具有高侵袭性，预后差。

二、诊断

1. 临床表现

（1）症状：一般无特殊症状，可表现为类似子宫肌瘤或子宫内膜息肉的症状：① 不规则阴道流血，最常见；② 下腹痛、下坠等不适感；③ 压迫症状，肿物较大时可压迫膀胱或直肠，出现尿急、尿频、尿潴留、便秘等症状。

（2）体征：① uLMS可位于子宫黏膜下和肌层，可与子宫肌瘤同时存在；② ESS可表现为宫颈口或阴道内软脆、易出血的息肉样肿物；③ UUS多发生在子宫内膜，形如息肉，常充满宫腔，使子宫增大、变软，肿瘤可突出阴道内。

2. 辅助检查

（1）经阴道彩色多普勒超声检查：是目前我国最常用的影像学检查方法，应注意瘤体内部特征及有无低阻血流。

（2）盆腔MRI：MRI能够更好地辅助诊断子宫肉瘤，可作为可疑子宫肉瘤的进一步检查方式。

（3）诊刮：对ESS有较高诊断价值，对uLMS的诊断价值有限。

（4）术中剖视标本：切面是否呈鱼肉状，质地是否均匀一致，有无出血、坏死，有无编织状结构，必要时进行冷冻切片检查。

（5）病理诊断：石蜡切片病理诊断是子宫肉瘤诊断的金标准，免疫组化特征可用于协助鉴别子宫肉瘤病理分型。

（6）分子检测：对恶性间质肿瘤的精准分类具有重要意义。使用经过验证和/或获批的检测方法进行全面的基因组分析有助于预测肿瘤治疗靶点，检测项目至少应包括NTRK融合基因、微卫星不稳定状态（microsatellite instability，MSI）和TMB等。

三、转移

子宫肉瘤的转移途径主要有以下3种。

1. 血行播散　是uLMS的主要转移途径，ESS的宫旁血管内瘤栓较为多见。

2. 直接浸润　可直接蔓延到子宫肌层甚至浆膜层。

3. 淋巴结转移　UUS较易发生淋巴结转移。

四、分期

uLMS/ESS分期参照FIGO分期（2009年版），见表18-11；子宫腺肉瘤分期FIGO在2015年版单列，故参照FIGO分期（2015年版），见表18-12。

▼ 表18-11　子宫平滑肌肉瘤（uLMS）和子宫内膜间质肉瘤（ESS）国际妇产科联盟（FIGO 2009年版）分期

分期	表现
Ⅰ期	肿瘤局限于子宫
Ⅰ A期	肿瘤最大径 ≤ 5cm
Ⅰ B期	肿瘤最大径 > 5cm
Ⅱ期	肿瘤超出子宫，局限在盆腔内
Ⅱ A期	肿瘤累及附件
Ⅱ B期	肿瘤累及其他盆腔组织
Ⅲ期	肿瘤浸润腹腔组织
Ⅲ A期	一个病灶
Ⅲ B期	多于一个病灶
Ⅲ C期	盆腔和/或腹主动脉旁淋巴结转移
Ⅳ期	肿瘤侵犯膀胱和/或直肠或远处转移
Ⅳ A期	膀胱和/或直肠转移
Ⅳ B期	远处转移（不包括附件、盆腔和腹腔组织）

▼ 表18-12　腺肉瘤分期（FIGO 2015年版）

分期	表现
Ⅰ期	肿瘤局限于子宫
Ⅰ A期	肿瘤局限于子宫内膜/宫颈内膜，无肌层侵犯
Ⅰ B期	肿瘤侵犯 ≤ 1/2肌层
Ⅰ C期	肿瘤侵犯 > 1/2肌层

分期	表现
Ⅱ期	肿瘤超出子宫，局限在盆腔内
Ⅱ A期	肿瘤累及附件
Ⅱ B期	肿瘤累及其他盆腔组织
Ⅲ期	肿瘤浸润腹腔组织
Ⅲ A期	一个病灶
Ⅲ B期	多于一个病灶
Ⅲ C期	盆腔和/或腹主动脉旁淋巴结转移
Ⅳ期	膀胱和/或直肠转移或远处转移
Ⅳ A期	膀胱和/或直肠转移
Ⅳ B期	远处转移（不包括附件、盆腔和腹部组织）

注：Ⅲ期是指肿瘤病灶浸润腹腔组织而不仅仅是子宫底突向腹腔。

五、治疗

子宫肉瘤以手术治疗为主，辅以内分泌治疗、化疗、免疫靶向治疗和放疗。

1. **手术治疗** 标准术式是子宫全切术及双附件切除术，一般不常规施行系统性盆腔及腹主动脉旁淋巴结切除术，但术中应予探查，肿大或可疑转移的淋巴结应切除。子宫外有病灶者，需同时行转移病灶切除。子宫肉瘤的手术强调完整切除及取出子宫，切忌在腹腔内施行肿瘤或子宫分碎术，因此通常选择经腹手术途径。

对于年轻的绝经前患者，推荐对肿瘤组织标本进行ER/PR检测来指导处理卵巢，一般来说，LGESS或ER/PR表达的肿瘤首选行双侧输卵管卵巢切除术（BSO）。对于年轻的、ER阴性的早期uLMS患者，如有保留卵巢功能的需求，在进行充分评估告知风险后可选择保留卵巢。

2. **内分泌治疗** 对于LGESS、腺肉瘤不伴肉瘤过度生长的患者及ER/PR检测阳性的uLMS和UUS患者，术后可选用内分泌治疗。首选芳香化酶抑制剂，还可使用醋酸甲地孕酮（megestrol acetate）、醋酸甲羟孕酮（medroxyprogesterone acetate，MPA）。

3. **化疗** 对晚期uLMS、HGESS、UUS及腺肉瘤伴肉瘤过度生长患者，可辅助化疗。推荐首选多柔比星。文献报道多柔比星单药客观反应率为22%，其他单药方案包括表柔比星、异环磷酰胺、吉西他滨等。联合用药方案首选多西他赛/吉西他滨，客观反应率为27%；其他联合用药方案有多柔比星联合异环磷酰胺、吉西他滨/达卡巴嗪、多柔比星/达卡巴嗪、吉西他滨/达卡巴嗪、吉西他滨/长春瑞滨。

4. **免疫、靶向治疗** 恶性血管周上皮样瘤（PEComa）使用mTOR抑制剂反应率可达39%；具有间变性淋巴瘤激酶（anaplastic lymphoma kinase，ALK）重排的炎性肌纤维母细胞瘤可选择使用酪氨酸激酶抑制剂，总体反应率达86%；免疫检查点抑制剂可用于TMB-H的肉瘤患者，缓解率可达29%；TRK抑制剂可用于基因测序确定的NTRK基因融合阳性的子宫肉瘤患者；包含乳腺癌易感蛋白-2（breast cancer susceptibility protein-2，BRCA-2）突变的uLMS患者可考虑使用PARP抑制剂治疗。

5. 放疗　不作为子宫肉瘤治疗的首选，主要用于FIGO分期Ⅱ期及以上有肿瘤残留或有亚临床转移患者的补充治疗，以及复发、转移病灶的姑息性治疗。放疗还可用于术前病灶较大的患者，用以提高手术的切除率。除此之外，对于经活检或子宫肌瘤切除术后确诊，但不能耐受手术者，放疗可联合全身治疗改善患者预后。

（王建六）

第七节　卵巢肿瘤

【临床病例18-6】

患者，女，62岁。主因"腹胀，食欲减退，乏力3个月，自觉腹部逐渐增大"就诊。患者绝经12年，无阴道流血和排液。无发热。体格检查：腹部膨隆，移动性浊音阳性，腹部触诊不满意。妇科检查：子宫后位，正常大小，左侧附件区触及直径约8cm的囊实性肿块，右侧附件区触及直径约5cm囊实性肿块。活动度均欠佳。直肠子宫陷凹及结节状肿物，无触痛。该患者最可能的诊断是什么？要明确诊断需要进行哪些辅助检查？治疗原则是什么？

卵巢肿瘤（ovarian tumor）是女性生殖系统常见肿瘤之一，可发生于任何年龄。由于卵巢位于盆腔深部，卵巢肿瘤不易早期诊断，常需借助辅助检查或出现较明显的临床症状才可发现。约70%的卵巢癌患者发现时已属晚期，卵巢癌的病死率位于女性生殖系统恶性肿瘤之首，严重威胁女性健康。

一、病因

迄今未明，可能与不孕或少育（持续排卵假说）、遗传和家族因素、环境、工业污染、高胆固醇食物摄入等有关。生育和口服避孕药可减少卵巢癌的发生。约5%的卵巢癌与遗传因素有关，如遗传性乳腺-卵巢癌综合征（与BRCA1/BRCA2基因突变有关）、林奇综合征、利-弗劳梅尼综合征等。

既往认为卵巢上皮癌起源于卵巢表面上皮，但缺乏科学依据。近年越来越多的证据提示大部分高级别浆液性卵巢癌起源于输卵管伞端，低级别浆液性癌可能来源于卵巢表面上皮，也可能来源于输卵管上皮，即上皮性卵巢癌发生的二元论。

二、分类

卵巢肿瘤组织学种类繁多、分类复杂（表18-13）。

上皮－间叶肿瘤
  浆液性肿瘤：良性、交界性、恶性
  黏液性肿瘤：良性、交界性、恶性
  子宫内膜样肿瘤：良性、交界性、恶性
  透明细胞肿瘤：良性、交界性、恶性
  浆液黏液性肿瘤：良性、交界性、恶性
  布伦纳（Brenner）瘤：良性、交界性、恶性
  其他类型癌：中肾样腺癌、未分化癌、去分化癌
  间叶性肿瘤：低级别子宫内膜样间质肉瘤、高级别子宫内膜样间质肉瘤等
  混合性上皮性－间叶性肿瘤：腺肉瘤

性索间质肿瘤
  纯间质肿瘤：纤维瘤、卵泡膜细胞瘤、卵巢Leydig细胞瘤、硬化性间质瘤等
  纯性索肿瘤：成年型、幼年型粒层细胞瘤，Sertoli细胞瘤等
  混合性性索－间质肿瘤：Sertoli-Leydig细胞瘤（高、中、低分化）等

生殖细胞肿瘤
  良性畸胎瘤
  未成熟型畸胎瘤
  无性细胞瘤
  卵黄囊瘤
  胚胎癌
  绒毛膜癌
  混合性生殖细胞肿瘤
  单胚层畸胎瘤及与皮样囊肿有关的体细胞肿瘤：卵巢甲状腺肿、类癌等
  生殖细胞－性索－间质肿瘤：性腺母细胞瘤等

杂类肿瘤：卵巢网腺瘤、卵巢网腺癌、午菲管肿瘤等

瘤样病变：卵泡囊肿、黄体囊肿、黄素化囊肿等

转移瘤

三、病理

（一）上皮性肿瘤

最常见，占所有原发卵巢肿瘤的50%~70%，其中恶性上皮性肿瘤占原发卵巢恶性肿瘤的85%~90%。多见于中老年妇女。分为良性、交界性及恶性肿瘤。交界性肿瘤的组织学形态和生物学行为处于良恶性肿瘤之间，属低度潜在恶性肿瘤。

1. 浆液性肿瘤（serous cystadenoma） ① 良性浆液性囊腺瘤：占卵巢良性肿瘤的25%，肿瘤呈单房或多房，多为单侧，囊壁薄而光滑，部分呈乳头状生长。镜下检查囊壁为纤维结缔组织，上皮为单层立方形或柱状上皮；② 交界性浆液性囊腺瘤（borderline serous cystadenoma）：多为双侧，囊内有较多乳头状突起，镜下检查可见上皮复层不超过3层，细胞核轻度异型性，无间质浸润，预后好；③ 浆液性囊腺癌（serous cystadenocarcinoma）：这是最常见的原发卵巢恶性肿瘤，多为双侧，切面为多房，腔内充满乳头，质脆。镜下检查可见囊壁上皮复层4~5层以上，细胞异型明显，并有间质浸润。自2014年版开始，WHO女性生殖道肿瘤分类中将浆液性癌分为低级别浆液性癌和高级别浆液性癌。

2. 黏液性肿瘤（mucinous cystadenoma） 发病率仅次于浆液性肿瘤，多为单侧。良性和交界性黏液性肿瘤几乎均为多房囊性。① 良性黏液性囊腺瘤：多发生于育龄妇女，体积较大。典型

病变囊内容物为黏稠胶冻样液。镜下检查见囊壁为纤维结缔组织，内衬单层高柱状上皮，有时可见杯状细胞及嗜银细胞。少数黏液性囊腺瘤可自发破裂，瘤细胞种植在腹膜上继续生长，因分泌黏液形成胶冻样黏液团块，似卵巢癌转移，称腹膜黏液瘤（myxoma peritonei）。② 交界性黏液性囊腺瘤（borderline mucinous cystadenoma）：切面见囊壁增厚，多有细小、质软乳头突起。镜下检查见上皮复层化，但不超过3层，细胞轻度异型，无间质浸润。③ 黏液性囊腺癌（mucinous cystadenocarcinoma）：囊壁可见乳头或实质区，囊内含血性胶状黏液，实性区常见出血坏死。镜下检查见腺体密集，上皮超过3层，细胞异型性明显，有间质浸润。

3. 子宫内膜样肿瘤（endometrioid tumor） 多为恶性。良性和交界性肿瘤外观相似，肿瘤为单房，囊壁光滑或有结节状突起。卵巢子宫内膜样癌（endometrioid carcinoma）约占卵巢上皮癌的2%，多为单侧，中等大小，囊实性或大部分实性，表面光滑或有结节状突起，切面呈灰白色、质脆。根据实性区域所占比例分为高分化（G1）、中分化（G2）、低分化（G3）。

（二）生殖细胞肿瘤

卵巢生殖细胞肿瘤（ovarian germ cell tumor）发生率仅次于上皮性肿瘤。好发于儿童及青少年，青春期前者占60%~90%。

1. 畸胎瘤（teratoma） 由多胚层组织构成。① 成熟畸胎瘤又称皮样囊肿，占卵巢肿瘤的10%~20%，为良性肿瘤。肿瘤由分化良好的外、中、内胚层来源的组织构成，多为单侧性。表面光滑、包膜完整，囊内含毛发和油脂样物，有时可见牙齿、软骨、骨和脂肪组织等。囊壁上有一小丘样隆起，称"头节"，可恶变成鳞状细胞癌。若向单一胚层分化，则形成高度特异性畸胎瘤，如卵巢甲状腺肿。② 未成熟畸胎瘤为恶性肿瘤，为分化程度不同的未成熟胚胎组织所构成，主要为原始神经组织。单侧多见，切面以实性为主，伴有囊性区。未成熟畸胎瘤复发及转移率均较高，复发后采取再次手术，可见到未成熟肿瘤组织向成熟转化，称恶性程度逆转现象。

2. 无性细胞瘤（dysgerminoma） 为恶性肿瘤。多为单侧表面光滑的实性包块，切面呈灰粉色或浅棕色，可有出血坏死灶。镜下检查由成片岛状或梁索状分布的圆形或多角形大细胞组成，核大，胞浆丰富，间质中常有淋巴细胞浸润。

3. 卵黄囊瘤（yolk sac tumor） 又称为胚窦瘤（endodermal sinus tumor），极少见，恶性程度高。多为单侧，呈圆形、卵圆形或分叶状。切面以实性为主，常有含胶冻样物的囊性筛状区。镜下检查见网状结构或内胚窦样结构。该瘤可产生甲胎蛋白（alpha-fetoprotein，AFP），是诊断及病情监测的重要肿瘤标志物。

（三）性索间质肿瘤

卵巢性索间质肿瘤（ovarian sex cord stromal tumor）来源于原始性腺中的性索及间质组织，占卵巢肿瘤的4%~6%。该类型肿瘤多能分泌性激素，故又称功能性肿瘤。

1. 颗粒细胞瘤（granular cell tumor） 在病理上颗粒细胞瘤分为成人型和幼年型。成人型为低度恶性肿瘤，多见于50岁左右妇女，有晚期复发倾向。肿瘤可分泌雌激素，从而引起相应的临床症状。肿瘤多为单侧性，中等大小，可为囊性、实性或囊实性。镜下检查可见颗粒细胞环绕成小圆形囊腔，呈菊花样排列，中心含嗜伊红物质及核碎片（call-exner小体）。幼年型颗粒细胞瘤属于交界性肿瘤，临床罕见，仅占5%，主要发生在青少年，预后良好。

2. 卵泡膜细胞瘤（thecoma） 绝大多数为良性，少数为恶性。多发生于绝经前后妇女。肿瘤常为单侧，质韧或硬，切面为实性，可有大小不一的囊腔。黄色、杏黄色的斑点或区域被灰白的纤维组织分割是其特征。因肿瘤可分泌雌激素，因此常合并子宫内膜增生甚至子宫内膜癌。

3. 纤维瘤（fibroma） 为良性肿瘤，占卵巢肿瘤的2%~5%。多为单侧，表面光滑或呈结节状，切面为实性、灰白色、质硬。若伴有腹水和胸腔积液，称为梅格斯综合征（Meige syndrome），肿瘤切除后，腹水和胸腔积液可自行消退。

（四）转移性肿瘤

占卵巢肿瘤的5%~10%。乳腺、胃肠道、生殖道、泌尿道等部位的原发性肿瘤均可转移到卵巢。库肯伯格瘤（Krukenberg tumor）是指原发于胃肠道的肿瘤转移到卵巢，卵巢原状或呈肾形增大，多伴有腹水，镜下检查见典型的印戒细胞，预后极差。

四、转移途径

（一）直接蔓延及种植播散

直接蔓延及种植播散是卵巢恶性肿瘤最主要的转移途径，极易在盆腹腔内广泛种植播散和转移，即使原发灶外观局限，也可有大网膜、腹膜、肠系膜、肠管、肝、脾等脏器受累。

（二）淋巴转移

肿瘤可通过卵巢门淋巴管转移至腹主动脉旁淋巴结，通过阔韧带进入盆腔淋巴结，通过圆韧带转移至髂外和腹股沟淋巴结。

（三）血行转移

血行转移较少见，晚期可通过血行转移至肺、胸膜及肝脏等。

五、临床分期

常采用FIGO的手术–病理分期（表18–14）。

▼ 表18–14　卵巢恶性肿瘤、输卵管恶性肿瘤的手术–病理分期（FIGO 2017年版）

分期	表现
Ⅰ期	肿瘤局限于卵巢或输卵管（一侧或双侧）
ⅠA期	肿瘤局限于单侧卵巢（囊壁完好）或输卵管，卵巢或输卵管表面无肿瘤；且腹水或腹腔冲洗液中无肿瘤细胞
ⅠB期	肿瘤局限于双侧卵巢（囊壁完好）或输卵管，卵巢或输卵管表面无肿瘤；且腹水或腹腔冲洗液中无肿瘤细胞
ⅠC期	肿瘤局限于单侧或双侧卵巢或输卵管，并伴有如下任何一项
ⅠC1期	术中肿瘤破裂
ⅠC2期	术前肿瘤自发破裂，或卵巢、输卵管表面有肿瘤
ⅠC3期	腹水或腹腔冲洗液中有恶性细胞

分期	表现
Ⅱ期	肿瘤累及单侧或双侧卵巢或输卵管，伴盆腔内扩散未超出盆腔上缘或原发性腹膜癌（在骨盆入口平面以下）
ⅡA期	子宫和/或输卵管和/或卵巢的扩散和/或种植
ⅡB期	扩散和/或种植至其他盆腔组织
Ⅲ期	肿瘤累及一侧或双侧卵巢、输卵管，或原发性腹膜癌，伴镜下证实的盆腔外腹膜转移和/或腹膜后（盆腔和/或腹主动脉旁）淋巴结转移
ⅢA期	仅有腹膜后淋巴结阳性
ⅢA1（i）	淋巴结转移最大直径≤10mm
ⅢA1（ii）	淋巴结转移最大直径＞10mm
ⅢA2期	镜下证实肿瘤超出盆腔腹膜，伴或不伴腹膜后淋巴结阳性
ⅢB期	肉眼可见的盆腔外腹膜转移，病灶最大直径≤2cm，伴或不伴腹膜后淋巴结阳性
ⅢC期	肉眼可见盆腔外腹膜转移，病灶直径＞2cm，伴或不伴腹膜后淋巴结阳性（包括肿瘤蔓延至肝包膜和脾包膜，但未累及脏器实质）
Ⅳ期	远处转移，包括胸腔积液细胞学阳性、肝或脾实质转移、转移至腹腔外脏器（包括腹股沟淋巴结和腹腔以外的淋巴结）、肠道的透壁侵犯
ⅣA期	胸腔积液细胞学阳性
ⅣB期	肝或脾实质转移、转移至腹腔外脏器（包括腹股沟淋巴结和腹腔以外的淋巴结）、肠道的透壁侵犯

六、临床表现

1. 良性肿瘤　肿瘤较小时多无症状，当肿瘤生长至中等大小时，可感觉腹胀或腹部扪及肿块。双合诊在子宫一侧或双侧触及包块，囊性或实性，表面光滑，活动。肿瘤增大占满整个腹盆腔时，可出现压迫症状，如尿频、便秘、气急、心悸等。体格检查可见腹部隆起，叩诊无移动性浊音。若肿瘤发生扭转或破裂，则可出现急腹症表现。

2. 恶性肿瘤　早期常无症状。当肿瘤增大或合并大量腹水时，可出现腹胀、腹部肿块、食欲下降等表现。功能性肿瘤可出现性早熟、月经紊乱或不规则阴道流血。肿瘤向周围组织浸润或压迫时，可引起腹痛、腰痛或下肢疼痛和水肿。晚期可出现贫血、消瘦、发热、全身衰竭等恶病质现象。三合诊检查可在直肠子宫陷凹触及质硬的不规则结节，一般无触痛。肿块多为双侧、实性或囊实性，表面凹凸不平，活动度差。晚期可呈"冰冻骨盆"状。常伴有腹水，可有腹股沟、锁骨上淋巴结肿大。

七、并发症及其处理原则

1. **蒂扭转** 是妇科常见的急腹症。常发生于瘤蒂较长、中等大小、活动度大、重心偏于一侧的肿瘤（图18-4）。多在突然改变体位或向同一方向连续转动后发生。典型症状为突发一侧下腹剧痛，伴恶心、呕吐，甚至休克。双合诊可触及压痛、张力较大的肿块，以蒂部最明显，伴有肌紧张。应立即手术，根据附件血运情况、患者年龄及有无生育意愿等情况决定直接切除附件还是尝试复位后保留附件。

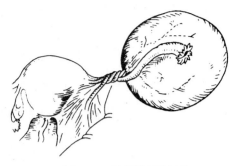

▲ 图18-4　卵巢肿瘤蒂扭转

2. **破裂** 可自发或受外力后破裂。肿瘤破裂后，囊内容物流入腹腔或肿瘤血管破裂造成腹腔内出血，可引起剧烈腹痛、恶心、呕吐、腹膜炎，甚至休克。症状轻重取决于破裂口的大小和流入腹腔内囊液的量和性质。检查可发现腹肌紧张、压痛、反跳痛或有腹水征，原来存在的肿块缩小或消失。确诊后应立即手术探查，切除肿瘤并彻底冲洗腹腔。

3. **感染** 多继发于卵巢肿瘤蒂扭转、破裂后，或邻近器官感染病灶的扩散。临床上除原有疾病的表现外，还有发热、腹痛、外周血白细胞升高等表现。严重者可出现腹膜炎。处理一般是先控制感染，然后手术治疗。若短期内感染难以控制，则宜急诊手术。

4. **恶变** 肿瘤短期内迅速增大而固定或出现腹水，应考虑有恶变可能。应及早手术治疗，术中确定诊断后按恶性肿瘤处理。

八、诊断

根据病史和体征，加以必要的辅助检查确定诊断。卵巢恶性肿瘤的早期诊断具有重要意义，但目前对于普通人群尚无标准的筛查方式，但对于高风险人群结合辅助检查有助于早期诊断。

1. **影像学检查**

（1）超声检查：是常用的筛查和检查方法之一，可了解卵巢有无包块，包块的部位、大小、形态，推测包块的性质。探测有无腹水及腹水量。

（2）放射学检查：腹盆腔CT为首选的检查方法，可评估肿瘤的性质、累及范围，以及判断有无远处转移和淋巴结转移。盆腔MRI软组织分辨率高，有助于卵巢良恶性肿瘤的鉴别并判断肿瘤与邻近组织的关系。静脉肾盂造影、钡剂灌肠、胸片等检查可了解肿瘤与邻近器官的关系及转移情况。PET/CT可了解肿瘤有无全身转移情况。

2. **细胞学和组织学检查** 抽取腹水或胸腔积液查癌细胞。对于晚期有明显包块，不适合直接手术的患者可行B型超声或CT引导下穿刺，以确定诊断和组织学类型，指导治疗方式及药物的选择。

3. **肿瘤标志物** 80%的卵巢上皮性癌血清CA125水平升高。因CA125水平与病程进展密切相关，故多用于病情监测和疗效评估。HE4是一种新的肿瘤标志物，敏感性及特异性更高，与CA125联合应用，组成ROMA指数，诊断卵巢癌的准确性更高。AFP是卵黄囊瘤的标志物，未成熟畸胎瘤也可升高。CA19-9升高常见于畸胎瘤、黏液性卵巢癌或胃肠道转移性卵巢癌。hCG对原发性卵巢绒毛膜癌有特异性。雌激素水平增高有助于功能性肿瘤如颗粒细胞瘤、卵泡膜瘤的诊断。

4. 内镜检查 腹腔镜可直视肿瘤及取活检，了解病变的扩散范围和程度，初步鉴别盆腔肿块的性质。胃镜、肠镜有助于除外消化道肿瘤，判断肿瘤有无累及肠壁，必要时可行活检确诊。

九、鉴别诊断

1. 良性肿瘤与恶性肿瘤的鉴别 见表18-15。

▼ 表18-15 卵巢良性肿瘤与恶性肿瘤的鉴别

鉴别内容	良性肿瘤	恶性肿瘤
病史	病程长，缓慢增大	病程短，迅速增大
体征	单侧居多，活动，囊性，表面光滑，一般无腹水	多为双侧，固定；实性或囊实性，表面不平，结节状；阴道后穹隆实性结节或包块；常伴腹水，可找到癌细胞
一般情况	良好	逐渐出现恶病质
超声检查	肿块边界清，为液性暗区，可有间隔回声带	液性暗区内有杂乱回声团、点状回声，肿块边界不清
肿瘤标志物	正常或偶有轻度升高	多明显升高

2. 良性肿瘤的鉴别诊断

（1）卵巢瘤样病变：主要包括滤泡囊肿和黄体囊肿，一般为单侧，直径多小于5cm，壁薄、活动。一般2~3个月后自行消失。若持续存在，应考虑卵巢肿瘤可能。

（2）输卵管卵巢囊肿：为炎性积液，多有盆腔炎性病病史。查体两侧附件区有不规则条形囊性包块，边界较清，活动受限。

（3）子宫肌瘤：卵巢实性肿瘤需与浆膜下肌瘤鉴别，可借助超声检查或MRI鉴别。

（4）妊娠子宫：有停经史，妊娠试验阳性，超声检查可鉴别。

（5）腹水：巨大卵巢肿瘤应与大量腹水鉴别。首先应注意与形成腹水有关的肝、心、肾病史。有腹水时为蛙状腹，有移动性浊音，超声检查及CT、MRI有助于鉴别诊断。

3. 恶性肿瘤的鉴别诊断

（1）子宫内膜异位症：有进行性痛经、月经过多、不规则阴道流血、不孕等症状，妇科检查可触及肿块及直肠子宫陷凹结节。超声检查、腹腔镜检查有助于鉴别。

（2）盆腔炎性肿块：有盆腔感染史，肿块触痛，边界不清，活动受限，抗感染治疗后可缓解。必要时腹腔镜检查或开腹探查。

（3）结核性腹膜炎：多发生于年轻不孕妇女。表现为消瘦、低热、盗汗、月经稀少或闭经等。多有腹水征，妇科检查肿块位置较高，不规则，边界不清、活动性差。结核试验、超声检查、腹腔镜等有助于鉴别。

（4）生殖道以外的肿瘤：如腹膜后肿瘤、直肠及结肠肿瘤等，超声检查、CT、MRI和肠镜检查等有助于鉴别。

（5）转移性肿瘤：常与消化道转移性肿瘤相混淆。注意原发肿瘤的表现，转移性肿瘤常为双侧性，活动度好。必要时开腹探查。

十、治疗

1. 良性肿瘤手术治疗 根据患者年龄、生育要求、肿瘤类型及对侧卵巢情况决定手术方式。绝经前患者应行患侧卵巢肿瘤切除术，绝经后者可行患侧输卵管卵巢切除术、双侧输卵管卵巢切除术或子宫全切术及双侧输卵管卵巢切除术。

注意事项：术中应尽量完整切除肿瘤，尽量多地保留正常卵巢组织，必要时行冰冻切片组织学检查；巨大良性囊性肿瘤可先穿刺放液，穿刺前须保护穿刺周围组织，以防被囊液污染。

2. 交界性肿瘤 主要采用手术治疗。手术方式为全面的分期手术或肿瘤细胞减灭术。复发病例也应积极采取手术治疗。在全面手术分期基础上，年轻、希望保留生育功能的 I 期患者可保留正常的子宫和对侧输卵管、卵巢。因交界性肿瘤对化疗不敏感，化疗只用于有残留病灶、浸润性种植和复发患者。

3. 卵巢恶性肿瘤

（1）卵巢上皮性癌：采用以手术为主，辅助化疗，必要时放疗等综合治疗方法。

1）手术治疗：是治疗卵巢上皮性癌的主要手段。手术的目的包括切除肿瘤、明确诊断、准确分期、指导治疗及判断预后。首次手术的彻底性与预后密切相关。① 早期（FIGO I 期）卵巢上皮癌应行全面分期手术，手术范围包括子宫全切术及双侧输卵管卵巢切除 + 大网膜切除 + 盆腔和腹主动脉旁淋巴结切除术。② 年轻患者保留生育功能要慎重，在经过全面准确的分期确定为肿瘤局限于单侧卵巢患者，在充分告知风险，签署知情同意书后可以保留子宫和健侧输卵管、卵巢。③ 晚期卵巢癌行肿瘤细胞减灭术，原则是切除原发灶，尽最大可能切除所有的转移灶，必要时可切除部分肠管、膀胱或脾脏等。最大残余灶直径 <1cm 时称满意的肿瘤细胞减灭术，尽可能达到无肉眼可见病灶（R0）。对于预计手术不能切除的患者可先行2~4个疗程化疗后再进行手术。

2）化学药物治疗：卵巢上皮性癌对化疗较敏感，除了经过全面准确的手术分期， I A期和 I B期的黏液性癌，低级别浆液性癌和G1子宫内膜样癌患者不需化疗， I A~ I C1期透明细胞癌、 I C期的黏液腺癌、低级别浆液性癌和G1子宫内膜样癌可以化疗或随访观察外，其他患者均需化疗。化疗可杀灭残留癌灶、控制复发，以缓解症状、延长生存期。化疗也可用于复发患者的治疗。暂无法施行手术的晚期患者，化疗可使肿瘤缩小，为以后手术创造条件。常用的化疗药物有顺铂、卡铂、紫杉醇、多西紫杉醇、环磷酰胺、依托泊苷（VP-16）等。近年多以铂类药物联合紫杉醇为主要的化疗方案。常用化疗方案包括紫杉醇 + 卡铂（TC）、紫杉醇 + 顺铂（TP）等。紫杉醇过敏者可用顺铂 + 环磷酰胺（PC）。根据病情选择静脉化疗或腹腔联合静脉化疗。一般化疗3~6个疗程，疗程间隔3~4周。复发和难治性卵巢癌根据患者对铂类药物是否敏感选择再次应用铂类药物或吉西他滨、脂质体多柔比星、盐酸拓扑替康、依托泊苷等。

3）其他治疗：鼓励对卵巢恶性肿瘤进行肿瘤分子生物学分析，明确 *BRCA1/2* 突变、同源重组修复缺陷（homologous recombination ceficiency，HRD）状态等。多腺苷二磷酸核糖聚合酶（poly adenosine diphosphate ribose polymerase，PARP）抑制剂是目前临床应用较多的靶向药物，主要用于有 *BRCA1/2* 突变患者的一线维持治疗和铂敏感复发患者的维持治疗。抗血管生成药如贝伐珠单抗在卵巢癌的一线治疗、铂敏感及铂耐药复发中均有一定价值。

（2）恶性生殖细胞肿瘤

1）手术治疗：是生殖细胞肿瘤的首选治疗方式。绝大部分恶性生殖细胞肿瘤患者年轻，希望保留生育功能，而且该类肿瘤对化疗十分敏感，因此手术的基本原则是进行全面的手术分期，在此基础上，无论期别早晚，只要对侧卵巢和子宫未受肿瘤累及，均可行保留生育功能的手术。若肿瘤为双侧，也可仅保留子宫。对复发者仍主张积极手术。

2）化疗：除Ⅰ期无性细胞瘤和Ⅰ期、G1 的未成熟畸胎瘤随访，儿童和青少年ⅠA期胚胎癌和卵黄囊瘤可选择化疗或观察外，其他患者均需化疗。一般化疗 3~6 个疗程。首选 BEP（博来霉素 + 依托泊苷 + 顺铂）方案，也可选择顺铂 + 长春新碱 + 博来霉素（PVB）方案、长春新碱 + 放线菌素 D + 环磷酰胺（VAC）方案等。

3）放疗：无性细胞瘤对放疗敏感，但由于放疗会影响患者的生育功能，故目前较少应用。对复发的无性细胞瘤，放疗仍能取得较好疗效。

（3）恶性性索间质肿瘤：手术方法参照卵巢上皮癌。希望保留生育功能的Ⅰ期患者在全面分期手术的基础上，也可实施保留生育功能手术。Ⅰ期患者术后可随访观察，Ⅰ期有高危因素者或晚期、复发患者需要辅助治疗。首选化疗方案为 TC，也可选择 PEB、PVB 等方案，一般化疗 6 个疗程。卵巢性索间质肿瘤有晚期复发的特点，应长期随诊。对复发患者仍建议手术治疗。

十一、预后

预后与肿瘤分期、组织类型、细胞分化程度、年龄、治疗措施等有关。卵巢上皮癌 5 年生存率：Ⅰ期可达 90%；Ⅱ期约 80%；Ⅲ/Ⅳ期达 30%~40%。卵巢性索间质恶性肿瘤及生殖细胞恶性肿瘤预后相对较好，后者 5 年生存率：Ⅰ期可达 96%；晚期及复发患者约为 60%。

十二、随访

术后 2 年内，每 3 个月随访一次，第 3~5 年每 3~6 个月复查一次。5 年后每年复查一次。随访时应详细询问病史，进行盆腔查体及相关辅助检查，包括肿瘤标志物；必要时行盆腔超声检查、CT、MRI 或 PET/CT 等检查。

十三、妊娠合并卵巢肿瘤

妊娠合并卵巢良性肿瘤比较常见，合并恶性肿瘤少见。妊娠早期若肿瘤嵌入盆腔，可能引起流产。妊娠中期易并发蒂扭转，妊娠晚期若肿瘤较大可导致胎位异常，分娩时肿瘤易发生破裂，肿瘤位置较低可阻塞产道导致难产。

妊娠早期合并卵巢肿瘤（5~10cm）者，可等待至妊娠12周以后再进行评估，可疑恶性者进行手术；若无恶性风险，可以随诊观察，妊娠晚期若无症状，除外恶性可能，可至产后6周后再处理。术前、术后应安胎治疗。妊娠晚期发现者，可等待至足月行剖宫产，同时切除肿瘤。下列情况需手术干预：高度怀疑为恶性肿瘤；伴发急腹症（如囊肿扭转、破裂）；肿瘤直径＞10cm并持续存在；出现严重的并发症（如肾积水）；估计肿瘤会引起产道梗阻等。

（崔保霞）

第八节　输卵管恶性肿瘤

输卵管恶性肿瘤较少见，多为原发。其临床表现与卵巢上皮性癌类似，无特异性症状和体征，原发性输卵管癌（primary carcinoma of fallopian tube）好发于输卵管壶腹部，腺癌是最常见的组织类型，约60%发生在绝经后妇女。

一、临床表现

早期无症状，体征多不典型，易被忽视或延误诊断。阴道流血是最常见的症状，其次为排液，偶有患者主诉下腹痛或不适，或由于盆腹腔触诊发现包块才作出诊断。阴道排液、腹痛和盆腔肿块称输卵管癌"三联征"。但具有典型"三联征"的患者临床不到15%。

二、转移途径

以直接蔓延、腹膜种植和淋巴转移为主。输卵管完整时也可有腹膜种植，可转移到包括腹主动脉旁淋巴结在内的区域淋巴结。血行转移少见，晚期时经血液循环可转移至肺、肝、脑及阴道等器官。

三、分期

输卵管癌的分期是手术-病理分期，见表18-14。

四、诊断及鉴别诊断

术前诊断较困难，常误诊为卵巢癌。超声检查、CT、腹腔镜探查等可协助诊断。输卵管癌与卵巢肿瘤及输卵管卵巢囊肿不易鉴别。有阴道排液及阴道流血者需与子宫内膜癌鉴别。若不能排除输卵管癌，应尽早行腹腔镜或开腹探查确诊。

五、治疗及预后

原发性输卵管癌的处理原则参照卵巢上皮性癌，即以手术为主，辅以化疗。早期患者行全面分期手术，晚期患者行肿瘤细胞减灭术。手术范围、化疗指征、化疗药物和剂量等均参照卵巢上皮性癌。本病预后差，5年生存率Ⅰ期为65%，Ⅱ期为50%~60%，Ⅲ~Ⅳ期为10%~20%。

学习小结

外阴鳞状细胞癌是外阴恶性肿瘤中最常见的病理类型，包含HPV相关型和HPV非相关型两种，其次是恶性黑色素瘤。外阴瘙痒、肿块为常见临床症状，确诊依赖病理检查。外阴癌治疗以手术为主，辅助放疗、化疗。

阴道恶性肿瘤少见，阴道鳞状细胞癌是最常见的病理类型。以阴道出流血、分泌物增多和疼痛为主要症状。仔细妇科检查，并对可疑病灶进行活检可明确诊断。治疗以放疗为主，预后较差。

宫颈癌是常见的妇科恶性肿瘤，高危型HPV感染是发病的主要原因。宫颈癌以性生活后阴道流血为主要表现，宫颈癌筛查、阴道镜检查及活组织病理检查是其主要的诊断方法。宫颈癌主要采用手术临床分期，ⅡA期及以下可采用手术治疗，ⅡA期以上多采用放疗或同步放化疗等治疗手段。

子宫肌瘤是最常见的女性生殖器良性肿瘤。临床表现与肌瘤的类型和有无变性相关。超声检查是常见的辅助检查诊断手段。无症状者一般不需治疗；症状轻、近绝经者可采用药物治疗。手术是最有效的治疗方法，适用于有症状或疑有肉瘤变者。

根据是否有雌激素依赖，子宫内膜癌分为Ⅰ型和Ⅱ型。临床表现主要是异常阴道流血，诊断主要依据分段诊刮标本病理学检查。治疗以手术为主，早期有生育需求患者可严格评估后行保留生育功能治疗；无保留生育功能需求患者可行子宫全切术及双侧附件切除术，必要时行盆腔及腹主动脉旁淋巴结切除术，低危患者可应用SLNB代替系统性淋巴结切除。对于有复发转移高危因素者，术后可辅助放疗、化疗、免疫靶向治疗或内分泌治疗。

子宫肉瘤少见，常见组织类型有uLMS、ESS、恶性混合性上皮和间叶瘤。手术是子宫肉瘤的主要治疗方法，标准术式是子宫全切术及双附件切除术，可辅以内分泌治疗、化疗、靶向免疫治疗及放疗，分子检测在子宫肉瘤诊断及指导治疗中具有重要意义。

卵巢肿瘤最常见的是上皮性肿瘤、生殖细胞肿瘤、性索-间质肿瘤和转移性肿瘤。卵巢恶性肿瘤早期常无症状，晚期主要症状为腹胀、腹部肿块、腹水及其他消化道症状。手术是主要治疗手段，早期患者应行全面分期手术，而晚期患者则行肿瘤细胞减灭术。化疗是主要的辅助治疗。

原发性输卵管癌临床少见，易被误诊。阴道排液、腹痛和盆腔肿块称输卵管癌"三联征"。处理原则参照卵巢上皮性癌。

（崔保霞）

复习参考题

一、选择题

1. 绝经女性，不规则阴道流血1个月。妇科检查：阴道壁光滑，宫颈有菜花样赘生物，大小约3cm×2cm，宫体萎缩，宫旁明显增厚，未达盆壁，宫颈活检为鳞状细胞癌。本例分期是
   - A. Ⅰa期
   - B. Ⅰb期
   - C. ⅡA期
   - D. ⅡB期
   - E. ⅢA期

2. 子宫肌瘤最常见的类型是
   - A. 黏膜下肌瘤
   - B. 肌壁间肌瘤
   - C. 浆膜下肌瘤
   - D. 阔韧带肌瘤
   - E. 宫颈肌瘤

3. 晚期或复发子宫内膜癌患者，肿瘤雌、孕激素受体阳性，因各种原因无法手术或化疗，可考虑采用的治疗方案为
   - A. 放疗
   - B. 化疗
   - C. 大剂量孕激素治疗
   - D. 大剂量雌激素治疗
   - E. 大剂量雄激素治疗

4. 子宫肉瘤的治疗原则是
   - A. 化疗为主
   - B. 手术为主
   - C. 放疗为主
   - D. 孕激素治疗为主
   - E. 保守治疗为主

5. 卵巢恶性生殖细胞肿瘤最常用的化疗方案是
   - A. 顺铂＋多柔比星
   - B. 顺铂＋拓扑替康
   - C. 顺铂＋博来霉素＋依托泊苷
   - D. 卡铂＋紫杉醇
   - E. 卡铂＋吉西他滨

   答案：1. D；2. B；3. C；4. B；5. C

二、简答题

1. 子宫肌瘤的临床表现有哪些？如何进行治疗？
2. 阴道恶性肿瘤的主要临床表现是什么？有什么诊断方法？治疗原则有哪些？
3. 宫颈癌的临床表现有哪些？早期诊断主要辅助检查有哪些？
4. 外阴恶性肿瘤的主要临床表现、病理类型和诊断方法是什么？治疗原则有哪些？
5. 子宫内膜癌的病理类型有哪些？分子分型的临床意义是什么？
6. 子宫内膜癌患者保留生育功能的适应证有哪些？
7. 子宫肉瘤有哪些常见类型？常用的诊断方法是什么？治疗原则是什么？
8. 卵巢肿瘤的主要并发症有哪些？处理原则是什么？
9. 卵巢恶性肿瘤的治疗原则是什么？
10. 何谓输卵管癌"三联征"？输卵管癌的治疗原则是什么？

妊娠滋养细胞疾病

妊娠滋养细胞疾病（gestational trophoblastic disease，GTD）是一组来源于胎盘滋养细胞的疾病，可以分为良性的葡萄胎（hydatidiform mole，HM）和恶性的妊娠滋养细胞肿瘤（gestational trophoblastic neoplasia，GTN），后者包括较常见的侵蚀性葡萄胎（invasive mole，IM）、绒毛膜癌（choriocarcinoma，CC），以及较为少见的胎盘部位滋养细胞肿瘤（placental site trophoblastic tumor，PSTT）和上皮样滋养细胞肿瘤（epithelioid trophoblastic tumor，ETT）。最近也有学者仅将CC、PSTT及ETT合称为GTN，而将IM视为非肿瘤，由于IM的临床处理原则与滋养细胞肿瘤相同，因此，本章仍将其归为滋养细胞肿瘤一并进行阐述。滋养细胞肿瘤绝大多数继发于妊娠，极少数来源于卵巢或睾丸生殖细胞，称为非妊娠性绒毛膜癌，不属于本章讨论范围。

第一节 妊娠滋养细胞的发育与分化

滋养细胞（trophoblastic cell）是一种极为特殊的细胞，无论组织来源、发育过程、形态变化，还是生物学特性等方面均与人体一般细胞不同。

卵子受精后开始进行反复的细胞分裂，称为卵裂（cleavage），受精后第三日，形成由16个细胞组成的实心细胞团，称桑葚胚（morula）。其中间为内细胞团，外层为扁平细胞。桑葚胚入宫腔后，随着子宫腔内液体的渗入，形成胚囊（blastula）。此时，内细胞团突向液腔，以后发育成胚胎，外层细胞在自身合成蛋白质和葡萄糖的同时也可以直接从母体吸收养分以供胚胎生长，故称为滋养层（trophoblast），其构成细胞为滋养细胞。可见，滋养细胞来源于胚胎的外层细胞，称胚外层细胞（extra-embryonic cell），在早期就从胚胎细胞中分化出来，有别于一般的上皮细胞（epithelial cell）和来源于胚胎的外胚层（ectoderm）细胞，在胚胎种植、着床及胎盘形成中起非常重要的作用。

胚胎着床于子宫内膜后，滋养细胞则由一层扁平或立方形细胞逐渐分化成内层的细胞滋养细胞（cytotrophocyte cell）和外层的合体滋养细胞（syncytiotrophocyte cell），细胞滋养细胞是内层细胞，界限清晰、单核、胞核呈网状、胞浆淡染，外观呈立方形或多角形，其他滋养细胞由此分化而来；合体滋养细胞构成滋养细胞连续外层，主要作用为胚胎着床时侵蚀母体，是母胎交换通道，是经细胞滋养细胞多次核分裂、子细胞集聚而不分离所致，中间型滋养细胞（intermediate trophocyte）则是这种变化的过渡性细胞。囊胚内细胞团逐渐分化为胚胎，滋养细胞形成胎盘。

在胎盘形成前，整个胚胎均被绒毛覆盖，以后只有向底蜕膜的绒毛继续发展，与底蜕膜结合形成胎盘。其他部分绒毛退化，并与胎儿羊膜结合形成胎膜。胎盘发育到一定阶段，细胞滋养细胞逐步退化消失，合体滋养细胞亦变薄，绒毛间质变少。分娩后胎盘脱落，大部分滋养细胞被排出体外，部分深入蜕膜底层的滋养细胞则在产褥期逐渐随着蜕膜的脱落而脱落。因此，正常情况下滋养细胞对母体无不良影响。

从以上发育过程可见滋养细胞的复杂性和多变性。就其形态学变化而言，也极为复杂。胎盘作为母体内一个临时的内分泌腺体，其功能基本上也是由滋养细胞来完成。胎盘能产生许多激素，包括：① 糖蛋白激素（glycoprotein hormone），如人绒毛膜促性腺激素（human chorionic gonadotropin，hCG）、人绒毛膜促甲状腺激素（human chorionic thyrotropin，hCT）及人胎盘催乳素（human placental lactogen，hPL）。② 类固醇激素（steroid hormone），如雌三醇（estriol）、雌二醇（estradiol）、雌酮（estrone）及孕酮（progesterone）。

滋养细胞除了具有上述呼吸、营养、排泄、防御及产生激素等功能以外，最奇特的生物学特性是侵蚀母体的能力，目前其侵蚀机制尚不清楚。滋养细胞作为人体一种极为特殊的细胞，其生物学特性有待进一步探讨。对这些特性的研究，不仅有助于了解生殖生理，也有利于了解滋养细胞肿瘤的发生机制。

（赵峻）

第二节　葡萄胎

葡萄胎（hydatidiform mole）是一种良性滋养细胞疾病，以绒毛间质水肿变性和滋养细胞不同程度增生为特征，外观呈许多水泡聚集如葡萄状，其病变局限于宫腔内。根据大体标本及显微镜下特点、染色体核型分析及临床表现，可将葡萄胎妊娠分为完全性葡萄胎（complete hydatidiform mole，CHM）和部分性葡萄胎（partial hydatidiform mole，PHM）。

一、病因

我国葡萄胎的发生率约为1/1 238次妊娠（或0.81‰），葡萄胎的病因尚不清楚，与种族、年龄等相关，迄今有细胞遗传异常、营养不良、病毒感染、卵巢功能失调及免疫机制失调等学说。营养状况和社会经济因素是可能的高危因素之一，饮食中缺乏动物脂肪、维生素A及其前体胡萝卜素者发生葡萄胎的概率显著升高，既往有葡萄胎史也是高危因素。近年来细胞遗传学研究表明，在葡萄胎的发生中，染色体异常起着主要作用，其中较为公认的是双精子受精学说、空卵受精学说及印记基因异常等。

1. 完全性葡萄胎　细胞遗传学研究表明，在完全性和部分性葡萄胎的发生中，染色体异常起着主要作用。绝大多数完全性葡萄胎的核型为46,XX，少数为46,XY，且均为父源。有以下几种情况：① 一个精子（23X）与一个空卵受精后核内DNA自身复制而成；② 减数分裂失败的二倍体精子与空卵受精；③ 双精子与空卵受精。

2. 部分性葡萄胎　部分性葡萄胎通常是三倍体，有 69 条染色体，额外的单倍体是父系来源。这可能产生于双精入卵（两个独立的精子与一个正常卵受精）或第一次减数分裂失败的精子与正常卵子受精。在后一种情况，父源染色体没有经过配子形成过程中的减数分裂，形成了46,XY精子。虽然都是三倍体，但正常精子与减数分裂失败的46,XX卵子受精不会产生葡萄胎。

二、病理

（一）完全性葡萄胎

1. 大体病理　水泡状物形如串串葡萄，大小自直径数毫米至数厘米不等，其间有纤细的纤维相连，常混有血块和蜕膜组织。水泡状物占满整个宫腔，无胎儿及其附属物或胎儿痕迹。

2. 镜下检查　见绒毛体积增大，轮廓规则，滋养细胞增生，间质水肿和间质内胎源性血管消失。

（二）部分性葡萄胎

1. 大体病理　仅部分绒毛水泡，常合并胚胎或胎儿组织成分。

2. 镜下检查　可见绒毛大小不等，常呈扇形，轮廓不规则、有明显的滋养层基质内陷，部分间质水肿，滋养细胞增生程度较轻，间质内可见胎源性血管及其中的有核红细胞。

完全性和部分性葡萄胎的临床病理鉴别要点包括：完全性葡萄胎患者常合并甲状腺功能亢进、p57^{KIP2}免疫组化染色阴性、显微镜下可见绒毛广泛水肿，滋养细胞显著增生，无胎儿血管，染色体核型为二倍体（46, XX/46, XY）；而部分性葡萄胎者较少合并甲状腺功能亢进、p57^{KIP2}呈阳性、显微镜下可见绒毛局限性水肿，滋养细胞局灶性增生，存在胎儿血管，染色体核型为三倍体（69, XXY/69, XXX/69, XYY）。

三、临床表现

（一）完全性葡萄胎

完全性葡萄胎的典型临床表现如下。

1. 停经后阴道流血　是最常见的症状。常在停经8~12周开始有不规则阴道流血，量多少不定，可反复发作，可导致贫血。也可出现大出血，导致休克，甚至死亡。葡萄胎组织有时可自行排出。

2. 子宫异常增大、变软　约有半数葡萄胎患者的子宫大于停经月份，质地变软，为葡萄胎迅速增长及宫腔内积血所致。但也有患者的子宫大小与停经月份相符或小于停经月份，可能与水泡退行性变、停止进展或葡萄胎不全流产有关。

3. **妊娠呕吐**　出现时间一般较正常妊娠早，症状严重，且持续时间长。发生严重呕吐且未及时纠正时可导致水、电解质紊乱。

4. **子痫前期**　可在妊娠早期出现高血压、水肿和蛋白尿，虽然症状重，但很少发生子痫。

5. **卵巢黄素化囊肿**（theca-lutein ovarian cyst）　由于大量hCG刺激卵巢，卵泡内膜细胞发生黄素化而形成囊肿，称卵巢黄素化囊肿。常为双侧性，但也可单侧，大小不等。卵巢黄素化囊肿一般无症状，多由超声检查发现，常于葡萄胎清除后2~4个月自行消退。

6. **腹痛**　因葡萄胎生长迅速及继发的子宫过度快速扩张所致，表现为阵发性下腹隐痛，常发生于阴道流血之前。若发生卵巢黄素囊肿扭转或破裂，也可出现剧烈急腹痛。

7. **甲状腺功能亢进**　约7%患者可出现轻度甲状腺功能亢进表现，如心动过速、皮肤潮湿和震颤，但突眼少见。

（二）部分性葡萄胎

除阴道流血外，部分性葡萄胎常没有完全性葡萄胎的典型症状，因而术前超声易误诊为胚胎停育，清宫组织应常规送病理检查，以免漏诊。此外，早期终止的部分性葡萄胎和完全性葡萄胎即使在常规病理上有时也难以鉴别，需行p57免疫组化染色，甚至短串联重复序列（short tandem repeat，STR）分析方能确诊。

四、诊断

凡有停经后不规则阴道流血、妊娠剧吐且出现时间较早，体格检查发现子宫大于停经月份、子宫变软、不能触及胎体、不能听到胎心，应怀疑葡萄胎可能。妊娠早期即出现子痫前期症状、合并双侧卵巢囊肿或甲状腺功能亢进征象，均支持诊断。若在阴道排出物中见到葡萄样水泡组织，诊断基本成立。常选择下列辅助检查以进一步明确诊断。

（一）超声检查

超声是诊断葡萄胎的重要辅助检查，最好采用经阴道彩色多普勒超声。完全性葡萄胎的典型超声表现为子宫明显大于相应孕周，无孕囊或胎心搏动，宫腔内充满不均质密集状或短条状回声，呈"落雪状"，若水泡较大而形成大小不等的回声区，则呈"蜂窝状"；常可测到双侧或一侧卵巢囊肿；可见子宫动脉血流丰富，但子宫肌层内无血流或仅稀疏"星点状"血流信号。部分性葡萄胎的胎盘组织中可见局灶性囊性结构。

（二）人绒毛膜促性腺激素测定

葡萄胎时，滋养细胞高度增生，产生大量hCG，血清hCG浓度通常高于相应孕周的正常妊娠者，而且在停经8~10周以后仍持续上升。但也有少数葡萄胎，尤其是部分性葡萄胎因绒毛退行性变，hCG升高不明显。为避免抗hCG抗体与其他多肽激素发生交叉反应，临床多用抗hCG-β链单克隆抗体进行检测。

（三）其他

包括病理检查及免疫组化染色、荧光原位杂交（fluorescence *in situ* hybridization，FISH）或流式细胞测定倍体性、微卫星多态性检测亲源性等。

五、鉴别诊断

（一）流产

葡萄胎患者的病史与先兆流产相似，均有停经、阴道流血及腹痛等症状，妊娠试验均为阳性，但先兆流产超声可见胎囊，甚至胎心搏动，则不同于葡萄胎。

（二）双胎妊娠

子宫大于相应孕周的正常单胎妊娠，hCG水平也略高于正常，体检易与葡萄胎混淆，超声可明确区分。

六、处理

（一）清宫

葡萄胎一经确诊，应及时清宫。清宫前应作全身检查，注意有无子痫前期、甲状腺功能亢进、水和电解质紊乱及贫血等。必要时先对症处理，稳定病情。清宫应由有经验的医生操作，一般选用吸宫术，具有手术时间短、出血少、不易发生子宫穿孔等优点。即使子宫增大至妊娠6个月大小，仍可选用吸宫术。清宫应在手术室，在输液、备血准备下进行，充分扩张宫颈管，选用最大号吸管吸引。待葡萄胎组织大部分吸出、子宫明显缩小后，改用刮匙轻柔刮宫。为减少出血和预防子宫穿孔，可应用缩宫素静脉滴注，一般推荐在充分扩张宫颈管和开始吸宫后使用。子宫小于妊娠12周者尽量一次清净，子宫大于妊娠12周或术中感到一次清净有困难时，可于1周后行第二次清宫术。在清宫过程中，有极少数患者因大量滋养细胞进入子宫血窦，并随血流进入肺动脉，发生肺栓塞，出现急性呼吸窘迫，甚至急性右心衰竭。及时给予心血管及呼吸功能支持治疗。葡萄胎每次刮宫的刮出物均应送组织学检查，取材应注意选择近宫壁种植部位新鲜无坏死的组织送检。

此外，亦有学者提出对于已完成生育的患者可以将子宫切除术作为清宫术的替代方案，在清除葡萄胎的同时达到了永久性绝育的目的，并且通过消除子宫肌层侵犯风险减少后续化疗的需要；但有学者并不支持此观点，因为在尚未进行葡萄胎清宫术前，血hCG处于高水平时切除显著增大的子宫，术中的挤压会增加子宫外血行转移的风险，不利于患者的预后。

（二）黄素化囊肿的处理

葡萄胎清除后，大多数黄素化囊肿均能自然消退，不需处理。但如发生卵巢黄素化囊肿扭转，则需及时手术探查。如术中见卵巢外观无明显变化，血运尚未发生障碍，可将各房囊内液穿刺吸出，使囊肿缩小自然复位，不需手术切除。如血运已发生障碍，卵巢已有变色坏死，则应切除病侧卵巢而保留健侧卵巢。

（三）预防性化疗

不作常规推荐，一般认为适用于有恶变高危因素且随访困难的葡萄胎患者。恶变相关的高危因素有：① hCG>500 000IU/L；② 子宫明显大于停经孕周；③ 卵巢黄素化囊肿直径>6cm。另外，年龄>40岁和重复葡萄胎也被视为恶变的高危因素。一般选用甲氨蝶呤、氟尿嘧啶或放线菌素-D单药化疗，直至hCG降至正常，能够严密随访的患者不推荐预防性化疗。

七、自然转归

了解葡萄胎排空后血清hCG的消退规律对预测其自然转归非常重要。正常情况下，葡萄胎排空后，血清hCG稳定下降，首次降至阴性的平均时间约为9周，一般不超过14周。若葡萄胎排空后hCG持续异常需警惕妊娠滋养细胞肿瘤。完全性葡萄胎及部分性葡萄胎的恶变率分别为15%~20%和2%~4%。

八、随访

通过定期随访葡萄胎患者，可早期发现滋养细胞肿瘤并及时处理。随访应包括以下内容：① hCG定量测定：葡萄胎清宫后每周1次，直至部分性葡萄胎首次降至正常后1个月再次复核确认hCG正常；完全性葡萄胎则需要在hCG首次降至正常后每月复查1次hCG，持续至少6个月。② 注意月经是否规律，有无异常阴道流血，有无咳嗽、咯血及其他转移灶症状，并行妇科检查，可定期行超声、X线胸片或肺CT检查。

葡萄胎随访期间可采用避孕套或口服避孕药避孕，hCG自然降至正常者，在hCG正常后6个月可以再次妊娠。妊娠早期行超声检查及hCG监测，以明确是否正常妊娠；分娩后胎盘送病理检查并随访hCG直至降至正常。

（赵峻）

第三节　妊娠滋养细胞肿瘤

50%妊娠滋养细胞肿瘤继发于葡萄胎，另50%则继发于流产、足月妊娠或异位妊娠。继发于葡萄胎排空后6个月以内的妊娠滋养细胞肿瘤的组织学诊断多为侵蚀性葡萄胎（invasive mole，IM），而1年以上者多为绒毛膜癌（choriocarcinoma），6个月至1年者，绒毛膜癌和侵蚀性葡萄胎各占一半，一般来说时间间隔越长，绒毛膜癌可能性越大。继发于流产、足月妊娠、异位妊娠者为绒毛膜癌。侵蚀性葡萄胎恶性程度一般不高，预后较好。绒毛膜癌恶性程度高，但随着诊断水平的提高及化疗的进展，绒毛膜癌患者的预后已得到极大改善，治愈率可达90%以上。

相关链接 | 　　　　　宋鸿钊与绒毛膜癌治疗

对绒毛膜癌的治疗我国起初沿用国际上通用的手术方法，但仅有极少数病变局限于子宫的患者获得治愈，转移患者均死亡，之后加用放疗也未能取得改善。宋鸿钊教授意识到绒毛膜癌转移是一个全身播散的过程，于是从1953年开始寻找有效的药物治疗方法。以宋鸿钊为首的研究者们经过数十年的共同努力，创立的一系列化疗方案，从药物选择、配伍到给药途径、顺序、速度，以及对疗效和副作用的总结，使绒毛膜癌从死亡率90%到根治率90%，得到了国际滋养细胞肿瘤研究界的认可。如今，中国方案已经被列入国际妇产科联盟（FIGO）的指南中，肿瘤分期标准也是基于宋鸿钊教授提出的绒毛膜癌的临床分期标准。

一、病理

（一）侵蚀性葡萄胎

1. **大体病理** 可见子宫肌壁内有大小不等、深浅不一的水泡状组织，宫腔内可有或没有原发病灶。当侵蚀病灶接近子宫浆膜层时，子宫表面可见紫蓝色结节。侵蚀较深时可穿透子宫浆膜层或阔韧带。

2. **镜下检查** 可见侵入肌层的水泡状组织的形态与葡萄胎相似，绒毛结构及滋养细胞增生和分化不良，绒毛结构也可退化，仅见绒毛鬼影。

（二）绒毛膜癌

绝大多数绒毛膜癌原发于子宫，但也有极少数可原发于输卵管、卵巢、宫颈、阔韧带等部位。

1. **大体病理** 肿瘤常位于子宫肌层内，也可突向宫腔或穿透浆膜，单个或多个，大小不一，无固定形态，与周围组织分界清，质地软而脆，呈海绵样，暗红色，伴出血坏死，化疗后的病灶呈黄褐色。

2. **镜下检查** 绒毛膜癌镜下特点是可见大量细胞滋养细胞和合体滋养细胞，但不形成绒毛或水泡状结构，成片高度增生，排列紊乱，广泛侵入子宫肌层并破坏血管，造成出血坏死。肿瘤中不含间质和自身血管，瘤细胞通过侵蚀母体血管而获取营养物质。

二、临床表现

（一）无转移滋养细胞肿瘤

大多数继发于葡萄胎后，仅少数继发于其他类型妊娠后。

1. **不规则阴道流血** 在葡萄胎排空、流产或足月产后，有持续的不规则阴道流血，量多少不定；也可表现为一段时间的正常月经后再停经，然后又出现阴道流血。

2. **子宫复旧不全或不均匀性增大** 常在葡萄胎排空后子宫未恢复到正常大小，质地偏软。也可因肌层内病灶部位和大小的影响，表现出子宫不均匀性增大。

3. **卵巢黄素化囊肿** 由于hCG的持续作用，在妊娠终止后，两侧或一侧卵巢黄素化囊肿可持续存在。

4. **腹痛** 一般无腹痛，但当子宫病灶穿破浆膜层时可引起剧烈腹痛及其他腹腔内出血症状；子宫病灶坏死继发感染也可引起腹痛及脓性白带；黄素化囊肿发生扭转或破裂时也可出现急性腹痛。

5. **假孕征象** 由肿瘤分泌的hCG及雌、孕激素的作用，表现为乳房增大、乳头及乳晕着色，甚至有初乳样分泌，外阴、阴道、宫颈着色，生殖器官变软。

（二）转移性滋养细胞肿瘤

滋养细胞肿瘤主要经血行播散，转移发生早而且广泛。最常见的转移部位是肺，其次是阴道、盆腔、肝和脑等。可同时出现原发灶和转移灶症状，也有原发灶消失而转移灶发展，仅表现为转移灶症状，如首发症状可以表现为脑转移所致的中枢神经系统症状，若不注意常会误诊。

1. **肺转移** 转移瘤较大或广泛时可表现为胸痛、咳嗽、咯血及呼吸困难。常急性发作，也可呈慢性持续状态达数月之久。少数情况下，可因肺动脉滋养细胞瘤栓形成，造成急性肺梗死，出现肺动脉高压和急性肺功能衰竭。但多数情况下当肺转移灶较小时可无任何症状，仅通过胸部X线检查或CT作出诊断。

2. 阴道转移 一般认为是宫旁静脉逆行性转移所致，常见于阴道前壁下段，呈紫蓝色结节，破溃时引起不规则阴道流血甚至大出血。

3. 肝转移 为不良预后因素之一，表现为上腹部或肝区疼痛，若病灶穿破肝包膜，可出现腹腔内出血，导致死亡。

4. 脑转移 预后凶险，为主要的致死原因。脑转移的形成可分为3个时期，首先为瘤栓期，表现为一过性脑缺血症状，如猝然跌倒、暂时性失语、失明等；继而发展为脑瘤期，即瘤组织增生侵入脑组织形成脑瘤，出现头痛、喷射样呕吐、偏瘫、抽搐直至昏迷；最后进入脑疝期，因脑瘤增大及周围组织出血、水肿，造成颅内压进一步升高，脑疝形成，压迫生命中枢，最终死亡。

5. 其他转移 包括脾、肾、膀胱、消化道、骨等，其症状视转移部位而异。

三、诊断

（一）临床诊断

根据各种类型妊娠终止后出现不规则阴道流血和/或转移灶及其相应症状和体征，应考虑滋养细胞肿瘤的可能，结合hCG测定及相应影像学等检查，可作出滋养细胞肿瘤的诊断。

1. 血hCG 葡萄胎清宫后凡符合下列标准中的任何一项且排除妊娠物残留或再次妊娠即可诊断为GTN：① 每周测定hCG，连续3周4次呈平台状态（±10%），即1、7、14、21日；② hCG连续2周3次升高（>10%），即1、7、14日。非葡萄胎后GTN的诊断标准为：足月产、流产和异位妊娠终止后4周血hCG仍持续高水平，或一度下降后又上升，且排除妊娠物残留或再次妊娠。

2. 胸部X线检查 是诊断肺转移的重要检查方法，典型表现为病灶呈棉球状或团块状阴影，但较小肺转移灶易于漏诊。

3. CT和MRI检查 CT对发现肺部较小病灶和脑转移灶有较高的诊断价值，MRI主要用于脑、肝和盆腔病灶的定位。

4. 超声 子宫正常大小或不同程度增大，肌层可见异常回声区。彩色多普勒超声可显示丰富血流信号和低阻型血流频谱。

（二）组织学诊断

病理对于滋养细胞肿瘤的诊断并非必需，但一旦有了组织病理学证据则以其为诊断的金标准。如在子宫肌层内或子宫外转移灶组织中见到绒毛或退化的绒毛鬼影，则诊断为侵蚀性葡萄胎；若仅见成片滋养细胞浸润及坏死出血，未见绒毛结构，则诊断为绒毛膜癌。

四、临床分期

目前国内外普遍采用FIGO于2000年审定并于2002年颁布的临床分期，该分期包括解剖学分期和预后评分系统两部分（表19-1，表19-2），是制定治疗方案和评估预后的重要依据。其中规定预后评分总分≤6分为低危，≥7分为高危。该分期与评分系统客观地反映了病情轻重，有利于治疗方案的选择及对预后的评估。

▼ 表19-1　滋养细胞肿瘤解剖学分期标准（FIGO 2000年版）

分期	表现
Ⅰ期	病变局限于子宫
Ⅱ期	病变超出子宫但局限于生殖器官（宫旁、附件及阴道）
Ⅲ期	病变转移至肺伴或不伴生殖道转移
Ⅳ期	病变转移至脑、肝、肠、肾等其他器官

▼ 表19-2　滋养细胞肿瘤预后评分标准（FIGO 2000年版）

预后因素	评分			
	0分	1分	2分	4分
年龄/岁	<40	≥40		
末次妊娠	葡萄胎	流产	足月产	
妊娠终止至化疗开始的间隔/月	<4	4~<7	7~<12	≥12
治疗前血HCG/（IU·L^{-1}）	<10^3	10^3~10^4	10^4~10^5	≥10^5
肿瘤最大直径/cm	<3	3~<5	≥5	
转移部位	肺	脾、肾	胃肠道	脑、肝
转移瘤数目/个[①]		1~4	5~8	>8
既往化疗失败史			单药化疗	多药化疗
总计分	0~6分低危；≥7分高危			

注：① 肺内转移瘤超过3cm或胸部X线检查可见者予以计数。

五、治疗

治疗原则以化疗为主，手术、放疗、免疫治疗为辅的综合治疗。在制定治疗方案前，应作出正确的临床分期及预后评分，并评估治疗耐受性，以达到分层和个体化治疗。

（一）化疗

可用药物很多，目前常用的一线化疗药物有甲氨蝶呤（MTX）、氟尿嘧啶（5-Fu）、放线菌素D（Act-D）或国产放线菌素D（更生霉素、KSM）、环磷酰胺（CTX）、长春新碱（VCR）、依托泊苷（VP-16）等。低危患者首选单一药物化疗，高危患者首选联合化疗。

1. 单药化疗　低危GTN单药化疗失败的危险因素：① 化疗前血hCG>10 000mIU/ml；② 年龄>35岁；③ FIGO评分>4分；④ 子宫病灶较大及伴阴道转移。有上述因素者，亦可直接采用联合化疗。

2. 联合化疗 方案繁多，其中首选EMA-CO方案和以氟尿嘧啶为主的联合化疗方案

3. 超高危滋养细胞肿瘤的治疗 在FIGO 2015年版指南中首次提及超高危妊娠滋养细胞肿瘤的概念，是指预后评分≥13分，合并肝、脑或广泛转移的患者，通常对一线联合化疗反应较差，可以直接选用EP-EMA等二线补救化疗方案，可能会产生较好的治疗反应和效果，亦可用于复发或晚期患者。

4. 疗效评估 每疗程结束后，每周监测一次血hCG，结合妇科检查、超声、胸部X线检查、CT等评价疗效。若每两个疗程血hCG呈对数下降，则说明化疗效果较好，可以按照原方案继续化疗；否则，考虑化疗耐药，则建议更换化疗方案。

5. 毒副作用防治 化疗主要的毒副作用为骨髓抑制，其次为消化道反应，肝、肾功能损害及脱发等。化疗间歇期应注意防治。

6. 停药指征 hCG降至正常后低危患者继续巩固2~3个疗程，高危患者巩固3~4个疗程。

（二）手术

对控制大出血等各种并发症、消除耐药病灶、减少肿瘤负荷和缩短化疗疗程等方面有一定作用，手术方式包括子宫切除、子宫病灶挖除、肺叶切除术及急诊开颅手术等。

（三）放疗

随着化疗药物治疗的进展，放疗对该肿瘤的应用价值已日渐局限。但是对于顽固性耐药病灶的治疗、预防转移灶出血及减轻疼痛等，放疗仍有一定的作用。有文献报道，对脑转移及肝转移患者，采用全脑或全肝照射，约50%患者可获痊愈。

（四）免疫治疗

滋养细胞肿瘤多为妊娠性，能刺激母体免疫系统产生免疫应答反应。越来越多的证据支持免疫检查点抑制剂（immune checkpoint inhibitors，ICIs）用于复发或耐药GTN患者，在恰当选择的病例中具有较好疗效。

六、随访

治疗结束后应严密随访血hCG：治疗结束后的第1个月内，每周测定一次hCG水平；第2~3个月，每2周测定一次；第4~9个月，每月测定一次；第10~15个月，每2个月测定一次；此后，每3个月测定一次，共3年；从第3年以后每6个月测定一次，共5年；5年以后每年监测一次。对于有生育要求者，于化疗停止1年后可解除避孕。

（赵峻）

第四节　中间型滋养细胞肿瘤

中间型滋养细胞肿瘤（intermediate trophoblast tumor，ITT）是GTN中的罕见类型，肿瘤由

形态单一的中间型滋养细胞组成，包括胎盘部位滋养细胞肿瘤（placental site trophoblastic tumor, PSTT）和上皮样滋养细胞肿瘤（epithelioid trophoblastic tumor, ETT）。可以继发于各种类型妊娠，包括足月产、流产、异位妊娠和葡萄胎等。PSTT多数预后良好，但少数可发生转移，转移则预后不良。ETT预后较PSTT差。

一、病理

1. 大体病理 肿瘤可为突向宫腔的息肉样组织，可局限于子宫肌层内，与子宫肌层界限清楚，也可呈弥漫性浸润至深肌层，甚至达浆膜层或子宫外扩散，与子宫肌层界限不清。肿瘤切面呈黄褐色或黄色，有时见局限性出血和坏死。

2. 镜下检查 肿瘤几乎完全由中间型滋养细胞组成，无绒毛结构。肿瘤细胞呈单一或片状侵入子宫肌纤维之间，仅有灶性坏死和出血。免疫组化染色是其主要诊断手段。

二、临床表现

主要表现为停经和不规则阴道流血。部分患者可有子宫增大，如发生血行转移，则可出现转移灶相应的症状与体征。血β-hCG测定可为阳性，但大多处于低水平，通常低于1 000IU/L，少数患者甚至为阴性。

三、诊断

中间型滋养细胞肿瘤的临床表现缺乏特异性，诊断较为困难。仅通过临床表现、血清学肿瘤标志物、影像学检查等难以诊断，甚至常规病理学也难以确诊，中间型滋养细胞肿瘤的诊断金标准是组织病理学及免疫组化染色。

四、临床分期

可采用滋养细胞肿瘤FIGO分期中的解剖学分期，但预后评分系统不适用于中间型滋养细胞肿瘤。与其预后相关的危险因素包括与前次妊娠间隔＞24个月或48个月、子宫外转移、深肌层浸润、侵袭性生长、广泛的凝固性坏死、透明细胞的存在、病理性核分裂象较多、Ki-67指数（细胞增殖）＞50%。

五、处理

手术为中间型滋养细胞肿瘤的首选治疗方法，原则是切除病灶，多数需行子宫全切术；有生育要求者，如病灶局限、边界清楚，可行保留生育功能的保守性手术，高危患者术后应予联合化疗。

六、随访

与其他类型高危GTN患者复发率约6%相比，PSTT的复发率更高（约21%），ETT的复发可能较晚且复杂。因此，中间型滋养细胞肿瘤患者需要终身随访。

葡萄胎是滋养细胞疾病中最常见的类型，根据大体病理标本及显微镜下特点、染色体核型分析及临床表现，可将其分为完全性和部分性。超声和血hCG有助于早期诊断葡萄胎，一经确诊，应及时清宫，清宫后严格随诊。完全性葡萄胎恶变率为15%~20%，预防性化疗仅适用于有高危因素且无法随访者。

妊娠滋养细胞肿瘤是一组可继发于任何类型妊娠后、由滋养细胞恶变而形成的肿瘤。各种类型妊娠终止后出现不规则阴道流血和/或转移灶的相关症状和体征，结合hCG测定及影像学检查，可作出妊娠滋养细胞肿瘤的临床诊断。妊娠滋养细胞肿瘤主要经血行播散，转移发生早而且广泛，最常见的转移部位为肺。化疗是妊娠滋养细胞肿瘤的主要治疗方法，化疗前应充分评估其临床分期和预后评分，部分患者需要联合手术、放疗及免疫治疗等综合治疗。

中间型滋养细胞肿瘤是罕见的滋养细胞肿瘤，由形态单一的中间型滋养细胞组成。临床表现不典型，确诊依靠组织病理学及免疫组化染色。手术是其首选的治疗方法，对于保留生育功能治疗的选择应慎重。

（赵峻）

复习参考题

一、选择题

1. 葡萄胎清宫后，监测患者的最佳指标是
   - A. B超
   - B. 肺CT
   - C. 尿妊娠试验
   - D. 血hCG监测
   - E. 诊刮送病理检查

2. 6岁女孩，右卵巢肿物，咯血，血hCG 27 600mIU/ml。最可能的诊断是
   - A. 卵巢囊性畸胎瘤
   - B. 卵巢内胚窦瘤
   - C. 非妊娠性绒毛膜癌
   - D. 卵巢纤维瘤
   - E. 卵巢颗粒细胞-间质细胞肿瘤

3. 下列关于滋养细胞肿瘤停止化疗指征的说法正确的是
   - A. 每周监测血hCG，连续3次均正常

- B. 子宫内原发病灶消失
- C. 肺CT提示肺内转移病灶消失
- D. 低危患者血清hCG降至正常，不需巩固化疗
- E. 高危患者血清hCG降至正常后巩固3~4个疗程

4. 滋养细胞肿瘤患者接受化疗，疾病治愈后再次妊娠的时机正确的是
   - A. 因为滋养细胞肿瘤治疗效果好，治愈后即可再次妊娠
   - B. 停止化疗后半年即可再次妊娠
   - C. 停止化疗后一年即可再次妊娠
   - D. 停止化疗后两年即可再次妊娠
   - E. 为了防止和疾病复发混淆，必须严格避孕5年，方可再次妊娠

5. 关于胎盘部位滋养细胞肿瘤保留生育功能治疗的指征下述正确的是

A. 由于PSTT对化疗不敏感，治疗方案以手术为主，故只要诊断为PSTT，均应积极行子宫切除术

B. 子宫病灶局限、边界清楚的患者可以保留生育功能治疗

C. 已发生子宫外转移者，不适合保留生育功能

D. 子宫弥漫性病灶的年轻尚未生育的患者，也可以在充分知情的前提下行保留生育功能治疗

E. 根据hCG水平确定是否保留生育功能

答案：1.D；2.C；3.E；4.C；5.B

二、简答题

1. 葡萄胎发生恶变的概率是多少？哪些因素是恶变的高危因素？

2. 葡萄胎的处理原则是什么？

3. 葡萄胎后和非葡萄胎后妊娠滋养细胞肿瘤的诊断依据分别有哪些？

4. 滋养细胞肿瘤的处理原则是什么？

5. 中间型滋养细胞肿瘤的临床病理特点是什么？结合其临床病理特征，治疗上与其他妊娠滋养细胞肿瘤的异同有哪些？

第二十章　子宫内膜异位症和子宫腺肌病

学习目标

掌握	子宫内膜异位症的临床表现、诊断和主要治疗方法；子宫腺肌病的临床表现、诊断和治疗。
熟悉	子宫内膜异位症的发病机制及临床分期；子宫腺肌病的病因及病理特征。
了解	子宫内膜异位症的预防。

　　子宫内膜异位性疾病包括子宫内膜异位症（endometriosis）和子宫腺肌病（adenomyosis），是妇产科常见疾病。两者虽然在组织起源上有相似之处，临床上亦常并存，但两者在发病机制、临床表现和处理等方面均不尽相同，实质上是两种不同的疾病，本章将分别介绍。

第一节　子宫内膜异位症

【临床病例20-1】

　　患者，女，30岁，已婚，孕0产0。继发痛经2年，婚后未避孕未孕1年余。月经规律，周期30日，自行监测基础体温，双相型。丈夫精液检查无特殊。妇科检查：外阴、阴道无异常发现，子宫正常大小，无压痛，左侧附件区可触及5cm×4cm×4cm大小的囊性包块，活动度欠佳，无压痛。右侧附件区未及包块。超声提示：左侧附件区5.0cm×4.5cm×4.0cm囊性肿块，内呈细点状回声。血糖类抗原125（carbohydrate antigen 125，CA125）68 IU/ml，血抗米勒管激素（anti-Müllerian hormone，AMH）3.2ng/ml。该患者应考虑何种疾病？如何处理？

　　子宫内膜异位症（endometriosis）是指子宫内膜组织（腺体和间质）在宫腔被覆内膜及子宫肌层以外的部位出现、生长、浸润，反复出血，继而引发疼痛、不孕及结节或包块等。子宫内膜异位症是一种性激素依赖性疾病，近年来，该病的发病率呈上升趋势，主要发生于育龄期妇女，好发年龄为25~45岁。初潮前无发病者，绝经或卵巢去势后病灶消退，妊娠可抑制卵巢功能使病情缓解。该病是妇科常见病，5%~15%的妇科开腹手术者可发现此病；20%~50%的不孕症患者合并子宫内膜异位症，71%~87%的慢性盆腔疼痛妇女患有子宫内膜异位症。

子宫内膜异位症是良性疾病，但具有种植、侵蚀性生长、远处转移等恶性生物学行为。异位内膜可侵犯全身任何部位，但绝大多数位于盆腔脏器和壁腹膜，以卵巢和宫骶韧带最为常见，其次为直肠子宫陷凹、乙状结肠、直肠阴道隔等部位，故有盆腔子宫内膜异位症之称，身体其他部位亦可发病，如宫颈、脐、腹壁切口瘢痕、会阴切口瘢痕，甚至肺、鼻腔等。见图20-1。

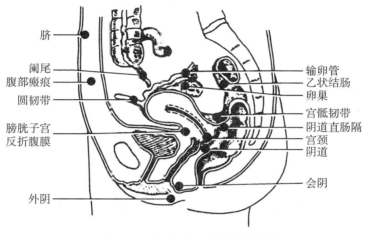

▲ 图20-1　子宫内膜异位症的发病部位

一、发病机制

子宫内膜异位症的发病机制至今尚不明确，目前主要的学说和发病机制如下。

1. 种植学说　该学说于1921年由Sampson首先提出，故又称Sampson学说，认为盆腔子宫内膜异位症的发生是由于经期子宫内膜碎片随经血逆流，通过输卵管进入盆腔而种植于卵巢或盆腔其他部位所致，因而也称经血逆流学说。支持该学说的主要临床和实验依据是：将月经血注入猕猴腹腔后可形成子宫内膜异位症的典型动物模型；临床上剖宫产切口和会阴侧切口部位可发生子宫内膜异位症病灶，以及处女膜闭锁易发生子宫内膜异位症等。该学说虽被多数学者接受，但无法解释多数育龄期妇女存在经血逆流，而仅少数发病的现象，也不能解释盆腔以外子宫内膜异位症的发生。

2. 血管及淋巴转移学说　子宫内膜细胞也可经淋巴和静脉向远处播散，发生盆腔外子宫内膜异位症，远离盆腔的器官发生的子宫内膜异位症，如肺、鼻黏膜、皮肤、四肢等部位的病变可能为子宫内膜通过淋巴和静脉播散的结果。

3. 体腔上皮化生学说　Meyer认为卵巢表面上皮与盆腔腹膜均由高度化生潜能的体腔上皮分化而来，受到经血、炎症和卵巢激素的反复刺激后，被激活衍化为子宫内膜样组织，形成子宫内膜异位症，但该学说迄今仅有动物实验的证据。

4. 免疫与炎症因素　越来越多的证据表明免疫调节异常在子宫内膜异位症的发生、发展各环节中起重要作用，表现为免疫监视功能、免疫杀伤细胞的细胞毒作用减弱而导致未能有效地清除异位内膜。也有证据表明，子宫内膜异位症与亚临床腹膜炎有关，表现为腹腔液中巨噬细胞、炎症因子、生长因子、促血管生成物质等增加，从而促进异位内膜存活、增殖，并导致局部纤维增生、粘连。

5. 在位内膜决定论　国内学者提出"在位内膜决定论"，认为宫腔在位内膜的特性是子宫内膜异位症发生的决定因素，而局部微环境则是影响因素，子宫内膜异位症患者的在位子宫内膜细胞具有更强的黏附、种植、侵袭的能力，在局部炎症因子、雌激素等刺激下更易导致病变发生。

6. 遗传和其他因素　子宫内膜异位症具有一定的家族聚集性，某些患者的发病可能与遗传有关，患者一级亲属的发病风险是无家族史妇女的7倍，单卵双胎姐妹中一方患有子宫内膜异位症时，另一方的发生率显著升高。另外，新近的研究表明子宫内膜异位症与干细胞、表观遗传、血管新生、神经新生、上皮间质转化、孕激素抵抗、异常增殖和凋亡等多种因素密切相关。

目前为止，尚无单一学说或因素可解释发生在所有部位的子宫内膜异位症，多种学说的互补，以及进一步的研究可望完善其发病机制。

二、病理

子宫内膜异位症基本的病理变化是异位子宫内膜随卵巢激素的周期性变化而发生周期性出血，病灶部位反复出血和吸收导致周围纤维组织增生、粘连，在病变区形成紫褐色斑点或小泡，进一步发展成大小不一的瘢痕性结节或包块。根据发生部位及间质浸润深度的不同，临床病理可分为四种类型：卵巢型子宫内膜异位症、腹膜型子宫内膜异位症、深部浸润型子宫内膜异位症和其他部位子宫内膜异位症。

1. 大体病理

（1）卵巢型子宫内膜异位症：卵巢是发生子宫内膜异位症的最常见部位，80%累及一侧卵巢，50%累及双侧卵巢。异位病灶侵犯卵巢表面呈紫褐色斑状，累及卵巢实质时，因反复出血，形成单个或多个囊肿，内含巧克力样液体，称卵巢巧克力囊肿。囊内液可因出血时间、量、吸收等不同而呈稠厚或稀薄状。囊肿大小不等，囊内异位内膜反复出血、破裂，大多与周围组织致密粘连，这种粘连是卵巢型子宫内膜异位囊肿的临床特征之一。根据子宫内膜异位囊肿的大小和粘连情况可分为Ⅰ型和Ⅱ型：Ⅰ型，囊肿直径多<2cm，囊壁多有粘连、层次不清。Ⅱ型，又可分为A、B、C三种，ⅡA型为卵巢表面小的子宫内膜异位症种植病灶合并生理性囊肿，如黄体囊肿或滤泡囊肿等；ⅡB型为卵巢囊肿壁有轻度浸润，层次较清楚；ⅡC型为囊肿有明显浸润或多房，体积较大。

（2）腹膜型子宫内膜异位症：多见于宫骶韧带、直肠子宫陷凹、子宫后壁下段。由于解剖位置位于盆腔后部较低处或靠近卵巢病灶，与异位的子宫内膜接触最多，故是子宫内膜异位症的好发部位。早期仅见散在紫褐色出血点或颗粒状结节；结缔组织增生后，宫骶韧带明显缩短、增粗。子宫后壁与直肠前壁发生粘连时，直肠子宫陷凹消失，重者病灶可向直肠阴道隔发展。

盆腔腹膜子宫内膜异位症根据病灶形成时间的长短，主要分为红色病变（早期病变）、棕色病变（典型病变）及白色病变（陈旧性病变）。

（3）深部浸润型子宫内膜异位症：指病灶浸润腹膜下深度5mm及以上的子宫内膜异位症，常见于宫骶韧带、直肠子宫陷凹、阴道穹隆、直肠阴道隔等部位。严重者子宫内膜异位症病灶可累及肠道、输尿管、膀胱等周围脏器，甚至导致功能受损。

（4）其他部位：其他部位的子宫内膜异位症包括瘢痕子宫内膜异位症（腹壁或会阴切口）以及其他少见的远处部位子宫内膜异位症，如肺、胸膜等部位的子宫内膜异位症。

2. 镜下检查 典型者可见到子宫内膜腺体、子宫内膜间质、纤维素及出血等。但由于子宫内膜异位症病灶反复出血导致组织结构破坏，典型的镜下结构少见，约20%的临床表现典型者镜下检查可呈阴性。一般而言，镜下找到少量内膜间质细胞即可确诊本病。若临床表现和术中所见很典型，即使镜下仅在卵巢囊壁中发现红细胞或含铁血黄素细胞，亦应视为子宫内膜异位。子宫内膜异位症较少发生恶变。

三、临床表现

子宫内膜异位症的症状和体征因病变部位和个体差异而不同，症状特征也与月经周期密切相关。

1. 症状 不同病变部位具有不同的症状，症状与病变的程度也不一定成正比。20%~25%的患者可无任何临床症状。

（1）痛经及慢性盆腔痛：疼痛是子宫内膜异位症的主要症状，继发性痛经、进行性加重是子宫内膜异位症的典型症状。痛经一般出现在月经前1~2日，月经期第1~2日加剧，以后逐渐减轻，月经干净后可完全缓解。疼痛的部位主要在下腹和腰骶部，可放射至会阴部、肛门周围及大腿根部。引起痛经的原因为异位内膜受卵巢激素的刺激发生周期性出血，刺激盆腔神经引起反射性疼痛；或卵巢异位内膜囊肿破裂，囊内容物外溢刺激盆腔腹膜所致。少数患者因神经致敏导致慢性盆腔痛，腹痛与月经不同步，可表现为持续性下腹痛，经期加重。

（2）不孕：子宫内膜异位症患者不孕的发生率高达40%~50%，引起不孕的主要原因包括：盆腔脏器粘连导致盆腔正常解剖结构破坏，影响卵子的排出，或影响配子和受精卵的运行；盆腔内环境改变影响精子和卵子结合及运送、免疫功能异常导致子宫内膜正常代谢及生理功能破坏；卵巢功能异常导致排卵障碍和黄体形成不良等。

（3）月经异常：发生率为15%~30%。主要表现为月经量增多、经期延长或经前点滴出血。月经异常的发生与卵巢子宫内膜异位病变使卵巢功能紊乱、无排卵、黄体功能不足等有关。

（4）性交痛：直肠子宫陷凹异位病灶使子宫后倾固定，局部组织粘连水肿，部分患者因深部浸润型子宫内膜异位症病灶累及双侧宫骶韧带、直肠阴道隔甚至穿透阴道后穹隆，性交时由于宫颈和阴道穹隆受到碰撞及子宫收缩和向上提升而引起疼痛，甚至合并性交后阴道流血。该症状以经前期最明显。

（5）其他特殊部位症状：① 消化道症状，乙状结肠和直肠的子宫内膜异位症病灶可导致相关消化道症状，如便频、便血、排便痛等，严重者可出现肠梗阻；② 泌尿系统相关症状，膀胱的子宫内膜异位症可出现周期性尿频、尿急、尿痛、血尿等，输尿管的子宫内膜异位症常发病隐匿，可无明显症状，多以输尿管扩张或肾积水就诊，若双侧输尿管及肾受累，可有高血压症状；③ 局部组织周期疼痛、肿大，较多见于剖宫产术和会阴侧切瘢痕处，月经期病灶出血，局部疼痛明显，可扪及剧痛包块，呈周期性发作，月经后症状缓解；④ 急腹痛，卵巢的子宫内膜异位囊肿破裂时，可引起突发性剧烈腹痛，伴恶心、呕吐和肛门坠胀感，多发生于月经期前后、性交后或其他腹压增加的情况；⑤ 经期咯血、气胸，肺及胸膜的子宫内膜异位症可出现相应症状。

2. 体征 不同部位异位病灶的体征也不同，因深部浸润型子宫内膜异位症的存在，建议有性生活者行三合诊检查，无性生活者也需行肛腹诊检查。① 子宫多数后倾，活动度差或固定；② 一侧或双侧附件处触及与子宫粘连的包块，活动度差，囊性或囊实性，有压痛；③ 阴道后穹隆、骶韧带和直肠子宫陷凹处可及触痛性结节或片状增厚，若子宫内膜异位症病灶穿透阴道后穹隆，视诊可见紫蓝色结节；④ 会阴侧切瘢痕处触痛明显，瘢痕组织下有周期性增大的触痛包块；⑤ 宫颈处有紫褐色线状、斑块状或点状病灶，月经前后有时可见出血灶。

四、诊断

子宫内膜异位症的诊断可依据临床诊断或手术诊断两种方式，出现典型的临床症状和体征可初步诊断为子宫内膜异位症，确诊和疾病分期首选腹腔镜检查，结合组织病理学明确诊断。少数情况下虽然病理未发现子宫内膜异位症证据（镜下检查未发现典型子宫内膜腺体及间质成分），但临床表现和术中所见符合也可诊断。

具有以下一种及以上症状即可临床诊断子宫内膜异位症：① 痛经，影响日常活动和生活；② 慢性盆腔痛；③ 性交痛或性交后疼痛；④ 与月经周期相关的胃肠道症状，尤其是排便痛，以及与月经周期相关的泌尿系统症状，尤其是血尿或尿痛；⑤ 合并以上至少1种症状的不孕。

1. 病史 重点关注痛经等疼痛情况，包括疼痛性质、类型、持续时间、与月经有无相关性等，可采用视觉模拟评分（visual analogue scale，VAS）等方法评估患者的疼痛程度。有无宫腔操作史、子宫内膜异位症家族史、月经生育史、患者的生育意愿、既往药物或手术治疗经过及疗效等也是询问的重点。

2. 妇科检查 盆腔双合诊或三合诊检查可发现子宫多后倾、固定，扪及触痛性结节和/或粘连触痛性包块，可初步诊断为子宫内膜异位症。

3. 其他辅助检查

（1）血清生物标志物检查：中、重度子宫内膜异位症患者血清CA125水平多为轻度升高（<100IU/ml），由于盆腔炎性疾病、卵巢肿瘤等也会出现血清CA125升高，因此不能作为单独的诊断依据。有生育要求的患者可检测AMH水平，以评估卵巢储备功能。

（2）影像学检查：超声检查主要对诊断卵巢子宫内膜异位囊肿有意义，可用于鉴别直肠肿块等，典型的超声图像为附件区单房或多房椭圆形、圆形囊肿，内见细密点状回声，囊壁较厚，囊肿的大小可随月经周期而改变。MRI或CT检查有助于诊断和评估卵巢子宫内膜异位囊肿、盆腔外子宫内膜异位症、高度怀疑深部浸润型子宫内膜异位症或恶变可能者。

（3）其他特殊检查：可疑膀胱、输尿管子宫内膜异位症或肠道子宫内膜异位症，应行膀胱、输尿管镜、肠镜等检查并行活检，以明确病变性质。

4. 腹腔镜手术　是子宫内膜异位症通常的手术诊断方法，通过腹腔镜手术，不仅能明确诊断，还能观察病变的程度和范围，进行临床分期；同时在腹腔镜下还能直接进行子宫内膜异位症的治疗。手术诊断还需包括子宫内膜异位症分期、临床分型，对有生育需求者，应同时进行生育力评估。

为评估疾病的严重程度及评价各种治疗方法的优劣，子宫内膜异位症应进行临床分期，目前我国多采用美国生殖医学学会（American Society for Reproductive Medicine，ASRM）提出的分期法（表20-1），子宫内膜异位症分期需在腹腔镜下或开腹探查手术时进行，以客观的评分法记录观察到的病变部位、数目、大小、深度和粘连程度。

▼ 表20-1　子宫内膜异位症美国生殖医学学会（ASRM）分期（1997）

患者姓名＿＿＿＿＿＿＿　日期＿＿＿＿＿＿＿
Ⅰ期（微型）：1~5分　腹腔镜＿＿＿＿＿　开腹手术＿＿＿＿＿　病理＿＿＿＿＿
Ⅱ期（轻型）：6~15分　推荐治疗＿＿＿＿＿＿＿＿＿＿＿＿＿＿＿＿＿＿＿＿＿
Ⅲ期（中型）：16~40分
Ⅳ期（重型）：>40分
总分＿＿＿＿＿＿＿　预后＿＿＿＿＿＿＿＿＿＿＿＿＿＿＿＿＿＿＿＿＿＿＿

异位病灶		病灶大小评分				粘连范围评分		
		<1cm	1~3cm	>3cm		<1/3包裹	1/3~2/3包裹	>2/3包裹
腹膜	浅	1	2	4				
	深	2	4	6				
卵巢	右浅	1	2	4	薄膜	1	2	4
	右深	4	16	20	致密	4	8	16
	左浅	1	2	4	薄膜	1	2	4
	左深	4	16	20	致密	4	8	16
输卵管	右				薄膜	1	2	4
					致密	4	8	16
	左				薄膜	1	2	4
					致密	4	8	16
直肠子宫陷凹　部分消失　4　完全消失　40								

注：若输卵管全部被包裹，应为16分。
　　其他子宫内膜异位灶：＿＿＿＿＿＿＿＿＿　相关病理：＿＿＿＿＿＿＿＿＿

对有生育要求的患者，在腹腔镜检查或术中应进行子宫内膜异位症生育指数（endometriosis fertility index，EFI）评分（表20-2，表20-3），根据EFI评分给予患者生育指导。

▼ 表20-2　子宫内膜异位症生育指数（EFI）总评分标准

病史因素		评分	手术因素	分值/分
不孕时间/年			AFS-EMT 评分	
≤3		2	<16	1
>3		0	≥16	0
患者年龄/岁			LF 评分	
≤35		2	1~3	3
36~39		1	4~6	2
≥40		0	7~8	0
妊娠史			AFS 总分	
有		1	<71	1
无		0	≥71	0

注：美国生育学会（AFS）评分标准参照美国生殖医学修订的子宫内膜异位症分期标准；子宫内膜异位症AFS评分（AFS-EMT评分）：异位病灶评分之和；EFI总评分 = 病史因素总评分 + 手术因素总评分。LF，最低功能评分。

▼ 表20-3　子宫内膜异位症生育指数最低功能（LF）评分标准

器官		描述	评分
输卵管	无功能	输卵管完全阻塞，广泛纤维化或结节性输卵管峡部炎症	0
	重	输卵管纤维化，轻度至中度结节性输卵管峡部炎症，活动性严重受限	1
	中	浆肌层中度损伤，活动性中度受限	2
	轻	浆肌层轻度损伤	3
	正常	外观正常	4
输卵管	无功能	伞端严重受损，瘢痕广泛，伞端结构完全丧失，输卵管完全阻塞或有积液	0
伞端	重	伞端重度受损，瘢痕重度，伞端结构重度丧失，伞端内中度纤维化	1
	中	伞端中度受损，瘢痕中度，伞端结构中度丧失，伞端内纤维化较少	2
	轻	伞端轻度受损，瘢痕轻度	3
	正常	外观正常	4

器官		描述	续表 评分
卵巢	无功能	卵巢缺失，或者卵巢完全包裹于粘连组织里面	0
	重	卵巢体积减小2/3或者更多，表面严重损害	1
	中	卵巢体积减小1/3或者更多，表面中度损害	2
	轻	卵巢体积正常或者接近正常，浆膜轻微损伤	3
	正常	外观正常	4

注：左右两侧的输卵管和卵巢分别评分，相加之后的分值为最低功能评分，如果一侧卵巢缺失，将单侧卵巢评分乘以二等于最低功能评分。

五、鉴别诊断

子宫内膜异位症易与下列疾病混淆，应予以鉴别。

1. 卵巢恶性肿瘤 早期无症状，有症状时以持续性下腹胀为主要表现，病情进展快。妇科检查可发现包块，多无触痛。晚期时一般情况较差，大多伴有腹水。超声检查显示为实质性或囊实相间肿块，血流丰富。鉴别困难时可经腹腔镜或开腹探查明确诊断。

2. 盆腔炎性包块 有急性或反复发作的盆腔感染史，疼痛无周期性变化，可伴发热，抗生素治疗有效。

3. 子宫腺肌病 痛经症状与子宫内膜异位症相似或更严重，疼痛主要位于下腹正中。子宫均匀性增大，质硬，压痛明显。常与子宫内膜异位症合并存在。

六、治疗

治疗原则：根据年龄、症状、部位、生育要求和既往的治疗经历制定个体化治疗方案，实施长期管理。治疗目的：消灭和消除病灶、减轻和消除疼痛、改善和促进生育、减少和避免复发。主要治疗方法包括药物治疗、手术治疗和联合治疗。手术治疗主要适用于以下情况：① 疼痛剧烈，药物治疗效果不佳；② 药物治疗失败、不能耐受药物治疗或拒绝药物治疗；③ 不孕或反复妊娠丢失，且卵巢储备功能良好；④ 卵巢子宫内膜异位囊肿直径≥4cm；⑤ 引起明显肠道梗阻或泌尿系统梗阻症状；⑥ 可疑恶变。对于主要表现为痛经且无盆腔包块及不孕者，以及复发患者，应首选药物治疗。对于主要表现为不孕者，应运行不孕检查和生育力评估，给予患者生育指导。

1. 药物治疗 主要分为非甾体抗炎药（nonsteroidal anti-inflammatory drugs，NSAID）、孕激素、复方口服避孕药（combined oral contraceptives COC）、促性腺激素释放激素激动剂（gonadotropin releasing hormone agonist，GnRHa）及中医中药五大类。药物治疗需有效且安全，以长期应用为宜。

（1）NSAID：可抑制前列腺素的合成，减少对传入神经末梢的刺激，阻止致痛物质的形成和释放，达到缓解疼痛症状的目的，但不能延缓子宫内膜异位症的进展。用法：推荐与孕激素或

COC联用，按需使用。副作用：主要为胃肠道反应，偶有肝肾功能异常，长期应用者需警惕胃溃疡可能。

（2）孕激素：直接作用于子宫内膜和异位内膜，引起子宫内膜组织蜕膜化，继而导致内膜萎缩，同时可负反馈抑制垂体促性腺激素释放，属于假孕疗法。临床常采用人工合成的高效孕激素，如醋酸甲羟孕酮，每日30mg，口服；地诺孕素，每日30mg；放置左炔诺孕酮宫内缓释系统（levonorgestrel releasing intrauterine system，LNG-IUS）等。主要副作用为恶心、不规则阴道流血、乳房胀痛、体重增加等。

（3）COC：可降低垂体促性腺激素水平，抑制排卵，并可直接作用于在位和异位子宫内膜，导致异位内膜萎缩，继而闭经，也属于假孕疗法。常用的如低剂量高效孕激素和炔雌醇复合制剂，每日1片，连续或周期性使用。主要副作用与孕激素药物类似。

（4）GnRHa：GnRHa是人工合成的十肽类化合物，其活性约为天然GnRH的100倍，长期连续使用使垂体GnRH受体耗尽，对垂体产生降调节，卵泡刺激素（FSH）和黄体生成素（LH）的分泌受抑制，继而卵巢激素降低，药物造成体内低性激素状态导致闭经，又称"药物性卵巢切除"或"假绝经疗法"。GnRHa长期用药会出现低雌激素状态，出现潮热、性欲低下、阴道干燥，甚至骨质疏松等，通常建议在用药3~4周后给予小剂量雌孕激素联合的反向添加治疗。

（5）中医中药：中医中药治疗可有效缓解痛经等症状。

2. 手术治疗 有开腹手术、腹腔镜手术两种，一般首选腹腔镜手术。

（1）手术目的：① 明确诊断和临床分期；② 切除病灶；③ 分离粘连和恢复解剖结构；④ 促进生育。

（2）手术方式

1）病灶切除术：即保留生育功能的保守性手术，切除子宫内膜异位症病灶，分离粘连，恢复解剖结构，保留子宫和至少一侧附件。适用于年轻或有生育要求的患者。

2）子宫切除术：切除子宫和子宫内膜异位症病灶，保留至少一侧或部分卵巢。主要适用于无生育要求、症状重或复发经保守性手术或药物治疗无效，但年龄较轻希望保留卵巢内分泌功能者。

3）子宫及双侧附件切除术：切除子宫、双附件及盆腔内所有病灶，适用于年龄较大、无生育要求、症状重或复发经保守性手术或药物治疗无效者。

保守性手术后复发率较高，术后应辅助药物治疗并长期管理。

3. 促进生育治疗 对有生育要求的患者，在腹腔镜检查或术中进行子宫内膜异位症EFI评分，根据EFI评分给予患者生育指导。对于EFI评分高者，术后不建议药物巩固治疗，可期待自然妊娠6个月；而其他患者术后应积极辅助生育技术助孕，可采用促排卵、人工授精或体外受精-胚胎移植等方法。对于不孕患者，应同时进行全面的不孕症检查，排除其他不孕因素。

七、预防

子宫内膜异位症的确切病因不清，尚无明确有效的预防方法。

1. **避免医源性异位内膜种植** ① 月经期不宜行妇科检查；② 避免负压人工流产吸头进出宫颈管；③ 保护好剖宫产和会阴侧切口，避免子宫内膜全层缝合，关腹时冲洗腹腔和腹壁切口；④ 经期及分泌中晚期禁行输卵管通畅试验及宫颈物理治疗。

2. **药物避孕** 长期使用口服避孕药可降低子宫内膜异位症的发生。

3. **防止经血倒流** 及时发现并治疗引起经血倒流的疾病，如先天性无处女膜孔、阴道横隔等。

（程晓东）

第二节 子宫腺肌病

子宫腺肌病是指具有生长功能的子宫内膜腺体及间质侵入子宫肌层生长的疾病，它是以子宫增大、痛经、经量多及生育力低下为主要临床表现的一种常见妇科良性疾病。多发于30~50岁经产妇，常合并子宫内膜异位症和子宫肌瘤。

一、病因

发病机制至今未明，尚无单一学说可完整解释，其主要发病机制如下。

1. **子宫内膜基底部内陷及组织损佐修复学说** 宫腔操作、分娩等导致子宫内膜肌层结合带（junctional zone，JZ）损伤，继而在位内膜内陷；高雌激素、高蠕动状态加剧JZ微损伤，促进发病。

2. **米勒管遗迹化生及成体干细胞分化学说** 该学说认为子宫腺肌病起源于子宫肌层内的胚胎多能干细胞化生，包括米勒管遗迹化生、来自经血逆流时种植在子宫肌层的子宫内膜上皮祖细胞和子宫内膜间质祖细胞分化等。

3. **炎症刺激学说** 子宫腺肌病病灶中炎症因子及神经源性介质高表达，两者相互作用，共同参与本病的发生和进展。

4. **其他** 可能的机制还包括上皮间贡转化学说、血管生成学说、遗传学说、免疫学说等。

二、病理

1. **大体病理** 子宫多呈均匀性增大，呈球形，一般不超过12周妊娠子宫大小。子宫肌层病灶有弥漫性和局灶性两种，以前者多见，且多累及后壁，剖面见子宫肌壁明显增厚，质硬，肌壁间见粗厚肌纤维和微囊腔。少数病灶在子宫肌层内呈局限性生长，形成结节或团块状，类似肌壁间肌瘤，称子宫腺肌瘤，局限性病灶与周围子宫肌组织无明显界限，无包膜。

2. **镜下检查** 子宫肌层内呈岛状分布的子宫内膜腺体和间质是本病的镜下特征，因侵入肌层多为基底层内膜，对雌激素有反应性改变，而对孕激素不敏感，故病灶中的异位腺体常处于增生期，偶见局部区域有分泌期改变。

三、临床表现

1. 症状 以逐渐加剧的进行性痛经和月经增多为主要症状。痛经表现为周期性下腹正中疼痛，通常在月经来潮前1周即开始，直至月经结束，并逐渐加重。月经增多主要表现为月经量过多和经期延长，是由于子宫内膜面积增大、伴子宫内膜增生、子宫收缩不良等原因而致。此外，20%以上的患者合并不孕，但30%的患者可无明显临床症状。

2. 体征 妇科检查可发现子宫呈均匀性增大，或有结节局限性隆起，质地硬，有压痛，经期时压痛更为显著。

四、诊断

依据典型的病史和体征可作出初步诊断。超声、CT、MRI检查和CA125检测有助于诊断和鉴别，确诊依靠术后病理组织学检查。

五、治疗

根据年龄、症状严重程度和是否有生育要求等综合评估，个体化制定治疗方案。主要治疗目标为缓解疼痛、减少出血和促进生育。

1. 随访观察 无症状、无生育要求者可采用定期随访观察。

2. 药物治疗 目前可用于子宫腺肌病的药物与子宫内膜异位症类似，主要包括NSAID、COC、孕激素（包括LNG–IUS）、GnRHa和中药等。各类药物可缓解症状，但需注意药物的副作用，且停药后症状常可复现。

3. 手术治疗 症状严重，无生育要求或药物治疗无效，可采用子宫全切术；对于无法耐受长期药物治疗、药物治疗失败且要求保留子宫或保留生育功能患者，可选择保留子宫的手术，包括腺肌瘤切除术、弥漫性子宫腺肌病病变部分切除及子宫重建术等，但该类手术通常难以彻底切除病灶，均需术后长期药物管理。

4. 其他治疗 包括子宫动脉栓塞术（uterine artery embolization，UAE）、高强度聚焦超声（high intensity focused ultrasound，HIFU）消融治疗等介入治疗，但此类方法仅能缩小病灶、改善症状，需严格掌握适应证，同时慎用于有生育要求的患者。

5. 促进生育治疗 有生育要求者，需行子宫腺肌病评估和全面的生育力评估，可选择辅助生殖技术助孕。

学习小结

子宫内膜异位症是最常见的妇科良性疾病之一。卵巢是发病的最常见部位，临床主要症状包括继发性进行性痛经、不孕、月经异常、性交痛等。诊断包括临床诊断和手术诊断两种方法。治疗应根据年龄、症状、部位、生育要求和既往的治疗经历制定个体化治疗方案，实施长期管理。

治疗目的为消灭和消除病灶、减轻和消除疼痛、改善和促进生育、减少和避免复发。主要治疗手段包括药物治疗和手术治疗。子宫内膜异位症无法治愈，应坚持长期治疗及管理。

　　子宫腺肌病多发生于经产妇，主要的临床症状为月经过多、经期延长、逐渐加剧的进行性痛经及生育力低下。主要治疗目标为缓解疼痛、减少出血和促进生育，治疗以手术为主，药物或其他治疗的主要目的为缓解症状，尚无根治性药物。

（程晓东）

复习参考题

一、选择题

1. 患者，女，30岁，孕1产0。未避孕未孕伴进行性痛经2年。体格检查：子宫后位，正常大小，粘连固定，后穹隆及宫骶韧带处可扪及触痛性结节。最可能的诊断是
   A. 盆腔炎性疾病后遗症
   B. 子宫内膜异位症
   C. 卵巢恶性肿瘤
   D. 子宫腺肌病
   E. 盆腔淤血症

2. 患者，女，32岁，孕0产0。未避孕未孕4年。平素有下腹隐痛，经期加重。体格检查：子宫及双侧附件无异常，后穹隆触痛明显。为确诊该疾病，首选的检查是
   A. 诊刮
   B. 超声检查
   C. 宫腔镜检查
   D. 腹腔镜检查
   E. 子宫输卵管碘油造影

3. 患者，女，33岁，孕0产0。痛经进行性加重5年，未避孕未孕3年。体格检查：宫骶韧带处可触及2个痛性结节，右侧附件区可触及8cm×7cm×6cm大小肿块　活动差。丈夫精液检查无明显异常。进一步处理合适的是

   A. 药物治疗
   B. 期待治疗
   C. 囊肿穿刺
   D. 开腹手术
   E. 腹腔镜手术

4. 患者，女，43岁，孕4产3。痛经进行性加重伴经量增多3年。体格检查：子宫前倾，球形增大如妊娠3个月大小，质硬，附件未扪及异常。血常规：血红蛋白85g/L。首选的治疗措施是
   A. 随访观察
   B. 口服非甾体抗炎药
   C. 口服复方短效避孕药
   D. 子宫切除术，保留双侧附件
   E. 放置左炔诺孕酮宫内缓释系统（LNG-IUS）

5. 患者，女，45岁，孕4产1。体检发现子宫增大1个月。平素月经周期、经期及月经量正常，经期无特殊不适。体格检查：子宫颈光滑，子宫轻压痛，质硬，如妊娠2^+个月大小，活动欠佳。超声提示：子宫大小9.0cm×8.0cm×7.5cm，肌壁回声不均，可见大量点状回声，双侧附件未探及异常。下一步最合适的处理是

A. 随访观察
B. GnRHa治疗
C. 全子宫切除
D. 口服避孕药

E. 放置左炔诺孕酮宫内缓释系统（LNG–IUS）

答案：1. B；2. D；3. E；4. D；5. A

二、简答题

1. 盆腔子宫内膜异位症的主要临床症状是什么？临床诊断的主要依据有哪些？药物治疗的主要适应证及方法是什么？

2. 子宫腺肌病的主要临床症状是什么？主要的治疗方法有哪些？

第二十一章　女性生殖内分泌疾病

学习目标	
掌握	无排卵性异常子宫出血的临床表现、诊断、鉴别诊断和治疗原则；闭经的定义、分类、诊断和治疗；多囊卵巢综合征的内分泌特征、临床表现、诊断标准及治疗原则；高催乳素血症的临床表现、诊断及治疗原则；原发性痛经的临床表现、诊断和治疗方法；绝经综合征的定义、临床表现及健康管理。
熟悉	有排卵性异常子宫出血的病因、分类和治疗；原发性及继发性闭经的常见病因；多囊卵巢综合征的病因及发病机制；高催乳素血症的病因；痛经的分类；经前期综合征的临床表现、诊断及治疗方法；绝经期内分泌变化及其对机体的危害。
了解	痛经的病因、病理生理机制；经前期综合征的病因及病理生理；绝经激素治疗的适应证、禁忌证及风险。

第一节　排卵障碍性异常子宫出血

【临床病例21-1】

患者，女，15岁。13岁初潮，月经一直不规律，曾进行治疗，具体不详，症状改善不明显。近半年月经紊乱，服用中药治疗无效，现阴道流血20余日伴乏力。体格检查：患者贫血貌、精神差，第二性征发育良好，行肛查未发现明显异常，阴道内未触及明显肿物。血红蛋白70g/L，凝血功能正常。B型超声检查提示子宫正常大小，子宫内膜厚0.2cm（单层），肌层回声均匀，双侧卵巢正常大小，附件区未探及明显肿物。针对该患者情况的诊疗措施包括哪些？

异常子宫出血（abnormal uterine bleeding，AUB）是妇科常见症状，是指妇女的月经周期、频率、经期和经量任何一项发生变化，源自宫腔的异常出血（表21-1）。AUB病因复杂，根据有无结构异常分为有结构改变的AUB和无结构改变的AUB，前者包括子宫内膜息肉、子宫腺肌病、子宫平滑肌瘤、子宫内膜恶变和不典型增生，后者包括全身凝血相关疾病、排卵障碍、子宫内膜局部异常、医源性和其他病因，其中排卵障碍占所有AUB的50%左右。

月经的临床评价指标	术语	范围
周期频率	月经频发	<21d
	月经稀发	>35d
周期规律性（近1年的周期之间的变化）	规律月经	<7d
	不规律月经	≥7d
	闭经	≥6个月无月经
经期长度	经期延长	>7d
	经期过短	<3d
经期出血量	月经过多	>80ml
	月经过少	<5ml

　　排卵障碍性异常子宫出血（abnormal uterine bleeding-ovulatory dysfunction，AUB-O）又称为功能失调性子宫出血，主要由于下丘脑-垂体-卵巢轴功能异常引起的AUB，常见于青春期、绝经过渡期、生育期，也可因多囊卵巢综合征（polycystic ovarian syndrome，PCOS）、肥胖、高催乳素血症、甲状腺疾病等引起。无排卵时体内孕激素缺乏，子宫内膜仅受雌激素作用，可呈现不同程度的增殖期改变，可因雌激素量不足或雌激素作用撤退，发生AUB，称为无排卵性AUB。而黄体功能不足、子宫内膜不规则脱落则属于有排卵性AUB。

一、无排卵性异常子宫出血

（一）病因及病理生理

　　无排卵性AUB常见于青春期和围绝经期女性，也可以发生于育龄期。青春期下丘脑-垂体-卵巢轴间的反馈调节机制尚未成熟，大脑中枢对雌激素的反馈作用存在应答缺陷，FSH呈持续低水平，LH未形成排卵前高峰而不排卵；在围绝经期，卵巢功能逐渐减退，卵泡对FSH的反应性低下，卵泡不能发育成熟，导致不排卵；在育龄期，当机体受到某种刺激如劳累、应激、流产、手术或疾病等，可引起短暂的无排卵，亦可因肥胖、PCOS等疾病引起持续无排卵。

　　各种原因引起的无排卵均可导致子宫内膜受单一雌激素刺激而无孕激素对抗引起雌激素撤退性出血或雌激素突破性出血。前者是子宫内膜在雌激素刺激下持续增殖，若有一批卵泡闭锁，雌激素水平突然下降，子宫内膜失去激素支持而剥脱出血。后者存在两种类型：一种是雌激素维持在阈值水平，发生间断性少量出血，子宫内膜修复慢使出血时间延长；另一种是高水平雌激素刺激内膜持续增厚，因无孕激素作用，增厚的子宫内膜不牢固，直至发生急性突破性出血。

　　无排卵性AUB还与子宫内膜出血自限机制缺陷有关。① 子宫内膜组织脆性增加：因子宫内膜受单一雌激素影响，腺体持续增生，间质因缺乏孕激素作用而反应不足，导致子宫内膜组织脆性增加，易自发溃破出血；② 子宫内膜脱落不全：正常月经时子宫内膜的剥落同步、完全、快速，而无排卵的子宫内膜由于雌激素的波动，脱落不规则和不完整，表现为子宫内膜部分区域在雌激素作用下修复，而另一部分区域发生脱落和出血，这种持续增生的子宫内膜局灶性脱落缺乏足够的组织丢失量，难以有效刺激子宫内膜的再生和修复；③ 血管结构与功能异常：不规则的组织破损和多处血管断裂，以及小动脉螺旋化缺乏，收缩乏力，造成血流时间延长、流血量增多；④ 凝血和纤溶异常：多次子宫内膜组织的破损不断活化纤溶酶，导致局部纤维蛋白裂解增强，子宫内膜纤溶亢进，凝血功能异常；⑤ 血管舒缩因子异常：增殖期子宫内膜 PGE_2 含量高于 $PGF_{2\alpha}$，另外，前列环素具有促血管扩张和抑制血小板凝集作用，在无排卵性AUB时，PGE_2 含量和敏感性更高，血管易于扩张，出血增加。

（二）子宫内膜病理改变

无排卵性AUB患者子宫内膜由于受雌激素持续影响而无孕激素拮抗，可发生不同程度的增生性改变，少数可呈萎缩性改变。

1. 增殖期子宫内膜（proliferative phase endometrium） 子宫内膜的形态表现与正常月经周期中的增殖期内膜无区别，只是在月经周期后半期甚至月经期，仍表现为增殖期形态。

2. 子宫内膜增生（endometrial hyperplasia） 根据2022年我国子宫内膜增生管理指南，子宫内膜增生的分型如下。

（1）子宫内膜增生不伴非典型性：子宫内膜过度增生，超出正常子宫内膜增殖期晚期的范畴。通常为弥漫性增生，也可以为局限性，子宫内膜腺体与间质的比例增加，腺体类似增殖期腺体，但形态不规则，细胞核一致，缺乏异型性。发展为子宫内膜癌的概率仅约1%。

（2）子宫内膜非典型增生：子宫内膜腺体的增生明显超过间质，为局限性或弥漫性，与高分化子宫内膜样癌的细胞学特征相同或相似，但缺乏明确的间质浸润。子宫内膜腺体增生出现背靠背、腺腔内乳头状结构等，细胞形态不同于周围残留的正常腺体，表现为细胞增生呈复层改变，核圆形或卵圆形，核染色质呈空泡状，胞质嗜双色或伊红染色，缺乏明显的浸润形态。发生子宫内膜癌风险高，属于癌前病变。

3. 萎缩性子宫内膜（atrophic endometrium） 子宫内膜萎缩菲薄，腺体少而小，腺管狭而直，腺上皮为单层立方形或低柱状细胞，间质少而致密，胶原纤维相对增多。

（三）临床表现

主要表现为子宫不规则出血，出血量可多可少，少至点滴淋漓不净，多至大出血；出血时间可长可短，可由1~2日至数月不等；出血间隔时间可由数日至数月。出血期间一般无腹痛或其他不适，常因出血量多或时间长致继发性贫血，甚至休克。

（四）诊断

通过详细询问病史、体格检查及其他辅助检查作出诊断，需排除妊娠相关疾病、生殖器感染、肿瘤、血液系统及肝肾等重要脏器疾病、甲状腺疾病、外源性激素等引起的出血。

1. 病史 患者的年龄、月经史、婚育史及避孕措施，以及近期有无服用相关激素类药物或抗凝药物等。有无全身慢性病史如肝脏疾病、血液病、甲状腺功能亢进或甲状腺功能减退等。了解出血模式、发病时间、诊疗经过及有无影响月经的精神、环境因素等。

2. 体格检查 全身检查注意有无贫血、甲状腺功能亢进、甲状腺功能减退、PCOS及全身出血性疾病的阳性体征。妇科检查首先应排除阴道或宫颈病变引起的出血，确定出血来自子宫；其次了解子宫大小、形态、质地及有无压痛；双附件有无包块及质地。

3. 辅助检查 目的是进一步鉴别诊断，确定疾病的严重程度及是否存在合并症。

（1）血细胞计数：全血细胞计数确定有无贫血及贫血程度，有无血小板减少。

（2）凝血功能检查：凝血酶原时间、活化部分凝血活酶时间、出血、凝血时间等，排除凝血功能障碍性疾病，或急性失血引起的凝血因子缺乏，以进行相应处理。

（3）妊娠试验：有性生活史或育龄期女性要进行尿或血hCG检测，排除妊娠及妊娠相关疾病。

（4）盆腔超声检查：了解子宫的大小、子宫内膜厚度、子宫内膜回声等，以明确有无宫腔占位病变及其他生殖器官器质性病变。

（5）基础体温测定：有助于判断有无排卵。基础体温呈单相型，提示无排卵；基础体温呈双相型，经间期出现不规则出血时，可了解出血是卵泡期、排卵期还是黄体期；还可以提示黄体功能不全（体温升高日 ≤ 11 日）、子宫内膜不规则脱落（高温相体温下降缓慢伴经后出血）。

（6）血清激素测定：适时测定血清孕酮水平，可了解黄体功能及确定有无排卵，一般于月经第21~23日（相当于黄体中期）测定，但常因出血频繁往往难以确定时间可于早卵泡期（月经第2~3日）测定血清LH、FSH、PRL、E_2、T、TSH水平，以排除其他内分泌疾病。

（7）宫颈细胞学检查：液基细胞学检查或巴氏涂片，用于排除宫颈癌及其癌前病变。

（8）子宫内膜取样

1）诊断性刮宫（dilation & curettage，D & C）：简称"诊刮"。其目的包括止血和明确子宫内膜病理学诊断。年龄 >35 岁、药物治疗无效，尤其存在子宫内膜癌高危因素的AUB患者，应行分段诊刮，以排除宫颈管病变。拟确定卵巢排卵功能或了解子宫内膜增生程度时，宜在经前期或月经来潮6小时内刮宫。不规则阴道流血量大时，可随时刮宫。对未婚患者，若激素治疗无效或疑有器质性病变，经患者和其家属知情同意后进行。刮宫要全面、特别注意两侧宫角部，并注意宫腔大小、形态、宫壁是否平滑、刮出物性质和数量。刮出物应全部送病理学检查。

2）宫腔镜检查：在宫腔镜直视下选择病变区进行活检，可诊断各种子宫内膜病变，如子宫内膜息肉、黏膜下肌瘤、子宫内膜癌等。

3）子宫内膜活检：可采用带负压的子宫内膜组织吸管或小刮匙取组织，优点是创伤小，可获得足够的组织标本用于诊断。

4）子宫内膜细胞学检查：用子宫内膜刷经宫颈管进入宫腔，刷取子宫内膜细胞进行病理学检查。

（五）鉴别诊断

在诊断无排卵性AUB前，必须排除全身性疾病或生殖器官器质性病变引起的AUB。需要鉴别的疾病包括以下几类。

1. 妊娠相关疾病 如流产、异位妊娠、葡萄胎、胎盘残留、子宫复旧不良等。

2. 生殖道感染 如急性或慢性子宫内膜炎、子宫肌炎等。

3. 生殖器官肿瘤　如子宫内膜癌、宫颈癌、绒毛膜癌、子宫平滑肌瘤、卵巢肿瘤等。

4. 宫内节育器或异物引起的子宫不规则出血。

5. 性激素类药物使用不当　剂量不足、突然停药发生撤退性出血或因治疗其他疾病使用皮质激素等可诱发阴道流血。

6. 全身性疾病　如血液病、肝脏疾病、甲状腺功能亢进或减退等。

（六）治疗

治疗原则是出血阶段应迅速有效地止血、纠正贫血、防治感染和改善全身状况，出血制止后要根据病因选择不同的治疗，青春期和育龄期女性以调整周期为主，对于有生育需求者采用促排卵治疗；而围绝经期女性通过周期调节减少经量及防止子宫内膜病变，逐步过渡到绝经。

1. 止血　首选性激素类药物止血，其次是手术止血。性激素治疗要求8~12小时内见效，24~48小时出血基本停止，若96小时以上仍不止血，应考虑存在器质性病变或调整止血方案。

（1）性激素治疗

1）雌激素治疗：应用大剂量雌激素可迅速促使子宫内膜生长，短期内修复创面而止血，也称"子宫内膜修复法"。适用于急性大量出血的患者。采用口服雌激素如戊酸雌二醇每次2~4mg，或结合雌激素1.25mg/次，每6~8小时1次，止血后每3日递减1/3量，直至维持量即每日戊酸雌二醇1~2mg/d或结合雌激素0.625mg，血红蛋白升至90/L以上后加用孕激素，维持不出血时间达20日以上、孕激素使用时间10日以上停药可发生撤退性出血，然后进行周期调节治疗。对于存在血液高凝状态或血栓性疾病病史的患者禁用大剂量雌激素止血。

2）孕激素治疗：孕激素使雌激素作用下持续增生的增生期内膜转变为分泌期，并有对抗雌激素的作用。对于出血量不大，血红蛋白>90g/L，一般情况良好的患者，可以采用孕激素转化内膜，停药后子宫内膜全部脱落而止血，称为"子宫内膜脱落法"或"药物性刮宫"，常用药物有微粒化黄体酮200~300mg/d或地屈孕酮20mg/d，连服10日，停药撤退性出血后进行周期调节治疗。高效孕激素可使子宫内膜萎缩而达到止血的目的，也称"子宫内膜萎缩法"，适用于体内已有一定雌激素水平、血红蛋白>80g/L、生命体征稳定的患者。常用药物如炔诺酮3~5mg，每6~8小时一次，止血后每3日减量1/3，维持量为3~5mg，使用10~20日，血红蛋白升至90g/L可停药撤退性出血，也可使用17-α羟孕酮衍生物（甲羟孕酮或甲地孕酮）、左炔诺孕酮等。

3）雌孕激素联合治疗：雌孕激素联合用药止血效果优于单一用药，采用孕激素占优势的复方口服避孕药能够有效治疗急性青春期或生育期无排卵性AUB。一般选用第三代短效口服避孕药，如复方屈螺酮片、去氧孕烯炔雌醇片、复方醋酸环丙孕酮片。用法为每次1片，每8~12小时1次，止血后每3日递减1/3量直至维持量每日1片，维持至止血20日以上，血红蛋白90g/L以上可以停药。开具处方前应注意鉴别有无血栓风险，有血栓高危因素患者不建议选用此方案。绝经过渡期患者也不宜采用此法。

（2）刮宫术：刮宫能迅速止血，并具有诊断价值，同时可了解子宫内膜病理，除外恶性病变。适用于大量出血且药物治疗无效需立即止血或需要检查子宫内膜病理组织学者，对于超声提示宫腔内异常者可在宫腔镜检查的同时行内膜活检，去除病灶。对于围绝经期及病程长的生育年龄患者应首先考虑使用刮宫术，对于无性生活史的青少年，不轻易采用刮宫术。

（3）辅助治疗：出血多时可辅以氨甲环酸1g，2~3次/d止血。出血严重时可补充凝血因子，如纤维蛋白原、血小板、新鲜冰冻血浆及新鲜血。同时给予铁剂及叶酸。出血时间长，贫血严重，抵抗力差，或有合并感染的临床征象时应及时应用抗生素。

（4）丙酸睾酮：具有对抗雌激素的作用，减少盆腔充血和增加子宫血管张力，以减少子宫出血量，起协助止血作用。

2. 调整月经周期　应用性激素止血或诊刮止血后，必须调整月经周期，常用的方法如下。

（1）雌孕激素序贯疗法：即人工周期，用药原理为模拟自然月经周期中卵巢的内分泌周期变化，序贯应用雌孕激素，使子宫内膜发生相应变化，引起周期性脱落。适用于青春期或生育期女性内源性雌激素水平较低者。于撤药性出血第5日起，戊酸雌二醇1~2mg/d，每日1次，连服21日，至服药第12日，加用微粒化黄体酮200~300mg/d或地屈孕酮片20mg/d，连用10日，停药后3~7日出血。于出血第5日重复用药，连续使用3个周期为1个疗程，若正常月经仍不能建立，可重复上述序贯疗法。

（2）雌孕激素联合疗法：此法全程应用孕激素，以限制雌激素促子宫内膜生长的作用，使撤药性出血逐步减少，其中雌激素可预防治疗过程中孕激素的突破性出血。常用口服避孕药，可以很好地控制周期，尤其适用于有避孕需求的育龄期患者。一般自撤退性出血第5日起，每日1片，连服21日后停药，1周为药物撤退性出血间隔，1周后继续服用下一盒；若服用28片/盒的药物剂型，建议从撤退性出血第1日起连续服用不停药。周期治疗以连续3个周期为1个疗程，病情反复者酌情延至6个周期。用药期间注意口服避孕药的潜在风险，有血栓性疾病、心脑血管疾病高危因素及35岁以上吸烟的女性不宜使用。

（3）孕激素后半周期治疗：适用于有一定水平内源性雌激素或组织学检查为子宫内膜增生的患者。于月经周期后半期（月经第16~26日）口服地屈孕酮20mg/d，或微粒化黄体酮200~300mg/d，或醋酸甲羟孕酮10mg/d，连用10~14日，或肌内注射黄体酮20mg/d，共5~7日。酌情应用3~6个周期。

（4）左炔诺孕酮宫内缓释系统（LNG-IUS）：宫腔内放置含左炔诺孕酮缓释系统节育器，每日释放左炔诺孕酮20μg，能在宫腔内局部抑制子宫内膜生长，减少经量80%~90%，甚至出现闭经，有效期4~5年，适用于已无生育要求的育龄期或围绝经期妇女。

3. 促排卵治疗　适用于有生育需求的育龄期无排卵AUB-O患者，推荐来曲唑、氯米芬或人类绝经期促性腺激素（human menopausal gonadotropin，hMG）促进卵泡发育（详见第二十二章第一节）。促排卵治疗不推荐用于青春期AUB患者。

4. 内膜增生的治疗

（1）子宫内膜增生不伴非典型性：孕激素是首选的治疗药物，包括口服孕激素或LNG-IUS，口服孕激素醋酸甲羟孕酮10~20mg/d，醋酸甲地孕酮40mg/d，地屈孕酮20mg/d，炔诺酮15mg/d，采用连续用药和月经后半期治疗，至少3~6个月；LNG-IUS的缓解率更高，复发率更低。服药期间每6个月评估内膜情况，直至连续两次内膜病理阴性。

（2）非典型增生：子宫切除是非典型增生的最常用治疗，药物保守治疗适用于有强烈生育要求、年龄小于45岁者，采用LNG-IUS，保守治疗期间每3个月进行子宫内膜病理评估，直到连续两次活检病理未见病变。保守治疗者完成生育后建议手术切除子宫。

（3）其他：对于有生育要求者，子宫内膜增生获得完全缓解后建议积极妊娠，推荐辅助生殖技术。

5. 手术治疗

（1）子宫内膜切除术（endometrial ablation）：利用宫腔镜下单、双极金属套环切除内膜，滚动球电凝或热球等方法，使子宫内膜组织凝固或坏死。适用于药物治疗无效、无生育需求，尤其是随访不便的年龄较大者，术前已排除内膜不典型增生或癌变。

（2）子宫切除术：对于各种药物治疗不佳或不宜用药、无生育需求，尤其是不易随访的年龄较大者，在了解所有药物治疗方法后，经患者和家属知情同意可选择子宫切除治疗。

二、有排卵性异常子宫出血

包括黄体功能不足（luteal phase defect，LPD）和子宫内膜不规则脱落。

（一）黄体功能不足

LPD是指卵巢有卵泡发育及排卵，但黄体期孕激素分泌不足或黄体过早衰退，导致子宫内膜分泌反应不良和黄体期缩短。

1. 发病机制　足够水平的FSH和LH分泌、LH/FSH比值适当及卵巢对LH良好的反应是黄体健全发育的必要前提。LPD可能由多种因素造成。

（1）卵泡发育不良：卵泡期FSH缺乏，卵泡发育缓慢，雌激素分泌减少，从而对下丘脑及垂体正反馈不足。

（2）LH脉冲峰值分泌不足：卵泡成熟时LH排卵峰分泌量不足，促进黄体形成的功能减弱，是LPD的常见原因。雄激素水平偏高和垂体催乳素升高等因素都可抑制LH排卵峰值。

（3）LH峰值后低脉冲缺陷：LH峰值后的垂体LH低脉冲分泌是维持卵泡膜黄体细胞功能的重要机制，若此分泌机制缺陷将导致LPD。

（4）其他：高催乳素血症亦可引起卵巢LPD。此外，生理性因素如初潮、分娩后、绝经过渡期及内分泌疾病、代谢异常等也可导致LPD。

2. 病理　子宫内膜的形态虽有分泌期改变，但往往表现为腺体分泌不足，间质水肿不明显，腺体与间质发育的不同步现象，或在内膜各个部位显示分泌反应不均。

3. 临床表现　表现为月经周期缩短、月经频发。有时月经周期虽在正常范围内，但卵泡期延长，黄体期缩短，以致患者不易受孕或易于妊娠早期流产。

4. 诊断　根据月经周期缩短、不孕或早孕时流产病史，妇科检查无引起AUB的生殖器官器质性结构改变；基础体温为双相型，但排卵后体温上升缓慢，上升幅度偏低，高温期短于11日。经前子宫内膜活检显示分泌反应至少落后2日，可作出诊断。

5. 治疗

（1）促进卵泡发育：针对发生原因，调整性腺轴功能，促使卵泡发育和排卵，以利于正常黄体的形成。首选药物是来曲唑、氯米芬，或采用hMG-hCG疗法。

（2）促进月经中期LH峰形成：在监测到卵泡成熟时，使用hCG 5 000~10 000U肌内注射，以加强月经中期LH峰，达到促进黄体形成和提高其分泌孕激素的功能。

（3）黄体功能刺激疗法：通常应用hCG以促进及支持黄体功能。于基础体温上升后开始，隔日肌内注射hCG 1 000~2 000U，每周2次或隔日一次，共2周，可使血浆孕激素上升。

（4）黄体功能补充疗法：自排卵后或预计下次月经前12~14日，开始每日口服微粒化黄体酮200~300mg/d，或地屈孕酮20mg/d，共10~14日，用以补充黄体分泌不足。

（5）口服避孕药：适用于无生育需求者，周期性服用复方短效避孕药3~6个周期。

（6）合并高催乳素血症的治疗：使用甲磺酸溴隐亭每日2.5~5mg，可使催乳素水平下降，并促进垂体分泌促性腺激素及增加卵巢雌孕激素分泌，从而改善黄体功能。

（二）子宫内膜不规则脱落

月经周期有卵泡发育及排卵，黄体发育良好，但萎缩过程延长，导致子宫内膜不规则脱落引起经期延长。

1. 发病机制　由于下丘脑-垂体-卵巢轴调节功能紊乱或溶黄体机制异常引起黄体萎缩不全，内膜持续受孕激素影响，以致不能如期完整脱落。

2. 病理　正常月经期第3~4日时，分泌期内膜已全部脱落，代之以再生的增生期内膜。但在子宫内膜不规则脱落时，于月经期第5~6日仍能见到呈分泌反应的内膜。

3. 临床表现　表现为月经周期正常，但经期延长，长达9~10日，出血量可多可少。

4. 诊断　根据临床表现，月经周期正常，经期延长，基础体温为双相型，但下降缓慢。诊刮在月经期第5~6日进行，内膜病理检查仍能见到呈分泌反应的内膜，且与出血期及增生期内膜并存。

5. 治疗

（1）黄体功能补充疗法：用于调节下丘脑-垂体-卵巢轴的反馈功能，使黄体及时萎缩，内膜及时完整脱落。有生育要求者肌内注射黄体酮或口服天然微粒化黄体酮。无生育要求的患者，也可服用复方口服避孕药。

（2）黄体功能刺激疗法：用法同黄体功能不足，hCG有促进黄体功能的作用，使孕激素分泌增加，子宫内膜在孕激素作用下同步发生分泌期改变，继而完全剥脱。

（黄薇）

第二节　闭经

【临床病例21-2】

患者，女，29岁，孕3产1。以往月经正常，半年前主因"孕10周胎停育"行清宫术，术后未恢复月经，2个月前予以补佳乐2mg/d连服20日，后10日加服黄体酮胶囊200mg/d，停药至今未来月经。该患者诊断和下一步诊疗措施是什么？

　　闭经（amenorrhea）是妇科常见症状，表现为无月经或月经停止。通常将闭经分为原发性闭经和继发性闭经两类，原发性闭经（primary amenorrhea）指年龄超过16岁，第二性征已发育，无月经来潮；或年龄超过14岁，第二性征尚未发育，且无月经来潮。继发性闭经（secondary amenorrhoea）则指以往曾建立正常月经，但此后因某种病理性原因而月经停止6个月，或按自身原来月经周期计算停经3个周期以上者。青春期前、妊娠期、哺乳期及绝经后期的月经不来潮均属正常生理现象，本节讨论范畴为病理性闭经，凡影响下丘脑-垂体-卵巢轴及子宫的原因均可引起闭经，包括先天性、创伤性、感染性、肿瘤和全身性疾病等，因此，根据其发生的原因分为下丘脑性闭经、垂体性闭经、卵巢性闭经和子宫性闭经，在原发性闭经中可能由于下生殖道发育异常所致。

一、病因及分类

（一）原发性闭经

往往由于遗传因素或先天性发育缺陷引起。

1. 米勒管发育不全综合征（Müllerian agenesis syndrome）　又称先天性子宫阴道缺如综合征（Mayer-Rokitansky-Kuster-Hauser syndrome，MRKH综合征），由副中肾管发育障碍引起的先天畸形，表现为无子宫或始基子宫、无阴道。患者染色体正常，为（46,XX），下丘脑-垂体-卵巢轴功能正常，性激素水平和第二性征发育正常。常伴有泌尿系统或骨发育异常。

2. 性腺发育异常　占原发性闭经的35%。因外周血呈低雌激素、高促性腺激素，也称为高促性腺性性腺功能减退。性腺呈条索状或发育不全，具有女性生殖系统，表现为原发性闭经，身材矮小，第二性征发育不良。分为染色体正常和异常两类：（46,XX）或（46,XY）单纯性腺发育不全者；特纳综合征（Turner syndrome）染色体为（45,X0）或嵌合体如（45,X0）/（46,XX）或（45,X0）/（47,XXX），也有（45,X0）/（46,XY）的嵌合型。

3. 生殖道闭锁　任何生殖道闭锁引起的横向阻断如宫颈闭锁、阴道横隔、无孔处女膜等均可导致原发性闭经，患者自青春期后往往有周期性腹痛。由于经血积聚，超声可发现闭锁以上部位生殖道积液。

4. 其他　酶缺陷、卵巢抵抗综合征、雄激素不敏感综合征、低促性腺激素性性腺功能减退等也引起原发性闭经。

（二）继发性闭经

较原发性闭经常见。以下丘脑性闭经最常见，其他依次为垂体、卵巢及子宫性闭经。

1. 下丘脑性闭经　多为功能性原因，包括机体应激反应后出现的神经内分泌紊乱、节食导致的消瘦及下丘脑病变或功能低下。在机体受到外界刺激的状况下，神经递质改变致使下丘脑分泌的促性腺激素释放激素（GnRH）分泌的频率或脉冲幅度改变。年轻女性由于节食减肥（如神经性厌食症）或消化功能障碍引起的极度消瘦，均影响GnRH分泌。另外，一些药物和颅咽管瘤也可引起下丘脑性闭经。

2. 垂体性闭经　腺垂体器质性病变或功能失调可影响促性腺激素（gonadotropin，Gn）的分泌，继而影响卵巢功能而引起闭经。常见的病因包括垂体肿瘤、希恩综合征及空蝶鞍综合征等。

（1）垂体肿瘤：由于肿瘤分泌激素抑制GnRH分泌和/或压迫分泌细胞，使促性腺激素分泌减少而引起。不同类型的肿瘤可出现不同症状，但都有闭经表现，常见的催乳素细胞肿瘤可引起闭经溢乳综合征。

（2）希恩综合征（Sheehan syndrome）：由于产后大出血使垂体缺血坏死，且腺垂体更为敏感，促性腺激素分泌细胞发生坏死，也可累及促甲状腺激素、促肾上腺皮质激素分泌细胞，出现闭经、无乳、性欲减退、毛发脱落等症状，第二性征衰退，生殖器官萎缩，还可出现畏寒、嗜睡、低血压、基础代谢率降低。

（3）空蝶鞍综合征：由于因蝶鞍隔发育不全、肿瘤或手术破坏，脑脊液流向蝶鞍的垂体窝，压迫垂体，发生高催乳素血症，常见症状为闭经，有时泌乳。可通过CT及MRI检查明确诊断。

3. 卵巢性闭经　闭经原因在卵巢，卵巢早衰（premature ovarian failure）是指妇女40岁前出现卵巢功能衰竭而闭经，临床表现与妇女正常绝经相同。另外，卵巢手术、化疗、放疗等均可能损害卵巢功能而导致闭经。

4. 子宫性闭经　由于感染、创伤等导致子宫内膜受到破坏，如阿谢曼（Asherman）综合征、子宫内膜结核、子宫内膜炎，导致宫腔粘连。子宫切除后或宫腔放疗后也会闭经。

5. 其他内分泌功能异常　甲状腺疾病、肾上腺疾病也可引起闭经。

二、诊断

闭经是一种临床症状，引起闭经的病因众多，而且错综复杂，因此，对闭经的诊断即是病因诊断。

闭经的诊断步骤见图21-1、图21-2。

（一）病史

病史是寻找闭经病因的主要环节。询问生长发育过程、有无疾病及家族史、月经史、生育史、手术史、用药史等。还应询问闭经期限及伴随症状，发病前有无导致闭经的诱因，如精神因素、环境改变、情感应激、过强运动等情况。

（二）体格检查

除检查全身发育有无畸形外，还要观察患者的精神状态、智力发育、营养和健康状况，同时

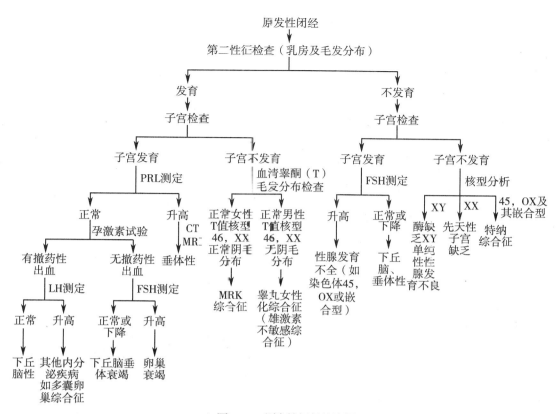

▲ 图21-1 原发性闭经的诊断

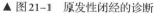

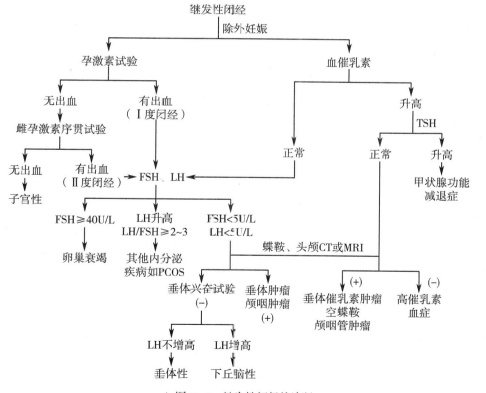

▲ 图21-2 继发性闭经的诊断

要注意检查有无乳房溢乳等症状。妇科检查应注意内外生殖器的发育、有无先天性畸形、第二性征发育情况等。

（三）辅助诊断方法

育龄期妇女闭经首先需排除妊娠。

1. 性激素测定 闭经患者初诊时应采集外周血测定垂体和卵巢激素水平，疑有其他内分泌器官疾病时应同时检查，如甲状腺激素和肾上腺激素。

2. 超声检查 了解子宫大小、子宫内膜厚度、卵巢大小和卵泡数目，盆腔有无占位，有无卵巢肿瘤。疑有肾上腺肿瘤者通过超声检查排除。

3. 染色体检查 高促性腺激素低性腺激素者，需测定染色体。

4. 影像学检查 罹患下丘脑或垂体疾病者，应进行 CT 或 MRI 排除或确诊病变。

5. 宫腔镜 疑为 Asherman 综合征者，需要进行宫腔镜检查明确诊断并进行宫腔粘连分级。

6. 诊刮 高度怀疑子宫内膜结核的子宫性闭经患者，应进行诊刮。

7. 功能性试验 评估体内雌激素水平及闭经程度，以及确定病变部位。

（1）孕激素试验：口服 10 日微粒化黄体酮 200~300mg/d 或地屈孕酮 20mg/d 或醋酸甲羟孕酮 8~10mg/d，或肌内注射 5 日黄体酮注射液 20mg/d，停药后如有撤退性出血，表明体内有一定量的雌激素，属Ⅰ度闭经；如无撤退性出血，可能为体内雌激素缺乏或子宫性闭经，应进行雌激素试验。

（2）雌激素试验：口服戊酸雌二醇 2~4mg/d 或结合雌激素 0.625~1.25mg/d 连服 20 日，后 10 日加服孕激素（微粒化黄体酮 200~300mg/d 或地屈孕酮 20mg/d），停药后出现撤退性出血，表明体内雌激素水平低下，属Ⅱ度闭经；如无撤退性出血，表明为子宫性闭经。

（3）垂体兴奋试验：将促黄体激素释放激素（LH-releasing hormone，LHRH）100μg 加入 5ml 生理盐水静脉推注，在注射前和注射后 15、30、60、120 分钟抽血检测 LH，如 LH 在注射后 15~60 分钟较注射前增高 2~4 倍，为有反应性，表明垂体功能正常，病变在下丘脑；如 LH 不升高或升高不明显，为无反应性，表明垂体功能减退。

三、治疗

闭经原因复杂，应根据引起闭经的病因进行治疗，主要包括病因治疗和内分泌治疗。

（一）病因治疗

因节食导致消瘦者在内分泌治疗的同时应进行心理治疗，改善进食和机体营养状况。患有分泌雄激素的卵巢肿瘤或肾上腺肿瘤、分泌催乳素的大垂体肿瘤（>1cm）应在相应科室进行肿瘤切除。染色体（46, XY）原因的闭经患者，应及早切除性腺，以免发生恶变。宫腔粘连患者应在宫腔镜下分离粘连，术中、术后予以预防再次粘连发生，必要时再次分离粘连。对先天性畸形如处女膜闭锁、阴道横隔或阴道闭锁均需手术治疗纠正，保证生殖道通畅。

（二）内分泌治疗

部分闭经患者在解除病因后能够恢复月经。但是染色体或酶等先天缺陷或后天无法彻底纠正的内分泌异常，需要长期补充激素恢复月经，改善机体状况，增进健康。对于低促性腺激素低雌激素和高促性腺激素低雌激素性闭经患者，应长期补充雌孕激素，一般需要持续到接近正常绝经年龄，不仅恢复月经，且能够降低因低雌激素导致的骨质疏松、心血管疾病、泌尿生殖系统疾病的风险；对于青春期性幼稚患者，尤其是身材矮小者，建议先采用低剂量雌激素促进机体发育，在达到或接近正常身高后再采用雌孕激素周期序贯治疗。对于体内有一定雌激素水平，但缺乏孕激素的患者，可采用单一孕激素治疗。高PRL患者、多囊卵巢综合征（PCOS）患者的治疗见相应章节。

（三）促排卵或辅助生殖

对有生育要求的闭经患者，应根据闭经原因，在上述治疗基础上进行针对性改善生育功能的治疗措施，若为下丘脑-垂体-卵巢轴功能异常所致的闭经，应根据病因进行促排卵治疗或辅助助孕（详见第二十二章第一节）。

（黄薇）

第三节　多囊卵巢综合征

【临床病例21-3】

患者，女，30岁，体重指数30kg/m²。婚后未孕6年，月经紊乱5年，月经周期40天~6个月，2个月前口服黄体酮月经来潮。体格检查：胡须明显，阴毛浓密，子宫及双侧附件未见异常。尿妊娠试验阴性。超声检查双卵巢呈多囊样改变，无优势卵泡。该患者临床特征是什么？考虑哪种疾病？要明确诊断需要进行哪些检查？治疗原则是什么？

多囊卵巢综合征（polycystic ovarian syndrome，PCOS）是常见的具有生殖、代谢、心理特征异常的妇科内分泌疾病之一，以雄激素增多、持续无排卵或稀发排卵及卵巢多囊样改变为特征，常伴有胰岛素抵抗和肥胖。其病因不明、呈异质性、表现型多样化，可能与遗传及环境因素密切相关，涉及神经内分泌的复杂调控。

一、内分泌特征及病理生理

PCOS的主要内分泌特征包括高雄激素血症、促性腺激素比例失常（LH/FSH比值增高）、高胰岛素血症和胰岛素抵抗等。产生以上变化的确切病因尚不清楚，可能的机制如下。

1. 下丘脑-垂体-卵巢轴调节功能异常　GnRH介导的LH脉冲分泌的幅度和频率增加，分泌过量LH，刺激卵巢间质、卵泡膜细胞产生过量雄激素。雄激素在外周（主要是脂肪组织）芳香化酶作用下转化为雌酮，而持续增高的雌酮更增加垂体对GnRH的敏感性，进一步促进LH分泌。卵巢内高雄激素抑制卵泡发育，不能形成优势卵泡，但卵巢中的小卵泡仍能分泌相当于早卵泡期水平的雌二醇。持续分泌的雌酮和一定水平的雌二醇作用于下丘脑及垂体，对LH分泌形成正反馈，LH分泌水平持续增高，且无周期性，不能形成月经中期LH峰，故无排卵发生。对FSH分泌呈负反馈，使FSH水平相对降低，LH/FSH比值增高。低水平FSH持续刺激，使卵巢内多个小卵泡发育至一定时期，而LH水平升高又促进卵巢分泌雄激素，形成雄激素过多、持续无排卵的循环，导致卵巢多囊样改变。

2. 高胰岛素血症和胰岛素抵抗 PCOS病因还可能与高胰岛素血症和胰岛素抵抗有关。过量胰岛素作用于垂体的胰岛素受体（insulin receptor），可增强LH释放并促进卵巢和肾上腺分泌雄激素、抑制肝脏合成性激素结合蛋白（sex hormone binding globulin，SHBG），使游离睾酮增加。

3. 肾上腺内分泌功能异常 PCOS患者的雄激素过多起于青春期的肾上腺功能初现，后随着生殖轴的启动，卵巢的卵泡膜分泌雄激素增多，即肾上腺和卵巢共同分泌较多雄激素致高雄激素血症。脱氢表雄酮硫酸盐提示过多的雄激素来自肾上腺。

二、临床表现

1. 月经失调 大多为不规律的月经周期，表现为继发性闭经或月经稀发，闭经前常有月经稀发或过少，也可表现为不规则子宫出血，月经周期、经期、经量无规律性。根据2018年《多囊卵巢综合征评估和管理国际循证指南》月经异常的诊断标准：在初潮后第1年青春过渡期发生属正常现象；初潮后1~3年月经周期<21d或>45d；月经初潮后3年至围绝经期月经周期<21d或>35d，或1年内<8个月经周期；初潮1年后任何>90d的月经周期；年龄>15岁的原发性闭经，或乳房发育后3年仍无月经来潮者。

2. 不孕 育龄期女性因排卵障碍可导致不孕。

3. 多毛、痤疮 是高雄激素血症最常见的临床表现。患者出现不同程度的多毛，以性毛为主，常见于上唇、下腹部、大腿内侧等，乳晕、脐部周围可见粗毛也可诊断为多毛，尤其是阴毛和胡须，其中阴毛分布常呈男性型。常见油性皮肤及痤疮，这为体内雄激素过多刺激皮脂腺分泌旺盛所致。

4. 肥胖 发生率约50%。多在青春期出现，为一个重要的临床特征，但患者脂肪分布及体态并无特异性。肥胖是由于雄激素过多和未结合睾酮比例增加引起，亦与胰岛素抵抗及雌激素的长期刺激有关。

5. 黑棘皮症 指阴唇、颈背部、腋下、乳房下和腹股沟等处皮肤出现灰褐色色素沉着，呈对称性，皮肤增厚，如天鹅绒样，为雄激素过多或高胰岛素血症所致。

三、辅助检查

由于PCOS的临床表现多样性，为明确诊断，可行下列辅助检查。

1. 基础体温测定 表现为单相型基础体温。

2. 内分泌测定

（1）血清雄激素：血清睾酮、双氢睾酮、雄烯二酮浓度增高，睾酮水平通常不超过正常范围上限的2倍。主要为来自卵巢的雄烯二酮和睾酮，部分为来自肾上腺的脱氢表雄酮和脱氢表雄酮硫酸盐。SHBG减少，致使未结合的游离雄激素增多，从而导致其活性增强。

（2）促性腺激素（FSH、LH）：血清FSH偏低而LH升高，LH/FSH比值≥2~3，但血清LH水平的测定不应视为临床诊断PCOS的必备条件。

（3）血清雌激素：雌二醇（E_2）为正常水平或稍增高，并保持于早卵泡期水平，无周期性变化，E_1/E_2比值>1。

（4）抗米勒管激素（AMH）：由卵巢颗粒细胞特异性合成，增高的AMH主要源于增多的窦卵泡，可达到正常排卵女性的2~4倍。

（5）血清PRL：20%~30%的PCOS患者可伴有轻度升高。

（6）尿17-酮皮质类固醇：正常或轻度升高，正常时提示雄激素来源于卵巢，升高时提示肾上腺功能亢进。

（7）其他：尤其肥胖患者，应测定空腹血糖，进行口服葡萄糖耐量试验，有条件时测定空腹胰岛素水平及葡萄糖负荷后血清胰岛素。

3. 超声检查　对于已有月经异常和高雄激素生化或临床表现的患者的诊断，超声检查是非必需的。经阴道超声检查对于有性生活的患者是首选；对于无性生活者，可选用经腹部或经直肠超声检查。超声可提示卵巢呈多囊样改变，又称多囊卵巢形态（polycystic ovary morphology，PCOM）：一侧或双侧卵巢有直径2~9mm的卵泡≥12个，和/或卵巢体积≥10ml，且需要确保没有黄体、囊肿或优势卵泡的存在。

4. 腹腔镜检查　腹腔镜直接观察，可见卵巢增大，包膜增厚，表面光滑，呈灰白色，有新生血管。包膜下显露多个卵泡，但无排卵征象（排卵孔、血体或黄体）。

四、诊断

PCOS是一种异质性较高的临床综合征，诊断标准存在争议。需根据病史及临床表现，结合必要的辅助检查进行排除性诊断。国际上多个协会制定了不同的诊断标准，常用的诊断标准是鹿特丹标准：① 稀发排卵或无排卵；② 高雄激素的临床表现和/或高雄激素血症；③ 超声检查显示多囊卵巢样改变。上述3项中符合2项，排除其他可能引起高雄激素血症的疾病，即可诊断为PCOS。

对于青春期女性，排除其他可能导致月经不规律和高雄激素血症的疾病后，高雄激素的临床表现和/或高雄激素血症和稀发排卵或无排卵是诊断青春期PCOS的必需条件。因青春期女性月经初潮后8年内PCOM的发生率较高，不建议使用超声诊断标准，需在完全性成熟之时再重新评估。

五、鉴别诊断

需与某些PCOS表现相似的疾病加以鉴别。

1. 卵泡膜细胞增殖症　病理变化为卵巢间质内有单一或岛状黄素化卵泡膜细胞增生。临床和内分泌征象与PCOS相仿但更严重，肥胖更显著，男性化更明显，睾酮水平也更高。

2. 卵巢男性化肿瘤　多为单侧生、实性肿物，进行性增大明显。如睾丸母细胞瘤、卵巢门细胞瘤、肾上腺残迹肿瘤等。当血清睾酮>6.5mmol/L时，即应考虑此类肿瘤。可进行超声、CT及MRI检查。

3. 肾上腺皮质增生或肿瘤 硫酸脱氢表雄酮常超过正常范围上限2倍，肾上腺皮质增生患者对促肾上腺皮质激素兴奋试验反应亢进，肾上腺皮质肿瘤患者反应不明显。

4. 其他 催乳素水平升高明显，应排除垂体催乳素腺瘤。

六、治疗

PCOS的治疗应根据患者的年龄、治疗需求、临床表现的异质性及严重程度等进行个体化对症治疗。治疗原则主要是对症治疗，以调整月经周期、治疗高雄激素血症和胰岛素抵抗及有生育要求的诱导排卵治疗。

1. 生活方式干预 是PCOS患者首选的基础治疗，尤其是对肥胖和超重的患者，应从饮食控制、合理运动和行为干预达到降低体重、促进健康的生活方式和保持积极情绪的目标。

2. 药物治疗

（1）调整月经周期：定期合理应用，适用于无生育要求、因排卵障碍引起月经周期不规律的患者。

① 口服避孕药：是暂无生育需求的育龄期PCOS女性首选治疗，对于有PCOS风险的青春期女性和青春期PCOS患者综合评估后酌情选用，有血栓等高危因素者慎用。周期性服用，疗程一般为3~6个月，可重复使用；亦能有效抑制毛发生长和治疗痤疮；② 孕激素后半周期疗法：可调节月经并保护子宫内膜，对LH过高同样有抑制作用。

（2）抗雄激素：① 醋酸环丙孕酮，为17–羟孕酮类衍生物，具有较强的抗雄激素作用；② 螺内酯，是醛固酮拮抗剂，可抑制卵巢及肾上腺来源的雄激素，在毛囊竞争雄激素受体的作用，每日40~200mg，治疗多毛需6~9个月；③ 糖皮质激素，用于治疗肾上腺来源的高雄激素，常用药物为地塞米松，每晚0.25mg，口服。

（3）改善胰岛素抵抗：对于PCOS合并有胰岛素抵抗、糖调节受损或糖尿病，且通过生活方式干预效果欠佳的患者；对于体重指数 $\geq 2kg/m^2$ 的成年PCOS患者及确诊为青春期PCOS患者，除生活方式外，还应考虑使用胰岛素增敏剂如二甲双胍来管理体重和代谢水平。常用剂量为每次口服500mg，每日2~3次。

（4）诱发排卵：在生活方式干预、改善胰岛素抵抗后，恢复排卵是首要的治疗。来曲唑是一线药物，也可单独使用氯米芬；可联合二线药物促性腺激素等。诱发排卵时易发生卵巢过度刺激综合征，需严密监测。

3. 手术治疗 适用于药物诱导排卵治疗无效者。可选择腹腔镜下卵巢激光打孔，但应注意打孔的深度和数量，以免影响卵巢储备功能。可能出现的问题有治疗无效、盆腔粘连及卵巢储备功能低下。

4. 体外受精–胚胎移植 经其他治疗无效的PCOS合并不孕症的患者可行体外受精–胚胎移植助孕。

（胡琳莉）

第四节　高催乳素血症

任何原因导致血清催乳素（PRL）升高，超过实验室标准上限者（一般 >1.14nmol/L，或25μg/L），称为高催乳素血症（hyperprolactinemia）。由于PRL是一种应激激素，多种生理状态下，如怀孕、哺乳、应激、锻炼、睡眠等，PRL均可升高；而许多病理状态和药物也可导致PRL高于正常，如甲状腺功能减退和精神疾病的药物治疗等。

在闭经患者中，约15%存在高催乳素血症；而在闭经伴有溢乳的患者中，其发生率达70%。15%的无排卵妇女伴有PRL升高，<3%无排卵伴有溢乳者存在血清PRL升高。3%~10%的无排卵的PCOS患者有高催乳素血症。

一、病因

1. **垂体催乳素腺瘤**　是最常见的垂体功能性腺瘤，约占全部垂体腺瘤的45%，是临床上病理性高催乳素血症最常见的原因。催乳素腺瘤多为良性肿瘤，依照大小可分为微腺瘤（≤10mm）和大腺瘤（>10mm）。多数催乳素腺瘤患者血清PRL可达100μg/L（4.55nmol/L）以上，并伴有溢乳症状。

2. **下丘脑疾病**　颅咽管瘤、炎症等病变影响下丘脑分泌的PRL释放抑制因子的分泌，均可导致高催乳素血症。

3. **内分泌疾病**　原发性甲状腺功能减退、PCOS均可引起PRL升高。

4. **特发性高催乳素血症**　PRL多为60~100μg/L（2.73~4.55nmol/L），无明确原因，多因患者的下丘脑－垂体功能紊乱，从而导致PRL分泌增加。其中大多数PRL轻度升高，长期观察可恢复正常。但对部分伴月经紊乱而PRL高于100μg/L（4.55nmol/L）者，需警惕潜在隐性垂体微腺瘤的可能，应密切随访。

5. **药物影响**　常见的可能引起PRL升高的药物包括多巴胺耗竭剂、多巴胺转化抑制剂、多巴胺重吸收阻断剂、激素类药物等。药物引起的高催乳血症多数血清PRL在100μg/L（4.55nmol/L）以下。

6. **其他**　各类胸壁炎症、慢性肾衰竭、肝性脑病、手术切除卵巢及子宫等，PRL也可异常增高。

二、临床表现

1. **闭经与月经紊乱**　高水平PRL可抑制垂体前叶促性腺激素的分泌，导致黄体期缩短及无排卵性月经失调，临床表现为功能失调性子宫出血、月经稀发或闭经。

2. **溢乳**　是本病特征之一。闭经－溢乳综合征患者中约2/3存在高催乳素血症，其中有1/3患垂体微腺瘤。溢乳通常表现为双乳流出或可挤出乳白色或透明液体。

3. **不孕与流产**　当PRL轻度升高时（<100~150μg/L，即4.55~6.82nmol/L）可因引起黄体功能不足发生反复流产；而随着血清PRL的进一步升高，可出现排卵障碍。

4. 肿瘤压迫神经症状　微腺瘤一般无明显临床症状；大腺瘤压迫甚至侵犯视交叉及影响脑脊液回流时，可出现头痛、呕吐和眼花，甚至视野缺损和动眼神经麻痹等症状。

5. 其他　高催乳素血症患者通常存在体重增加。长期高催乳素血症可因雌激素水平过低导致阴道壁萎缩、分泌物减少、性欲减低，以及进行性的骨痛、骨密度减低、骨质疏松等表现。少数患者可出现多毛、脂溢及痤疮，这些患者可能伴有PCOS等其他异常。

三、诊断

1. 病史采集　应询问患者的月经史、分娩史、手术史和既往病史，有无服用相关药物史，是否在应激状态下采血（如运动、性交、精神情绪波动或盆腔检查）等。

2. 实验室检查　血清PRL>1.14nmol/L（25μg/L）可确诊为高催乳素血症。检测最好在上午10：00~11：00。其余排除性检查包括妊娠试验、垂体及其靶腺功能、肾功能和肝功能等，根据病史选择进行。

3. 影像学检查　鞍区影像学检查（MRI或CT）有助于确定是否存在压迫垂体柄或分泌PRL的颅内肿瘤及空蝶鞍综合征等。

4. 眼底、视野检查　由于垂体腺瘤可侵犯和/或压迫视交叉，引起视盘水肿，也可因肿瘤压迫视交叉导致视野缺损。

四、治疗

高催乳素血症的治疗目标是明确病因，控制高催乳素血症、恢复正常月经和排卵功能、减少乳汁分泌及改善其他症状（如头痛和视功能障碍等）。

1. 药物治疗

（1）甲磺酸溴隐亭：为非特异性多巴胺受体激动剂，能够有效抑制PRL的合成分泌，是治疗高催乳素血症最常用的药物。为了减少药物不良反应，甲磺酸溴隐亭治疗从小剂量开始逐渐增加，即从睡前每日1.25mg开始，每周递增1.25mg，直至递增到需要的治疗剂量。每月测定一次血清PRL，剂量的调整依据是血清PRL水平。达到疗效后可分次减量到维持量，每月减量一次，一次减少原剂量的1/3~1/2，直到最小维持剂量。副作用主要有恶心、头痛、眩晕、疲劳、嗜睡、便秘、直立性低血压等，用药数日后可自行消失。甲磺酸溴隐亭治疗可以使70%~90%的患者获得较好疗效，表现为血清PRL降至正常、泌乳消失或减少、垂体腺瘤缩小、恢复正常月经周期和生育力。

对于有生育要求患者，应待PRL稳定在正常范围内一段时间后再妊娠为宜，建议一旦妊娠，则考虑停药。妊娠期除常规产前检查外，应注意如出现头痛、视力障碍等表现，应检查视野、MRI平扫（不用增强）以确定病变范围。可再用本药治疗以缩小增大的瘤体，若控制不满意或视野缺损严重，可急诊手术减压，但不必终止妊娠。

（2）卡麦角林和喹高利特：是具有高度选择性的多巴胺D$_2$受体激动剂，是甲磺酸溴隐亭的替代药物，抑制PRL的作用更强且不良反应相对少，作用时间更长。对甲磺酸溴隐亭抵抗（每日

15mg甲磺酸溴隐亭效果不满意）或不耐受甲黄酸溴隐亭治疗的催乳素腺瘤患者改用这些新型多巴胺激动剂仍有50%以上有效。喹高利特25μg，每日一次，口服，连服3日，随后每3日增加25μg，直至获得最佳效果；卡麦角林每周只需口服1~2次，每次0.5~2.0mg。

（3）维生素 B_6：20~30mg，每日3次，口服。与甲磺酸溴隐亭同时使用起协同作用。

2. **手术治疗** 当垂体肿瘤产生明显压迫及神经系统症状或药物治疗无效时，可考虑手术切除肿瘤。

3. **放疗** 用于伴有垂体肿瘤，不能耐受药物或手术治疗者。近年来，兴起的γ刀技术也被用于垂体肿瘤的治疗。

（胡琳莉）

第五节　痛经

痛经（dysmenorrhea）指凡在行经前后或月经期出现下腹痛、坠胀，伴腰酸或其他不适，程度较重者可影响工作和生活质量。约有50%的妇女有不同程度的痛经。痛经分为原发性和继发性两类，前者是指生殖器官无器质性病变的痛经，后者是指由盆腔器质性病变，如子宫内膜异位症、盆腔炎或宫颈狭窄等引起的痛经。本节仅介绍原发性痛经。

一、病因及发病机制

原发性痛经的发生主要与月经时子宫内膜释放前列腺素增多，尤其是前列腺素 $F_{2\alpha}$ 和 E_2 增多有关，且前列腺素含量越高，痛经程度越重。因前列腺素 $F_{2\alpha}$ 和 E_2 可刺激子宫收缩，子宫过度收缩引起子宫血流不足，组织缺血，导致厌氧代谢物蓄积，刺激疼痛神经末梢而发生痛经。原发性痛经的发生还受精神、神经因素影响，紧张、恐惧、忧虑及生化代谢物质均可通过中枢神经系统刺激盆腔疼痛神经纤维诱发痛经。无排卵的增生期子宫内膜因无孕酮刺激，所含前列腺素浓度很低，通常不发生痛经。

二、临床表现

1. **下腹痛** 原发性痛经始发时间多发生于青少年，初潮6~12个月后开始出现。

2. **下腹痛特点** 疼痛可从月经来潮后或来潮前12小时开始，行经第1日最剧烈，疼痛程度不一，重者呈痉挛性，持续2~3日。主要部位在耻骨上，可牵涉到腰骶部和大腿内侧。

3. **伴随症状** 可伴有恶心、呕吐、腹泻、头晕、乏力等症状，严重时面色苍白、出冷汗，甚至昏厥。

4. **妇科检查** 通常无异常发现。

三、诊断及鉴别诊断

根据病史、症状和妇科检查结果，诊断基本可以成立，但必须排除盆腔器质性病变（子宫内膜异位症、子宫腺肌病、盆腔炎、黏膜下肌瘤、宫腔粘连等）引起的继发性痛经。继发性痛经常在初潮后数年方出现症状，多有妇科器质性疾病病史或宫内节育器放置史，妇科检查有异常发现，必要时可行腹腔镜检查加以鉴别。

四、治疗及预防

1. 一般治疗　首先重视精神心理治疗，向患者解释经期轻度不适是生理反应。疼痛不能忍受时可适当应用镇静、镇痛、解痉药。

2. 前列腺素合成酶抑制剂　通过抑制环氧合酶系统而减少前列腺素的产生，从而使疼痛减轻。一类为苯基丙酸类，如口服布洛芬400mg，每日4次，或酮洛芬25~50mg，每日4次。痛经缓解率90%。另一类为灭酸类，此类药在抑制前列腺素合成的同时，还可在前列腺素受体部位直接阻断，具有前列腺素拮抗剂的特性。月经来潮即开始服药，连续2~3日，疗效迅速而安全。如氟芬那酸200mg，每日3次，或甲芬那酸500mg，每日3次。

3. 性激素治疗　适用于需要避孕的妇女，疗效可达90%以上。采用各类复方短效口服避孕药，一方面抑制子宫内膜生长，使月经量减少；另一方面抑制排卵，无内源性孕酮产生，从而使月经血中前列腺素浓度降低。未婚少女可行人工周期治疗减轻症状。

4. 传统中医药治疗　主要是药物治疗和补充替代治疗，药物治疗包括口服药物、中药灌肠和中药外敷等，补充替代治疗包括针刺、电针、艾灸、耳穴、推拿等疗法。较多适用于原发性痛经的治疗。

（胡琳莉）

第六节　经前期综合征

经前期综合征（premenstrual syndrome，PMS）是指月经前周期性发生的躯体、精神及行为等方面改变的综合征，PMS常在经前发作，月经来潮后症状自然消失，严重者可影响患者的生活和工作。多见于30~40岁的育龄期妇女，发生率为30%~40%，伴有严重情绪不稳定者称为经前焦虑障碍（premenstrual dysphoric disorder，PMDD）。

> **相关链接** | **经前焦虑障碍诊断标准**
>
> 目前推荐采用美国精神病协会（American Psychiatric Association，APA）制定的《精神疾病的诊断与统计手册》第4版（Diagnostic and Statistical Manual of mental disorder 4th，DSM-IV）诊断经前焦虑障碍（PMDD）。诊断标准如下。

对患者2~3个月经周期所记录的症状进行前瞻性评估。在黄体期的最后一周存在5个（或更多个）下述症状，并且在月经后消失，其中至少有1种症状必须是1、2、3或4：

1. 明显的抑郁情绪，自我否定意识，感到失望。
2. 明显焦虑、紧张，感到"激动"或"不安"。
3. 情感不稳定，如突然伤感、哭泣或对拒绝增加敏感性。
4. 持续和明显易怒或发怒，或与他人的争吵频率增加。
5. 对平时活动（如工作、学习、友谊、嗜好）的兴趣降低。
6. 感到注意力集中困难。
7. 嗜睡、易疲劳或能量明显缺乏。
8. 食欲明显改变，有过度摄食或产生特殊的嗜食渴望。
9. 失眠。
10. 主观感觉不安或失控。
11. 其他身体症状，如乳房触痛或肿胀、头痛、关节或肌肉痛、肿胀感，体重增加。

这些失调务必是明显干扰工作或学习或日常的社会活动及与他人的关系，如逃避社会活动，生产力和工作学习效率降低。

这些失调务必不是另一种疾病加重的表现，如重型抑郁症、恐慌症、恶劣心境或人格障碍。

注：APA对有PMDD的PMS制定了评估标准，诊断PMDD的要求是：连续3个月经周期在上表所列11项症状中必须有5项于月经前有严重的表现，而于月经来潮4日内缓解，持续到周期第13日无发作。5项症状中必须至少包括1项精神症状（如易怒、情绪波动、焦虑或抑郁），具有多种精神症状（如易怒、情绪波动、焦虑或抑郁）仅作为1项症状计。

一、病因

病因不明，可能与卵巢激素、中枢神经和自主神经系统失调等多种因素有关。

1. 雌孕激素比例失调 与孕激素不足或组织对孕激素敏感性失常，雌激素水平相对过高有关，这种性激素比例异常引起水钠潴留、体重增加等征象。

2. 中枢系统β–内啡肽释放异常 PMS妇女在黄体后期血液中类阿片浓度异常下降，可导致内源性类阿片肽撤退症状的产生，主要表现为精神、神经及行为方面的变化。

3. 精神因素 与PMS的严重程度相关。部分患者精神症状突出，且情绪紧张时常使原有症状加重。

二、临床表现

该病的特点是症状周期性出现于月经前1~2周，至月经前2~3日最严重，月经来潮后迅速减轻直至消失。主要症状可归纳为3类：① 躯体症状和体征，表现为头痛、乳房胀痛、肠痉挛等，全身疼痛症状和水钠潴留所致手、足和眼睑水肿，腹部胀满，少数患者有体重增加；② 精神症状，表现为急躁易怒、情绪不稳、焦虑忧郁、疲乏及饮食、睡眠障碍、性欲改变等；③ 行为改变，表现为思想不集中、工作效率低、意外事故倾向，易有犯罪行为或自杀意图。

三、诊断

根据经前期出现的周期性典型症状，诊断多不困难。PMDD的诊断大多采用APA推荐的诊断标准。

四、鉴别诊断

PMS的症状具有周期性，发生在经前，需与轻度精神病，心、肝、肾等疾病引起的水肿及经前期加重的疾病作鉴别。PMDD则应首先排除精神系统疾病方可诊断。

五、治疗

推荐的一线治疗包括心理辅导、运动、维生素B_6、口服避孕药。

1. 心理治疗　给予心理安慰与疏导，使精神放松。如患者有明显焦虑及抑郁症状，建议到精神科进行治疗。

2. 运动饮食调节　应选择高碳水化合物低蛋白饮食，限制盐的摄入，限制咖啡等刺激性饮品摄入，补充维生素B_6。

3. 药物治疗

（1）口服避孕药：推荐连续服用28日的复方短效避孕药，缩短服药间断期。

（2）溴隐亭：适用于乳房胀痛伴高催乳素血症者，在月经后半周期给予甲磺酸溴隐亭1.25~2.5mg/d口服，可使90%患者的症状消失。

（3）醛固酮受体抑制剂：能够利尿、减轻水钠潴留，并改善精神症状。

（4）促性腺激素释放激素类似物（GnRHa）：通过抑制垂体促性腺激素释放，造成低雌激素状态，可缓解症状，但副作用严重，且较昂贵，只有极小部分女性需要。

（黄薇）

第七节　绝经综合征

【临床病例21-4】

患者，女，47岁，孕3产1。以往月经正常，半年前开始出现月经紊乱，周期不规律，并出现潮热、心悸、睡眠障碍，服用中药后症状有所缓解。请思考患者的诊疗措施。

绝经（menopause）是指40岁以上女性因卵巢功能衰竭所致的月经永久性停止。绝经综合征（menopause sydrome）指妇女在绝经前后出现的因雌激素减少所致的一系列躯体及精神症状综合征。绝经分自然绝经和人工绝经：前者为卵巢内卵泡生理性耗竭所致的绝经；后者为双侧卵巢经手术切除或受放射线毁坏所致的绝经。

相关链接　｜　早发性卵巢功能不全（premature ovarian insufficiency，POI）是指女性在40岁出现卵巢功能减退，主要表现为月经异常（闭经、月经稀发或频发）、促性腺激素水平升高（FSH>25U/L）、雌激素水平波动性下降。病因涉及遗传因素、医源性因素、免疫因素、环境因素等。POI患者发生骨质疏松、心血管疾病、认知功能障碍等远期健康问题风险增加。

POI的诊断根据患者年龄、月经状况（月经频发、稀发或闭经等）、低雌激素症状如潮热盗汗、阴道干涩、生育力下降（不孕、流产），辅助检查提示FSH增高（间隔4周，两次检测FSH>25U/L），抗米勒管激素（AMH）下降。

建议POI患者保持健康的生活方式，补充钙剂和维生素D，预防远期骨质疏松、心血管疾病等。药物治疗依据有无禁忌证，及早进行激素补充治疗，最好选择天然雌孕激素，采用标准剂量，定期评估直到自然绝经年龄（具体方案详见本节后文）。对于有生育需求患者应积极制定生育计划，采取促排卵治疗或赠卵辅助助孕解决生育问题。

生育力保存：有影响卵巢功能的免疫性疾病患者，或实施影响卵巢储备功能疾病治疗（如预后良好的恶性肿瘤化疗/放疗前）患者，可咨询和实施生育力保存，具体方法包括胚胎冷冻、卵母细胞冷冻和卵巢组织冷冻。

一、内分泌变化

绝经前后最显著的变化是卵巢功能衰退。

1. 雌激素 绝经早期雌激素波动大，高低不一甚至高于正常卵泡期，当卵泡完全停止发育时，雌激素水平才下降，绝经后妇女体为仅有低水平的雌激素，主要来自肾上腺皮质和卵巢的雄烯二酮经外周组织芳香化酶转化的雌酮。

2. 孕酮 由于停止排卵，因此，围绝经期妇女血中的孕酮水平低下。

3. 雄激素 绝经后雄激素来自卵巢间质细胞和肾上腺，雄烯二酮产生量为绝经前的一半。

4. 促性腺激素 由于卵巢功能下降，下降的卵巢雌孕激素、抑制素对垂体下丘脑的负反馈作用减弱，下丘脑促性腺激素释放激素增加，垂体释放的FSH和LH水平升高，其中FSH升高较LH更显著。

5. 抑制素 围绝经期妇女血抑制素浓度下降，较雌二醇下降早且明显，是反映卵巢功能衰退的更敏感标志。

6. AMH 围绝经期AMH的下降较其他激素变化出现更早。

二、临床表现

主要表现为月经紊乱及一系列激素改变引起的相关症状。

1. 月经改变 绝经前约半数妇女出现月经紊乱，表现为周期不规则、经期延长、经量增加；也可以表现为周期缩短、经量减少，最终月经完全停止。仅少数女性月经突然停止。

2. 血管舒缩症状及自主神经功能障碍 是指雌激素缺乏所致的潮热、出汗、眩晕、头痛、耳鸣、心悸等症状，发生率为75%~85%，程度轻重不同。典型阵发性潮热表现为突然发生的上半身发热，由胸部冲到头部，或伴头胀、眩晕和无力，持续数秒至数十分钟不等，症状消失前常大量出汗或畏寒。轻者数日发作一次，重者每日发作数十次。夜间或应激状态易促发。

3. 精神与神经症状 表现为易怒、焦虑、抑郁、多疑、自信心降低、记忆力及认知能力下降等。研究发现雌激素缺乏与阿尔茨海默病的发生有关，后者表现为痴呆、失语失认、记忆丧失、定向计算判断障碍及性格、行为、情绪改变。

4. 泌尿、生殖器官萎缩 表现为外阴阴道干燥或瘙痒、性交困难、性欲低下等，以及尿失禁、反复发作的膀胱炎等。

5. 代谢异常和心血管系统疾病 绝经后女性易出现血总胆固醇、甘油三酯及低密度脂蛋白增高而高密度脂蛋白降低等代谢异常，动脉粥样硬化、高血压、冠心病的发病风险增高。

6. 骨质疏松 体内雌激素缺乏使骨质吸收增加，出现骨皮质变薄、骨小梁减少、骨质疏松表现，严重者可引起骨骼压缩甚至骨折。

三、诊断与鉴别诊断

根据妇女的年龄、症状、体征和激素检查结果（雌二醇降低、FSH增高），不难作出诊断。应注意通过辅助检查排除有相关症状的器质性病变，如子宫内膜病变、高血压、嗜铬细胞瘤、心血管疾病、泌尿生殖器官的器质性病变、甲状腺疾病及精神疾病等，必要时行诊刮排除内膜病变。

四、治疗

治疗目标是缓解症状，预防骨质疏松、冠心病等老年性疾病，提高绝经妇女的生活质量。

1. 健康管理 绝经是一个自然生理过程，鼓励妇女要以积极的心态适应这一变化，心理安抚是围绝经期治疗的重要组成部分。必要时可予以心理治疗；采用适量的镇静药以助睡眠；鼓励妇女规律生活、进行锻炼、增加社交及脑力活动、控制盐的摄入、禁烟、摄入富含蛋白质及钙质食物，并补充钙剂（600~800mg/d），以预防骨质疏松。

2. 月经异常的处理 月经不规律或月经频发者可采用周期孕激素疗法调节月经周期，建议每月服用不少于10日的足量孕激素以转化内膜。如没有孕激素撤退性出血，表明体内雌激素水平很低，则根据患者有无绝经激素治疗禁忌证，采用雌孕激素治疗。对于月经量过多者，建议放置左炔诺孕酮释放系统以减少月经量、保护子宫内膜。

3. 绝经激素治疗（menopausal hormone therapy，MHT） 根据患者是否有MHT适应证，排除禁忌证后予以MHT，缓解围绝经期症状，预防骨质疏松。

（1）MHT适应证

1）绝经相关症状：月经紊乱、潮热、盗汗、睡眠障碍、疲倦，情绪障碍如激动、烦躁、焦虑、紧张或情绪低落等。

2）泌尿生殖道萎缩相关症状：阴道干涩、疼痛、排尿困难、性交痛、反复发作的阴道炎、反复泌尿系统感染、夜尿多、尿频及尿急。

3）存在骨质疏松症的危险因素及绝经后骨质疏松症。

（2）MHT禁忌证：已知或可疑妊娠、原因不明的阴道流血、乳腺癌、性激素依赖性肿瘤、严重肝肾功能障碍、血栓栓塞性疾病及系统性红斑狼疮、脑膜瘤等。

（3）慎用情况：子宫肌瘤、子宫内膜异位症、子宫腺肌病、子宫内膜增生、胆石症、癫痫、哮喘、偏头痛、血卟啉症、耳硬化症、未控制的糖尿病或高血压、乳腺良性疾病及乳腺癌家族史等；需要在专业医师指导下安全应用MHT。

（4）药物制剂及剂量选择：单纯雌激素适用于子宫已切除，不需要保护子宫内膜的妇女；雌孕激素序贯或联合治疗适用于子宫完整患者。尽量使用天然制剂。原则上以最小有效剂量为佳，剂量应个体化。

1）雌激素制剂：常用的有口服结合雌激素0.3~0.625mg/d、戊酸雌二醇1~2mg/d，以及经皮使用的雌二醇凝胶1卡尺/d，均可有效地控制潮热、多汗、阴道干燥等症状。对于子宫完整者，建议应用雌激素同时后半期或全程应用孕激素，以保护子宫内膜。

2）孕激素制剂：建议口服天然孕激素如微粒化黄体酮（200~300mg/d）、地屈孕酮（10~20mg/d），多采用后半周期疗法或联合雌激素应用，根据不同方案选用不同剂量。

3）组织选择性雌激素活性调节剂：7-甲异炔诺酮1.25~2.5mg/d，连续服用，适用于绝经后妇女。

（5）用药时间：采用MHT时，应个体化用药，且应在综合考虑治疗获益和风险的前提下，使用能达到治疗目标的最低有效剂量，没有必要限制激素治疗的期限，但治疗期间应至少每年进行1次全面体检并评估风险，根据评估情况决定疗程长短。

（6）常用方案：针对有子宫者，应采用雌孕激素联合用药以预防子宫内膜增生。

1）序贯治疗：模拟自然月经周期，雌激素于周期第5~25日应用，孕激素于周期第16~25日应用，或复方制剂如雌二醇片雌二醇地屈孕酮复合包装、戊酸雌二醇片雌二醇环丙孕酮片复合包装。

2）联合治疗：适用于绝经后期，雌孕激素均每日应用，或使用复方制剂，不发生撤药性出血，但有可能发生不规则少量出血。

3）单纯雌激素治疗：适用于已行子宫切除术的妇女，如口服雌激素片或经皮雌二醇凝胶。

（7）副作用及危险性

1）子宫出血：MHT过程中有异常出血时，应及时查明出血原因，必要时进行诊刮以排除子宫内膜病变。

2）激素副作用：① 雌激素，可出现乳房胀痛、白带多、水肿、色素沉着，可能与雌激素剂量过大有关，应酌情减量；② 孕激素，可出现水肿、乳房痛及抑郁易怒。

3）子宫内膜癌：对于有子宫的围绝经妇女，长期应用单一雌激素可增加子宫内膜增生和子宫内膜癌的发病风险，因此，对于有子宫者，应雌孕激素联合应用。

4）乳腺癌：长期用药是否增加乳癌的危险性尚无定论。尽量选择天然或接近天然的雌孕激素，并加强治疗期间的监测。

4. 针对性治疗　如预防和治疗骨质疏松症的钙剂、维生素D、降钙素、双膦酸盐类等药物。

5. 中药　针对肾阴虚证及肾阴阳两虚证的绝经证型，中医采用坤泰胶囊、灵莲花颗粒、坤宝丸、更年安胶囊、佳蓉片、坤宝丸等，缓解潮热、烦躁易怒、失眠心悸等绝经症状。

无排卵性AUB是临床常见疾病之一，诊断时要注意鉴别、排除其他疾病引起的AUB。治疗通过药物或手术止血，并依据患者出血类型和病因，进行月经周期调节和保护子宫内膜，对于有生育需求者采取促排卵治疗。对于慢性AUB患者，需要进行长期管理，避免内膜增生性疾病的发生。

闭经分为原发性闭经和继发性闭经两类。除病史、体格检查外，辅助检查和功能试验在闭经诊断中极为重要。治疗策略包括：针对病因的特异性治疗（药物或手术），维持、促进第二性征发育并减缓症状的内分泌治疗。

PCOS是一种以雄激素过多、持续无排卵或稀发排卵及卵巢多囊样改变为特征的内分泌紊乱疾病。诊断标准包括稀发排卵或无排卵、高雄激素的临床表现和/或高雄激素血症及卵巢多囊性改变。治疗原则主要为调整月经周期、治疗高雄激素血症和胰岛素抵抗及有生育要求者的诱导排卵治疗。

高催乳素血症临床表现为闭经或月经紊乱、溢乳、不孕与流产、肿瘤压迫出现神经症状等。诊断应详细询问病史，检测血清PRL水平，其次行蝶鞍部MRI或CT检查。甲磺酸溴隐亭是治疗高催乳素血症最常用的药物，如发现垂体腺瘤，在药物治疗效果欠佳，或有压迫症状时采用手术治疗。

原发性痛经诊断需与生殖器器质性病变引起的继发性痛经相鉴别。治疗方法主要是心理疏导，对症治疗，药物治疗（镇静、解痉药、前列腺素合成酶抑制剂、复方短效口服避孕药及止痛药）和传统医学治疗（药物治疗和补充替代治疗）。

PMS是指经前周期性发生的躯体、精神及行为方面改变的综合征。治疗原则为先采用运动、饮食治疗，辅以心理疏导、药物治疗。

绝经综合征是妇女绝经前后出现的雌激素减少所致的一系列躯体及精神心理症状。临床表现为月经改变、潮热、盗汗、失眠及泌尿生殖道症状；远期可发生骨质疏松和心血管疾病。主要的治疗方法为绝经激素治疗，应个体化应用于无禁忌证患者，需定期随访评估其获益和风险。

（黄薇）

复习参考题

一、选择题

1. 以下内容不属于无排卵性异常子宫出血的表现是
   A. 月经周期10~50日不等
   B. 基础体温单相型
   C. 月经量正常
   D. 检查血孕激素为7ng/ml
   E. 经期7~20$^+$日

2. 当继发性闭经患者服用雌孕激素周期序贯治疗一个周期后仍无月经来潮，应考虑的闭经类型是

A. 下丘脑性闭经

B. 垂体性闭经

C. 卵巢性闭经

D. 子宫性闭经

E. 垂体肿瘤闭经

3. 以下关于多囊卵巢综合征的内分泌
   特征叙述正确的是

   A. 雄激素水平升高

   B. 孕激素水平升高

   C. FSH水平升高

   D. LH水平降低

   E. 催乳素水平升高

4. PRL诊断高催乳素血症的实验室标

准是

A. >1.0nmol/L或20μg/L

B. >0.75nmol/L或20μg/L

C. >1.14nmol/L或25μg/L

D. >0.75nmol/L或25μg/L

E. >0.89nmol/L或25μg/L

5. 以下可以用于治疗痛经的药物是

A. 头孢克洛

B. 甲硝唑

C. 布洛芬

D. 溴隐亭

E. 地屈孕酮

答案：1. D；2. D；3. A；4. C；5. C

二、简答题

1. 无排卵性AUE的发生机制是什么？
   临床表现有哪些？止血治疗原则包
   括哪些？

2. 原发性闭经和继发性闭经的定义和
   常见病因是什么？

3. 闭经的治疗方法有哪些？

4. 多囊卵巢综合征的临床表现有哪
   些？诊断标准是什么？

5. 高催乳素血症临床表现是什么？如
   何进行诊断？治疗方法有哪些？

6. 痛经的临床表现是什么？治疗原则
   是什么？

7. 经前期综合征的临床表现是什么？
   治疗方法有哪些？

8. 绝经激素治疗的适应证、禁忌证和
   注意事项有哪些？

第二十二章　不孕症和辅助生殖技术

学习目标

掌握	不孕症的病因、诊断和治疗。
熟悉	体外受精-胚胎移植、人工授精。
了解	其他辅助生殖技术。

【临床病例22-1】

患者，女，32岁，孕3产0流3。未避孕未孕3年，有盆腔炎性疾病病史。体格检查：外阴已婚未产式，阴道通畅；宫颈大小正常，光滑；子宫前位，正常大，质韧，活动好，无压痛；双侧附件区增厚，轻压痛。该患者应考虑哪种疾病？为明确诊断需要进行哪些辅助检查？治疗原则是什么？

不孕症是影响男女双方身心健康的医学和社会问题。辅助生殖技术已经成为不孕症的主要治疗措施。目前，我国35岁以上的不孕人群增加，明显地增加治疗难度。因此，适龄生育和生殖健康应受到关注。

第一节　不孕症

不孕症（infertility）指育龄夫妇未避孕、有正常性生活1年或以上而未妊娠者。由于35岁以后女性生育功能迅速下降，未避孕未孕超过6个月者，需要进行全面评估；40岁以后女性有生育需求，需要立即评估和治疗。原发性不孕症指从未妊娠者，继发性不孕症为曾有妊娠（包括任何形式的妊娠）而后又不孕者。我国不孕症的发病率为15.5%。

一、病因

阻碍受孕的因素可能在女方、男方或男女双方。女方因素约占40%，男方因素约占30%~40%，男女双方因素约占20%，不明原因约占10%。

1. 女方不孕因素　以输卵管和排卵障碍因素居多。

（1）输卵管因素：输卵管具有输送精子、拾卵及将受精卵输送到宫腔的重要功能。若输卵管功能障碍或不通畅，可导致不孕，占女性不孕的40%。包括输卵管炎、输卵管周围的病变、各种可能影响输卵管的手术及输卵管发育异常等。其中输卵管炎是输卵管性不孕的最常见原因，性传播疾病如淋球菌、沙眼衣原体感染，引起输卵管的黏膜破坏，可导致输卵管管腔或伞端闭锁。

（2）排卵障碍：占女性不孕的25%。各种因素引起的下丘脑-垂体-卵巢轴异常，均可造成暂时或长期排卵障碍。主要病因：① 下丘脑功能失调，如精神创伤、剧烈运动、神经性厌食等；② 垂体性排卵障碍，如垂体肿瘤、希恩综合征、高催乳素血症等；③ 卵巢性排卵障碍，如早发性卵巢功能不全（POI）、多囊卵巢综合征（PCOS）、卵巢功能性肿瘤等；④ 其他，如甲状腺、肾上腺功能失调等内分泌代谢疾病。

相关链接 | 世界卫生组织（World Health Organization，WHO）将无排卵分为三型。WHO Ⅰ型（低促性腺激素型：性腺功能减退）：下丘脑或垂体功能低下，低促性腺激素，低雌激素，如下丘脑性闭经或垂体性闭经。WHO Ⅱ型（正常促性腺激素型：雌激素正常无排卵）：排卵功能紊乱，促性腺激素与雌激素生成不同步，体内有一定量的雌激素，如PCOS。WHO Ⅲ型（高促性腺激素型：性腺功能减退）：卵巢衰竭，促性腺激素异常升高，低雌激素水平，如POI、POF。

（3）子宫因素：子宫畸形、子宫黏膜下肌瘤、子宫内膜息肉、子宫内膜结核、子宫内膜炎、子宫内膜损伤和宫腔粘连等均影响受精卵着床而致不孕。

（4）宫颈病变：重度的宫颈炎症、宫颈黏液性状改变、宫颈息肉、宫颈肌瘤及宫颈手术后等均影响精子通过，造成不孕。

（5）阴道因素：① 阴道畸形或狭窄，如处女膜闭锁、先天性无阴道、阴道横隔、阴道瘢痕性狭窄等影响性生活并阻碍受孕。② 严重的阴道炎可降低精子活力，缩短精子在女性生殖道的生存时间而致不孕。

（6）其他：年龄是影响女性生育功能的关键因素，35岁以上女性卵巢功能减退、卵巢低反应的概率增加，生育力下降。子宫内膜异位症可导致盆腔粘连、输卵管扭曲和/或阻塞等盆腔解剖结构异常；卵泡未破裂黄素化综合征（luteinzed unruptured follicle syndrome，LUFS）可导致排卵异常；通过氧化应激、炎症、免疫反应等机制影响卵子发育、排卵、受精过程、胚胎质量、胚胎着床等多个环节导致不孕，称为子宫内膜异位症相关不孕症（endometriosis associated infertility）。

2. 男方不孕因素 主要是精液异常和性功能异常，前者分为精子生成障碍和精子输送障碍。

（1）精子生成障碍：各种因素引起的精子生成障碍，导致少精子症、弱精子症、畸精子症、无精子症等，如先天性隐睾、睾丸发育不全症。腮腺炎并发睾丸炎导致的睾丸萎缩、结核性的睾丸破坏、睾丸精索静脉曲张等，免疫抑制剂、化疗、放疗等，全身慢性消耗病、长期营养不良、慢性中毒、精神过度紧张、严重的肝肾功能异常、糖尿病等均可引起精子生成障碍。

（2）精子输送障碍：输精管和附睾的炎症会使输精管阻塞，双侧输精管缺如、双侧精囊缺如、手术创伤等致精子运送受阻，精液中无精子。

（3）免疫因素：男性生殖道免疫屏障被破坏后，精子、精浆可刺激机体产生对抗自身精子的抗体，即抗精子抗体，使射出的精液凝集而不能穿过宫颈黏液。

（4）性功能异常：外生殖器发育不良、各种器质性病变或心理因素等造成勃起功能障碍或早泄、不射精、逆行射精等，不能使精子进入阴道。

（5）其他：染色体异常、下丘脑－垂体－睾丸性腺轴功能紊乱和全身内分泌疾病可影响精子生成和使精子功能异常。

3. 男女双方因素

（1）缺乏性生活知识。

（2）男女双方强烈渴望妊娠，造成精神过度紧张，引起全身内分泌紊乱而致不孕。

（3）免疫因素：自身免疫或同种免疫均影响受孕。① 自身免疫表现为女方血清中存在抗子宫内膜抗体、抗卵细胞透明带抗体。前者使子宫内膜着床环境发生变化而影响着床；后者与透明带反应，使透明带坚硬而阻碍精子穿透。② 同种免疫主要是精子、精浆或受精卵作为抗原物质，被女方生殖道吸收后，产生抗体，使精子不能与卵子结合或受精卵不能着床。

二、诊断

不孕症由男方、女方或双方因素引起，必须双方全面检查，找出原因是诊断的关键。

1. 男方检查和诊断　询问病史、手术史，尤其注意有无慢性疾病如结核、肝病、肾病及腮腺炎史等，了解生活习惯及有无性交困难。体格检查的重点是生殖器有无畸形或病变，测定睾丸体积。

精液检查：WHO的精液正常标准（第5版）：精液量 ≥ 1.5ml，pH ≥ 7.2，在室温下放置60分钟内完全液化。精子密度 ≥ 15×10^6/ml，总精子数 ≥ 39×10^6，前向运动精子 ≥ 32%，正常形态精子（严格形态学分析标准） ≥ 4%。低于以上指标者均为异常，需要至少两次精液分析才能作出诊断。

2. 女方检查和诊断

（1）病史：不孕的年限是临床诊断的依据，必须详细询问病史。应询问月经史、婚育史、性生活状况、避孕情况、既往诊疗经过。注意有无急慢性盆腔炎史、阑尾炎史、手术史，流产及分娩后的情况，有无接触肺结核患者的情况等。

（2）体格检查：应注意检查第二性征及内外生殖器发育的情况，以及身高、体重、体毛、乳房泌乳、炎症、包块等，必要时胸部X线检查排除肺结核，CT或MRI检查排除垂体病变等。

（3）特殊检查

1）卵巢功能检查：包括排卵监测和黄体功能检查。常用方法有基础体温测定、阴道细胞学涂片、宫颈黏液评分、女性激素测定及超声监测卵泡发育、排卵的情况等。激素测定：① 月经第2~4日的基础内分泌水平可反映卵巢储备功能及病理状态，是评价卵巢功能最重要的指标。基础FSH水平升高提示卵巢储备功能下降；基础LH/FSH比值 ≥ 2、雄激素升高提示多囊卵巢综合征。② 血或尿LH峰测定。排卵前36小时左右血液中可测得LH峰，尿的LH峰比血的LH峰迟出现8~20小时。③ 黄体中期血清孕酮水平反映黄体功能。血清孕酮 >15.9nmol/L，提示有排卵。

2）输卵管通畅试验：主要有输卵管通液术、子宫输卵管造影、腹腔镜下输卵管通液术等。子宫输卵管造影能显示子宫、输卵管内的形态，明确阻塞部位。腹腔镜下行输卵管通液术能准确地判断输卵管是否通畅。输卵管镜能直视输卵管的解剖结构及输卵管黏膜的情况，同时进行粘连分离等操作，能显著地改善输卵管性不孕的治疗效果。

3）宫腔镜检查：可直接观察宫腔和子宫内膜的情况。

4）腹腔镜检查：如果上述检查未见异常，可行腹腔镜检查。直接观察子宫表面、输卵管和卵巢等有无病变或粘连。

5）其他：生殖免疫学检查等。

三、治疗

首先要加强体育锻炼、增强体质，戒烟、戒酒，养成良好的生活方式；积极治疗内外科疾病；掌握生育相关知识，学会预测排卵期，以增加受孕机会。由于引起不孕的原因很多，应针对明确的病因进行治疗，结合患者的年龄、卵巢功能、疾病等情况选择有效、安全的治疗方案。

1. 治疗生殖道器质性疾病　对于影响生育的生殖器畸形、肿瘤、炎症等器质性疾病应积极治疗。

（1）输卵管性不孕的治疗

1）一般疗法：超短波、微波、药离子透入等物理疗法，或配合中药活血化瘀，能促进盆腔局部血液循环，有利于炎症消退。

2）输卵管成形术：根据输卵管阻塞的部位，行腹腔镜下输卵管吻合术或整形术等，达到输卵管再通的目的。注意手术的适应证：年龄在40岁以下、卵巢储备功能良好、有规律排卵、精液分析示正常或接近正常且无手术禁忌证。

（2）子宫内膜异位症相关不孕症治疗：Ⅰ、Ⅱ期子宫内膜异位症患者可采用期待治疗，也可采用人工授精技术助孕。Ⅲ、Ⅳ期子宫内膜异位症患者或Ⅰ、Ⅱ期的治疗效果不佳时，可采用体外受精-胚胎移植技术助孕。

（3）影响生育的疾病的治疗：积极治疗影响生育的生殖道炎症。较大的卵巢肿瘤造成输卵管扭曲，可导致不孕；如有手术探查指征，应切除并明确肿瘤的性质。黏膜下子宫肌瘤、子宫内膜息肉、子宫纵隔、宫腔粘连等导致宫腔形态异常，影响胚胎着床或导致反复流产，应手术治疗。

2. 诱导排卵　用于排卵障碍的患者（主要是WHO Ⅰ型和Ⅱ型）。

（1）来曲唑（letrozole）：是芳香化酶抑制剂，阻断雄激素向雌激素转化，降低雌激素水平，通过负反馈机制促进促性腺激素分泌，促进卵泡发育。适用于下丘脑-垂体-卵巢轴反馈正常，体内有一定雌激素水平者，是PCOS首选的诱导排卵药。用法为月经第3~5日起，每日口服2.5mg，共5日，3个周期为1个疗程。如无排卵，每日剂量可增加至5mg。最高剂量为每日7.5mg。来曲唑诱导的单卵泡发育率高，对子宫内膜的影响小，累计妊娠率、累计活产率高。

（2）氯米芬（clomiphene，CC）：竞争性结合下丘脑的雌激素受体，模拟低雌激素状态，刺激内源性促性腺激素的分泌，促进卵泡生长。适应证和用法同来曲唑，每日50~100mg。最高剂量为每日150mg，如治疗3个周期无排卵，认为CC无效（称为CC抵抗）。

（3）人类绝经期促性腺激素（human menopausal gonadotropin，hMG）：每支含FSH 75U和LH 75U，促进卵泡发育成熟。适用于来曲唑、CC治疗后无排卵、有排卵而未妊娠者及低促性腺激素性闭经者，可单独应用或与来曲唑、CC联合应用。单独应用于月经第3~5日起每日肌内注射37.5~75IU，直至卵泡发育成熟。用药过程中要严密观察卵泡发育和雌激素水平，并根据卵巢对hMG的反应调整用药剂量。待卵泡成熟后，加用hCG 5 000~10 000U，诱发排卵。

（4）FSH：包括尿提取高纯度FSH（u–FSH HP）和基因重组FSH（r–FSH）。FSH可启动卵泡募集、促进卵泡生长，适用于各种原因的排卵障碍患者。用法与hMG类似，用药过程中需严密观察卵泡发育和雌激素水平。

（5）促性腺激素释放激素（GnRH）：目前临床上常用的是GnRH类似物如GnRH激动剂（GnRH agonist，GnRHa）和GnRH拮抗剂（GnRHant）。GnRHa有曲普瑞林、亮丙瑞林、戈舍瑞林等，GnRHant有西曲瑞克和加尼瑞克，常用于体外受精–胚胎移植周期中预防LH峰出现和子宫内膜异位症相关不孕症治疗等。

（6）溴隐亭：适用于合并高催乳素血症及垂体微腺瘤患者。

3. 免疫性不孕的治疗　抗精子抗体阳性的患者，采用避孕套避孕6个月，避免精子与女性生殖道的接触，减少抗体产生。若无效，可行人工授精助孕。

4. 男方因素不孕治疗　针对引起男性不育的原因，采用药物或手术治疗。中药也能改善精液质量。若无效，可应用辅助生殖技术助孕。

5. 辅助生殖技术　详见本章第二节。

（庞群）

第二节　辅助生殖技术

辅助生殖技术（assisted reproductive technology，ART）包括人工授精（artificial insemination，AI）技术和体外受精–胚胎移植技术（*in vitro* fertilization and embryo transfer，IVF-ET）及其衍生技术。

相关链接　　　　我国首例试管婴儿

1984年，国内张丽珠带领团队开始自主研究"试管婴儿"关键技术。1988年3月，我国首例试管婴儿诞生，标志着我国辅助生殖技术达到国际先进水平。张丽珠团队在上千次的试验后，将临床妊娠率从早期的6.4%提升至32%，活婴率达到20%，标志着中国从此在试管婴儿技术上迈入国际领先行列。经过不懈努力，第二代试管婴儿（卵母细胞胞浆内单精子显微注射）、第三代试管婴儿（胚胎植入前遗传学诊断）相继诞生，我国辅助生殖技术从此步入了发展快车道。

一、常用辅助生殖技术

1. 人工授精（AI） AI指用人工方法将精液注入女性体内以取代性途径使其妊娠的一种方法。根据放置精液的部位分为后穹隆人工授精、宫颈管内人工授精、宫腔人工授精（intrauterine insemination，IUI），以IUI最为常用。根据精液来源分为夫精人工授精（artificial insemination by husband，AIH）和供精人工授精（artificial insemination by donor，AID）。夫精人工授精的指征：① 轻度少弱精症、精液液化不良、逆行射精；② 性功能障碍和心理因素、生殖道畸形所致的不能进行性交等；③ 宫颈因素不孕症；④ 免疫性不孕症；⑤ 不明原因不孕症。供精人工授精的指征：① 不可逆的无精、严重的少精子症、弱精子症、畸精子症；② 男方携有不宜生育的严重遗传性疾病；③ 母儿血型不合，多次出现新生儿溶血症而死亡。由于供精人工授精实施中存在很多伦理问题，所以这项技术要在经审批的机构进行；为了防止近亲婚配，严格规定每位供精者的精液最多只能使5位妇女受孕。

2. 体外受精-胚胎移植及其衍生技术 是指从妇女体内取出卵子，在体外与精子受精，培养至早期胚胎，然后移植回妇女子宫内，使其着床、发育成胎儿的过程，俗称"试管婴儿"。包括IVF-ET、卵质内单精子注射（intracytoplasmic sperm injection，ICSI）、植入前胚胎遗传学检测（preimplantation genetic test，PGT）、卵母细胞体外成熟培养等。

（1）IVF-ET：主要适用于输卵管性不孕症，排卵障碍，子宫内膜异位症相关不孕症，少、弱精子症，不明原因不孕症及免疫因素不孕症。主要步骤如下。

1）控制性超促排卵（controlled ovarian hyperstimulation，COH）：根据年龄、基础内分泌水平、卵巢基础窦卵泡数等选择超促排卵方案。主要有使用GnRHa进行降调节的超促排卵方案（长方案、短方案、超短方案及超长方案）和GnRH拮抗剂方案等，以获取适量的优质卵母细胞。

2）取卵：在注射hCG 34~36小时后，经阴道穿刺成熟卵泡而获取卵母细胞。

3）体外授精：取出的卵母细胞与优化处理的精子混合授精，授精16~18小时后观察是否出现双原核。如出现双原核，提示正常受精。

4）胚胎移植：将受精卵继续培养3~5日后，发育至卵裂期胚胎到囊胚阶段，将胚胎移植到宫腔内。

5）黄体支持：一般用黄体酮支持黄体功能，以提高妊娠率。

6）随诊：胚胎移植后2周行血和/或尿hCG检查，胚胎移植后4~5周行B型超声检查确定临床妊娠。

（2）ICSI：ICSI是在显微镜下将单个精子直接注射到卵细胞胞质内，使卵子受精。适用于严重少、弱、畸形精子症和IVF未受精的患者等。

（3）PGT：利用显微操作和现代分子生物学技术，通过对极体、卵裂球或囊胚的滋养细胞进行活检、遗传学检测，检出携有致病基因的胚胎后，选择正常胚胎移植。PGT分为3类：针对植入前非整倍体检测（preimplantation genetic testing for aneuploidy，PGT-A）、针对特定已知基因突变的植入前单基因遗传病检测（preimplantation genetic testing for monogenic，PGT-M）和针对易位、倒位等染色体结构重排的植入前单基因遗传病检测（preimplantation genetic testing-structural rearrangements，PGT-SR）。PGT主要是解决患严重遗传性疾病的夫妇优生问题，也适用于反复流产、反复胚胎种植失败的患者。

（4）卵母细胞体外成熟培养（*in vitro* maturation，IVM）：是通过体外成熟培养，使未成熟卵母细胞发育达到成熟卵母细胞阶段的技术。IVM主要适用于多囊卵巢综合征、对促性腺激素不敏感、有生育力保存要求的卵巢肿瘤或激素依赖肿瘤患者。

（5）生育力保存：是为保存生育能力、推迟或延长生育期，对配子（精子或卵母细胞）、早期胚胎或卵巢、睾丸组织进行体外冷冻保存的技术。主要针对POI高风险人群、因某些疾病或接受损伤卵巢、睾丸功能治疗的人群。

二、辅助生殖技术并发症

1. 卵巢过度刺激综合征（ovarian hyperstimulation syndrome，OHSS） 是促排卵引起的严重并发症。OHSS发生率为20%，重度OHSS为1%~10%。OHSS的发病机制尚不清楚，主要病理改变是：① 卵巢明显增大；② 毛细血管通透性增加，富含蛋白质的体液流向第三间隙，引起血液浓缩。严重者出现腹水、胸腔积液；肾灌注量减少，导致少尿、无尿、电解质紊乱；血液呈高凝状态，血栓形成；甚至出现急性呼吸窘迫综合征及多器官功能衰竭，危及生命。OHSS主要以预防为主。强调采取个体化超促排卵方案，对高危患者应以低剂量启动。尽管OHSS是一类自限性疾病，但是中重度患者需住院治疗。

2. 多胎妊娠及减胎技术 妊娠两胎及以上称多胎妊娠，三胎及以上称高序多胎妊娠。随着促排卵药物的应用和辅助生殖技术的开展，多胎妊娠发生率逐渐升高，达16%~39%。多胎妊娠导致母婴并发症明显升高。一旦出现三胎及以上的多胎妊娠，应行减胎术。

3. 异位妊娠 因病情危急，需要重视。IVF-ET后宫内、宫外同时妊娠发生率增加，是自然状况下（1∶30 000~1∶15 000）的100倍。因此要警惕发生异位妊娠的可能，以便早期识别、诊断和及时处理。

4. 其他 如感染、卵巢扭转、血栓形成、脏器损伤等。

学习小结

不孕症主要由输卵管因素、排卵障碍、子宫内膜异位症及男方因素等原因所致。女性不孕症应首先询问病史、检查输卵管是否通畅、有无排卵障碍。男性应行精液检查，明确有无异常。不孕症治疗应针对病因，采用手术恢复输卵管的解剖结构，诱导排卵，必要时采用辅助生殖技术助孕。

辅助生殖技术已经成为不孕症的主要治疗措施。常用的辅助生殖技术有AI和IVF-ET两类。人工授精包括AIH和AID。IVF-ET、卵质内单精子注射和植入前胚胎遗传学检测已经在临床上广泛应用。辅助生殖技术在帮助患者实现生儿育女的愿望的同时，带来了卵巢过度刺激综合征、多胎妊娠等并发症和一系列的伦理、道德等问题，其应用的安全性也有待于进一步探讨。

（鹿群）

一、选择题

1. 患者，女，33岁，已婚，孕1产0。
   行人工流产1次，月经：14，5~6/
   30~40，现试孕13个月未孕。目前
   的诊断是
   A. 原发性不孕症
   B. 继发性不孕症
   C. 相对不孕症
   D. 绝对不孕症
   E. 排卵障碍

2. 患者，女，29岁，已婚，孕1产0。
   行人工流产1次，未避孕未孕2年。
   月经：14，5~6/28~30。超声监测
   提示排卵好。精液常规检查未见异
   常。为明确诊断，该患者首先需要
   进行的检查是
   A. 内分泌检查
   B. 基础体温测定
   C. 子宫、附件的B型超声
   D. 输卵管造影术
   E. 腹腔镜检查

3. 以下关于基础体温的说法错误的是
   A. 最好使用腋下体温计
   B. 每日充分睡眠6小时以上
   C. 如有不适或环境变化应记录于表上
   D. 应将体温计放置在随手可取处
      并于睡前将温度甩于35℃以下

4. 患者，女，29岁。未避孕未孕2年。
   以下提示患者无排卵的指标是
   A. 月经周期规律
   B. 宫颈-阴道分泌物稀薄、拉丝长
      达10cm
   C. 基础体温呈单相
   D. 尿LH在月经中期出现阳性
   E. 孕酮大于16nmol/L

5. 患者，女，32岁，孕0产0。未避
   孕未孕3年。平素月经规律，5~6/
   28~30，量中，有痛经。超声监测提
   示有排卵；子宫输卵管造影提示右
   侧输卵管通畅，左侧输卵管通而不
   畅；精液常规未见异常。妇科检查：
   外阴（-），阴道通畅，后穹隆可及
   0.5cm触痛性结节，宫颈光滑，子宫
   后位，正常大小，无压痛，双侧附
   件（-）。导致患者不孕的原因是
   A. 输卵管因素
   B. 排卵障碍
   C. 子宫内膜异位症
   D. 子宫因素
   E. 其他

   答案：1. B；2. D；3. A；4. C；5. C

二、简答题

1. 不孕症的病因是什么？

2. 不孕症的检查有哪些？

3. 常用的辅助生殖技术有哪些？

4. IVF-ET的主要适应证是什么？

第二十三章　女性生殖器官发育异常

学习目标

了解　女性生殖器官的正常发育过程及常见异常发育类型。

第一节　女性生殖器官的发育

在生殖系统发育过程中，性腺最早发育，然后是内生殖器，最后是外生殖器。整个发育过程涉及3个主要阶段：① 初始器官形成，为双侧副中肾管的发育；② 融合，为双侧副中肾管尾侧在中线处合并形成子宫、宫颈及阴道上2/3段，头侧保持分离状态，发育成双侧输卵管；③ 中隔吸收，为双侧副中肾管尾侧融合以后，管腔内遗留一个中隔，在人胚胎第9周时开始吸收，最后形成子宫、宫颈及阴道上段。

一、性腺的发育

在胚胎第3~4周，卵黄囊内胚层出现许多比体细胞大的生殖细胞，称原始生殖细胞。胚胎第4~5周，体腔背面肠系膜基底部两侧体腔上皮增生、肥厚，形成两条突出于腹后壁的纵向隆起，称为泌尿生殖嵴。外侧隆起为中肾，内侧隆起为生殖嵴，即性腺发生的始基，以后分化成睾丸或卵巢。在胚胎第4~6周末，原始生殖细胞沿肠系膜迁移到生殖嵴，并被性索包围，形成原始性腺。性腺的发育由胎儿的基因型和性染色体决定，将来分化为卵巢还是睾丸取决于有无Y染色体短臂性决定区的睾丸决定因子。最终性别表型取决于性染色体和占优势的生化和激素环境。

二、生殖管道的发育

胚胎第7周，副中肾管起源于中胚层，位于中肾管外侧，与中肾管同步发育，最终形成输卵管、子宫、宫颈和阴道上段。胚胎第8周，两侧副中肾管迁移至中肾管内侧并在中线处汇合，中段管腔完成融合和再吸收形成子宫，其中中胚层部分形成子宫内膜和肌层。未融合的两侧副中肾管头段发育为输卵管，融合部分的尾段形成阴道上2/3。胚胎第3周形成泄殖腔膜，于胚胎第4周时泄殖腔皱褶在前方融合形成生殖结节。胚胎第7周时，尿直肠隔融入泄殖腔膜，将直肠与泌尿生殖道隔开。尿生殖膜与羊膜腔相通后形成原始的尿生殖窦。女性尿生殖窦盆腔内部的远端形成尿道和阴道下1/3（图23-1）。

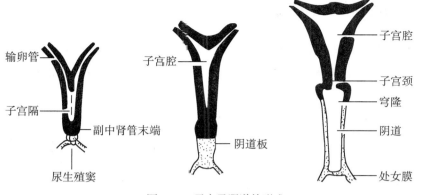

▲ 图23-1 子宫及阴道的形成

三、外生殖器的发育

胚胎第6周，泄殖腔膜局部内陷分别形成尿道和肛门凹陷。原始尿道沟周围围绕原始尿道皱襞，阴唇隆起于尿道周围外侧。胚胎第7周，泄殖腔膜消失，原始尿道沟与泌尿生殖窦相通。外生殖器于胎儿第10周开始出现性别差异，至12周基本完成性别分化。女性未融合的阴唇阴囊隆起形成两侧大阴唇，前端融合的部分形成阴阜和阴唇前端联合。尿道皱襞后端融合形成小阴唇系带。未融合的尿道皱襞部分称为小阴唇。未融合的生殖隆起部分为尿生殖窦开口的阴道下端和阴道前庭。生殖结节于胎儿14周发育形成阴蒂（图23-2）。

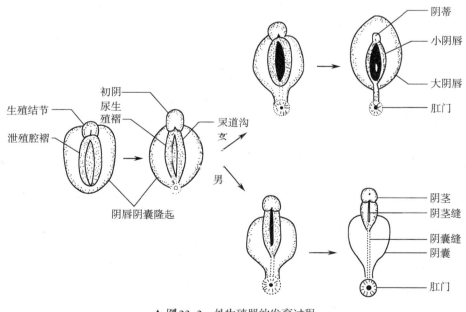

▲ 图23-2 外生殖器的发育过程

（韩世超）

第二节 外生殖器发育异常

外生殖器的胚胎发育是一个复杂、易受内外因素干扰的过程，尤其在胚胎早期，是各个器官形成的敏感期，此过程如果受到阻碍，可以引起发育停止，如果受到干扰则容易发生发育异常，导致畸形发生。

处女膜闭锁（imperforate hymen）又称无孔处女膜（图23-3），是最常见的外生殖器官异常发育类型，是发育过程中泌尿生殖窦未腔化所致。处女膜闭锁的患者，若子宫及阴道发育正常，因阴道分泌物或月经初潮的经血积聚在阴道内，有时经血可经输卵管逆流至腹腔。若不及时切开，反复多次月经来潮后使积血增多，逐渐发展至子宫腔、输卵管和盆腔积血，输卵管可因积血粘连而至伞端闭锁，经血逆流至盆腔易发生子宫内膜异位症。

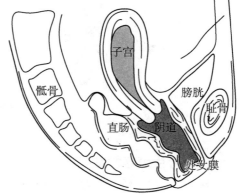

▲ 图23-3 处女膜闭锁

一、临床表现

处女膜闭锁在青春期前很少能得出诊断，偶尔幼女因宫颈分泌的黏液积聚导致处女膜向外凸出，或阴道积液影响排尿而被发现。其常见临床表现如下。

1. 周期性下腹痛伴闭经 绝大多数患者在青春期后出现进行性加重的周期性下腹坠痛，但无月经来潮。

2. 压迫症状 由于阴道及子宫腔积血而产生压迫症状，如肛门坠胀、便秘、尿频或尿潴留等。

3. 体征 妇科检查可见处女膜膨出，表面呈紫蓝色，无阴道开口。肛腹联合检查时，可在下腹扪及位于阴道包块上方的子宫，压痛明显。如果用手往下按压包块，可见处女膜向外膨隆更明显。

二、诊断

根据患者临床症状和体征，结合B型超声检查见子宫和阴道内有积液多可确诊。

三、治疗

一旦确诊，应立即手术治疗。先用粗针穿刺处女膜中部膨隆部，抽出陈旧积血后将处女膜进行"X"形切开，排出积血；常规检查宫颈是否正常，切除多余的处女膜瓣，可吸收线缝合切口边缘。术后给予抗生素预防感染。

（韩世超）

第三节　阴道发育异常

一、MRKH综合征

MRKH综合征（Mayer-Rokitansky-Küster-Hauser syndrome）是双侧副中肾管发育不全或双侧副中肾管尾段发育不良所致，发病率为1/5 000~1/4 000，几乎均合并无子宫或仅有始基子宫。患者一般均有正常的卵巢功能，第二性征发育正常。

（一）临床表现

1. 症状　原发性闭经及性生活困难。因子宫为始基子宫而无周期性腹痛。

2. 体征　体格检查、第二性征及外阴发育正常，无阴道开口或仅在阴道前庭后部见一处浅凹陷，偶见短浅阴道盲端。可伴有泌尿道或脊柱异常。

（二）诊断

根据症状和妇科检查，结合B型超声检查，多可明确诊断。B型超声检查可发现盆腔无子宫或始基子宫。染色体核型为（46,XX），血内分泌检查为正常女性水平。

（三）治疗

建议18岁后进行治疗。

1. 手术治疗　可行阴道成形术，即采用各种方法在膀胱直肠间造穴，如生物补片法阴道成形术、腹膜法阴道成形术、乙状结肠法阴道成形术等。

2. 非手术治疗　顶压法，即用阴道模具压迫阴道凹陷，使其扩张并延伸至接近正常阴道的长度。

二、阴道闭锁

阴道闭锁（atresia of vagina）为泌尿生殖窦未参与形成阴道下段所致。根据阴道闭锁解剖学特点，国际上分为两型：Ⅰ型，为阴道下段闭锁，有发育正常的阴道上端、宫颈及子宫体；Ⅱ型，为阴道完全闭锁，多合并宫颈发育不良，宫体发育不良或子宫畸形（图23-4）。

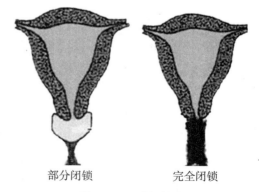

部分闭锁　　　　完全闭锁

▲ 图23-4　阴道闭锁分型

阴道下段闭锁因子宫内膜功能多为正常，因此症状出现较早，临床表现与处女膜闭锁相似，检查时亦无阴道开口，但闭锁处黏膜表面色泽正常，亦不向外膨隆，肛查可扪及向直肠凸出的包块，其位置较处女膜闭锁高。MRI和超声检查可帮助诊断。

治疗原则是一旦明确诊断，应尽早手术切除。阴道下段闭锁手术与处女膜闭锁手术相似，术后定期扩张阴道以防挛缩。阴道完全闭锁应充分评估宫颈发育不良状况，手术方法有子宫切除术、子宫阴道贯通术、宫颈端端贯通术。

三、阴道横隔

阴道横隔（transverse vaginal septum）为融合后的副中肾管尾端与泌尿生殖窦相接处未贯通或仅部分贯通所致。阴道横隔以阴道上、中段交界处多见。阴道横隔无孔称完全性横隔，隔上有小孔称不全性横隔。完全性横隔可导致经血潴留，症状如同处女膜闭锁。不全性横隔较多见，常在横隔中央或侧方有一个小孔，故经血可以排出，横隔位置较高者，一般多无症状，不影响性生活，位置低者可影响性生活，阴道分娩时影响胎先露下降。

治疗原则是手术治疗。常采取横隔切除，缝合止血，术后定期扩张阴道或放置阴道模型，以防止横隔残端痉挛。

四、阴道纵隔

阴道纵隔（longitudinal vaginal septum）为双侧副中肾管会合后，其尾端纵隔未消失或部分消失所致。可分为完全纵隔和不完全纵隔两种，有时纵隔偏向一侧形成斜隔。

（一）临床表现

阴道检查可见阴道被一个纵向黏膜襞分为两条纵向通道，黏膜上端接近宫颈，完全纵隔下端达阴道口，不完全纵隔未达阴道口。完全性纵隔无症状，性生活和阴道分娩无影响。不全纵隔者可有性生活困难或不适，分娩时胎先露下降可能受阻。

（二）治疗

如无症状，可不予处理。阴道纵隔影响性生活或阴道分娩者，应将纵隔切除。

（韩世超）

第四节　宫颈及子宫发育异常

一、宫颈发育异常

宫颈在胚胎发育14周左右形成，由于副中肾管尾端发育不全或发育停滞所致宫颈发育异常，常见类型见图23-5。

（一）临床表现

先天性宫颈发育异常，如子宫内膜有功能，在青春期后可因宫腔积血而出现周期性腹痛，经血还可以经输卵管逆流入腹腔，可能引起盆腔子宫内膜异位症。超声及MRI等影像学检查有助于诊断。

（二）治疗

可手术穿通宫颈，建立人工子宫阴道通道，但成功率低，故有建议直接进行子宫切除术。

二、子宫发育异常

子宫发育异常在女性生殖器官畸形中较为多见，美国生育协会（American Fertility Society，AFS）根据米勒管发育异常的发生阶段又进一步将子宫发育异常分成以下几种不同的类型（图23-6）。

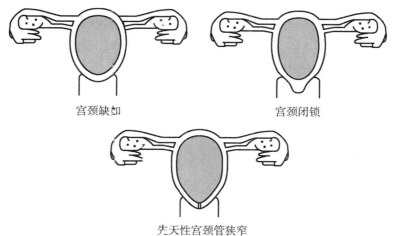

宫颈缺如　　　　　　　　　　宫颈闭锁

先天性宫颈管狭窄

▲ 图23-5　宫颈发育异常的常见类型

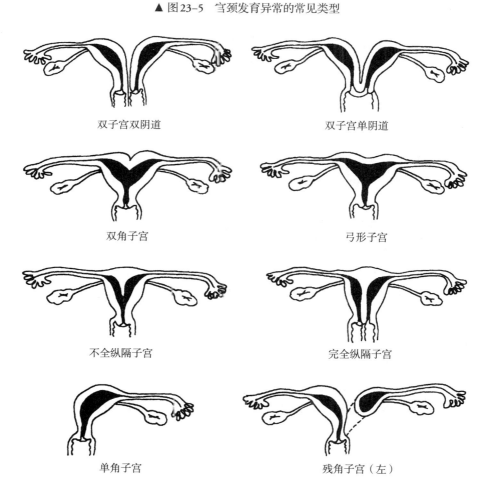

双子宫双阴道　　　　　　　　　　双子宫单阴道

双角子宫　　　　　　　　　　弓形子宫

不全纵隔子宫　　　　　　　　　　完全纵隔子宫

单角子宫　　　　　　　　　　残角子宫（左）

▲ 图23-6　子宫发育异常

Ⅰ：不同程度的子宫发育不全或缺失。

Ⅱ：单角子宫、残角子宫（一侧副中肾管发育不全或缺失）。

Ⅲ：双子宫（副中肾管未融合，各自发育成子宫和两个宫颈）。

Ⅳ：双角子宫（宫角在宫底水平融合不全）。

Ⅴ：纵隔子宫（子宫纵隔未吸收或吸收不全）。

Ⅵ：弓形子宫（宫底有一个轻微凹陷：源于几乎完全吸收的子宫纵隔）。

Ⅶ：已烯雌酚（diethylstilbestrol，DES）相关异常（胎儿期在宫内受己烯雌酚暴露可引起子宫肌层形成收缩带样发育异常，宫腔呈 T 形改变）。

以上分型系统清晰易懂，容易被临床医生接受，在临床得到了广泛应用。

（一）子宫未发育或发育不全

包括：① 先天性无子宫（congenital absence of uterus），常合并无阴道；② 始基子宫（primordial uterus），子宫极小，多数无宫腔或为一个实性肌体子宫；③ 幼稚子宫（infantile uterus），可有宫腔和子宫内膜。三者卵巢发育均正常。先天性无子宫或实体性始基子宫无症状，常因青春期后无月经就诊，经检查而诊断。幼稚子宫如有宫腔和内膜，若宫颈发育不良或无阴道，可因经血潴留或经血逆流出现周期性腹痛；幼稚子宫月经稀少或初潮延迟，常伴痛经。检查可见子宫体小，宫颈相对较长。先天性无子宫、实体性始基子宫可不予处理；幼稚子宫有周期性腹痛或宫腔积血者需手术切除；幼稚子宫主张雌孕激素序贯周期治疗。

（二）子宫发育形态异常

1. 双子宫（didelphic uterus）　两侧副中肾管未融合，各自发育形成两个子宫和两个宫颈，也可为一侧宫颈发育不良、缺如。双子宫可伴有双阴道、阴道纵隔或斜隔。患者多无症状，伴有阴道纵隔者可有相应症状。常在产前检查、人工流产、分娩时被发现。宫腔探查或子宫输卵管造影可见两个宫腔。当有反复流产时，应除外染色体、黄体功能及免疫等因素后行矫形手术，否则不予处理。

2. 双角子宫（bicornate uterus）及弓形子宫（arcuate uterus）　因两侧副中肾管中段的头侧未完全融合而形成双角子宫，轻者仅宫底部下陷呈鞍状或弧形，称弓形子宫。弓形子宫的外形基本正常，宫底外形无切迹，宫腔底部内膜呈弧形内凹。一般无任何症状，妊娠后易发生流产及胎位异常。如因畸形影响妊娠，可行子宫整形术。

3. 单角子宫（unicornous uterus）　仅一侧副中肾管发育成子宫及输卵管，同侧卵巢功能正常；另一侧副中肾管完全未发育或未形成管道，未发育侧卵巢、输卵管和肾脏往往同时缺如。常无症状，无须处理。超声检查、MRI 及子宫输卵管造影有助于诊断。

4. 残角子宫（rudimentary uterine horn）　是一侧副中肾管发育，而另一侧副中肾管中下段发育缺陷，形成残角子宫。有正常输卵管和卵巢，但常伴有同侧泌尿器官发育畸形。若残角子宫的内膜无功能，多无自觉症状；若残留子宫内膜有功能，且与正常宫腔不相通，可因宫腔积血而引起痛经。非孕期残角子宫确诊后应切除。若妊娠发生在残角子宫内，可引起残角子宫破裂，应及时手术切除。

5. 纵隔子宫（septate uterus） 两侧副中肾管融合不全，可在宫腔内形成纵隔。子宫外形一般大致正常。纵隔末端达到或超过宫颈内口者，为完全纵隔；纵隔末端终止于宫颈内口以上水平为不完全纵隔。

（韩世超）

第五节　输卵管发育异常

输卵管发育异常比较罕见，是副中肾管头端发育受阻所致，常与子宫发育异常同时存在。包括输卵管缺失或输卵管痕迹（rudimentary fallopian tube）、输卵管发育不全、副输卵管、单侧或双侧双输卵管。几乎均因其他疾病手术时偶然发现。若不影响妊娠，一般无须处理。

（韩世超）

第六节　卵巢发育异常

卵巢发育异常包括：① 卵巢未发育或发育不良，其中卵巢发育不良又称条索状卵巢（streak ovary）；② 异位卵巢，为卵巢形成后仍停留在原生殖嵴部位，未下降至盆腔；③ 副卵巢（supernumerary ovary），常合并泌尿生殖道畸形。

（韩世超）

第七节　女性性发育异常

女性性发育异常（disorders of sex development，DSD）为一组疾病，该组疾病患者在性染色体、性腺、外生殖器或性征方面存在一种或多种先天性异常或不一致。

（一）分类

分类倾向于依据染色体核型分为3大类：性染色体异常型DSD、（46,XX）型DSD和（46,XY）型DSD。见表23-1。

▼ 表23–1　2006年芝加哥性发育异常诊治共识推荐的分类法

一、性染色体异常型 DSD
  45, X（特纳综合征和变异）
  47, XXY[克兰费尔特综合征（Klinefelter综合征）和变异]
  45, X/46, XY（混合性性腺发育不全，卵睾性 DSD）
  46, XX/46, XY（嵌合体，卵睾性 DSD）

二、（46,XY）型 DSD
  1. 性腺（睾丸）发育异常
  完全型性腺发育不全（Swyer综合征）
  部分型性腺发育不良
  性腺退化
  卵睾性 DSD
  2. 雄激素合成或作用障碍
  （1）雄激素生物合成缺陷
  LH 受体突变（*LHCGR*）（如 Leydig 细胞发育不全或无发育）
  史–莱–奥综合征（Smith–Lemli–Opitz 综合征）（*DHCR7*）
  类脂性先天性肾上腺皮质增生症（*StAR*突变）
  胆固醇侧链裂解酶突变（*CYP11A1*）
  3β–羟基类固醇脱氢酶 2 缺乏（*HSD3B2*）
  17β–羟基类固醇脱氢酶 3 缺乏（*HSD17B3*），5α还原酶 2 缺乏（*SRD5A2*）
  （2）雄激素作用缺陷（AR）
  完全型雄激素不敏感综合征（CAIS）
  部分型雄激素不敏感综合征（PAIS）
  3. 其他类别
  综合征相关的男性生殖道发育异常（如泄殖腔异常、Robinow综合征、Aarskog综合征、手–足–生殖器综合征、
  腘翼状赘肉综合征）
  米勒管永存综合征（*AMH*，*AMHR2*），睾丸退化综合征
  与激素缺陷无关的（孤立的）尿道下裂（*CX*或*f6*）先天性低促性腺激素性性腺功能减退
  隐睾症（*INSL3*，*GREAT*），环境影响

三、（46, XX）型 DSD
  1. 性腺（卵巢）发育障碍
  卵睾性 DSD
  睾丸性 DSD（如 *SRY*⁺，重复 *SOX9*，*RSPO1*）性腺发育不全
  2. 雄激素过多
  （1）胎儿肾上腺
  21α–羟化酶 2 缺乏（*CYP21A2*），11β–羟化酶缺乏（*CYP11B1*），3β–羟基类固醇脱氢酶 2 缺乏（*HSD3B2*），
  细胞色素 P450氧化还原酶缺乏（POR），糖皮质激素受体突变
  （2）胎儿胎盘
  芳香化酶缺乏（*CYP19*），细胞色素 P450氧化还原酶缺乏（*POR*）
  （3）母体
  男性化肿瘤（如黄体瘤）
  外源性雄激素药物
  3. 其他类别
  综合征相关（如泄殖腔异常）
  阴道闭锁（MRKH综合征）
  MURCS（米勒管、肾、颈胸部躯体异常）
  阴唇粘连
  其他综合征子宫异常（如 MODY5）

（二）临床常见病变

  1. 第二性征发育正常的性发育异常　　性染色体为XX型，第二性征发育、卵巢多为正常，内

生殖器发育异常，如MRKH综合征。

2. 第二性征发育不全的性发育异常　多为染色体异常，核型可为45, XO、45, XO的嵌合型或47, XXX等。

（1）特纳综合征（Turner syndrome）：最常见的性发育异常。

① 染色体核型异常：包括45, XO、45, XO的嵌合型、X短臂和长臂缺失及47, XXX等。

② 主要病变：卵巢不发育伴有体格发育异常。

③ 临床表现：面容呆板、两眼间距宽、身材矮小（不足150cm）、蹼颈、盾状胸、肘外翻；第二性征不发育、子宫发育不良及原发性闭经。

④ 治疗原则：促进身高增长、刺激乳房与生殖器发育及预防骨质疏松。

（2）46,XY完全型性腺发育不全　又称Swyer综合征。

① 染色体核型为46, XY。

② 主要病变：因原始性腺未能分化为睾丸，其既不分泌副中肾管抑制因子，也不产生雄激素。两侧性腺呈条索状，合成雌激素能力低下。

③ 临床表现：第二性征发育不全与原发性闭经。妇科检查可见发育不良的子宫、输卵管；性腺为条索状或发育不良的睾丸。

④ 治疗原则：因染色体为46,XY的条索状性腺易发生肿瘤，应尽早切除性腺。外阴性别模糊者可予以整形，使之成为女性外阴。患者子宫虽发育不全，若应用雌孕激素仍可使月经来潮。

3. 女性男性化的性发育异常　此类患者染色体核型为46, XX，性腺为卵巢，内生殖器为子宫、输卵管、阴道，外生殖器可有不同程度的男性化。外生殖器男性化程度取决于胚胎或胎儿暴露于雄激素的时期和雄激素剂量，阴蒂可从口部直至阴唇后部融合，甚至出现阴茎，阴道下段狭窄，难以发现阴道口。雄激素过高的原因主要为先天性皮质增生症和其他来源雄激素。

（1）先天性肾上腺皮质增生症（congenital adrenal hyperplasia, CAH）：是一组由于肾上腺皮质激素合成过程中酶的缺陷所引起的疾病，属常染色体隐性遗传病，引起男性化者又称肾上腺性征异常综合征。其中21-羟化酶缺陷（21-hydroxylase deficiency）最常见，占CAH的90%~95%。肾上腺皮质分泌过多的雄激素可加速骨骺愈合，治疗越晚，患者的最终身高越矮。早治疗还可避免男性化体征加重。

（2）其他来源雄激素：孕妇于妊娠早期服用具有雄激素作用的药物，可致使女胎外生殖器男性化，但程度较轻，且在出生后至青春期月经来潮期间男性化不再加重；生殖内分泌激素均在正常范围。

学习小结

女性生殖器官在胚胎发育形成过程中，若受到某些内在或外来因素干扰，均可导致发育异常，称为女性生殖器官发育异常或先天畸形。常见的生殖器官发育异常有：① 正常管道形成受阻所致的异常，包括处女膜闭锁、阴道横隔、阴道纵隔、阴道斜隔、阴道闭锁和子宫颈未发育等；② 副中肾管衍化物发育不全所致的异常，包括无子宫、无阴道、始基子宫、子宫发育不良、单角子宫、输卵管发育异常等；③ 副中肾管衍化物融合障碍所致的异常，包括双子宫、双角子宫、弓形子宫和纵隔子宫等。

（韩世超）

复习参考题

一、选择题

1. 决定生殖腺和生殖器向男性发育的决定因素是
   A. X 染色体
   B. Y 染色体上的睾丸决定因子
   C. 抗米勒管因子
   D. 雌激素
   E. 中肾管的存在

2. 12 岁少女，近 5 个月来进行性周期性腹痛，跑步时加重。症状加重 1 日伴发现外阴部不适坠胀。检查发现第二性征初步发育，外阴幼稚型，处女膜见拳头大的包块，中间呈紫蓝色。最可能的诊断是
   A. 先天性处女膜闭锁
   B. MRKH 综合征
   C. 先天性阴道闭锁
   D. 特纳综合征
   E. Swyer 综合征

（3~5 题共用题干）

20 岁未婚女性，原发性闭经。乳房发育但乳头较正常小。阴毛和腋毛均缺如。注射黄体酮后无撤退性出血。检查呈女性外阴，但阴道短浅呈盲端。

3. 下一步首先检查的项目是
   A. 盆腔超声检查
   B. 染色体核型分析
   C. 垂体 MRI 扫描
   D. 子宫输卵管造影
   E. 腹腔镜检查

4. 为确定诊断，下一步的诊断方法应是
   A. 性激素测定
   B. 糖耐量试验
   C. 地塞米松抑制试验
   D. 尿 LH 测定
   E. 垂体兴奋试验

5. 性激素检查后，最可能的结果是
   A. 雌激素如正常女性
   B. 雄激素如正常女性
   C. 雌激素如正常男性
   D. 雄激素如正常男性
   E. 雌激素和雄激素均如正常女性

   答案：1. B；2. A；3. B；4. A；5. D

二、简答题

1. 先天性子宫发育异常有哪些类型？

2. 女性性发育异常分类是什么？

第二十四章　盆底功能障碍及女性生殖器官损伤性疾病

学习目标

掌握	盆腔脏器脱垂常见原因、诊断标准及治疗原则；压力性尿失禁的诊断方法；尿瘘的分类、发生原因及预防措施；直肠阴道瘘的诊断方法和治疗原则。
熟悉	盆腔脏器脱垂量化分期标准（POP-Q）；压力性尿失禁的治疗原则；尿瘘的诊断方法。
了解	盆底整体理论；盆底重建手术种类；压力性尿失禁的发病机制；尿瘘的诊疗原则；直肠阴道瘘的常见病因及预防措施。

　　盆腔器官除子宫及阴道外，还有前方的膀胱、尿道和后方的直肠和肛管。正常位置的盆腔器官位于骨盆中央，骨盆入口与坐骨棘平面之间。盆腔器官的位置通过周围的韧带及盆底肌肉和筋膜维持，这些韧带、筋膜和肌肉统称为盆底支持系统。如果这些支持组织薄弱或被损伤，不足以支持盆腔器官在正常位置，即发生盆底功能障碍性疾病（pelvic floor dysfunction，PFD）。PFD有两方面表现：第一，子宫及其相邻的器官沿着阴道向下移位，即盆腔脏器脱垂（pelvic organ prolapse，POP），通常包括子宫脱垂（uterine prolapse）、阴道前壁脱垂（anterior vaginal wall prolapse）（又称膀胱膨出）和阴道后壁脱垂（posterior vaginal wall prolapse）（又称直肠膨出）。第二，盆腔器官功能障碍，有下尿路症状（lower urinary tract symptom，LUTS），主要包括尿频（frequency）、尿急（urgency）、夜尿（nocturia）、尿失禁（urinary incontinence，UI）及排尿困难等；排便功能障碍如便秘、便失禁等；性生活障碍包括性交疼痛或高潮缺失；慢性盆腔疼痛等。

　　若女性生殖器官因损伤或疾病与相邻的泌尿道或肠道相通时，就形成生殖道瘘，主要包括尿瘘（urinary fistula）或粪瘘（fecal fistula）。临床上，通常将盆底功能障碍性疾病和生殖道瘘统称为生殖器官慢性损伤性疾病。

第一节　女性盆底组织解剖及功能

　　女性盆底解剖及功能近二十年来有了重大变革。1990年Petros利Umstan提出盆底整体理论，加深了对盆底疾病发病机制的认识，也使女性盆底疾病作为亚专业。在盆底整体理论发展过程中吸纳了美国DeLancey的"阴道支持三水平（three levels of vaginal support）"理论和"吊床假说"，建立了定位结缔组织缺陷的"三腔系统（three compartments system）"。盆底整体理论的核心是盆底的支持结构相互制衡，不但维持盆腔器官在正常位置，而且是保持器官功能的重要保障。一个或几个支持系统的损伤可打破力学平衡，不但导致器官脱垂，也会发生相应的功能障碍。而准确识别盆底的损伤部位并进行精准修复，可使相应的功能障碍得以恢复。

1. "阴道支持三水平"理论 Delancey于1994年提出，将阴道的支持分为Ⅰ、Ⅱ、Ⅲ三个水平：Ⅰ水平为顶端的支持，由主骶韧带复合体完成；Ⅱ水平为阴道中段的侧方支持，包括盆腔筋膜腱弓、阴道膀胱筋膜和阴道直肠筋膜；Ⅲ水平为远端的支持结构，包括会阴体和会阴隔膜。

2. "三腔系统" 将盆腔人为分为前、中、后三区。由此形成了判断盆底缺陷类别和层次，并确定修复层面和方法的完整系统。

（孙秀丽）

第二节　盆腔脏器脱垂

【临床病例24-1】

患者，女，60岁，孕6产4，绝经10年。近1年来下腹坠胀，伴有肿物脱出阴道口外，排尿困难。妇科检查：外阴已产型。盆腔脏器脱垂量化分期标准（pelvic organ prolapse quantitation，POP-Q）分期如下。Aa：+2.5cm，Ba：+5cm，C：+7cm，Ap：−1cm，Bp：+4cm，D：−1cm。pb：2.5cm，gh：5.5cm，TVL：10cm。宫颈肥大，重度糜烂，触血（+），子宫萎缩，双附件区未及异常。请问该患者的临床诊断是什么？如何进行治疗？

一、病因

盆腔脏器脱垂（pelvic organ prolapse，POP）的主要高危因素是妊娠和分娩损伤，尤其是经阴道难产，其次是长期增加腹压致使慢性盆底受力的疾病如慢性咳嗽、便秘、慢性阻塞性肺脏疾病（chronic obstructive pulmonary disease，COPD）等。绝经后女性更易发生，较少见的原因是支持组织先天发育缺陷或结缔组织疾病等。

二、病理生理机制

当盆底肌肉和筋膜及子宫韧带因损伤而发生撕裂或其他原因导致张力减低时，可发生子宫及其相邻的膀胱、直肠自阴道向下移位，即盆腔脏器脱垂。位于骨盆底最下方的肛提肌有一定的静息张力，能关闭生殖裂孔，为盆腔脏器提供一个稳定的支撑平台。阴道周围的结缔组织牵拉阴道上段，使其接近水平方向，正好位于肛提肌上方。当腹压增高时，阴道上段向下压迫肛提肌，盆腔脏器得以保持正常位置。如盆底肌肉张力下降、肌纤维断裂和/或阴道周围的结缔组织损伤，会使生殖裂孔开放，改变肛提肌板的水平方向，使阴道轴变成垂直方向，另外生殖裂孔开放可导致盆腔与阴道内产生大气压差，此种情况下当腹压增加时，盆腔器官及阴道会向下脱出生殖裂孔，发生盆腔脏器脱垂。

三、临床表现与诊断

根据盆底结构的"三腔系统"理论，盆控脏器脱垂可分为前盆腔脱垂、中盆腔脱垂及后盆腔脱垂。患者可表现为以一个腔室脱垂为主也可为联合脱垂。临床上前盆腔脱垂及中盆腔脱垂最为常见。盆腔脏器脱垂临床表现有脱垂特异症状和非特异症状，可通过妇科检查明确诊断。

（一）临床表现

1. 症状 ① 特异症状：患者能看到或感到阴道口有组织脱出，组织脱出的程度可以随活动量、体位及负重等而变化；② 非特异症状：阴道及盆腔胀感不适，腰酸下坠等；③ 泌尿系统相关症状：约50%以上POP患者合并有至少2种下尿路症状（LUTS），其中最常见的是压力性尿失禁（stress incontinence，SUI）和膀胱过度活动症（overactive bladder，OAB）。阴道前壁脱垂及子宫脱垂患者易有排尿困难及不能完全排空膀胱。随着脱垂程度的加重，SUI症状可逐渐减轻甚至完全消失，即隐匿性尿失禁；值得注意的是，POP合并隐匿性尿失禁者，在手术纠正脱垂后尿失禁症状会再次出现甚至加重；④ 肠道症状：阴道后壁脱垂患者可出现便秘及排便困难；⑤ 性功能障碍：包括不同程度的性交困难、性高潮缺失、性冷淡、性交疼痛，严重者无法性交。

2. 体征 阴道内前后壁组织或宫颈及宫体可脱出阴道口外。脱垂的阴道前后壁、宫颈黏膜等组织常见增厚、角化，严重者可见溃疡和出血。阴道后壁膨出行肛门指诊，手指向前可触及向阴道膨出的直肠，呈盲袋状。肠膨出位于后穹隆部，呈球形突出，指诊可触及疝囊内的小肠。

（二）检查

1. 妇科检查 可以发现盆腔脏器脱垂程度，主要检查内容有：① 测量阴裂大小；② 盆腔脏器脱垂情况，双叶窥器观察阴道壁有无脱垂，并进行测量（详见POP-Q评分）；③ 会阴体的移动度，将一个手指放在阴道或直肠内，向检查者方向轻拉会阴体，如果移动 >1cm，提示移动度过大；④ 肛门和直肠检查，评估会阴体的完整性及肛门括约肌的张力；⑤ 尿失禁诱发试验，脱垂复位后，嘱患者屏气用力或咳嗽，如见尿液流出则为诱发试验阳性，证实有压力性尿失禁；⑥ 盆底肌力评估，采用改良的牛津评分系统（Modified Oxford Scale）进行盆底肌力评估。还应进行直肠阴道三合诊检查，评价肛门括约肌复合体的基础肌张力和收缩时的肌张力。

2. 辅助检查 ① 盆底超声：可以探查盆底肌损伤部位、生殖裂孔面积、膀胱颈角度、膀胱颈旋转角度、尿道膀胱连接部移动度，并可动态观察腹部加压后盆腔器官的位移；② 尿动力学检查（urodynamics，UDS）：可提供膀胱储尿期逼尿肌的稳定性、有无腹压漏尿、排尿期有无下尿路梗阻、逼尿肌括约肌协调性等信息，对于判定盆腔脏器脱垂修复手术后新发尿失禁有一定的意义。推荐对合并下尿路症状如排尿困难、尿频、有残余尿、腹压漏尿的盆腔脏器脱垂患者术前行UDS检查；③ 泌尿系统超声及残余尿测定：严重膀胱膨出患者可能合并慢性尿潴留、输尿管及肾盂扩张，需要明确；④ 盆腔MRI：对于盆腔脏器脱垂严重程度及辨别多腔室缺陷具有良好的优越性，但因操作复杂，医疗成本较高，其临床价值尚无统一意见。

（三）分期

POP-Q是国际最常用的评估脱垂程度的标准，此分期系统是分别利用阴道前壁、阴道顶端、阴道后壁上的2个解剖指示点与处女膜的关系来界定盆腔器官的脱垂程度。与处女膜平行以0表示，处女膜以上用负数表示，处女膜以下用正数表示。阴道前壁上的2个点分别为Aa和Ba点，阴道顶端的2个点分别为C和D点，阴道后壁的Ap、Bp两点与阴道前壁Aa、Ba点相对应。另外还包括生殖裂孔（genital hiatus，gh）长度、会阴体（perineal body，pb）长度及阴道总长度（total vaginal length，TVL）。测量值均以厘米（cm）表示（表24-1）。

▼ 表24-1　盆腔脏器脱垂量化分期测量点（POP-Q）

指示点	定义
A点 Aa Ap	阴道中线距离处女膜缘上3cm处的固定点，范围-3cm（无脱垂）~+3cm（最大程度脱垂） 阴道前壁正中距离处女膜缘3cm的点，相当于尿道膀胱沟处 阴道后壁正中距离处女膜缘3cm的点
B点 Ba Bp	位于阴道顶端和A点之间的最低点，范围-3~TVL，位置不固定。如果没有脱垂，B点和A点均为-3cm，B点不会小于A点 Aa与C点之间的最低点 Ap与D点之间的最低点
C点	宫颈或子宫切除后阴道顶端部分的最远端
D点	宫骶韧带在宫颈部位的附着点，子宫切除者无D点
gh（生殖裂孔）	尿道外口中点到后壁中线处女膜缘之间的距离（cm）
pb（会阴体）	后壁中线处女膜缘至肛门开口中点的距离（cm）
TVL（阴道总长度）	在膨出充分复位，避免增加压力或拉长的情况下处女膜缘至阴道后穹隆的距离（cm）

1. 体位　排空膀胱后取膀胱截石位，双足放在脚蹬上，向下屏气用力，在脱垂最大程度下进行测量。

2. POP-Q测量点　通过对盆腔脏器脱垂患者进行6个测量点及3条径线的测量，确定脱垂的程度（图24-1）。

3. POP-Q分期标准　根据POP-Q测量结果，可以将盆腔脏器脱垂程度分期（表24-2），按照前、中、后盆腔的最低点进行诊断。

（四）诊断与鉴别诊断

1. 诊断　根据病史及检查容易确诊。进行脱垂分期的同时应注意有无溃疡，及其部位、大小、

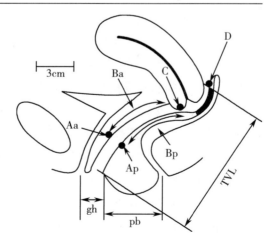

Aa和Ba.阴道前壁上的2个点；C和D点.阴道顶端的2个点；Ap、Bp.阴道后壁的两个点；gh.生殖裂孔长度；pb.会阴体长度；TVL.阴道总长度。

▲ 图24-1　POP-Q测量位点示意图

分期	标准
0期	在用力时无盆腔结构脱垂，Aa，Ap，Ba，Bp＝−3cm，C或D≤−[（TVL−2）]cm
Ⅰ期	脱垂的最远端在处女膜缘内平面上1cm（即脱垂状态不是0度，但各点的值＜−1cm）
Ⅱ期	脱垂最远端超过处女膜平面上1cm，但未到处女膜平面下1cm（即脱垂最远点在−1cm至+1cm）
Ⅲ期	脱垂最远端超过处女膜平面下1cm，但未完全翻出阴道[即最远点＞+1cm，但＜（TVL−2）cm]
Ⅳ期	脱垂最远端呈全长外翻[即最远点≥（TVL−2）cm]

深浅、有无感染等。注意宫颈的长短，行宫颈细胞学检查。若为重度子宫脱垂，可触摸子宫大小，将脱出的子宫还纳，行双合诊检查子宫两侧有无包块。应用单叶窥器可辅助阴道全面检查，压迫阴道前壁时嘱患者向下用力，可显示肠疝和直肠膨出。若有大便失禁，肛门指诊时应注意肛门括约肌功能。

2. 鉴别诊断　① 阴道壁肿物：阴道黏膜下可触及有边界的囊性或实性肿物突出，不伴阴道壁子宫颈脱垂，脱垂的阴道壁呈半球形，软，无边界；② 子宫黏膜下肌瘤：有月经不规律、月经量多的病史，检查见实性红色肿物从宫颈口脱出，大多伴有出血，无脱垂相关症状；③ 慢性子宫内翻：罕见，大多自产后发生，在阴道内见翻出的子宫体，表面被覆暗红色绒样子宫内膜，妇科检查盆腔空虚，无子宫体。

四、治疗

1. 非手术治疗

（1）生活方式指导：适用于脱垂程度轻（Ⅰ期和Ⅱ期，尤其是脱垂下降点位于处女膜之上者），且无特殊症状的患者。给予生活指导，包括减重、治疗便秘和长期慢性咳嗽等增加腹压的疾病。

（2）子宫托：主要用于妊娠、老年和虚弱有手术禁忌证，以及不愿接受手术的患者。使用子宫托应定期随访，常见并发症有机械刺激、阴道黏膜溃疡、感染等，甚至有因长期压迫感染引起生殖道瘘的病例。局部使用雌激素可以缓解症状。

（3）盆底肌训练：指通过锻炼加强盆底肌肉的力量和强度，从而提高盆底支持组织的支撑力度，可自行训练如Kegel锻炼。更好的方式是到专业门诊接受康复指导，学会如何正确锻炼，对于盆底肌力3级以下者建议先行盆底肌电刺激及生物反馈训练以激活盆底肌。盆底肌锻炼需要持之以恒。

2. 手术治疗　原则上对于POP-Q分期Ⅲ期有症状的盆腔脏器脱垂患者应采用手术治疗，部分Ⅱ期有症状者也可选择手术治疗。因盆腔脏器脱垂是非致死性疾病，主要与生活质量有关，因此手术的决策应征得患者同意。盆底脏器脱垂的手术方式很多，包括自体组织修复、应用补片修复、保留阴道及阴道闭合手术等。途径可经阴道也可经腹。手术方式应个体化，综合考虑患者的脱垂部位、严重程度、年龄、是否有性生活需求等。

（1）阴道前壁脱垂：可行阴道前壁自体组织修补术（中央型修补或阴道旁侧修补术）、阴道前壁加用补片修补术。如合并SUI可加用抗尿失禁手术如尿道折叠缝合术、尿道中段无张力悬吊带术、Burch术等。

（2）子宫脱垂及阴道穹隆脱垂：常用术式包括骶棘韧带固定术、子宫/阴道骶骨固定术、高位骶韧带悬吊术及阴道闭合术等。对于宫颈延长者可行曼彻斯特（Manchester）手术。单纯子宫切除不足以治愈疾病。

（3）阴道后壁脱垂：常用术式包括阴道后壁自体组织修补术和应用补片的修补术。强调特异位点缺陷修补术，会阴体修补术可以加强Ⅲ水平的支撑。

（4）多部位联合脱垂：对于POP-Q分期Ⅲ期及以上的多部位脱垂患者，常用手术方式包括多种术式联合的盆底重建术和应用补片的全盆底重建术，无性生活要求的高龄患者可行阴道闭合术。

五、预防

盆腔脏器脱垂的三级预防中，一级预防尚处于起步阶段，因妊娠和分娩是盆腔脏器脱垂的独立高危因素，因此一级预防主要包括妊娠期适当的盆底锻炼和分娩期产程的正确处理；二级预防主要是对产后女性的盆底功能早期筛查，对功能异常者早期干预以避免发展为严重的盆底功能障碍性疾病；三级预防中要重点关注盆腔脏器脱垂解剖复位同时的功能恢复。盆底肌训练应贯穿三级预防并持之以恒，以增强盆底支撑功能。

（孙秀丽）

第三节　压力性尿失禁

【临床病例24-2】

患者，女，52岁，孕3产1，绝经3年。自述咳嗽时不自主溢尿5年，近2年快走、小跑时漏尿，需要卫生巾。妇科检查无特殊发现。为明确诊断，该患者需进行哪些检查？如何治疗？

压力性尿失禁（stress incontinence，SUI）指患者腹压增加（咳嗽、大笑、喷嚏、提举重物等）时，尿液不自主地由尿道口溢出，发病率为14%~50%。

一、病因

目前认为尿道高活动性和尿道括约肌功能障碍是主要的病理基础，其中90%以上为盆底组织松弛导致的尿道高活动性引起，主要病因为：① 妊娠、分娩及产伤；② 长期增加腹压的慢性疾病；③ 绝经后雌激素降低或先天发育不良所致的支持组织薄弱；④ 遗传因素等。少部分患者也可由尿道内括约肌功能丧失引起。

二、临床表现与诊断

（一）临床表现

1. 症状　腹压增加时尿液自尿道外口不自主溢出是最典型的症状，单纯的压力性尿失禁不伴有尿急及尿频。

2. 体征　在患者膀胱充盈的情况下进行检查，取膀胱截石位，嘱患者连续用力咳嗽数次，可观察到尿道口有漏尿现象。部分患者可半有阴道前后壁脱垂和/或子宫脱垂。

（二）检查

1. 尿失禁诱发试验　检查时嘱患者不排空膀胱，取膀胱截石位，观察增加腹压或咳嗽时有无尿液自尿道口溢出，若有尿液溢出，为尿失禁诱发试验阳性。

2. 尿道抬举试验　对于尿失禁诱发试验阳性患者，检查者将示指、中指伸入阴道内3cm，分别轻压阴道前壁尿道两侧，托起尿道，再嘱患者咳嗽，若尿液不再溢出，为尿道抬举试验阳性，提示为尿道高活动性压力性尿失禁。

3. 棉签试验　用于判断尿道下垂的程度。患者取截石位，消毒后，在尿道插入4cm长的棉签，应力状态下和无应力状态下棉签活动的角度超过30°为尿道下垂。

4. 辅助检查　① 尿常规：排除感染、血尿和代谢异常；② 残余尿量测定：排尿后即可测量膀胱内残余尿量，正常应<50ml，若残余尿量异常，应考虑膀胱出口梗阻等情况；③ 1小时尿垫试验（1h Pad）：通过记录1小时内的不自主溢尿重量来判定尿失禁的严重程度；④ 尿动力学检查：在膀胱充盈和排空过程中测定膀胱和尿道功能的各种生理指标，用于评价膀胱容量、逼尿肌稳定性、逼尿肌收缩能力、最大尿流率、尿道闭合压等；⑤ MRI、超声、膀胱镜等特殊检查。

（三）分度

1. 主观分度法　根据尿失禁主观症状，分为轻、中、重度。① 轻度：仅在咳嗽及打喷嚏时发生尿液不自主溢出，发生频率低，多数对生活质量影响不大；② 中度：尿失禁发生在日常活动，如走路或上下楼梯时，发生频率较高，影响生活质量；③ 重度：在体位变动时即有尿失禁发生，持续性漏尿，严重影响生活质量。

2. 客观分度法　根据1小时尿垫试验来进行分度。① 无尿失禁：1小时漏尿≤1g；② 轻度尿失禁：1g<1小时漏尿<10g；③ 中度尿失禁：10g≤1小时漏尿<30g；④ 重度尿失禁：30g≤1小时漏尿<50g；⑤ 极重度尿失禁：1小时漏尿≥50g。

3. 尿动力学检查的尿失禁分型　Ⅰ型：腹压漏尿点压（abdominal leak point pressure，ALPP）≥90cmH$_2$O；Ⅱ型：ALPP 60~90cmH$_2$O；Ⅲ型：ALPP≤60cmH$_2$O。

（四）诊断与鉴别诊断

1. 诊断　压力性尿失禁的诊断是以患者的症状为主要依据，即与腹压增高有关的不自主漏尿，漏尿时无尿意及尿急迫。压力性尿失禁除常规体格检查、妇科检查及相关的神经系统检查外，还需行尿失禁诱发试验和尿道抬举试验。必要时行超声测残余尿和尿动力学检查等帮助诊断。

2. 鉴别诊断　压力性尿失禁需与急迫性尿失禁、充溢性尿失禁及尿瘘等相鉴别。

三、治疗

1. 非手术治疗　适用于轻度压力性尿失禁和手术治疗前后的辅助治疗。非手术治疗主要包括盆底肌锻炼和药物治疗。

（1）盆底肌锻炼：也称Kegel锻炼，即通过主动收缩和放松盆底肌达到锻炼增强盆底肌力量的作用。轻度压力性尿失禁通过盆底肌锻炼有效率可达60%以上。

（2）药物：α肾上腺素受体激动剂通过提高尿道压力达到治疗目的，但临床应用不多。

2. 手术治疗　中度以上的压力性尿失禁首选手术治疗。

（1）尿道中段悬吊带术：此术式的作用为提高膀胱颈及尿道的位置，增大尿道后角，伸长尿道，增强尿道阻力。目前应用较多的是经闭孔和经耻骨后路径，手术成功率达80%以上。

（2）Cooper韧带悬吊术：亦称Burch手术，主要是将膀胱颈部两侧的阴道筋膜组织分别缝合固定于同侧髂耻韧带上。该手术成功率随尿失禁时间延长而逐渐减低，临床应用不多。

（3）阴道前壁修补术尿道折叠缝合术：通过对阴道前壁黏膜修剪和筋膜缝合达到增加膀胱尿道后壁的支持作用。因压力性尿失禁常合并阴道脱垂和子宫脱垂，该手术常与经阴道子宫切除术、阴道前后壁修补术同时进行。该手术成功率较低，故目前认为阴道前壁修补术仅适用于需同时进行膀胱膨出修补术的轻度压力性尿失禁患者。

（孙秀丽）

第四节　生殖道瘘

生殖道瘘是指生殖道与其邻近器官间有异常通道，临床上尿瘘最多见，其次为粪瘘，两者可同时存在，称混合性瘘。

一、尿瘘

【临床病例24-3】
患者，女，29岁。宫内孕39周，因第二产程2小时30分，产钳助产阴道分娩一名男活婴。新生儿体重4 100g，于产后4日出院。产后7日，患者出现阴道持续流液，清亮，无其他特殊不适，到医院就诊。为明确诊断，该患者需进行哪些检查？治疗原则是什么？

尿瘘（urinary fistula）亦称泌尿生殖瘘，是生殖道与泌尿道之间形成的异常通道。患者常无法自主排尿，表现为尿液自阴道流出。根据尿瘘的发生部位，分为膀胱阴道瘘、膀胱宫颈瘘、尿道阴道瘘及输尿管阴道瘘等，其中以膀胱阴道瘘最多见，有时两种或多种尿瘘可同时并存（图24-2）。

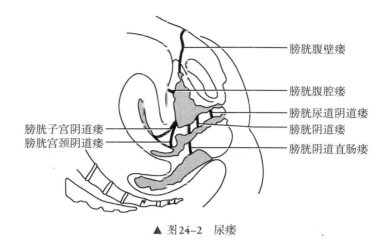

膀胱腹壁瘘
膀胱腹腔瘘
膀胱尿道阴道瘘
膀胱阴道瘘
膀胱阴道直肠瘘

膀胱子宫阴道瘘
膀胱宫颈阴道瘘

▲ 图24-2　尿瘘

（一）病因

1. 产伤　产伤所致的尿瘘多因难产处理不当所致，有坏死型和创伤型两类。坏死型尿瘘是由于骨盆狭窄、胎儿过大或胎位异常所致头盆不称、产程延长，尤其是第二产程延长，使阴道前壁、膀胱、尿道长时间被挤压在胎先露部与耻骨联合之间，以致局部缺血、坏死脱落形成尿瘘。创伤型尿瘘是产科助产手术或剖宫产手术时操作不当直接损伤所致。

2. 妇科手术损伤　经腹或经阴道妇科手术时，可因解剖位置不清，操作不仔细或盆腔广泛粘连而损伤输尿管、膀胱或尿道，如损伤后未发现或修补失败，均可形成尿瘘。

3. 其他　阴道或膀胱结核、晚期生殖道或膀胱肿瘤、局部药物注射、长期放置子宫托压迫致组织坏死、盆腔放疗后、外伤、膀胱结石及先天性输尿管口异位等，均能导致尿瘘，但并不多见。

（二）临床表现

1. 漏尿　为尿瘘的主要症状。出现症状的时间因产生瘘孔的原因不同而有区别。分娩时压迫及手术时组织剥离过度或热损伤所致坏死型尿瘘，多在产后或手术后3~7日开始漏尿，手术时直接损伤者术后立即开始漏尿。漏尿表现形式与瘘孔的部位、大小及患者的体位有关，如膀胱阴道瘘尿液通常不能控制，全部由阴道排出。尿道阴道瘘仅在膀胱充盈时才漏尿；输尿管阴道瘘常为单侧性，因对侧输尿管正常，患者除漏尿外，还有自控性排尿；膀胱内瘘孔小或瘘管弯曲，则在膀胱充盈时或体位改变时才有尿液漏出。

2. 外阴瘙痒和疼痛　局部刺激、组织炎性增生及感染和尿液刺激、浸渍，可引起外阴部瘙痒和烧灼痛，外阴呈皮炎样改变。

3. 尿路感染　因瘘孔与外界相通，易上行感染，伴发膀胱炎和肾盂肾炎。

4. 输尿管肾盂扩张　输尿管阴道瘘可致患侧肾盂及输尿管不同程度扩张。

5. 其他症状　10%~15%的患者可因漏尿引起精神创伤出现闭经或月经稀发等症状。

（三）检查

1. 妇科检查 除确定尿瘘存在外，还应明确瘘孔的部位、大小、数目、周围瘢痕组织的情况，以及尿道括约肌和肾功能的情况，以便制定治疗方案。较大的瘘孔多可触及，用阴道窥器检查也能看到。如瘘孔过小或位于耻骨联合后方难以暴露时，应嘱患者取胸膝卧位，以单叶阴道拉钩将阴道后壁向上拉起，使瘘孔充分暴露，或嘱患者咳嗽，即可见尿液自瘘孔溢出。常规用子宫探针或金属导尿管插入尿道，以了解尿道长度、有无狭窄、断裂等；也可将探针插入膀胱，与阴道内的手指配合检查确定瘘孔位置。

2. 辅助检查 ① 亚甲蓝试验：目的在于鉴别尿瘘的类型，并可协助辨认位置不明的极小瘘孔。方法为将200ml稀释亚甲蓝溶液经尿道注入膀胱，若见到有蓝色液体经阴道壁小孔溢出者为膀胱阴道瘘，蓝色液体自宫颈外口流出者为膀胱宫颈瘘，阴道内流出清亮尿液，说明流出的尿液来自肾脏，则属输尿管阴道瘘。② 靛胭脂试验：亚甲蓝试验阴性者可静脉推注靛胭脂5ml，10分钟内见到瘘孔流出蓝色尿液，为输尿管阴道瘘。③ 膀胱镜、输尿管镜检查：可了解膀胱内的情况，明确膀胱瘘孔位置、数目、大小、瘘孔与输尿管口和尿道内口的关系及有无结石、炎症、憩室等。由膀胱向输尿管插入输尿管导管或行输尿管镜检查，可以明确输尿管受阻的部位。④ 肾图：进一步确诊输尿管阴道瘘，并了解双侧肾功能和上尿路通畅情况；⑤ 排泄性尿路造影：在限制饮水12小时及肠道充分准备下，静脉注射76%泛影葡胺20ml后，分别于注射后5、15、30、45分钟摄片，以了解双侧肾功能及输尿管有无异常，用于诊断输尿管阴道瘘、结核性尿瘘和先天性输尿管异位。

（四）诊断

结合病史、手术史、漏尿发生时间和漏尿表现，了解尿瘘发生原因。首先明确漏出液体为尿液，可通过生化检查比较漏出液和尿液、血液中的电解质和肌酐来明确。尿液中的电解质和肌酐水平应为血液中的数倍，若漏出液中电解质和肌酐水平接近尿液则高度怀疑有尿瘘可能。大瘘孔在阴道检查中可发现，小瘘孔可通过触摸瘘孔边缘瘢痕组织初步诊断。辅助检查可协助明确诊断。

（五）治疗

以手术治疗为主，行尿瘘修补术。非手术治疗适用于分娩或术后1周内发生的膀胱阴道瘘和输尿管阴道小瘘孔，在膀胱内留置导尿管或在膀胱镜下插入输尿管导管，2~4周后有可能愈合。局部有病变如恶性肿瘤、结核，需先作对症处理。老年体弱不能耐受手术者，可使用尿收集器。

1. 手术时间 膀胱阴道瘘如为器械损伤造成的新鲜瘘孔应立即修补。如有感染或局部组织坏死应等待3~6个月，炎症消除、瘢痕软化、局部血供恢复正常再行手术。修补失败者至少应待3个月后再行手术。手术于月经干净后3~7日进行，以免术后月经来潮影响伤口愈合。输尿管阴道瘘发现后尽早修补。

2. 手术途径 原则上应根据瘘孔类型和部位选择不同途径。绝大多数膀胱阴道瘘和尿道阴道瘘经阴道手术，输尿管阴道瘘多需经腹手术，可行开腹或腹腔镜手术，根据瘘的部位及大小可行输尿管端端吻合，如小的瘘口也可直接修补。如瘘口位置较低可行输尿管膀胱再植手术。术中放置输尿管导管，留置3~6个月。

3. 术前准备　术前3~5日用1∶5 000高锰酸钾溶液坐浴,有外阴湿疹者在坐浴后局部涂擦氧化锌油膏,待痊愈后再行手术。老年妇女或绝经患者,术前20日应口服雌激素制剂,促进阴道上皮增生,以利于创面愈合。术前行尿液常规检查,有尿路感染者应先控制感染,再行手术。围手术期应用抗生素预防感染。

4. 术后护理　是保证手术成功的重要环节。应用抗生素预防感染,保持导尿管或膀胱造瘘管通畅,导尿管保留7~14日。

（六）预防

正确处理分娩过程,手术操作应规范化。对产时软组织压迫过久,疑有损伤可能者,产后应留置导尿管,持续开放10~14日,保持膀胱空虚,改善组织血供,预防尿瘘形成。经阴道手术分娩时,术前先导尿,术时严格遵守操作规程,术后常规检查生殖道和泌尿道有无损伤。妇科手术时应辨清解剖关系,避免损伤,发现损伤应立即修补。

二、粪瘘

【临床病例24-4】
患者,女,45岁。宫颈鳞状细胞癌ⅡB期,行根治性放疗,治疗结束后6个月,出现经阴道排便,该患者如何诊治?

粪瘘（fecal fistula）是指肠道与生殖道之间有异常通道,致使粪便由生殖道排出,临床上以直肠阴道瘘多见。

（一）病因

发病原因与尿瘘大致相同。会阴Ⅲ度裂伤未缝合,缝合后未愈合,或会阴切开缝合时,缝线穿透直肠黏膜而未被发现,感染后形成直肠阴道瘘。此外,恶性肿瘤侵犯直肠壁、盆腔根治性放疗等可引起直肠阴道瘘。先天性生殖器官发育畸形者,可伴有先天性直肠阴道瘘,且常与先天性肛门闭锁并存。

（二）临床表现

阴道内排出粪便为主要症状。瘘孔较大者,排便及排气均不能控制,均由阴道漏出。若瘘孔小时,则干便可控制,稀便和排气不能控制。阴道及外阴因受粪便及带有粪便的分泌物刺激而常发生慢性炎症。

（三）检查

1. 妇科检查　阴道检查时,较大粪瘘显而易见,小粪瘘在阴道后壁可见瘘孔处有鲜红肉芽组织,行直肠指诊可触及瘘孔,如瘘孔极小,用探针从阴道肉芽样处向直肠方向探查,直肠内手指可触及探针。

2. 辅助检查　钡剂灌肠检查可确诊阴道穹隆处小的瘘孔、小肠和结肠阴道瘘等;必要时可借助下消化道内镜检查。

（四）诊断

根据病史、症状及妇科检查易确诊，辅助检查可协助明确诊断。

（五）治疗

手术修补为主要治疗方法。手术或产伤引起的粪瘘应及时修补。先天性直肠阴道瘘且无肛门闭锁者应于月经初潮后进行修补，过早手术可引起阴道狭窄。组织坏死造成的粪瘘，应等待3~6个月，待炎症完全消退后再行手术。

（六）预防

产时避免第二产程延长。注意保护会阴，避免会阴Ⅲ度裂伤，会阴切开缝合后常规肛查，发现有缝线穿透直肠黏膜，应立即拆除重缝。手术操作时需熟悉解剖，如可疑术中损伤直肠应积极查找，及时发现，术中同期处理。

学习小结

盆底整体理论的核心内容是"阴道支持三水平"理论和"三腔系统"理论。盆底功能障碍性疾病是由于盆底支持组织的薄弱和损伤导致的盆腔器官脱垂及相应的器官功能障碍。盆腔器官脱垂主要包括子宫脱垂、阴道前壁脱垂和阴道后壁脱垂。相应的器官功能障碍包括下尿路症状，性功能障碍及肠道功能障碍。国内外多采用POP-Q分期标准。治疗方法包括有生活方式指导、子宫托、盆底肌训练和手术治疗。

压力尿失禁是女性常见疾病，其特点是漏尿与腹压增加有关。单纯的压力性尿失禁是无尿意，无尿频及尿急迫症状。治疗方法包括非手术治疗和手术治疗。轻度压力性尿失禁以加强盆底肌锻炼为主要治疗方法，中度以上压力性尿失禁建议手术治疗。

生殖道瘘是严重的妇科损伤性疾病，常见原因多为医源性，以阴道尿瘘和粪瘘为多见，临床表现多为典型的经阴道排尿及排便，通过临床检查及相应的辅助检查可以明确诊断，临床处理应根据发病原因及病情程度，采用及时手术修补或择期手术修补术。应重视该类疾病的预防。

（孙秀丽　王建六）

复习参考题

一、选择题

1. 盆腔脏器脱垂最主要的病因是
   A. 长期腹压增加
   B. 先天发育异常
   C. 分娩损伤
   D. 长期慢性咳嗽
   E. 雌激素缺乏

2. 患者，女，35岁。主因"排便时阴道脱出一个肿物"就诊。妇科检查：用力时可见阴道前壁膨出，宫颈外口位于阴道内，距阴道口约2cm，宫体大小正常，后位活动，附件正常。该患者的诊断为
   A. 单纯阴道膨出
   B. 子宫Ⅰ度脱垂合并膀胱膨出
   C. 膀胱膨出合并子宫后位
   D. 子宫Ⅲ度脱垂
   E. 子宫Ⅲ度脱垂合并膀胱膨出

3. 患者，女，35岁，孕2产2。有产钳助产史；咳嗽、打喷嚏时漏尿5年。妇科检查：嘱患者咳嗽后可见尿液漏出。根据主诉，患者漏尿程度属于
   A. 轻度
   B. 中度
   C. 重度
   D. 极重度
   E. 无漏尿

4. 尿瘘最常见的临床表现是
   A. 漏尿
   B. 外阴皮炎
   C. 尿路感染
   D. 输尿管肾盂扩张
   E. 闭经

5. 下列情况不属于粪瘘的病因的有
   A. 会阴Ⅲ度裂伤未缝合
   B. 缝合后未愈合
   C. 会阴切开缝合时，缝线穿透直肠黏膜而未被发现，继发感染
   D. 老年性阴道炎
   E. 恶性肿瘤侵犯直肠壁

   答案：1. C；2. B；3. A；4. A；5. D

二、简答题

1. 盆腔脏器脱垂的病因有哪些？主要临床表现是什么？治疗方法有哪些？量化分期的6个位点是什么？

2. POP-Q分期的各点各线定义是什么？

3. DeLancey的"阴道支持三水平"理论是什么？

4. 压力性尿失禁的定义及原因是什么？诊断方法有哪些？有哪些保守治疗方法？

5. 生殖道瘘的种类有哪些？如何进行分类？

6. 阴道尿瘘和粪瘘常见原因有哪些？修补手术时机选择的原则是什么？

第二十五章　生育规划

	学习目标
掌握	宫内节育器和避孕药的避孕机制；放置和取出宫内节育器、甾体激素避孕药；宫内节育器、甾体激素避孕药常见的不良反应和处理原则；手术流产和药物流产的适应证、禁忌证，手术流产的并发症及防治。
熟悉	宫内节育器的种类、特点；常用避孕药的种类和用法；常用紧急避孕的方法；药物流产的用药方法和手术流产的手术步骤。
了解	其他避孕方法；输卵管绝育术；不同人群避孕措施的选择。

　　生育规划的含义是育龄夫妻有规划地在适当年龄生育合理数量的子女，并养育健康的下一代，以增进家庭幸福，促进人口、经济、社会、资源、环境协调发展和可持续发展。女性的最佳生育年龄是22~28岁，生育力在32岁明显下降，在37岁后出现更显著的下降。根据世界卫生组织（WHO）推荐，两次生育的间隔最好是2~3年。因此，建议希望生育一个子女的夫妇，最迟应该在女性32岁开始积极备孕。希望生育两个子女的家庭，应该从女性27岁开始备孕；希望生育三个子女的夫妇，最好从23岁开始备孕。

　　暂时无生育意愿和在生育间隔期间的夫妻需要做好避孕工作。科学避孕，减少非意愿妊娠和安全地终止妊娠是生育规划中重要的组成部分，以达到保护生育力、优生优育的目的。本章主要介绍女性避孕的各种方法及避孕失败后的补救措施。

第一节　避孕

　　避孕（contraception）是采用科学手段使妇女在无生育意愿和生育间隔期间暂时不受孕。

一、宫内节育器

　　宫内节育器（intrauterine device，IUD）的主要优点是安全、高效、经济和简便，且可逆，取出后即恢复生育力。

472

（一）种类

IUD种类较多，为提高IUD的避孕效果，减少不良反应，IUD从惰性节育器发展成活性IUD，并不断改进。

1. 惰性IUD 第一代IUD，由不锈钢、塑料、尼龙等惰性材料制成的节育器，不释放活性物质。惰性IUD已停止生产使用。

2. 含铜IUD 有TCu-200、TCu-220、TCu-380A、VCu-200、固定式（吉妮）IUD等。带器妊娠率为0.3%~4.87%，脱落率为0.5%~7.61%，因症取出率为1%~22.5%。放置期限一般为5~10年。

3. 含孕激素IUD 左炔诺孕酮宫内缓释避孕系统（Levonorgestrel-releasing intrauterine system，LNG-IUS）为T形支架，纵杆中的硅胶管内含左炔诺孕酮52mg，维持释放低剂量左炔诺孕酮，使用期限5年。IUS优点是带器妊娠率和脱落率低，不良反应为点滴出血和闭经，但是取出后不影响月经恢复和再次受孕。52mg LNG-IUS还用于治疗月经过多、痛经等，有明显效果。在美国有两种较小的IUS可供选择，分别是19.5mg和13.5mg的IUS，避孕效果好，闭经率较低，而不可预测的出血率较高。

（二）避孕机制

1. 异物反应 IUD对子宫内膜的机械性压迫、子宫收缩时摩擦及放置IUD导致的机械损伤等，均可诱发子宫内膜对异物的局部无菌性炎性反应，使机体白细胞、巨噬细胞趋化积聚；不利于精子的活动、胚泡运输和阻止受精卵着床。

2. 使宫腔内前列腺素增多 改变输卵管蠕动节律，使受精卵发育与子宫内膜不同步，影响其着床。

3. 激活子宫内膜纤溶酶原 使局部纤溶活性增强，囊胚溶解吸收，不利于胚胎着床。

4. 含铜IUD中的铜离子 加剧子宫内膜组织损伤、炎症及循环障碍的程度，且铜离子本身具有精子和胚胎毒性作用，从而进一步加强IUD的避孕效果。

5. 含孕激素IUD中的孕激素 引起子宫内腺体萎缩和间质蜕膜化，不利于着床；并增加子宫颈黏液的黏稠度，影响精子穿透上行及代谢。

（三）宫内节育器放置术

1. 适应证 育龄妇女要求放置IUD避孕且无禁忌证；也可用于紧急避孕。

2. 禁忌证 妊娠或可疑妊娠；生殖器官急性或亚急性炎症；月经频发、月经过多（放置LNG-IUS除外）或不规则阴道流血；宫颈内口过松、重度撕裂（放置固定式IUD除外）及重度狭窄；子宫脱垂Ⅱ度以上；生殖器官畸形；子宫腔深度<5.5cm或>9cm（放置固定式IUD除外）；人工流产后、顺产时或剖宫产时胎盘娩出后放置，有胚物残留或潜在感染可能；有各种较严重的全身急、慢性疾病；有铜过敏史，不能放置含铜IUD。

3. IUD的放置时间 含铜IUD选择月经干净后3~7日放置，而LNG-IUS则在月经第4~7日放置；人工流产术后、中期妊娠引产清宫术后可即时放置；自然流产转经后，或药物流产两次月经后；正常产后或剖宫产后胎盘娩出后即时放置；哺乳期应先排除妊娠后；产后42日恶露干净、子宫恢复正常者。

4. **IUD的放置过程** 排空膀胱后取膀胱截石体位，外阴常规消毒、铺巾，首先进行阴道窥器检查和双合诊，排除生殖道炎症，并查清子宫的位置和大小。放置阴道窥器暴露宫颈，消毒阴道和宫颈，用宫颈钳钳夹宫颈前唇，依据术前扪及的子宫位置用探针探入宫腔，确定宫腔深度，然后将节育器放置器放入宫腔，上缘接近宫底，取出放置器，节育器被放入子宫内，有尾丝者在距宫颈外口2cm处剪断。

5. **术后随访** 术后多休息，近期不参加剧烈运动。禁止性生活和盆浴1个月。放置IUD的3~6个月内，月经期及排便后注意节育器是否脱落。术后第1年1、3、6、12个月进行随访，以后每年随访检查一次。

（四）宫内节育器取出术

1. **适应证** 因副作用治疗无效，需改用其他避孕方法或绝育；带器妊娠；要求生育或无须继续避孕；放置期限已到；绝经过渡期停经1年内；节育器脱落、下移等。

2. **禁忌证** 全身情况不良或处于疾病急性期，待好转后再取；生殖道炎症时，应控制感染后再取出；有严重上生殖道感染或抗炎效果不佳时，可在抗感染的同时取出IUD。

3. **取出时间** 以月经干净后3~7日为宜，带器妊娠者在人工流产手术时取出IUD；因月经紊乱或阴道流血者可随时取出，同时酌情进行诊断性刮宫。

4. **取出过程** 体位、消毒、铺巾等均与放置节育器相同，放置阴道窥器暴露宫颈，钳夹节育器的尾丝，向外牵拉取出IUD。如尾丝断裂，按无尾丝IUD取出法进行，首先探针探查宫腔深度，将取环钩或取环器钩住IUD下缘或夹住IUD的任何部位轻轻拉出。手术困难时应在B型超声监测下取出或宫腔镜下进行。

（五）宫内节育器不良反应

1. **出血和/或月经异常** 放置IUD后出现经量过多、经期延长、点滴出血。主要原因为IUD压迫子宫内膜，使内膜血管增加、扩张、充血，子宫内膜纤溶酶原激动剂增高。对于月经过多者的治疗以抗纤溶药物如氨甲环酸，或前列腺素合成酶抑制剂如吲哚美辛，以及中药等治疗，无效者改用LNG-IUS或其他避孕方法。放置含孕激素的节育器（LNG-IUS）后往往出现月经量减少和痛经缓解，甚至有闭经的情况出现。无须特殊处理，取出后月经恢复正常。

2. **疼痛** 主要包括下腹及腰骶部疼痛、酸胀感及性交痛，发生率为10%。一般随着放置时间的延长而缓解，可给予前列腺素合成酶抑制剂缓解症状，必要时取出IUD，或更换为LNG-IUS。

3. **白带增多** IUD刺激使子宫内膜腺体分泌增加，节育器的尾丝也可引起宫颈黏液分泌增加。一般无须处理。

4. **感染** 由于术中无菌操作不严、术中损伤、生殖道本身隐匿感染或术后过早性生活所致，盆腔炎的发生率为0.5%~4%。临床表现为术后腰痛、下腹痛、出血、阴道分泌物有臭味、体温升高等。治疗以抗感染为主，同时应取出节育器。

（六）并发症

1. **IUD嵌顿或异位** IUD部分或完全嵌入子宫肌层，或异位到腹腔、阔韧带。原因为术中子宫穿孔、节育器型号过大、子宫畸形或瘢痕子宫等。一般无临床症状，部分有腰骶部疼痛、坠胀或阴道流血等不适。一旦确定，应及早取出，根据IUD的位置选择宫腔镜、腹腔镜或开腹探查术取出。

2. IUD脱落或下移　当IUD的型号与宫腔不吻合时，可出现IUD脱落或在子宫内位置下移，常无临床症状，偶有下腹坠胀、腰酸等。B型超声检查能发现IUD下移。应及时取出，同时采取其他避孕措施。

二、激素避孕

甾体激素避孕（hormonal contraception）是目前最常使用的可逆的避孕方法之一，主要成分为孕激素，在复方制剂中加有雌激素成分，因此，分为复方避孕药和单纯孕激素类避孕药。

（一）甾体激素避孕机制

1. 抑制排卵　是复方避孕药的主要作用机制。利用孕激素和雌激素对下丘脑垂体的负反馈作用，抑制下丘脑分泌促性腺激素释放激素（GnRH）、垂体分泌卵泡刺激素（FSH）和黄体生成素（LH），致卵泡发育不成熟且不能排卵。

2. 改变宫颈黏液性状　孕激素抑制和减少宫颈黏液的分泌，且增加黏液的黏稠度，不利于精子穿透。

3. 改变子宫内膜形态及功能　孕激素影响子宫内膜的增生且使子宫内膜腺体和间质过早发生类分泌期变化，使子宫内膜分泌功能不良，不利于受精卵的着床。

4. 改变输卵管功能　在持续的雌孕激素作用下，改变受精卵在输卵管内的正常运行速度，从而干扰受精卵着床。

（二）常用甾体避孕药的种类及用法

1. 短效复方口服避孕药（combined oral contraceptive，COC）　是高效的避孕方法（表25-1）。其避孕有效率为99.9%。根据COC的发展过程，将COC分为三个阶段：第一代COC（已停用）以复方炔诺酮（口服避孕药Ⅰ号）、复方甲地孕酮（口服避孕药Ⅱ号）和0号避孕药为代表；第二代COC以复方左炔诺孕酮为代表；第三代COC以复方去氧孕烯、复方孕二烯酮和复方醋酸环丙孕酮为代表；第四代是近年以屈螺酮为孕激素的屈螺酮炔雌醇片。COC中的雌激素剂量减少到目前的20~30μg，药物的副作用明显降低。COC中的孕激素类型不断改进，使得孕激素活性增强而雄激素活性减弱，甚至有抗雄激素活性，在增强避孕效果的同时，为妇女带来许多非避孕益处。

（1）服用方法：COC 21片包装从月经周期的3~5日内开始服用，每日1片，连服21日，停药7日后开始下一个周期，一般在停药后2~3日发生撤退性出血。三相片按照说明顺序服用不同颜色药物。若为每月28日包装的COC，应从周期第一日开始服用，最后服用颜色不同的4片或7片。连服28日后继续服用下一个周期，中间不停药，出血一般发生在两盒药物交替期间。

（2）注意事项：① COC最好在每日定时服用，以保证其避孕效果；② 若停药7日无撤退性出血，排除妊娠后开始下一个周期服药，若仍无出血，停药查找原因；③ 如服药后发生呕吐或腹泻，应当日加服1片；④ 服药期间如出现头痛、视力模糊、下肢肿胀等，应停药并到医院检查，排除血栓性疾病、视网膜病变等；长期服用者应定期体检；⑤ 漏服药的处理：及时根据说明加服或停药，并警惕有避孕失败的可能性。

▼ 表25-1 常用的短效口服避孕药

药物名称	成分		规格
	雌激素/mg	孕激素/mg	
复方左炔诺孕酮三相片	黄色6片 炔雌醇0.03	左炔诺酮0.05	
	白色5片 炔雌醇0.04	左炔诺酮0.075	
	棕色10片 炔雌醇0.03	左炔诺酮0.125	21片/板
去氧孕烯炔雌醇片	炔雌醇0.03	去氧孕烯0.15	21+7片/板
复方孕二烯酮片	炔雌醇0.03	孕二烯酮0.075	21片/板
炔雌醇环丙孕酮片	炔雌醇0.03	环丙孕酮2.0	21片/板
屈螺酮炔雌醇片	炔雌醇0.03	屈螺酮3.0	24+4片/板
屈螺酮炔雌醇片Ⅱ	炔雌醇0.02	屈螺酮3.0	24+4片/板

2. 长效避孕针（injectable hormonal contraceptives） 目前有单孕激素制剂和雌孕激素复合制剂两种，有效率达98%以上。最常见的是长效醋酸甲羟孕酮（DMPA，150mg），每3个月肌内注射一次；庚炔诺酮（200mg）避孕针，隔2个月肌内注射1次。单孕激素制剂适用于哺乳期妇女。国内有雌孕激素复合制剂复方庚酸炔诺酮注射液，含戊酸雌二醇5mg，庚酸炔诺酮50mg，肌内注射1次，可避孕1个月。首次于月经周期第5日和第12日各肌内注射1支，以后在每次月经周期第10~12日肌内注射1支。月经紊乱、点滴出血或闭经等副作用较常见。

3. 激素缓释避孕装置

（1）皮下埋植剂（implants）：包括左炔诺孕酮Ⅰ型、Ⅱ型和依托孕烯单根皮下埋植三种。① Ⅰ型（6根）：每根含左炔诺孕酮36mg。② Ⅱ型（2根）：每根含75mg左炔诺孕酮，可避孕5年，有效率为99%。③ 依托孕烯植入剂单根，更方便，含依托孕烯68mg，可避孕3年。适用于IUD反复脱落或带器妊娠者；生殖器官畸形，不宜放置IUD者；对服用含雌激素避孕药有禁忌证或难以坚持者；哺乳期避孕等。埋植部位多选择在左上臂内侧。月经紊乱是最常见的不良反应，也是导致停止使用皮下埋植剂的主要原因。

（2）阴道避孕环：将载有甾体激素（炔雌醇＋依托孕烯）的环（Nuva Ring）由妇女自己放置在阴道穹隆，避孕环稳定释放激素，通过阴道黏膜吸收，达到避孕目的。放置方法：于月经第1日用拇指和中指将避孕环压扁变形后放入阴道，根据舒适情况调整避孕环位置。持续放置3周后取出，1周后重新放置新的阴道避孕环。

（3）避孕贴剂：复方制剂的皮肤贴片，每日释放35μg炔雌醇和150μg诺孕曲明（norelgestromin）。每周1贴，连用3周，停用1周。每月用3贴。

（三）甾体激素避孕的适应证与禁忌证

1. 适应证 无禁忌证的育龄妇女均可使用。

2. 禁忌证和慎用情况　严重心血管疾病，如冠心病、高血压；急性肝炎、重度肝硬化或肝癌；既往使用COC时有黄疸病史；内科疾病如胆囊疾病、高脂血症、糖尿病或甲状腺功能亢进症；急性血栓性疾病或血栓病史或需要长期制动；乳腺癌；哺乳期，不可使用含雌激素的复方制剂；超过35岁、吸烟；任何年龄有严重偏头痛、反复发作。

（四）甾体激素避孕药不良反应及处理

1. 类早孕反应　在服药初期，由于雌激素刺激胃黏膜，少数人会出现恶心、乏力、呕吐等类似早孕反应的症状。一般无须特殊处理，在服药过程中逐步缓解适应。也可考虑对症治疗。

2. 阴道流血　在服药初期（前3个月）会出现服药期间少量突破性出血，多数发生在漏服避孕药后或使用单纯孕激素制剂者，少数未漏服避孕药也会发生。轻者点滴出血，随着服药或放置时间延长出血逐渐减少，直至停止，一般无须特殊处理。出血偏多者，每晚在服用避孕药的同时加服雌激素直至停药，出血似月经量或出血时间已近月经期，则停止服药，作为一次月经来潮。于下一个周期再开始服用药物。若连服3个月均有出血，建议改用其他避孕措施。

3. 乳房胀痛　在服药初期，少数患者有乳房胀痛、不适，绝大多数妇女能够耐受。不能耐受者改用其他类型COC，如含抗盐皮质激素作用孕激素屈螺酮的屈螺酮炔雌醇片，或改用其他避孕方法。

4. 闭经　1%~2%的妇女发生闭经，常发生于原来月经不规则妇女或月经量少的妇女。发生闭经者除外妊娠后可继续服药，若连续停经3个月，需停药观察。

5. 其他　少数妇女服药后食欲亢进，体重增加；极少数妇女面部出现淡褐色色素沉着；还有极少数患者头痛、复视、皮肤瘙痒等，可对症处理，必要时停药进行进一步检查。

（五）长期应用甾体激素避孕药的安全性

1. 静脉血栓栓塞　目前临床使用的复方避孕药中含20~35μg炔雌醇的低剂量甾体避孕药，发生静脉血栓的概率为每年（1~1.5）/10 000名妇女。对于血栓高风险人群，更推荐单孕激素制剂。

2. 脑卒中、心肌梗死　在不存在危险因素（年龄、高血压、吸烟、偏头痛）的年轻妇女中，出血性卒中的发病率很低。但是在有以上高危因素的育龄妇女中，服用COC后心肌梗死的发病率明显增加。

3. 肿瘤　复方口服避孕药中孕激素成分对子宫内膜有保护作用，可减少子宫内膜癌的发病概率；长期服用复方口服避孕药也可降低卵巢癌的发病风险，使用COC 5年及以上可能会略微增加宫颈癌的发病风险。长期服用甾体激素避孕药是否增加乳腺癌的发生，近年仍有争议，有待进一步研究。

4. 对妇女生育力的影响　长期服用短效口服避孕药对妇女生育力无负面作用，停药后生育力立即恢复，药物本身无致畸作用。停药后即可妊娠。长效避孕药内含的激素成分及剂量与短效避孕药有很大不同，停药后6个月妊娠更安全。

三、其他避孕方法

（一）紧急避孕

紧急避孕（emergency contraception）指无保护性生活后或避孕失败后几小时或几日内，妇女为防止非意愿性妊娠的发生而采用的补救避孕法。包括放置含铜IUD和口服紧急避孕药。紧急避孕有效率明显低于常规避孕方法，仅对一次无保护性生活有效，且紧急避孕药激素剂量大，副作用亦大，不能替代常规避孕。

1. 适应证 ① 避孕措施失败，包括阴茎套破裂、滑脱；未能做到体外排精；错误计算安全期；漏服短效口服避孕药；IUD脱落。② 性生活未采取任何避孕措施。③ 遭受性暴力。

2. 方法

（1）紧急避孕药种类及用法：① 雌孕激素复方制剂，我国现有复方左炔诺孕酮片，含炔雌醇30μg、左炔诺孕酮150μg，剂量显著降低。在无保护性生活后72小时内即服4片，12小时再服4片。② 单孕激素制剂，现有左炔诺孕酮片，含左炔诺孕酮0.75mg。在无保护性生活72小时内服1片，12小时重复1片。③ 抗孕激素制剂，米非司酮（mifepristone）片。在无保护性生活120小时之内服用10mg。

服用紧急避孕药后可能出现恶心、呕吐、不规则阴道流血及月经紊乱，一般不需处理。若月经延迟1周以上，需除外妊娠。

（2）IUD：带铜IUD可用于紧急避孕，特别适合希望长期避孕而且符合放置节育器及对激素应用有禁忌证者。在无保护性生活后5日（120小时）之内放入，有效率可达95%以上。有感染和带器妊娠等风险。

（二）男用避孕套

男用避孕套（condom）也称阴茎套，是采用乳胶等材料制成的袋状避孕工具，在性交时套在男性阴茎上，射精时使精液排在阴茎套前端的小囊内，避免精液进入阴道，起到屏障作用。适用于任何年龄段的男性，但男方或女方对乳胶过敏时均不宜使用。男用避孕套还可以防止性传播疾病，尤其适用于年轻无固定性伴侣或有多个性伴侣者。

使用方法：每次性交前先吹气检查有无漏孔，将其套在阴茎上，射精后及时连同阴茎撤出。如正确使用，男用避孕套的避孕成功率可达87%~98%，但是由于种种原因，其失败率往往较高。

（三）女用避孕套

由聚氨酯或乳胶制成的柔软、宽松、袋状避孕工具，长15~17cm，是一种避免精液进入子宫的屏障避孕工具。

（四）外用杀精剂

在性生活前放入阴道的具有杀灭精子的化学药物制剂。目前我国生产的杀精剂主要是壬苯醇醚（nonoxynol-9，Np9）。该药具有强效快速的杀精作用。正确使用的避孕效果可达95%。如果使用失误，失败率高达20%以上。

（五）安全期避孕法

安全期避孕法又称自然避孕，是根据女性生殖生理的知识推测排卵日期，判断出周期中的易受孕期进行禁欲而达到避孕目的。常用日历表法，适用于周期规律的妇女，排卵通常发生在下次月经前14日左右，据此推算出排卵前后4~5日为易受孕期。其余时间视为安全期。安全期避孕法失败率较高，不宜推广。

（崔保霞）

第二节　输卵管绝育术与复通术

输卵管绝育术（tubal sterilization operation）是通过手术或采用化学药物、高分子聚合物阻断输卵管，防止精子和卵子相遇而达到避孕目的。输卵管绝育术是一种永久有效的节育措施，失败率在4‰左右。近年来，也可以通过宫腔镜堵塞输卵管间质部达到绝育的目的。输卵管复通术指输卵管绝育术后由于各种原因要求恢复生育功能而行的输卵管手术。

一、输卵管绝育术

（一）适应证

要求接受绝育手术且无禁忌证；有严重全身疾病或遗传性疾病而不宜生育。

（二）禁忌证

24小时内两次体温达37.5℃或以上者；全身状况不良不能耐受手术；严重的神经症；急性生殖道及盆腔炎症，腹部皮肤有感染灶；各种疾病的急性期。禁忌证主要为腹腔粘连、心肺功能不全、膈疝等不适合进行腹腔镜手术。

（三）术前准备

1. 手术时间选择　非孕妇女在月经干净后3~7日实施手术；早、中期妊娠人工流产后，如无并发症，可在流产后48小时内进行手术；足月阴道分娩产后和剖宫产术时即可施行手术；哺乳期或闭经患者应排除妊娠；自然流产建议在月经恢复正常后，药物流产后月经正常复潮2个周期；宫内节育器取出术后，或其他盆腔手术时。

2. 解除患者思想顾虑，做好解释和咨询。

3. 按妇科腹部手术前常规准备。

（四）麻醉

采用局部浸润或硬膜外麻醉或全身麻醉，麻醉方式需根据患者的具体情况及采用的术式选择适当的方式。

（五）手术步骤

1. 经腹输卵管结扎术

（1）排空膀胱或安放尿管，取仰卧臀高位，手术野常规消毒、铺巾。

（2）切口：非孕期取下腹正中耻骨联合上两横指（4cm）、分娩后则在宫底下2~3cm处作

2~3cm切口。

（3）提取输卵管：常用吊钩法或指板法提取输卵管，亦可应用卵圆钳将输卵管夹住提出。

（4）辨认输卵管：用鼠齿钳夹持输卵管系膜，无齿镊交替夹取输卵管，直至暴露出伞端证实为输卵管，并检查卵巢。

（5）结扎输卵管方法：有抽芯近端包埋法、钳夹法、输卵管折叠结扎切断法等，目前建议抽芯近端包埋法。在输卵管峡部分离浆膜，用弯蚊钳游离该段输卵管，钳夹近端和远端，切除两钳间的1~1.5cm输卵管。分别用丝线结扎近端和远端，缝合浆膜层并将近端包埋于输卵管系膜内；远端置留于缝合浆膜外。

2. 经腹腔镜输卵管绝育术　按照常规形成气腹，在腹腔镜直视下利用放置器将弹簧夹（Hulka clip）或硅胶环（Falope ring）钳夹或环套在输卵管峡部，以阻断输卵管。也可采用双极或单极电凝烧灼输卵管峡部。各种方法的绝育失败率，以电凝术最低为1.9‰，但机械性绝育术与电凝术相比，复通术成功率较高。

（六）注意事项

术中应严格无菌操作，细致止血。开腹手术避免盲目追求小切口，操作轻柔，防止损伤输卵管系膜、血管和邻近脏器；寻找输卵管要追溯到伞端，确认是输卵管后再结扎，以免错误结扎。关腹前核对器械和敷料，严防异物遗留腹腔。另外，不宜与阑尾切除手术同时进行。

（七）手术并发症

1. 出血或血肿　过度牵拉、钳夹而损伤输卵管或系膜，或创面未充分止血引起出血或形成血肿。

2. 感染　包括腹壁伤口、盆腔及全身感染。可因体内原有感染灶未行处理，器械、敷料消毒不合格或未遵守无菌操作所致。

3. 脏器损伤　多因解剖关系辨认不清或操作粗暴。

4. 皮下气肿、气体栓塞　腹腔镜手术者可出现，后者罕见，但可危及患者生命，应注意防范。

5. 绝育失败　因手术方法本身缺陷，或手术时技术误差导致绝育失败，需警惕可能发生异位妊娠。

二、输卵管复通术

输卵管复通术（salpingostomy）又称输卵管吻合术，指输卵管绝育术后，由于各种原因要求恢复生育功能而行的输卵管手术。手术方法：将结扎或堵塞部位的输卵管切除，再将两断端修整后重新吻合接通。为了提高手术的精确度和成功率，输卵管复通术可在放大镜和手术显微镜下进行。近几年来，腹腔镜下输卵管吻合术逐年增加，弥补了肉眼下手术的不足，替代了显微镜下输卵管吻合术。

（崔保霞）

第三节 人工流产

采用机械或药物方法终止妊娠称为人工流产（induced abortion），包括非意愿妊娠终止和治疗性妊娠终止。人工流产分为手术流产与药物流产，手术流产又分为负压吸引术与钳刮术。人工流产仅作为避孕失败或治疗性措施，不能作为常用的避孕方法。

一、药物流产

药物流产（medical abortion）是常用的人工流产方法之一，安全、简便。目前在临床上常用的是米非司酮配伍前列腺素（米索前列醇或卡前列甲酯）。

米非司酮（mifepristone）是一种抗孕激素的合成类固醇，与孕酮的化学结构相似，可竞争孕激素受体，其与孕酮受体结合的能力是孕酮的3~5倍，可阻断孕激素作用而终止妊娠。前列腺素具有兴奋子宫平滑肌、抑制子宫颈胶原的合成、扩张和软化子宫颈的作用。单独运用米非司酮终止早孕的成功率约为67%，米非司酮配伍前列腺素终止妊娠，成功率可达95%~98%。

（一）适应证

妊娠时间不超过49日，超声检查确认为宫内妊娠，且胎囊最大径线≤2.5cm，年龄为18~40岁；手术流产高危，如瘢痕子宫、多次人工流产或严重骨盆畸形；对手术流产有顾虑或恐惧心理。可在门诊或住院部进行，但伴有宫颈发育不良、生殖道畸形及严重骨盆畸形，或近期有子宫手术或损伤史，或伴有子宫肌瘤、卵巢肿瘤等并发症时，建议住院终止妊娠。

（二）禁忌证

1. 使用米非司酮的禁忌证 如肾上腺疾病、与甾体激素有关的肿瘤、糖尿病、肝肾功能异常、妊娠期皮肤瘙痒史、血液系统疾病、血栓栓塞等病史。

2. 使用前列腺素类药物禁忌证 如二尖瓣狭窄、高血压、低血压、青光眼、哮喘、胃肠功能紊乱、癫痫、贫血、妊娠剧吐等。

3. 不能明确是否有宫外妊娠，或同时有宫内避孕装置。

4. 其他 长期服用抗结核、抗癫痫、抗抑郁、前列腺素生物合成抑制剂、巴比妥类药物、吸烟、嗜酒等；过敏体质。

（三）服药前检查和准备

详细询问病史、体格检查、妇科检查及超声检查等常规准备，确定孕周，以明确是否适合药物流产，排除禁忌证。进行必要的实验室检查如阴道分泌物、血常规、凝血功能、尿常规等检查。向用药对象讲明用药方法、效果和可能出现的副作用。

（四）用药方法

米非司酮200mg顿服，或米非司酮总量150mg分服法（总量150mg）：第1日晨空腹50mg，间隔8~12小时服25mg，次日早晚各一次，每次25mg，第3日早晨7点再服25mg。两种方法均于第3日早上服用米索前列醇600μg或阴道用卡前列甲酯栓1mg。注意服药前后应空腹1小时，米索前列醇可以考虑舌下含化或经阴道放药。

（五）用药后观察

常见副作用为恶心、呕吐、下腹痛和乏力。门诊用药后留院观察6小时并严密随访，如为不全流产，或出血量多则需急诊刮宫；如药物流产失败，建议手术终止妊娠。

二、手术流产

手术流产（surgical abortion）可分为负压吸引术和钳刮术，前者适用于妊娠10周内，后者适用于妊娠10~14周。

（一）适应证

妊娠14周内要求终止妊娠而无禁忌证者以及有各种疾病而不宜继续妊娠者。

（二）禁忌证

各种疾病的急性期；全身状况无法耐受手术；生殖系统炎症；手术当日两次体温在37.5℃以上。

（三）手术步骤

1. 负压吸引术　主要用于妊娠10周内要求终止妊娠者。① 体位：排空膀胱，取膀胱截石位；消毒外阴和阴道，铺巾；核查子宫位置、大小及附件等；消毒阴道及宫颈；② 扩张宫颈：用探针顺着子宫位置和曲度探测宫腔的方向和深度，根据宫腔方位，用扩宫棒逐号扩张宫颈，一般扩张至大于所用吸管半号或1号；③ 负压吸引：根据宫腔探查方位将吸管缓慢送至宫腔底部；将吸管按顺时针或逆时针方向旋转，同时在宫腔内上下移动；当内容物吸尽时，宫壁有粗糙感。

注意事项：术毕前，由助手将全部吸出物用纱布过滤，检查有无绒毛、胚胎或胎儿组织，发现标本异常者，即送病理检查。术中出血较多时，应及时应用催产素，同时鉴别出血原因，对症处理。

2. 钳刮术　指采用机械方法钳取胎儿及胎盘的手术，主要用于妊娠10~14周要求终止妊娠者。

（1）术前扩张宫颈的方法：① 橡皮导尿管，术前1日将16号或18号导尿管插入宫颈置留12小时，次日行钳刮术；② 前列腺素制剂，术前口服或阴道放置促进宫颈软化、易于扩张；③ 宫颈扩张棒，术前1日将其放置在宫颈管中。

（2）手术注意事项：① 宫颈扩张时，用力要均匀、缓慢，以防宫颈内口损伤和子宫穿孔，钳刮术中应充分扩张宫颈管；② 钳刮术中应先钳破胎膜，待羊水流尽后，再使用宫缩药；③ 保持胎儿纵位，骨质部分通过宫颈管时避免用力粗暴，以免损伤；④ 术毕前，核对胎儿及附属物与孕周是否相符。

（四）术后处理

术后应在医院观察2小时，注意生命体征和阴道流血等情况。给予抗生素及促进宫缩的药物。1个月内禁止盆浴及避免性生活。在人工流产术前可以向医生咨询，建议流产后及时指导并落实避孕措施。

（五）手术流产的并发症及处理

1. 人工流产综合反应　多发生在术中，患者出现心动过缓、心律不齐、血压下降、面色苍白、头昏、胸闷、大汗淋漓，严重者甚至出现昏厥、抽搐等迷走神经兴奋的症状，极少数甚至出现心搏骤停等。防治：手术操作要轻柔，负压要适当。一旦发生应立即停止操作，严密监测生命体征变化，皮下或静脉注射阿托品0.5~1mg。必要时开放静脉通路。

2. 子宫穿孔 是手术流产严重的并发症之一。可由各种手术器械引起，如探针、宫颈扩张器、吸管、刮匙及卵圆钳等。当上述器械进入宫腔出现"无底"的感觉，或其深度明显超过实际原有的宫腔深度时，提示子宫穿孔。一旦可疑或诊断为子宫穿孔，应立即停止操作，严密观察患者的生命体征、腹膜刺激症状及腹腔内出血征象。穿孔小，无脏器损伤或内出血，手术已完成，可注射子宫收缩剂保守治疗，并给予抗生素预防感染。破口大、有内出血或怀疑脏器损伤者，应开腹探查或通过腹腔镜检查，根据情况进行相应处理。

3. 吸宫不全 指人工流产术后绒毛或胎盘残留，也可能有部分胎儿残留。与操作者技术不熟练或子宫位置异常有关。术后阴道流血淋漓不净，血量时多时少，或月经复潮后淋漓不净，应注意除外吸宫不全。超声检查常有助于诊断。若无明显感染征象，应及时行刮宫术，疑有绒毛植入者建议宫腔镜手术，刮出物送病理检查。术后用抗生素预防感染。若同时伴有感染，应在控制感染后行刮宫术。如出血较多，应在联合抗感染的同时进行清宫手术。

4. 漏吸 确定宫内妊娠，但未吸出胚胎或绒毛组织。一般导致漏吸的原因为孕周过小、子宫过度屈曲或子宫畸形、操作不熟练等。一旦发现吸出组织未见胚囊或绒毛组织，应复查子宫位置、大小及形状，并重新探查宫腔，必要时在超声引导下操作。应注意排除穿孔及异位妊娠可能。

5. 术中出血 多发生于妊娠周数较大、多次妊娠或有多次人工流产史，以及胚囊着床异常的患者。主要为组织不能迅速排出，影响子宫收缩。可在扩张宫颈后，宫颈注射催产素促使子宫收缩，同时尽快钳取或吸取胚胎组织。注意除外子宫损伤和羊水栓塞。伴有剖宫产史的患者，须警惕瘢痕妊娠的存在。

6. 羊水栓塞 偶可发生在手术流产的钳刮术中。宫颈损伤、胎盘剥离使血窦开放，为羊水进入体内创造了条件，此时应用缩宫素更可促使羊水栓塞的发生。治疗包括抗过敏、抗休克等。

7. 远期并发症

（1）宫颈管或宫腔粘连：宫颈管粘连最为常见，术后闭经伴有周期性腹痛，严重时出现肛门坠痛。宫腔粘连相对少见，术后出现经量明显减少，甚至闭经，称阿谢曼综合征（Asherman综合征）。

（2）生殖系统感染：主要表现为体温升高、下腹疼痛、白带混浊或不规则阴道流血，双合诊时子宫或附件区有压痛。治疗为卧床休息，支持疗法，及时应用抗生素。宫腔内残留妊娠物者按感染性流产处理。

（3）其他：慢性盆腔炎性疾病、月经失调、继发性不孕等。

（崔保霞）

第四节 避孕措施的选择

避孕措施的选择是在保证人们享有充分的生殖权利和自愿选择生育的前提下，医务人员参照WHO的指南，结合我国临床常规，帮助服务对象了解和掌握避孕节育知识，在医务人员的指导下，并根据自身情况进行知情选择，自主选择适宜、安全、有效、可接受、可负担的避孕方法。

一、未婚同居人群

这一人群具有性生活不规律、性伴侣不固定的特点，应注意对性传播疾病的预防。因此，使用避孕套（男用或女用）为最佳选择，也可选用皮下埋植剂、宫内节育器和COC。

二、已婚未育人群

新婚夫妇、年轻、尚未生育者，应选择使用方便、不影响生育的避孕方法。短效COC使用方便，避孕效果好，不影响性生活，为首选。男用阴茎套也是较理想的避孕方法，性生活适应后可选用阴茎套。还可选用外用避孕栓、薄膜等。尚未生育或未曾有人工流产手术者，宫内节育器不作为首选。不适宜用安全期避孕、体外排精及长效避孕药。

对于较长时间无生育愿望的夫妇，COC或宫内节育器或皮下埋植剂是最佳选择，其次可选用避孕套。

三、已婚生育人群

只生育了一个孩子或两个孩子的夫妇，宜选择长效、可逆、安全、可靠的避孕方法，减少非意愿妊娠进行手术带来的痛苦及并发症，同时保护妇女生育力。各种避孕方法（宫内节育器、皮下埋植剂、COC、避孕针、阴茎套等）均适用，根据个人身体状况进行选择。对某种避孕方法有禁忌证者，则不宜使用此种方法。一般不主张采取绝育方法。对于已生育3个以上孩子、无再生育需要的夫妇，可以选用绝育，也可以选择长效可逆的避孕方法，如宫内节育器或皮下埋植剂等。对于合并妇科疾病如痛经、月经过多、子宫内膜增生等妇女推荐LNG-IUS。

四、特殊人群的避孕

1. 哺乳期妇女　为了不影响母亲的内分泌功能和对孩子的不利影响，应选择避孕套，或IUD/LNG-IUS，或皮下埋植剂，不宜选用COC。

2. 围绝经期妇女　此期仍有排卵可能，应坚持避孕。此期机体代谢功能易出现异常变化，首先推荐避孕套或宫内节育器，后者至绝经后6个月内取出。绝经过渡期阴道分泌物较少，不宜选择避孕药膜避孕，可选用避孕栓、凝胶剂。不宜选用COC及安全期避孕。

复习参考题

一、选择题

1. 不是IUD避孕机制的是
   A. 子宫内膜炎症改变
   B. 阻止精子进入女性体内
   C. 阻止受精卵着床
   D. 含孕激素IUD改变宫颈黏液阻止精子上行
   E. 含铜IUD具有杀精作用

2. 口服短效避孕药后不规则阴道流血，量偏多，正确的处理方法是
   A. 加服少量雌激素
   B. 需立即停药
   C. 加服少量孕激素
   D. 加服少量雄性激素
   E. 加倍服药

3. 不适合药物流产的宫内早孕妇女是
   A. 先天性宫颈坚韧
   B. 妊娠剧吐
   C. 严重骨盆畸形
   D. 瘢痕子宫

   E. 哺乳期早孕

4. 关于手术流产，下列说法正确的是
   A. 仅适用于12周之内宫内早孕的终止
   B. 尿妊娠试验阳性即可实施负压吸引术
   C. 各种疾病的急性期均是禁忌证
   D. 人工流产综合反应是手术流产的术后并发症
   E. 发生子宫穿孔需要及时开腹手术修补

5. 人工流产过程中患者心率减慢，血压下降，伴大汗淋漓，首先考虑是
   A. 漏吸
   B. 子宫穿孔
   C. 吸宫不全
   D. 羊水栓塞
   E. 人工流产综合征

   答案：1. B；2. A；3. B；4. C；5. E

二、简答题

1. 宫内节育器和激素避孕的机制有哪些?

2. 使用宫内节育器的禁忌证是什么?

3. 激素避孕的禁忌证有哪些? 常见副作用有哪些?

4. 经腹输卵管绝育术的禁忌证有哪些? 手术方式有哪些?

5. 药物流产的适应证和禁忌证有哪些?

6. 人工流产的禁忌证包括哪些? 并发症有哪些? 防治措施是什么?

7. 不同人群如何选择避孕方法?

第二十六章　妇女保健

学习目标

了解	妇女各时期的保健内容。

妇女保健（women health care）是以妇女为对象，运用现代医学和社会科学的基本理论、基本技能及基本方法，研究妇女各个时期的身体健康、心理行为及生理发育特征的变化及其规律，按照生物-心理-社会医学模式，综合运用临床医学、保健医学、预防医学、心理学等多学科的知识和技术，保障和增进妇女生殖健康水平、提高出生人口素质。妇女保健强调临床与保健相结合，既重视面向群体，又注重落实到个人，从而将公共卫生与临床医学紧密联系了起来。妇女保健水平与妇女的政治、经济、社会地位密切相关。

第一节　妇女保健的意义及组织机构

一、妇女保健工作的意义

妇女保健是向妇女提供以保障生殖健康为重点的医疗和公共卫生服务的事业，以维护和促进妇女健康为目的，以群体为服务对象，以预防为主，以保健为中心，以基层为重点，以生殖健康为核心。保护和促进妇女生殖健康（reproductive health），遵循国际组织倡导的"母亲安全（safe motherhood）"行动，落实并确保母婴安全（making pregnancy safer，MPS）。妇女健康对社会经济有重大影响。孕产妇死亡率、婴幼儿死亡率和人均期望寿命是国际社会评价社会发展的主要指标。做好妇女保健工作，关系到子孙后代健康、家庭幸福、民族素质提高。在我国，妇女保健工作由专门的组织机构和人员来承担。

二、妇女保健工作的目的

通过积极的预防、普查、监护和保健措施，做好妇女各期保健，以降低患病率、消灭和控制某些疾病及遗传病的发生，控制性传播疾病的传播，降低孕产妇和围生儿死亡率，促进妇女身心健康。

三、妇女保健工作的方法

妇女保健的对象包括个体和群体两个方面。对个体而言，主要采用临床医学的方法使女性一生各阶段和特殊生理时期的保健需求得到满足，并对疾病进行筛查和早期诊治；对群体而言，主要采用预防医学的方法来研究影响妇女健康的因素，并提出干预措施。达到既预防疾病的发生，又能促进健康的目的。妇女保健工作是一个社会系统工程，应充分发挥各级妇幼保健专业机构及基层各层级妇幼保健网络的作用。在调查研究基础上制定工作计划和防治措施，做到群体保健与临床保健相结合，防与治相结合。同时开展广泛的社会宣传和健康教育，提高群众的自我保健和参与意识。做到以人为中心，以服务对象的需求为评价标准，强调健康，强调社会参与和政府责任。

四、妇女保健工作的组织机构

妇幼保健组织机构由妇幼卫生行政机构、妇幼保健专业机构和妇幼保健基层组织构成（图26-1）。

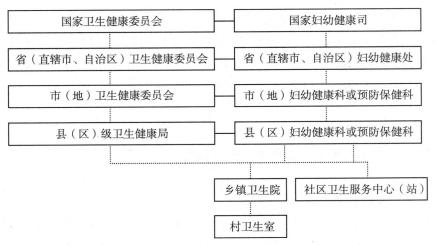

▲ 图26-1　妇幼保健机构组成

妇幼卫生行政机构包括：① 国家卫生健康委员会设置妇幼健康司（简称"妇幼司"），领导全国妇幼保健工作；② 省（直辖市、自治区）卫生健康委员会下设妇幼健康处（简称"妇幼处"）；③ 市（地）级卫生健康委员会内设妇幼健康科或预防保健科；④ 县（区）级卫生健康局设立妇幼健康科或预防保健科。

妇幼保健专业机构：各级妇幼保健机构，各级妇产科医院，儿童医院（妇女儿童医院），综合医院妇产科、生育规划科、预防保健科、儿科，妇产科、儿科诊所，中医医疗机构中的妇科、儿科，以上均属妇幼健康服务专业机构。各级妇幼保健机构都属于业务实体，受同级卫生行政部门领导，同时受上一级妇幼保健机构的业务指导，认真贯彻妇幼卫生工作方针。

妇幼保健基层组织包括乡镇卫生院、社区卫生服务中心等。

（刘青）

第二节　妇女各时期保健

一、儿童期保健

女童期保健是指10岁以下青春期前女性儿童的保健服务，是妇女保健的一个重要组成部分，是妇女一生生殖健康的基础。

女童期的疾病或异常不仅影响女童期的健康，而且直接影响妇女以后各年龄阶段的身心健康，并影响子代健康。女童患佝偻病可致骨盆畸形，影响成年后的正常分娩；女童的营养失衡可致性早熟、肥胖或营养不良，引起成年后的非正常发育或妊娠相关问题；女童的生殖道肿瘤、生殖道畸形、生殖道感染、生殖道损伤等均影响其正常生长发育和身心健康。女童期保健是针对女童生殖系统及生殖健康有关问题的保健和防治，其目的是保护女童生殖系统的健康发育，慎重对待女童生殖器官的相关疾病和问题，为未来女性性功能及生育功能、生殖健康打下良好基础。

二、青春期保健

青春期保健分三级预防，以加强一级预防保健为重点。一级预防包括合理的营养，培养良好的个人卫生习惯，进行心理卫生、月经期卫生指导、乳房保健和性知识等的教育；二级预防包括早期发现疾病和行为偏差及减少危险因素，定期对青少年体格检查，及早筛查出健康和行为问题；三级预防包括对女青年疾病的治疗与康复。

1. **青春期心理特点**　青春期是各种心理品质形成的重要时期。主要的心理行为特点为：性意识萌发；自我意识增强；伙伴关系密切，信任伙伴胜过家长与教师，此时若结交益友可互相鼓励、共同进步，若交友不慎，不良意识也会互相影响，后果严重，容易沾染不良嗜好，误入歧途。闭锁心理即秘密感开始形成，为青春期所特有。这个时期应根据青春期少女生理、心理特点，在家长和老师的配合下进行针对性教育引导，培养健康心理、健全性格、乐观情绪、适应环境及改变环境的意志。注意强调正面教育与耐心引导，促进青春期少女能健康、平稳、积极地度过青春期。

2. **青春期保健**

（1）营养：青春期处于生长发育的旺盛时期，对各种营养的需求远高于成人。生长发育期的青少年对蛋白质需要量为2~4g/（kg·d），以动物性蛋白质、大豆蛋白质为主，所需要热能比成人多25%~50%，并需要补充足够维生素、矿物质和水分，同时应该培养良好的饮食习惯。

（2）体育锻炼：对身体健康成长十分重要，须注意全面发展身体各项素质，根据不同年龄有计划、系统地安排各种体育活动，循序渐进，以促进发育、增强体质，提高抗病能力。

（3）卫生指导：对青春期少女进行月经生理及卫生知识教育，建月经卡，注意卫生，预防感染，注意保暖，避免寒冷及过度劳累，保持精神愉悦，情绪稳定，少吃刺激性食物，保持皮肤清洁。

（4）性教育：青春期生理上已有性意识萌发、性兴趣产生和性冲动出现，是性教育的关键时期，也是道德教育的重要组成部分。要引导青春期少女了解性基本知识，认识性成熟过程中的生理及心理现象，并学会正确对待和处理性发育过程中的各种问题。

（5）乳房保健：青春期乳房的发育标志着少女开始成熟，乳房的保护和保健在青春期十分重要，要教育少女不应束胸，佩戴合适的胸罩，注意乳房卫生，学会自查乳房。

（6）定期体格检查：及早发现及治疗青春期少女常见疾病，如月经失调、原发及继发性闭经等，及时发现少女的行为偏差及处理少女妊娠、性传播疾病等。

（7）加强宣传教育：应开展各种专题讲座，并开展各种形式的健康教育，以保证少女的生殖健康。

三、婚前保健

婚前保健是为即将婚配的男女双方在结婚登记前所提供的保健服务措施。

1. 目的　保证健康的婚配，避免近亲间或遗传病患者之间的不适当婚配或生育，有利于男女双方能科学地选定终身伴侣。使双方在婚前能从身心两方面做准备，有利于防止各种疾病，特别是遗传性疾病的延续，并减少人群中遗传病蔓延，使婚后生活能健康发展，为后代优生打下良好基础。

2. 内容

（1）婚前卫生指导：对准备结婚的男女双方进行以生殖健康为核心，与结婚和生育有关的保健知识宣传教育。

（2）婚前医学检查：对准备结婚的男女双方可能患有影响结婚和生育的疾病进行医学检查。

（3）婚前卫生咨询：对医学检查发现的异常情况及服务对象提出的具体问题进行解答、交换意见、提供信息，帮助受检对象在知情的基础上作出适宜的决定。

（4）性保健指导和性健康教育：包括新婚期性生活、性生活的和谐、新婚期疾病的预防及性法制等知识的指导和教育。

婚前保健有助于服务对象改变不利于健康的行为，促进生育健康。对指定传染病在传染期内、有关精神病在发作期内或患有其他医学上认为应暂缓结婚的疾病，建议"暂缓结婚"。对双方为直系血亲、三代以内旁系血亲，或患有医学上认为不宜结婚的疾病，建议"不宜结婚"。对患有医学上认为不宜生育的疾病，建议"不宜生育"。对于婚检发现的可能会终身传染的不在发病期的传染病患者或病原体携带者，若受检者坚持结婚，应充分尊重受检双方的意愿，提出预防、治疗及采取医学隔离措施的意见。

四、生育期保健

生育期保健的主要内容是生育规划和生殖保健，是保障生命全周期健康的重要阶段，在此期间女性有权自行决定生育相关事宜的调节，有权获得有利于身心健康，安全有效的生育保健。

（1）生育规划：是促进社会发展，关乎个人、家庭与社会共同利益的活动。旨在知情选择的条件下，能自主地、负责任地决定生育数量和间隔。

（2）生殖保健：在生命全周期，围绕生殖健康所提供的健康教育咨询、技术服务及随访关怀等系列服务。

（3）节育期保健：向妇女提供避孕节育有关医疗保健技术服务。提供避孕药具、性健康及相关问题咨询指导与流产后服务，进行高危节育技术管理及手术并发症的防治。

五、围产期保健

围产期保健亦称孕产期保健，是指各级各类医疗保健机构为准备妊娠至产后42日的妇女及胎、婴儿提供系列的医疗保健服务。

1. 孕前保健　女性生育年龄在21~29岁、男性生育年龄在23~30岁为宜。生育年龄<18岁或≥35岁的女性，妊娠风险增加，易造成难产及产科其他合并症，以及胎儿的染色体疾病。对使用长效避孕药避孕者，最好停药6个月后再受孕，避免药物对胎儿造成影响；若有不良孕产史，应及时针对造成不良孕产史可能的原因进行诊治，努力减少类似情况再次发生；妊娠前应减少或避免对妊娠有害的高危因素、化学毒物及放射线等有害物质的接触；对患有严重疾病，妊娠可能危及孕妇生命安全或可能严重影响孕妇健康和胎儿正常发育者应予以医学指导。对发现或怀疑患有严重遗传性疾病的育龄夫妇，应提出医学建议。

2. 孕期保健　指从确定妊娠之日开始至临产前，为孕妇及胎儿提供的系列保健服务。目的是保护孕妇和胎儿在妊娠期的安全和健康，能至妊娠足月顺利分娩健康新生儿。

3. 分娩期保健　亦称为产时保健。对孕产妇的健康情况进行全面了解和动态评估，加强对孕产妇与胎儿的全产程监护，积极预防和处理分娩期并发症，及时诊治妊娠合并症和并发症。

4. 产褥期保健　目的是防止产后出血、感染等并发症产生，促进产后生理功能恢复。内容包括观察产妇有无乳房或生殖道感染，观察子宫的复旧、恶露性状、会阴伤口、剖宫产腹部伤口等，若发现异常给予及时指导；观察妊娠并发症的转归；指导母乳喂养，宣传母乳喂养的好处；指导产妇合理饮食，保持身体清洁，注意休息，居室应清洁通风；指导产妇尽早适当活动，有利于排尿、排便及体力恢复，避免或减少深静脉血栓形成和栓塞的发生；指导生育规划及注意事项。

进行产后访视，由社区医疗保健人员在产妇出院后3日内、产后14日、产后28日分别进行3次产后访视，了解产妇及新生儿健康状况；产后健康检查，产妇应于产后42日复诊，完善产后健康检查，包括妇科检查、盆底肌力测定，指导产妇进行盆底肌力康复锻炼。

5. 哺乳期保健　哺乳期是指产妇乳喂养的时期，通常为10~12个月。此期保健的目的是保护、促进和支持纯母乳喂养，保护母婴健康，降低婴幼儿死亡率。

母乳喂养的好处：母乳是婴儿必需的和理想的食品，营养丰富，适合婴儿消化、吸收；母乳含有多种免疫物质，能增加婴儿抗病能力，预防疾病；通过母乳喂养，母婴皮肤频繁接触，可增加母子感情；母乳喂养省时、省力、经济且方便。

哺乳期保健人员访视内容：母乳喂养状况，询问母亲饮食、休息，婴儿睡眠、吃奶及大小便情况，观察新生儿的吸吮能力；指导新生儿的喂养及护理，观察脐带及黄疸消退情况，测量新生儿体重，评价其健康状况；指导产妇慎用药物，防止药物通过乳汁进入婴儿体内；指导避孕，最好采用工具避孕或产后3~6个月放置宫内节育器，不宜采用避孕药物。

六、绝经过渡期保健

1. 目的　加强健康教育与生理、心理卫生指导，预防和及时治疗绝经过渡期常见病症，保持良好的身心健康，为预防老年退化性疾病和提高生活质量打下基础。

2. 内容　① 健康教育：让女性及其家人了解绝经过渡期的生理变化、心理特点、常见症状及保健措施；② 心理卫生指导：使女性保持心情舒畅，并加强性心理卫生指导；③ 合理安排生活：加强蛋白质、维生素及微量元素的摄入，饮食清淡少盐，补充钙剂，预防骨质疏松；④ 个人卫生指导：保持良好的生活习惯，注意劳逸结合，坚持体育锻炼，注意阴部卫生，预防生殖道感染；⑤ 定期体格检查：包括乳腺癌和宫颈癌"两癌"筛查，做到早发现、早诊断、早治疗；⑥ 安全规范地应用性激素补充治疗，月经停止6个月以后可停止采取避孕措施。

七、绝经后期保健

绝经后期是女性一生中生理和心理上重大的转折点，由于生理方面的显著改变所带来心理及生活的巨大变化，使处于绝经后期的妇女较易患各种身心疾病。

1. 目的　加强身体锻炼，定期体格检查，防止绝经后期常见病、多发病的发生，提高生命质量，促进健康长寿。

2. 内容　起居规律，饮食合理，心情舒畅；保持外阴清洁，预防发生感染；如有阴道流血应积极诊治；为防止发生子宫脱垂及压力性尿失禁，进行盆底肌锻炼；定期妇科检查及全身检查；适度锻炼结合补充钙剂，预防绝经后骨质疏松；在专业医师的指导下，酌情进行激素替代治疗。

（刘青）

第三节　妇女保健统计指标

妇女保健统计能评价妇幼保健工作的质量和效果，反映妇幼保健工作的水平，为进一步做好妇幼保健工作提供科学依据。

一、妇女病普查普治统计指标

1. 普查率 = 期内（次）实查人数 / 期内（次）应查人数 × 100%

2. 患病率 = 期内妇女患者数 / 期内受检查妇女患者数 × 100%

3. 总治愈率 = 治愈病例数 / 患病妇女总例数 × 100%

二、孕产期保健指标

1. 孕产期保健工作统计指标

（1）孕产妇产前检查覆盖率 = 期内接受一次及以上产前检查的产妇数 / 期内孕妇总数 × 100%

（2）产前检查人均次数 = 期内产前检查总人次数 / 期内产妇总数 ×100%

（3）住院分娩率 = 期内住院分娩的产妇数 / 期内分娩的产妇数 ×100%

（4）产后访视率 = 期内产后访视的产妇数 / 期内分娩的产妇数 ×100%

2. 孕产妇保健质量指标

（1）高危孕妇发生率 = 期内高危孕妇数 / 期内孕（产）妇总人数 ×100%

（2）妊娠期高血压疾病发生率 = 期内患病人数 / 同期产妇总人数 ×100%

（3）产后出血率 = 期内产后出血人数 / 同期产后总人数 ×100%

（4）产褥感染率 = 期内产褥感染人数 / 期内产妇总人数 ×100%

（5）死产率 = 该地某时期孕28周以上死产数 /（该地同期孕28周以上死产数 + 活产数）×100%

3. 孕产期保健效果指标

（1）围生儿死亡率 = 孕28周以上死胎、死产数 + 出生后7日内新生儿死亡数 /（孕28周以上死胎、死产 + 活产数）×100%

（2）孕产妇死亡率 = 年内孕产妇死亡数 / 年内活产数 ×10万 /10万

（3）新生儿死亡率 = 期内出生后28日内新生儿死亡数 / 同期活产数 ×1 000‰

三、生育规划统计指标

1. 人口出生率 = 某年出生人数 / 该年平均人口数 ×1 000‰

2. 人口死亡率 = 某年内总死亡数 / 该年平均人口数 ×1 000‰

3. 人口自然增长率 = 年内人口自然增长数 / 年平均人口数 ×1 000‰

4. 节育率 = 落实节育措施的已婚育龄妇女人数（夫妇任一方）/ 已婚有生育能力的育龄妇女数 ×100%

学习小结

妇女保健以维护和促进妇女健康为目的，以群体为服务和研究对象，通过普查、监测、预防措施，做好妇女各期保健。

针对女性在儿童期、青春期、育龄期、围产期、绝经过渡期和绝经后期等不同时期生理和心理特点，做好群体保健与临床保健相结合，防与治相结合；通过健康教育，提高群众的自我保健和参与意识；开展以生殖健康为核心的工作。特别是要通过围产期保健使孕产妇得到系统管理，对胎儿生长发育与高危孕妇进行有效监护，防止妊娠期并发症和分娩期并发症，降低围产儿和孕产妇的发病率、死亡率，避免和减少婴儿的致残性损伤，提高活婴的健康水平和素质。

（刘青）

复习参考题

一、选择题

1. 妇女保健服务的特点不包括
   A. 以预防保健为中心
   B. 以生殖健康为核心
   C. 强调预防与医疗相结合
   D. 面向群众和面向基层
   E. 面向有妇科疾病的中老年人

2. 下列是青春期保健第三级预防内容的是
   A. 合理的营养
   B. 适当的体格锻炼和劳动
   C. 进行心理卫生和性知识教育
   D. 早期发现疾病和行为引导
   E. 对女青年疾病的治疗和康复

3. 关于围产期孕前保健不正确的是
   A. 选择最佳受孕时机
   B. 协调夫妻感情
   C. 治疗对妊娠有影响的疾病
   D. 避免接触有毒物和放射线
   E. 戒除烟酒嗜好

4. 对于哺乳期避孕，恰当的是
   A. 可采用避孕药物
   B. 产后6个月可放置宫内节育器
   C. 最好使用工具避孕
   D. 哺乳期不需要避孕
   E. 剖宫产后3个月可放置宫内节育器

5. 关于围绝经期保健，不恰当的是
   A. 重视蛋白质、维生素、微量元素等营养物质的摄入
   B. 定期进行体检
   C. 防治围绝经期综合征
   D. 绝经后出血应及时就诊
   E. 如无自觉症状，不必保健

   答案：1. E；2. E；3. B；4. C；5. E

二、简答题

1. 妇女保健工作的意义与目的是什么？
2. 女童期保健的重要性有哪些？
3. 青春期保健的三级预防是什么？
4. 围产期保健应从哪些方面入手？包括哪些主要内容？
5. 围绝经期保健的主要内容有哪些？

第二十七章　妇产科常用特殊检查

<table>
<tr><td colspan="2">学习目标</td></tr>
<tr><td>掌握</td><td>生殖道脱落细胞学检查的常用方法；妇产科常用的影像学检查方法及其临床应用；女性生殖器官活组织检查适应证、禁忌证、方法、注意事项；妇产科常用穿刺检查的适应证、禁忌证及临床意义；羊水检查适应证；临床常用的妇科肿瘤标志物及临床意义。</td></tr>
<tr><td>熟悉</td><td>妊娠试验的原理；基础体温的测量方法；常用女性内分泌激素测定的方法及正常范围；输卵管通畅检查的主要方法和结果评定；羊水检查的步骤。</td></tr>
<tr><td>了解</td><td>宫颈/阴道细胞学的TBS报告系统；羊水检查的临床应用。</td></tr>
</table>

第一节　妊娠试验

一、妊娠试验原理

妊娠试验是利用人绒毛膜促性腺激素（hCG）的免疫学及生物学特点，检测受检者体内hCG存在与否及其含量的方法。hCG是一种糖蛋白激素，由α和β两个亚单位组成，主要由妊娠时的胎盘合体滋养细胞产生。妊娠滋养细胞疾病、生殖细胞肿瘤和其他恶性肿瘤，如肺、肾上腺及肝脏肿瘤，也可产生hCG，正常月经妇女及绝经后垂体肿瘤妇女偶有垂体来源的hCG升高。

正常妊娠受精卵着床时，即排卵后第6日，受精卵滋养层形成时开始产生hCG，约1日后能测到血浆hCG，以后每1.7~2日上升1倍，在排卵后14日约达100U/L，妊娠8~10周达峰值（50 000~100 000U/L），持续约10日后迅速下降，在妊娠中晚期，hCG仅为高峰时的10%。由于hCG的α链与垂体分泌的FSH、LH、TSH的α链结构相似，为避免交叉反应，常测定特异的β-hCG浓度。不同时期血清β-hCG水平见表27-1。

二、妊娠试验临床应用

（一）早期妊娠诊断

通过定性检测血、尿hCG，可协助早期妊娠诊断。血hCG定量免疫测定≥3.1μg/L、血hCG浓度>25U/L为妊娠试验阳性，可用于早孕诊断；目前应用广泛的早早孕诊断试纸方便、快捷，此

时期	β-hCG水平
非妊娠妇女	<3.1
妊娠7~10日	>5.0
妊娠30日	>100
妊娠40日	>2 000

法可检出尿中hCG最低量为25U/L。另外，也可利用斑点免疫层析法原理制成的反应卡进行检测。

（二）异位妊娠

血、尿β-hCG多数维持在低水平，间隔2~3日测定无成倍上升，应怀疑异位妊娠。

（张果）

第二节　生殖道脱落细胞学检查

女性生殖道细胞通常指阴道、宫颈、子宫内膜和输卵管的上皮细胞。生殖道脱落细胞包括阴道上段、宫颈阴道部、宫颈管、宫腔、输卵管及腹腔的上皮细胞，其中以阴道上段、宫颈阴道部的上皮细胞为主。目前临床上主要通过生殖道脱落细胞检查协助诊断生殖道不同部位的恶性肿瘤及观察治疗效果，该方法简便、实用。需注意的是，生殖道脱落细胞学检查只能作为生殖道恶性肿瘤的初步筛查方法，不能定位和定性，需进一步检查才能确诊；而未找到恶性细胞，也不能完全排除恶性肿瘤可能，需结合其他检查综合考虑。由于生殖道上皮细胞受性激素的影响而出现周期性变化，检查生殖道脱落细胞也可反映体内性激素水平，但目前临床上已少用。

一、生殖道细胞学检查取材、制片及相关技术

（一）涂片种类及标本采集

采集标本前24小时内禁止性生活、阴道检查、阴道灌洗或用药，取材用具必须无菌干燥。

1. 宫颈脱落细胞学检查　是筛查宫颈癌及癌前病变的重要方法。取材应在宫颈外口鳞-柱交接部，以宫颈外口为圆心，用木质铲形小刮板轻轻刮取一周，取出刮板，在玻片上向一个方向涂片，涂片经固定液固定后在显微镜下观察。注意应避免损伤组织引起出血而影响检查结果。若白带过多，应先用无菌干棉球轻轻擦净黏液，再刮取标本。该取材方法获取细胞数目较少，制片也较粗糙，目前临床上已较少应用。

薄层液基细胞学（liquid-based cytology）技术作为改进的制片技术，可减少由于传统巴氏涂片上存在的大量红细胞、白细胞、黏液及脱落坏死组织等造成的假阴性。目前有Thinprep和

AutoCyte Prep两种方法，两者原理类似。薄层液基细胞学检查采用特制小刷子刷取宫颈细胞，标本取出后立即放入有细胞保存液的小瓶中，通过过滤将标本中的杂质分离，并使过滤后的上皮细胞呈单层均匀分布于玻片上。这种制片方法的优点在于保存了取材器上的几乎所有细胞，去除了标本中杂质的干扰和玻片上细胞过度重叠，更易识别异常细胞，可提高识别宫颈上皮内高度病变的灵敏度和特异度。此外，该技术一次取样可多次重复制片，并可用于检测人乳头状瘤病毒（HPV）和自动阅片。

2. 宫颈管涂片　绝经后的妇女由于宫颈鳞-柱交接部退缩到宫颈管内，为了解宫颈管情况，或疑为颈管型宫颈癌者，可行此检查。先将宫颈表面分泌物拭净，用小型刮板进入宫颈管内，轻刮一周做涂片。使用特制"细胞刷（cytobrush）"获取宫颈管上皮细胞的效果更好，将"细胞刷"置于宫颈管内，达宫颈管外口上方10mm左右，在宫颈管内旋转360°取出，旋转"细胞刷"将附着于其上的细胞均匀地涂于玻片上，立即固定。小刷子取材效果优于棉拭子，且其刮取的细胞被宫颈管内的黏液保护，不因空气干燥而造成细胞变性。

3. 宫腔脱落细胞学检查　怀疑子宫内膜发生癌前病变或恶性病变时，可采用宫腔脱落细胞学检查。可使用子宫内膜细胞采集刷或宫腔负压吸引管进行宫腔脱落细胞采集。使用子宫内膜采集刷时，检查者将无菌、细软的毛刷插入宫腔，旋转后获取脱落的内膜细胞；宫腔负压吸引管由一次性塑料导管与内部活塞产生负压的装置组成，插入宫腔后可借助负压吸出子宫内膜细胞，对上述操作获得的子宫内膜细胞进行细胞病理学检查，可用于筛查子宫内膜癌前病变或恶性病变。与诊刮相比，此项检查简单，无须麻醉及扩张宫颈管，患者痛苦小，易于接受，但取材不够全面，易漏诊。

4. 局部印片　用清洁玻片直接贴按病灶处做印片，固定、染色后镜检。常用于外阴及阴道可疑病灶。

（二）染色方法

最常用的是巴氏染色法（Papanicolaou stain），可用于查找癌细胞或了解雌激素水平。此外还有邵氏染色法及其他改良染色法。

（三）辅助诊断技术

包括免疫细胞化学、原位杂交技术、影像分析、流式细胞测量及自动筛选或人工智能系统协助诊断等。

二、正常生殖道脱落细胞的形态特征

（一）鳞状上皮细胞

阴道及宫颈阴道部被覆的鳞状上皮相仿，均为非角化性分层鳞状上皮。上皮细胞分为表层、中层和底层，其生长成熟受性激素影响，因而女性一生中不同时期和月经周期中不同时间，各层细胞比例均不相同，细胞由底层向表层逐渐成熟。鳞状上皮的成熟过程为：细胞由小逐渐变大；细胞形态由圆形变成舟形、多边形；胞质由厚变薄，染色由蓝染变为粉染；细胞核由大变小，由疏松变为致密（图27-1）。

1. **底层细胞** 相当于组织学的深棘层，可分为内底层和外底层细胞。① 内底层细胞又称生发层，只含一层基底细胞，是鳞状上皮再生的基础。细胞学表现：细胞小，为中性粒细胞的4~5倍，呈圆形或椭圆形，巴氏染色胞质蓝染，核大而圆。生育期妇女正常生殖道脱落细胞涂片中无内底层细胞。② 外底层细胞有3~7层，圆形，体积为中性粒细胞的8~10倍，巴氏染色胞质淡蓝，核呈圆形或椭圆形，核质比例1：4~1：2。卵巢功能正常时涂片中很少出现。

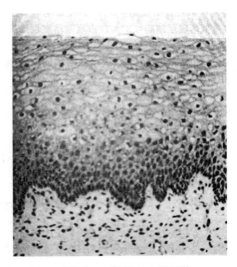

▲ 图27-1　鳞状上皮组织学

2. **中层细胞** 相当于组织学的浅棘层，是鳞状上皮层中最厚的一层。接近底层的细胞呈舟状，近表层的细胞大小与形状接近表层细胞。胞质巴氏染色淡蓝，根据储存的糖原多少，可有多量的嗜碱性染色或半透明胞质；核小，圆形或卵圆形，淡染，核质比例低，约为1：10。

3. **表层细胞** 相当于组织学的表层。细胞大，呈多边形；胞质薄、透明，粉染或淡蓝，核小固缩。核固缩是鳞状细胞成熟的最后阶段。表层细胞是生育期妇女宫颈涂片中最常见的细胞（图27-2）。

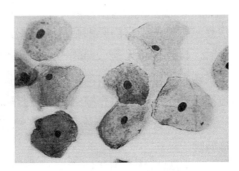

▲ 图27-2　正常生殖道脱落细胞

（二）柱状上皮细胞

1. **宫颈黏膜细胞** 有黏液细胞和带纤毛细胞两种。在宫颈刮片及宫颈管涂片中均可见到。黏液细胞呈高柱状或立方状，核位于底部，圆形或卵圆形，染色质分布均匀，胞质内有空泡，易分解而留下裸核。带纤毛细胞呈立方形或矮柱状，带有纤毛，核圆形或卵圆形，位于细胞底部，胞质易退化融合成多核，多见于绝经后。

2. **子宫内膜细胞** 较宫颈黏膜细胞小，细胞为低柱状，为中性粒细胞的1~3倍；核圆形，大小、形状一致，多成堆出现；胞质少，呈淡灰色或淡红色，边界不清。

（三）非上皮细胞成分

如巨噬细胞、白细胞、淋巴细胞、红细胞等。

三、生殖道脱落细胞在妇科肿瘤诊断中的应用

目前生殖道脱落细胞学检查主要用于妇科恶性肿瘤（尤其是宫颈癌及癌前病变）的筛查和辅助诊断，可分为描述性诊断和分级诊断两种，主要推荐采用TBS分类法及其描述性诊断，目前由于条件的限制我国仍有少部分医院采用分级诊断（巴氏5级分类法）。

（一）TBS分类法及其描述性诊断

宫颈/阴道细胞学TBS命名系统创立于1988年，在1991年被国际癌症协会正式采用，2001年

再次修订，2014年12月发布了最新修订版本。TBS分类法将涂片制作质量作为细胞学检查结果报告的一部分，对病变进行了必要的描述，给出细胞病理学诊断并提出治疗建议，综合细胞核、细胞与细胞间关系等因素判断细胞属性，以及是否为癌细胞（图27-3），从而加强了细胞病理学医师与妇科医师间的沟通。TBS描述性诊断报告主要包括以下内容（表27-2）。

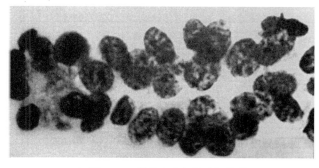

▲ 图27-3　鳞状上皮细胞癌细胞学

▼ 表27-2　TBS报告系统（2014年版）

标本类型　　　 △ 液基涂片　 △ 传统涂片（巴氏涂片）　 △ 其他类别
样本质量评估　 △ 评估满意　 △ 评估不满意
判读/结果
无上皮内病变或恶性病变（no intraepithelial or malignant lesions，NILM）
非肿瘤性发现
• 非肿瘤性细胞变化
– 鳞状上皮化生
– 角化性变化
– 输卵管上皮化生
– 萎缩
– 与妊娠相关变化
• 反应性的细胞变化，与下列相关
– 炎症（包括典型修复）
淋巴细胞（滤泡）性宫颈炎
– 放射线照射
– 宫内节育器（IUD）
– 腺细胞存在于子宫切除后标本
生物性病原体
• 阴道滴虫
• 真菌，形态符合白念珠菌
• 菌群失调，提示细菌性阴道病
• 形态与放线菌符合的细菌
• 细胞学改变符合单纯疱疹病毒感染
• 细胞学改变符合巨细胞病毒感染
其他
• 子宫内膜细胞（存在于年龄≥45岁女性的标本中）
上皮细胞异常
鳞状细胞
• 非典型鳞状上皮细胞（atypical squamous cells，ASC）
– 意义不明确非典型鳞状上皮细胞（atypical squamous cells of unknown significance，ASC-US）
– 不除外高级别鳞状上皮内病变（ASC-H）
• 低级别鳞状上皮内病变（low-grade squamous intraepithelial lesion，LSIL）
（包含HPV/轻度异型增生/CIN1）
• 高级别鳞状上皮内病变（high-grade squamous intraepithelial lesion，HSIL）
（包含中度和重度异型增生，原位癌；CIN2和CIN3）
– 具有可疑的侵袭特点（如怀疑侵袭）
• 鳞状细胞癌（squamous cell carcinoma，SCC）

腺细胞
- 非典型
  - 子宫颈管腺细胞（非特异，否则在注释中说明）
  - 子宫内膜腺细胞（非特异，否则在注释中说明）
  - 腺细胞（非特异，否则在注释中说明）
- 非典型
  - 子宫颈管腺细胞，倾向于肿瘤性
  - 腺细胞，倾向于肿瘤性
- 子宫颈管原位腺癌
- 腺癌
  - 子宫颈管腺癌
  - 子宫内膜腺癌
  - 子宫外腺癌
  - 没有特别指明类型的腺癌
其他恶性肿瘤细胞

（二）巴氏分类法

其生殖道脱落细胞学诊断标准如下。

巴氏Ⅰ级：正常。为正常生殖道脱落细胞。

巴氏Ⅱ级：炎症。细胞核增大，淡染或有双核，也可见核周晕或胞质内空泡。一般属良性改变或炎症。

巴氏Ⅲ级：可疑癌。核异质，表现为核大深染，核形不规则或双核。对不典型细胞，性质尚难肯定。

巴氏Ⅳ级：高度可疑癌。细胞有恶性特征，但在涂片中恶性细胞较少。

巴氏Ⅴ级：癌。具有多量典型癌细胞。

巴氏分类法的缺点在于各级别之间的区分无严格客观标准，受主观因素影响多；对癌前病变无明确规定；未能与组织病理学诊断名词相对应。目前巴氏分类法已基本被TBS分类法所取代。

（张果）

第三节　基础体温

基础体温（basal body temperature，BBT）是机体处于最基本代谢情况下的体温，可反映机体在静息状态下的能量代谢水平。在月经周期中，由于卵巢黄体产生的孕酮作用于下丘脑体温调节中枢，可使体温略有上升，因此借助BBT测量可了解卵巢功能。正常月经周期中的BBT呈双相型，在月经后及卵泡期BBT较低，排卵后、黄体期体温平均上升0.3℃~0.5℃，并持续12~14日，直到下次月经前1~2日或月经第1日体温降至原来水平（图27-4）。

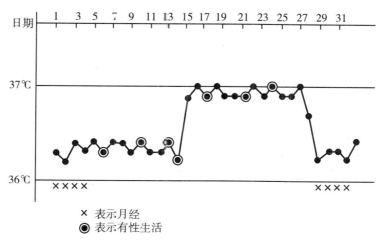

× 表示月经
◉ 表示有性生活

▲ 图 27-4　双相基础体温

一、测量方法

清晨醒后，立即将体温计放于舌下，测口腔温度5分钟。将测得的结果逐日记录于BBT单上，并连成曲线。注意测量前不讲话、不活动，并将可能影响体温的情况如月经期、性生活、失眠、感冒等随时记在BBT单上。一般需连续测量至少3个月经周期。生活无规律者，需连续睡眠6小时以上方可测量。

二、临床应用

BBT可协助诊断排卵或排卵障碍性异常子宫出血，并监测疗效。BBT上升4~5日内为易孕期，其余时间为相对安全期，可借此指导避孕及受孕。双相型BBT者，若体温升高18日不降，则早孕的可能性大；若持续3周不降，应考虑早孕。

（张果）

第四节　女性内分泌激素测定

一、下丘脑促性腺激素释放激素测定

下丘脑促性腺激素释放激素（GnRH）是由下丘脑释放的一种10肽激素，人工合成的10肽GnRH因能使垂体分泌LH的作用高于FSH，故也称为黄体生成素释放激素（luteinizing hormone releasing hormone，LHRH）。由于外周血中GnRH含量很低，半衰期短，故测定GnRH困难。目前主要采用GnRH刺激试验（也称垂体兴奋试验）和氯米芬试验了解下丘脑和垂体的功能及其生理病理状态。

（一）下丘脑促性腺激素释放激素（GnRH）刺激试验

1. 原理　LHRH对垂体促性腺激素的释放有兴奋作用，给受试者注射外源性LHRH后，在不同时相测定外周血促性腺激素含量，以了解垂体功能。方法：于上午8时静脉注射LHRH 100μg（溶于5ml生理盐水中），于注射前和注射后15、30、60和90分钟分别抽取静脉血2ml，测定LH。结果包括四种情况：① 正常反应，静脉注射LHRH后，LH比基础水平升高2~3倍，高峰出现在注射后15~30分钟；② 活跃反应，高峰比基础水平升高5倍；③ 延迟反应，高峰出现时间迟于正常反应出现的时间；④ 无反应或低弱反应，注射LHRH后LH无变化，一直处于低水平或稍有上升但不足基础水平的2倍。

2. 临床意义

（1）青春期延迟：GnRH刺激试验呈正常反应。

（2）垂体功能减退：希恩综合征、垂体手术或放射治疗破坏垂体组织等，该试验呈无反应或低弱反应。

（3）下丘脑功能减退：可能出现延迟反应或正常反应。

（4）卵巢功能不全：FSH、LH基础水平均 >30U/L，GnRH刺激试验呈活跃反应。

（5）多囊卵巢综合征：LH/FSH比值 >3，GnRH刺激试验呈活跃反应。

（二）氯米芬试验

氯米芬（clomiphene）是人工合成的具有弱雌激素作用的非甾体类雌激素拮抗剂，在下丘脑与雌、雄激素受体结合，阻断性激素对下丘脑和/或腺垂体促性腺激素细胞的负反馈作用，引起GnRH释放。氯米芬试验可用于评估闭经患者下丘脑-垂体-卵巢轴的功能，鉴别下丘脑和垂体病变。方法：在月经来潮第5日开始口服氯米芬50~100mg/d，连服5日。分别在服药第1、3、5日测LH、FSH，第3周或经前抽血测孕酮。服药后LH可增加85%，FSH增加50%。停药后LH、FSH即下降。若以后再出现LH上升达排卵期水平，诱发排卵为排卵型反应，排卵一般出现在停药后第5~9日。若停药后20日不再出现LH上升为无反应。下丘脑病变时对GnRH兴奋试验有反应而对氯米芬试验无反应；联合GnRH兴奋试验可判断青春期延迟是否为下丘脑、垂体病变所致。

二、垂体促性腺激素测定

FSH和LH是腺垂体分泌的促性腺激素，均为糖蛋白，在血中与α_2和β球蛋白结合。受下丘脑GnRH和性腺性激素调节，在生育期妇女随月经周期呈现周期性变化。

（一）生理作用及周期性变化

FSH的主要生理作用为促进卵泡成熟及促进雌、孕激素分泌。在卵泡早期FSH维持在较低水平，卵泡晚期雌激素水平升高，FSH略下降，至排卵前24小时出现低值，随后立即升高，与LH共同作用引起排卵，24小时后下降，整个黄体期维持在低水平（表27-3）。

LH的主要生理作用为促进排卵和黄体生成。在卵泡早期处于低水平，随卵泡发育LH逐渐上升，至排卵前24小时与FSH同时出现高峰，24小时后峰值骤降，黄体后期逐渐下降。排卵前出现的LH陡峰是预测排卵的重要标志（表27-3）。

测定时间	FSH	LH
卵泡期、黄体期	1~9	1~12
排卵期	6~26	16~104
绝经期	30~118	16~66

（二）临床应用

1. **协助判断闭经原因**　FSH及LH水平均低于正常值，提示闭经原因在腺垂体或下丘脑。FSH及LH水平均高于正常，提示病变在卵巢。

2. **了解排卵情况**　测定LH峰值可估计排卵时间及了解排卵情况，有助于不孕症的治疗及研究避孕药物的作用机制。

3. **协助诊断多囊卵巢综合征**　如LH/FSH比值>3，表明LH呈高值，FSH处于低水平，有助于诊断多囊卵巢综合征。

4. **诊断性早熟**　真性性早熟由于性腺激素分泌增多引起，FSH及LH呈周期性变化。假性性早熟FSH及LH水平均较低，无周期性变化。

三、垂体催乳素测定

（一）生理功能

垂体催乳素（PRL）是由腺垂体催乳激素细胞分泌的多肽蛋白激素，主要功能是促进乳房发育及泌乳，还具有参与对生殖功能的调节等多种功能。血中PRL有小、大、大大及异型分子四种形态，仅小分子PRL具有激素活性，占分泌总量的80%，临床测定的是各种形态PRL的总和，因此PRL测定水平与其生物学行为不一定平行。不同时期血PRL正常范围为：非妊娠期<1.14mmol/L；妊娠早期<3.64mmol/L；妊娠中期<7.28nmol/L；妊娠晚期<18.20mmol/L。

（二）临床应用

1. 闭经、不孕及月经失调者，无论有无溢乳，均应检测PRL，以排除高催乳素血症。

2. 垂体肿瘤患者伴PRL异常增高时，应考虑有垂体催乳素瘤。

3. PRL水平升高还可见于性早熟、原发性甲状腺功能减退、卵巢功能早衰、黄体功能不全、长期哺乳、药物（如氯丙嗪、避孕药、大量雌激素、利血平等）作用因素、神经精神刺激等；PRL水平降低多见于垂体功能减退、单纯性催乳素分泌缺乏症等。

四、人胎盘催乳素测定

（一）生理功能

人胎盘催乳素（hPL）是由胎盘合体滋养细胞产生、储存和释放的多肽激素，是与胎儿生长发育有关的重要激素。hPL与人生长激素有部分交叉免疫反应，与PRL无交叉反应。hPL自妊娠5周时即能从孕妇血中测出，此后逐渐升高，于妊娠39~40周时达高峰，产后迅速下降（表27-4）。

▼ 表27-4 不同时期血人胎盘催乳素（hPL）正常范围   单位：mg/L

时期	正常范围
非孕期	<0.5
妊娠22周	1.0~3.8
妊娠30周	2.8~5.8
妊娠40周	4.8~12.0

（二）临床应用

1. 监测胎盘功能 妊娠晚期连续动态检测hPL可以监测胎盘功能。妊娠35周后多次测定血清hPL均<4mg/L或突然下降50%以上，提示胎盘功能减退。

2. 糖尿病合并妊娠 hPL水平与胎盘大小成正比，如糖尿病合并妊娠时胎盘较大，hPL可能偏高，但临床应用时应综合其他指标，以提高判断准确性。

3. 协助诊断胎盘部位滋养细胞肿瘤 胎盘部位滋养细胞肿瘤患者的血清hPL可轻度升高，组织中免疫组化测定通常为阳性。

五、雌激素测定

（一）生理功能

生育期妇女体内雌激素主要由卵巢产生，孕妇体内雌激素主要由卵巢、胎盘产生，少量由肾上腺产生。雌激素包括雌酮（estrone，E_1）、雌二醇（estradiol，E_2）及雌三醇（estriol，E_3）。雌激素中E_2活性最强，是卵巢产生的主要激素之一，对维持女性生殖功能及第二性征有重要作用。绝经后妇女以雌酮为主，主要来自肾上腺皮质分泌的雄烯二酮，在外周转化为雌酮。E_3是E_1和E_2的代谢产物，妊娠期间胎盘产生大量E_3，测血或尿中E_3水平，可反映胎儿-胎盘功能状态。

正常月经周期中，卵泡早期雌激素水平最低，以后逐渐上升，排卵前达高峰，以后逐渐下降，排卵后达低点，此后又上升，在排卵后第7~8日出现第二个高峰，但低于第一个高峰，以后迅速降至最低水平（表27-5）。

▼ 表27-5 血雌二醇（E_2）、雌酮（E_1）正常范围   单位：pmol/L

测定时间	E_2	E_1
青春前期	18.35~110.10	62.9~162.8
卵泡期	91.75~275.25	125~377.4
排卵期	734.0~2 202.0	125~377.4
黄体期	367.0~1 101.0	125~377.4
绝经后	18.35~91.75	—

（二）临床应用

1. 监测卵巢功能　测定血E_2或24小时尿雌激素总量。

（1）判断闭经原因：① 雌激素水平符合正常周期性变化，表明卵泡发育正常，应考虑为子宫性闭经；② 雌激素水平偏低，闭经原因可能为原发或继发性卵巢功能低下，或受药物影响而导致的卵巢功能抑制，也可见于下丘脑-垂体功能失调、高催乳素血症等。

（2）协助诊断无排卵：雌激素无周期性变化，常见于无排卵性异常子宫出血、多囊卵巢综合征、某些绝经后子宫出血。

（3）监测卵泡发育：应用药物诱导排卵时，测定血中E_2作为监测卵泡发育、成熟的指标之一，用以指导hCG用药及确定取卵时间。

（4）诊断女性性早熟：临床多以8岁以前出现第二性征发育诊断性早熟，血E_2水平升高>275pmol/L为诊断性早熟的激素指标之一。

2. 监测胎儿-胎盘功能状态　妊娠期E_3主要由胎儿-胎盘单位产生，孕妇尿E_3含量反映胎儿-胎盘功能状态。正常妊娠29周尿E_3迅速增加，正常足月妊娠E_3排出量平均为88.7nmol/24h（尿）。妊娠36周后，尿中E_3排出量连续多次<37nmol/24h（尿）或骤减>30%~40%，提示胎盘功能减退。E_3<22.2nmol/24h（尿）或骤减>50%，提示胎盘功能显著减退。

六、孕激素测定

（一）生理功能

孕酮是由卵巢、胎盘及肾上腺皮质产生的孕激素。正常月经周期中血孕酮含量在卵泡期极低，排卵后孕酮水平迅速上升，在排卵后6~8日达高峰，月经前4日逐渐下降至卵泡期水平。妊娠时血孕酮水平随孕期增加稳定上升。孕酮通常在雌激素作用的基础上发挥作用，其主要作用包括：① 使子宫内膜进一步增厚、血管和腺体增生，有利于胚胎着床；② 防止子宫收缩，使子宫在分娩前处于静止状态；③ 降低母体免疫排斥反应；④ 促进乳腺腺泡发育，为泌乳作准备。血孕酮正常范围见表27-6。

▼ 表27-6　血孕酮正常范围　　　　　　　　　　　　　　　　　　　　　单位：nmol/L

时期	正常范围
卵泡期	<3.18
黄体期	15.9~63.6
妊娠早期	63.6~95.4
妊娠中期	159~318
妊娠晚期	318~1 272
绝经后	<3.18

（二）临床应用

1. 监测排卵　血孕酮 >15.9nmol/L，提示有排卵。若孕酮水平符合有排卵，而无其他原因的不孕，需配合超声检查观察卵泡发育及排卵过程，以排除黄素化未破裂卵泡综合征（luteinized unruptured follicle syndrome，LUFS）。原发性或继发性闭经、无排卵性月经或无排卵性异常子宫出血、多囊卵巢综合征、口服避孕药或长期使用 GnRH 激动剂，均可使孕酮水平下降。使用促排卵药物时，可用血孕酮水平观察促排卵效果。

2. 了解黄体功能　黄体期血孕酮水平低于生理值，提示黄体功能不足；月经来潮 4~5 日血孕酮仍高于生理水平，提示黄体萎缩不全。

3. 协助了解妊娠状态　异位妊娠时血孕酮水平较低，如血孕酮水平 >78.0mol/L（25ng/ml），基本可除外异位妊娠；妊娠期胎盘功能减退时，血孕酮水平下降，单次血孕酮水平 ≤15.6nmol/L（5ng/ml），提示为死胎。

4. 孕酮替代疗法的监测　妊娠早期切除黄体侧卵巢后应用天然孕酮替代疗法时，应监测血孕酮水平。

七、雄激素测定

（一）生理功能

女性体内雄激素主要有睾酮及雄烯二酮。雄烯二酮 50% 来自卵巢，50% 来自肾上腺皮质，其生物活性介于活性很强的睾酮和活性很弱的脱氢表雄酮之间。血清中睾酮主要由雄烯二酮转化而来，脱氢表雄酮主要由肾上腺皮质产生。绝经后肾上腺是产生雄激素的主要部位。血总睾酮正常范围见表 27-7。

▼ 表27-7　血总睾酮正常范围　　　　　　　　　　　　　　　　　　　　　　　单位：nmol/L

测定时间	总睾酮
卵泡期	<1.4
排卵期	<2.1
黄体期	<1.7
绝经后	<1.2

（二）临床应用

1. 协助诊断卵巢男性化肿瘤　女性短期内进行性加重的雄激素过多症状和血清雄激素升高，往往提示卵巢男性化肿瘤。

2. 多囊卵巢综合征　患者血清雄激素可能正常，也可能升高。若治疗前雄激素水平升高，治疗后应下降，可作为评价疗效的指标之一。

3. 肾上腺皮质增生或肿瘤　血清雄激素异常升高。

4. 两性畸形的鉴别　男性假两性畸形及真两性畸形，睾酮水平在男性正常范围内；女性假两性畸形则在女性正常范围内。

5. 女性多毛症　测血清睾酮水平正常时，多考虑毛囊对雄激素敏感所致。

6. 应用睾酮或具有雄激素作用的内分泌药物　如达那唑等，用药期间有时需进行雄激素测定。

7. 高催乳素血症　有雄激素过高的症状和体征，但雄激素测定在正常范围者，应测定血催乳素水平。

（张果）

第五节　常用影像学检查

妇产科常用的影像学检查有多种，超声检查因其对人体损伤小、可重复、实时、准确而广泛应用于妇产科领域。其他主要的影像学检查方法包括X线、计算机体层扫描（CT）、磁共振成像（MRI）、正电子发射体层摄影（PET）及放射免疫定位等。

一、超声检查

妇产科常用的超声检查包括B型超声、彩色多普勒超声和三维超声。检查途径主要有经腹、经阴道、经直肠和经会阴。经直肠超声检查适用于经腹超声检查图像模糊而不宜经阴道检查者。

（一）B型超声检查

B型超声检查应用二维超声诊断仪在荧光屏上以强弱不等的回声点、回声团、回声带和回声环显示探头所在部位脏器或病灶的断面形态及其与周围器官的关系，可进行实时动态观察和存取图像（图27-5）。

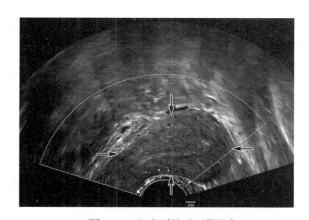

▲ 图27-5　超声下显示正常子宫

1. 经腹部B型超声检查　选用弧阵探头和线阵探头，常用频率为3~5MHz。检查前适度充盈膀胱，形成良好的"透声窗"，便于观察盆腔内脏器和病变。患者取仰卧位，暴露下腹部，检查区皮肤涂耦合剂。根据需要做纵切、横切和斜切等多切面扫查。

2. 经阴道B型超声检查　选用高频探头（常用频率为5~10MHz），可获得高分辨率图像。检查前探头需消毒，套一次性橡胶套（常用避孕套），套内外涂耦合剂。患者无须充盈膀胱，操作简单易行、无创无痛，尤其适于急诊、肥胖患者或盆腔深部器官的观察，但对超出盆腔的肿物无法获得完整图像。无性生活史者不宜选用。

3. 经直肠B型超声检查　采用经直肠超声探头进行检查，可获得高分辨率图像。临床不常用。

4. 经会阴 B 型超声检查 采用凸阵探头于会阴部扫查阴道下段病变及盆底其他疾病。临床不常用。

（二）彩色多普勒超声检查

彩色多普勒和频谱多普勒同属于脉冲波多普勒，是一种面积显像技术。在同一面积内有很多声束发射和被接受，利用靶识别技术经过计算机编码，朝向探头编码为红色，背离探头编码为蓝色，构成一幅血流显像图。而频谱多普勒的曲线纵向表示血流的方向，朝向探头的血流显示在基线之上，背离探头的血流显示在基线之下。妇产科领域中用于评估血管收缩期和舒张期血流状态的常用指数为阻力指数（resistance index，RI）、搏动指数（pulsitility index，PI）和收缩期/舒张期比值（systolic/diastolic ratio，S/D）。彩色多普勒超声检查的准备、体位及方法与 B 型超声检查相同，也包括腹部和阴道探头。

（三）三维超声影像

三维超声影像（3-dimension ultrasonography imaging，3-DUI）可显示超声立体图像。构成立体图像的方法有数种，目前多在二维超声的基础上利用计算机进行三维重构，即用探头对脏器进行各种轴向扫查，将二维图像储存后由计算机合成立体图像。三维超声在胎儿畸形和妇科疾病尤其妇科肿瘤的诊断方面具有独特优势。

（四）超声检查在产科领域的应用

1. B 型超声检查 可通过超声检测胎儿发育是否正常，有无胎儿畸形，测定胎盘位置、成熟度及羊水量。

（1）早期妊娠：妊娠时子宫随停经周数相应增大。妊娠 5 周见孕囊图像，为圆形回声环，中间羊水呈无回声区；妊娠 5~6 周可见心血管搏动；妊娠 6~7 周孕囊内出现强回声团，为胚芽早期图像；妊娠 8 周初具人形。停经 12 周前，测量胎儿头臀径能较准确地估计孕周，即孕周 = 头臀径 +6.5；停经 9~14 周超声检查可排除严重的胎儿畸形，如无脑儿。停经 11~13^{+6} 周通过测量胎儿颈后透明层厚度（NT）、鼻骨长度等来筛查染色体疾病。

（2）中晚期妊娠

1）胎儿主要生长径线测量：胎头表现为边界完整清晰的圆形强回声环，可见大脑半球中线回声及脑组织暗区。双顶径（BPD）为垂直于中线的最大径线，于妊娠 31 周前每周增长 3mm，妊娠 31~36 周平均每周增长 1.5mm，妊娠 36 周后平均每周增长 1mm。BPD ≥ 8.5cm 提示胎儿成熟。在妊娠中晚期，胎儿脊柱、四肢、胸廓、心脏、腹部及脐带均明显显示，可发现有无异常。根据胎儿生长的各种参数，如 BPD、头围、腹围（AC）、股骨长（FL）和各参数间的比例关系，连续动态观察；若各参数值低于正常或推算体重小于孕周的第 10 百分位数，可诊断为胎儿生长受限（FGR）。根据胎头、脊柱及双下肢的位置可确定胎产式、胎先露及胎位。

2）估计胎儿体重：胎儿体重是判断胎儿成熟度的重要指标。超声估测胎儿体重方法有多种，如 AC 预测法、BPD 与 AC 联合预测法、FL 与 AC 联合预测法等。许多超声仪器带有根据多参数（AC、BPD、FL）推算胎儿体重的公式，输入相关参数后可直接获得胎儿体重。根据 BPD 与孕周之间的极显著相关性，也可通过公式推算：胎儿体重（g）= 900 × BPD（cm）- 5 200。无论采用何种参数推算，均可能与胎儿实际体重有一定差异。

3）胎盘定位和胎盘成熟度检查：妊娠12周后，胎盘轮廓清楚，显示为轮廓清晰的半月形弥漫点状回声区，通常位于子宫前壁、后壁或侧壁。胎盘位置的判断对临床有指导意义，如判断前置胎盘和胎盘早剥，行羊膜腔穿刺术时可避免损伤胎盘和脐带等。根据胎盘的绒毛板、胎盘实质和胎盘基底层三部分结构变化可将胎盘成熟度进行分级：0级为未成熟，多见于妊娠中期；Ⅰ级为开始趋向成熟，多见于妊娠29~36周；Ⅱ级为成熟期，多见于妊娠36周以后；Ⅲ级为胎盘已成熟并趋向老化，多见于妊娠38周以后。目前国内常用的胎盘钙化分度为：Ⅰ度，胎盘切面见强回声点；Ⅱ度，胎盘切面见强回声带；Ⅲ度，胎盘切面见强回声圈（或回声环）。

4）探测羊水量：妊娠早中期羊水量相对较多且清亮，呈无回声暗区。妊娠晚期，羊水量逐渐减少，羊水中出现胎脂，呈稀疏点状回声漂浮。单一羊水最大暗区垂直深度（AFV）≥8cm时为羊水过多；AFV≤2cm为羊水过少。羊水指数（AFI）为测得四个象限羊水最大暗区垂直深度之和，AFI≥25cm为羊水过多，AFI≤5cm为羊水过少。

（3）异常妊娠

1）诊断葡萄胎：完全性葡萄胎的典型声像特点如下。① 子宫增大，多数大于相应孕周；② 宫腔内无胎儿及其附属物；③ 宫腔内充满弥漫分布的蜂窝状大小不等的无回声区，其间可见边缘不整、界限不清的无回声区，是合并宫内出血的图像；④ 伴有卵巢黄素囊肿时，可在子宫一侧或两侧探及大小不等的单房或多房无回声区。

2）鉴别胎儿是否存活：若胚胎停止发育则孕囊变形，不随孕周增大反而缩小，胚芽枯萎，超声探查原有胎心者复诊时胎心搏动消失。胎死宫内的声像图表现为胎体萎缩、胎儿轮廓不清、颅骨重叠、无胎心及胎动、脊柱变形、肋骨排列紊乱、胎儿颅内或腹内结构不清、羊水暗区减小等。

3）判断异位妊娠：宫腔内无孕囊，附件区探及边界不清、形状不规则的包块。若在包块内探及圆形孕囊，其内有胚芽或胎心搏动，则能在异位妊娠流产或孕囊破裂前确诊。若已流产或破裂，直肠子宫陷凹或腹腔内可见液性暗区。

4）判断前置胎盘：胎盘组织声影部分或全部覆盖宫颈内口。

5）判断胎盘早剥：胎盘与子宫肌壁间出现形状不规则的强回声或无回声区。

6）探测多胎妊娠：妊娠早期见两个或多个孕囊或胚芽；妊娠中晚期显示两个或多个胎头回声环，两条或多条脊柱声像图或心脏搏动声像图。

（4）胎儿畸形

1）脑积水：双顶径与头围明显大于孕月，头体比例失调，头围大于腹围；侧脑室与颅中线的距离大于颅骨与颅中线距离的1/2；颅中线偏移，颅内大部分为液性暗区。

2）无脑儿：在胎儿颈部上方未探及胎头回声环，胎头轮廓可呈半月形弧形回声带；眼眶部位可探及软组织回声，似青蛙眼；常伴羊水过多或脊柱裂。

3）脊柱裂：超声扫查脊柱时应注意脊柱的连续性与生理性弯曲。开放性脊柱裂可见两排串珠状回声，但排列不对称；或一排不整齐或串珠样回声，形状不规则，不清晰或中断。脊柱裂部位纵切时呈不规则"八"字形，横切呈"V"字形。

4）多囊肾：多为双侧，肾体积明显增大，外形不规则，呈多囊状，肾实质内见多个大小不等的蜂窝状无回声区，常看不清正常结构，可合并羊水过少，膀胱不显示。

2. 彩色多普勒超声检查

（1）母体血流：子宫动脉血流是评价子宫和胎盘血液循环的良好指标。妊娠早期子宫动脉血流与非妊娠期相同，呈高阻力低舒张期血流型。从妊娠14~18周开始逐渐演变为低阻力并伴有丰富舒张期血流。子宫动脉RI、PI和S/D均随孕周的增加而降低，并具有明显相关性。此外还可测定卵巢和滋养层血流。

（2）胎儿血流：目前可对胎儿脐带、大脑中动脉、主动脉及肾动脉等进行监测。脐带血流测定已成为产前超声检查的常规内容。在正常妊娠期间，脐动脉血流的RI、PI和S/D与妊娠周数密切相关。脐动脉血流波形对判断胎儿宫内是否缺氧有重要意义，若出现脐动脉舒张末期血流消失，进而出现舒张期血流逆流，提示胎儿处于濒危状态。

（3）胎儿心脏：彩色多普勒可从胚胎时期原始心管一直监测到分娩前胎儿心脏和大血管的解剖及活动状态，一般认为宜于妊娠20~24周进行胎儿超声心动监测。

3. 3-DUI 三维超声扫查通过更便于人眼分辨的多平面图，得到更自然完整的影像（图27-6），有助于检出胎儿唇裂、腭裂、脑畸形、耳和颅骨异常、心脏异常等多种胎儿畸形。目前建议3-DUI检查应限于胎儿高危畸形的诊断。

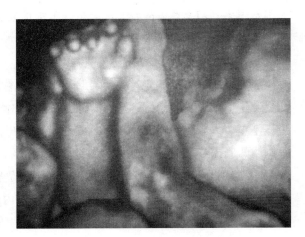

▲ 图27-6 三维超声显示胎儿外形

（五）超声检查在妇科领域的应用

1. B型超声检查

（1）子宫肌瘤：声像图为子宫体积增大，形态不规则，肌瘤常为低回声、等回声或中强回声。超声可对肌瘤进行较准确定位，区分肌壁间肌瘤、黏膜下肌瘤及浆膜下肌瘤。

（2）子宫腺肌病和腺肌瘤：子宫腺肌病的声像图特点是子宫均匀增大，子宫断面回声不均；子宫腺肌瘤时子宫呈不均匀增大，其内可见散在小蜂窝状无回声区。

（3）盆腔炎性疾病：盆腔炎性包块与周围组织粘连，境界不清；积液或积脓时为无回声或回声不均。

（4）卵巢肿瘤：良性肿瘤表现为卵巢增大，内为单房或多房的液性无回声区。若肿块边缘不整齐、欠清楚，囊壁有乳头，内部回声强弱不均或无回声区中有不规则强回声团，累及双侧卵巢并伴腹水，应考虑为卵巢癌。经阴道超声在发现盆腔深部小肿块、显示内部细微结构等方面有优势，已成为诊断卵巢癌的重要辅助检查。

（5）盆腔子宫内膜异位症：与周围组织较少粘连的异位症囊性肿块，边界清晰；与周围粘连的囊性肿块，边界不清。囊肿大小不等，多为中等大小，内可见颗粒状细小回声或因血块机化呈较密集粗的点状回声。

（6）监测卵泡发育：常从月经周期第10日开始监测卵泡大小，正常卵泡每日增长1.6mm，排卵前卵泡约达20mm。

（7）探测宫内节育器：能准确显示宫内节育器在宫腔内的位置及形状，可发现节育器下移、嵌顿、穿孔或外游走。嵌顿的节育器可在超声引导下取出。

（8）介入超声的应用：在经阴道超声引导下可对成熟卵泡进行采卵；对盆腔囊性肿块穿刺判断囊肿性质，可注入药物进行治疗。介入超声还可用于减胎术。

（9）盆底功能障碍性疾病：通过观察盆底解剖结构的形态学变化并对其进行功能状态的评估，为诊断、治疗、疗效评估等提供客观指示。

2. 彩色多普勒超声检查　能判断盆腹腔肿瘤的边界及肿瘤内部血流分布，有助于诊断和鉴别诊断。

3. 3-DUI　利用三维超声分析手段，对盆腔脏器结构及可能的病变组织进行三维重建，可较清晰显示组织结构或病变的立体结构，呈现二维超声难以达到的立体逼真图像，有助于盆腔脏器疾病的诊断，尤其是良恶性肿瘤的诊断和鉴别诊断。

（六）超声造影在妇产疾病诊断中的应用

超声造影是利用超声造影剂使"后散射"回声增强，从而提高图像分辨率的超声诊断技术。可用于卵巢良恶性肿瘤的鉴别、子宫肌瘤与子宫腺肌病的鉴别、子宫内膜癌的诊断、胎盘病变的评估等。

宫腔声学造影是向宫腔注入无菌生理盐水后，在无回声生理盐水衬托下通过经阴道超声更清晰地观察子宫畸形和子宫内膜息肉等病变的技术。

输卵管声学造影是通过向宫腔及输卵管注入强回声造影剂，从而评估输卵管通畅性的技术。

二、X线检查

X线造影检查是诊断先天性子宫畸形和输卵管通畅程度最常用的方法。胸部X线检查是妊娠滋养细胞肿瘤肺转移灶计数的依据。

（一）X线造影

1. 单角子宫　造影仅见一个梭形宫腔，只有一个子宫角和输卵管，偏于盆腔一侧。

2. 双子宫　造影见两个子宫，每个子宫有一个子宫角与输卵管相通。两个宫颈可共有一个阴道，或有纵隔将阴道一分为二。

3. 双角子宫　造影见一个宫颈和一个阴道，两个宫腔。

4. 鞍形子宫　造影可见宫底凹陷，犹如鞍状。

5. 纵隔子宫　可分为完全性和部分性纵隔子宫。完全性纵隔子宫造影见宫腔形态呈两个梭形单角子宫，但位置很靠近；部分性纵隔子宫造影显示宫腔大部分被一分为二，宫底部凹陷较深呈分叉状，宫体部仍为一个腔。

（二）胸部X线检查

胸部X线检查是妊娠滋养细胞肿瘤肺转移灶计数的依据。妊娠滋养细胞肿瘤肺转移的X线征象呈现多样性，最初表现为肺纹理增粗，其后发展为串珠样、粟粒样和片状阴影，片状阴影继续发展融合成棉球状或结节状阴影，边缘模糊或清楚，为典型表现；可同时伴有单侧或双侧气胸、胸腔积液等。棉球状或结节状阴影可逐渐融合成团块状。

（三）介入治疗与盆腔动脉造影

1. 女性生殖器官良恶性肿瘤的鉴别诊断　通过向髂内动脉或子宫动脉注入造影剂，在X线监视下可显示血管狭窄、扩张、移位、变形、侵蚀、新生血管、动静脉瘘等，有助于判断病灶侵蚀情况及肿物性质。

2. 恶性肿瘤的介入治疗　在X线监视下通过动脉插管向耐药病灶灌注化疗药物，提高局部药物浓度，缩减病灶体积。

3. 子宫出血的止血　在X线监视下经动脉插管向血管内注射栓塞剂从而止血。

4. 其他疾病的介入治疗　如子宫腺肌病、子宫肌瘤。

三、其他影像学检查

（一）计算机体层扫描

CT检查除可显示组织器官的形态外，还可清晰显示组织密度及X线不能显示的器官、组织病变，能显示肿瘤的结构特点、周围侵犯及远处转移等情况，主要用于各种妇科肿瘤的诊断和鉴别诊断，也有助于治疗方案的制定、预后评估、疗效观察。如在用于卵巢良恶性肿瘤的鉴别诊断时，良性肿瘤轮廓光滑，多呈圆形或椭圆形；恶性者轮廓不规则，呈分叶状，内部结构不均一，多呈囊实性，以实性为主，可有不定型钙化，强化效应明显不均一，多累及盆腹腔，腹水常见。CT对诊断良恶性卵巢肿瘤的准确性较高，缺点是直径<2cm的卵巢实性病变难以检出，腹膜转移癌灶直径1~2cm易漏诊，交界性肿瘤难以判断，易将卵巢癌与盆腔结核混淆。肺部CT可用于妇科恶性肿瘤肺转移的诊断。

（二）磁共振成像

MRI是利用原子核在磁场内共振所产生的信号经重建后获得人体某一层面图像。MRI与CT图像不同，反映的是不同弛豫时间（T_1和T_2）的长短及MRI信号的强弱。MRI检查无辐射损伤，无骨性伪影，对软组织分辨率高，尤其适合盆腔病灶定位及病灶与相邻结构关系的确定，能清晰地显示肿瘤与正常组织的信号差异，故能准确判断肿瘤大小及转移情况并区分流空血管和肿大淋巴结，在妇科恶性肿瘤的诊断和术前分期方面被广泛使用（图27-7）。

此外，MRI在产科领域的应用也越来越多。目前MRI可通过胎儿中枢神经系统成像、面颈部成像、胸部成像、腹部成像、泌尿系统成像、四肢成像、胎盘、脐带及羊水成像来评估胎儿的生长发育、有无畸形、胎盘及羊水情况。目前认为适合MRI检查的胎儿应大于妊娠18周。

（三）正电子发射体层摄影

PET是通过示踪原理显示体内脏器或病变组织生化和代谢信息的一种影像技术，属于功能成像。目前PET最常用的示踪剂为18F-氟代脱氧葡萄糖（18F-fluorode-oxyglucose，18F-FDG），其在细胞内的浓聚程度与细胞内糖代谢水平呈正相关。由于恶性肿瘤细胞内糖酵解代谢率明显高于正常组织及良性肿瘤细胞，因此PET被用于妇科恶性肿瘤的诊断、鉴别诊断、预后评估及复发诊断等。PET可发现10mm以下的肿瘤，诊断各种实体肿瘤的准确率可达90%以上，高于传统的成像技术。PET/CT是将PET与CT两种不同成像原理的扫描设备同机组合，同一扫描末对病变同时进行PET和CT图像采集，用同一个图像处理工作站对PET图像和CT图像进行融合，融合后的图像能显示病灶解剖结构及病灶的病理生理变化，弥补了PET不能良好显示解剖结构的缺陷，提高了诊断的准确性，从而实现功能与结构成像的有机融合。

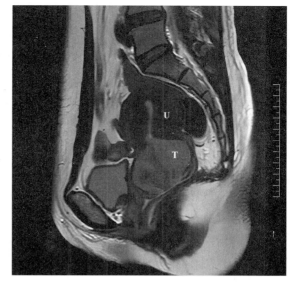

T.肿瘤；U.子宫。
▲ 图27-7　MRI显示宫颈恶性肿瘤

（胡元晶）

第六节　女性生殖器官活组织检查

生殖器官活组织检查是从生殖器官病变处或可疑部位取小部分组织作病理组织学检查，简称"活检"。绝大多数活检可以作为诊断的最可靠依据。

一、活组织检查

（一）外阴活组织检查

1.适应证

（1）确定外阴上皮内非瘤样病变及排除恶变。

（2）外阴部赘生物或久治不愈的溃疡需明确诊断。

（3）外阴特异性感染，如结核、尖锐湿疣、阿米巴等。

2.禁忌证

（1）外阴急性感染期。

（2）月经期。

（3）疑为恶性黑色素瘤。

3. 方法　患者取膀胱截石位，常规消毒外阴，铺无菌孔巾，取材部位以0.5%利多卡因进行局部浸润麻醉。根据需要获取深度为2~6mm的组织，以利于病理诊断。病变广泛时可以多点活检。小赘生物可自蒂部剪下或用活检钳钳取，病灶面积大者行部分切除，局部压迫或缝合止血。将标本置于10%甲醛溶液中固定后送病理检查。

（二）阴道活组织检查

1. 适应证

（1）阴道赘生物、阴道溃疡灶。

（2）阴道特异性感染，如尖锐湿疣等。

（3）阴道镜诊断为高级别病变。

2. 禁忌证

（1）急性外阴炎、阴道炎、宫颈炎、盆腔炎性疾病。

（2）月经期。

3. 方法　患者取膀胱截石位，阴道窥器暴露活检部位并消毒。活检钳咬取可疑部位组织，对表面有坏死的肿物，要取深层新鲜组织。无菌纱布压迫止血，必要时阴道内放置无菌纱布或棉球压迫止血，24小时后取出。活检组织常规送病理检查。

（三）宫颈活组织检查

1. 适应证

（1）阴道镜诊断为宫颈高级别上皮内病变（HSIL）或可疑癌。

（2）阴道镜诊断为宫颈低级别上皮内病变（LSIL），但细胞学为不除外高度鳞状上皮内病变（ASC–H）或不典型腺上皮细胞（AGC）及以上病变或阴道镜检查不充分或检查者经验不足的情况。

（3）疑有慢性特异性炎症，需进一步明确诊断。

2. 方法　患者取膀胱截石位，阴道窥器暴露宫颈，用干棉球拭净宫颈黏液及分泌物，局部消毒。用活检钳在宫颈外口鳞–柱交接部或肉眼可疑病变处取材，必要时同时行宫颈管搔刮。

（1）宫颈外口活检：选择病变最严重的部位，进行多点活检。临床已明确为宫颈癌，只为明确病理类型或浸润程度时可进行单点取材。为提高取材准确性，推荐在阴道镜检查引导下定位活检，取材深度应包括上皮全层及部分间质，以利于病理学诊断。活检后必要时宫颈局部填压纱布或棉球压迫止血，24小时后取出。

（2）宫颈管搔刮术：适用于3型转化区、病变延伸至宫颈管及细胞学结果为AGC及以上。将刮匙深入宫颈管内1~2cm环刮数周，应注意刮到宫颈管的全长和全周，避免取到宫颈外口组织或子宫下段内膜。活检后必要时宫颈局部填压纱布或棉球压迫止血，24小时后取出。

3. 注意事项

（1）患有阴道炎症（阴道滴虫及真菌感染等）或盆腔炎性疾病应在治愈后再取活检。

（2）妊娠期原则上不做活检，以避免流产和早产，但临床高度怀疑宫颈恶性病变者仍应检查，应注意妊娠期不行宫颈管搔刮。

（3）月经前期不宜行活检，以免与活检处出血相混淆，且月经来潮时创口不易愈合，有增加内膜在创面种植的机会。

（四）子宫内膜活组织检查

1. 适应证

（1）异常阴道流血或绝经后阴道流血，需排除子宫内膜器质性病变。

（2）影像学检查提示宫腔占位病变。

（3）检查不孕症原因。

（4）宫颈脱落细胞学提示子宫内膜来源的不典型腺细胞。

2. 禁忌证

（1）急性、亚急性生殖道炎症或盆腔炎症。

（2）可疑妊娠。

（3）急性严重全身性疾病。

（4）体温 >37.5℃。

3. 采取时间和部位

（1）了解卵巢功能：通常在月经期前1~2日或月经来潮6小时内取材，自宫腔前、后壁各取一条内膜；闭经如能排除妊娠则随时可取。

（2）异常子宫出血：应于月经前1~2日或月经来潮6小时内取材；疑为子宫内膜不规则脱落时，应于月经第5~7日取材。

（3）原发性不孕：在月经来潮前1~2日取材。如为分泌状态的内膜，提示有排卵；内膜仍呈增生期改变则提示无排卵。

（4）疑有子宫内膜结核：应于经前1周或月经来潮6小时内取材。

（5）疑为子宫内膜癌者随时可取。

4. 方法

（1）患者排空膀胱后取膀胱截石位，查明子宫大小及位置。

（2）常规消毒、铺巾。阴道窥器暴露宫颈，消毒宫颈及宫颈外口。

（3）以宫颈钳夹持宫颈前唇或后唇，探针测量宫颈管及宫腔深度。

（4）使用专用活检钳，以取到适量子宫内膜组织为标准。若无专用活检钳，可用小刮匙代替，将刮匙送达宫底部，自上而下沿宫壁乱取（避免反复刮），夹出组织，置于无菌纱布上，再取另一条。将所取组织固定于10%甲醛溶液中送检。申请单上应注明末次月经时间。

二、诊断性宫颈锥切术

对宫颈活检诊断不足或有怀疑时，可补充实施诊断性宫颈锥切术。根据手术的方式可分为宫颈冷刀锥切术（cold-knife conization，CKC）、宫颈环形电切术（loop electrosurgical excision procedure，LEEP），是诊断和治疗宫颈癌前病变及早期浸润癌的重要方法。

1. 适应证

（1）宫颈细胞学结果与阴道镜指引下的宫颈活检组织病理学诊断严重不相符。

（2）宫颈活检为HSIL或镜下早期浸润癌，而临床怀疑为浸润癌，为明确病变累及程度和决定手术范围。

（3）宫颈活检证实为HSIL。

2. 禁忌证

（1）阴道、宫颈、子宫及盆腔有急性或亚急性炎症。

（2）有血液病等出血倾向。

3. 方法

（1）受检者取膀胱截石位，外阴、阴道消毒，铺无菌巾。

（2）排空膀胱后，阴道窥器暴露宫颈并消毒阴道、宫颈。

（3）行CKC治疗时，可用宫颈钳钳夹宫颈前唇向外牵引，宫颈涂碘液，在病灶外或碘不着色区外0.5cm处，以剪刀在宫颈表面做环形切口，深约0.2cm，包括宫颈上皮及少许皮下组织。按30°~50°向内作宫颈锥形切除。根据不同手术指征，可深入宫颈管1~2.5cm，呈锥形切除。行LEEP治疗时，可根据病灶范围及宫颈体积不同，选择合适的电极并设计恰当的治疗参数，以减少热损伤对切缘病理分析结果的影响。

（4）于切除标本的12点处做一标记，送病理检查。

（5）创面行宫颈成形缝合并止血或电凝止血。术毕探查宫颈管是否通畅。

4. 注意事项　应在月经干净后3~7日内施行。尽量完整切除宫颈组织，避免碎块切除，以免影响病理诊断。术后6周复查，了解宫颈恢复情况及有无宫颈管狭窄、粘连。2个月内禁性生活及盆浴。

三、诊断性刮宫

诊断性刮宫简称"诊刮"，是诊断宫腔疾病的最常用方法之一。其目的是刮取宫腔内容物（子宫内膜及其他组织）进行病理组织学诊断。若同时疑有宫颈管病变时，需对宫颈管及宫腔分步诊刮，简称分段诊刮。

（一）一般诊断性刮宫

1. 适应证

（1）子宫异常出血或阴道排液，需证实或排除子宫内膜癌、子宫内膜异常增生，或其他病变如流产、子宫内膜炎等。

（2）月经失调，需了解子宫内膜变化及其对性激素的反应。

（3）不孕症需了解有无排卵或疑有子宫内膜结核。

（4）因宫腔内有组织残留或异常子宫出血且长期多量出血时，彻底刮宫不仅有助于诊断，还有迅速止血效果。

2. 禁忌证

（1）急性、亚急性阴道炎、宫颈炎。

（2）盆腔炎性疾病。

（3）急性严重全身性疾病。

（4）术前体温 >37.5℃。

3. 方法　与子宫内膜活检基本相同，一般无须麻醉。宫颈口较紧者，酌情给予镇痛剂、局部麻醉或静脉麻醉。诊刮时刮匙由内向外沿宫腔四壁及两侧宫角有序地将内膜刮除，并注意宫腔有无变形及高低不平。

（二）分段诊断性刮宫

为区分子宫内膜癌及宫颈管癌，应进行分段诊刮。先不探查宫腔深度，以免将宫颈管组织带入宫腔混淆诊断。用小刮匙自宫颈内口至外口顺序刮宫颈管一周，将刮取的组织置于纱布上，然后刮匙进入宫腔刮取子宫内膜。刮出宫颈管黏膜及宫腔组织应分别装瓶、固定，送病理检查。若刮出物肉眼观察高度怀疑为癌组织时，不应继续刮宫，以防出血及癌细胞扩散。若肉眼观察未见明显癌组织，应全面刮宫，以防漏诊。

（三）诊刮时注意事项

1. 不孕症可在月经前或月经来潮6小时内刮宫，以判断有无排卵。

2. 异常子宫出血或排卵障碍者，若可疑无排卵或黄体功能不全，应于月经前1~2日或月经来潮6小时内刮宫；若可疑子宫内膜不规则脱落，应于月经第5~7日刮宫；不规则出血者随时可刮宫。

3. 疑为子宫内膜结核者，刮宫时应特别注意两侧子宫角部，因该部位阳性率高。

4. 疑为子宫内膜癌者，可随时诊刮，除宫体外，还应注意自宫底部取材。

5. 若为了解卵巢功能行诊刮，术前至少停止应用性激素1个月，以避免错误判断。

6. 出血、子宫穿孔、感染是刮宫的主要并发症。有些疾病可能导致刮宫时大出血，应于术前输液配血并做好开腹准备。哺乳期、绝经后及有子宫恶性肿瘤者，均应查清子宫位置并仔细操作，以防子宫穿孔。长期有阴道流血者，宫腔内常有感染，刮宫能促使感染扩散，术前、术后应给予抗生素。术中严格无菌操作。刮宫患者术后2周内禁止性生活及盆浴，以防感染。

7. 术者在操作时应避免反复刮宫，避免伤及子宫内膜基底层，造成子宫内膜炎或宫腔粘连，导致闭经。

（胡元晶）

第七节　输卵管通畅检查

输卵管通畅检查的主要目的是检查输卵管是否通畅，了解子宫和输卵管腔的形态及输卵管的阻塞部位。常用的方法有输卵管通液术、子宫输卵管造影、输卵管通气术，其中输卵管通气术因存在发生空气栓塞的潜在危险，且准确率仅为45%~50%，故临床上已逐渐被其他方法所取代。近年来随着内镜的广泛应用，已普遍采用腹腔镜直视下输卵管通液检查、宫腔镜下经输卵管口插管通液检查和宫腹腔镜联合检查等方法。

一、输卵管通液术

输卵管通液术（hydrotubation）是检查输卵管是否通畅的一种方法，并具有一定的治疗功效。操作简便，不需特殊设备，广泛用于临床。

1. 适应证

（1）不孕症疑有输卵管阻塞。

（2）检验和评价输卵管绝育术、输卵管再通术或输卵管成形术的效果。

（3）对输卵管黏膜轻度粘连有疏通作用。

2. 禁忌证

（1）内外生殖器急性炎症。

（2）月经期或有不规则阴道流血。

（3）可疑妊娠。

（4）严重的全身性疾病，如心、肺功能异常等，不能耐受手术。

（5）体温 >37.5℃。

3. 术前准备

（1）月经干净3~7日，术前3日禁性生活。

（2）术前半小时肌内注射阿托品0.5mg解痉。

（3）患者排空膀胱。

4. 方法

（1）患者取膀胱截石位，常规消毒外阴、阴道，铺无菌巾，双合诊了解子宫位置及大小。

（2）放置阴道窥器充分暴露宫颈，再次消毒阴道穹窿及宫颈，以宫颈钳钳夹宫颈前唇，沿宫腔方向置入宫颈导管，并使其与宫颈外口紧密相贴。

（3）用Y形管将宫颈导管与压力表、注射器相连，压力表应高于Y形管水平，以免液体进入压力表。

（4）将注射器与宫颈导管相连，并使宫颈导管内充满生理盐水或抗生素溶液（庆大霉素8万U、地塞米松5mg、透明质酸酶1 500U、注射用水20ml，可加用0.5%利多卡因2ml减少输卵管痉挛）。排出空气后沿宫腔方向将宫颈导管置入宫颈管，缓慢推注液体，压力不超过160mmHg。观察推注时阻力大小，经宫颈注入的液体是否回流，患者是否出现下腹部疼痛等。

5. 结果评定

（1）输卵管通畅：顺利推注20ml生理盐水或抗生素溶液无阻力，压力维持在60~80mmHg以下，或开始稍有阻力，随后阻力消失，无液体回流，患者无不适感，提示输卵管通畅。

（2）输卵管阻塞：勉强推注5ml生理盐水或抗生素溶液即感有阻力，压力持续上升而未见下降，患者感下腹胀痛，停止推注后液体又回流至注射器内，表明输卵管阻塞。

（3）输卵管通而不畅：推注液体有阻力，再经加压注入又能推进，说明有轻度粘连已被分离，患者感轻微腹痛。

6. 注意事项

（1）所用无菌生理盐水或抗生素溶液的温度以接近体温为宜，以免液体过冷造成输卵管痉挛。

（2）推注液体时必须使宫颈导管紧贴宫颈外口，以防止液体外漏。

（3）术后2周禁盆浴及性生活，酌情给予抗生素预防感染。

二、子宫输卵管造影

子宫输卵管造影（hysterosalpingography，HSG）是通过导管向宫腔及输卵管注入造影剂，行X线透视及摄片，根据造影剂在输卵管及盆腔内的显影情况了解输卵管是否通畅、阻塞部位及宫腔形态。该检查损伤小，能对输卵管阻塞作出较准确的诊断，准确率为80%，且具有一定的治疗作用。

1. 适应证

（1）了解输卵管是否通畅及其形态、阻塞部位。

（2）了解宫腔形态，确定有无子宫畸形及类型，有无宫腔粘连、子宫黏膜下肌瘤、子宫内膜息肉及异物等。

（3）内生殖器结核非活动期。

（4）不明原因的习惯性流产，了解宫颈内口是否松弛，宫颈及子宫有无畸形。

2. 禁忌证

（1）内外生殖器急性或亚急性炎症。

（2）严重的全身性疾病，不能耐受手术。

（3）妊娠期、月经期。

（4）产后、流产后、刮宫术后6周内。

（5）碘过敏。

3. 术前准备

（1）检查时间以月经干净3~7日为宜，术前3日禁性生活。

（2）做碘过敏试验。

（3）术前15~30分钟肌内注射阿托品0.5mg解痉。

（4）术前排空膀胱，便秘者术前行清洁灌肠，以使子宫保持正常位置，避免出现外压假象。

4. 方法

（1）设备及器械：X线放射诊断仪、子宫导管、阴道窥器、宫颈钳、长弯钳、20ml注射器等。

（2）造影剂：目前国内外均使用碘造影剂，分为油溶性和水溶性两种。油溶性造影剂（40%碘化油）密度大，显影效果好，刺激小，过敏反应少，但检查时间长，吸收慢，易引起异物反应、形成肉芽肿或油栓；水溶性造影剂（76%泛影葡胺液）吸收快，检查时间短，但子宫输卵管边缘部分显影欠佳，细微病变不易观察，有的患者在注药时有刺激性疼痛。

（3）操作步骤

1）患者取膀胱截石位，常规消毒外阴、阴道，铺无菌巾，检查子宫位置及大小。

2）以阴道窥器扩张阴道，充分暴露宫颈，再次消毒宫颈及阴道穹隆，用宫颈钳钳夹宫颈前唇，探查宫腔。

3）使用40%碘化油充满宫颈导管，排出空气，沿宫腔方向将其置入宫颈管，缓慢注入碘化油，在X线透视下观察碘化油流经输卵管及宫腔情况并摄片，24小时后再摄盆腔平片，以观察腹腔内有无游离碘化油。若用泛影葡胺液造影，应在注射后立即摄片，10~20分钟后第二次摄片，观察泛影葡胺液流入盆腔情况。

4）注入造影剂后子宫角圆钝且输卵管不显影者，应考虑输卵管痉挛，可保持原位，肌内注射阿托品0.5mg或针刺合谷、内关穴，20分钟后再透视、摄片；或停止操作，下次摄片前先使用解痉药物。

5. 结果评定

（1）正常子宫、输卵管：宫腔呈倒三角形，双侧输卵管显影形态柔软，24小时后摄片见盆腔内散在造影剂。

（2）宫腔异常：子宫内膜结核时子宫失去原有的倒三角形态，内膜不平，呈锯齿状；子宫黏膜下肌瘤时可见宫腔充盈缺损；子宫畸形时有相应显示。

（3）输卵管异常：输卵管结核显示输卵管形态不规则、僵直或呈串珠状，有时可见钙化点；输卵管积水见输卵管远端呈气囊状扩张；24小时后盆腔X线摄片未见盆腔内散在造影剂，说明输卵管不通；输卵管发育异常，可见过长或过短的输卵管、输卵管憩室等。

6. 注意事项

（1）造影剂充盈宫颈导管时，必须排尽空气，以免空气进入宫腔造成充盈缺损而引起误诊。

（2）宫颈导管与宫颈外口必须紧贴，以防造影剂流入阴道。

（3）宫颈导管不要插入太深，以免损伤子宫或引起子宫穿孔。

（4）注射造影剂时用力不可过大，推注不可过快，防止损伤输卵管。

（5）透视下发现造影剂进入异常通道，同时患者出现咳嗽，需警惕发生油栓的可能，应立即停止操作，取头低足高位，并严密观察。

（6）造影后2周禁盆浴及性生活，可酌情给予抗生素预防感染。

（7）有时因输卵管痉挛可造成输卵管不通的假象，必要时可重复进行。

三、妇科内镜输卵管通畅检查

临床常用的方法有腹腔镜直视下输卵管通液检查、宫腔镜下经输卵管口插管通液试验和宫腹腔镜联合检查等，其中腹腔镜直视下输卵管通液检查准确率达90%~95%，是输卵管通畅检查的"金标准"。内镜检查对器械要求高，且为创伤性检查，故并不推荐为常规使用，通常仅对不孕、不育患者行内镜检查时例行输卵管通液检查。

（胡元晶）

第八节　常用穿刺检查

一、经腹壁腹腔穿刺术

妇科病变主要定位于盆腔及下腹部，故可通过经腹壁腹腔穿刺术（abdominal paracentesis）抽取腹腔液或组织以达到诊断目的，同时可注入药物等进行治疗。

（一）适应证

1. 协助诊断腹腔积液性质。
2. 鉴别贴近腹壁的盆腔或下腹部肿物性质。
3. 穿刺放出部分腹水、暂时缓解呼吸困难、腹胀等症状。
4. 腹腔穿刺注入药物。
5. 气腹造影时，进行穿刺注入二氧化碳后拍摄X线片，清晰显示盆腔器官。

（二）禁忌证

1. 疑有腹腔内严重粘连，尤其是晚期卵巢癌广泛盆、腹腔转移致肠梗阻。
2. 疑为巨大卵巢囊肿。
3. 伴有严重的电解质紊乱。
4. 妊娠中后期。
5. 凝血功能障碍、弥散性血管内凝血。
6. 肠麻痹、腹部胀气明显。

（三）方法

1. 经腹超声引导下穿刺，需充盈膀胱，确定肿块部位后排空膀胱；经阴道超声引导下穿刺，则在术前排空膀胱。
2. 评估患者生命体征，测量腹围，重点进行腹部体格检查。
3. 腹腔积液量较多及囊内穿刺时，患者取仰卧位，液量较少者取半坐卧位或侧斜卧位。
4. 穿刺点一般选择在脐与左髂前上棘连线中外1/3交界处，囊内穿刺点宜在囊性感明显的部位。
5. 常规消毒穿刺区皮肤，铺无菌孔巾，术者需戴无菌手套。
6. 给予0.5%利多卡因2ml局部麻醉，深达腹膜。
7. 7号穿刺针从选定点垂直刺入腹腔，穿透腹膜时针头阻力消失，用止血钳固定穿刺针，拔去针芯，见有液体流出，用注射器抽出适量液体送检。腹水细胞学检查需100~200ml，常规、生化、细菌培养等需10~20ml。若需放腹水则接导管及引流袋。放液量及导管放置时间可根据患者病情和诊治需要而定。
8. 操作结束，拔出穿刺针。局部再次消毒，覆盖无菌纱布，固定。若穿刺点有腹水溢出可稍加压迫。

（四）穿刺液性质和结果判断

（1）新鲜血液：放置后迅速凝固，为刺伤血管，应改变穿刺针方向，或重新穿刺。

（2）陈旧性暗红色血液：放置10分钟以上不凝固表明有腹腔内出血。多见于异位妊娠、卵巢黄体破裂或其他脏器破裂如脾破裂等。

（3）小血块或不凝固陈旧性血液：多见于陈旧性异位妊娠。

（4）巧克力色黏稠液体：镜下见不成形碎片，多为卵巢子宫内膜异位囊肿破裂。

（5）脓液：呈黄色、黄绿色、淡巧克力色，质稀薄或浓稠，有臭味，提示盆腔及腹腔内有化脓性病变或脓肿破裂。脓液应行细胞学涂片、病原体培养、药敏试验。必要时行切开引流术。

（6）炎性渗出物：呈粉红色、淡黄色混浊液体，提示盆腔及腹腔内有炎症。应行细胞学涂片、病原体培养、药敏试验。

（7）腹水：有血性、浆液性、黏液性等。应进行常规化验，包括比重、总细胞数、红细胞数、白细胞数、蛋白定量、浆膜黏蛋白试验及细胞学检查。必要时检查抗酸杆菌、结核分枝杆菌培养及动物接种。肉眼血性腹水，多疑为恶性肿瘤，应行癌细胞检查。

（五）注意事项

1. 术中密切观察患者，如发现患者头晕、恶心、心悸、气促、脉率快、面色苍白应立即停止操作，监测生命体征，必要时皮下注射0.1%肾上腺素0.3~0.5ml，或进行吸氧、补充电解质等对症处理。

2. 大量放液时，需固定针头以免损伤血管及肠管；放液速度不宜过快，每小时放液量不应超过1 000ml，随时控制放液量及放液速度。大量放液后使用腹带束紧腹部，防止压力降低过快，内脏血管扩张引起休克。

3. 腹腔化疗时，应注意给药速度，严密观察过敏反应等。

4. 术后严密观察患者有无出血和继发感染。注意无菌操作，防止腹腔感染。

二、经阴道后穹隆穿刺术

直肠子宫陷凹是腹腔最低部位，故腹腔内的积血、积液、积脓易积存于该处。阴道后穹隆顶端与直肠子宫陷凹相接，由此处行阴道后穹隆穿刺术进行抽出物的肉眼观察、化验、病理检查，是妇产科临床常用的辅助诊断方法。

（一）适应证

1. 疑有腹腔内出血时，如异位妊娠、卵巢黄体破裂等。

2. 疑有盆腔积液、积脓时，明确直肠子宫陷凹积液性质。对于盆腔脓肿可行穿刺引流及局部注射药物。

3. 盆腔肿块位于直肠子宫陷凹内，经后穹隆穿刺直接抽吸肿块内容物，涂片行细胞学检查以协助明确肿块性质。若高度怀疑恶性肿瘤需明确诊断者，可行细针穿刺活检。

4. 超声介入治疗，在超声引导下行卵巢子宫内膜异位囊肿或输卵管妊娠部位注药治疗。

5. 超声引导下经后穹隆穿刺取卵，用于各种助孕技术。

（二）禁忌证

1. 盆腔严重粘连，直肠子宫陷凹被较大肿块完全占据，并已凸向直肠。

2. 疑有肠管与子宫后壁粘连。

3. 异位妊娠准备采用非手术治疗时应避免穿刺，以免引起感染。

4. 合并严重的阴道炎症。

（三）方法

排空膀胱，取膀胱截石位，外阴、阴道常规消毒、铺巾。双合诊必要时三合诊检查了解子宫、附件情况，注意后穹隆是否膨隆。阴道窥器充分暴露宫颈及阴道后穹隆，再次消毒。用宫颈钳钳夹宫颈后唇，向前上方提拉，充分暴露阴道后穹隆，再次消毒穿刺区域。

用22号穿刺针接5~10ml注射器，检查针头有无堵塞，在后穹隆中央或稍偏患侧，在阴道后壁与宫颈后唇交界处稍下方平行宫颈管刺入，当针穿过阴道壁，有落空感后（进针深度约2cm）抽吸（图27-8）。如无液体抽出，可适当改变方向或进针深浅度，也可边退针边抽吸。针管、针头拔出后，穿刺点如有活动性出血，可用无菌纱布填塞压迫止血。止血后取出阴道窥器。行细针穿刺活检时需采用特制的穿刺针，穿刺方法同上。

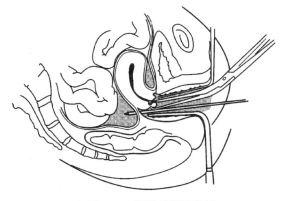

▲ 图27-8　阴道后穹隆穿刺

（四）穿刺液性质和结果判断

同"经腹壁腹腔穿刺术"。

（五）注意事项

1. 穿刺方向应是阴道后穹隆中点进针，与宫颈管平行，深入至直肠子宫陷凹，不可过分向前或向后，以免针头刺入宫体或进入直肠。

2. 穿刺深度要适当，一般为2~3cm，过深可刺入盆腔器官或穿入血管。若积液量较少，过深的针头可超过液平面，抽不出液体而延误诊断。

3. 抽出血液时，放置5分钟，如凝固则为穿刺入邻近血管。放置10分钟后血液仍不凝固，为腹腔内出血。

4. 有条件或病情允许时，先行超声检查，协助诊断直肠子宫陷凹有无液体及液体量。

5. 阴道后穹隆穿刺未抽出血液，不能完全排除腹腔内出血，内出血量少、血肿位置高或与周围组织粘连时，均可造成假阴性。

6. 抽出的液体根据需要，行常规及细胞学等检查；抽取的组织应行组织学检查。

三、经腹壁羊膜腔穿刺术

经腹壁羊膜腔穿刺术（amniocentesis）是指在妊娠中晚期，用穿刺针经腹壁、子宫壁进入羊膜腔抽取羊水供临床分析诊断，或注入药物或生理盐水用于治疗的一种方法。

（一）适应证

1. 产前诊断　目前主要用于羊水细胞染色体核型分析、基因及基因产物检测：对经产前筛查怀疑有胎儿异常的高危孕妇进行羊膜腔穿刺抽取羊水细胞，确诊胎儿染色体病及遗传病等。

2. 治疗

（1）胎儿异常或死胎需行羊膜腔内注药（依沙吖啶等）引产终止妊娠。

（2）短期内须终止妊娠，但胎儿未成熟需行羊膜腔内注入皮质激素（地塞米松）促进胎儿肺成熟。

（3）羊水过多而胎儿无畸形，需放出适量羊水以改善症状及延长孕周，提高胎儿存活率。

（4）羊水过少而胎儿无畸形，可间断向羊膜腔内注入适量生理盐水，以预防胎儿和脐带受压，减少胎儿肺发育不良或胎儿窘迫。

（5）胎儿生长受限时，向羊膜腔内注入白蛋白、氨基酸等促进胎儿发育。

（6）母儿血型不合需给胎儿输血。

（二）禁忌证

1. 产前诊断　① 孕妇曾有流产征兆；② 术前24小时内两次体温在37.5℃以上。

2. 羊膜腔内注射药物引产　① 心、肝、肺、肾等疾病处于活动期或功能严重异常；② 各种疾病的急性阶段；③ 有急性生殖道炎症；④ 术前24小时内两次体温在37.5℃以上。

（三）术前准备

1. 孕周选择　胎儿异常引产者，宜在妊娠16~26周之内；产前诊断者，宜在妊娠16~22^{+6}周，此时子宫轮廓清楚，羊水量相对较多，易于抽取，不易伤及胎儿，且羊水细胞易存活，培养成功率高。

2. 穿刺部位的选择

（1）手法定位：助手固定子宫，于宫底下2~3横指中线或两侧选择囊性感明显部位作为穿刺点。

（2）超声定位：穿刺前先行胎盘及羊水暗区定位，标记后操作，穿刺时尽量避开胎盘，在羊水量相对较多的暗区进行。亦可在超声引导下穿刺。

3. 中期妊娠引产术前准备　测血压、脉搏、体温，进行全身检查及妇科检查，注意有无盆腔肿瘤、子宫畸形及宫颈发育异常情况；检测血、尿常规，以及出凝血时间、血小板计数和肝功能。

（四）方法

孕妇排尿后取仰卧位，腹部皮肤常规消毒，铺无菌孔巾。在选择好的穿刺点用0.5%利多卡因行局部浸润麻醉。用22号或20号腰椎穿刺针垂直刺入腹壁，穿刺阻力第一次消失表示进入腹腔，继续进针又有阻力表示进入宫壁，阻力再次消失表示已达羊膜腔，拔出针芯即有羊水溢出或回抽证实有絮状羊水，抽取所需羊水量或直接注药。将针芯插入穿刺针内，迅速拔针，敷以无菌干纱布，加压5分钟后胶带固定（图27-9）。

（五）注意事项

1. 严格无菌操作，以防感染。

2. 穿刺针应细。进针不可过深过猛，尽可能一次成功，避免多次操作，最多不得超过3次。

3. 穿刺前应查明胎盘位置，勿伤及胎盘。经胎盘穿刺者，羊水可能经穿刺孔进入母体血液循环而发生羊水栓塞。应严密注意孕妇在穿刺过程中及穿刺后有无呼吸困难、发绀等异常，警惕发生羊水栓塞的可能。

4. 抽不出羊水常因针管被羊水中的有形物质阻塞所致，用有针芯的穿刺针可避免。有时穿刺方向、深度稍加调整即可抽出羊水。

5. 抽出血液时，出血可能来自腹壁、子宫壁、胎盘或刺伤胎儿血管，应立即拔出穿刺针并压迫穿刺点，加压包扎。若胎心无明显改变，1周后可再次穿刺。

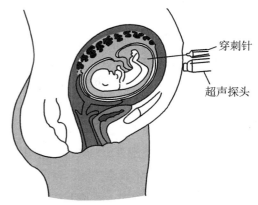

▲ 图27-9　经腹壁羊膜腔穿刺

（胡元晶）

第九节　羊水检查

羊水检查是经腹壁羊膜腔穿刺术取羊水进行分析检测的一种诊断方法。可用于胎儿染色体核型分析、性连锁遗传病检测、单基因病检测、全基因测序、宫内感染病原体检测、胎儿血型判断和酶分析等，目前最常用于遗传病产前诊断、胎儿成熟度和宫内感染病原体检测等。

一、适应证

1. 细胞遗传学检查（包括染色体核型分析、微阵列、全外显子测序等检测）及先天性代谢异常的产前诊断。

适用于：① ≥35岁的高龄孕妇；② 产前筛查提示胎儿染色体异常高风险的孕妇；③ 曾生育过染色体病患儿的孕妇；④ 产前超声检查怀疑胎儿有染色体异常的孕妇；⑤ 夫妇一方为染色体异常携带者；⑥ 诊断可疑胎儿为先天性代谢异常者；⑦ 医师认为有必要进行产前诊断的其他情况，如进行胎儿宫内治疗者。

2. 母亲孕期有某种病原体感染（如巨细胞病毒、弓形虫感染等）

二、检查方法

在超声引导下经腹壁羊膜腔穿刺术　见本章第八节。

三、临床应用

（一）遗传学及先天性代谢异常的检查

多在妊娠 $16 \sim 22^{+6}$ 周进行。

1. 染色体异常 染色体核型分析技术是诊断染色体数目和结构异常的"金标准"。通过羊水细胞培养进行染色体核型分析，可诊断染色体（常染色体及性染色体）数目异常和结构异常。近年染色体微阵列分析（chromosomal microarray analysis，CMA，俗称"基因芯片"）能在全基因组范围内同时检测核型分析难以发现的因染色体微小片段拷贝数变异而导致的疾病，因为其通量大、分辨率高、技术平台成熟，目前染色体基因芯片已经逐步应用于产前诊断。对于产前胎儿畸形（超声或磁共振发现）而基因芯片未发现异常的胎儿可进一步进行全外显子测序（whole-exome sequencing，WES），甚至全基因组测序（whole genome sequencing，WGS）检查，但对于测序后的分析需要专业人员借助不断更新的遗传学疾病数据库来评估。

2. 先天性代谢异常 经羊水细胞进行某些酶的测定，以诊断遗传基因突变引起的某种蛋白质或酶的异常或缺陷。如测定氨基己糖酶 A 活力可诊断由类脂物质蓄积引起的黑蒙性家族痴呆病，测定半乳糖-1-磷酸尿苷酰转移酶是否缺陷可诊断半乳糖血症等。但是，随着分子遗传学的迅速发展，越来越多的这类检查被分子遗传学检测方法取代。

（二）分子遗传学检查

1. 荧光定量聚合酶链式反应（quantitative fluorescent polymerase chain reaction，QF-PCR）技术 可检测染色体上关键区及其邻近区域短串联重复序列（short tandem repeat，STR），是目前用于染色体畸变产前诊断的一项快捷有效的技术，具有样本用量少、快速等优点，可作为染色体非整倍体畸变的快速筛查及传统的染色体核型分析的补充。可在妊娠的任何时期进行。

2. 荧光原位杂交（fluorescence *in situ* hybridization，FISH）技术 FISH 是指将荧光标记的染色体区带特异性的 DNA 作为探针，与分裂期或间期细胞原位杂交，并于荧光显微镜下观察染色体畸变。此项技术因为可以用于间期细胞，所以不需要细胞培养。FISH 相对简单，重复性好、稳定性高，并具有极好的灵敏性及特异性。目前已作为一种常见检测手段，广泛地用于产前、产后遗传病诊断。

3. 多重连接探针扩增（multiplex ligation-dependent probe amplification，MLPA）技术 MLPA 是近几年发展起来的一种针对待检 DNA 序列进行定性和半定量分析的新技术。该技术高效、特异，目前已经应用于多种疾病的研究，如检测染色体的非整倍性改变、检测单核苷酸的多态性和点突变。

4. 其他基因病检测 通过提取胎儿羊水细胞 DNA，针对某一基因进行直接或间接分析或检测。近年通过一代测序技术、二代测序技术、生物信息学技术及遗传连锁分析等技术的相互配合使用进行遗传病的基因诊断。目前国内能进行产前诊断的单基因遗传病有地中海贫血、遗传性耳聋、苯丙酮尿症、甲型和乙型血友病、假性肥大型肌营养不良等。

（三）宫内感染的检测

孕妇孕期可疑有巨细胞病毒、弓形虫等感染时，可行羊水的病原体或特异性的生物标志物检测。如羊水白细胞介素-6 升高，可能存在亚临床的宫内感染，流产或早产风险增高。

（四）协助诊断胎膜早破

对可疑胎膜早破者，可用石蕊试纸检测阴道排液的pH。胎膜早破时，因羊水偏碱性，pH>7。也可取阴道后穹隆处一滴液体并置于玻片上，烘干后在光镜下检查，胎膜早破时可见羊齿状结晶和少许羢毛。临床可利用羊水中高浓度胰岛素样生长因子结合蛋白-1（insulin-like growth factor binding protein-1，IGFBP-1）和胎盘α微球蛋白-1（placental alpha microglobulin-1 protein，PAMG-1）诊断胎膜早破，也可测定宫颈分泌物中的IGFBP-1和PAMG-1诊断胎膜早破。

（郑明明）

第十节　妇科肿瘤标志物检查

肿瘤标志物（tumor marker）是肿瘤细胞异常表达所产生的蛋白抗原或生物活性物质，可在肿瘤患者的组织、血液、体液或排泄物中检出，有助于肿瘤诊断、鉴别诊断及病情监测。

一、肿瘤相关抗原和胚胎抗原

（一）糖类抗原125（CA125）

1. 检测方法及正常值　多采用放射免疫分析（radioimmunoassay，RIA）和酶联免疫吸附测定（enzyme-linked immunosorbent assay，ELISA）。常用血清检测阈值为35U/ml。

2. 临床意义　CA125在胚胎时期的体腔上皮及羊膜有阳性表达，一般表达水平低且有一定的时限性。CA125在临床上广泛应用于鉴别诊断盆腔肿块、监测卵巢癌治疗后病情进展及判断预后。卵巢癌经有效的手术切除及规范的化疗后，CA125水平在3个月内降至正常值，表明病情转归良好，但血清CA125降至正常水平不能排除直径小于1cm肿瘤的存在。若血清CA125持续高水平或一度降至正常水平后再次升高，提示肿瘤残留、复发或恶化。一般认为，CA125持续>35U/ml，提示在2~4个月内肿瘤复发风险大，复发率可达92.3%，即使在二次探查时未能发现肿瘤，也可能在腹膜后淋巴结或腹股沟淋巴结已有转移。

CA125对子宫颈腺癌及子宫内膜癌的诊断也有一定敏感性。诊断子宫颈原发性腺癌敏感度为40%~60%，诊断腺癌复发的敏感度可达60%~80%。对于子宫内膜癌，CA125的水平与疾病分期有关，当CA125>40U/ml时，有90%的肿瘤已侵及子宫肌层。CA125在腹膜炎、肝硬化、子宫内膜异位、月经周期和妊娠早/中期可能会中等升高，但很少超过200U/ml。

（二）人附睾蛋白4（HE4）

1. 检测方法及正常值　可使用标准试剂盒，常用血清检测阈值为150pmol/L。

2. 临床意义　HE4在正常卵巢上皮中并不表达，但在浆液性卵巢癌和子宫内膜样卵巢癌中明显表达。文献报道，93%的浆液性卵巢癌和100%的子宫内膜样卵巢癌组织中有HE4表达。HE4联合CA125检测，在上皮性卵巢癌的早期诊断、病情监测及与良性肿瘤的鉴别诊断中具有较高的临床应用价值。此外，HE4对子宫内膜癌的诊断也有一定的敏感性，HE4的水平还与子宫内膜癌的分期和分化程度密切相关。

（三）糖类抗原19-9（CA19-9）

1. 检测方法及正常值　可选用单抗或双抗RIA法，血清正常值为<37U/ml。

2. 临床意义　CA19-9是直肠癌相关抗原，除表达于消化道肿瘤如胰腺癌、结直肠癌、胃癌及肝癌外，在卵巢上皮性肿瘤中也有约50%的阳性表达。卵巢黏液性囊腺癌阳性表达率可达76%，而浆液性肿瘤约为27%。子宫内膜癌及宫颈管腺癌也可呈阳性表达。

（四）甲胎蛋白（AFP）

1. 检测方法及正常值　通常应用RIA或ELISA检测，检测阈值为10~20ng/ml。

2. 临床意义　AFP是由胚胎干细胞及卵黄囊产生的一种糖蛋白，属于胚胎期的蛋白产物，但出生后部分器官恶性病变时可恢复合成AFP的能力，如肝癌细胞和卵巢的生殖细胞肿瘤都有分泌AFP的能力。在卵巢生殖细胞肿瘤中，相当一部分类型肿瘤血清AFP水平明显升高。如卵黄囊瘤（内胚窦瘤）血清AFP水平常>1 000ng/ml，卵巢胚胎性癌和未成熟畸胎瘤血清AFP水平也可升高。上述肿瘤患者经手术及化疗后，血清AFP可转阴；若AFP升高，即使临床上无症状，也可能有隐性复发或转移，因此，AFP对卵巢恶性生殖细胞肿瘤尤其是内胚窦瘤的诊断及监测有较高价值。

（五）癌胚抗原（CEA）

1. 检测方法及正常值　多采用RIA和ELISA。血清正常阈值因测定方法不同而有所差异，一般不超过2.5ng/ml，当CEA>5ng/ml时可视为异常。

2. 临床意义　CEA是一种肿瘤胚胎性抗原，为糖蛋白。在多种恶性肿瘤，如结直肠癌、胃癌、乳腺癌、宫颈癌、子宫内膜癌、卵巢上皮性癌、阴道及外阴癌等，CEA均可表达阳性，因此CEA对肿瘤无特异性标记功能。在妇科恶性肿瘤中，CEA在卵巢黏液性囊腺癌阳性率最高，其次为Brenner瘤，子宫内膜样癌及透明细胞癌也有较高表达，浆液性肿瘤阳性率相对较低。肿瘤恶性程度与CEA阳性率相关，卵巢黏液性良性肿瘤CEA阳性率为15%，交界性肿瘤为80%，而恶性肿瘤为100%。血清CEA水平持续升高的患者常发展为复发性卵巢肿瘤，预后较差。可借助血清CEA测定评估各种妇科恶性肿瘤患者的病情变化及观察治疗效果。

（六）鳞状细胞癌抗原（SCCA）

1. 检测方法及正常值　可采用RIA和ELISA，化学发光法可明显提高检测敏感度。血清中SCCA正常阈值为1.5μg/L。

2. 临床意义　SCCA是从宫颈鳞状上皮细胞癌分离制备得到的肿瘤糖蛋白相关抗原，对绝大多数鳞状上皮细胞癌有较高特异度。70%以上宫颈鳞状细胞癌患者血清SCCA升高，宫颈腺癌仅15%左右升高。外阴及阴道鳞状上皮细胞癌SCCA阳性率为40%~50%。SCCA的水平与疾病的阶段、肿瘤的大小和间质浸润的程度相关，若肿瘤侵及淋巴结，SCCA则显著升高。检测SCCA具有判断宫颈癌患者预后和监测病情发展的作用。治疗痊愈后患者SCCA水平持续下降，化疗中SCCA持续上升提示肿瘤对化疗耐药。SCCA对预测复发的敏感度可达65%~85%。但血清中SCCA水平升高亦可见于其他疾病。

二、雌激素受体（ER）和孕激素受体（PR）

1. 检测方法及正常值　ER和PR多采用单克隆抗体组织化学染色定性测定。若采用细胞或组织匀浆进行测定，则定量参考阈值ER为20pmol/ml，PR为50pmol/ml。

2. 临床意义　ER、PR主要分布于子宫、宫颈、阴道及乳腺等组织的激素靶细胞表面，能与相应激素特异性结合，进而产生生理或病理效应。雌激素有刺激ER、PR合成的作用，孕激素有抑制ER合成并间接抑制PR合成的作用。ER、PR在大量激素的作用下，可影响妇科肿瘤的发生和发展。ER阳性率在卵巢恶性肿瘤中明显高于正常卵巢组织及良性肿瘤，而PR则相反，提示卵巢癌的发生与雌激素的过度刺激有关。ER、PR阳性率与恶性肿瘤的分化程度有关，PR阳性率随卵巢恶性肿瘤分化程度降低而降低，子宫内膜癌和宫颈癌ER、PR阳性率在高分化肿瘤中阳性率高。受体阳性差异对子宫内膜癌的发展和转归有较大影响，特别在指导应用激素治疗中具有确定价值。

三、妇科肿瘤其他相关癌基因和抑癌基因

多种癌基因和抑癌基因与妇科肿瘤相关。下面以其中对妇科肿瘤较具意义的几个基因进行具体阐述。

（一）*BRCA1/2*基因

约50%的上皮性卵巢癌存在同源重组修复缺陷，导致细胞DNA双链断裂损伤修复途径缺陷。卵巢癌中常见的同源重组修复突变为*BRCA1/2*，属于抑癌基因。其异常增加了乳腺癌、卵巢癌和前列腺癌的发生风险。90%以上患乳腺癌和卵巢癌的家族由*BRCA1/2*突变导致，在已发现*BRCA1/2*突变的女性中，卵巢癌的终身发病风险为8%~62%，年龄至70岁的卵巢癌累积发病率分别为40%和18%。卵巢癌*BRCA*基因突变患者通常使用聚二磷酸腺苷核糖聚合酶（poly ADP-ribose polymerase，PARP）抑制剂进行维持治疗。与非突变的*BRCA1/2*的卵巢癌患者相比，*BRCA1/2*突变的卵巢癌患者对化疗药物有更好的反应性。

（二）*C-erb B2*基因

*C-erb B2*基因亦称*neu*或*HER$_2$*基因，属癌基因。该基因表达的蛋白属表皮生长因子受体，与卵巢癌和子宫内膜癌的发生密切相关。20%~30%的卵巢肿瘤患者及10%~20%的子宫内膜癌患者有*C-erb B2*基因的异常表达。子宫内膜浆液性癌的肿瘤组织*C-erb B2*过表达或扩增率为26%，*C-erb B2*阳性表达与肿瘤复发及不良预后相关。

（三）*MLH1*、*MSH2*、*MSH6*、*PMS2*和*EPCAM*基因

MLH1、*MSH2*、*MSH6*和*PMS2*为错配修复基因，属抑癌基因，其缺失或突变将导致DNA在复制过程中丧失错配修复能力；*EPCAM*的缺失导致*MSH2*沉默，进一步影响DNA的错配修复，从而产生微卫星不稳定，最终导致林奇综合征（Lynch综合征，即遗传性非息肉病性结直肠癌）。患有Lynch综合征的女性子宫内膜癌或卵巢癌的发病风险升高，分别为60%和24%。在已确诊为Lynch综合征的患者中，*MLH1*或*MSH2*突变的子宫内膜癌年龄至70岁的累积发病风险为25%~60%，卵巢癌的累积发病风险分别为11%和15%；*MSH6*和*PMS2*突变的子宫内膜癌的累积

发病风险分别为16%~26%和15%。在已确诊的Lynch综合征相关的子宫内膜癌患者中，10年内二次恶性肿瘤的发生风险为25%，15年内为50%。因此，进行Lynch综合征相关的子宫内膜癌的早期筛查对疾病的诊治和其他相关恶性肿瘤的预防十分重要。

学习小结

　　hCG测定常用于早期妊娠和异位妊娠的诊断，也用于妊娠相关疾病的诊断和监测。生殖道脱落细胞以阴道上段、宫颈阴道部的上皮细胞为主，主要用于妇科恶性肿瘤的筛查。BBT在月经周期中孕酮作用后可略上升，BBT测量可协助了解卵巢功能和排卵情况。女性内分泌激素在中枢神经系统的影响和各器官的相互协调作用下发挥生理功能并相互调节，测定下丘脑—垂体—卵巢轴各激素水平，对于某些疾病的诊断、疗效观察、预后评价、生殖生理和避孕药物机制研究等具有重要意义。

　　生殖器官活组织检查包括活组织检查、诊断性宫颈锥切术及诊断性刮宫，绝大多数活检可以作为诊断的最可靠依据。输卵管通畅检查是了解输卵管是否通畅、子宫和输卵管管腔的形态是否异常、明确输卵管阻塞部位的检查方法，目前临床常用的方法主要为子宫输卵管造影和输卵管通液术。经腹壁腹腔穿刺术、经阴道后穹隆穿刺术和经腹壁羊膜腔穿刺术是妇产科常用的穿刺检查技术。羊水检查是在超声引导下经腹壁羊膜腔穿刺术取羊水进行分析检测的一种诊断方法。目前最常用于遗传病产前诊断、胎儿成熟度和宫内感染病原体检测等。

　　与妇科肿瘤相关的肿瘤标志物主要包括CA125、HE4、CA19-9、CEA、AFP、SCCA等肿瘤相关抗原及胚胎抗原。肿瘤标志物的检测有助于妇科恶性肿瘤的诊断、鉴别诊断、疗效评价及病情监测。妇产科领域主要应用的影像学检查包括超声、X线、CT、MRI、PET/CT等。

（胡元晶）

复习参考题

一、选择题

1. 关于生殖道脱落细胞检查的取材，正确的叙述是
   A. 采集标本前12小时内禁止性生活、阴道检查、阴道灌洗或用药
   B. 取材用具必须清洁干燥
   C. 阴道分泌物的棉签采取法是在阴道侧壁下1/3处取材
   D. 宫颈刮片法应以子宫颈外口为圆心，应在宫颈外口鳞-柱交接部刮取1周
   E. 宫腔脱落细胞学取材在宫颈内口吸取分泌物

2. 关于基础体温测定，下列说法不准确的是
   A. 清晨醒后，立即取体温计放于舌下，测量口腔温度5分钟

B. 测量前不讲话、不活动，并将可能影响体温的情况如月经期、性生活、失眠、感冒等随时记在基础体温单上

C. 需连续测量至少3个月经周期

D. 生活无规律者，需连续睡眠8小时以上方可测量

E. 排卵后、黄体期体温平均上升0.3~0.5℃，并持续12~14日

3. 患者，女，32岁，孕1产0。停经4月余发现胎儿无叶全前脑畸形，需终止妊娠。可行的操作为

A. 子宫内膜活检术

B. 诊断性刮宫术

C. 经腹壁腹腔穿刺术

D. 经阴道后穹隆穿刺术

E. 经腹壁羊膜腔穿刺术

4. 下列不是羊水检查适应证的是

A. 父母想确定胎儿性别

B. 超声检查可疑胎儿染色体异常

C. 夫妇双方或一方有染色体异常

D. 胎儿生长受限

E. 检查胎儿有无宫内感染

5. 患者，女，48岁。白带量多，接触性出血半年。妇科检查：宫颈呈菜花样，阴道后穹隆消失，子宫正常大小，双侧宫旁无明显增厚，双侧附件区未及异常。首选的肿瘤标志物进行检测是

A. SCCA

B. CA125

C. AFP

D. CA19-9

E. HE4

答案：1.C；2.D；3.E；4.A；5.A

二、简答题

1. 妊娠试验在临床主要有哪些应用？

2. 生殖道脱落细胞检查中TBS描述性诊断报告的主要内容是什么？

3. 基础体温的测量方法和临床意义是什么？

4. GnRH刺激试验的主要临床应用有哪些？

5. 完全性葡萄胎3型超声检查的典型声像图特点是什么？

6. B型超声检查时子宫肌瘤的声像图特点有哪些？

7. 诊断性刮宫的适应证是什么？

8. 常见的妇科内镜输卵管通畅检查方式有哪些？

9. 羊水检查的适应证和临床应用有哪些？

10. 诊断卵巢恶性肿瘤的主要肿瘤标志物有哪些？

第二十八章 妇产科常用特殊药物

第一节 雌激素类药物

一、种类和制剂

1. **天然雌激素** 体内分泌的雌激素为雌二醇、雌酮及雌三醇。临床常用的雌激素多为其衍生物，但它们在体内的代谢过程与天然雌激素相似。

（1）苯甲酸雌二醇（estradiol benzoate）：为雌二醇的苯甲酸酯，供肌内注射的油剂，有1mg/支、2mg/支、5mg/支三种，作用可维持2~5日，属于长效激素。

（2）雌二醇（estradiol）：为天然雌激素。针剂有2mg/支。外用制剂有控释贴片（estraderm），有0.05mg、0.1mg两种，贴在下腹部1张/次，作用可维持3~4日；凝胶剂，有30g/支，含雌二醇0.06%，外涂于双臂、前臂和肩部，每日2.5g，早晚各1次。

（3）戊酸雌二醇（estradiol valerate）：为雌激素的戊酸酯，是长效雌二醇的衍生物。肌内注射后缓慢释放，作用可维持2~4周。针剂有5mg/支、10mg/支两种。片剂1mg/片。

（4）17β雌二醇：微粒化17β雌二醇，为天然人17β雌二醇，片剂1mg/片。

（5）雌三醇（estriol）：尿中的一种天然雌激素，活性微弱。口服片剂有1mg/片、5mg/片，针剂为10mg/支。外用混悬剂含雌三醇0.01%，滑石粉剂含雌三醇0.01%，雌三醇乳膏15mg/支或15g/支，阴道栓剂0.5mg。

2. **半合成雌激素**

（1）炔雌醇（ethinyl estradiol，EE）：也称乙炔雌二醇，属强效雌激素，其活性是雌二醇的7~8倍，己烯雌酚的20倍。口服片剂有5μg/片、12.5μg/片、50μg/片和500μg/片。

（2）尼尔雌醇（nilestriol）：为雌三醇的衍生物，属长效雌激素。选择性作用于阴道及宫颈，对子宫内膜作用很小。口服片剂 1mg/片、2mg/片、5mg/片。

3. 合成雌激素（非甾体雌激素） 己烯雌酚（diethylstilbestrol）又称乙菧酚，其作用是雌二醇的 2 倍，价廉。因恶心、呕吐等副作用，近年已较少应用。口服片剂有 0.5mg/片、1mg/片、2mg/片和 3mg/片。肌内注射针剂有 0.5mg/支、1mg/支和 2mg/支。

二、药理作用

主要有：① 促使生殖器及第二性征的发育，使子宫内膜增生、乳腺腺管增生和阴道上皮角化；② 增强子宫平滑肌的收缩，提高子宫对缩宫素的敏感性；③ 对下丘脑和垂体有正、负反馈作用，间接影响卵泡发育和排卵；④ 降低血中胆固醇水平，增加钙在骨质的沉积。单用雌激素会增加患子宫内膜癌、乳腺癌的风险。

三、适应证

主要包括功能失调性子宫出血、闭经、子宫发育不良、绝经期综合征、老年性阴道炎、老年性尿道炎、回奶及绝经后妇女激素替代治疗等，目前也用于辅助生殖技术的子宫内膜准备和维持。

四、禁忌证

主要包括孕妇（如己烯雌酚导致女性胎儿将来原发性宫颈癌或阴道癌发生率升高）、肝肾功能不全、已知或怀疑患有雌激素依赖性肿瘤（如子宫肌瘤、子宫内膜癌、乳腺癌等）、血栓或栓塞性疾病等。

（胡琳莉）

第二节　孕激素类药物

一、种类和制剂

1. 天然孕激素　黄体酮（progesterone）是目前临床常用的天然孕激素。针剂有 10mg/支、20mg/支。口服包括微粒化黄体酮胶囊（50mg/粒）、黄体酮软胶囊（100mg/粒）。阴道制剂包括黄体酮阴道缓释凝胶 90mg/支。复方黄体酮注射液每支 1ml 内含苯甲酸雌二醇 2mg 及黄体酮 20mg。

2. 合成孕激素

（1）黄体酮衍生物

1）甲羟孕酮（medroxyprogesterone acetate）：口服片剂为 2mg/片、4mg/片、10mg/片及 250mg/片。

2）甲地孕酮（megestrol acetate）：口服片剂有 1mg/片、2mg/片、4mg/片和 160mg/片。

3）羟孕酮（hydroxyprogesterone acetate）：又名己酸孕酮。其活性为黄体酮的 7 倍，为长效孕激素，作用可维持 1~2 周。肌内注射针剂有 125mg/ 支、250mg/ 支。

4）环丙孕酮（cyproterone）：为 17- 羟孕酮类衍生物，具有很强的抗雄激素作用，也有孕激素活性。片剂：每片 50mg；乳膏剂：1%；注射液：每支 20mg。本药 2mg 与炔雌醇 0.035mg 组成复方制剂，可用作短效口服避孕药，对女性痤疮也有明显疗效。

（2）19- 去甲睾酮衍生物

1）炔诺酮（norethisterone）：除孕酮作用外，具有轻微的雄激素和雌激素活性。口服片剂有 0.625mg/ 片、2.5mg/ 片。

2）炔诺孕酮（norgestrel）：又称 18- 甲基炔诺酮，为强效孕激素，是炔诺酮作用的 5~10 倍。口服片剂有 0.3mg/ 片、3mg/ 片等。

3）孕三烯酮（gestrinone）：具有较强的抗孕激素和抗雌激素活性，还有很弱的雌激素和雄激素作用。口服片剂为 2.5mg/ 片。

（3）其他：地屈孕酮（dydrogesterone）是天然孕酮经紫外线照射后，三维结构改变后形成的孕激素制剂。口服片剂为 10mg/ 片。

二、药理作用

1. 孕激素有抑制子宫收缩的作用，可用于保胎。但孕激素的衍生物具有溶黄体的作用，并且具有雄激素样作用的制剂还可能使女胎生殖器官男性化，因此，保胎治疗时最好使用天然黄体酮。

2. 促使子宫内膜增生期向分泌期转变，可用于调整月经周期。长期使用孕激素可使子宫内膜萎缩，特别是异位的子宫内膜，用于治疗子宫内膜异位症。大剂量使用孕激素可使分化良好的子宫内膜癌细胞退化，可用于子宫内膜癌的治疗。

3. 抑制下丘脑 GnRH 的释放，使 FSH 及 LH 分泌减少，从而抑制排卵。使宫颈黏液减少变黏稠，子宫内膜增生受抑制、腺体发育不良，而不适于受精卵着床。

三、适应证

主要用于闭经、功能失调性子宫出血、与雌激素联合用于激素替代治疗；保胎；避孕；抗雄激素作用；子宫内膜异位症及子宫内膜癌等。

四、禁忌证

禁用于肝功能不全、不明原因阴道流血、血栓或栓塞性疾病等。

（胡琳莉）

第三节　雄激素类药物

一、种类和制剂

1. **雄激素（androgen）**　男性的雄激素来自睾丸和肾上腺皮质，女性的雄激素来自肾上腺皮质和卵巢。

（1）丙酸睾酮（testosterone propionate）：为睾酮的丙酸酯，是目前最常用的雄激素制剂，为油剂，有10mg/支、25mg/支、50mg/支及100mg/支，作用可维持2~3日，供肌内注射。

（2）苯乙酸睾酮（testosterone phenylacetate）：作用时间较丙酸睾酮长，有10mg/支、20mg/支，供肌内注射。

（3）甲睾酮（methyltestosterone）：为17-烷基化睾酮衍生物。由于口服需经肝脏代谢失活，故以舌下含化为宜，剂量减半。每片5mg。

（4）十一酸睾酮（testosterone undecanoate）：为睾酮17-β位的长脂肪酸侧链十一酸的酯化产物，作用同甲睾酮。口服胶囊剂有40mg/粒，针剂有250mg/支。

（5）睾酮（testosterone）：天然雄激素，促进男性性器官及副性征的发育，并有蛋白同化作用。① 透皮贴片：有16.3mg/贴，贴用24小时更换；② 埋植片：皮下埋植75mg/片，作用可达6周。

（6）三合激素：每支1ml，内含苯甲酸雌二醇1.25mg、黄体酮12.5mg和丙酸睾酮25mg，肌内注射。

2. **蛋白同化激素**　由雄激素衍生的一系列人工合成类固醇化合物，是一类外源性的以蛋白同化作用为主的甾体激素，属雄激素家族，但雄性化作用显著减弱，而蛋白同化作用增强。

（1）苯丙酸诺龙（nandrolone phenylpropionate）：蛋白同化作用是丙酸睾酮的12倍，雄激素作用是丙酸睾酮的1.5倍，肌内注射后作用维持1~2周。针剂有10mg/支、25mg/支。

（2）达那唑（danazol）：其为17α-乙炔睾酮衍生物。具有较弱的雄激素样作用、蛋白同化作用和抗孕激素作用。口服胶囊剂分100mg和200mg两种。

二、药理作用

1. **对生殖器作用**　对男性具有促进生殖器和第二性征发育的作用。对女性则具有拮抗雌激素、使子宫内膜萎缩；直接作用于子宫肌层及肌层血管平滑肌，可使其收缩减少出血，但无明显止血作用。

2. **对丘脑下部及垂体的作用**　大剂量雄激素发挥负反馈作用，抑制男性下丘脑、垂体促性腺激素的分泌，干扰精子生成的作用；对女性具有抑制卵巢功能的作用。

3. **对新陈代谢的作用**　有明显促进蛋白质合成（同化作用）、加速组织修复、逆转分解代谢作用，增强肌肉力量，促进钙、磷再吸收，增加钙、磷沉积和骨质形成，可引起水钠潴留。

4. **对造血系统的作用**　兴奋造血系统，刺激促红细胞生成素形成，增加多能造血干细胞，促进红细胞、粒细胞、血小板和血红蛋白的生成。

三、适应证

1. 男性 主要用于性腺功能低下、第一性征和第二性征发育不良、男性雄激素不足导致的勃起功能障碍、性欲减退、性欲丧失等，也用于男性药物避孕。

2. 女性 围绝经期功能失调性子宫出血的止血、子宫肌瘤、子宫内膜异位症、乳腺癌等。达那唑的主要适应证是子宫内膜异位症。

3. 其他 ① 严重负氮平衡，低蛋白血症，需加速组织修复及消耗性的疾病，如大手术后、严重创伤、烧伤、严重感染、骨折不愈合、肿瘤恶病质、酒精肝、艾滋病后期、肾病综合征、尿毒症、垂体性侏儒症、早产儿等体质极度虚弱者等；② 某些难治类型的贫血，如再生障碍性贫血、肾性贫血等；③ 骨质疏松症的辅助治疗。

四、禁忌证

禁用于严重心、肝、肾功能不全，孕妇及哺乳期妇女。

（胡琳莉）

第四节 子宫收缩药物

子宫收缩药物（uterotonics）主要包括缩宫素、麦角新碱和前列腺素制剂。

一、缩宫素

（一）缩宫素

缩宫素（oxytocin）为多肽类激素，可刺激子宫平滑肌收缩，主要作用于子宫体，半衰期仅1~6分钟；缩宫素还可刺激乳腺平滑肌收缩，促进乳汁排出。小剂量缩宫素常用于引产，大剂量缩宫素用于产后止血，是预防和治疗产后出血的首选药物。

缩宫素预防产后出血的推荐用法为胎肩娩出后肌内注射10U或稀释后静脉滴注5~10U。缩宫素也是治疗宫缩乏力引起产后出血的一线药物，常规用法为10U肌内注射、子宫肌层或宫颈注射，继以10~20U加入500ml晶体液中稀释后250ml/h静脉滴注，因缩宫素有受体饱和现象，故24小时总量应控制在60U内，以免发生水钠潴留及心血管不良反应。

（二）卡贝缩宫素

卡贝缩宫素（carbetocin）为长效缩宫素，半衰期为40分钟，效果和安全性与缩宫素相当，但作用持续时间更长，副作用少。常规用法为单剂量100μg静脉注射，可用于产后出血的预防及治疗。

二、麦角新碱

麦角新碱（ergometrine）直接作用于子宫平滑肌，作用强而持久，大剂量可引起宫体、子宫下段甚至宫颈的强直性收缩，主要用于预防和治疗宫缩乏力所致的产后出血。常见不良反应有恶心、呕吐、血压升高等，高血压（包括子痫前期）和心脏病患者禁用。

三、前列腺素制剂

（一）米索前列醇

米索前列醇（misoprostol）是合成PGE_1类似物，与子宫肌前列腺素E受体-2和前列腺素E受体-3结合，具有增强子宫收缩和软化宫颈的作用，用于预防和治疗因宫缩乏力引起的产后出血、早孕药物流产及妊娠晚期促宫颈成熟。常用剂量为200~600μg，顿服、舌下含服、直肠给药或阴道给药均可。常见不良反应有恶心、呕吐、寒战、体温升高等。

（二）前列腺素F2α

1. 卡前列素氨丁三醇（carboprost tromethamine）　前列腺素F2α（PGF2α）的15-甲基衍生物，可刺激妊娠子宫肌层收缩，用于常规处理方法如缩宫素、子宫按摩无效的宫缩乏力引起的产后出血，是治疗产后出血的二线药物，也用于妊娠13~20周的流产。常规用法为250μg深部肌内注射或子宫肌层注射，3分钟起作用，半小时达作用高峰，可维持2小时，必要时可重复使用，总剂量不超过2 000μg。常见不良反应有呕吐、腹泻、恶心、寒战和体温升高等，哮喘、心脏病、青光眼和高血压患者禁用。

2. 卡前列甲酯（carboprost methylate）　即15-甲基PGF2α甲酯，可兴奋子宫平滑肌，并具有抗早孕的作用，用于预防和治疗宫缩乏力引起的产后出血，还可与米非司酮序贯使用终止早期妊娠。常规用法为1mg置于阴道下1/3处按压2分钟，不良反应和禁忌证同卡前列素氨丁三醇类似。

3. 地诺前列酮（dinoprostone）　天然前列腺素PGE_2，主要作用是促进宫颈成熟，也能刺激子宫收缩，但主要用于妊娠足月时促宫颈成熟。促宫颈成熟方法为将含10mg地诺前列酮的可控制释放的栓剂置于阴道后穹隆，临产或放置12小时后应及时取出，如果出现宫缩过强或过频、过敏反应或胎心率异常时，也应及时取出。

（何国琳）

第五节　抑制子宫收缩药物

抑制子宫收缩药物即子宫收缩抑制剂，主要用于延缓分娩的时间，便于在分娩前应用糖皮质激素促进胎儿肺部发育、应用硫酸镁对胎儿进行脑保护，降低早产、新生儿呼吸窘迫综合征、坏死性小肠炎、新生儿脑室周围出血的发生风险，以及为宫内转运争取时间。子宫收缩抑制剂只适用于延长孕周有益的母婴情况。对不适宜延长孕周者，如胎儿窘迫、死胎、严重子痫前期、胎盘早剥、绒毛膜羊膜炎等禁用子宫收缩抑制剂。因联合使用子宫收缩抑制药物可能增加不良反应，因此避免同时使用多种子宫收缩抑制剂。常见的子宫收缩抑制剂有以下5类。

1. 钙通道阻滞剂　作用机制是通过抑制平滑肌细胞膜上钙离子的重吸收，从而抑制子宫平滑肌收缩。心功能不全、低血压、先前对钙通道阻滞剂有不良反应的孕妇禁用。同时应用硫酸镁可能会增加硫酸镁的效应和低血压风险，因此已用硫酸镁者慎用。常用药物为硝苯地平，用法和用量：首剂20mg口服，然后10~20mg，每日3~4次，每日最大剂量不超过160mg，根据子宫收缩强度调整，可持续48小时。主要副作用为头晕、面色潮红、低血压等，故用药期间应密切监测孕妇心率、血压变化及子宫收缩情况。

2. 前列腺素合成酶抑制剂　是非选择性环氧合酶抑制剂，通过抑制环氧合酶，减少花生四烯酸转化为前列腺素，从而抑制子宫收缩。常用药物为吲哚美辛，用法和用量：首剂50~100mg经阴道/直肠给药或口服，然后每6小时25mg，可维持48小时。于妊娠32周前使用。前列腺素合成酶抑制剂可穿透胎盘，对胎儿及新生儿的副作用主要有动脉导管早闭，长期使用可能导致胎儿和新生儿肺动脉高压；胎儿肾功能减退导致羊水过少及影响胎儿血流变化等。使用时需严密监测胎儿发育情况如羊水量和胎儿动脉导管宽度。孕妇血小板性疾病、出血性疾病、肝功能异常、胃溃疡、对阿司匹林等前列腺素合成酶抑制剂类药物过敏者禁用。

3. β₂肾上腺素受体激动剂　作用机制是通过与子宫平滑肌细胞膜上的β₂肾上腺素受体结合，升高细胞内环磷酸腺苷（cyclic adenosine monophosphate，cAMP）水平，抑制肌球蛋白轻链激酶活化，从而抑制平滑肌收缩。常用药物为利托君。用法和用量：将100mg利托君溶于5%葡萄糖溶液500ml中，起始剂量50~100μg/min静脉滴注，每10分钟可增加剂量50μg/min，至子宫收缩停止，最大剂量不超过350μg/min，共48小时。该药主要副作用有恶心、头痛、低血钾、心动过速、高血糖、肺水肿等，胎儿及新生儿也可出现心动过速、低血糖、低血压等不良反应。用药期间需要监测孕妇心率和心前区疼痛、出入量情况，心率超过120次/min，应减慢滴速；心率超过140次/min，应停药；若有胸痛，需停药并监护。有明显的心脏病、心律不齐、糖尿病控制不满意、甲状腺功能亢进、绒毛膜羊膜炎者禁用。

4. 缩宫素受体拮抗剂　缩宫素受体拮抗剂的作用机制是通过竞争性结合子宫平滑肌及蜕膜的缩宫素受体，削弱缩宫素兴奋子宫平滑肌的作用。常用药物为阿托西班，用法和用量：首先负荷剂量6.75mg静脉滴注1分钟；继之18mg/h的速度维持3小时；接着以6mg/h的速度维持45小时。该药副作用轻微，无明确禁忌证。

5. 硫酸镁　由于硫酸镁可以通过拮抗钙离子内流抑制子宫平滑肌收缩，既往曾将硫酸镁作为抑制子宫收缩药物。但长期应用硫酸镁可引起胎儿骨骼脱钙，易造成新生儿骨折，故不作为抑制子宫收缩的一线药物。其副作用有恶心、潮热、头痛，严重者可导致孕妇呼吸抑制、心搏骤停、新生儿呼吸窘迫。

目前硫酸镁主要用于胎儿的神经保护治疗，妊娠34周前早产者应用硫酸镁不但能降低早产儿脑瘫的风险，而且还能减轻脑瘫的严重程度，被视为胎儿中枢神经系统的保护剂。用法和用量：首剂25%硫酸镁20ml加入5%葡萄糖溶液100ml，30分钟内静脉滴注。然后用25%硫酸镁60ml加入5%葡萄糖溶液1 000ml中，视子宫收缩情况调节滴速，一般以每小时1~2g的速度静脉滴注，24小时使用量不超过30g。用药期间应监测心率、呼吸、膝反射和尿量。使用硫酸镁时孕妇呼吸应大于16次/min，尿量大于17ml/h，膝反射存在，且需要备10%葡萄糖酸钙以便处理镁离子中毒情况。肌无力、肾功能衰竭孕妇禁用。

学习小结

雌激素类药物有天然雌激素、半合成雌激素和合成雌激素三类，具有促进生殖器及第二性征发育、增强子宫平滑肌的收缩、参与下丘脑或垂体的正负反馈调节等作用，主要用于妇科内分泌疾病的治疗。孕妇、肝肾功能不全者、雌激素依赖性肿瘤和血栓或栓塞性疾病等情况需要慎用或禁用雌激素类药物。

孕激素类药物有天然孕激素、黄体酮衍生物和19-去甲睾酮衍生物三类，具有抑制子宫收缩的作用、促使子宫内膜增生期向分泌期转变、抑制下丘脑GnRH的释放等作用，主要用于妇科内分泌疾病、子宫内膜异位症和子宫内膜癌的治疗。

雄激素类药物有雄激素和蛋白同化激素两类，具有促进男性生殖器和第二性征发育的作用，对女性则具有拮抗雌激素的作用；有明显促进蛋白质合成（同化作用）、加速组织修复作用；有兴奋造血系统、刺激促红细胞生成素形成等作用；主要用于改善男性性功能、治疗妇科内分泌疾病、子宫内膜异位症、低蛋白血症及某些难治类型的贫血等。

子宫收缩药物包括缩宫素、麦角新碱和前列腺素制剂，可刺激子宫平滑肌，增强子宫收缩，主要用于产后出血的预防和治疗。小剂量缩宫素可用于引产，地诺前列酮和米索前列醇可用于妊娠晚期促宫颈成熟，米索前列醇、卡前列甲酯和卡前列氨丁三醇可用于药物流产。缩宫素是预防和治疗产后出血的一线药物，卡前列素氨丁三醇等前列腺素制剂主要用于缩宫素和子宫按摩等常规措施治疗无效的宫缩乏力引起的产后出血。

抑制子宫收缩药物主要用于延缓终止分娩的时间，为促进胎儿发育和争取宫内转运争取时间。常见的抑制子宫收缩药物主要有钙通道阻滞剂、前列腺素合成酶抑制剂、β_2肾上腺素受体激动剂和缩宫素受体拮抗剂。硫酸镁也有抑制子宫收缩的作用，但主要用于胎儿的神经保护治疗。

（刘斌）

复习参考题

一、选择题

1. 服用雌激素的副作用不包括
   - A. 恶心、呕吐、厌食等
   - B. 母体服用可导致对男婴出现睾丸发育不全综合征
   - C. 子宫内膜增生
   - D. 下肢静脉血栓
   - E. 水钠潴留

2. 孕激素不能用于治疗的疾病是
   - A. 保胎
   - B. 子宫内膜癌
   - C. 子宫内膜异位症
   - D. 下肢静脉血栓
   - E. 抑制排卵

3. 关于雄激素说法错误的是
   - A. 女性雄激素来源于肾上腺皮质和卵巢
   - B. 甲睾酮以舌下含服为宜
   - C. 达那唑主要用于治疗子宫内膜异位症
   - D. 雄激素对女性生殖功能只有不良作用
   - E. 雄激素可以用于某些难治类型的贫血

4. 麦角新碱不用于催产和引产的原因是
   - A. 作用较弱
   - B. 妊娠子宫对其敏感性较低
   - C. 起效缓慢
   - D. 引起血压下降
   - E. 作用强而持久，剂量稍大即可引起子宫强直性收缩

5. 阿托西班抑制子宫收缩的作用机制
   - A. 与子宫平滑肌细胞膜上的 β_2 肾上腺素受体结合，使细胞内环磷酸腺苷（cAMP）水平升高，抑制肌球蛋白轻链激酶活化
   - B. 抑制钙离子通过平滑肌细胞膜上的钙通道重吸收
   - C. 通过抑制环氧合酶，减少花生四烯酸转化为前列腺素
   - D. 竞争性结合子宫平滑肌及蜕膜的缩宫素受体
   - E. 以上均不是

   答案：1. C；2. D；3. D；4. E；5. D

二、简答题

1. 雌激素类药物有几类？药理作用有哪些？
2. 孕激素类药物有几类？药理作用有哪些？
3. 雄激素类药物有几类？药理作用有哪些？
4. 子宫收缩药物有哪些？有哪些临床应用？
5. 常用的抑制子宫收缩药物有哪些？机制是什么？

内镜在妇产科的临床应用

学习目标

掌握	阴道镜、宫腔镜、腹腔镜、输卵管镜应用的适应证、禁忌证和常见并发症。
熟悉	阴道镜技术的原理。
了解	胎儿镜检查与治疗的适应证与禁忌证。

内镜技术（endoscopy）是妇产科疾病重要的诊断和治疗手段，目前已广泛应用于临床。常用的有阴道镜、宫腔镜和腹腔镜，近年来开始应用于临床的还有胎儿镜和输卵管镜，羊膜镜临床上已极少应用。

第一节　阴道镜检查

阴道镜检查（colposcopy）是利用阴道镜在强光源照射下将局部组织放大10~40倍，以观察肉眼无法看见的微小病变。常用于外阴、阴道和宫颈上皮结构及血管形态的观察，指导可疑病变部位的定位活检，提高确诊率。

一、适应证

1. 宫颈癌筛查结果异常　包括宫颈细胞学检查异常，如巴氏涂片Ⅱ级以上或液基细胞学检查（TCT）提示不典型鳞状上皮细胞（ASC-US）、高级别鳞状上皮内病变（ASC-H）、低级别鳞状上皮内病变（LSIL）、高级别鳞状上皮内病变（HSIL）、鳞状细胞癌（SCC）、不典型腺上皮细胞（AGC）、原位腺癌（AIS）、腺癌及高危型人乳头状瘤病毒（HPV）检测结果阳性等。

2. 症状或体征提示可疑宫颈癌　如肉眼观察可疑癌变者、反复接触性出血或原因不明阴道排液者。

3. 宫颈锥切术前确定病变范围。

4. 下生殖道癌前病变治疗后随访。

5. 外阴和阴道可疑恶性病变、梅毒、结核等。

二、禁忌证

无绝对禁忌证，相对禁忌证包括：① 外阴、阴道、宫颈有急性炎症，应在炎症控制后进行检查；② 无特殊情况不建议在月经期进行检查。

三、检查方法

检查步骤：① 患者取膀胱截石位，阴道窥器暴露宫颈阴道部，用棉球轻轻擦净宫颈分泌物；② 将镜头对准宫颈，调整好焦距；③ 先在白光下用10倍低倍镜粗略观察受检部位。若要使光线柔和，可加用绿色滤光镜片，在进行更精确的血管检查时，可加用红色滤光镜片。

为区分正常和异常鳞状上皮及柱状上皮，可借助下列溶液。

（1）3%醋酸溶液：用棉球涂擦宫颈阴道部，数秒钟后，鳞-柱交接部清晰可见。如发生不典型增生和上皮内癌，上皮细胞含有较多蛋白质，涂冰醋酸后蛋白质凝固，上皮变白。

（2）碘溶液：可使富含糖原的正常鳞状上皮着色，并呈棕褐色。不典型增生、癌变上皮内因糖原减少而不被碘着色，柱状上皮及雌激素水平低下的上皮也不着色。出现不着色区称为碘试验阳性。在碘试验阳性区或可疑病变部位取活检送病理检查。

（3）40%三氯醋酸：可使尖锐湿疣呈刺状突起，与正常黏膜界线清楚。

四、结果判断

（一）正常图像

包括上皮及血管图像。

1. 上皮　① 宫颈阴道部鳞状上皮：上皮光滑呈粉红色。涂3%醋酸后上皮不变色，涂碘溶液为深棕色。② 宫颈阴道部柱状上皮：肉眼见表面呈绒毛状，红色，镜下见许多小乳头。涂冰醋酸后迅速肿胀呈葡萄状。涂碘不着色。③ 转化区：又称移形带区。阴道镜下可见由化生上皮环绕柱状上皮形成的葡萄岛、开口于化生上皮中的腺体开口及被化生上皮遮盖的潴留囊肿。涂3%醋酸后化生上皮与圈内的柱状上皮形成明显对比。碘着色深浅不一。

2. 血管　血管图像为均匀分布的微小血管点。

（二）异常图像

包括上皮及血管图像。

1. 上皮异常　常见有三种异常。① 白色上皮：涂醋酸后呈白色，病理学检查多为化生上皮或不典型增生。② 白斑：呈白色斑片，边界清楚，略隆起。病理学检查为角化不全或角化过度。在白斑深层或周围可能有恶性病变，应常规取活检。③ 角化腺开口：主要见于炎症及不典型增生，大而成堆的白色腺体结合其他异常图像应考虑原位癌及早期浸润癌。

2. 血管异常　有三种常见异常。① 点状血管：细点状血管与轻度不典型增生或炎症有关，粗点状血管与重度不典型增生和原位癌有关；② 镶嵌（mosaic）：由不规则的血管将增生的白色上皮分割成边界清楚、形态不规则的小块状，犹如红色细线镶嵌的花纹，称镶嵌，病理学检查常为不典型增生或癌；③ 异形血管：分布紊乱，血管管径、走向等极不规则，血管间距离明显增大，形态各异，病理学检查常为不典型增生或浸润癌。

五、注意事项

阴道镜检查前应常规行妇科检查，排除阴道毛滴虫等病原体感染。急性宫颈炎和阴道炎应先治疗再检查。检查前48小时内应避免性生活、双合诊、阴道冲洗、上药、宫颈操作及治疗等干扰。此外，阴道镜检查不能看到宫颈管内的病变，也不易鉴别有无间质浸润，在诊断宫颈管内病变方面受到一定的限制。因此，当宫颈细胞学检查反复可疑阳性而阴道镜检查无明显异常者，应及时行宫颈管搔刮术，必要时行宫颈锥切术以协助诊断。

（张果）

第二节　宫腔镜检查与治疗

宫腔镜（hysteroscope）是一种用于宫腔及宫颈管疾病检查和治疗的内镜。宫腔镜检查可清晰显示宫颈管及宫腔是否存在病变，针对病变组织进行直接观察并准确取材送病理检查，以提高诊断准确率；大多数宫颈管及宫腔内病变可以在宫腔镜检查的同时进行手术治疗，是妇科微创手术种类之一。目前已广泛应用于临床。

一、宫腔镜检查适应证

1. 异常子宫出血或顽固性阴道排液的病因评估。
2. 宫腔影像学检查异常的病因评估。
3. 宫内节育器异常及宫腔异物的定位评估。
4. 不孕症患者的宫腔及宫颈管评估。
5. 宫腔粘连的形态评估。
6. 子宫及下生殖道畸形分类评估。
7. 子宫内膜癌及癌前病变早期诊断、保留生育功能治疗及随访的评估。
8. 宫腔手术后相关评估。
9. 幼女阴道异物及占位性病变的病因评估。
10. 宫颈管病变的协助诊断。

二、宫腔镜检查禁忌证

（一）绝对禁忌证

1. 生殖道急性炎症。
2. 心、肺、肝、肾衰竭急性期及其他严重内、外科合并症不能耐受手术的情况。

（二）相对禁忌证

1. 亚急性生殖道或盆腔炎症或体温 >37.5℃。

2. 大量活动性子宫出血、重度贫血。

3. 3个月内有子宫穿孔或子宫手术史。

4. 正常妊娠。

5. 浸润性宫颈恶性肿瘤。

6. 生殖道结核未经抗结核治疗。

7. 子宫腔深度超过12cm。

三、宫腔镜手术适应证

1. 有临床症状的子宫内膜息肉切除。

2. 影响宫腔形态的子宫肌瘤切除。

3. 子宫内膜不典型增生及早期子宫内膜癌保留生育功能治疗。

4. 由子宫内膜损伤导致的宫腔粘连引起不孕或经血流出受阻。

5. 导致不孕或不良孕产史的子宫畸形的治疗，如子宫纵隔切除。

6. 宫腔内异物取出，如嵌顿性节育器取出。

7. 与妊娠相关的宫腔病变治疗，如宫颈妊娠、宫角妊娠、剖宫产术后子宫瘢痕部位妊娠等。

8. 宫颈管赘生物切除。

9. 幼女阴道内异物取出、幼女阴道及宫颈肿瘤活检。

四、宫腔镜手术禁忌证

与"宫腔镜检查禁忌证"相同。

五、操作步骤

（一）术前准备

1. **检查时间**　以月经干净后1周内为宜。

2. **体格检查及阴道准备**　仔细询问病史，进行全身检查、妇科检查、宫颈脱落细胞学及阴道分泌物检查。

3. **术前饮食**　根据麻醉方法决定是否禁食。应用局部麻醉和镇痛时不需禁食；区域麻醉和全身麻醉时，需禁食6小时以上。

（二）术中处理

1. **麻醉**　①宫腔镜检查：宫颈局部麻醉或无须麻醉；②宫腔镜手术：硬膜外麻醉、腰椎麻醉或静脉麻醉；③如患者有心、肺等内科合并症，又必须行宫腔镜检查，则术前应请麻醉科会诊。

2. **能源**　常用单极、双极电切及电凝等高频发生器及激光和微波等能源。

3. **膨宫介质**　①电解质介质：主要为生理盐水，使用双极电发生器需使用此类型膨宫液；

② 非电解质介质：包括5%葡萄糖溶液或5%甘露醇，使用单极电发生器时选用此类型膨宫液，对合并糖尿病患者选用5%甘露醇膨宫。

4. 操作步骤　① 患者取膀胱截石位；② 消毒外阴、阴道，铺无菌巾；③ 确认子宫方位；④ 置入阴道窥器暴露宫颈，钳夹、消毒宫颈，用探针探明宫腔深度和方向；⑤ 扩张宫颈至大于镜体外鞘直径半号；⑥ 接通液体膨宫泵，膨宫压力一般设定为80~100mmHg。排空灌流管内气体后，边向宫腔内灌注膨宫液，边将宫腔镜插入宫腔。冲洗宫腔内血液至液体清净，待宫腔充分扩张后即可看清宫腔和宫颈管；⑦ 观察：先观察宫腔全貌，在将宫腔镜退出过程中观察宫颈内口和宫颈管；⑧ 手术处理：根据不同的病变采用不同的手术方法和能源。简单的手术操作如宫内节育环嵌顿、子宫内膜活检等可以在确诊后立即实施，在门诊即可完成。难度较大、不宜在局部麻醉下进行的手术如子宫纵隔切除、黏膜下子宫肌瘤切除术等应安排在手术室进行。

六、并发症

1. 子宫穿孔　多为机械损伤。一经发现，应立即停止手术，并根据穿孔严重程度作相应的应急处理。

2. 出血　手术过程中子宫肌层破坏过深、发生子宫颈撕裂或进行妊娠相关疾病、凝血功能障碍性疾病患者的子宫腔手术，容易发生大出血。少数情况下也可发生在手术后数日。

3. 低钠血症　短时间内灌注大量非电解质膨宫介质（如葡萄糖溶液或甘露醇）可引起血容量过高及低钠血症，导致过度水化综合征和心脑综合征，严重者可致患者死亡。应尽量选用双极电发生器和电解质膨宫介质（如生理盐水）作为膨宫介质，并尽可能缩短操作时间。

4. 气体栓塞　手术过程中组织气化和室内空气可通过创面血管进入循环而引起气体栓塞，是宫腔镜手术的严重并发症，其发病急、进展快、死亡率高。一旦发生，应立即停止操作，组织多学科团队进行抢救治疗。

七、术后处理及随访

1. 门诊宫腔镜手术者，术后应观察30分钟，酌情给予抗生素预防感染。

2. 住院宫腔镜手术者，按麻醉方式不同，进行相应的处理。严密观察阴道流血、腹痛和生命体征。

（张果）

第三节　腹腔镜检查与治疗

腹腔镜手术（operative laparoscopy）是在密闭的盆腹腔内进行检查或治疗的内镜手术。近年来，由于腹腔镜设备和手术器械的不断更新，大部分传统的开腹手术均可在腹腔镜下完成。由于腹腔镜手术具有创伤小、恢复快、美观、视野开阔等优点，已广泛应用于临床。近年来，随着微创技术的发展，机器人辅助腹腔镜手术、经自然腔道内镜手术及单孔腹腔镜手术也应运而生。

一、适应证

1. 急腹症　如异位妊娠、卵巢囊肿蒂扭转、卵巢囊肿破裂等。

2. 盆腔包块。

3. 子宫内膜异位症。

4. 不明原因的急、慢性腹痛和盆腔痛。

5. 不孕症。

6. 有手术指征的各种妇科良性疾病，如子宫腺肌病、子宫肌瘤。

7. 盆腔内异物、子宫穿孔等。

8. 早期子宫内膜癌、早期宫颈癌、早期卵巢交界性肿瘤及卵巢癌等，可行肿瘤分期手术、再分期手术及早期宫颈癌保留生育功能手术。

9. 盆底功能障碍性疾病　可行盆底重建手术，特别是中盆腔重建术。

10. 生殖器官发育异常　可行人工阴道成形术、子宫畸形矫治术等。

二、禁忌证

（一）绝对禁忌证

1. 严重的心、脑血管疾病及肺功能不全。

2. 严重的凝血功能障碍。

3. 大的腹壁疝或膈疝。

（二）相对禁忌证

1. 盆腹腔内广泛粘连。

2. 盆腔肿物过大。

3. 晚期或广泛转移的妇科恶性肿瘤。

三、术前准备

1. **详细采集病史**　准确掌握腹腔镜手术指征。

2. **术前检查**　同一般妇科腹部手术。

3. **肠道准备**　术前禁食6小时以上；必要时手术前1日口服泻药，必要时灌肠。

4. **阴道准备**　术前可酌情行阴道冲洗。

5. **腹部皮肤准备**　注意脐孔的清洁。

6. **膀胱准备**　导尿或留置尿管排空膀胱。

7. **体位**　手术时取头低臀高并倾斜15°~25°体位，甚至更大倾斜角度。

8. **麻醉**　应选择全身麻醉。

四、操作步骤

（一）消毒

常规消毒腹部，必要时消毒外阴及阴道，留置导尿管，必要时安放举宫器（无性生活史者禁止阴道消毒及使用举宫器）。

（二）建立人工气腹

根据穿刺器外鞘直径（10~12mm）切开拟定观察镜穿刺点处皮肤及浅筋膜，提起腹壁，将气腹针与腹部穿刺点皮肤呈90°穿刺进入腹腔，连接自动CO_2气腹机，充入CO_2至腹腔压力达到12~15mmHg，通常注气量为2~5L。

（三）放置腹腔镜

提起腹壁，与腹部皮肤呈90°沿皮肤穿刺口穿刺进入腹腔，去除套管针针芯，连接CO_2气腹机，将腹腔镜自套管针鞘置入腹腔，打开冷光源，即可见盆腔视野。

（四）腹腔镜观察

按顺序常规检查盆腔、腹腔。

（五）穿刺其他操作孔

在腹腔镜监视下，避开腹壁血管，在左、右下腹部相当于麦氏点位置作第2、3个穿刺孔，根据手术需要还可在耻骨联合上正中2~4cm或脐旁左侧4~5cm部位作第4个穿刺孔，根据需要分别使用穿刺型号大小不同的套管针。

（六）手术操作

根据探查结果，遵循微创原则，根据解剖间隙进行腹腔镜下手术。

五、术后处理

穿刺孔部位用无菌敷料覆盖；术后留置尿管，留置导尿管时间依据手术的方式决定；术后数小时后可恢复正常饮食；术前30分钟及术后1~2日给予抗生素预防感染，盆腔炎症及盆腔脓肿引流者可适当延长抗生素使用时间。

六、并发症及其防治

1. 腹膜后大血管损伤　妇科腹腔镜手术穿刺部位邻近后腹膜主动脉、腔静脉和髂血管，损伤这些血管，常危及患者生命，应避免此类并发症发生。一旦发生，应立即镜下或开腹止血、修补血管。

2. 腹壁血管损伤　腹壁下动脉损伤是较严重的并发症。第2个或第3个穿刺孔应在腹腔镜直视下避开腹壁血管进行。对腹壁血管损伤应及时发现并进行缝合或用气囊导尿管压迫止血。

3. 术中出血　出血是腹腔镜手术中最常见的并发症，特别是进行重度子宫内膜异位症或恶性肿瘤分期手术时容易发生。术者应熟悉手术操作和解剖，熟练使用各种腹腔镜手术能源设备及器械。

4. 脏器损伤　主要指与内生殖器邻近的脏器损伤。如膀胱、输尿管及直肠损伤，多因手术操作不熟练或周围组织粘连引起解剖结构异常所致。未能在术中发现的肠道损伤，特别是脏器电损伤，将导致术后数日发生肠瘘、腹膜炎等，严重者可导致全身感染、中毒性休克。

5. 与气腹相关的并发症　皮下气肿、气胸和空气栓塞。皮下气肿是由于腹膜外充气或套管针切口过大或进出腹壁次数多，使气体进入皮下所致，避免上述因素可减少皮下气肿的发生，皮下气肿一般无须特殊处理，多可自行吸收。气胸较少见，术中一旦发生，应立即停止充气，穿刺套管停在远处排出胸腔内气体，症状严重者需行胸腔闭式引流。空气栓塞少见，一旦发生，则会危及患者生命，主要是气腹针穿刺过程中意外穿入血管，致使大量气体进入体循环所致。预防的关键是气腹针必须正确穿入腹腔内。

6. 其他　如切口疝、腹壁穿刺部位子宫内膜异位症种植或肿瘤种植、术后感染、体位摆放不当引起的神经损伤等。

（张果）

第四节　输卵管镜检查与治疗

输卵管镜（falloposcopy）是用于直接观察输卵管黏膜病变的内镜技术，可在直视下观察输卵管的通畅性和管腔的功能状态及黏膜病变，同时能在镜下完成输卵管管腔粘连的松解，对输卵管性不孕的诊断、治疗及确定进一步的治疗方案具有重要的指导意义。

一、适应证

1. 不明原因不孕的检查。
2. 输卵管性不孕的检查和治疗。
3. 输卵管异位妊娠的检查和治疗。
4. 输卵管内胚胎移植。

二、禁忌证

1. 盆腔急性和亚急性炎症。
2. 子宫活动性出血。
3. 严重的宫腔粘连。
4. 较大的黏膜下肌瘤。

三、操作时间

输卵管镜检查时间一般选择在月经干净1周内进行。

四、麻醉选择

可选择局部麻醉或静脉麻醉。

五、操作步骤

首先应用宫腔镜显示输卵管开口;将引导线经输卵管开口插入输卵管直至遇到阻力或插入15cm;再将包绕着引导线的导管沿着引导线插入输卵管,插入深度与引导线相同,退出引导线,经导管插入输卵管镜;观察输卵管管腔图像;进行相应的手术操作。

六、并发症

最常见并发症为输卵管穿孔,其他并发症有出血、感染等。

(张果)

第五节 胎儿镜检查与治疗

胎儿镜(fetoscope)又称为羊膜腔镜,是目前胎儿医学发展的前沿和热点之一。胎儿镜检查与治疗是将胎儿镜和/或相关设备经腹壁、子宫壁进入羊膜腔,直接观察胎儿体表、获取标本及进行治疗操作的诊断与治疗手段。目前应用的胎儿镜设备包括硬性或半硬性光纤内镜,直形或弧形胎儿镜镜鞘。此外还包括30°胎儿镜、侧向发射激光胎儿镜等特殊胎儿镜及相关设备。

一、适应证

胎儿镜检查的主要功能是可直接观察胎儿体表、胎盘胎儿面、脐带等,并可采集羊水和胎儿血、取胎儿体表组织(皮肤及肌肉组织等)。

1. 直接观察 诊断有明显外形改变的先天性胎儿畸形,如唇裂、腭裂、多指畸形、肢指畸形综合征、骨软骨发育不良、开放性神经管畸形、内脏外翻、脐膨出、腹壁裂及内脏翻出、连体双胎、多肢体、大片血管瘤、外生殖器畸形等。

2. 胎儿活组织检查 进行先天性疾病的诊断。胎儿皮肤活检,主要用于诊断严重的遗传学皮肤疾病,如大泡性皮肤松解症、鱼鳞样红皮病、斑状鳞癣或片状鳞癣等。对于有胎儿肝脏疾病或与胎儿肝酶代谢有关的疾病,行胎儿肝脏组织活检。胎儿肌肉组织活检,如胎儿假性肥大性肌营养不良症、进行性脊椎肌萎缩等。

3. 脐血采样 可诊断地中海贫血、镰刀形红细胞贫血等血红蛋白疾病,血友病、慢性肉芽肿病、半乳糖血症、黏多糖累积症、母儿血型不合、遗传学免疫缺陷病、胎儿宫内病毒感染等。

4. 胎儿宫内治疗 胎儿镜可以对双胎输血综合征者行胎盘血管交通支激光凝结术;对于多胎妊娠一胎严重畸形者,可行胎儿镜选择性减胎术;对严重胎儿溶血性贫血者行宫内输血;胎儿脊柱裂修补术；胎儿膈疝气管封堵术；胎儿重要器官体腔积液的羊膜腔引流术；胎儿泌尿道梗阻引流术等。

5. 基因和干细胞治疗　近年来，基因治疗和细胞治疗的发展十分迅速。在胚胎发育早期，胎儿的免疫系统尚未完全建立，胎儿镜可以将基因或细胞输送入胎儿体内，达到治疗的目的。目前有关基因治疗的方法尚在研究之中。

二、禁忌证

① 可疑宫内感染；② 孕妇有出血倾向；③ 妊娠期有流产或早产先兆；④ 有严重妊娠合并症；⑤ 母儿血型不合；⑥ 胎盘位置不理想，如前壁胎盘面积过大或凶险性前置胎盘等。

三、检查与治疗时间

检查时间一般选择在妊娠15~17周，此时羊水量足够，胎儿也较小，适宜在胎儿镜视野下观察胎儿外形。妊娠18~22周时，羊水继续增多，脐带增粗，适宜进行胎儿活检取样。目前激光治疗双胎输血综合征等宫内治疗时间一般选在妊娠16~26周，如胎盘位置特殊，且需要使用特殊胎儿镜器械时，手术窗口可能被迫缩短到妊娠18~24周。

四、操作步骤

采用局部麻醉或椎管内麻醉。孕妇取仰卧位，排空膀胱，常规消毒、铺巾，在超声引导下选择穿刺点，要求套管刺入子宫时能避开胎盘，并尽量远离宫颈，一般选择宫体部无胎盘附着区。根据穿刺套管直径，在腹部作相应皮肤切口。在超声引导下将穿刺套管穿刺进入羊膜腔，再置入胎儿镜进行检查或治疗。

五、注意事项

严格掌握适应证。胎儿镜检查可引起感染、出血、损伤、流产、羊水渗漏及胎死宫内等并发症。

学习小结

阴道镜检查常用于外阴、阴道和宫颈上皮结构及血管形态的观察，指导可疑病变部位的活检，提高确诊率。正常的宫颈上皮包括鳞状上皮、柱状上皮和交接部；正常的血管图像为均匀分布的微小血管点。常见的上皮异常有白色上皮、白斑、角化腺开口；血管异常有点状血管、镶嵌和异型血管。

宫腔镜检查能够清晰显示宫颈管及宫腔是否存在病变，并指导准确取材送病理检查以提高诊断的准确率；在宫腔镜下可以完成子宫内膜息肉切除、黏膜下子宫肌瘤切除、子宫纵隔切除、宫腔粘连分解、子宫内膜不典型增生及早期子宫内膜癌保留生育功能治疗、宫腔内异物取出、宫腔内异常部位妊娠处理等手术。

腹腔镜手术具有创伤小、恢复快、美观、视野开阔等优点，已广泛应用于临床，如腹腔镜下异位妊娠手术、卵巢囊肿手术、子宫肌瘤切除、子宫全切、早期妇科恶性肿瘤分期手术等，需要严格掌握手术适应证。

输卵管镜检查常用于不明原因不孕检查、输卵管性不孕的检查和治疗、输卵管内胚胎移植等。

胎儿镜目前主要用于观察胎儿外形改变、脐血采样、胎儿活组织检查、胎儿宫内治疗等。

（乔宠）

复习参考题

一、选择题

1. 阴道镜检查的注意事项正确的是
    A. 外阴、阴道、宫颈有急性炎症者，应在炎症控制后进行检查
    B. 无特殊情况不建议在月经期进行检查
    C. 出现着色区称为碘试验阳性，在碘试验阳性区或可疑病变部位取活检送病理检查
    D. 用3%醋酸溶液涂擦宫颈阴道部，如发生不典型增生和上皮内癌，上皮变白
    E. 检查前24小时内避免阴道冲洗

2. 患者，女，24岁。TCT检查提示"HSIL"，未查HPV。下一步处理应为
    A. 复查TCT
    B. 查HPV
    C. 阴道镜检查
    D. 子宫颈活组织检查
    E. 宫颈锥切手术

3. 关于宫腔镜检查及手术的说法错误的是
    A. 检查时间以月经干净后1周内为宜

    B. 常用单极、双极电切及电凝等高频发生器及激光和微波等能源
    C. 膨宫介质可用生理盐水，5%葡萄糖氯化钠溶液或5%甘露醇
    D. 膨宫压力一般设定为80~100mmHg
    E. 子宫穿孔一经发现，应立即停止手术，并根据穿孔严重程度作相应的应急处理

4. 腹腔镜手术的并发症说法错误的是
    A. 妇科腹腔镜手术可能导致皮下气肿和空气栓塞，但不会导致气胸
    B. 妇科腹腔镜手术穿刺部位邻近腹主动脉、腔静脉和髂血管，损伤这些血管，常危及患者生命
    C. 腹壁下动脉损伤应及时发现并进行缝合或用气囊导尿管压迫止血
    D. 腹腔镜手术可能导致切口疝
    E. 腹腔镜腹壁穿刺部位可能发生子宫内膜异位症种植或肿瘤种植

5. 输卵管镜的适应证不包括
    A. 不明原因的不孕检查
    B. 输卵管性不孕的检查和治疗
    C. 输卵管异位妊娠的检查和治疗

D. 输卵管内胚子和胚胎移植

E. 实施输卵管绝育术

二、简答题

1. 阴道镜检查的适应证、禁忌证有哪些？

2. 宫腔镜检查的适应证有哪些？

3. 腹腔镜手术常见的并发症有哪些？如何预防？

4. 输卵管镜检查的适应证有哪些？

推荐阅读

[1] 《孕产期甲状腺疾病防治管理指南》编撰委员会，中华医学会内分泌学分会，中华预防医学会妇女保健分会. 孕产期甲状腺疾病防治管理指南. 中华内分泌代谢杂志，2022，38（7）：539-551.

[2] F. 加里·坎宁根，肯尼斯·列维诺，斯蒂文·L. 布鲁姆，等. 威廉姆斯产科学. 25版. 杨慧霞，漆洪波，郑勤田，译. 北京：人民卫生出版社，2020.

[3] 曹泽毅，乔杰. 中华妇产科学. 4版. 北京：人民卫生出版社，2023.

[4] 刘新民. 妇产科手术学. 3版. 北京：人民卫生出版社，2003.

[5] 马克·D. 沃尔特斯，米奇·M. 卡瑞姆. 妇科泌尿学与盆底重建外科. 4版. 王建六，译. 北京：人民卫生出版社，2017.

[6] 王建六. 妇产科诊疗常规：临床医疗护理常规. 北京：中国医药科学技术出版社，2020.

[7] 向阳. 宋鸿钊滋养细胞肿瘤学. 4版. 北京：人民卫生出版社，2020.

[8] 谢幸，孔北华，段涛. 妇产科学. 9版. 北京：人民卫生出版社，2018.

[9] 杨慧霞，郑勤田 母胎医学. 北京：人民卫生出版社，2022.

[10] 中国优生科学协会阴道镜和子宫颈病理学分会，中华医学会妇科肿瘤学分会，中国抗癌协会妇科肿瘤专业委员会，等. 中国子宫颈癌筛查指南. 现代妇产科进展，2023，32（7）：481-487.

[11] 中国医师协会妇产科医师分会，中华医学会妇产科学分会子宫内膜异位症协作组. 子宫内膜异位症诊治指南（第三版）. 中华妇产科杂志，2021，56（12）：812-824.

[12] 中华医学会妇产科学分会产科学组. 孕前和孕期保健指南（2018）. 中华围产医学杂志，2018，21（3）：145-152.

[13] 中华医学会妇产科分会产科学组. 前置胎盘的诊断与处理指南. 中华妇产科杂志，2020，55（1）：3-8.

[14] 中华医学会妇产科学分会妊娠期高血压疾病学组. 妊娠期高血压管理中国专家共识（2021）. 中华妇产科杂志，2021，56（11）：737-745.

[15] 中华医学会围产医学分会，中华医学会妇产科学分会产科学组. 妊娠并发症和合并症终止妊娠时机的专家共识. 中华围产医学杂志，2020，23（11）：649-658.

[16] 中华医学会围产医学分会胎儿医学学组，中华医学会妇产科学分会产科学组. 胎儿生长受限专家共识（2019版）. 中华围产医学杂志，2019，22（6）：361-380.

[17] 中华医学会围产医学分会胎儿医学学组，中华医学会妇产科学分会产科学组. 双胎妊娠临床处理指南（2020更新）. 中华围产医学杂志，2020，23（8）：505-516.

[18] 中华医学会妇产科学分会，中国医师协会妇产科医师分会女性生殖道畸形学组. 女性生殖器官畸形命名及定义修订的中国专家共识（2022版）. 中华

妇产科杂志，2022，57（8）：575-580.

［19］中华医学会妇产科学分会产科学组，中华医学会围产医学分会.产后出血预防与处理指南（2023）.中华妇产科杂志，2023，58（6）：401-409.

［20］中华医学会妇产科学分会产科学组，中华医学会围产医学分会.妊娠期肝内胆汁淤积症临床诊治和管理指南（2024版）.中华妇产科杂志，2024，59（2）：97-107.

［21］中华医学会妇产科学分会产科学组，中华医学会围产医学分会.正常分娩指南.中华妇产科杂志，2020，55（6）：361-369.

［22］中华医学会妇产科学分会产科学组，中华医学会围产医学分会，中国妇幼保健协会妊娠合并糖尿病专业委员会.妊娠期高血糖诊治指南（2022）［第一部分］.中华妇产科杂志，2022，57（1）：3-12.

［23］中华医学会妇产科学分会产科学组，中华医学会围产医学分会，中国妇幼保健协会妊娠合并糖尿病专业委员会.妊娠期高血糖诊治指南（2022）［第二部分］.中华妇产科杂志，2022，57（2）：81-90.

［24］中华医学会妇产科学分会妇科内分泌学组.异常子宫出血诊断与治疗指南（2022更新版）.中华妇产科杂志，2022，57（7）：481-490.

［25］中华医学会妇产科学分会感染性疾病协作组.盆腔炎症性疾病诊治规范（2019修订版）.中华妇产科杂志，2019，54（7）：433-437.

［26］中华医学会妇产科学分会妇科盆底学组.女性压力性尿失禁诊断和治疗指南（2017）.中华妇产科杂志，2017，52（5）：289-293.

［27］中华医学会妇产科学分会妇科盆底学组.盆腔器官脱垂的中国诊治指南（2020年版）.中华妇产科杂志，2020，55（5）：300-306.

［28］中华医学会计划生育学分会.临床诊疗指南与技术操作规范：计划生育分册.北京：人民卫生出版社，2017.

［29］American College of Obstetricians and Gynecologists. Prediction and prevention of spontaneous preterm birth: ACOG practice bulletin, Number 234. Obstet Gynecol, 2021, 138 (2): e65-e90.

［30］American College of Obstetricians and Gynecologists' Committee on Practice Bulletins—Obstetrics, Committee on Genetics, Society for Maternal-Fetal Medicine. Screening for fetal chromosomal abnormalities: ACOG practice bulletin, number 226. Obstet Gynecol, 2020, 136 (4): e48-e69.

［31］BORNSTEIN J, GOLDSTEIN A T, STOCKDALE C K, et al. 2015 ISSVD, ISSWSH and IPPS consensus terminology and classification of persistent vulvar pain and vulvodynia. Obstet Gynecol, 2016, 127 (4): 745-751.

［32］HOFFMAN B L, SCHORGE J O, BRADSHAW K D, et al. Williams gynecology. 4th ed. New York：McGraw-Hill Professional，2020.

［33］WHO Classification of Tumours Editorial Board. Female genital tumours, WHO classification of tumours. 5th ed. Lyon: IARC Press, 2020.

［34］Berek J S, Hacker N F. Berek and Hacker's gynecologic oncology. 6th ed. Philadelphia：Lippincott Williams & Wilkins，2020.

［35］JONATHAN S. Berek & Novak's gynecology. 16th ed. Philadelphia：Lippincott Williams & Wilkins，2019.

［36］O'HENEY J, MCALLISTER S, MARESH M, et al. Fetal monitoring in labour: summary and update of NICE guidance. BMJ, 2022, 379: o2854.

［37］ROBINSON D, CAMPBELL K, HOBSON S R, et al. Guideline No. 432c: induction of labour. J Obstet Gynaecol Can, 2023, 45 (1): 70–77.e3.

索　引